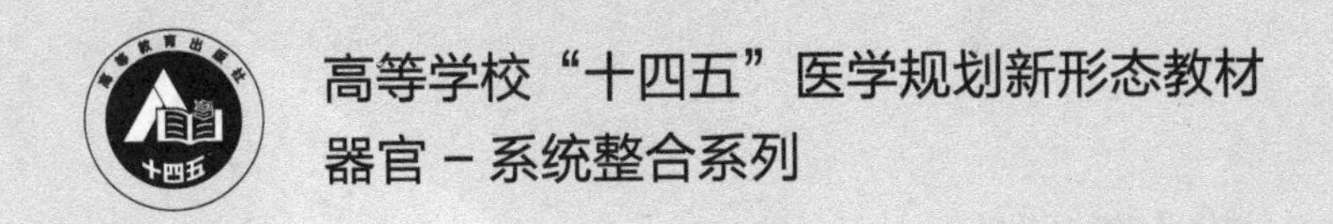
高等学校“十四五”医学规划新形态教材

器官－系统整合系列

消化系统

主　审　樊代明

主　编　房静远　陈旻湖

副主编　谢渭芬　刘颖斌　戎伟芳　曹芝君

编　者（按姓氏拼音排序）

曹芝君　上海交通大学医学院附属仁济医院	陈　洁　复旦大学附属肿瘤医院
陈旻湖　中山大学附属第一医院	陈胜良　上海交通大学医学院附属仁济医院
陈萦晅　上海交通大学医学院附属仁济医院	董　谦　上海交通大学医学院附属新华医院
房静远　上海交通大学医学院附属仁济医院	高琴琰　上海交通大学医学院附属仁济医院
戈之铮　上海交通大学医学院附属仁济医院	龚渭华　浙江大学医学院附属第二医院
洪德飞　浙江大学医学院附属邵逸夫医院	李江涛　浙江大学医学院附属第二医院
刘　畅　上海交通大学医学院	刘厚宝　复旦大学附属中山医院
刘颖斌　上海交通大学医学院附属仁济医院	陆　红　上海交通大学医学院附属仁济医院
陆　欣　上海交通大学医学院	马　雄　上海交通大学医学院附属仁济医院
戎伟芳　上海交通大学医学院	沃　雁　上海交通大学医学院
夏　强　上海交通大学医学院附属仁济医院	谢渭芬　海军军医大学附属长征医院
许建荣　上海交通大学医学院附属仁济医院	曾　欣　同济大学附属东方医院
张　波　复旦大学附属中山医院	张　萍　上海交通大学医学院

编写秘书　赵树靓　王吉林　包润发

高等教育出版社·北京　　上海交通大学出版社·上海

内容简介

本书分为三篇，分别就消化系统的结构与功能、消化系统疾病的常见表现与诊治、消化系统疾病的基础与临床展开叙述。后两篇主要以疾病为主线，以整合医学观阐述疾病的发生和发展机制、预防和治疗，整合了生物、心身、社会与环境等因素，将医疗相关的各专科最有效的临床经验加以贯彻始终，也将生命科学包括医学相关领域的新发现加以整合，使读者更全面而系统地理解与掌握消化系统常见疾病的基础与临床知识。

本教材适用于临床、基础、预防、护理、口腔、检验、药学等专业本科学生，也是参加国家执业医师资格考试和住院医师规范化培训的重要用书，还可作为研究生、临床医务人员和科研人员的参考书。

图书在版编目（CIP）数据

消化系统 / 房静远，陈旻湖主编．-- 北京：高等教育出版社；上海：上海交通大学出版社，2023.9（2024.7重印）

ISBN 978-7-04-060632-4

Ⅰ．①消… Ⅱ．①房… ②陈… Ⅲ．①消化系统 - 高等学校 - 教材 Ⅳ．① R322.4

中国国家版本馆 CIP 数据核字（2023）第 098256 号

Xiaohua Xitong

项目策划　林金安　吴雪梅　杨　兵

策划编辑　杨　兵　王华祖　　责任编辑　瞿德竑　周珠凤　　封面设计　张　楠　　责任印制　耿　轩

出版发行　高等教育出版社　上海交通大学出版社
社　　址　北京市西城区德外大街4号
邮政编码　100120
印　　刷　河北信瑞彩印刷有限公司
开　　本　889mm × 1194mm　1/16
印　　张　36.5
字　　数　950 千字
购书热线　010-58581118
咨询电话　400-810-0598

网　　址　http://www.hep.edu.cn
　　　　　http://www.hep.com.cn
网上订购　http://www.hepmall.com.cn
　　　　　http://www.hepmall.com
　　　　　http://www.hepmall.cn

版　　次　2023 年 9 月第 1 版
印　　次　2024 年 7 月第 2 次印刷
定　　价　88.00 元

物 料 号　60632-00

数字课程（基础版）

消化系统

主编　房静远　陈旻湖

登录方法：

1. 电脑访问 http://abook.hep.com.cn/60632，或手机扫描下方二维码、下载并安装 Abook 应用。
2. 注册并登录，进入“我的课程”。
3. 输入封底数字课程账号（20 位密码，刮开涂层可见），或通过 Abook 应用扫描封底数字课程账号二维码，完成课程绑定。
4. 点击“进入学习”，开始本数字课程的学习。

课程绑定后一年为数字课程使用有效期。如有使用问题，请点击页面右下角的“自动答疑”按钮。

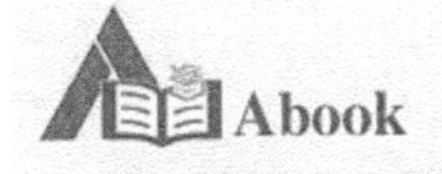

消化系统
Digestive System

主审　樊代明
主编　房静远　陈旻湖

消化系统

消化系统数字课程与纸质教材一体化设计，紧密配合。数字课程内容主要为拓展阅读、视频、彩图、典型病例、教学PPT、自测题等，在提升课程教学效果的同时，为学生学习提供思维与探索的空间。

用户名：　密码：　验证码：　5360　忘记密码？　登录　注册

http://abook.hep.com.cn/60632

扫描二维码，下载Abook应用

《消化系统》数字课程编委会

（以姓氏拼音为序）

器官－系统整合系列教材专家指导委员会

出版说明

教育教学改革的核心是课程建设，课程建设水平对于教学质量和人才培养质量具有重要影响。现代信息技术与高校教育教学的融合不断加深，教学模式的改革与变化正在促进高校教学从以“教”为中心向以“学”为中心持续转变。教材是课程内容的重要载体，是课程实施的重要支撑，是课程改革的成果体现。

为落实国务院办公厅《关于加快医学教育创新发展的指导意见》（国办发［2020］34号）“加快基于器官系统的基础与临床整合式教学改革，研究建立医学生临床实践保障政策机制，强化临床实习过程管理，加快以能力为导向的学生考试评价改革”的文件精神，积极推进“新医科”建设，推进信息技术与医学教育教学深度融合，推进课程与教材建设及应用，提升高校医学教学质量，由高等教育出版社、上海交通大学出版社联合启动“高等学校‘十四五’医学规划新形态教材：器官－系统整合系列”建设项目，本系列教材以上海交通大学医学院为牵头单位，成立了系列教材专家指导委员会，主任委员由中国科学院院士、教育部高等学校基础医学类教学指导委员会主任委员、上海交通大学原副校长陈国强教授担任。项目自2017年底启动以来，陆续召开了编写会议和定稿会议，2022年底，项目成果“器官－系统整合系列教材”陆续出版。

本系列教材包括《神经系统》《呼吸系统》《循环系统》《消化系统》《泌尿系统》《生殖系统》《血液系统》《免疫系统》《内分泌系统》《运动系统》。系列教材特点如下：

1. 创新内容编排：以器官、疾病为主线，通过神经系统、呼吸系统、循环系统、消化系统、泌尿系统、生殖系统、内分泌系统、免疫系统、血液系统、运动系统，将基础医学与临床课程完全整合。从人的整体出发，将医学领域最先进的知识理论和各临床专科实践经验有机整合，形成更加适合人体健康管理和疾病诊疗的新医学体系。

2. 创新教学方法：创新教学理念，引导学生个性化自主学习。纸质内容精当，突出“三基”“五性”，并以新颖的版式设计，方便学生学习和使用。通过适当的教学设计，鼓励学生拓展知识面及针对某些重要问题进行深入探讨，增强其独立获取知识的意识和能力，为满足学生自主学习和教师创新教学方法提供支持。

3. 创新出版形式：采用“纸质教材＋数字课程”的出版形式，将纸质教材与数字资源一体化设计。数字资源包括：“典型病案（附分析）”选取了有代表性的病例加以解析，“微视频”呈现了重难点知识讲解或技能操作，以强化临床实践教学，培养学生临床思维能力；在介绍临床实践的同时，注重引入基础医学知识和医学史上重要事件及人物等作为延伸，并通过“基础链接”“人文视角”等栏目有机衔接，以促进医学基础理论与临床实践的真正整合，并注重医学生的人文精神培养。本系列教材是上海交通大学医学院整合教学改革研究成果的集成和升华，通过参与院校共建共享课程资源，更可支持各校在线课程的建设。

本系列教材还邀请了各学科院士、知名专家担任主审，分别由陈赛娟院士、陈香美院士、戴尅戎院士、樊代明院士、葛均波院士、郎景和院士、宁光院士、杨雄里院士、钟南山院士、顾越英教授担任各教材主审。他们对教材认真审阅及严格把关，进一步保障了教材的科学性和严谨性。

尽管我们在出版本系列教材的工作中力求尽善尽美，但难免存在不足和遗憾，恳请广大专家、教师和学生提出宝贵意见与建议。

高等教育出版社
上海交通大学出版社
2022 年 11 月

序

人类医学经历了从经验医学时代到生物医学时代，现正悄然跨入整合医学时代。这是现代社会、经济、科技发展的结果，更是人类对现实生活健康追求的迫切需要。

现代医学为人类的繁衍和健康做出了极大贡献，但也出现了专业过度分化（over-specialization）、专科过度细划（over-division）和医学知识碎片化（fragmented knowledge），而且愈演愈烈，实际上已明显影响到疾病诊治和健康维护。怎么解决这个问题？为人类提供全人、全身、全程、全息的整合型健康服务，确保人类健康，是目前整个医学界乃至社会各卫生管理部门面临的艰巨任务。

整体整合医学（holistic integrative medicine，HIM）简称整合医学，是从人的整体出发，将医学各相关领域最先进的知识和理论与临床各专科最有效的实践经验加以有机整合，并根据社会、环境及心理等因素进行修正和调整，从而创建更加符合、更加适合人体疾病防治和健康维护的新的医学体系。

中国医学界提出 HIM 概念后，仅 10 年时间就得到国内外同行的赞同和支持，其理论探讨和实践探索皆发展迅速。但要培养整合医学的师资，开展整合医学的教学，最主要的是编写整合医学的教材。目前全球尚缺乏优秀的系统、实用的整合医学教材供高等医学院校教学使用。

有幸的是，由房静远教授和陈旻湖教授担任主编，组织全国同道共同编写的这本以器官－系统为基础的消化系统整合教材，实现了基础与临床、器官与系统、结构与功能、生理与生化、诊断与治疗、药学与医学等多角度的有机整合，是整合医学教材编写过程中一次大胆、有益的尝试。

我有幸先睹为快，所获颇丰。该教材不仅对本科生、研究生，而且对毕业后的年轻医生都有重要借鉴、参考和培养作用。

当然，医学整合从而促进整合医学的发展将是一个永恒的课题，通过不断持续地从理论到实践，再从实践到理论的双向整合，一定能显著推进整合医学朝着健康的方向发展。“世上无难事，只要肯攀登。”我深信，随着本系列器官－系统整合医学教材依次不断问世，将会依此引领未来。

是为序。

2023 年 4 月

前　言

为落实国务院办公厅《关于加快医学教育创新发展的指导意见》(国办发〔2020〕34号)“加快基于器官系统的基础与临床整合式教学改革，研究建立医学生临床实践保障政策机制，强化临床实习过程管理，加快以能力为导向的学生考试评价改革”的文件精神，由上海交通大学医学院牵头，高等教育出版社与上海交通大学出版社联合出版高等学校“十四五”医学规划新形态教材：器官－系统整合系列，包括《神经系统》《呼吸系统》《循环系统》《消化系统》《泌尿系统》《生殖系统》《血液系统》《内分泌系统》《免疫系统》《运动系统》共10种。

消化系统是包含最多器官的人体系统。消化系统疾病，无论是炎症、肿瘤抑或结构变异等，都是临床最常见的疾病群之一。我国传统的医科教学基本是采取大家非常熟悉的自形态学的人体解剖学和组织学与胚胎学到生理学与生物化学、病理学与病理生理学、诊断学与药理学、内科学与外科学等各学科顺序讲授。而欧美医科教学多采用以系统疾病为条目的纵行方式。随着科技、医学的发展，特别是临床诊疗的需要，整合基础与临床各学科的教学方法越来越被我国教育工作者所重视。其实，包括消化系统在内的人体每个系统都是与其他器官系统功能密切相关的，我们不能孤立地看待和讲授消化系统的结构－功能－病理状态－疾病诊治和预防。

近年，国内不少医学院校已经开始尝试整合教学，但整合基础与临床学科的整合教材尚不多见。如果沿用既往各种传统教材，譬如关于消化系统疾病的发生、病因与病理、临床表现、诊断、治疗及预防，分别分散在各种教材包括组织学与胚胎学、病理生理学、内科学、外科学及诊断学中，为师生带来诸多不便。

基于此，我们在编撰本教材时，针对疾病的发生和发展机制、预防和治疗，以整合医学观去理解和处理，将生物、心身、社会与环境等因素加以整合，将医疗相关的各专科最有效的临床经验加以整合，甚至将生命科学包括医学相关各领域的新发现加以整合，力求构建更全面系统、更科学易懂、更符合自然规律、更适合人体健康维护和疾病诊治 / 预防的新的教学体系，最终推动我国整合医学教育稳步发展。

为便于开设整合教学的医学院校使用，我们聚集国内消化内、外科和消化系统基础课程的师资力量，编写了本教材，希望为我国整合医学的教学尽绵薄之力。本教材邀请空军军医大学樊代明院士担任主审，他对全书进行了精心审阅和指导把关。在此表示衷心的感谢！

尽管全体编委竭尽全力，然而医学发展飞速，本书仍难免存在疏漏或不当之处，敬请使用者和读者指正。

2023 年 4 月

目　录

第三篇 消化系统疾病的基础与临床

第一篇　消化系统的结构与功能

第一章

消化系统的组成

关键词

消化管	咽峡	食管	胃	角切迹	十二指肠
空肠	回肠	盲肠	阑尾	结肠	直肠
肛管	肝	肝外胆道系统		胰	

思维导图：

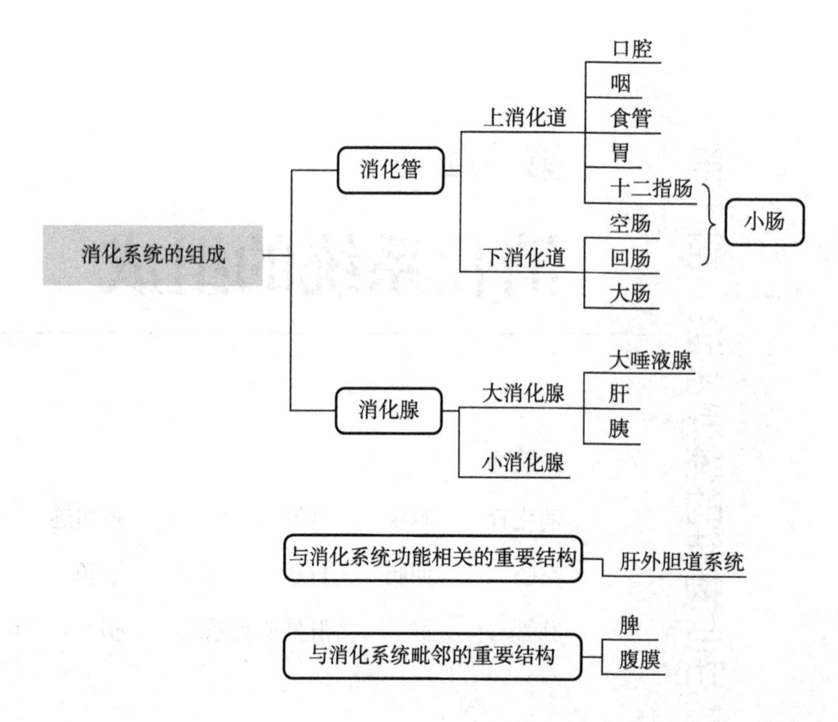

消化系统的组成
消化管
消化腺
上消化道
下消化道
口腔
咽
食管
胃
十二指肠
空肠
回肠
大肠
小肠
大消化腺
小消化腺
大唾液腺
肝
胰
与消化系统功能相关的重要结构
肝外胆道系统
与消化系统毗邻的重要结构
脾
腹膜

第一节 概 述

消化系统（digestive system/alimentary system）由消化管和消化腺组成（图 1–1–1）。消化管（alimentary canal）是指从口腔到肛门的管道，分为口腔、咽、食管、胃、小肠（十二指肠、空肠和回肠）和大肠（盲肠、阑尾、结肠、直肠和肛管）。临床上通常把从口腔到十二指肠的这部分管道称为上消化道，空肠以下的部分称为下消化道。消化腺（alimentary gland）可分为大消化腺和小消化腺两种。大消化腺位于消化管壁外，成为一个独立的器官，所分泌的消化液经导管流入消化管腔内，如大唾液腺、肝和胰。小消化腺分布于消化管壁内，位于黏膜层或黏膜下层，如唇腺、颊腺、舌腺、食管腺、胃腺和肠腺等。以下将分述消化系统各个部分的组成。

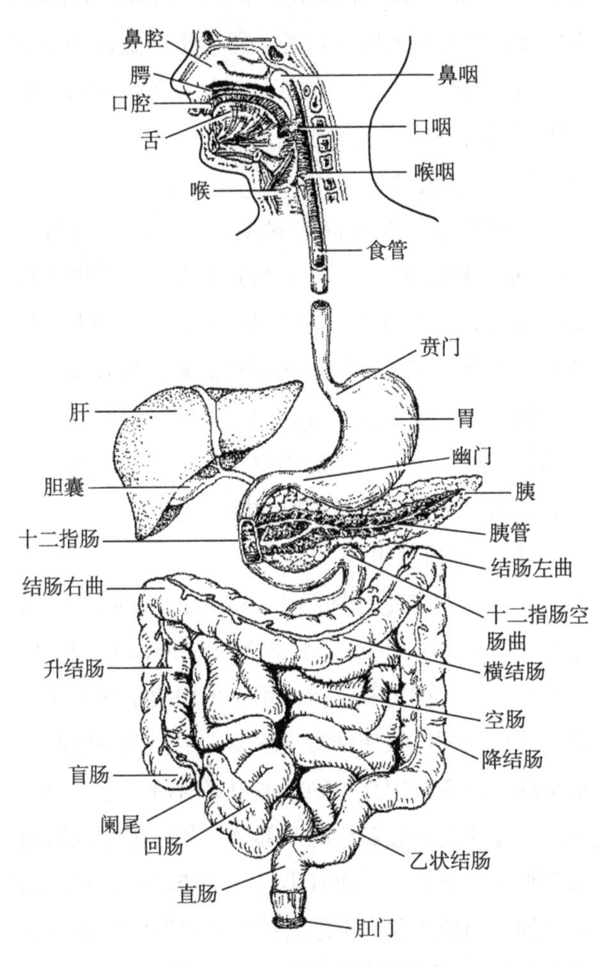

图 1–1–1 消化系统的组成

第二节 口 腔

口腔（oral cavity）是消化管的起始部。其前壁为上、下唇，侧壁为颊，上壁为腭，下壁为口腔底。口腔向前经口唇围成的口裂通向外界，向后经咽峡与咽相通。

整个口腔借上、下牙弓和牙龈分为前外侧部的口腔前庭（oral vestibule）和后内侧部的固有口腔（oral cavity proper）。口腔前庭是上、下唇和颊与上、下牙弓和牙龈之间的狭窄间隙；固有口腔位于上、下牙弓和牙龈所围成的空间，其顶为腭，底由黏膜、肌和皮肤组成。

一、口唇

口唇（oral lips）分上唇和下唇，外面为皮肤，中间为口轮匝肌，内面为黏膜。口唇的游离缘是皮肤与黏膜的移行部，称唇红。其内含皮脂腺。在上唇外面中线处有一纵行浅沟称人中（philtrum），上唇外面的两侧与颊部交界处，各有一斜行的浅沟称鼻唇沟（nasolabial sulcus）。

二、颊

颊（cheek）是口腔的两侧壁，其构造与唇相似，即自外向内分别由皮肤、颊肌、颊脂体和口腔黏膜构成。在上颌第 2 磨牙牙冠相对的颊黏膜上有腮腺管乳头（papilla of parotid duct），其上有腮腺管的开口。

三、腭

腭（palate）分为硬腭和软腭 2 部分，构成口腔的上壁，分隔鼻腔与口腔（图 1–1–2）。

硬腭（hard palate）位于腭的前 2/3，主要由骨腭及表面覆盖的黏膜构成。黏膜厚而致密，与骨膜紧密相贴。软腭（soft palate）位于腭的后 1/3，主

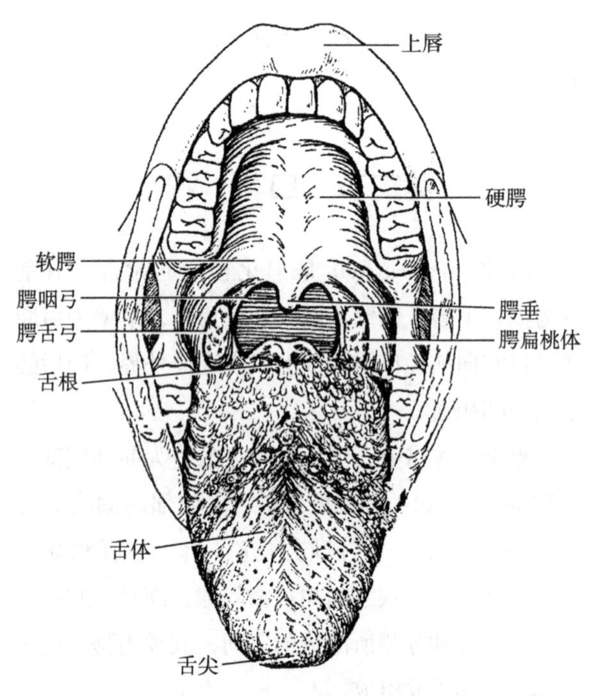

图 1-1-2 腭和舌模式图

要由腭腱膜、腭肌、腭腺、血管、神经和黏膜构成。软腭的前份呈水平位，后份斜向后下称腭帆（velum palatinum）。腭帆后缘游离，其中部有垂向下方的突起称腭垂（uvula）或悬雍垂。自腭帆两侧各向下方分出两条黏膜皱襞，前方的一对为腭舌弓（palatoglossal arch），延续于舌根的外侧；后方的一对为腭咽弓（palatopharyngeal arch），向下延至咽侧壁。两弓间的三角形凹陷区称扁桃体窝，窝内容纳腭扁桃体。腭垂、腭帆游离缘、两侧的腭舌弓及舌根共同围成咽峡（isthmus of fauces），它是口腔和咽之间的狭窄部，也是两者的分界。

软腭肌均为骨骼肌，有腭帆张肌、腭帆提肌、腭垂肌、腭舌肌和腭咽肌，具有上提或者下拉腭帆等作用。

四、牙

牙（teeth）是人体内最坚硬的器官，具有咀嚼食物和辅助发音等作用。牙位于口腔前庭与固有口腔之间，镶嵌于上、下颌骨的牙槽内，分别排列成上牙弓（upper dental arch）和下牙弓（lower dental arch）。

（一）牙的种类和排列

人的一生中，先后有两组牙发生，第一组称乳牙，第二组称恒牙。乳牙（deciduous teeth）一般在出生后6个月时开始萌出，到3岁左右出齐，共20个，上、下颌各10个。6岁左右，乳牙开始脱落，逐渐更换成恒牙（permanent teeth）。恒牙全部出齐共32个，上、下颌各16个。根据牙的形状和功能，乳牙和恒牙均可分切牙（incisors）、尖牙（canine teeth）和磨牙（molars）3种。也有人将恒牙分为磨牙和前磨牙（premolars）两类。切牙、尖牙分别用于咬切和撕扯食物，磨牙和前磨牙则有研磨和粉碎食物的功能。

（二）牙的形态

牙的形状和大小虽然各不相同，但其基本形态是相同的。即每个牙均可分为牙冠（crown of tooth）、牙根（root of tooth）和牙颈（neck of tooth）3部分。牙冠是暴露于口腔、露出于牙龈以外的部分；牙根是嵌入牙槽内的部分；牙颈是牙冠与牙根之间的部分，被牙龈所包绕。

（三）牙组织

牙由牙质（dentine）、釉质（enamel）、牙骨质（cement）和牙髓（dental pulp）组成。牙质构成牙的大部分，呈淡黄色，硬度仅次于釉质，却大于牙骨质。在牙冠部的牙质外面覆有釉质，为人体内最坚硬的组织。牙髓位于牙腔内，由结缔组织、神经和血管共同组成。由于牙髓内含有丰富的感觉神经末梢，所以牙髓发炎时可引起剧烈的疼痛。

（四）牙周组织

牙周组织包括牙周膜（periodontal membrane）、牙槽骨（alveolar bone）和牙龈（gingiva）3部分，对牙起保护、固定和支持作用。牙周膜是介于牙槽骨与牙根之间的致密结缔组织膜，主要由胶原纤维束组成，具有固定牙根和缓解咀嚼时所产生压力的作用。牙龈是口腔黏膜的一部分，紧贴于牙颈周围及邻近的牙槽骨上，血管丰富，呈淡红色，坚韧而有弹性，因缺少黏膜下层直接与骨膜紧密相连，故牙龈不能移动。

五、舌

舌（tongue）是位于口腔底的肌性器官。由纵、横和垂直3种不同方向的骨骼肌交织而成，表面被覆黏膜，有协助咀嚼、吞咽、感受味觉和发音等功能。

（一）舌的形态

舌在舌背分为舌体（body of tongue）和舌根（root of tongue）2部分。舌体占舌的前2/3，其前端为舌尖（apex of tongue）。舌根占舌的后1/3（图1–1–2）。

（二）舌肌

舌肌为骨骼肌，分舌内肌（intrinsic lingual muscles）和舌外肌（extrinsic lingual muscles）。舌内肌的起、止点均在舌内，有纵肌、横肌和垂直肌之分，收缩时可改变舌的形态。舌外肌起于舌周围各骨，收缩时可改变舌的位置。其中，以颏舌肌（genioglossus）在临床上较为重要，是一对强而有力的肌，起自下颌体后面的颏棘，肌纤维呈扇形向后上方分散，止于舌正中线两侧。两侧颏舌肌同时收缩，拉舌向前下方，即伸舌；单侧收缩可使舌尖伸向对侧。如一侧颏舌肌瘫痪，嘱患者伸舌时，其舌尖偏向瘫痪侧。

六、唾液腺

唾液腺（salivary gland）位于口腔周围，分泌唾液并经过导管排入口腔。唾液腺分大、小两类。小唾液腺（minor salivary glands）位于口腔各部黏膜内，属黏液腺，如唇腺、颊腺、腭腺和舌腺等。大唾液腺（major salivary glands）有3对，即腮腺、下颌下腺和舌下腺。

（一）腮腺

腮腺（parotid gland）重15～30 g，形状不规则，可分浅部和深部。浅部上达颧弓，下至下颌角，前至咬肌后1/3的浅面，后续腺体深部。深部伸入下颌支与胸锁乳突肌之间的下颌后窝内。腮腺管（parotid duct）自腮腺浅部前缘发出，于颧弓下一横指处向前横越咬肌表面，至咬肌前缘处弯向内侧，斜穿颊肌，开口于平对上颌第2磨牙牙冠所对颊黏膜上的腮腺管乳头。

（二）下颌下腺

下颌下腺（submandibular gland）重约15 g。位于下颌体下缘及二腹肌前、后腹所围成的下颌下三角内，其导管自腺的内侧面发出，沿口腔底黏膜深面前行，开口于舌下阜。

（三）舌下腺

舌下腺（sublingual gland）重2～3 g，位于口腔底舌下襞的深面，开口于舌下襞黏膜表面。

第三节　咽

一、咽的位置和形态

咽（pharynx）是消化管上端扩大的部分，是消化管与呼吸道的共同通道，为上宽下窄、前后略扁的漏斗形肌性管道，长约12 cm。咽位于第1～6颈椎前方，上端起于颅底，下端约在第6颈椎下缘或环状软骨的高度移行于食管。咽的前壁不完整，自上向下有通向鼻腔、口腔和喉腔的开口；后壁平坦，借疏松结缔组织连于上位6个颈椎体前面的椎前筋膜（图1–1–3）。

二、咽的分部

咽以腭帆游离缘和会厌上缘平面为界分为鼻咽、口咽和喉咽3部。其中，口咽和喉咽两部分是消化管与呼吸道的共同通道。

（一）鼻咽

鼻咽（nasopharynx）是咽的上部，位于鼻腔后方，上达颅底，下至腭帆游离缘平面续口咽部，向前经鼻后孔通鼻腔。

鼻咽部的两侧壁上，于下鼻甲后方约1 cm处各有一咽鼓管咽口（pharyngeal opening of auditory tube），咽腔经此口通过咽鼓管与中耳的鼓室相通。咽鼓管咽口平时是关闭的，当吞咽或用力张口时空

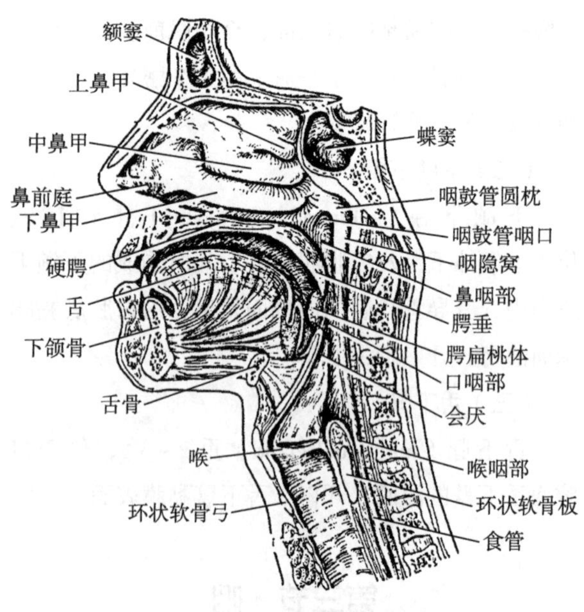

图 1-1-3 咽正中矢状切面

气通过咽鼓管进入鼓室，以维持鼓膜两侧的气压平衡。小儿的咽鼓管较短而宽，且略呈水平位，故儿童患急性中耳炎远较成人为多。咽鼓管咽口的前、上、后方的弧形隆起称咽鼓管圆枕（tubal torus），是寻找咽鼓管咽口的标志。咽鼓管圆枕后方与咽后壁之间的纵行深窝称咽隐窝（pharyngeal recess），是鼻咽癌的好发部位。

（二）口咽

口咽（oropharynx）位于腭帆游离缘与会厌上缘平面之间，向前经咽峡与口腔相通，上续鼻咽部，下通喉咽部。腭扁桃体（palatine tonsil）位于口咽部侧壁的扁桃体窝内，是淋巴上皮器官，具有防御功能。咽后上方的咽扁桃体、两侧的咽鼓管扁桃体、腭扁桃体和下方的舌扁桃体，共同构成咽淋巴环，对消化管和呼吸道具有防御功能。

（三）喉咽

喉咽（laryngopharynx）是咽的最下部，稍狭窄，上起自会厌上缘平面，下至第 6 颈椎体下缘平面与食管相续。喉咽部的前壁上份有喉口通入喉腔。在喉口的两侧各有一深窝称梨状隐窝（piriform recess），常为异物滞留之处。

第四节 食 管

一、食管的位置和分部

食管（esophagus）是一前后扁平的肌性管状器官，是消化管各部中最狭窄的部分，长约 25 cm。食管上端在第 6 颈椎体下缘平面与咽相接，下端约平第 11 胸椎体高度与胃的贲门连接。

二、食管的狭窄部

在形态上，食管最重要的特点是有 3 处生理性狭窄。第 1 狭窄为食管的起始处，相当于第 6 颈椎体下缘水平，距中切牙约 15 cm；第 2 狭窄为食管在左主支气管的后方与其交叉处，相当于第 4、5 胸椎体之间水平，距中切牙约 25 cm；第 3 狭窄为食管通过膈的食管裂孔处，相当于第 10 胸椎水平，距中切牙约 40 cm。上述狭窄部是食管异物易滞留和食管癌的好发部位。

第五节 胃

胃（stomach）是消化管各部中最膨大的部分，上连食管，下续十二指肠。成人胃的容量约 1 500 mL。胃除有受纳食物和分泌胃液的作用外，还有内分泌功能。

一、胃的形态和分部

胃的形态受体位、体型、年龄、性别和胃的充盈状态等多种因素的影响。胃在完全空虚时略呈管状，高度充盈时可呈球囊形。

胃分前、后壁，大、小弯，入、出口。胃前壁朝向前上方，后壁朝向后下方。胃小弯（lesser curvature of stomach）凹向右上方，其最低点弯度明显折转处称角切迹（angular incisure）。胃大弯（greater curvature of stomach）大部分凸向左下方。胃的近端与食管连接处是胃的入口，称贲门

（cardia）。在贲门的左侧，食管末端左缘与胃底所形成的锐角称贲门切迹（cardiac incisure）。胃的远端接续十二指肠处，是胃的出口，称幽门（pylorus）（图 1–1–4）。

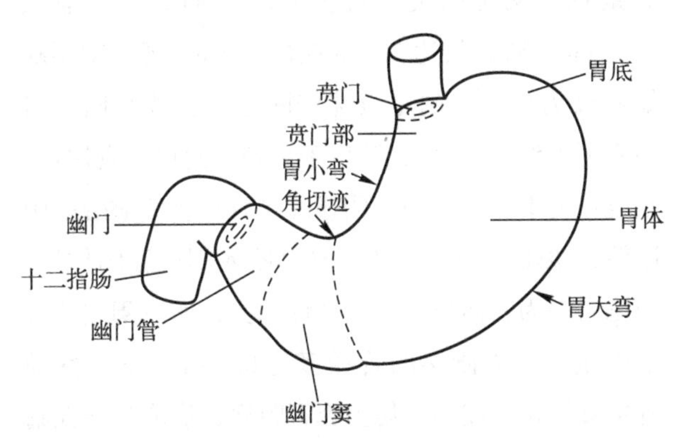

图 1–1–4　胃的形态和分部

通常将胃分为四部：贲门附近的部分称贲门部（cardiac part），界域不明显；贲门平面以上，向左上方膨出的部分为胃底（fundus of stomach），临床有时称胃穹隆（fornix of stomach），内含吞咽时进入的空气，约 50 mL，X 线胃片可见此气泡；自胃底向下至角切迹处的中间大部分称胃体（body of stomach）；胃体下界与幽门之间的部分称幽门部（pyloric part），临床上也称胃窦。幽门部的大弯侧有一不甚明显的浅沟称中间沟，将幽门部分为右侧的幽门管（pyloric canal）和左侧的幽门窦（pyloric antrum）。胃溃疡和胃癌多发生于胃的幽门窦近胃小弯处。

二、胃的位置

胃的位置常因体型、体位和充盈程度不同而有较大变化。通常胃在中等程度充盈时，大部分位于左季肋区，小部分位于腹上区。

第六节　小　　肠

小肠（small intestine）是消化管中最长的一段，在成人长 5 ~ 7 m。上端起于胃幽门，下端接续盲肠，分十二指肠、空肠和回肠三个部分。小肠是进行消化和吸收的重要器官。

一、十二指肠

十二指肠（duodenum）介于胃与空肠之间，由于相当于 12 个横指并列的长度而得名，全长约 25 cm。它既接受胃液，又接受胰液和胆汁，所以十二指肠的消化功能十分重要。十二指肠整体上呈“C”形，包绕胰头，可分为上部、降部、水平部和升部。

（一）上部

上部（superior part）长约 5 cm，起自胃的幽门，水平行向右后方，至肝门下方、胆囊颈的后下方，急转向下，移行为降部。上部肠壁薄，管径大，黏膜面光滑平坦，无环状襞，故临床常称此段为十二指肠球（duodenal bulb），是十二指肠溃疡及其穿孔的好发部位。

（二）降部

降部（descending part）长 7 ~ 8 cm，起自十二指肠上曲，向下行于第 1 ~ 3 腰椎椎体和胰头的右侧，至第 3 腰椎椎体高度，弯向左行，移行为水平部，其中降部后内侧壁上有一纵行的皱襞称十二指肠纵襞，其下端的圆形隆起称十二指肠大乳头（major duodenal papilla），距中切牙约 75 cm，为肝胰壶腹的开口处。

（三）水平部

水平部（horizontal part）又称下部，长约 10 cm，横过下腔静脉和第 3 腰椎椎体的前方，至腹主动脉前方、第 3 腰椎体左前方，移行于升部。

（四）升部

升部（ascending part）最短，仅 2 ~ 3 cm，自水平部末端起始，斜向左上方，至第 2 腰椎椎体左侧转向下，移行为空肠。

二、空肠与回肠

空肠（jejunum）和回肠（ileum）上端起自十二指肠空肠曲，下端接续盲肠。

空肠和回肠的形态结构不完全一致，但变化是逐渐发生的，故两者间无明显界限。一般是将近侧2/5称空肠，远侧3/5称回肠。从位置上看，空肠常位于左腰区和脐区，回肠多位于脐区、右腹股沟区和盆腔内。

第七节 大 肠

大肠（large intestine）是消化管的下段，全长1.5 m，全程围绕于空、回肠的周围，可分为盲肠、阑尾、结肠、直肠和肛管5部分。大肠的主要功能为吸收水分、维生素和无机盐，并将食物残渣形成粪便，排出体外。

除直肠、肛管和阑尾外，结肠和盲肠具有3种特征性结构，即结肠带、结肠袋和肠脂垂。结肠带（colic bands）由肠壁的纵行肌增厚所形成，沿大肠的纵轴平行排列，分为独立带、网膜带和系膜带3条，均会聚于阑尾根部。结肠袋（haustra of colon）是肠壁由横沟隔开并向外膨出的囊状突起，这是由于结肠带短于肠管的长度使肠管皱缩所形成。肠脂垂（epiploicae appendices）是沿结肠带两侧分布的许多小突起，由浆膜及其所包含的脂肪组织形成。在正常情况下，大肠管径较大、肠壁较薄，但在疾病情况下可有较大变化。

一、盲肠

盲肠（caecum）是大肠的起始部，长6～8 cm，其下端为盲端，上续升结肠，左侧与回肠相连接。盲肠位于右髂窝内，其体表投影在腹股沟韧带外侧半的上方。

回肠末端向盲肠的开口，称回盲口（ileocecal orifice）。此处肠壁内的环行肌增厚，并覆以黏膜而形成上、下两片半月形的皱襞称回盲瓣（ileocecal valve），此瓣的作用为阻止小肠内容物过快地流入大肠，以便食物在小肠内充分消化吸收，并可防止盲肠内容物逆流回小肠。在回盲口下方约2 cm处，有阑尾的开口。

二、阑尾

阑尾（vermiform appendix）是从盲肠下端后内侧壁向外延伸的一条细管状器官，因外形酷似蚯蚓，又称引突。其长度因人而异，一般长5～7 cm，偶有长达20 cm或短至1 cm者。阑尾缺如者极为罕见。阑尾根部较固定，多数在回盲口的后下方约2 cm处，开口于盲肠，此口为阑尾口。阑尾口的下缘有一条不明显的半月形黏膜皱襞称阑尾瓣，该瓣有防止粪块或异物坠入阑尾腔的作用。阑尾尖端为游离盲端，游动性较大，所以阑尾位置不固定。成人阑尾的管径多为0.5～1.0 cm，并随着年龄增长而缩小，易为粪石阻塞，形成阻塞性阑尾炎。通常阑尾与盲肠一起位于右髂窝内，少数情况可随盲肠位置变化而出现异位阑尾。尽管阑尾根部与盲肠的位置关系比较固定，但由于阑尾体和尖游动性较大，因此阑尾在右髂窝内，与回盲部的位置关系有多种，即可在回肠下、盲肠后、盲肠下、回肠前及回肠后位等。根据国内体质调查资料，阑尾以回肠下位和盲肠后位较多见。阑尾位置变化较多，手术中有时寻找困难，由于3条结肠带会聚于阑尾根部，其中独立带更明显，故沿该结肠带向下追踪，是寻找阑尾的可靠方法。

阑尾根部的体表投影点通常在右髂前上棘与脐连线的中、外1/3交点处，该点称McBurney点。由于阑尾的位置常有变化，所以诊断阑尾炎时确切的体表投影位置并非十分重要，而是在右下腹部的局限性压痛点更有诊断意义。

三、结肠

结肠（colon）是介于盲肠与直肠之间的一段大肠，整体呈“M”形，包绕于空、回肠周围。结肠分为升结肠、横结肠、降结肠和乙状结肠4部分。

（一）升结肠

升结肠（ascending colon）长约15 cm，在右髂窝处，起自盲肠上端。升结肠无系膜，其后面借结缔组织贴附于腹后壁，因此活动性甚小。

（二）横结肠

横结肠（transverse colon）长约 50 cm，起自结肠右曲，先行向左前下方，后略转向左后上方，形成一略向下垂的弓形弯曲，至左季肋区，在脾脏面下份处，向下续于降结肠。

（三）降结肠

降结肠（descending colon）长约 25 cm，沿左肾外侧缘和腰方肌前面下降，至左髂嵴处续于乙状结肠。

（四）乙状结肠

乙状结肠（sigmoid colon）长约 40 cm，在左髂嵴处起自降结肠，沿左髂窝转入盆腔内，全长呈“乙”字形弯曲，至第 3 骶椎平面续于直肠。乙状结肠也是憩室和肿瘤等疾病的多发部位。

四、直肠

直肠（rectum）是消化管位于盆腔下部的一段，全长 10～14 cm。直肠在第 3 骶椎前方起自乙状结肠，沿骶、尾骨前面下行，穿过盆膈移行于肛管。直肠并不直，在矢状面上形成两个明显的弯曲：直肠骶曲（sacral flexure of rectum），距肛门 7～9 cm；直肠会阴曲（perineal flexure of rectum），距肛门 3～5 cm。当临床进行直肠镜、乙状结肠镜检查时，应注意这些弯曲部位，以免损伤肠壁。

直肠上端与乙状结肠交接处管径较细，向下肠腔显著膨大称直肠壶腹（ampulla of rectum）。直肠内面有 3 个直肠横襞（Houston 瓣），由黏膜及环行肌构成，具有阻挡粪便下移的作用。最上方的直肠横襞接近直肠与乙状结肠交界处，距肛门约 11 cm；中间的直肠横襞大而明显，位置恒定，通常位于直肠壶腹稍上方的直肠右前壁上，距肛门约 7 cm。因此，在乙状结肠镜检查中，确定肿瘤与腹膜腔的位置关系时，常以中直肠横襞为标志。最下方的直肠横襞位置不恒定，距肛门约 5 cm。上述 3 条直肠横襞的位置，对直肠镜或乙状结肠镜检查具有一定的临床意义。

五、肛管

肛管（anal canal）的上界为直肠穿过盆膈的平面，下界为肛门，长约 4 cm。肛管被肛门括约肌所包绕，平时处于收缩状态，有控制排便的作用。

肛管内面有 6～10 条纵行的黏膜皱襞，称肛柱（anal columns）。各肛柱下端彼此借半月形黏膜皱襞相连，此襞称肛瓣（anal valves）。每一肛瓣与其相邻的 2 个肛柱下端之间形成开口向上的隐窝，称肛窦（anal sinuses）。肛窦内往往积存粪屑，感染后易致肛窦炎，严重者可导致肛门周围脓肿或肛瘘等。

将连接各肛柱下端与各肛瓣边缘的锯齿状环行线称齿状线（dentate line）或肛皮线（anocutaneous line）。

齿状线以上肛管由内胚层的泄殖腔演化而来，其内表面为黏膜，黏膜上皮为单层柱状上皮，癌变时为腺癌；齿状线以下肛管由外胚层的原肛演化而来，其内表面为皮肤，被覆上皮为复层扁平上皮，癌变时为鳞状细胞癌。此外，齿状线上、下部分的肠管在动脉来源、静脉回流、淋巴引流以及神经分布等方面都不相同（表 1–1–1）。

在齿状线下方有一宽约 1 cm 的环状区域称肛梳（anal pecten）或称痔环（hemorrhoidal ring），表面光滑，因其深层有静脉丛，呈浅蓝色。肛梳下缘有一不甚明显的环行线称白线（white line）或称 Hilton 线，该线位于肛门外括约肌皮下部与肛门内括约肌下缘之间的水平，故活体肛诊时可触知此处为一环行浅沟，即括约肌间沟。肛门（anus）是肛管的下口，为一前后纵行的裂孔，前后径为 2～3 cm。肛门周围皮肤富有色素，呈暗褐色，并有汗腺（肛周腺）和丰富的皮脂腺。

肛梳部的皮下组织和肛柱部的黏膜下层内含有丰富的静脉丛，有时可因某种病理原因而形成静脉曲张，向肛管腔内突起形成痔。发生在齿状线以上的痔称内痔，发生在齿状线以下的称外痔，也有跨越于齿状线上下的称混合痔。由于神经的分布不同，所以内痔不疼，而外痔常感疼痛。

表 1-1-1 肛管齿状线上、下部的比较

比较点	齿状线以上	齿状线以下
覆盖上皮	单层柱状上皮	复层扁平上皮
动脉来源	直肠上、下动脉	肛门动脉
静脉回流	直肠上静脉→肠系膜下静脉→脾静脉→肝门静脉	肛门静脉→阴部内静脉→髂内静脉→髂总静脉→下腔静脉
淋巴引流	肠系膜下淋巴结和髂内淋巴结	腹股沟浅淋巴结
神经分布	内脏神经	躯体神经

第八节 肝

肝（liver）是人体内最大的腺体，也是人体内最大的实质性器官。我国成年人肝的质量男性为 1 230 ~ 1 450 g，女性为 1 100 ~ 1 300 g，占体重的 1/50 ~ 1/40。胎儿和新生儿的肝相对较大，质量可达体重的 1/20，其体积可占腹腔容积的一半以上。肝的长（左右径）× 宽（上下径）× 厚（前后径）约为 258 mm × 152 mm × 58 mm。肝的血液供应十分丰富，故活体的肝呈棕红色。肝的质地柔软而脆弱，易受外力冲击而破裂，发生腹腔内大出血。

肝的功能极为复杂，是机体新陈代谢最活跃的器官，不仅参与蛋白质、脂类、糖类和维生素等物质的合成、转化与分解，而且还参与激素、药物等物质的转化和解毒。肝还具有分泌胆汁，吞噬、防御以及在胚胎时期造血等重要功能。

一、肝的形态

肝呈不规则的楔形，可分为上、下两面，前、后、左、右 4 缘。肝上面膨隆，与膈相接触，故称膈面（diaphragmatic surface）（图 1-1-5）。肝膈面上有镰状韧带附着，镰状韧带（falciform ligament）呈矢状位，肝借此分为左、右两叶。肝左叶（left lobe of liver）小而薄，肝右叶（right lobe of liver）大而厚。肝下面凹凸不平，邻接一些腹腔器官，又称脏面（visceral surface）（图 1-1-6）。脏面中部有略呈“H”形的三条沟，其中间的横沟称肝门（porta hepatis），位于脏面正中，有肝左、右管，肝固有动脉左、右支，肝门静脉左、右支和神经、淋巴管出入，又称第 1 肝门。出入肝门的这些结构被结缔组织包绕，构成肝蒂。左侧的纵沟较窄而深，沟的前部称肝圆韧带裂（fissure for ligamentum teres hepatis），有肝圆韧带通过。肝圆韧带（ligamentum teres hepatis）由胎儿时期的脐静脉闭锁而成，经

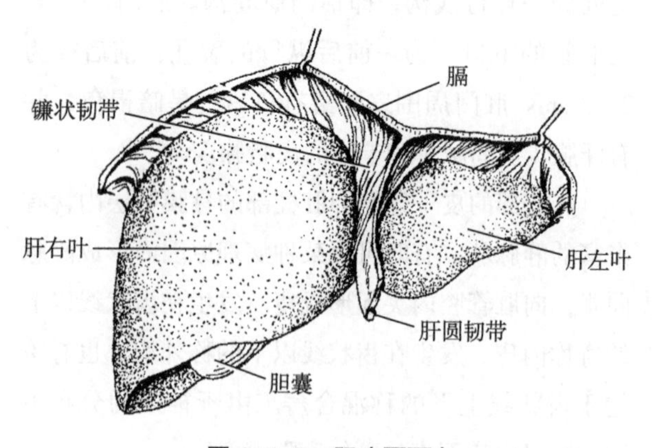

图 1-1-5 肝（膈面）

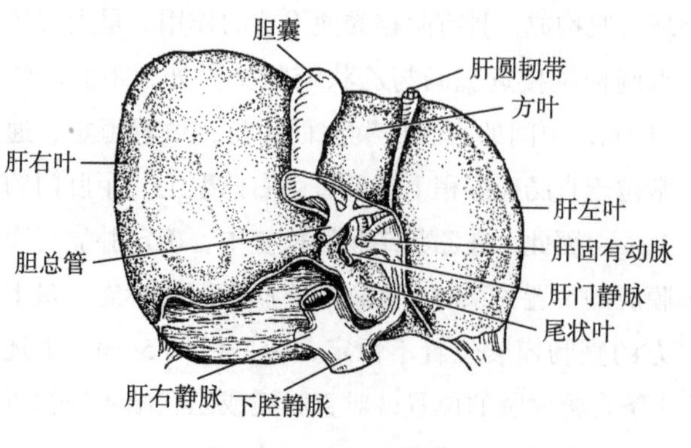

图 1-1-6 肝（脏面）

肝镰状韧带的游离缘内行至脐。沟的后部称静脉韧带裂（fissure for ligamentum venosum），容纳静脉韧带。静脉韧带（ligamentum venosum）由胎儿时期的静脉导管闭锁而成。右侧的纵沟比左侧的宽而浅，沟的前部为一浅窝，容纳胆囊，故称胆囊窝（fossa for gallbladder）；后部为腔静脉沟（sulcus for vena cava），容纳下腔静脉。腔静脉沟向后上伸入膈面，此沟与胆囊窝虽不相连，但可视为肝门右侧的纵沟。在腔静脉沟的上端处，有肝左、中、右静脉出肝后立即注入下腔静脉，临床上常称此处为第2肝门（secondary porta of liver）。在肝的脏面，借“H”形的沟、裂和窝将肝分为4个叶：肝左叶位于肝圆韧带裂和静脉韧带裂的左侧，即左纵沟的左侧；肝右叶位于胆囊窝与腔静脉沟的右侧，即右纵沟的右侧；方叶（quadrate lobe）位于肝门之前，肝圆韧带裂与胆囊窝之间；尾状叶（caudate lobe）位于肝门之后，静脉韧带裂与腔静脉沟之间。脏面的肝左叶与膈面的一致。脏面的肝右叶、方叶和尾状叶一起，相当于膈面的肝右叶（图1-1-6）。

二、肝的位置和毗邻

肝大部分位于右季肋区和腹上区，小部分位于左季肋区。肝的前面大部分被肋所掩盖，仅在腹上区的左、右肋弓之间，有一小部分露出于剑突之下，直接与腹前壁相接触。当腹上区和右季肋区遭到暴力冲击或肋骨骨折时，肝可能被损伤而破裂。

三、肝的血液和淋巴循环

肝血供丰富，成人肝血流量每分钟可达1 000～2 000 mL。门静脉是肝的功能性血管，汇集来自消化道的血液，占肝血流量的3/4，含有丰富的营养物质以供肝细胞代谢、储存和转化。肝动脉是肝的营养性血管，占肝血流量的1/4。门静脉和肝动脉进入肝内后，沿小叶间结缔组织反复分支，分别形成小叶间静脉和小叶间动脉，其末端最终通入肝血窦。小叶间动脉还发出小分支营养被膜、间质和胆管。肝血窦内的血液从肝小叶四周流向中央，沿途与两边的肝细胞进行充分的物质交换，最后汇入中央静脉。中央静脉壁薄，仅由内皮细胞和极少量结缔组织围成。血液经中央静脉流至肝小叶底部汇入小叶下静脉。小叶下静脉单独行走于肝小叶下方结缔组织中，管径较大，管壁较厚，随后汇入肝静脉，后者出肝汇入下腔静脉。

正常人肝每天产生850～1 000 mL淋巴液，占胸导管内淋巴的25%～50%。肝小叶的淋巴主要来自于窦周隙的血浆，流至小叶周边经结缔组织间隙汇入小叶间淋巴管。而被膜和间质的毛细淋巴管也汇入小叶间淋巴管，最终汇合成肝门的淋巴管。肝硬化时腹水的形成主要与肝循环不畅、淋巴大量产生并漏入腹腔有关。

第九节 胆道系统

胆道系统起源于肝内的毛细胆管，分为肝内和肝外两部分，终末端与胰管汇合后开口于十二指肠乳头。肝内胆管包括肝段胆管、肝叶胆管和肝内左、右肝管；肝外胆管包括肝外左、右肝管、肝总管、胆囊、胆囊管和胆总管。

一、肝内胆管

肝内胆管起自肝内的毛细胆管，继而汇集成小叶间胆管、肝段胆管、肝叶胆管和肝内左、右肝管。肝内胆管与肝内门静脉和肝动脉及其各级分支伴行，三者均为结缔组织鞘（Glisson 鞘）所包绕，又称为Glisson系统。肝内胆管可按肝的分叶、分段来命名，左、右肝管为一级分支，左内叶、左外叶、右前叶、右后叶胆管为二级分支，各肝段胆管为三级分支。

二、肝外胆管

肝外胆管包括左肝管、右肝管、肝总管、胆总管和胆囊。

1. 左、右肝管和肝总管（common hepatic duct） 右肝管位于肝门横沟的右侧，位置较深，深入肝的后上方，较为粗短，长0.8～1 cm，由右前叶和右后叶胆管汇合而成，并接受来自尾状叶右段及尾叶突的小胆管，其与肝总管之间的夹角较大，约为129°。左肝管位于肝门横沟左侧，多由左外叶胆管和左内叶胆管汇合而成，还接受来自尾状叶左段小胆管的胆汁。左肝管较为细长，部位较浅，长2.5～4 cm，其与肝总管之间形成约100°的夹角，此点是肝左叶胆管结石及残余结石较多的原因之一。肝管的变异较多，有时还可见到副肝管。副肝管是指从某叶肝实质独立发出的较细的肝管，直接汇入肝外胆管，右侧副肝管较为多见，由肝门右侧出肝，可汇入肝管、胆囊管或胆总管。肝门板指包绕肝门部胆管和血管的Glisson鞘中的结缔组织融合而成的结构。肝总管由左、右肝胆管在肝门横沟的深处汇合而成，下段与胆囊管汇合成胆总管，肝总管长度与胆囊管汇入肝总管位置的高低有关。

2. 胆囊（gallbladder） 呈梨形，为囊性器官，壁薄，位于肝脏脏面的胆囊窝内，标志着肝正中裂的位置，即左、右半肝的分界线。胆囊位置变异较多，常见的变异有肝内胆囊、左位胆囊、横位胆囊、系膜胆囊、肝后胆囊等。正常胆囊长7～10 cm，直径3～5 cm，容积30～60 mL，分为胆囊底、体、颈和管四部分。胆囊底为盲端，体表投影处称墨菲点（Murphy's button），即右锁骨中线与右肋弓相交处。胆囊体占胆囊大部分，与肝脏相连。胆囊颈连接胆囊体与胆囊管，逐渐缩窄，呈漏斗状，其起始部膨大，称Hartmann囊（Hartmann's pouch），胆囊结石易嵌顿于此处。胆囊管连接胆囊与肝总管，从肝总管右侧与其汇合形成胆总管。胆囊管解剖变异较常见，胆囊管长短不一，汇入肝总管位置多变，可经肝总管前方、后方或左侧壁汇合，或汇入右肝管、左肝管，或与肝总管平行并行一段后再汇入。胆囊管内壁有4～10个螺旋状黏膜皱襞，称Heister瓣（Heister's valve），其有调节胆汁进出胆囊和防止胆囊管扭曲的作用，而近肝总管一端的内壁较光滑。胆囊大部分被脏腹膜覆盖，借疏松结缔组织与肝相连。

胆囊三角（cystic triangle，Calot's triangle）是由肝总管、肝下缘和胆囊管围成的三角区域，胆囊动脉、肝右动脉、胆囊淋巴结及副右肝管均在此三角区经过。胆囊三角是胆道手术，尤其是胆囊切除术极易发生误伤的危险区域。

3. 胆总管（common bile duct，CBD） 由胆囊管和肝总管汇合而成，长7～9 cm，直径0.6～0.8 cm。根据胆总管的行程和毗邻关系，将其分为4段。①十二指肠上段：自肝总管与胆囊管汇合处开始，止于十二指肠上缘。此段在门静脉的前方，肝固有动脉的右侧，沿肝十二指肠韧带右缘下行。这段胆总管较易于显露，胆总管切开探查、引流、取石和胆肠吻合术等，常在这一段进行。②十二指肠后段：位于十二指肠第一段的后方，其后方为下腔静脉，左侧为门静脉和胃十二指肠动脉。③胰腺段：在胰头后方的胆管沟内或胰腺实质内下行，上起胰头的上缘，下至十二指肠壁，手术中此段的显露较为困难，须切开十二指肠外侧的后腹膜，将十二指肠和胰头予以游离并向内侧翻开才能显露此段。④十二指肠壁内段：是胆总管穿过十二指肠降部中段后内侧壁的部分，长约1 cm。在85%的人群中，此段穿过十二指肠壁内时，与主胰管汇合形成一共同的通道，并膨大而形成Vater壶腹，向十二指肠腔内突出，使十二指肠黏膜隆起，形成十二指肠乳头，开口于十二指肠降部的后内侧壁。在此出口处附近，包括Vater壶腹、胆总管和胰管的末端均有括约肌环绕，统称Oddi括约肌。十二指肠乳头直径一般为2 mm，高度约3 mm，宽度约4 mm，位于十二指肠降部的中1/3或下1/3。另在15%～20%的人群中，胆总管和主胰管分别开口于十二指肠的降段。Oddi括约肌是调节胆道系统内压力的重要结构，它对控制和调节胆总管和胰管开口及防止十二指肠内容物的胆道反流起重要作用。

三、胆道的血管、淋巴和神经

胆总管的血液供应主要来自胃十二指肠动脉的

分支胰十二指肠上后动脉和胆囊动脉发出的无名微小血管。胆总管周围及其各层分支再互相吻合形成细微的小动脉网，滋养胆总管。其静脉汇入门静脉，上段直接入肝。

胆囊的血供主要来自胆囊动脉，90% 来自肝右动脉，但也常常有变异。胆囊动脉大部分为单支，少数有两支。胆囊动脉在胆囊三角内靠近胆囊管，进入胆囊时分深、浅两支。胆囊的静脉不与胆囊动脉伴行，经胆囊床直接进入肝实质，注入肝静脉。胆囊淋巴引流丰富，部分经胆囊床入肝；胆囊淋巴结位于胆囊三角内，是胆囊淋巴引流的主要途径。胆囊壁富含交感神经和副交感神经纤维的分支，主要受腹腔神经丛的肝丛支配，其痛觉经内脏交感神经纤维传递，一般认为副交感神经可使胆囊收缩，Oddi 括约肌舒张，将胆汁排入十二指肠，交感神经的作用则相反。此外，还有来自右膈神经的纤维，故胆囊炎患者常可出现右肩部放射性疼痛。

第十节 胰

胰（pancreas）是人体第二大的消化腺，由外分泌部和内分泌部组成。胰的外分泌部（腺细胞）能分泌胰液，内含多种消化酶（如蛋白酶、脂肪酶及淀粉酶等），有分解和消化蛋白质、脂肪和糖类等作用；其内分泌部即胰岛，散在于胰实质内，胰尾部较多，主要分泌胰岛素，调节血糖浓度。

一、胰的位置与毗邻

胰是一个狭长的腺体，质地柔软，呈灰红色，长 17 ~ 20 cm，宽 3 ~ 5 cm，厚 1.5 ~ 2.5 cm，重 82 ~ 117 g，位于腹上区和左季肋区，横置于第 1 ~ 2 腰椎体前方，并紧贴于腹后壁。胰的前面隔网膜囊与胃相邻，后方有下腔静脉、胆总管、肝门静脉和腹主动脉等重要结构。其右端被十二指肠环抱，左端抵达脾门。胰的上缘约平脐上 10 cm，下缘约相当于脐上 5 cm 处。由于胰的位置较深，前方有胃、横结肠和大网膜等遮盖，故胰病变时，早期腹壁体征往往不明显，从而增加了诊断的困难性。

二、胰的分部

胰可分头、颈、体、尾 4 部分，各部之间无明显界限。头、颈部在腹中线右侧，体、尾部在腹中线左侧。

胰头（head of pancreas）为胰右端膨大的部分，位于第 2 腰椎椎体的右前方，其上、下方和右侧被十二指肠包绕。在胰头的下部有一向左后上方的钩突（uncinate process）。由于钩突与胰头和胰颈之间夹有肝门静脉起始部和肠系膜上动、静脉，故胰头肿大时可压迫肝门静脉起始部，影响其血液回流，出现腹水、脾大等症状。在胰头右后方与十二指肠降部之间常有胆总管经过，有时胆总管可部分或全部被胰头实质所包埋。当胰头肿大压迫胆总管时，可影响胆汁排出，发生阻塞性黄疸。

胰颈（neck of pancreas）是位于胰头与胰体之间的狭窄扁薄部分，长 2 ~ 2.5 cm。胰颈的前上方邻接胃幽门，其后面有肠系膜上静脉和肝门静脉起始部通过。由于肠系膜上静脉经过胰颈后面时，没有来自胰腺的小静脉注入其中，因此行胰头十二指肠切除术时，可沿肠系膜上静脉前面与胰颈后面之间进行剥离以备切断胰腺。

胰体（body of pancreas）位于胰颈与胰尾之间，占胰的大部分，略呈三棱柱形。胰体横位于第 1 腰椎体前方，故向前凸起。胰体的前面隔网膜囊与胃后壁相邻，故胃后壁癌肿或溃疡穿孔常与胰体粘连。

胰尾（tail of pancreas）较细，行向左上方至左季肋区，在脾门下方与脾的脏面相接触。因胰尾各面均包有腹膜，此点可作为与胰体分界的标志。由于胰尾与脾血管一起，位于脾肾韧带两层之间，故在脾切除结扎脾血管时，应注意勿损伤胰尾。

胰管（pancreatic duct）位于胰实质内，偏背侧，其走行与胰的长轴一致，从胰尾经胰体走向胰头，沿途接受许多小叶间导管，最后于十二指肠降部的后内侧壁内与胆总管汇合成肝胰壶腹，开口于十二指肠大乳头，偶尔单独开口于十二指肠腔。在胰头上部常可见一小管，行于胰管上方，称副胰管（accessory pancreatic duct），开口于十二指肠小乳头，主要引流胰头前上部的胰液。

第十一节 脾

脾（spleen）不是消化器官，但其解剖位置与消化器官相毗邻，其血液和淋巴循环也与消化器官密切相关。本节概要讨论脾的解剖与功能。

一、脾的位置与毗邻

脾质地柔软，颜色暗红，成人脾约拳头大小，重150～250 g。脾的体表投影是：上极平左侧第9肋的上缘，距后正中线4～5 cm；下极平左侧第11肋，达腋中线，其长轴与左第10肋平行。脾在腹腔内的位置为横结肠脾曲的上方，胃底部的左后方，左肾的上前方，其左后方与膈肌的凹面相贴。正常脾查体时不可扪及。脾可分为膈、脏两面，前、后两端和上、下两缘。膈面平滑、凸隆；脏面凹陷，有脾动静脉、淋巴管和神经等出入，称为脾门。出入脾门的结构称为脾蒂。

脾借其周围的韧带固定于左季肋区的肋弓深部。脾胃韧带连接脾门与胃底，位于小网膜囊的前方，内含胃短血管和胃网膜左血管，自脾上极经脾门到达下极；脾肾韧带位于小网膜囊的后方，包含脾动静脉和胰尾部；脾肾韧带向上延伸至横膈形成脾膈韧带；脾结肠韧带连接脾下极及横结肠，形成结肠脾曲。

脾动脉为腹腔动脉干最大的分支，沿胰腺上缘行走，靠近脾门时先分出胃短动脉和胃网膜左动脉，再分为两个分支进入脾。脾静脉由1～4支叶静脉在脾门处汇合而成，叶静脉以2支型比较多见，即脾上叶和下叶静脉。脾静脉多在脾动脉后下方，沿胰体尾上后缘行走，至胰颈处与肠系膜上静脉汇合成门静脉主干。脾的淋巴引流先汇至脾门处的淋巴结，再沿血管引流至腹腔淋巴结。

二、脾的生理功能

成年人的脾虽然是非生命必需器官，但有许多重要功能，目前其生理功能尚未完全明了，大致归结为以下几点。

1. 储血功能　脾的红髓血窦可以储存血液。当机体需要时，脾小梁的平滑肌收缩，可以把储存在脾窦中的血液排入体循环，以增加有效循环量。一般来说，脾越大，储血量越多。

2. 免疫功能　脾是人体内最大的淋巴器官，是淋巴细胞产生的主要场所，具有重要的免疫作用，拥有许多免疫活性细胞，如T细胞、B细胞、NK细胞、巨噬单核细胞、树突状细胞，以及免疫细胞因子、补体、调理素等。脾既可以通过吞噬作用完成机体的非特异性免疫功能，又可以通过T细胞介导的细胞免疫和B细胞介导的体液免疫完成机体的特异性免疫功能。脾同时也是产生记忆性B细胞和T细胞的重要场所，对再次免疫应答起重要作用。

3. 网状内皮细胞系统功能　脾起源于中胚层组织，是胚胎初期重要的造血器官，有制造红细胞和白细胞的功能。在正常情况下，胎儿晚期时脾转为单纯制造淋巴细胞和单核细胞的场所。脾作为网状内皮细胞系统的一个重要部分，具有以下功能。①制造单核细胞和淋巴细胞，在部分急性传染病初期具有吞噬细菌、抗感染、产生抗体作用。②破坏衰老的红细胞、血小板等功能：脾能够破坏衰老的红细胞，将血红蛋白转化为胆红素，通过存储分解出来的铁来调节体内铁的代谢；血小板的破坏也在脾内进行。③脾能够刺激骨髓的造血功能，维持血细胞的平衡。

4. 内分泌功能　脾是机体“免疫－神经－内分泌”网络调节环路中重要的组成部分，在维持机体的内环境稳定调节中具有重要作用。脾既可产生免疫反应性激素因子，又存在多种激素受体。

5. 凝血功能　脾是产生和储存第Ⅷ凝血因子

的重要场所。

6. 调节门静脉压力　肠系膜下静脉汇入脾静脉后与肠系膜上静脉汇合成肝门静脉。因肝硬化或其他肝外因素导致门静脉高压时，脾常有充血性肿大增生。脾充血性肿大后，反过来会增加门静脉负担，促使门静脉压更高，影响血流动力学。

脾切除后，可出现以下生理改变，以血液方面为主。①血液方面的改变：脾切除后骨髓的造血功能暂时失去刺激，可产生暂时性的贫血现象，通常在数周内可恢复。脾切除后 2～3 天即可见血小板升高，常在第 7～14 天内达到最高峰，以后又逐渐下降，在术后 1～2 个月内恢复正常。脾切除后，血小板计数过高时可能形成静脉血栓，以脾静脉及门静脉血栓多见。脾切除后应常规检测血小板，当血小板计数 $>500\times10^{12}/L$ 时，可予以肝素、阿司匹林等处理，以防止静脉血栓形成。脾切除后，白细胞和中性粒细胞增加的过程与血小板类似，当白细胞计数过高及中性粒细胞比例过高时，需怀疑并发感染可能。脾切除后，由于红细胞的形态和性状发生改变、血小板数量增加，导致血液处于高凝状态，是术后血栓与栓塞发生的基础。②代偿性变化：脾切除后全身淋巴结可有轻度的代偿性肿大。长骨中的黄髓逐渐变为红髓，骨髓可充血增生，骨质有吸收现象，可出现长骨的胀痛感。其他网状内皮细胞可出现显著增生，副脾存在者也开始有增生现象。③其他变化：脾切除后机体防御急性感染的能力可能明显降低，脾切除后凶险性感染（overwhelming post splenectomy infection，OPSI）的发生率明显增高，儿童尤为明显。此外，脾切除后可出现肝血流减少、门静脉压力降低、胸腺增生、红细胞脆性降低、组织细胞含铁量和含铜量增加及机体的免疫力降低等变化。

第十二节　腹　膜

腹膜分为相互连续的壁腹膜和脏腹膜两部分。壁腹膜贴附于腹壁、横膈脏面和盆壁的内面，脏腹膜覆盖于内脏表面，构成内脏的浆膜层。脏腹膜将内脏器官悬垂或固定于膈肌、腹后壁或盆腔壁，形成网膜、肠系膜及韧带等解剖结构。

腹膜腔是壁腹膜和脏腹膜之间的潜在间隙，在男性是封闭的，女性的腹膜腔则经输卵管、子宫、阴道与体外相通。腹膜腔是人体最大的体腔。正常情况下，腹腔内有 75～100 mL 黄色澄清液体，起润滑作用。病变时，腹膜腔可容纳数升液体或气体。腹膜腔分为大、小腹腔两部分，即腹腔和网膜囊，经由网膜孔（epiploic foramen，又称 Winslow 孔）相通。

大网膜自横结肠下垂，覆盖其下的脏器。大网膜富含血液供应和大量的脂肪组织，活动度大，能够移动到所及的病灶处并将其包裹，使炎症局限，有修复病变和损伤的作用。

壁腹膜主要受体神经（肋间神经和腰神经的分支）的支配，对各种刺激敏感，痛觉定位准确。

腹前壁腹膜在炎症时，可引起局部压痛、反跳痛及肌紧张，是诊断腹膜炎的主要临床依据。膈肌中心部分的腹膜受到刺激时，通过膈神经的反射可引起肩部放射性痛或呃逆。脏腹膜受自主神经（来自交感神经和迷走神经末梢）支配，对牵拉、胃肠腔内压力增加或炎症、压迫等刺激较为敏感，其性质常为钝痛且定位不准确，多感觉局限于脐周和腹中部；重刺激时常引起心率变慢、血压下降和肠麻痹。

腹膜的表面是一层排列规则的扁平间皮细胞。深面依次为基底膜、浆膜下层，含有血管丰富的结缔组织、脂肪细胞、巨噬细胞、胶原和弹力纤维。腹膜有很多皱襞，其面积几乎与全身的皮肤面积相等，为 1.7～2.0 m^2。腹膜是双向的半透性膜，水、电解质、尿素及一些小分子物质能透过腹膜。腹膜能向腹腔内渗出少量液体，内含淋巴细胞、巨噬细胞和脱落的上皮细胞。在急性炎症时，腹膜分泌大量渗出液，以稀释毒素和减少刺激。渗出液中的巨噬细胞能吞噬细菌异物和破碎组织。渗出液中的纤维蛋白沉积在病变周围，发生粘连，以防止感染扩散并修复受损的组织，因此造成腹腔内的广泛纤维性粘连；若导致肠管成角扭曲或成团块，则可引起肠梗阻。腹膜具有很强的吸收能力，能吸收腹腔内的积液、血液、空气和毒素等。在严重的腹膜炎时，可因腹膜吸收大量的毒性物质而引起感染性休克。

（沃 雁）

数字课程学习

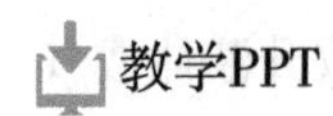

教学PPT 自测题

第二章

消化系统的发生

关键词

原始消化管　中肠袢　尿直肠隔
肝憩室　消化管狭窄或闭锁　先天性脐疝
卵黄蒂瘘（脐粪瘘）　回肠憩室（梅克尔憩室）
不通肛（肛门闭锁）　肠袢转位异常　先天巨结肠
直肠瘘

思维导图：

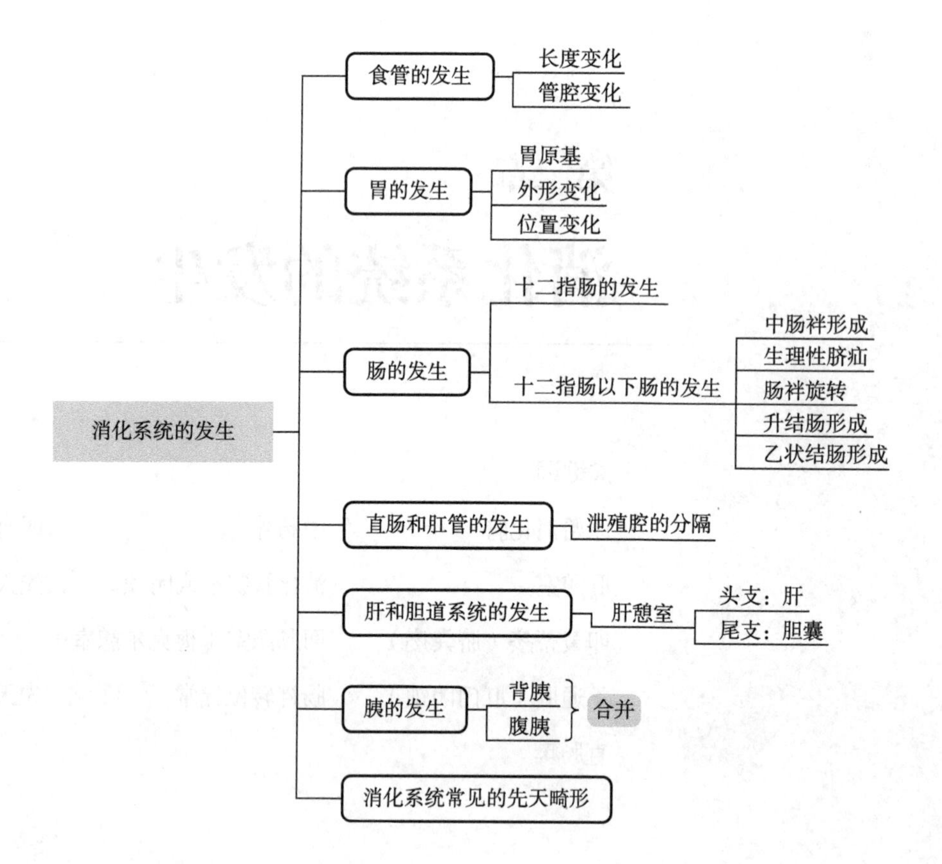
消化系统的发生
食管的发生
长度变化
管腔变化
胃的发生
胃原基
外形变化
位置变化
肠的发生
十二指肠的发生
十二指肠以下肠的发生
中肠袢形成
生理性脐疝
肠袢旋转
升结肠形成
乙状结肠形成
直肠和肛管的发生
泄殖腔的分隔
肝和胆道系统的发生
肝憩室
头支：肝
尾支：胆囊
胰的发生
背胰
腹胰
合并
消化系统常见的先天畸形

第一节　原始消化管的形成与分化

人胚第3周末，当头褶、尾褶和侧褶出现后，三胚层胚盘由扁平盘状逐渐卷折成圆筒状胚体。卵黄囊顶部的内胚层和脏壁中胚层被卷入胚体内形成一条纵行的管道，称原始消化管（primitive gut）。原始消化管分前肠、中肠和后肠三部分。与卵黄囊相连的中段称为中肠，其头侧部分为前肠，其尾侧部分为后肠。原始消化管初始为盲管，前肠顶端由口咽膜封闭，后肠末端由泄殖腔膜封闭。口咽膜于胚第4周破裂，原始消化管与胚外相通，泄殖腔膜则稍晚于第8周破裂。随着胚体和原始消化管的生长发育，卵黄囊和中肠连接部分逐渐变长，称为卵黄管，于胚第5周时封闭（图1-2-1）。前肠主要分化为原始咽、食管、胃、胆总管开口以上的十二指肠，肝、胰、胆道和喉以下的呼吸道。中肠分化为胆总管开口以下的十二指肠、空肠、回肠、盲肠、阑尾、升结肠和横结肠的前2/3。后肠则分化为左1/3的横结肠、降结肠、乙状结肠、直肠和肛管上段及膀胱和尿道的大部分。原始消化管的内胚层分化为消化道、呼吸道的上皮及腺体。脏壁中胚层分化为结缔组织、肌组织、血管、软骨等。

第二节　消化系统各部分的发生

一、食管的发生

人胚第4周时食管很短，之后随着心肺的下降及颈部的拉长，食管也逐渐拉伸增长。最初食管的内胚层上皮为单层柱状上皮，之后迅速增生变成复层，胚第7~8周时管腔上皮过度增生，一度使食管腔闭塞。随后过度增生的上皮逐渐退化，管腔重新出现，上皮变为复层。

二、胃的发生

人胚第4周，前肠食管尾端出现梭形膨大，称胃原基，由胃背系膜和胃腹系膜分别与胚体后壁和前壁相连。人胚第5周时，胃背侧缘生长较快，形成胃大弯。胃背系膜发育也较快，扩展形成网膜囊和大网膜。胃腹侧缘生长较慢，形成胃小弯。胃腹系膜生长也较慢，形成小网膜。因胃壁各部分生长速度不均等及受周围器官发育的影响，胃在发生过程中其形态和位置均发生了改变。人胚第6~12周时，由于肝在腹腔右上方迅速生长，使胃的中轴出现顺时针方向90°的旋转，胃大弯从背侧转到左侧，胃小弯则由腹侧转至右侧。因肝继续发育增大，致使胃贲门部被推向左侧，胃幽门部因与十二指肠相连被固定于腹后壁，使胃的长轴由原来的垂

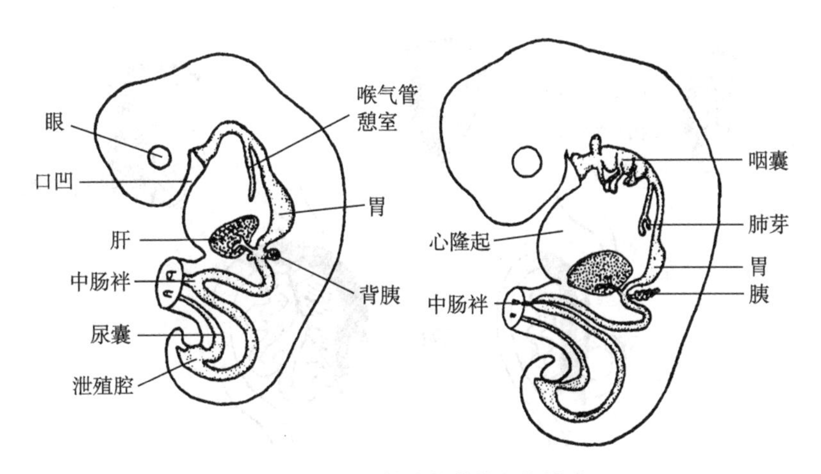

图1-2-1　原始消化管的早期演变

直方向转变为由左上斜向右下的方位（图 1-2-2）。

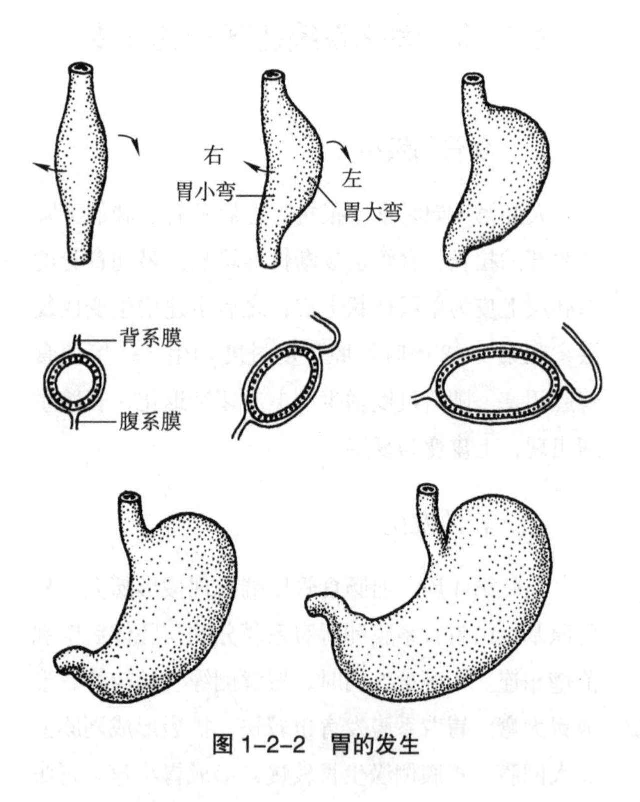

图 1-2-2 胃的发生

三、肠的发生

胚第 4 周时，中肠最初为一条短的直管，借背系膜连于腹后壁。肠的腹系膜在早期即全部退化消失，背系膜则随着肠管的生长而继续生长。同时，前肠末端和中肠头端形成十二指肠，其生长较快，形成“C”形的十二指肠袢突向腹侧。当胃发生顺时针方向旋转时，十二指肠则转向右侧。因其背系膜与腹后壁融合，使十二指肠被固定于腹后壁的右侧。

胚第 5 周时，十二指肠以下的中肠生长较快，凸向腹侧，形成“U”形的中肠袢，袢顶与卵黄管相连，其背系膜内有肠系膜上动脉。卵黄管以上头侧段的肠袢称为头支，卵黄管以下尾侧段的肠袢称为尾支。

胚第 6 周时，在尾支近侧段近卵黄蒂处出现一个突起，称盲肠突，为盲肠和阑尾的原基，也是大肠和小肠的分界。因中肠袢生长迅速，而肝和中肾也不断发育增大，以致腹腔过小暂时不能容纳全部肠袢，使中肠袢暂时突入脐带内的胚外体腔（脐腔），形成胚胎性的生理性脐疝。由于中肠袢的头支增长速度快于尾支，所以脐腔内是以盘曲的头支为主。中肠袢在脐腔内继续生长，从腹面观可见其以肠系膜上动脉为轴心呈逆时针方向 90° 旋转，使头支转到右侧，尾支转到左侧（图 1-2-3）。头支在脐腔内迅速生长，形成空肠和大部分回肠。

胚胎第 10 周起，随着腹腔增大，肝位置上升，脐腔内的肠袢又退回腹腔。退回时头支在前，尾支随后。胚外体腔在中肠袢退回后闭锁。肠袢退回腹腔时再次发生逆时针方向 180° 旋转。因此，肠

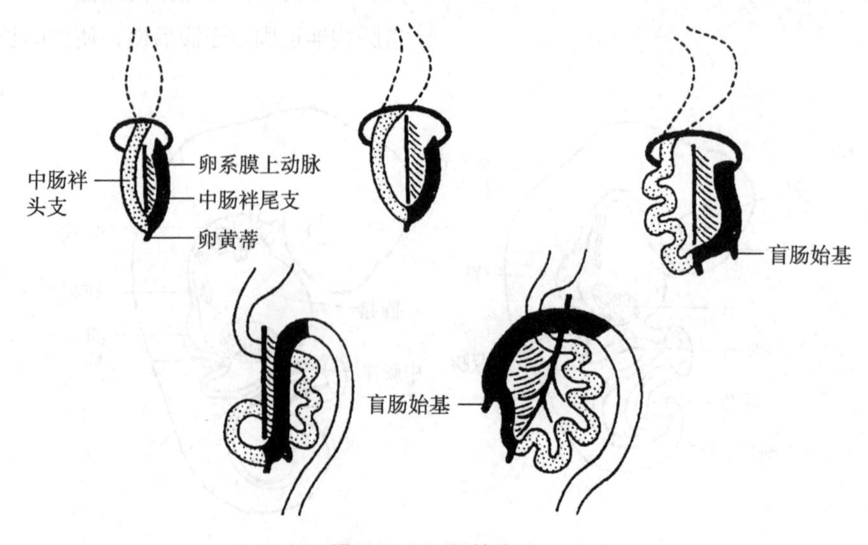

图 1-2-3 肠的发生

袢共进行了逆时针方向 270° 的旋转，最终使头支逐渐转到腹腔左下方，形成空肠和回肠，盘曲在腹腔中部；而尾支转到腹腔右上方，形成横结肠和降结肠。盲肠突从右上腹肝右叶下方逐渐下降到右髂窝，升结肠随之而形成。盲肠突远侧端萎缩，退化形成阑尾，近侧端膨大则形成盲肠。降结肠的尾端移近中线，形成乙状结肠。

胚胎第 12 周时，卵黄管退化闭锁并脱离肠袢，最终消失。

四、直肠和肛管的发生

直肠和肛管的发生与泄殖腔的分隔有关。直肠末端的膨大部分称为泄殖腔（cloaca）。腹侧与尿囊相连，尾端以内、外胚层形成的泄殖腔膜与外界相隔。胚第 4～5 周时，后肠与尿囊之间的间充质增生，形成尿直肠隔（urorectal septum），并不断向泄殖腔方向生长。胚第 7 周时，泄殖腔被尿直肠隔纵向分割为背侧的原始直肠和腹侧的尿生殖窦（urogenital sinus）。原始直肠分化为直肠和肛管的上段，尿生殖窦主要分化为膀胱和尿道。泄殖腔膜则被分为背侧的肛膜（anal membrane）和腹侧的尿生殖膜（urogenital membrane）（图 1-2-4）。

肛管的上段来自原始直肠的末端，而下段则来自肛凹。胚第 8 周时，肛膜破裂，肠腔与外界相通。肛管上 2/3 的上皮来自后肠的内胚层，下 1/3 来自肛凹的外胚层，二者的分界线即肛管的齿状线。

五、肝和胆道系统的发生

胚第 4 周初，前肠末端腹侧壁的内胚层细胞增生，向外长出一个盲管状的突起，称为肝憩室（hepatic diverticulum），它是肝、胆囊和胆道发生的原基。肝憩室伸入原始横隔内迅速增大，形成向着头端的头支和向着尾端的尾支两部分（图 1-2-5）。

肝憩室头支较大，细胞增殖较快，形成很多纵横交错的肝细胞索。肝细胞索和横隔内由卵黄静脉和脐静脉形成的血管网相互交织。随后肝细胞索逐

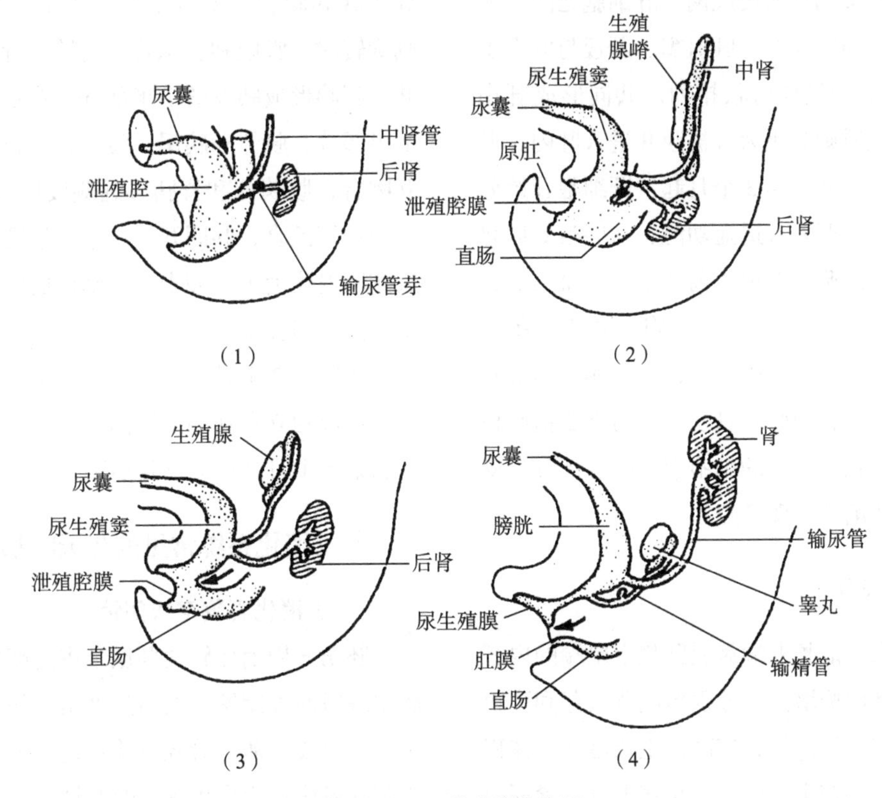

图 1-2-4　泄殖腔的分隔

（1）~（4）表示泄殖腔分割的连续过程

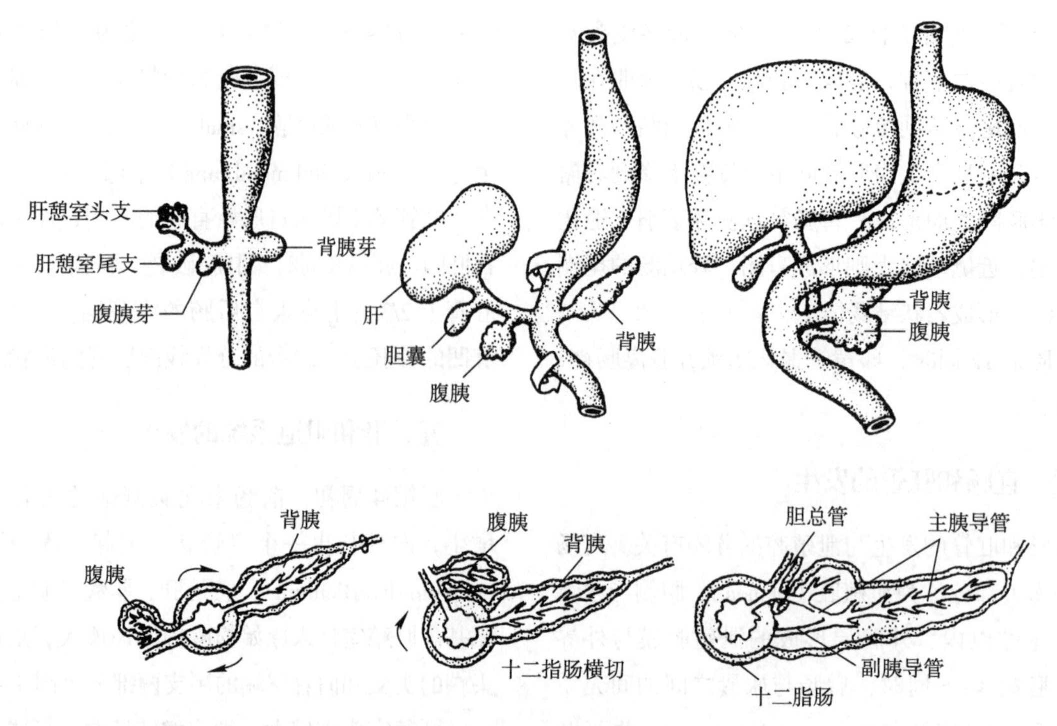

图 1-2-5 肝和胰的发生

渐发育成肝板和肝内胆管的上皮。血管网演变为肝血窦。肝板与肝板相互连接成网。肝细胞之间形成胆小管。肝板之间的间隙为肝血窦。肝板与肝血窦围绕中央静脉交替呈放射状排列，共同形成肝小叶。周围的间充质则分化为肝被膜并进入肝内，形成肝的结缔组织。胚胎第 3 个月起，肝细胞开始分泌胆汁。胚胎时期肝具有造血功能，从胚第 6 周起产生红细胞和白细胞，至出生前 2 个月造血功能逐渐停止，但仍保留少量造血干细胞。肝憩室尾支较小，近侧段伸长发育为胆囊管，末端膨大形成胆囊。肝憩室根部发育为胆总管，后者与十二指肠相通。肝外胆道最初为实心的细胞索，随着部分上皮细胞退化吸收才渐渐出现管腔。

六、胰的发生

胚第 4 周末，前肠末端靠近肝憩室尾端的内胚层上皮向背侧和腹侧增生，分别形成背胰芽和腹胰芽。背胰芽出现较早，位置较高，生长迅速，体积较大。腹胰芽体积较小，位于肝憩室下方，紧邻胆总管。背胰芽和腹胰芽的细胞不断增生，末端的细胞形成腺泡，其他部分形成各级导管，分别分化形成背胰和腹胰（图 1-2-5）。当十二指肠肠襻向右侧旋转时，腹胰和胆总管一起转向背侧，与背胰合并。腹胰形成胰头的下半部分，背胰则形成胰头的上半部分、胰体和胰尾。腹胰和背胰的导管随之相互吻合，腹胰管和背胰管远侧段接通形成主胰管，与胆总管汇合，共同开口于十二指肠乳头。背胰管近侧段退化消失，如未退化则形成副胰管，开口于十二指肠副乳头。

胚胎第 3 个月，胰部分内胚层细胞从细胞索分离，形成独立存在的细胞团，继而分化为胰岛并于胚胎第 5 个月开始分泌胰岛素。

七、消化系统常见的先天畸形

（一）消化管狭窄或闭锁

胚第 6 周消化管内胚层上皮过度增生，消化管腔出现暂时性闭塞。之后过度增生的上皮细胞发生凋亡，上皮变薄，管腔重建再通。消化管管壁上皮细胞在发生过程中出现的暂时性过度增生，可能会导致管腔狭窄或闭锁。如果某段过度增生的消化管管腔重建过程不完全或不发生，管壁上皮未退化，则因管腔狭窄或不通而发生先天消化管狭窄或闭锁畸形，以食管和十二指肠狭窄或闭锁较为多见。食管闭锁会阻碍胎儿吞入羊水，从而导致羊水过多。

（二）先天性脐疝

胚胎第10周时，脐腔内肠管未完全退回腹腔，胎儿出生时可见肠管从脐部膨出或因脐腔未闭锁则肠管很容易再次突入脐腔而形成先天性脐疝（congenital umbilical hernia）（图1-2-6）。

（三）卵黄蒂瘘

卵黄蒂瘘（vitelline fistula）又称脐粪瘘，由于卵黄管未闭合并开口于脐，回肠通过卵黄管与外界相通（图1-2-6），肠内的粪便可从脐部溢出。

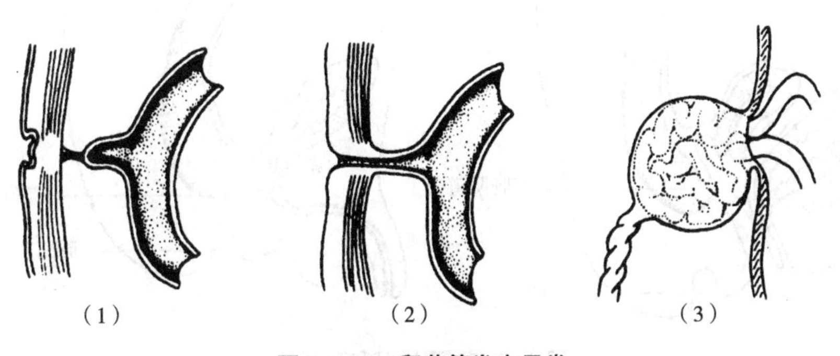

图1-2-6 卵黄管发育异常

（1）梅克尔憩室 （2）脐粪瘘 （3）先天性脐疝

（四）回肠憩室

回肠憩室又称梅克尔憩室（Meckel diverticulum），由于卵黄管近侧端退化不完全造成在距离回盲部40～50 cm处的回肠壁上出现3～5 cm的囊状突起（图1-2-6），其顶部可由纤维索与脐相连。回肠憩室较常见，一般无症状，但当其感染时可出现腹痛。

（五）不通肛

不通肛（imperforate anus）又称肛门闭锁，可因肛膜增厚未破或直肠与肛凹之间隔有厚层结缔组织造成直肠与肛凹未接通所致；也可因肛凹未形成导致直肠下端为盲端。常因为尿直肠隔发育不全而伴有直肠尿道瘘或直肠阴道瘘（图1-2-7）。

（六）肠袢转位异常

当肠袢从脐腔退回腹腔时未发生旋转或旋转不完全，甚至反向转位，可能形成各种消化管异位，还常伴有肝、胆、胰、脾甚至心、肺的异位。比如中肠袢从脐腔退回腹腔的过程中，正常应该逆时针方向旋转180°；如果旋转不发生，则造成左位结肠。如果反向转位，应该位于横结肠背侧的十二指肠则横跨到横结肠的腹侧。

（七）先天巨结肠

由于神经嵴细胞未能迁移至结肠壁内，某节段肠壁内肌间神经丛发育不良，副交感神经节缺如，该段肠管因缺少副交感神经节细胞的调控，导致肠壁肌肉失去收缩力，将造成该段肠管麻痹、缩窄，无法蠕动，从而导致和其相邻的近段结肠内容物潴留，使肠腔极度扩大而产生先天巨结肠。先天巨结肠多见于直肠和乙状结肠。

（八）直肠瘘

因尿直肠隔发育不良，使泄殖腔分割不全或直肠下端与肛门不发育，从而产生瘘管。按瘘管发生的部位不同，可分为直肠尿道瘘及直肠阴道瘘等（图1-2-7）。

（九）肝外胆道闭锁

因肝外胆道管腔持续阻塞形成肝外胆道闭锁，胆汁无法经胆道排出，则出现先天阻塞性黄疸。

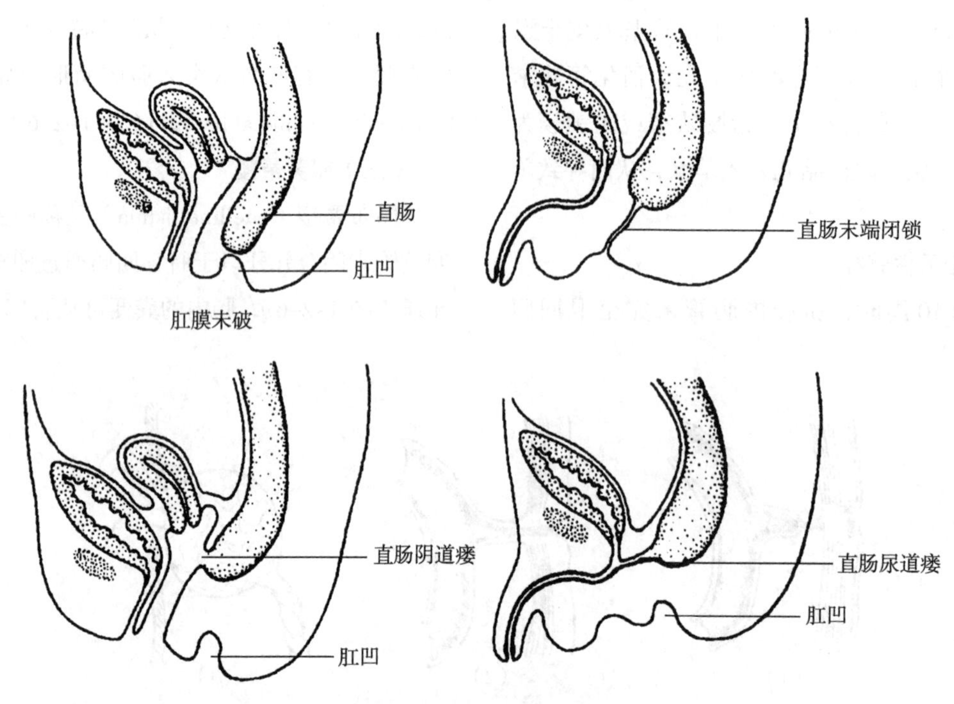

图 1-2-7 不通肛和直肠瘘

（陆 欣）

数字课程学习

教学PPT 自测题

第三章

消化系统各部分的组织结构

关键词

舌乳头　胃小凹　胃底腺　壁细胞　主细胞　皱襞
绒毛　纹状缘　微绒毛　吸收细胞　杯状细胞　肠腺
胰外分泌部　胰岛　肝小叶　门管区
肠相关淋巴组织　胃肠道内分泌细胞

思维导图：

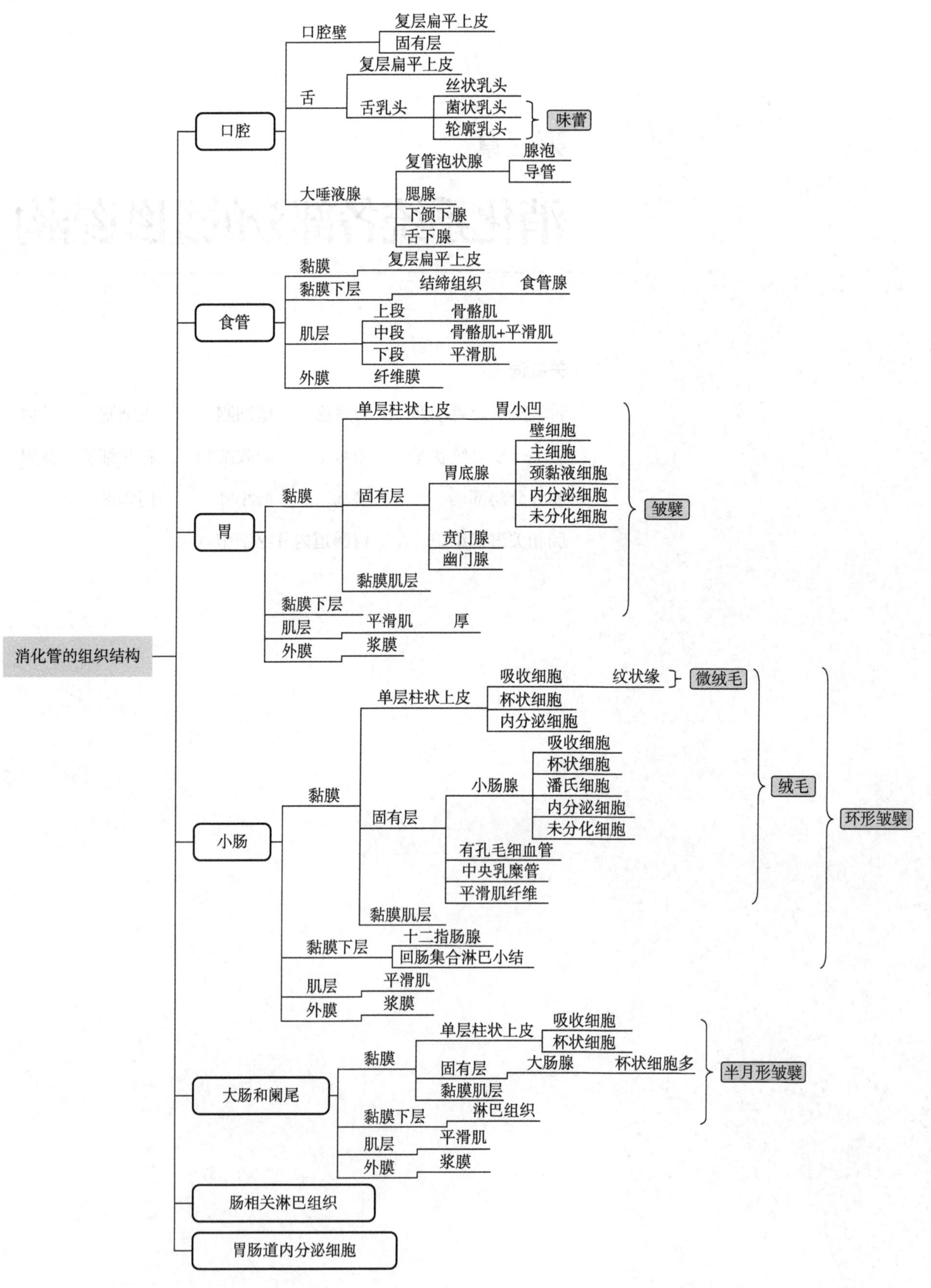

消化管的组织结构
口腔
口腔壁
复层扁平上皮
固有层
舌
复层扁平上皮
舌乳头
丝状乳头
菌状乳头
轮廓乳头
味蕾
大唾液腺
复管泡状腺
腺泡
导管
腮腺
下颌下腺
舌下腺
食管
黏膜
复层扁平上皮
黏膜下层
结缔组织
食管腺
肌层
上段
骨骼肌
中段
骨骼肌+平滑肌
下段
平滑肌
外膜
纤维膜
胃
黏膜
单层柱状上皮
胃小凹
固有层
胃底腺
壁细胞
主细胞
颈黏液细胞
内分泌细胞
未分化细胞
贲门腺
幽门腺
黏膜肌层
皱襞
黏膜下层
肌层
平滑肌
厚
外膜
浆膜
小肠
黏膜
单层柱状上皮
吸收细胞
纹状缘
微绒毛
杯状细胞
内分泌细胞
固有层
小肠腺
吸收细胞
杯状细胞
潘氏细胞
内分泌细胞
未分化细胞
有孔毛细血管
中央乳糜管
平滑肌纤维
黏膜肌层
绒毛
环形皱襞
黏膜下层
十二指肠腺
回肠集合淋巴小结
肌层
平滑肌
外膜
浆膜
大肠和阑尾
黏膜
单层柱状上皮
吸收细胞
杯状细胞
固有层
大肠腺
杯状细胞多
黏膜肌层
黏膜下层
淋巴组织
半月形皱襞
肌层
平滑肌
外膜
浆膜
肠相关淋巴组织
胃肠道内分泌细胞

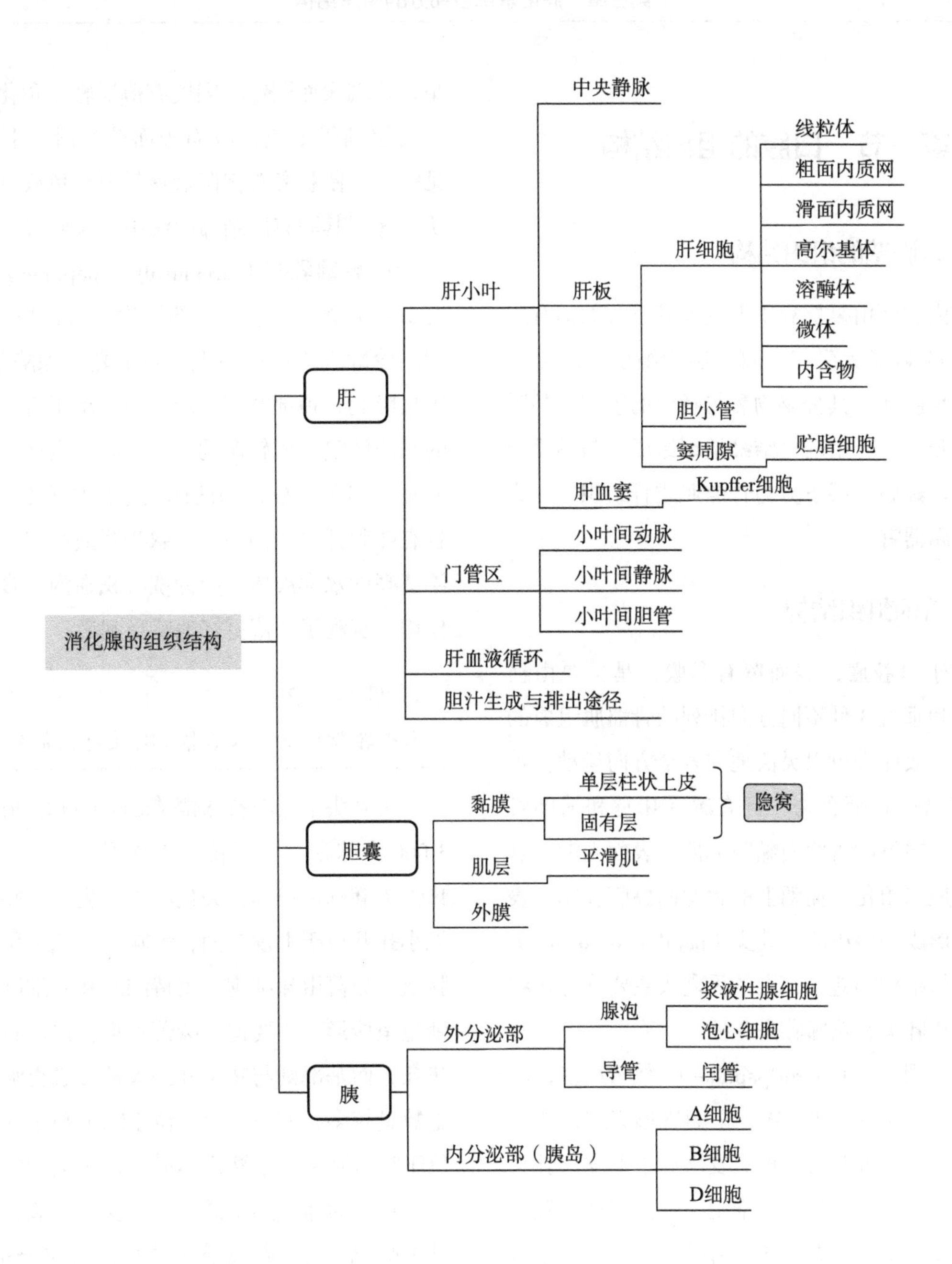
消化腺的组织结构
肝
肝小叶
中央静脉
肝板
肝细胞
线粒体
粗面内质网
滑面内质网
高尔基体
溶酶体
微体
内含物
胆小管
窦周隙
贮脂细胞
肝血窦
Kupffer细胞
门管区
小叶间动脉
小叶间静脉
小叶间胆管
肝血液循环
胆汁生成与排出途径
胆囊
黏膜
单层柱状上皮
固有层
隐窝
肌层
平滑肌
外膜
胰
外分泌部
腺泡
浆液性腺细胞
泡心细胞
导管
闰管
内分泌部（胰岛）
A细胞
B细胞
D细胞

第一节 口腔的组织结构

一、口腔壁的组织结构

口腔内表面由复层扁平上皮及其下方的固有层共同组成的黏膜所覆盖。固有层为细密的结缔组织，内含小腺体，其分泌物参与唾液的组成。黏膜深部为黏膜下层，由疏松结缔组织组成，与黏膜分界不明显。黏膜下层下方为骨骼肌或骨组织。舌为口腔的附属器官。

二、舌的组织结构

舌位于口腔底，表面覆有黏膜，是主要由横行、纵行和垂直 3 种不同方向排列的骨骼肌组成的肌性器官，故而舌可以灵活地向各个方向运动。舌有助于咀嚼和吞咽食物，且有感受味觉和辅助发音的功能。向下的舌腹面黏膜菲薄，表面光滑，复层扁平上皮未角化；而朝上的舌背面黏膜较厚，表面粗糙，形成许多小的舌乳头（papillae of tongue）。根据形态与结构的差异，人的舌乳头主要分为丝状乳头、菌状乳头和轮廓乳头 3 种。

1. 丝状乳头（filiform papillae） 数量最多，广泛分布于舌背前 2/3 和舌缘，呈圆锥形突起，如丝绒状或烛火状。乳头表面覆有复层扁平上皮，乳头尖端上皮角化。脱落的角化细胞与唾液和食物残渣等混合后黏附于舌表面形成薄薄的舌苔。如发生胃肠功能失调则上皮脱落延迟，可与细菌等形成一层厚的舌苔。乳头中央为富含血管和神经的固有层结缔组织。观察舌体的形态、色泽及舌苔的变化有助于疾病的诊断和预后的判断。

图 1-3-1
人舌丝状乳头与菌状乳头 HE 染色（低倍）

2. 菌状乳头（fungiform papillae） 数量较少，散在分布于丝状乳头之间，主要位于舌尖和舌侧缘。乳头略大且高于丝状乳头，呈蘑菇状，基部较小，顶端大而圆钝，因覆有薄层轻度角化和未角化的复层扁平上皮，故而表面较光滑，上皮内常可见味蕾。菌状乳头肉眼观察呈鲜红色或见红色小点状，缘于其固有层结缔组织中富含血管。

3. 轮廓乳头（circumvallate papillae） 数量少，有 7～11 个，位于舌后部界沟前方，呈“V”形排列。轮廓乳头体积最大，整个乳头深陷于黏膜中，中央隆起，顶部宽而平坦，略突出于舌表面，周围的黏膜凹陷形成较深的环沟。乳头表面覆有未角化的复层扁平上皮，沟两侧的上皮内有较多的味蕾，且有味腺开口于沟底。味腺为浆液性腺，可不断分泌清亮的水样液体，起冲洗沉积在沟内食物残渣的作用，有利于味蕾更好地感受刺激。

图 1-3-2
人舌轮廓乳头 人舌根 HE 染色（低倍）

舌乳头上分布有味蕾（taste bud），成人舌约有 3 000 个味蕾，主要位于轮廓乳头和菌状乳头上。味蕾为椭圆形小体，染色浅于上皮，顶端窄小，可见小孔开口于上皮表面，称味孔。基部位于上皮基膜上。味蕾由味细胞、支持细胞和基细胞组成。味细胞呈梭形，主要位于味蕾中央，顶部有味毛突入味孔，而基部则与味觉神经末梢形成突触。支持细胞数量较多，亦呈梭形，位于味细胞之间。基细胞位于味蕾基部，呈矮锥体形，是味细胞的前体干细胞。味蕾为味觉感受器，可感受甜、酸、苦、咸等基本味觉。感受甜咸感觉的味蕾主要分布在舌尖，而感受酸苦感觉的主要分布在舌的两侧及舌根。味细胞寿命为 10～12 天，由基细胞分化而来的细胞进行更新。

三、大唾液腺的组织结构

（一）大唾液腺的一般结构

大唾液腺包括腮腺、下颌下腺和舌下腺，为复管泡状腺，腺实质由反复分支的导管及末端的腺泡组成，外覆有薄层结缔组织被膜（图 1-3-1）。结缔组织可伸入腺实质内将其分割为小叶，血管、淋

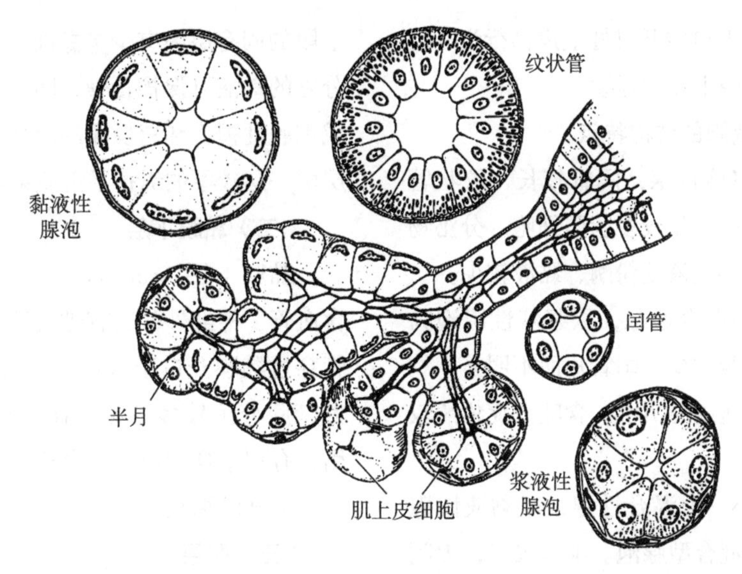

图 1-3-1 唾液腺模式图

巴管和神经随结缔组织一并伸入。

1. 腺泡（acinus） 属腺的分泌部，由一层锥体形腺上皮细胞围成泡状或管状。腺上皮细胞与基膜之间可见扁平且有长而分支突起的肌上皮细胞（myoepithelial cell），突起内胞质中有较多肌丝，其收缩有利于腺泡排出分泌物。腺泡可根据其形态、结构和分泌物性质的不同分为浆液性腺泡、黏液性腺泡和混合性腺泡三类。

（1）浆液性腺泡（serous acinus） 由浆液性腺上皮细胞组成，核圆，靠近基部。胞质染色较深，顶部胞质内含有嗜酸性的酶原颗粒，基部胞质呈嗜碱性。电镜下见大量的粗面内质网与核糖体。浆液性腺泡的分泌物较稀薄，含唾液淀粉酶和少量黏液。

（2）黏液性腺泡（mucous acinus） 由黏液性腺上皮细胞组成，核呈扁圆形，位于细胞基部。胞质呈浅蓝色，电镜下见胞质内有许多粗大的黏原颗粒，HE 染色的切片中颗粒常呈空泡状。黏液性腺泡的分泌物较黏稠，主要为黏蛋白，分泌后与水结合形成黏液。

（3）混合性腺泡（mixed acinus） 由浆液性腺细胞和黏液性腺细胞共同组成，多见黏液性腺泡末端附有少量浆液性腺上皮细胞，呈半月形，称半月（demilune）。浆液性细胞的分泌物可通过黏液性腺泡的细胞间小管排入腺泡腔。

2. 导管 大唾液腺的分泌物通过导管排入口腔。导管为上皮性管道，反复分支，末端与腺泡相连，通常包括闰管、纹状管、小叶间导管和总导管。

（1）闰管（intercalated duct） 为导管的起始部分，直接与腺泡相连，管径最细，管壁为单层扁平或立方上皮。

（2）纹状管（striated duct） 又称分泌管（secretory duct），与闰管相连续。管径较粗，管壁为单层柱状上皮。光镜下上皮细胞核大，偏细胞顶部，胞质嗜酸性，基部可见纵纹，后者电镜下为丰富的质膜内褶和纵行排列的线粒体，可扩大基底面的表面积，有助于细胞与组织液进行水和电解质的转运。纹状管能从唾液腺的分泌物中吸收 Na^+ 入血液，将 K^+ 排入管腔，并可重吸收和排出水分，因而可调节唾液中电解质的平衡和唾液量。此种离子交换活动受醛固酮等激素的调节。

（3）小叶间导管和总导管 纹状管汇合形成小叶间导管，行走于小叶间结缔组织内，随着管径增大，由单层柱状上皮移行为假复层柱状上皮。小叶间导管逐级会合并增粗，最后形成一条或几条总导管开口于口腔。导管近口腔开口处上皮移行为复层扁平上皮，与口腔黏膜上皮相延续。

（二）三种大唾液腺的结构特点

1. 腮腺　为纯浆液性腺，闰管较长，纹状管较短。间质结缔组织中可见较多脂肪细胞。分泌物占唾液的25%，含较多唾液淀粉酶，黏液较少。

2. 下颌下腺　为混合性腺，以浆液性腺泡为主，黏液性和混合性腺泡少，闰管短而不明显，纹状管较长。分泌物占唾液的70%，含唾液淀粉酶较少，黏液较多。

3. 舌下腺　较小，为混合性腺，以黏液性腺泡为主，也可见较多混合型腺泡。半月较多，无闰管，纹状管也较短，分泌物占唾液的5%，以黏液为主。

第二节　食管的组织结构

食管壁由黏膜、黏膜下层、肌层和外膜组成（图1-3-2）。黏膜和黏膜下层突向腔面形成7～10条纵行皱襞。食物通过时皱襞可暂时消失，使管腔扩大。

（一）黏膜

黏膜（mucosa）表面内衬未角化复层扁平上皮，当食物通过时可发挥机械性保护作用，至胃贲门部移行为单层柱状上皮，两种上皮交界处为食管癌好发部位。固有层为细密结缔组织。食管上段和下段的固有层内有少量黏液腺，为食管贲门腺，其分泌的黏液可保护食管，防止食物对黏膜的摩擦造成剥脱性损伤和胃反流的酸性物质的侵蚀。黏膜肌层由一层较厚的纵行平滑肌束组成。

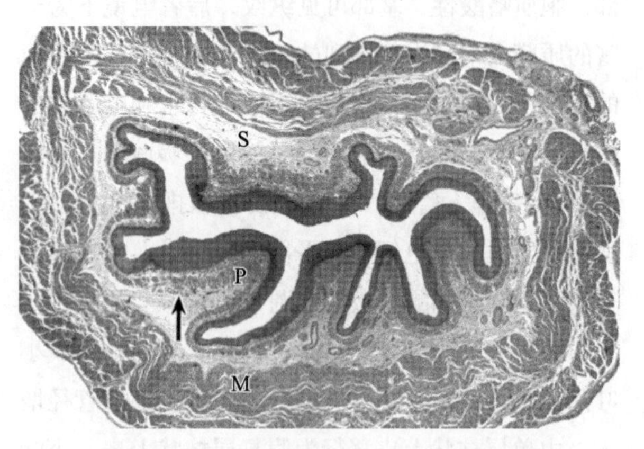

图1-3-2　人食管的横断面（HE染色，低倍）
S，黏膜下层；P，皱襞；M，肌层；↑黏膜肌层

（二）黏膜下层

黏膜下层（submucosa）为疏松结缔组织，除含血管、神经外，还有黏液性腺，称食管腺。其导管穿过黏膜开口于食管腔。当摄入并吞咽食物时，食管腺分泌较多黏液涂抹在食管腔面，起润滑作用，有利于食物通行。食管腺周围的结缔组织中含有较多淋巴细胞。

（三）肌层

肌层（muscularis）分内环、外纵两层，上1/3段为骨骼肌，下1/3段为平滑肌，中1/3段由骨骼肌和平滑肌混合组成。食管两端的环形肌增厚，分别形成食管上、下括约肌。

（四）外膜

食管外膜（adventitia）为纤维膜。

第三节　胃的组织结构

胃腔面有许多不规则的皱襞，当胃充盈时皱襞则消失。胃壁自内向外由黏膜、黏膜下层、肌层和外膜组成。

（一）黏膜

胃黏膜由内向外可分为上皮、固有层和黏膜肌层三层。胃黏膜表面有许多由上皮向固有层内陷形成的浅小凹陷，切片中呈漏斗形，称胃小凹（gastric pit）（图1-3-3和图1-3-4）。每个胃小凹底有1～7条胃腺的开口。

1. 上皮（epithelium）　胃腔表面内衬单层柱状上皮。因上皮细胞胞质内含有大量黏原颗粒，HE染色时颗粒不显示，故胞质顶部呈透亮淡染状（图1-3-3）。颗粒富含PAS染色阳性的中性糖蛋白，分泌至细胞表面形成一层保护性黏液膜，可防止胃腔内高浓度盐酸与胃蛋白酶对黏膜的自身消化及食物对上皮的摩擦与损伤。

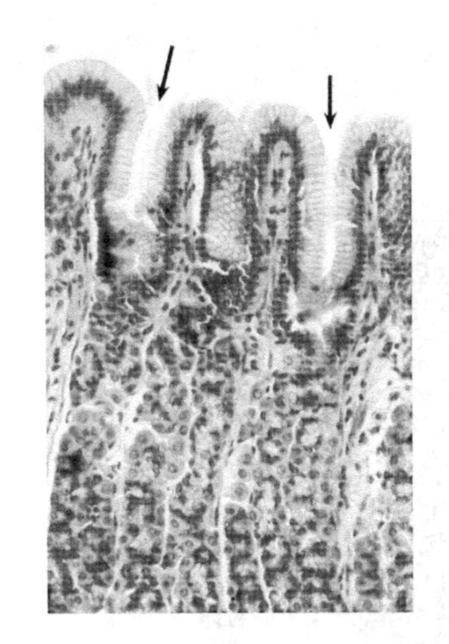

图 1-3-3　胃黏膜的组织结构 HE 染色　低倍
箭头所示为胃小凹

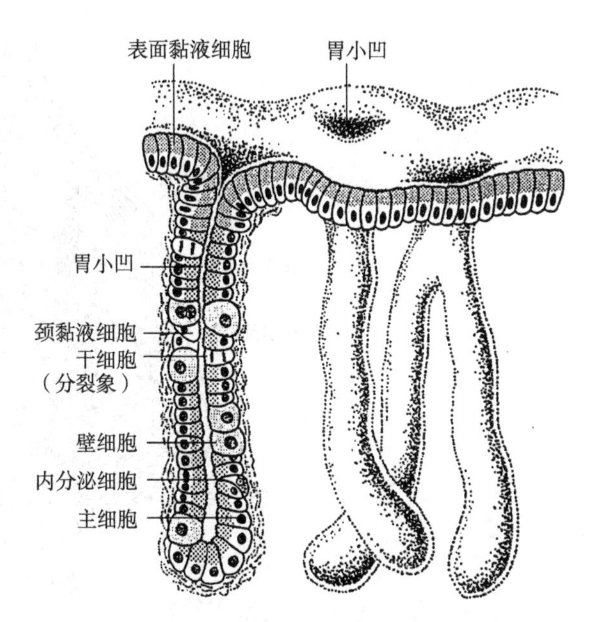

图 1-3-4　胃底腺组成模式图

相邻柱状细胞在近游离面处形成紧密连接，防止胃腔内化学物质进入胃壁。黏液膜和紧密连接共同构成胃黏膜屏障，起保护作用。胃上皮每 2～6 天更新一次，脱落的细胞由胃小凹底部和胃腺颈部的未分化细胞增殖补充。阿司匹林等药物、胆汁盐和高浓度乙醇均可对黏膜及胃上皮造成损害。

2. 固有层（lamina propria）　内含有大量紧密排列的胃腺，腺体间结缔组织较少，其间可见成纤维细胞、淋巴细胞、嗜酸性粒细胞、肥大细胞、浆细胞和平滑肌细胞等。胃腺根据其分布部位和结构的不同，分为胃底腺、贲门腺和幽门腺三种。

（1）胃底腺（fundic gland）　数量最多，属单管腺，分布于胃底部和胃体部，基部常有分支，每个腺可分颈部、体部和底部三部分。颈部短，与胃小凹底相连；体部较长，位于腺中部；底部略膨大，可达黏膜肌层。胃底腺由壁细胞、主细胞、颈黏液细胞、未分化细胞和内分泌细胞等组成（图 1-3-4）。

1）壁细胞（parietal cell）　又称泌酸细胞（oxyntic cell），主要分布于胃底腺的颈部和体部（图 1-3-4）。细胞较大，呈圆形或锥体形，常向腔面或基膜侧突出。核圆，居于细胞中央，常见双核。胞质染色呈强嗜酸性。电镜下，细胞游离面细胞膜向胞质内凹陷，形成细胞内分泌小管（intracellular secretory canaliculus），多环绕在核周围，甚至深达胞质底部。小管腔面有大量微绒毛，开口于胃底腺腺腔。小管周围有很多小管和小泡，称微管泡系统。壁细胞的上述结构特征尤其是微绒毛的数量可随分泌活动的不同时相而发生改变：当细胞处于静止状态时，微绒毛少而短，分泌小管也小，微管泡系统发达；当细胞处于分泌状态时，微管泡系统迅速转变成细胞内小管的微绒毛并增长增多，微管泡系统随之减少。由此可见，微管泡系统的膜与分泌小管的膜是可以相互融合和相互转换的。在此过程中，它们把从血液中吸收的 Cl^- 由细胞基部转运到腔面。壁细胞胞质内含有大量线粒体，约占容积的 1/4，可为盐酸合成过程中离子的主动运输等提供能量。其他细胞器较少（图 1-3-5）。

图 1-3-3
胃底腺壁细胞与主细胞 HE 染色（高倍）

壁细胞的主要功能是分泌盐酸。细胞从血液中摄取的或代谢产生的 CO_2 在细胞内碳酸酐酶的作用下与 H_2O 结合成 H_2CO_3。H_2CO_3 解离为 H^+ 和 HCO_3^-，H^+ 经主动运输到达细胞内小管膜上，而 HCO_3^- 与血液中的 Cl^- 交换，Cl^- 被运输到小管膜与

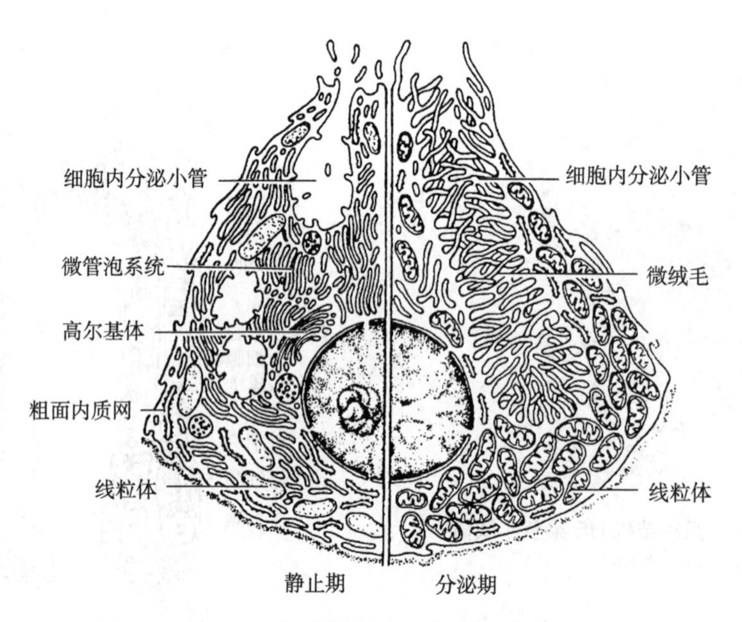

图 1-3-5 壁细胞超微结构模式图

H^+结合成盐酸。壁细胞分泌小管处的 pH 可达 0.8，而胞质内 pH 则是正常值。

盐酸能激活胃蛋白酶原，使之转化为胃蛋白酶，在酸性环境中对蛋白质进行初步消化。盐酸还刺激肠道内分泌细胞的分泌，并可进一步促进胰液分泌。此外，盐酸还具有杀菌作用。壁细胞还能分泌内因子及组胺。内因子是一种糖蛋白，可与维生素 B_{12} 结合形成复合物，使维生素 B_{12} 不被水解酶消化。该复合物可与回肠上皮的特殊受体结合，使回肠上皮吸收维生素 B_{12} 入血。若内因子缺乏（如萎缩性胃炎）可造成维生素 B_{12} 吸收障碍，导致恶性贫血。

2）主细胞（chief cell）又称胃酶细胞，主要分布于胃底腺的下半部分，尤以腺底部为多。细胞呈矮柱状或立方形，核圆，位于基底部。胞质基部呈强嗜碱性，核上方胞质中含大量胃蛋白酶原颗粒。颗粒周围溶酶体较多，机体死亡后颗粒迅速溶解，故 HE 染色标本中呈空泡状结构。电镜下主细胞表面可见短而不规则的微绒毛，基部胞质有丰富的粗面内质网，核上方有发达的高尔基体，呈现典型的蛋白质合成细胞的超微结构特点。顶部胞质内有许多圆形的酶原颗粒。主细胞分泌胃蛋白酶原，经盐酸作用转化成有活性的胃蛋白酶。

3）颈黏液细胞（neck mucous cell） 位于胃底腺颈部，多分布于壁细胞之间，数量少。细胞呈柱状，核扁圆并靠近细胞底部，胞质中有大量 PAS 阳性的黏原颗粒。细胞可分泌酸性糖蛋白，对黏膜具有保护作用。

4）未分化细胞 位于胃底腺颈部和胃小凹底部，胞体较小、柱状，在 HE 染色的切片中不易辨认。细胞可不断分裂增殖，向表面迁移分化为胃黏膜上皮细胞或向下迁移分化为胃腺的各种细胞。

5）内分泌细胞 见第四节五、胃肠道内分泌细胞。

（2）贲门腺（cadiac gland） 位于近食管开口处 1 ~ 3 cm 窄小区域的胃固有层内，为单管或分支管状腺。腺上皮可分泌黏液和溶菌酶。贲门腺上皮内也有少量壁细胞。

（3）幽门腺（pyloric gland） 位于幽门部固有层内。此处的胃小凹深，甚至可达黏膜下半部分。腺体短而弯曲，分支较多，腺腔较大。幽门腺以黏液性细胞为主，也有少量内分泌细胞，如 G 细胞分泌的促胃液素具有刺激胃酸分泌和促进胃肠道黏膜生长的作用。G 细胞数量过多可导致十二指肠溃疡。幽门腺除分泌黏液与溶菌酶外还分泌少量蛋白分解酶。

胃底腺、贲门腺和幽门腺的分泌物混合组成胃液，成人每日胃液量为1.5～2.5 L，其pH为0.9～1.5，主要成分是盐酸和胃蛋白酶。胃黏膜凭借黏液的保护作用以抵御胃蛋白酶在强酸（pH≤4.0）环境中对黏膜的自身消化。而胃酸过多易引起胃溃疡和十二指肠溃疡。

3. 黏膜肌层（muscularis mucosa）　由内环行和外纵行两层平滑肌组成。

（二）黏膜下层、肌层和外膜

胃黏膜下层疏松结缔组织内含较大的血管、淋巴管和神经。肌层较厚，可分内环行、中环行和外纵行三层平滑肌，环行肌在贲门和幽门处增厚，形成贲门括约肌和幽门括约肌。外膜为浆膜。

第四节　肠的组织结构

一、小肠的组织结构

小肠各段的管壁结构基本相似，均由黏膜、黏膜下层、肌层和外膜组成，同时每段又各具一些特殊结构特征。

（一）黏膜

小肠黏膜由上皮、固有层和黏膜肌层组成（图1-3-6）。腔面可见许多由黏膜和部分黏膜下层共同向肠腔折叠突起形成的环形皱襞，与管壁长轴相垂直，尤以十二指肠末段和空肠头段最发达，至回肠中段以下逐渐消失。黏膜表面还有许多由上皮和固有层共同向管腔形成的细小突起，称为绒毛（villus）（图1-3-6、图1-3-7），可呈指状、圆锥形或叶片状。绒毛覆盖于整个小肠的内腔面，数量可达10～40个/mm^3，尤在十二指肠和空肠起始部最多，密度最大。十二指肠绒毛呈叶片状，较短而扁；空肠绒毛为圆锥形；而回肠绒毛则呈指状。绒毛平均长300～500 μm。小肠环形皱襞和绒毛使小肠表面积扩大20～30倍，总面积可达20 m^2。小肠柱状细胞表面还有一层纹状缘（striated boarder），电镜下为密集而发达的微绒毛。环形皱襞、绒毛和微绒毛共同使小肠总面积扩大至300～500倍，达到200～400 m^2。

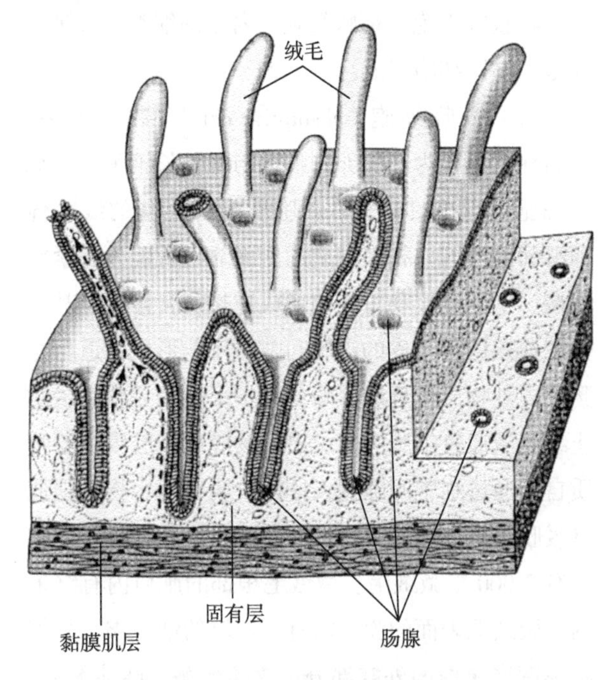

图1-3-6　小肠黏膜结构模式图

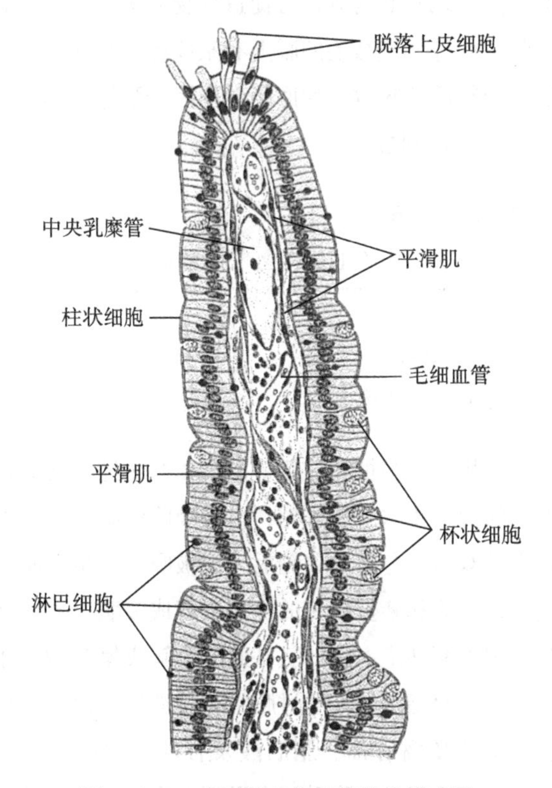

图1-3-7　小肠绒毛纵切面结构模式图

图 1-3-4
空肠皱襞与绒毛 HE 染色（低倍）

1. 上皮　小肠黏膜表面覆有单层柱状上皮，由柱状吸收细胞、杯状细胞、内分泌细胞、微皱褶细胞和淋巴细胞组成。

（1）吸收细胞（absorptive cell）　数量最多，呈高柱状，核为细长卵圆形，与细胞长轴平行，靠近细胞基部（图 1-3-7）。胞质内含丰富的线粒体和滑面内质网。相邻细胞的侧面靠近管腔处有紧密连接、中间连接和桥粒等形成连接复合体，尤其是紧密连接可将上皮的细胞间隙封闭，形成一道阻止肠腔内外物质通透的屏障，维护上皮的完整性，防止组织液通过细胞间隙溢出至肠腔或肠腔内抗原物质自由通过细胞间隙侵入体内，肠腔内容物必须通过吸收细胞纹状缘进行选择性吸收。每个吸收细胞约有 3 000 根微绒毛。微绒毛根部的胞质内有终末网。微绒毛表面的膜上附有一层厚的细胞衣，是细胞膜镶嵌蛋白的外露部分，含磷酸酶、胰淀粉酶、双糖酶及氨基肽酶等，可促进食物的进一步分解和吸收。此外，微绒毛的膜上有某些特殊受体，有利于相应物质的吸收，如回肠的内因子受体有助于维生素 B_{12} 的吸收。

图 1-3-5
小肠绒毛与肠腺 HE 染色（低倍）

图 1-3-6
小肠上皮电镜像

食物中的多糖和淀粉等碳水化合物经唾液淀粉酶和胰淀粉酶水解成双糖，再经吸收细胞表面细胞衣中的双糖酶分解成单糖后才能被吸收。蛋白质经过胃蛋白酶和胰蛋白酶的作用水解成多肽，再经吸收细胞表面细胞衣中的氨基肽酶分解成氨基酸后才被吸收。而脂肪须先经过胰脂肪酶消化，使三酰甘油水解成单酰甘油、脂肪酸及甘油，然后由小肠上皮细胞吸收进入胞质。在滑面内质网中，单酰甘油、脂肪酸和甘油又重新合成自身的三酰甘油，后者与粗面内质网合成的载脂蛋白结合成乳糜颗粒，经过高尔基复合体，从细胞侧面释放入细胞间隙，经基膜进入中央乳糜管。相邻细胞顶部之间的紧密连接可阻止肠腔内的大分子物质直接进入细胞间隙，从而保证物质有选择性地吸收。

（2）杯状细胞　散在分布于吸收细胞之间，自十二指肠至回肠末端，杯状细胞的数量呈逐渐递增的趋势。电镜下杯状细胞游离缘微绒毛短而稀疏，细胞核周与基部胞质内含较多粗面内质网及散在的线粒体，核上方高尔基复合体发达，顶部胞质充满黏原颗粒（图 1-3-7、图 1-3-8）。杯状细胞分泌黏液对肠道黏膜起润滑和屏障作用。杯状细胞与相邻吸收细胞之间有连接复合体紧密相连。

（3）内分泌细胞和微皱褶细胞　见本节五、胃肠道内分泌细胞和四、肠相关淋巴组织。

2. 固有层　由细密的结缔组织组成，含有较多的淋巴细胞、浆细胞、巨噬细胞和嗜酸性粒细胞。绒毛中央的固有层中富含有孔毛细血管，有利于葡萄糖和氨基酸的吸收。每一根小肠绒毛中轴的固有层结缔组织中有 1～2 条纵行的毛细淋巴

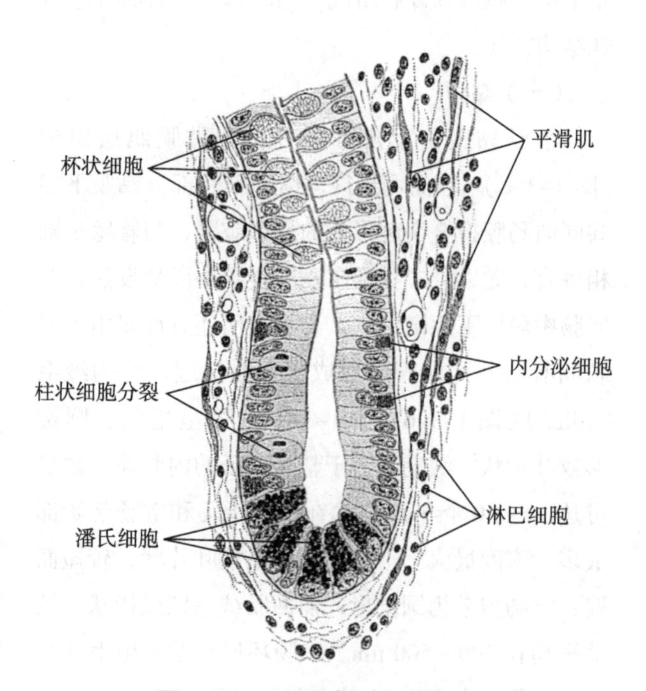

图 1-3-8　小肠腺纵切面模式图

管，称中央乳糜管（central lacteal），其起始端为盲端，管壁薄，由内皮细胞围成，无基膜，内皮细胞之间有较大的间隙，乳糜颗粒等易通过间隙进入管腔内。绒毛的固有层中还含有少量纵行的平滑肌纤维，其收缩可使绒毛伸长与缩短，有利于物质吸收和淋巴与血液的运行（图 1-3-7）。

相邻绒毛的根部黏膜上皮凹陷至固有层形成小肠腺（intestinal gland）（图 1-3-8），又称肠隐窝。小肠腺长 300 ~ 450 μm，可向下伸展至黏膜肌层。小肠腺由吸收细胞、杯状细胞、潘氏细胞、未分化细胞和内分泌细胞组成。小肠上皮和腺体的分泌物称小肠液，成人每日的分泌量为 1 ~ 3 L，pH 为 6 ~ 7。

（1）潘氏细胞（Paneth cell）　位于肠腺基底部，尤以回肠为多，常成群分布。细胞较大，呈圆锥形，核卵圆形，位于细胞基部。顶部胞质内含粗大的嗜酸性颗粒，基部胞质呈嗜碱性。电镜下可见胞质内含有丰富的粗面内质网、发达的高尔基体和粗大的酶原颗粒。潘氏细胞分泌溶菌酶、防御素和锌等物质。

（2）未分化细胞　位于肠腺基部，散在分布于潘氏细胞之间，在光镜下与吸收细胞难以区别，电镜下见胞质内含粗面内质网及大量的游离核糖体，高尔基体不发达。未分化细胞可不断分裂并分化成吸收细胞和其他肠腺细胞。人小肠上皮每 3 ~ 5 天更新一次。

（3）吸收细胞与杯状细胞　见前述。

（4）内分泌细胞　见五、胃肠道内分泌细胞。

3. 黏膜肌层　由内环和外纵两薄层平滑肌组成。黏膜肌的收缩可促进小肠的消化与吸收。

（二）黏膜下层、肌层和外膜

小肠黏膜下层为疏松结缔组织，含有丰富的淋巴细胞，可形成淋巴小结。十二指肠黏膜下层含十二指肠腺，为复管泡状黏液腺。其导管穿过黏膜肌层开口于固有层肠腺底部。十二指肠腺分泌富含碳酸氢盐的碱性黏液，保护黏膜免受胃酸与胰液的侵蚀。小肠黏膜下层还有丰富的淋巴组织，特别是在回肠系膜的对侧缘肠壁固有层和黏膜下层内有淋巴小结聚集形成集合淋巴小结（图 1-3-9）。该部位黏膜肌层常不完整，绒毛短而少。罹患肠伤寒时，细菌常侵入该部淋巴组织，引起局部溃疡，导致肠穿孔。

小肠肌层由内环、外纵两层平滑肌组成。

外膜除十二指肠中段小部分为纤维膜外，其余均为浆膜。

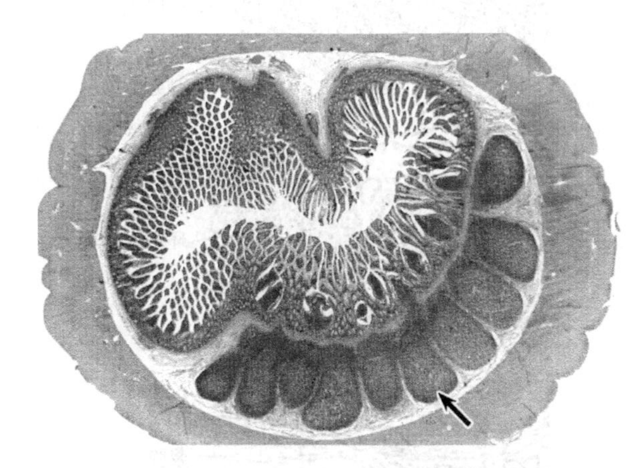

图 1-3-9　猫回肠的结构光镜像

箭头表示集合淋巴小结

二、大肠的结构特征

大肠包括盲肠、阑尾、结肠和直肠，管壁皆分为 4 层，各段结构基本相似。主要功能为吸收水分和电解质，形成粪便。

大肠腔面可见有黏膜与黏膜下层形成的半月形皱襞，无绒毛。黏膜上皮为单层柱状上皮，柱状细胞间可见大量杯状细胞。柱状细胞表面也有纹状缘，但不太明显。杯状细胞分泌黏液，润滑大肠黏膜。固有层内含有大量粗而长的直管状大肠腺。腺上皮除柱状细胞和大量杯状细胞外，底部还有少量未分化细胞及内分泌细胞，但无潘氏细胞。固有层结缔组织中亦富含淋巴组织，淋巴小结可伸入黏膜下层。肌层为内环与外纵两层平滑肌。结肠的外纵肌集合成 3 条粗的纵带称为结肠带，各带之间的纵行肌甚薄，多呈不连续状。外膜除升结肠和降结肠后壁、直肠中段后壁和下段为纤维膜之外，其余均

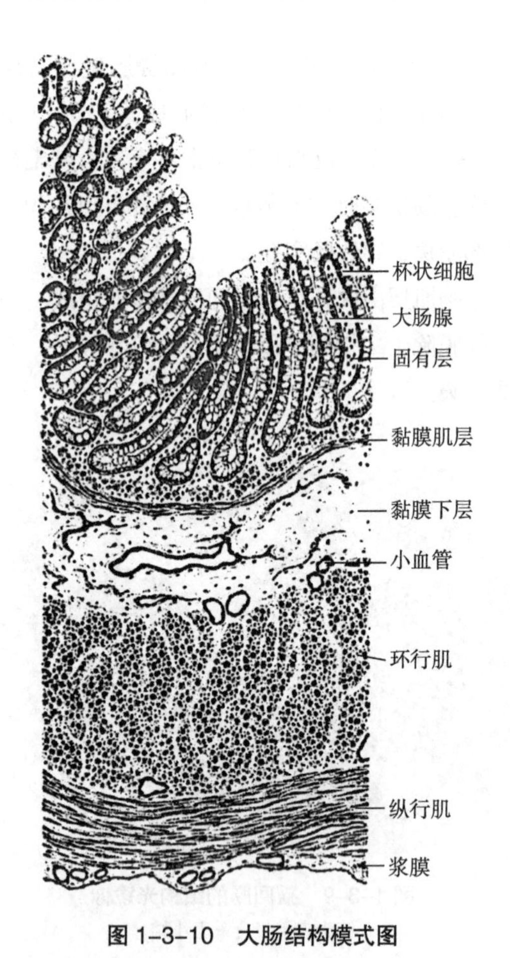

图 1–3–10　大肠结构模式图

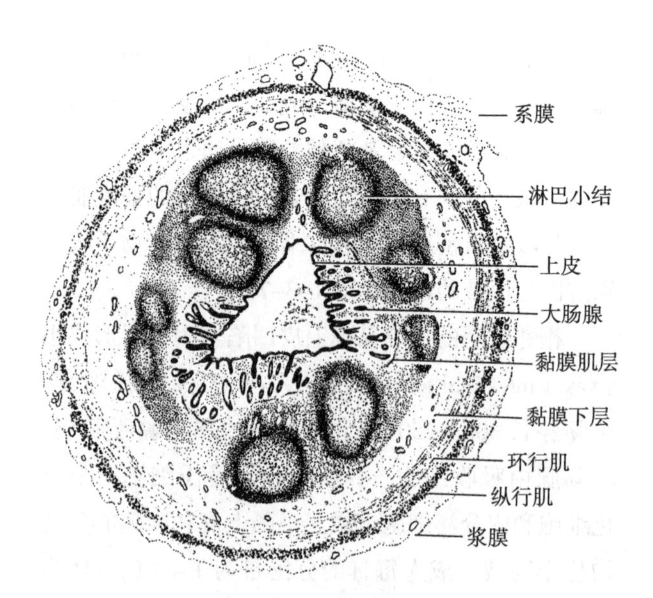

图 1–3–11　阑尾结构模式图

为浆膜（图 1–3–10）。直肠与肛门处的黏膜与黏膜下层形成数条纵行皱襞。在齿状线处黏膜上皮由单层柱状变为复层扁平。直肠下段固有层和黏膜下层内有丰富的静脉丛，该处易发生淤血而形成静脉曲张，是痔疮的好发部位。

三、阑尾的结构特征

阑尾为盲肠上的一个蚯蚓状突起，腔窄而不规则，管壁较薄。固有层内肠腺短而小。固有层和黏膜下层含大量淋巴组织，可致黏膜肌层不完整。肌层较薄，为内环和外纵两层平滑肌。外膜为浆膜（图 1–3–11）。

四、肠相关淋巴组织

消化道黏膜与摄入的食物直接接触，细菌、病毒、寄生虫卵等各类有害抗原物质可随食物直接进入消化道，其中多数被胃酸和酶等破坏或引起黏膜内淋巴组织对入侵的抗原产生免疫应答。这些淋巴组织包括黏膜内的弥散淋巴组织、孤立淋巴小结和集合淋巴小结，统称为肠相关淋巴组织（gut-associated lymphoid tissue，GALT），尤以咽、回肠和阑尾等处的淋巴组织最丰富。

在肠道集合淋巴小结处，绒毛之间的局部黏膜向管腔呈圆顶状突起。此处上皮内有一种光镜下难以辨认的特殊细胞，电镜下其游离面有一些微皱褶与短小的微绒毛，故称微皱褶细胞（microfold cell）或 M 细胞。M 细胞基底面质膜内陷形成一个较大的穹隆状凹陷，形似钟罩状，其内的中央空腔中有淋巴细胞和巨噬细胞。M 细胞胞质少，呈薄膜状，又称膜样上皮细胞。其胞质内含大量吞饮小泡和较多的线粒体，溶酶体少。M 细胞与吸收细胞间有紧密连接、桥粒等。M 细胞可选择性地摄取肠腔内的抗原物质，经吞饮小泡将免疫信息传递给细胞凹陷空腔中的淋巴细胞，刺激其中的 B 细胞增殖转化为浆细胞。此处的浆细胞产生免疫球蛋白 A（IgA）。两分子 IgA 通过上皮时与上皮细胞产生的分泌片相结合，形成两个分泌性免疫球蛋白 A（secretory immunoglobulin A，SIgA）。SIgA 被吸收细胞吞入胞质，经迁移释放入肠腔（图 1–3–12）。它不易被消

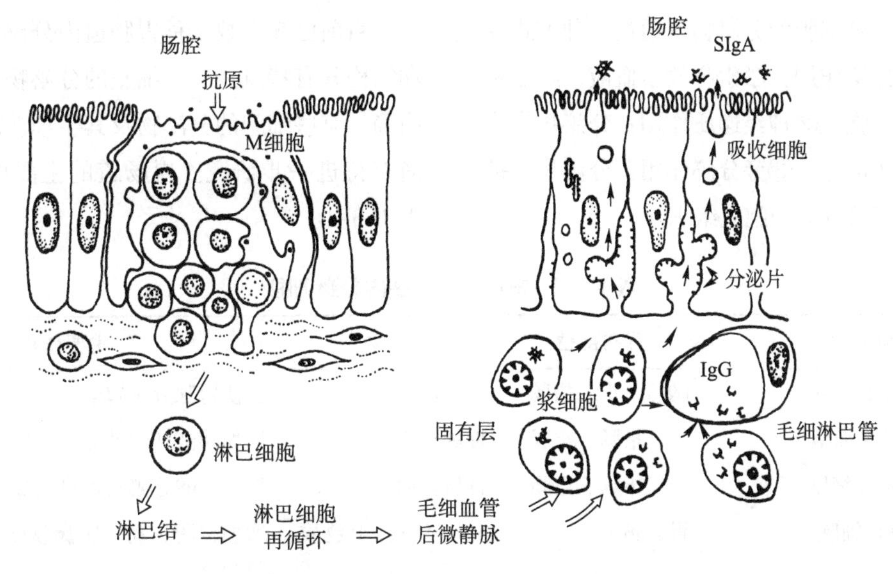

图 1-3-12　SIgA 形成过程示意图

化酶破坏，可附着于上皮细胞表面的细胞衣上，与特异的抗原结合，从而抑制细菌增殖、中和毒素及降低抗原与上皮细胞的黏着，保护肠黏膜。部分增殖的淋巴细胞还可经血流和淋巴流至呼吸道、泌尿道和生殖道黏膜等处，参与淋巴细胞再循环，发挥类似的免疫效应。

五、胃肠道内分泌细胞

胃肠道内分泌细胞是指分布在胃肠道上皮和腺体内的分泌肽类和（或）胺类激素的细胞，其中尤以胃幽门部和十二指肠居多。由于胃肠道黏膜面积大，胃肠道内分泌细胞数量庞大，其总量甚至超过其他内分泌腺的细胞总和。因其能选择性被银盐或铬盐染色，又称之为嗜银细胞或嗜铬细胞。这些细胞的分泌物总称胃肠激素，主要参与调节消化、吸收、分泌和物质代谢等活动。

胃肠道内分泌细胞大多单个存在于其他上皮细胞之间，呈圆锥形或椭圆形，基底部附于基膜，基部胞质内含嗜银或嗜铬颗粒，故又称基底颗粒细胞。电镜下可见分泌颗粒的大小、形状及电子密度因细胞类型不同而异。根据细胞高矮不同及游离面是否与腔面接触，可将胃肠道内分泌细胞分为开放型与闭合型两类（图 1-3-13）。

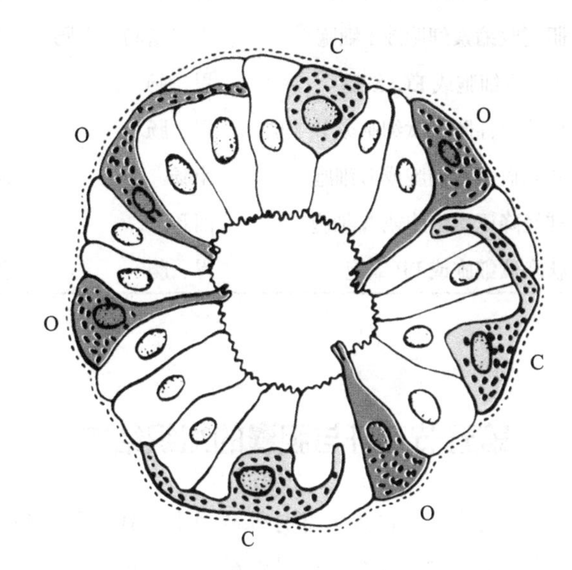

图 1-3-13　胃肠道内分泌细胞分布模式图

C，闭合型细胞；O，开放型细胞

1. 开放型细胞　胞体较高，呈锥体形，游离面较窄，直达腔面，有少量微绒毛伸至管腔内。此类细胞能感受腔内物质的刺激，从而释放某种激素。大多数胃肠道内分泌细胞均属此类。

2. 闭合型细胞　胞体较矮，呈圆形或扁圆形。因细胞的游离面被相邻细胞覆盖，未伸至管腔，故并未与管腔内的物质直接接触。此类细胞可感受局部微环境的变化、胃肠运动的机械刺激或受其他激素的调节而改变其内分泌状态。

胃肠道内分泌细胞的分泌物可通过三种方式发挥作用：①内分泌作用：激素释放至血液，经血液循环作用于靶细胞。②神经递质作用：分泌物作为神经递质来传递信息。③旁分泌作用：分泌物以扩散的方式作用于邻近的细胞或组织。

目前已知有数十种胃肠道内分泌细胞，其分布和结构各有特点。有些细胞的分泌物及其作用比较明确，有些细胞的分泌物及其生理功能和病理意义尚有待进一步研究。胃肠道的主要内分泌细胞见表1-3-1。

表1-3-1 胃肠道的主要内分泌细胞

细胞名称	分布部位	产物	主要作用
促胃液素细胞或G细胞	幽门、十二指肠	促胃液素	促使胃腺分泌胃酸
促胰液素细胞或S细胞	十二指肠、空肠	促胰液素	增加胰液和胆汁分泌、中和胃酸
抑胃多肽细胞或K细胞	十二指肠、空肠	抑胃多肽	抑制胃酸分泌与促进胰岛素分泌
肠嗜铬细胞或EC细胞	胃、肠	5-羟色胺、P物质	增加胃肠运动、胆囊收缩与抑制胃酸和胆汁分泌
生长抑素细胞或D细胞	胃、肠	生长抑素	抑制胃酸、胰液及胰岛A、B细胞分泌
胆囊收缩素细胞或I细胞	十二指肠、空肠	胆囊收缩素	促使胆汁与胰酶分泌
P物质细胞或EC_1细胞	胃、肠	P物质	促使唾液分泌和肠蠕动
血管活性肠多肽细胞或D_1细胞	胃、肠	血管活性肠肽	增加胰液分泌、抑制胃酸分泌
肠高血糖素细胞或L细胞	小肠	肠高血糖素	促使肌层缓慢运动
神经降压素细胞或N细胞	回肠	神经降压素	抑制胃酸分泌和胃运动
胰多肽细胞或PP细胞	胃、肠	胰多肽	抑制胃肠运动、减缓胆囊收缩

第五节 肝与胆囊的组织结构

肝表面除裸区外大部分外覆间皮，其深部的致密结缔组织中含较多的弹性纤维。结缔组织随着血管和肝管的分支经肝门伸入肝实质，将其分隔为许多肝小叶。肝小叶之间为门管区。

一、肝小叶

肝小叶（hepatic lobule）是肝的基本结构单位，呈不规则的多边棱柱体（图1-3-14）。长约2 mm，宽约1 mm。成人肝有50万～100万个肝小叶，小叶间仅少量结缔组织。故人 肝的相邻肝小叶界限不清，连成一片。而有的动物如猪的肝小叶间结缔组织较多，分界明显。肝小叶中央有一条沿其长轴行走的中央静脉（central vein）。肝细胞单层排

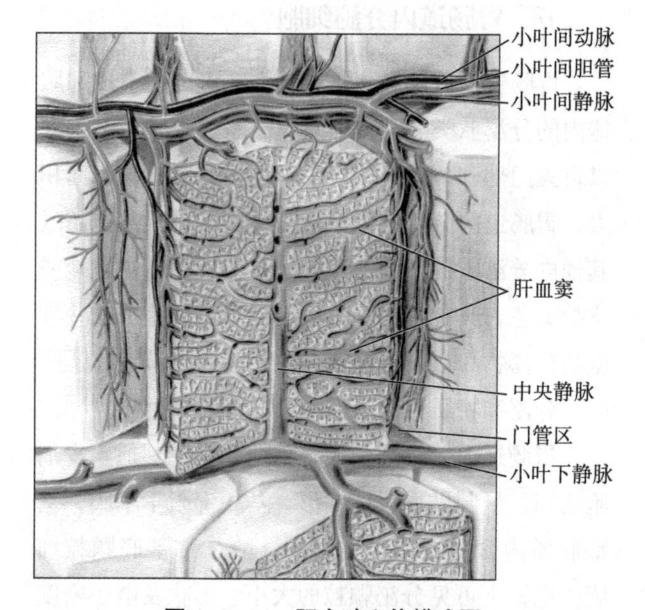

图1-3-14 肝小叶立体模式图

列成板状，称为肝板（hepatic plate）（图1-3-15、图1-3-16）。切片中肝板的断面呈索状，又称为肝

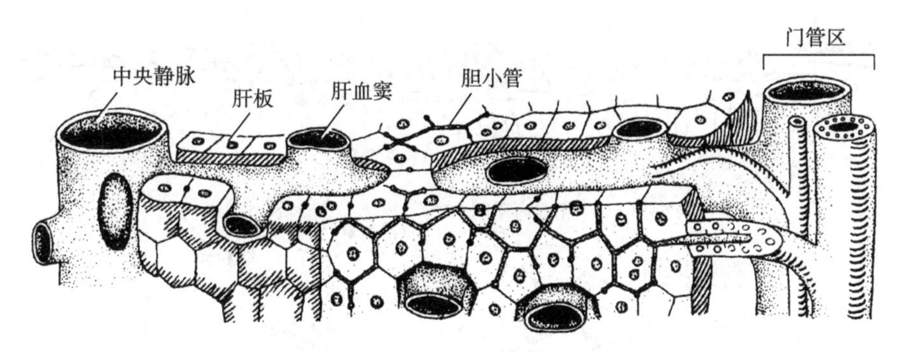

图 1-3-15　肝小叶局部结构模式图

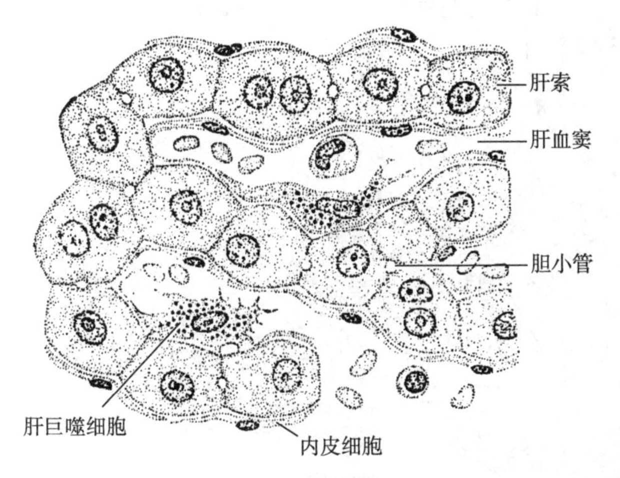

图 1-3-16　肝索与肝血窦结构模式图

索（hepatic cord）。肝板以中央静脉为中轴向四周呈放射状排列。肝小叶周边的肝板称为界板。相邻的肝板相互连接，其间的不规则腔隙称为肝血窦。中央静脉管壁不完整，衬有内皮细胞，外有少量结缔组织，无平滑肌。周围呈放射状排列的肝血窦汇入其中。若干中央静脉再汇合成小叶下静脉。

图 1-3-7
猪肝的组织结构 HE 染色（低倍）

图 1-3-8
肝板与肝血窦 HE 染色（高倍）

（一）肝细胞

肝细胞（hepatocyte）是构成肝小叶的主要成分。成人肝细胞总数约为 250×10^9，约占肝小叶体积的 75%。肝细胞呈多面体形，直径 20 ~ 30 μm。核大而圆，居中，染色浅，核膜清楚，染色质松散。有一至数个核仁，约 1/4 有双核（图 1-3-16）。胞质呈强嗜酸性。电镜下，胞质内可见丰富的细胞器和内容物（图 1-3-17）。

1. 线粒体　肝细胞内线粒体丰富，遍布于胞质，每个肝细胞内有多达 2 000 个线粒体，为肝细胞的功能活动提供能量。

2. 粗面内质网　肝细胞有丰富的粗面内质网，常平行排列并成群分布于核周围以及线粒体和肝血窦附近，能合成多种血浆蛋白质，如血浆白蛋白、凝血酶原、纤维蛋白原、血浆脂蛋白、补体蛋白和载体蛋白等。

3. 高尔基体　每个肝细胞约有 50 个高尔基体，多分布于核与胆小管的周围。粗面内质网合成的蛋白质在高尔基体储存或加工，再经肝细胞的血窦面分泌到血液中。高尔基体还参与胆汁的排泌及肝细胞胆小管面质膜的更新。

4. 滑面内质网　肝细胞内滑面内质网也很丰富，为散在的小管或小泡状。滑面内质网有多种酶系，如合成酶、水解酶、氧化还原酶和转移酶等，故具有多种功能，如胆汁、三酰甘油和极低密度脂蛋白的合成；脂类、胆红素和维生素的代谢；类固醇激素如性激素的灭活，以及通过生物转化对有害物质起解毒作用。

5. 溶酶体　肝细胞内有较多大小不等的溶酶体，多见于胆小管和高尔基体附近。溶酶体功能活跃，积极参与肝细胞的代谢和细胞器的更新，也参与胆红素的代谢和铁的转运、储存。进入肝细胞内

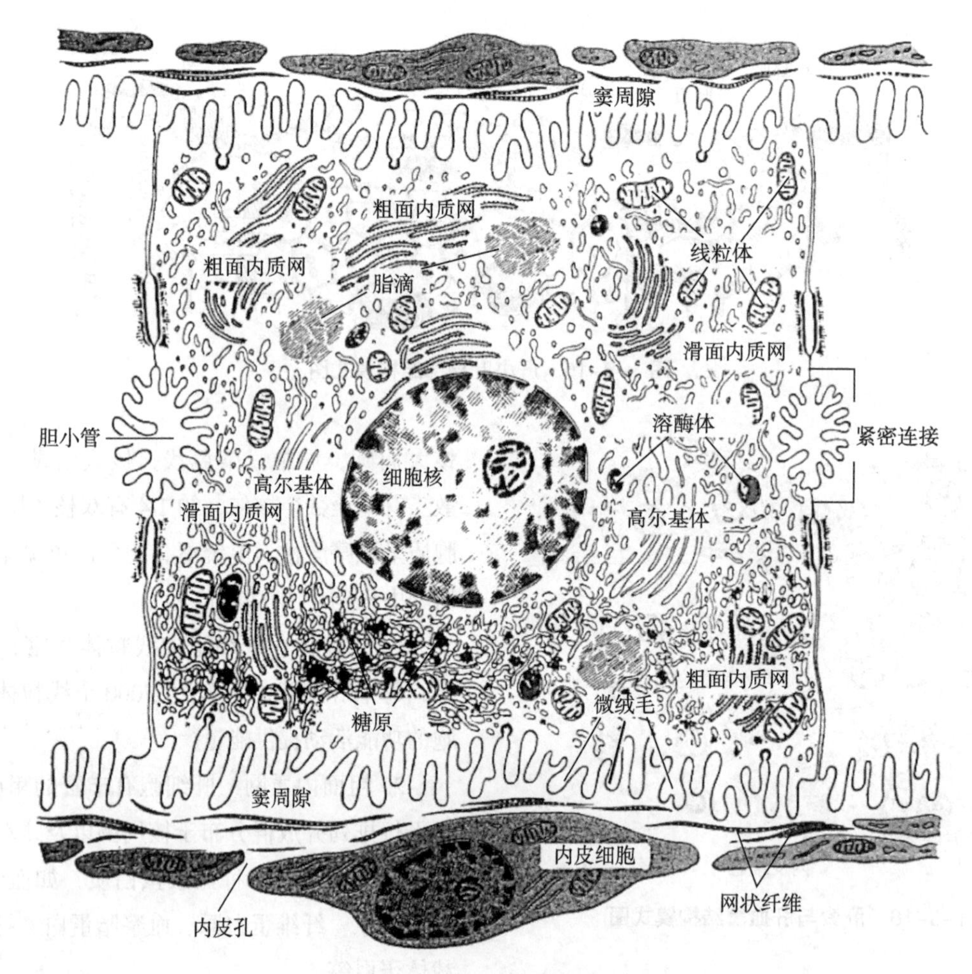

图 1-3-17 肝细胞超微结构模式图

的外源性物质、退化的细胞器和多余物质与溶酶体融合并被水解酶消化分解。胆色素的代谢、转运和铁的储存过程也与溶酶体有关。溶酶体在肝细胞结构更新及维持正常功能中起着重要作用。

6. 微体 肝细胞内的微体又称过氧化物酶体，为大小不等的均质状圆形小体，主要含过氧化氢酶和过氧化物酶。微体能将细胞代谢中产生的过氧化氢还原为水，消除过氧化氢对细胞的毒性作用。肝细胞的微体数量较多，体积也较大。微体内含多种氧化酶，以过氧化氢酶和过氧化物酶为主，微体里的氧化酶可利用氧分子直接氧化底物产生过氧化氢，后者在过氧化氢酶的作用下形成氧气和水，可消除过氧化氢对细胞的毒性影响。微体中还含有黄嘌呤氧化酶，可氧化代谢产物黄嘌呤，产生尿酸。此外，微体还含有与脂类、乙醇类代谢有关的酶。

7. 内含物 肝细胞内还含有糖原、脂滴和色素等内含物，其含量因机体生理和病理状态的不同而变化，比如进食后糖原颗粒增多，饥饿时则减少。正常肝细胞内脂滴很少，但酒精性肝病时明显增多。色素包括胆红素、脂褐素、含铁血黄素等，脂褐素通常随年龄增长而增多。

（二）胆小管

胆小管（bile canaliculus）位于相邻的肝细胞之间，为相邻两个肝细胞的细胞膜分别向胞质内凹陷形成的微细管道（图 1-3-15 至图 1-3-17）。胆小管的管径仅 0.5 ~ 1 μm。电镜下胆小管有明显的管腔，肝细胞膜在胆小管腔面形成许多短微绒毛。靠近胆小管的相邻肝细胞膜相互紧贴并形成以紧密连接为主的连接复合体，起封闭作用，防止胆汁经细胞间隙溢出至细胞间隙和窦周隙。如肝细胞发生变性、坏死或胆道阻塞致胆汁郁积而扩张，可使连接复合体破裂，胆汁流入肝血窦，造成黄疸。相邻肝细胞之间还有缝隙连接，可起沟通信息、调节生理活动的作用。胆小管在肝板内相互连接成网，从肝小叶中央向小叶周边延伸，行至小叶边缘，汇集成数条短小的闰管，又称黑林管（Hering canal）。闰管细而短，管径仅 15 μm，由单层立方上皮围成，胞质着色浅，离开小叶边缘后即汇入小叶间胆管。

（三）肝血窦

肝血窦（hepatic sinusoid）位于肝板之间，管腔大而不规则，通过肝板上的孔相互沟通连接成网（图 1-3-14 至图 1-3-16）。来自肝动脉和门静脉的血液经小叶间动脉和小叶间静脉从肝小叶四周流入肝血窦，血浆成分可与肝细胞进行充分交换，继而汇入中央静脉。肝血窦壁衬有内皮细胞，血窦腔内有肝巨噬细胞。

1. 内皮细胞　肝血窦壁由一层扁平的内皮细胞围成，核扁突向血窦腔（图 1-3-16 和图 1-3-17）。电镜观察内皮细胞不连续，有 0.1 ~ 0.5 μm 的间隙，无核部分的胞质很薄，有许多大小不等的窗孔（直径 0.1 ~ 0.5 μm），无隔膜。胞质内有较多的吞饮小泡。人与多数哺乳动物肝血窦内皮外无基膜，仅有散在的网状纤维。肝血窦是通透性最大的血窦之一，血液与肝细胞间无严密的屏障结构，血浆中除乳糜颗粒不能通过外，其他大分子物质均可自由通过，有利于肝细胞与血液间进行物质交换。

2. 肝巨噬细胞　又称库普弗细胞（Kupffer cell），是体内最大的巨噬细胞群体，约占全身巨噬细胞的 1/2。肝巨噬细胞位于肝血窦内或附着于内皮细胞表面。该细胞形态不规则，呈星形，胞体上伸出许多板状或丝状突起，伸入内皮细胞之间或附着在内皮细胞上，或穿过内皮细胞孔和细胞间隙伸入内皮下方（图 1-3-16）。细胞核呈椭圆形。电镜下可见细胞表面有许多皱襞和微绒毛。胞质内有大量的溶酶体和吞噬体、吞饮小泡，前者内含丰富的溶酶体酶。该细胞具有活跃的吞噬功能，能吞噬和清除肝血窦中的细胞、异物和衰老的红细胞，分解血红蛋白。肝巨噬细胞来源于血液单核细胞，属于单核吞噬细胞系统的一员。

肝大颗粒淋巴细胞附着在肝巨噬细胞或内皮细胞上，偶尔还能伸入窦周隙。其核常常偏位，呈肾形，核凹陷处胞质内有较大的颗粒、线粒体等。经研究证明，大颗粒淋巴细胞主要是 NK 细胞，胞质内有嗜天青或嗜锇性颗粒，含穿孔素、溶细胞素、组织蛋白酶等成分。可直接杀伤被病毒感染的或癌变的肝细胞。肝巨噬细胞与大颗粒淋巴细胞对机体有重要的防御作用，共同承担肝的免疫功能。

3. 窦周隙（perisinusoidal space）　为肝细胞与肝血窦内皮细胞之间的狭窄间隙（图 1-3-17），又称 Disse 间隙（Disse space）。窦周隙在肝小叶中相互连通，宽仅 0.4 μm，在光镜下难以辨认。肝血窦内皮细胞通透性大，血浆可透过间隙充满于窦周隙，肝细胞血窦面的大量微绒毛伸入窦周隙并浸泡与漂浮在血浆内，使肝细胞与血液成分的接触表面积扩大达 6 倍左右，有助于肝细胞与血浆进行充分的物质交换。窦周隙内还有少量网状纤维和贮脂细胞（fat-storing cell），后者又称储脂细胞或肝星状细胞，在 HE 染色切片中不易辨认。电镜下可见细胞形态不规则，有突起，附着于内皮细胞和肝细胞表面或伸入肝细胞之间。细胞核不规则，有凹陷。胞质内含有许多代谢形成的脂滴，其内含有维生素 A，70% ~ 80% 机体摄取的维生素 A 均储存在此细胞内，又称储维生素 A 细胞。正常情况下，贮脂细胞呈静止状态，细胞形成脂滴，而合成胶原的功能受到抑制。病理状态下，受某些因素作用，细胞活化，分泌多种细胞因子，合成胶原能力增强，大量合成胶原纤维。如肝纤维化时，贮脂细胞数量增多，脂滴骤降，转化为成纤维细胞，合成大量胶原纤维。因此，它与肝纤维增生性病变的发生和发展密切相关。

二、门管区

门管区（portal area）位于相邻肝小叶与肝小

叶之间。每个肝小叶四周可见 3 ~ 5 个门管区。从肝门进出的门静脉、肝动脉和肝管在肝内反复分支、相伴而行至门管区结缔组织内，分别为小叶间静脉、小叶间动脉和小叶间胆管（图 1–3–14、图 1–3–15）。小叶间静脉腔大壁薄，管腔不规则，小叶间动脉腔小壁厚。小叶间胆管为单层立方或柱状上皮。此外，还有小叶间淋巴管和神经。

图 1–3–9
肝门管区 HE 染色（低倍）

三、肝的血液循环

肝血供丰富，成人肝血流量每分钟可达 1 000 ~ 2 000 mL。门静脉是肝的功能性血管，汇集来自消化道的血液，占肝血流量的 3/4，含有丰富的营养物质以供肝细胞代谢、储存和转化。肝动脉是肝的营养性血管，占肝血流量的 1/4。门静脉和肝动脉进入肝内后，沿小叶间结缔组织反复分支，分别形成小叶间静脉和小叶间动脉，其末端最终通入肝血窦。小叶间动脉还发出小分支营养被膜、间质和胆管。肝血窦内的血液从肝小叶四周流向中央，沿途与两边的肝细胞进行充分的物质交换，最后汇入中央静脉。中央静脉壁薄，仅有内皮细胞和极少量结缔组织围成。血液经中央静脉流至肝小叶底部汇入小叶下静脉。小叶下静脉单独行走于肝小叶下方结缔组织中，管径较大，管壁较厚，随后汇入肝静脉，后者出肝汇入下腔静脉。

四、肝的胆汁形成和排出途径

肝细胞分泌的胆汁经胆小管从肝小叶中央流向周边，在小叶边缘流入短小的闰管。闰管出肝小叶后汇入小叶间胆管，并向肝门方向汇集，再汇合成左、右肝管出肝，在肝外汇入肝总管，并经胆总管进入十二指肠，亦可经胆囊管进入胆囊。

五、肝的淋巴回流

正常人的肝每天产生 850 ~ 1 000 mL 淋巴液，占胸导管内淋巴的 25% ~ 50%。肝小叶的淋巴主要来自于窦周隙的血浆，流至小叶周边经结缔组织间隙汇入小叶间淋巴管。而被膜和间质的毛细淋巴管也汇入小叶间淋巴管，最终汇合成肝门的淋巴管。肝硬化时腹水的形成主要与肝循环不畅、淋巴大量产生并漏入腹腔有关。

六、肝的再生

肝细胞的再生能力很强。肝受损或部分切除后，尚存的正常肝细胞可迅速分裂增殖。动物实验证明，肝切 3/4 后仍可维持其正常的生理功能。行肝大部或部分切除后的肝病患者一般可在半年至一年左右恢复其肝原有的重量。

七、胆囊的组织结构

胆囊壁由内向外分为黏膜、肌层和外膜三层（图 1–3–18）。

1. 黏膜　形成许多高大且分支的皱襞突向管腔。上皮为单层柱状，上皮下固有层较薄，无腺体。皱襞之间的上皮常凹陷入固有层形成许多囊状

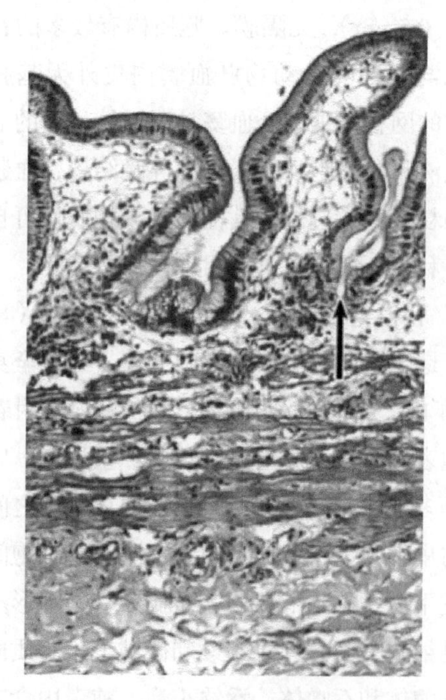

图 1–3–18　胆囊光镜像（HE 染色，低倍）
箭头所示为黏膜窦

凹陷，称黏膜窦。黏膜窦内容易有细菌或异物残留而引起炎症。胆囊扩张时皱襞和黏膜窦可消失。电镜下柱状细胞游离面可见大量短微绒毛，细胞核位于基部，核上胞质内有粗面内质网、高尔基体、线粒体和少量黏原颗粒，上皮细胞可分泌黏液，并可吸收胆汁中的水和无机盐。固有层为富含血管的结缔组织。

2. 肌层　较薄，为不规则排列的平滑肌，分为内环、中斜、外纵三层。

3. 外膜　为疏松结缔组织，部分为浆膜，其余为纤维膜。

胆囊具有浓缩和储存胆汁的功能。胆囊上皮细胞能主动吸收胆汁中的水和无机盐，主要是Na^+、Ca^{2+}、Cl^-和重碳酸盐。每小时约吸收水 3 mL，使胆汁浓缩 4～10 倍。胆囊可储存 40～70 mL 胆汁。进食脂肪类食物可促使小肠 I 细胞产生缩胆囊素，刺激胆囊肌层收缩，使胆汁排出。

第六节　胰腺的组织结构

胰腺表面覆有薄层结缔组织被膜。结缔组织伸入腺实质可将其分割成许多小叶。人胰腺内结缔组织不发达，小叶分界不明显。胰实质由外分泌部和内分泌部两部分组成（图 1–3–19）。

一、外分泌部

胰外分泌部属浆液性腺，为复管泡状腺，由腺泡与导管组成。

（一）腺泡

腺泡呈管状或泡状，由单层锥体形浆液性腺细胞围成。腺细胞核圆，位于底部，核上方胞质内富含嗜酸性的酶原颗粒（zymogen granule）。基部胞质呈嗜碱性，电镜下可见丰富的密集排列的粗面内质网，能合成大量酶蛋白。酶原颗粒的数量随细胞功能状态的不同而变化。进食后消化功能活跃，酶原释放，颗粒减少，之后再重新形成。胰腺腺泡的特征性结构特点还有泡心细胞（centroacinar cell），即伸入腺泡腔内的数个闰管上皮细胞，扁平或矮立方形细胞，核卵圆形，着色较浅。腺细胞与基膜之间无肌上皮细胞。

图 1–3–10
胰腺腺泡、泡心细胞和闰管 HE 染色（高倍）

（二）导管

胰腺闰管较长、管径细、分支多，管壁为单层扁平或矮立方上皮（图 1–3–19），可分泌水与电解质，无分泌管。闰管汇合形成单层立方上皮的小叶内导管，继续逐级汇合形成单层柱状上皮的小叶间

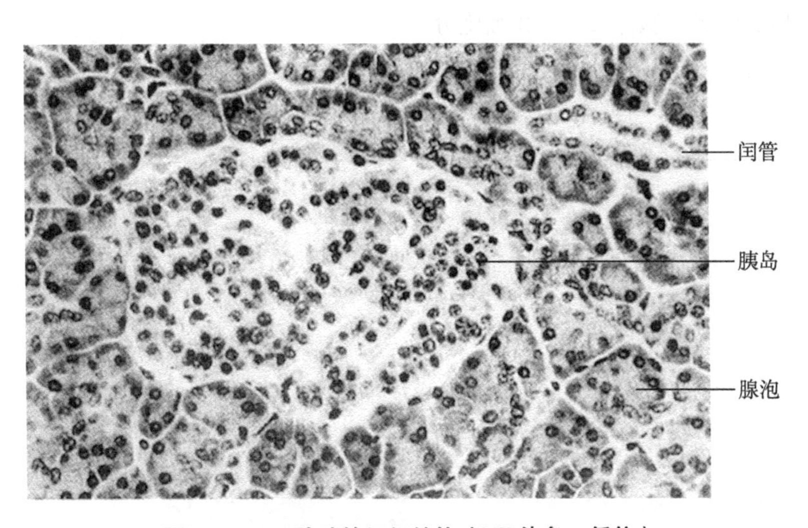

图 1–3–19　胰腺的组织结构（HE 染色，低倍）

导管，最终汇成一条贯穿胰腺的主导管（胰管），在胰头处汇入胆总管，开口于十二指肠。主导管为单层高柱状上皮，可见杯状细胞。各级导管上皮中均有散在的内分泌细胞。

胰可分泌胰液，1 000～2 000 mL/d，为碱性液体，pH7.8～8.4，含大量碳酸氢钠，可中和由胃进入十二指肠的胃酸。胰液中含丰富的多种消化酶，如胰淀粉酶、胰脂肪酶、胰蛋白酶和胰糜蛋白酶等，可分别分解食物中相应的营养成分。

二、内分泌部（胰岛）

胰腺的内分泌部又称胰岛（pancreatic island），为小岛状的内分泌细胞团，分散于外分泌部腺泡之间（图 1-3-19），胰尾较多见。成人胰腺约有 100 万个胰岛，约占胰腺总体积的 1.5%。在 HE 染色的组织切片中，胰岛呈浅染且大小不等，可由数个至数百个细胞组成。胰岛内细胞间有丰富的有孔毛细血管，有助于内分泌细胞分泌的激素释放入血液。HE 染色切片中难以区分胰岛内的各类细胞，经免疫组织化学法等可将胰岛细胞主要分为 3 种。

1. A 细胞　约占胰岛细胞总数的 20%，多位于胰岛的周边，胞体较大，呈多边形。A 细胞分泌高血糖素（glucagon），后者可促进肝糖原分解为葡萄糖并抑制糖原合成，可升高血糖。

2. B 细胞　数量最多，约占胰岛细胞总数的 75%，主要位于胰岛的中央，胞体较小。B 细胞分泌胰岛素（insulin），后者可促进血液中的葡萄糖转入细胞内，为细胞代谢提供能量，同时也促进血液中的葡萄糖合成肝糖原并储存起来。故胰岛素与高血糖素作用相反，可降低血糖。高血糖素和胰岛素的协同作用可维持血糖水平的稳定。

3. D 细胞　数量最少，约占胰岛细胞总数的 5%，多散在分布于 A、B 细胞之间，呈圆形或梭形。D 细胞分泌生长抑素（somatostatin），后者以旁分泌方式作用于 A、B 细胞等邻近细胞，调控其分泌活动。

图 1-3-11
胰岛免疫组织化学染色

胰岛内尚有少量其他内分泌细胞，如 PP 细胞、D1 细胞和 G 细胞等。PP 细胞数量很少，主要位于胰岛的周边，可分泌胰多肽，抑制胃肠运动、胰酶分泌和胆囊收缩。

胰岛内分泌细胞（B 细胞除外）与胃肠黏膜中的内分泌细胞结构相似，均可合成与分泌肽类或胺类激素，被认为同属 APUD 系统，且可将胃肠胰的同类型内分泌细胞合称为胃肠胰内分泌系统（gastro-entero-pancreatic endocrine system，GEP）。

胰岛的内分泌功能亦受神经系统调控。胰岛内可见交感与副交感神经末梢，交感神经兴奋时可促进 A 细胞分泌，血糖升高；而副交感神经兴奋时可促进 B 细胞分泌，血糖降低。

（陆　欣）

数字课程学习

教学PPT　　自测题

第四章

消化系统的功能

关键词

机械性消化　化学性消化　消化道动力　消化液

肠神经系统　肠道内分泌

思维导图：

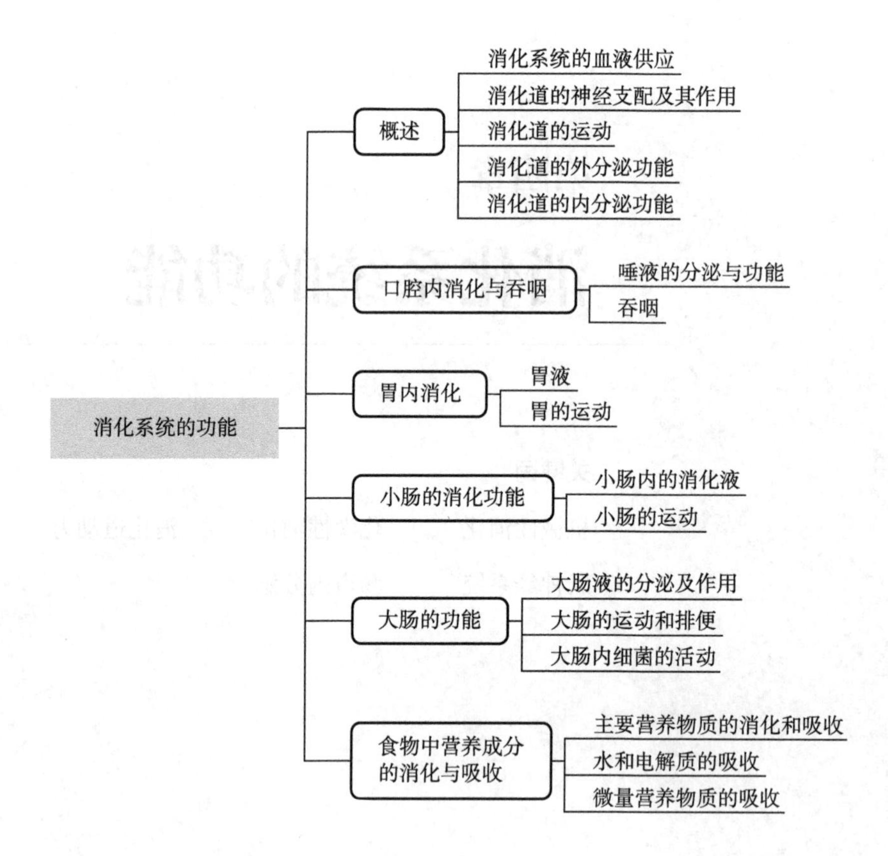
消化系统的功能
概述
消化系统的血液供应
消化道的神经支配及其作用
消化道的运动
消化道的外分泌功能
消化道的内分泌功能
口腔内消化与吞咽
唾液的分泌与功能
吞咽
胃内消化
胃液
胃的运动
小肠的消化功能
小肠内的消化液
小肠的运动
大肠的功能
大肠液的分泌及作用
大肠的运动和排便
大肠内细菌的活动
食物中营养成分的消化与吸收
主要营养物质的消化和吸收
水和电解质的吸收
微量营养物质的吸收

第一节 概 述

食物中的无机盐、水和大多数维生素可以直接被消化道吸收，而蛋白质、脂类、糖类等结构复杂的大分子物质，必须在消化道内加工成结构简单的小分子物质，才能透过消化道黏膜进入血液循环。消化（digestion）就是食物在消化道内被分解成可吸收的小分子物质的过程。食物消化产物透过消化道黏膜进入血液和淋巴液的过程，称为吸收（absorption）。消化和吸收是两个相辅相成、紧密联系的过程，受神经因素和体液因素的调节。

消化方式有两种，一种是机械性消化（mechanical digestion），指消化道通过各种形式的运动摄入食物，切割食物，将食物磨碎，使食物与消化液混合，将食物向消化道远段有序推进并最终将食物残渣排出体外的过程。另一种是化学性消化（chemical digestion），指各种消化液将食物中营养成分分解成小分子物质的过程。消化液中含有多种消化酶，将食物中的蛋白质、脂肪和糖类分解成可被吸收的小分子物质。上述两种消化方式同时进行，密切配合（图 1-4-1）。

一、消化系统的血液供应

消化器官的动脉血主要来自腹主动脉的三个分支，即腹腔动脉（celiac artery）、肠系膜上动脉（superior mesenteric artery）和肠系膜下动脉（inferior mesenteric artery）。静脉血经门脉血管将吸收的物质运送至肝，继而经肝静脉汇入腔静脉（图 1-4-2）。正常情况下，消化系统的血流量高达心输出量的四分之一，但是在应激等情况下，动脉血被分流到心脏、脑和骨骼肌等组织，消化道血供可明显减少，甚至造成消化道黏膜缺血损伤。

二、消化道的神经支配及其作用

中枢神经系统对消化道活动有重要的调节作

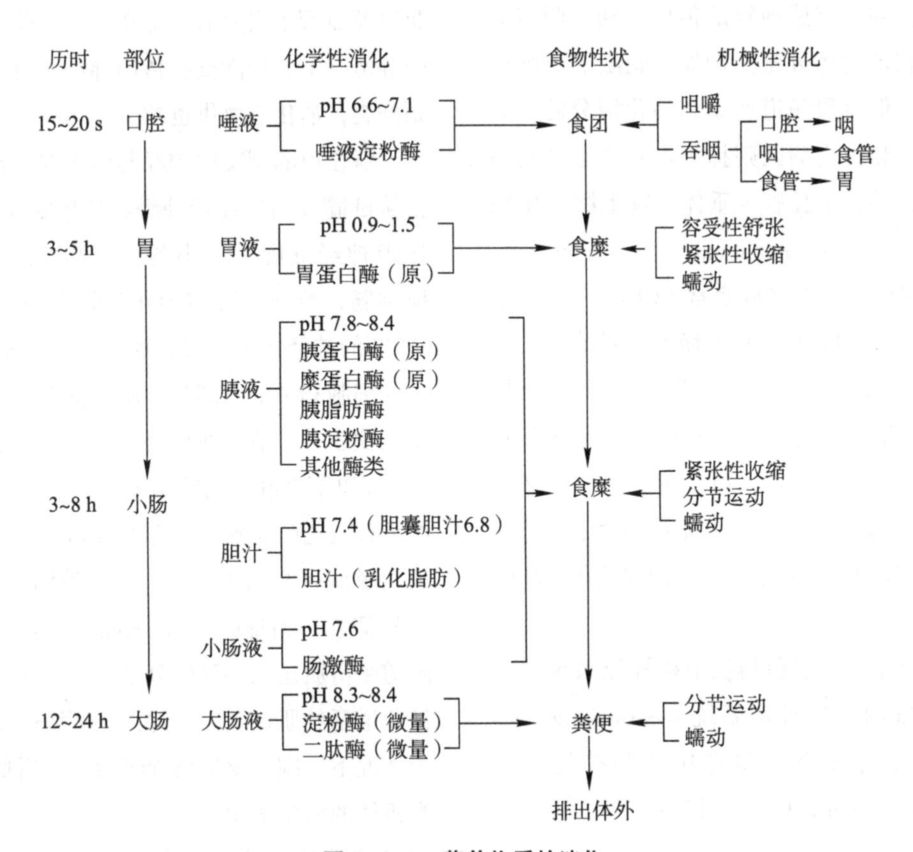

图 1-4-1 营养物质的消化

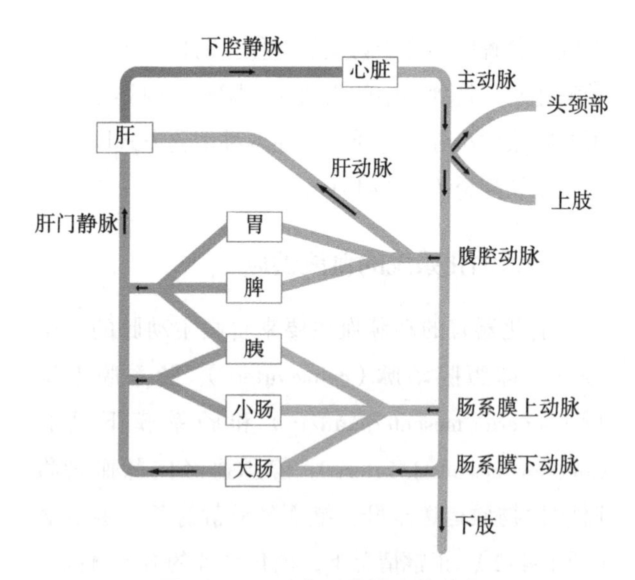

图 1-4-2　消化系统的血液供应

用。下丘脑是调节消化道功能的较高级中枢，其不同部位对消化道功能有不同的调控作用。摄食中枢存在于下丘脑外侧区、饱中枢存在于腹内侧核，控制食欲和进食行为。下丘脑还通过下行纤维投射经延髓影响交感和副交感神经的传出活动，调节消化道的运动和消化腺分泌。例如，刺激下丘脑前部和外侧区可促进胃肠道运动和消化液分泌，刺激下丘脑后部和腹内侧区则抑制胃肠道运动与消化液分泌。此外，下丘脑－垂体－肾上腺皮质轴（hypothalamic-pituitary-adrenal axis）所分泌的激素，包括促肾上腺皮质激素释放激素（CRH）、促肾上腺皮质激素（ACTH）和糖皮质激素，对消化道的功能也有显著的影响。下丘脑又受大脑边缘系统控制，如海马、杏仁核、隔区、前额皮质等对下丘脑活动都有重要的调节作用。以上由皮质、边缘系统、下丘脑、延髓、自主神经、垂体和肾上腺等组成的神经和神经内分泌网络，是脑调控消化道功能的结构基础。

消化道的神经支配包括从中枢神经系统发出到达消化系统的外来神经系统（extrinsic nervous system）和存在于消化道管壁中的肠神经系统（enteric nervous system，ENS）两部分。

（一）消化道的外来神经支配

支配消化道功能的外来神经包括交感神经和副交感神经。一般来说，两者对消化道功能的影响是相互拮抗的，交感神经对消化道有抑制作用，而副交感神经对消化道起兴奋作用。

1. 交感神经和副交感神经　支配消化道的交感节前神经元胞体位于脊髓胸、腰段侧角，发出的节前纤维在椎前交感神经节（腹腔神经节、肠系膜上神经节和肠系膜下神经节）中与节后神经元发生突触联系，节后纤维主要经内脏大（greater splanchnic nerve）、内脏小神经（lesser splanchnic nerve）及腹下神经（hypogastric nerve）分布到消化系统的各部分（图 1-4-3）。交感神经的节后纤维属肾上腺素能纤维（释放去甲肾上腺素），支配肝、脾、肾、胰等器官和胃肠道平滑肌、腺体、血管以及肠神经系统。交感神经兴奋时，可直接或通过肠神经系统发挥作用，抑制胃肠道运动和消化腺分泌，但对胆总管括约肌、回盲括约肌和肛门内括约肌以及血管平滑肌有收缩作用。因此，在应激、焦虑等情况下，伴随交感传出神经兴奋，消化功能受到抑制，消化道血供也减少。

消化道的副交感神经起始于神经轴的两端，包括从延髓发出的迷走神经和从骶髓发出的盆神经。迷走神经支配胃、小肠、盲肠、阑尾、升结肠、横结肠，节前纤维与消化道管壁内的节后神经元（ENS 的神经元）形成突触，节后纤维支配腺细胞、上皮细胞和平滑肌细胞。骶髓发出的副交感节前纤维在盆腔神经节中换神经元，节后纤维支配横结肠右 1/3 以下至肛门括约肌（图 1-4-3）。副交感节后纤维释放乙酰胆碱，也有部分副交感节后纤维共释放乙酰胆碱与肽类递质，如血管活性肠肽（VIP）、生长抑素、脑啡肽（enkephalin）、P 物质等，对胃肠道平滑肌运动和腺体分泌有兴奋作用，但可以使消化道括约肌松弛。因此，在环境愉悦、心情放松的情况下，副交感传出神经活动的增加，有助于提高机体的消化功能。

2. 消化道的传入神经　在支配消化道的交感

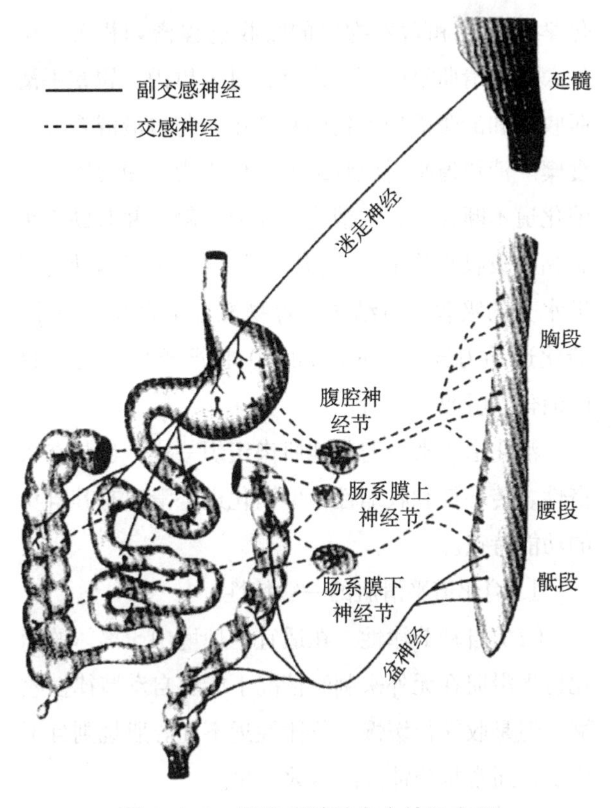

图 1-4-3 消化系统的自主神经支配

神经和副交感神经中，还有大量的传入神经纤维。交感神经中传入纤维的细胞体位于脊髓背根神经节，故称为脊髓传入神经（spinal afferent nerve）；副交感神经中的传入纤维称为迷走传入纤维（vagal afferent fiber）和盆神经传入纤维（pelvic afferent fiber），其细胞体分别位于结状神经节和骶脊髓的背根神经节。这些传入神经的末梢对消化道的物理（如管腔内压力、肠壁蠕动等）或化学性状（如酸碱度、炎性介质、毒素等）的变化敏感，因而其作用是监视消化道内环境的变化，将这一信息传递到中枢神经系统，引起相应的自主神经反射。一般认为，迷走传入神经或盆神经传入纤维对生理性刺激如肠蠕动及其引起的肠腔内压力变化敏感，其作用是引起生理性感觉（如饭后饱感）和生理性反射（如排便反射）等；而脊髓传入神经对伤害性刺激如肠道痉挛性收缩敏感，其作用与内脏痛觉有关。消化道传入神经是肠－脑信号轴（gut-brain axis）的一个重要组成部分。

（二）肠神经系统

肠神经系统（enteric nervous system，ENS），是消化道管壁内固有的神经网络，也称消化道的固有神经支配或神经系统（intrinsic innervation/nervous system），分布于自食管至直肠的整个消化道管壁内，是由约 10^8 个的神经元（几乎等于脊髓内的神经元总数）及其纤维所构成的神经网络。根据神经元的形态和功能特征可将肠道神经元（enteric neuron）分为三类：①运动神经元，支配胃肠平滑肌、腺体和血管；②感觉神经元，感受胃肠道内化学、机械和温度等刺激；③联络神经元（中间神经元，interneuron），把感觉神经元和运动神经元联系起来，形成相对独立的局部反射系统。

肠神经系统包括两类神经丛（图 1-4-4）：①肌间神经丛（myenteric plexus），或称欧氏丛（Auerbach's plexus），存在于消化道管壁的纵行与环行平滑肌之间，是由许多相互连接肠神经节组成，主要调节消化道运动。肌间神经丛兴奋性运动神经元释放乙酰胆碱和 P 物质（substance P），抑制性运动神经元能释放血管活性肠肽（vasoactive intestinal polypeptide，VIP）、一氧化氮（NO）和嘌呤类递质如三磷酸腺苷（ATP）。②黏膜下神经丛（submucosal plexus），又称麦氏丛（Meissner's plexus），位于消化道黏膜下，其中的运动神经元释放乙酰胆碱和 VIP。黏膜下神经丛主要调节胃肠道

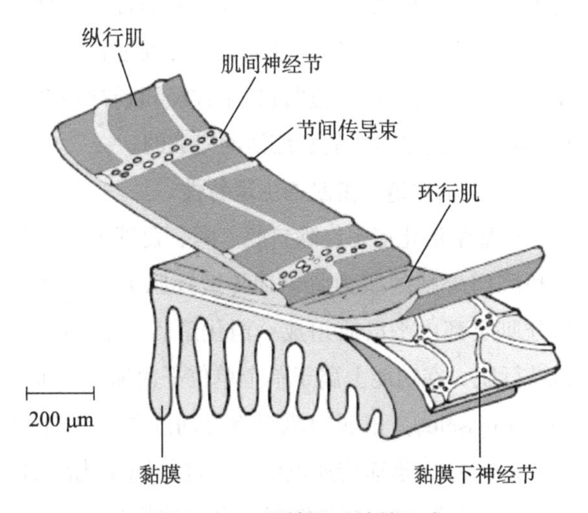

图 1-4-4 肠神经系统的组成

上皮细胞的分泌功能和黏膜下血管的血流量。

（三）肠神经系统与交感、副交感神经的关系

交感和副交感神经与肠神经系统之间密切联系，构成肠－脑神经轴（图 1-4-5）。实际上，交感和副交感传出神经与肌间神经节和黏膜下神经节的神经元有突触联系。在一定程度上，交感和副交感神经传出活动是通过肠神经系统发挥对肠道功能的调控。此外，肠神经系统的感觉神经也与迷走和脊髓传入神经末梢间形成突触联系，将肠道的信息传递至中枢神经系统。

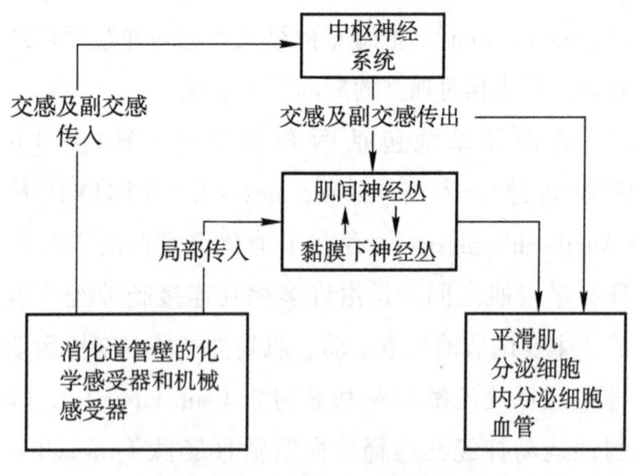

图 1-4-5 肠－脑神经轴

三、消化道的运动

消化道运动是消化道对食物进行机械性消化和有序推进的动力。食物在口腔内的机械性消化包括咀嚼及吞咽的启动，是躯体神经控制的骨骼肌舒缩行为。自食团进入食管并在消化道内推进直至食物残渣的排出，则主要是通过自主神经和肠神经系统支配的消化道平滑肌的舒缩活动完成的。

（一）消化道平滑肌的生理特性

在整个消化道中，除口腔、咽、食管上段的肌层和肛门外括约肌为骨骼肌（横纹肌）外，其余部分肌层都由平滑肌组成。消化道管壁有环行肌和纵行肌，在功能上属于单个单位平滑肌（unitary smooth muscle），相邻的肌细胞之间通过缝隙连接（gap junction）迅速传递电信号，进行同步化活动。消化道平滑肌的收缩和舒张与食物的机械性消化、化学性消化和营养物质的吸收过程密切相关。例如，胃平滑肌舒张可允许食物进入胃内，胃窦平滑肌收缩和舒张能使食物颗粒变小，与胃液混合成为食糜。消化道平滑肌收缩产生推进力，使食物沿着消化道不断移动，与消化酶充分接触，并有助于小肠黏膜吸收小分子营养物质。结肠平滑肌运动能促进水分的吸收，将结肠内容物推进至直肠。因此，消化道动力异常（dysmotility）将严重影响对食物的消化、吸收与排泄。

消化道平滑肌与其他肌肉组织一样，也具有兴奋性、传导性和收缩性，但消化道平滑肌有其自身的功能特点。

1. 消化道平滑肌的一般特性

（1）自动节律性　在适宜的环境中，离体的消化道平滑肌在无外来刺激情况下能够自动节律性收缩，但是收缩很缓慢，节律性远不如心肌规则且不稳定，通常每分钟数次至数十次。

（2）兴奋性　与心肌和骨骼肌相比较，消化道平滑肌的兴奋性较低。消化道平滑肌对电刺激不很敏感，但对温度变化、化学和机械或牵张刺激较敏感，如温度的降低、微量的肾上腺素能使消化道平滑肌舒张；而温度升高、微量的乙酰胆碱或牵拉均能引起其明显收缩。

（3）伸展性　消化道平滑肌具有较大的伸展性，其中胃的伸展性尤其大。进食后，胃可容纳数倍于其原初体积的食物，但胃内压力不发生明显变化。

（4）紧张性　消化道平滑肌经常处于一种微弱的持续收缩状态，这使消化道内经常维持一定的基础压力，有利于胃肠道保持一定的形状和位置。消化道平滑肌的各种收缩活动都是在紧张性收缩的基础上发生的。

2. 消化道平滑肌的电生理特性　与骨骼肌和心肌相似，消化道平滑肌的舒缩活动是在膜电位变化的基础上发生的。

（1）静息膜电位　在静息状态下，消化道平滑肌的膜电位幅值为 $-60\sim-50$ mV。消化道平滑肌细

胞膜不仅对钾离子有较大的通透性，对 Na^+、Ca^{2+} 和 Cl^- 等也有一定的通透性，其静息电位与钾离子平衡电位有较大差距，是 K^+、Na^+、Ca^{2+} 和 Cl^- 跨膜扩散及 Na^+–K^+ 泵作用的综合结果。平滑肌细胞周围的某些激素和递质浓度的变化可影响其静息电位水平，如去甲肾上腺素或肾上腺素能使膜超极化，而乙酰胆碱或胃泌素能使之去极化。

（2）慢波电位 无论消化道平滑肌细胞收缩与否，其膜电位都不稳定，可在静息电位的基础上产生周期性自动去极化和复极化的电位波动，波幅为 10 ~ 15 mV，持续时间为数秒至十几秒。由于其频率较慢，故称为慢波（slow wave）电位。因慢波决定平滑肌的收缩节律，故也称为基本电节律（basic electrical rhythm，BER）。不同部位消化道平滑肌的慢波频率不同，如人的胃平滑肌慢波频率为 3 次 /min，十二指肠为 11 ~ 12 次 /min。从十二指肠向下其频率逐渐下降，至回肠末端为 8 ~ 9 次 /min。

慢波电位并非平滑肌细胞本身产生的，而是起源于纵行肌和环行肌之间的 Cajal 间质细胞（interstitial cell of Cajal，ICC），经缝隙连接以电紧张形式扩布到环行肌，并在相邻的平滑肌细胞之间扩布。慢波的发生不依赖于神经或激素，切断支配胃肠平滑肌的神经，或用药物阻断神经冲动后，慢波依然出现，但神经和激素可调节慢波的幅度。交感神经活动加强时慢波的幅度减小，副交感活动增强时则能使其幅度增加。慢波是消化道平滑肌平时保持一定张力的基础，但通常并不直接引起肌肉发生显著的舒缩活动。然而慢波产生的去极化可使膜电位接近阈电位水平，一旦达到阈电位就可触发动作电位。因而在慢波的基础上，细胞受各种刺激时容易产生动作电位和引起肌肉收缩（图 1–4–6）。

（3）动作电位 消化道平滑肌的动作电位也称为锋电位（spike potential）。锋电位是在慢波电位的基础上产生的，其频率也取决于慢波电位的幅度，慢波电位的去极化水平越高，锋电位发放的频率亦越大，可以是单个，也可以成簇出现（2 ~ 10 次 /s），可以自发产生，也可由一些刺激引起。与慢波电位相比，锋电位时程短，为 10 ~ 20 ms，故又称为快波（fast wave）。

消化道平滑肌细胞的动作电位的产生主要与钙内流有关。动作电位期间经胞外大量内流的 Ca^{2+}，以及细胞内钙库（主要是肌质网）释放的 Ca^{2+}，与钙调蛋白的结合而引起肌肉的收缩。动作电位的频率越高，Ca^{2+} 内流越多；或者钙库释放 Ca^{2} 越多，则肌肉收缩的幅度和张力愈大。多数体液因素（如前列腺素、乙酰胆碱、儿茶酚胺、组胺和血管紧张

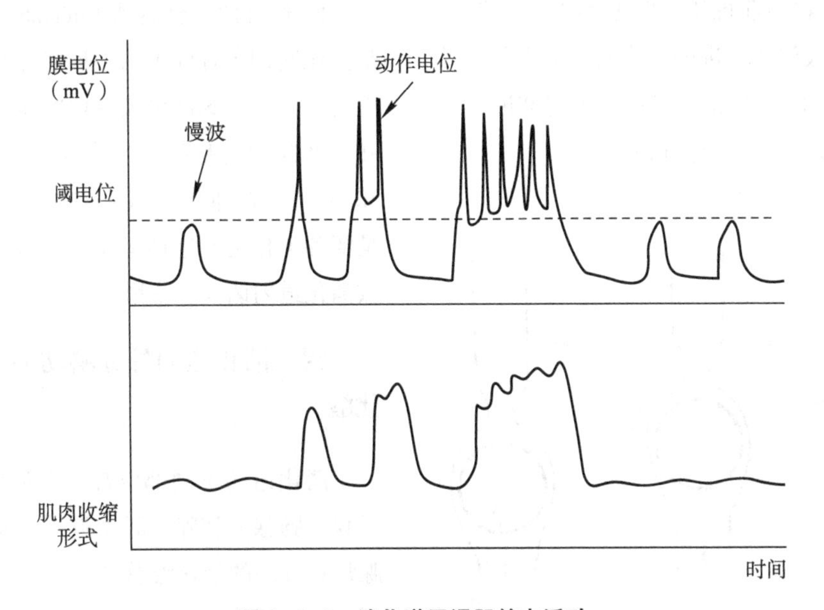

图 1–4–6 消化道平滑肌的电活动

素等）都是通过改变钙内流或钙释放而影响平滑肌收缩的。

（二）消化道主要的运动形式

消化道各部分在食物的消化和吸收过程中分工协作，各部分的运动形式既有共性也有特殊性，而且在消化的不同时期（进餐时、进餐后和进餐前），各部分的运动形式会发生改变。主要的运动形式有以下几种。

1. 紧张性收缩　整个消化道都具有的一种运动形式，是消化道管壁平滑肌在慢波电位的基础上发生的持续微弱收缩状态，其作用是保持消化道管壁的静息张力，维持消化道各部分的形状和位置。

2. 容受性舒张（receptive relaxation）是胃特有的一种进餐时的运动形式。餐前胃的自然容积小于 100 mL，进食时，食物对食道下段和胃壁的机械刺激，可通过迷走传入 - 迷走传出介导的反射导致胃平滑肌舒张，从而容纳食物。进餐时，胃的容积可增大至 1.5 L 左右，而胃内压力却不显著升高。

3. 蠕动与逆蠕动　蠕动（peristalsis）是进食后（消化期）各部分消化管自头端（口端）向尾端（肛端）方向波浪状推进的收缩波，是消化道某处内容物对管壁刺激引起的、由肠神经系统介导的局部反射。见于食管、胃、小肠和大肠，其主要作用是将消化道内容物向前推进（图 1-4-7）。逆蠕动是自尾端向头端波浪状推进的收缩波，主要见于胃和小肠，使得胃和小肠内的食糜向反方向推进，其中的营养成分得以被充分消化和吸收。

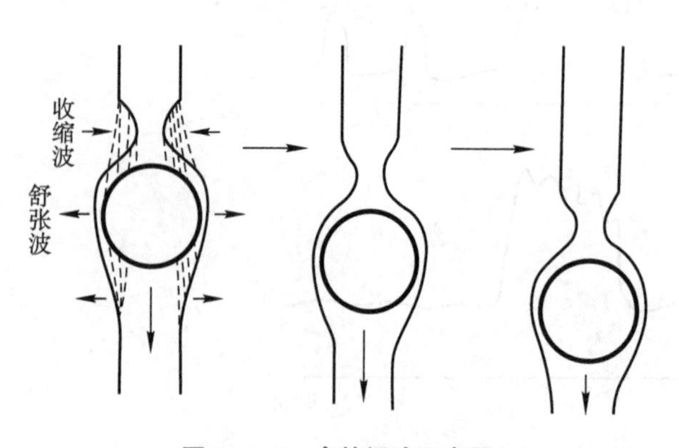

图 1-4-7　食管蠕动示意图

4. 分节运动（segmentation）是小肠所特有的、由肠神经系统发动和调节的一种运动形式。在消化期（餐后），一段小肠出现收缩舒张相间的运动，将肠内容物分割成多个节段，接着原先舒张的部位收缩，而原先收缩的部位舒张，如此交替进行（图 1-4-8）。显然，分节运动有利于肠管内的食糜与消化液充分混合，并增加了肠道内的营养物质与肠道上皮的接触，从而促进营养物质的消化与吸收。

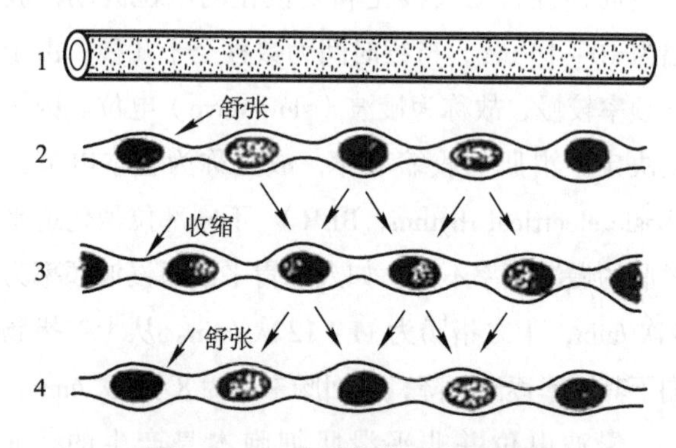

图 1-4-8　小肠分节运动示意图

5. 袋状运动（haustration）是大肠特有的一种运动形式，与小肠分节运动相似。袋状运动有利于大肠内容物中的水、电解质和微量营养物质（如叶酸和某些维生素等）的吸收。

6. 移行性复合运动（migrating motor complex）是消化间期（餐前）的一种特殊的运动形式，是从胃窦或十二指肠部出现并依次向空肠、回肠、结肠和直肠推进（移行）的高频高幅蠕动波，可持续 30 min 左右，间隔 1 h 左右再次出现，其主要作用是清理消化道。这种运动形式的缺失或障碍可能导致消化道内菌群异常增殖。

四、消化道的外分泌功能——消化腺和消化液

消化道的不同部位都存在消化腺，如唾液腺、胃腺、肠腺、胰腺、肝（胆汁）等。人体各种消化腺每日分泌的消化液总量高达 6 ~ 8 L。消化液的主要功能如下。

1. 分解食物 通过淀粉酶、蛋白酶和脂肪酶等消化酶分解食物的各种营养成分，使结构复杂的大分子物质水解为结构简单的小分子物质，有利于吸收。如唾液中的α-淀粉酶将淀粉水解为麦芽糖；胃液的胃蛋白酶把蛋白质水解为多肽；胰液中的胰脂肪酶将甘油三酯分解为脂肪酸、甘油和甘油一酯。

2. 稀释食物 消化液与食物成分混合，形成与血浆渗透压相近的食糜，有利于消化产物的吸收。

3. 改变消化道内的 pH 为消化酶提供适宜的 pH 环境。

4. 保护和防御作用 消化液中的黏液、抗体和大量液体，具有杀灭细菌和保护消化道黏膜免受化学性和物理性损伤的作用。

食物是引起消化液分泌的主要刺激。进食引起消化液分泌的过程受神经、体液因素的调节。当想到、看到或闻到美食或尝到佳肴，都会引起唾液、胃液、胰液和胆汁等消化液的大量分泌，此时食物是刺激了头部的感受器，并主要是通过迷走传出神经刺激消化腺，故称为头期或头相（cephalic phase）分泌。食物进入胃腔后，刺激胃壁的机械和化学感受器，可通过肠神经系统和胃肠激素引起胃液、胰液和胆汁的大量分泌，称为胃期或胃相（gastric phase）分泌。食糜自胃排空到小肠，对肠壁的机械和化学刺激，也通过肠神经系统和胃肠激素引起胰液、胆汁和小肠液的大量分泌，并一定程度上抑制胃液的分泌，此为消化液的肠期或肠相（intestinal phase）分泌。

五、消化道的内分泌功能——肠道内分泌与胃肠激素

（一）肠道内分泌和胃肠激素的概念

胃肠道黏膜中分布着数十种内分泌细胞，其总量超过体内所有内分泌腺细胞的总和。因此，胃肠道不仅是消化器官，也是人体最大的内分泌器官。胃肠道的内分泌细胞和内分泌功能也被统称为肠道内分泌细胞（enteroendocrine cells）和肠道内分泌（enteroendocrine），其分泌的生物活性物质种类繁多，被统称为胃肠激素（gastrointestinal hormone）。胃肠激素主要是多肽以及胺类（五羟色胺和组胺）。它们既存在于胃肠道，也存在于中枢神经系统内，因而文献中把胃肠道和脑内都有分布的肽类生物活性物质称为脑－肠肽（brain-gut peptide），如胃泌素、生长抑素、胆囊收缩素和 P 物质等。

（二）胃肠激素的生理作用

肠道内分泌细胞种类繁多，各类细胞在消化道的分布各具特征。这些细胞能够感受消化道管壁微环境以及消化道内容物的理化刺激，释放的胃肠激素以内分泌、旁分泌、自分泌等形式对消化道及消化道以外的器官发挥调节作用。对消化器官的主要调节作用有以下几方面。

1. 调节消化道运动和消化液分泌 如胃泌素刺激胃液、胰液、胆汁和小肠液等分泌，又能促进食管－胃括约肌、胃平滑肌、小肠平滑肌、胆囊平滑肌收缩；而胃酸的分泌既受胃泌素、胆囊收缩素的兴奋作用的影响，又被胰泌素、抑胃肽等抑制。

2. 营养作用 胃肠激素具有促进胃肠道组织的代谢和生长作用，即营养作用（trophic action），如胃泌素能刺激胃泌酸腺区和十二指肠黏膜细胞生长。实验证实，给大鼠注射人工合成的五肽胃泌素后，动物的胃、十二指肠组织中的 RNA、DNA、蛋白质合成明显增加。临床研究也观察到，切除胃窦的患者出现血清胃泌素水平下降及胃黏膜萎缩；相反，胃泌素瘤患者的血清胃泌素水平很高，并多伴有胃黏膜增生肥厚。这些研究均表明胃泌素有促进胃黏膜生长的作用。同样，小肠黏膜 I 细胞释放的胆囊收缩素也具有促进胰腺外分泌组织生长的作用。

3. 调节其他激素释放 胃肠激素还能调节其他激素释放。如餐后小肠上皮的 L 细胞释放的胰高血糖素样肽（glucagon-like peptide，GLP-1/GLP-2），具有刺激胰岛素分泌的作用。胆囊收缩素（CCK）能促进胰岛素、胰多肽和肠抑胃肽（GIP）的释放；生长抑素能抑制胃泌素、胰泌素和胆囊收

缩素等的释放。

4. 免疫调节作用 一些胃肠激素可以内分泌和旁分泌的形式作用于胃肠道黏膜固有层的免疫细胞，调节肠道黏膜的免疫屏障功能。表 1-4-1 列举了三种重要胃肠激素的生理作用及刺激其释放的生理因素。

表 1-4-1 三种重要胃肠激素的生理作用

激素的名称	主要生理作用	引起释放的因素
胃泌素（促胃液素）	促进胃液（以胃酸和胃蛋白酶原为主）、胰液、胆汁分泌，加强胃肠运动和胆囊收缩，促进消化道黏膜生长	迷走神经兴奋、胃和小肠上部蛋白质的分解产物
胰泌素（促胰液素）	促进胰液（以分泌 H_2O 和 HCO_3^- 为主）、胆汁、小肠液分泌，胆囊收缩，抑制胃肠运动和胃液分泌	小肠上部盐酸、蛋白分解产物、脂肪酸
胆囊收缩素	促进胃液、胰液（以消化酶为主）、胆汁、小肠液分泌，加强胃肠运动和胆囊收缩，胰腺外分泌组织生长	小肠上部蛋白分解产物、脂酯钠、盐酸、脂肪

第二节 口腔内消化与吞咽

食物的消化自口腔内就已开始。人进食时，通过咀嚼将固体食物切割磨碎，使之与唾液混合形成食团，然后将食团吞咽入胃。与此同时，唾液中的消化酶还对食物中的淀粉进行化学性消化。

一、唾液的分泌与功能

人的唾液是由三对主要的唾液腺（腮腺、颌下腺和舌下腺）及口腔黏膜中许多小的唾液腺（称为颊腺）所分泌的混合液，每天唾液的分泌量多达 0.8 ~ 1.5 L。在显微结构上，唾液腺由腺泡和导管组成。腺泡的上皮细胞合成和分泌黏蛋白、淀粉酶和溶菌酶等，腺泡腔中的原始唾液因富含蛋白质而较黏稠，其经过导管向口腔排放的过程中，导管上皮细胞分泌的水和电解质使之稀释形成最终的唾液。

（一）唾液的性质和成分

唾液（saliva）是无色、无味和近中性（pH 6.0 ~ 7.0）的低渗液体；低渗的原因是唾液腺导管上皮细胞对 Na^+ 和 Cl^- 的重吸收。唾液中水分约占 99%，比重为 1.002 ~ 1.012。唾液中的有机物主要有黏蛋白、免疫球蛋白（IgA、IgG、IgM）、α- 唾液淀粉酶（salivary amylase）和溶菌酶等；无机物有 K^+、HCO_3^-、Na^+、Cl^-、Ca^{2+} 和磷酸根等。

（二）唾液的作用

1. 湿润和润滑作用 唾液使口腔保持湿润，利于说话；对食物团块具有润滑作用，利于咀嚼与吞咽。

2. 帮助引起味觉 唾液溶解食物，使得味觉刺激分子（如食盐、味精、糖等）能够作用于味蕾，从而引起味觉；唾液淀粉酶水解淀粉产生麦芽糖，后者刺激味蕾，也引起甘甜的感觉。唾液分泌异常可导致食物乏味的感觉。

3. 清洁和保护口腔 唾液可清除口腔中的细菌和食物颗粒，溶菌酶和免疫球蛋白具有杀菌和杀病毒作用，从而保持口腔卫生。如唾液分泌不足，口腔组织易受感染及发生龋齿。

4. 化学性消化作用 唾液中的 α- 唾液淀粉酶能水解食物中的碳水化合物特别是淀粉，产生寡糖和麦芽糖，在碳水化合物的化学性消化中起较大作用。

（三）唾液分泌的调节

平时唾液腺就不断分泌少量唾液，约为 0.5 ml/min，称为基础分泌。食物的色香味刺激，甚至只是想到美味，都可使唾液分泌增加，其机制如下（图 1-4-9）：唾液分泌主要受副交感和交感神经的调节。进食时，食物对口腔黏膜和味蕾刺激，可激活口腔的机械、味觉和温度觉感受器，信号经三叉神经、面神经、舌咽神经和迷走神经的传入纤维传入脑内，激活调节唾液腺分泌的基

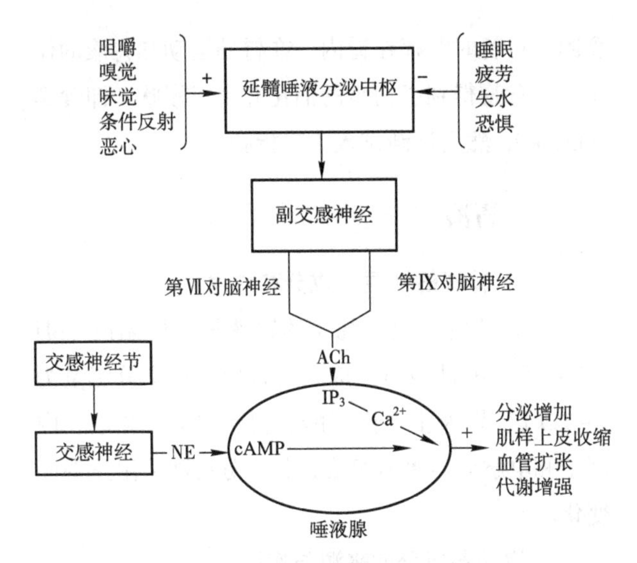

图 1-4-9　唾液分泌的神经调节

本中枢——位于延髓的涎核（包括上涎核和下涎核，superior and inferior salivary nuclei），涎核发出的信息主要通过舌咽神经和面神经中的副交感传出纤维抵达唾液腺，这些副交感纤维的末梢释放乙酰胆碱，乙酰胆碱作用于M受体，导致腺泡和导管细胞的代谢和分泌活动加强，肌性上皮细胞收缩，血管扩张，从而分泌大量稀薄的唾液（水分多，蛋白质含量较少）。因此，应用M受体阻断剂阿托品，可使唾液分泌显著减少，引起口渴感觉。唾液腺也接受来自颈上神经节的交感神经纤维的支配，其末梢释放去甲肾上腺素，作用于β受体，也能刺激唾液腺分泌，但分泌量少而稠密（水分较少而蛋白质含量较多）。因此，人在紧张焦虑时，由于交感神经传出活动相比于副交感神经传出活动占优势，唾液分泌量少而稠密，也会有口干的感觉。

进食时，食物的色香味和温度或机械刺激引起的唾液分泌，属于非条件性神经反射（unconditioned neural reflex），是进食刺激唾液分泌的主要机制。而在进食前，即使只是想起美味或听人谈起美味，唾液分泌也会增加，这属于条件性神经反射（conditioned neural reflex）。“望梅止渴”就是典型的条件性神经反射。

二、吞咽

吞咽（swallowing 或 deglutition）是把口腔内的食团经咽和食管送入胃的过程。吞咽的发动是随意运动，而吞咽的全过程则是由一系列高度协调的反射活动组成，统称吞咽反射（swallowing reflex）。吞咽的过程可分为以下三个时相（图 1-4-10）。

1. 口腔期　指食团从口腔进入咽的过程。主要是通过舌和口腔底部的运动把集中在硬腭与舌间的食团，从舌背推入咽部。这些运动是在大脑皮质控制下的随意运动，故又称为随意期。一旦吞咽开始后，整个吞咽动作就成为自动的、不能半途停止的过程。

2. 咽期　指食团从咽进入食管上端的过程，是食团刺激软腭和咽部触觉感受器引起的一系列

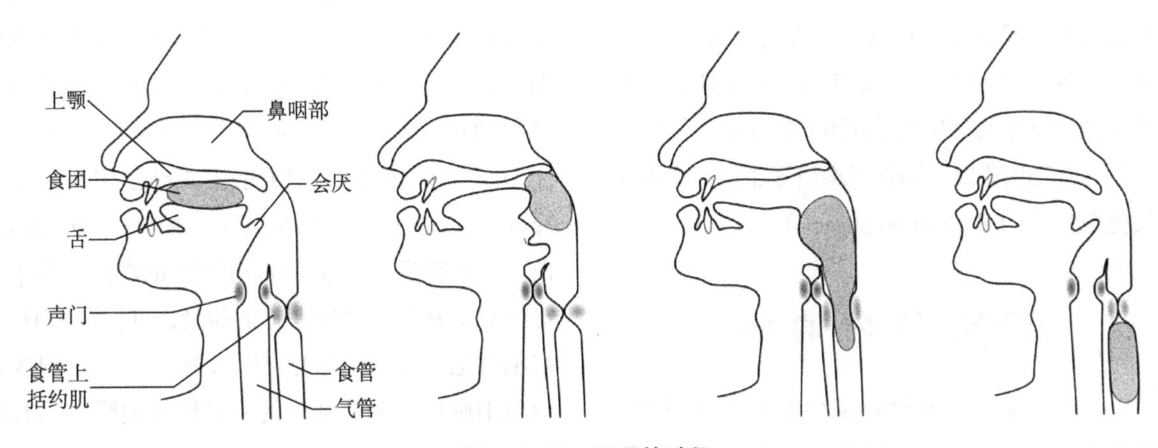

图 1-4-10　吞咽的过程

神经反射过程，包括：①软腭和腭垂上举，咽肌前凸，从而封闭鼻咽通路；②声带内收使声门关闭，喉头上移紧贴会厌，从而封闭咽与气管之间的通道；③食管上括约肌舒张，使食团从咽部进入食管。咽期全过程所用时间小于2 s。

3. 食管期　指食团从食管上端经贲门进入胃内的过程，持续约15 s。当食团经过食管上括约肌后，该括约肌随即收缩。食团对食管管壁的机械刺激，可激活食管壁肠神经系统的感觉神经元，经中间神经元的中继，使运动神经元兴奋，使食管产生由上而下的蠕动，将食团向食管下段推送。在食管下段2～5 cm的部位有一段长1～2 cm的高压区，其压力比胃内压高5～10 mmHg，此段食管的平滑肌平时保持着较高的张力，发挥着类似括约肌的作用，被称为食管下括约肌（lower esophageal sphincter，LES）。LES受迷走神经抑制性和兴奋性纤维双重支配。当食管壁感受食团刺激时，迷走神经的抑制性纤维发放冲动增多，其末梢释放血管活性肠肽（VIP）和一氧化氮（NO），引起LES舒张，食团得以通过并进入胃内；随后兴奋性纤维兴奋，其末梢释放乙酰胆碱，使LES收缩，防止胃内容物反流。

LES的张力也受一些体液因素调节。食物进入胃后能引起胃泌素、胃动素等的释放，两者都能增强LES收缩；而胰泌素、胆囊收缩素、前列腺素A_2、咖啡因、酒精等则使LES舒张。当LES张力异常降低或胃内压异常升高时，可发生胃内容物反流至食管中，导致反流性食管炎等。当食管下2/3部的肌间神经丛受损时，或当LES张力异常高而不能松弛，将导致食管推送食团入胃受阻，从而出现食管性吞咽困难以及胸骨下疼痛等症状，称为食管失弛缓症（achalasia of esophagus）。

第三节　胃内消化

胃（stomach）是消化管道中最膨大的部分，可容纳1～2 L食物，经口腔进入胃内的半固体状食团，可暂时贮存在胃内。在胃的运动和胃液的作用下，食物得到了初步的消化并变成糊状，即食糜（chyme），然后逐渐排入十二指肠。

一、胃液

（一）胃液的性质、成分和作用

1. 胃液的性质　纯净的胃液是一种无色、pH 0.9～1.5的酸性液体。成人每日胃液正常分泌量为1～2.5 L。胃液主要由胃酸、胃蛋白酶、黏液、内因子和电解质与水所组成，其成分可随分泌速率而变化。

2. 胃液各成分的来源与作用

（1）胃酸

1）来源　胃酸即盐酸，是由泌酸腺的壁细胞分泌的。胃酸的排出量（output of gastric acid）通常以单位时间内分泌盐酸的毫摩尔（mmol）数表示。正常人胃排空6 h后，在没有食物刺激的情况下，胃酸的平均排出量为0～5 mmol/h，称为胃酸的基础排出量。食物或某些药物（如组胺或胃泌酸）可使胃酸的排出量明显增加，最大排出量可达20～25 mmol/h（图1-4-11）。胃酸的排出量与壁细胞的数量和功能状态密切有关。

2）分泌机制　胃液中H^+浓度可高达150 mmol/L，约为血浆H^+浓度的300万倍；胃液中Cl^-浓度170 mmol/L，约为血浆Cl^-浓度（108 mmol/L）的1.7倍，提示胃液中的H^+和Cl^-是由泌酸腺的壁细胞逆浓度差主动分泌而来的。壁细胞分泌胃酸的主要机制如下（图1-4-12）：①壁细胞含有丰富的碳酸酐酶，能将细胞代谢活动所产生的或从血液中来的CO_2，与水结合生成碳酸，后者解离出H^+和HCO_3^-。②壁细胞顶膜具有能主动转运H^+的质子泵（proton pump）。质子泵是镶嵌于膜内的一种转运蛋白，具有转运H^+、K^+和水解ATP的功能。质子泵每降解1分子ATP所获得的能量，可把一个H^+从细胞内主动转运到腺腔，同时把一个K^+从腺腔转运到细胞内。③壁细胞的基底侧细胞膜上具有阴离子交换体（anion exchanger），可将HCO_3^-转运到

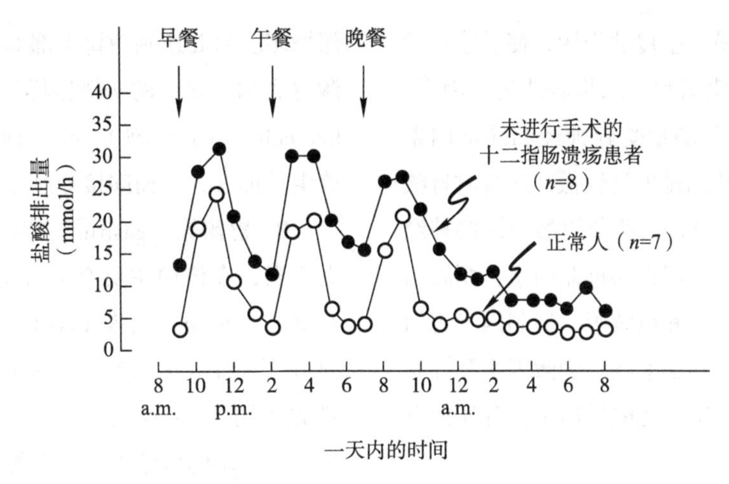

图 1-4-11 一天内排酸量的变化曲线

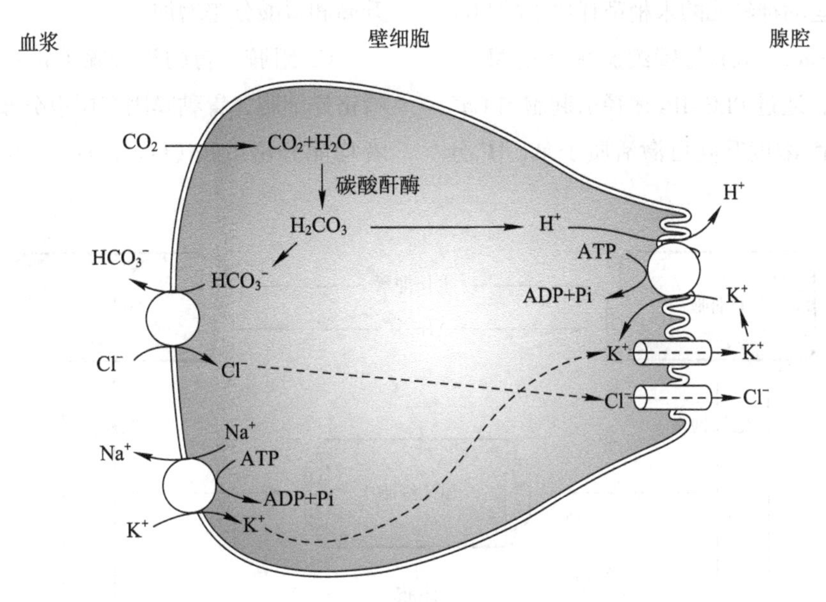

图 1-4-12 壁细胞分泌盐酸的机制

组织液中，同时将组织液中的 Cl^- 转运入细胞内。④在壁细胞顶膜，Cl^- 通过膜上特异的 Cl^- 通道进入腺腔，与 H^+ 结合形成 HCl。⑤壁细胞的基底侧膜上的 Na^+-K^+-ATP 酶可通过将组织液中的 2 个 K^+ 与细胞内 3 个 Na^+ 交换的方式，把组织液中的 K^+ 转运到胞内；K^+ 经顶膜上的 K^+ 通道进入腺腔，为质子泵的运转提供所需的 K^+。同时，钠钾泵的活动使得壁细胞内的电位较负，有利于 Cl^- 通过顶膜上的通道进入腺腔。

3）作用　①促消化作用。胃酸把无活性的胃蛋白酶原激活为有活性的胃蛋白酶，并为胃蛋白酶提供水解蛋白质所需要的酸性环境。同时，胃酸使蛋白质变性从而利于其被胃蛋白酶水解。此外，胃酸进入小肠后，刺激小肠上皮中的内分泌细胞，引起胰泌素、胆囊收缩素等激素的释放，促进胰液、胆汁和小肠液的分泌。因此，胃酸具有显著的促消化作用。②防御作用。胃酸能杀死大部分随食物进入胃的细菌。③有利于小肠对铁和钙的吸收。胃酸能使三价铁（Fe^{3+}）还原成二价铁（Fe^{2+}），从而有利于小肠上皮通过二价金属转运体吸收铁。

4）影响胃酸分泌的生理因素　胃酸能促进营养物质的消化吸收并具有杀菌作用，但是胃酸分泌过多也会对消化道黏膜产生侵蚀作用，使黏膜层受损，严重时会诱发胃溃疡和十二指肠溃疡。因而，在正常情况下，胃酸分泌量受到神经和体液因素的精确调控，表现在基础排出量较低，进食时胃酸分泌显著增加（图 1-4-11）。调节胃酸分泌的神经和体液因素可区分为刺激因素和抑制因素，刺激因素包括迷走神经、胃泌素和组胺等，抑制因素包括生长抑素、前列腺素和胰泌素等。刺激因素和抑制因素综合作用的结果决定了胃酸排出量。分述如下（图 1-4-13）。

A. 迷走神经和乙酰胆碱　迷走神经以及胃壁肠神经系统部分运动神经元的末梢都释放乙酰胆碱（acetylcholine，ACh）。ACh 与壁细胞膜上的 M_3 型毒蕈碱受体结合，通过 PLC-IP_3 途径引起胞内 Ca^{2+} 释放，细胞内 Ca^{2+} 浓度升高可激活质子泵，H^+ 分泌增多。ACh 还刺激胃窦部 G 细胞释放胃泌素，刺激胃底和胃窦部的肠嗜铬样细胞（enterochromaffin-like cell，ECL 细胞）分泌组胺，并抑制 D 细胞释放生长抑素，从而间接地刺激胃酸分泌。

B. 胃泌素（gastrin）　也称促胃液素，属于肽类激素，在体内主要有大胃泌素（G-34，含 34 个氨基酸）和小胃泌素（G-17，含 17 个氨基酸）两种分子形式。G-17 的含量较多，且刺激胃酸分泌的作用比 G-34 大 5～6 倍。胃窦腺体富含 G 细胞，其分泌的胃泌素可与壁细胞膜上的胆囊收缩素（CCK）2 型受体（CCK-2）结合，引起胞内钙浓度升高和胃酸分泌增加。

C. 组胺　胃的泌酸腺（oxyntic gland）富含肠嗜铬样细胞，胃黏膜固有层也分布有肥大细胞，两者均能分泌组胺（histamine）。组胺与壁细胞上的

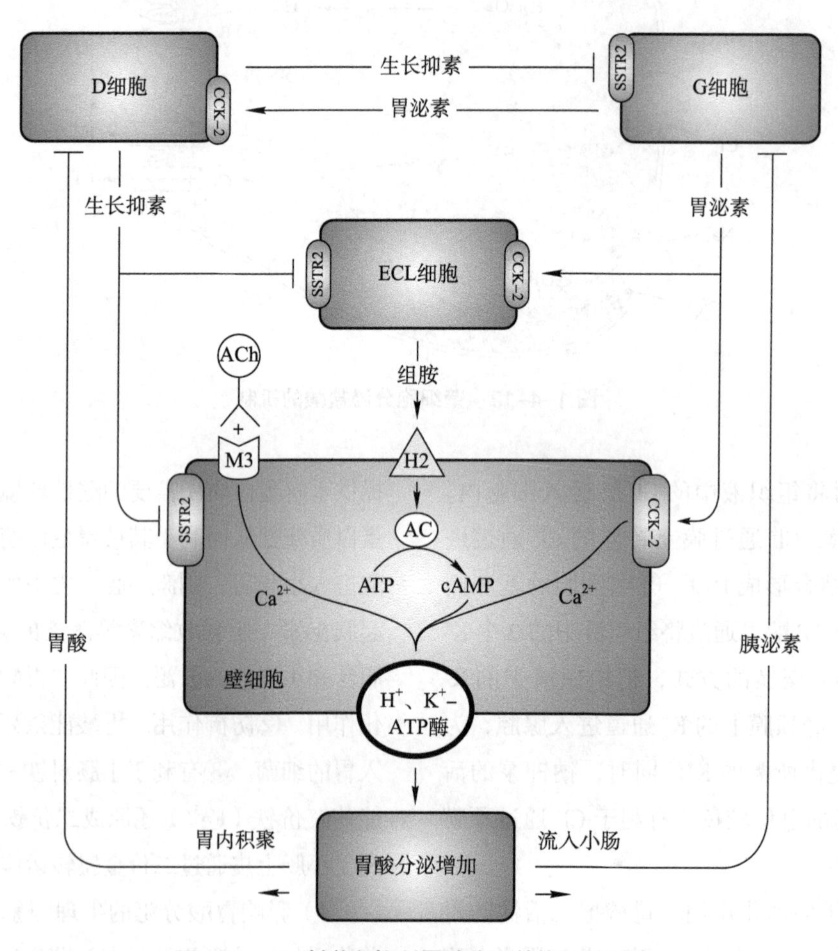

图 1-4-13　刺激和抑制胃酸分泌的生理性因素

2型组胺受体（H_2）结合，主要通过腺苷酸环化酶–cAMP途径增强质子泵的活动，从而促进胃酸分泌。

D. 生长抑素　胃窦、胃底及小肠黏膜内的D细胞释放生长抑素（somatostatin，SS），SS可直接作用于壁细胞，抑制其泌酸，也通过作用于G细胞和ECL细胞，减少胃泌素和组胺分泌，从而间接地抑制胃酸分泌。

E. 前列腺素　胃黏膜和肌层的细胞富含环氧化酶（cyclooxygenase，COX），能够产生前列腺素，前列腺素作用于壁细胞上的受体，抑制胃酸分泌。前列腺素还能促进黏液细胞分泌黏液和碳酸氢盐，在维持胃黏膜的黏液–碳酸氢盐屏障中起重要作用。因此，长期使用非甾体抗炎药（nonsteroidal anti-inflammatory drug，NSAID）阿司匹林时，需防止因胃组织前列腺素减少、胃酸过度分泌和胃黏液–碳酸氢盐屏障减弱而导致胃黏膜损伤。

F. 胰泌素　进入小肠的胃酸可刺激小肠上部的S细胞释放胰泌素，其主要的生理作用是促进胰液分泌，也能明显抑制胃泌素和胃酸分泌。

（2）胃蛋白酶原（pepsinogen）　主要由泌酸腺的主细胞合成和分泌。胃蛋白酶原本身不能水解蛋白。在胃腔内，胃蛋白酶原在胃酸作用下被水解掉一小分子肽，成为有活性的胃蛋白酶（pepsin），胃蛋白酶又进一步促进胃蛋白酶原的激活（自我激活）。如此，既可以防止胃蛋白酶对胃组织本身的消化作用，又能使得胃蛋白酶原在胃液中迅速激活，将食物蛋白消化水解为脲、胨、小分子多肽及氨基酸。胃蛋白酶的最适pH为2.0～3.5，当pH升高时，胃蛋白酶的活性便随着降低，当pH＞5时，胃蛋白酶便发生不可逆性的变性而完全失活。调节胃蛋白酶原分泌的生理因素与影响胃液分泌的生理因素相似。

（3）黏液和碳酸氢盐　黏液主要由胃黏膜表面的上皮细胞以及腺体的黏液颈细胞分泌。黏液的主要成分是黏蛋白（mucin），属于糖蛋白，具有很强的亲水性和较高的黏滞性，在胃黏膜表面形成一层厚约500 μm的凝胶层，也称为不流动水层（unstirred water layer）。HCO_3^-主要由胃黏膜的非泌酸细胞分泌，仅少量是从组织细胞间隙渗入胃内的，胃HCO_3^-的分泌速率约为H^+分泌的5%。黏液和HCO_3^-共同构成黏液–碳酸氢盐屏障（mucus-bicarbonate barrier），对胃黏膜起重要的保护作用：①黏液凝胶层具有润滑作用，可防止粗糙食物对胃黏膜的机械损伤；②胃液中的H^+通过黏液层向胃黏膜上皮细胞扩散时，不断地被从黏液底层向表面扩散的HCO_3^-中和，从而在黏液层形成了一个pH梯度。靠近胃腔面一侧的黏液呈酸性（pH约为2.0），邻近上皮细胞一侧的黏液则呈中性或稍偏碱性（pH约为7.0）。这种pH梯度不仅避免了H^+对胃黏膜的直接侵犯作用，也使胃蛋白酶原在上皮细胞侧不能被激活，有效地防止胃蛋白酶对胃黏膜的消化作用。

（4）内因子（intrinsic factor）　由壁细胞分泌，是一种相对分子量为50 000～60 000的糖蛋白，其分泌量与胃酸排出量成正比。内因子有两个活性部位，一是与胃内的维生素B_{12}结合，保护维生素B_{12}免受肠内水解酶破坏，二是能与回肠上皮细胞上的受体结合，促进维生素B_{12}的吸收。维生素B_{12}是造血过程中红细胞成熟所必需的辅酶。当体内缺乏内因子时，会出现维生素B_{12}缺乏症，引起巨幼红细胞性贫血。

（二）胃液分泌的调节

在空腹时，胃的运动较弱，胃液分泌很少；在进食时和进食后，胃的运动增强，胃液分泌增多。因此，食物是引起胃液分泌的主要刺激。前苏联著名生理学家巴甫洛夫用狗做假饲（sham feeding）实验，研究食物引起胃液分泌的机制，提出可根据感受食物刺激的部位，将胃液分泌分为头期、胃期和肠期（图1–4–14）。各期的机制分述如下：

1. 头期（cephalic phase）　食物刺激头部感受器（眼、耳、鼻、口腔、咽和食管等）引起的胃液分泌。头期的胃液分泌包括条件反射和非条件反射性分泌。仅仅是想起美食，或者听人谈起美

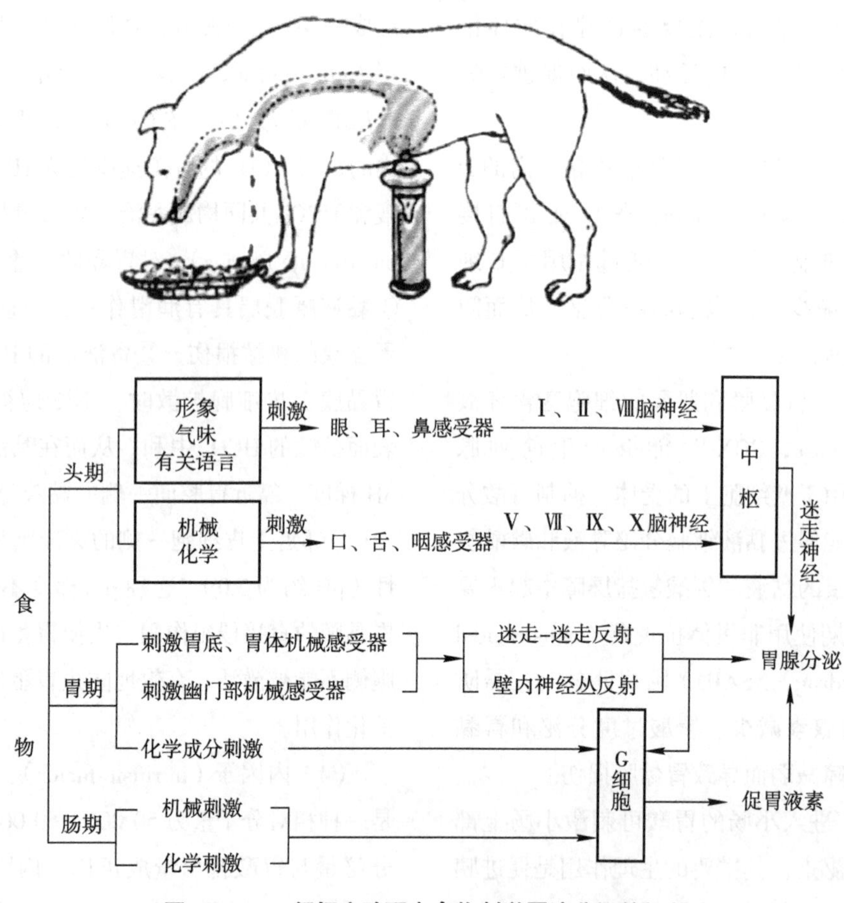

图 1-4-14　假饲实验研究食物刺激胃液分泌的机制

食，以及与食物有关的其他信号，都足以刺激胃液分泌，这是条件反射性分泌。食物的色、香、味及对口咽部的机械刺激所引起的胃液分泌是非条件反射性分泌。头期分泌主要受迷走神经调控，迷走神经末梢释放乙酰胆碱作用于胃黏膜壁细胞、主细胞等直接引起胃液分泌，也通过刺激G细胞和ECL细胞分泌胃泌素和组胺，从而间接地刺激胃腺分泌。

头期胃液分泌的特点是持续时间长、量多（约占总分泌量的30%）、酸度和胃蛋白酶原含量高。

2. 胃期（gastric phase）　食物进入胃后对胃壁的机械和化学刺激，可通过迷走传入－迷走传出介导的长反射和壁内神经丛介导的短反射，直接或通过胃泌素间接地引起胃液分泌；食物在胃内消化的产物尤其是蛋白质的消化产物肽和氨基酸等，也可直接刺激G细胞分泌胃泌素，进而刺激胃液分泌。此外，咖啡、茶、高浓度乙醇等也有很强的刺激胃酸分泌作用。

胃期胃液分泌的特点是量多（约占总分泌量的60%）、酸度和胃蛋白酶原含量高、消化作用强。

3. 肠期（intestinal phase）　酸性食糜进入小肠上段后，刺激肠道上皮中的内分泌细胞释放胰泌素等，一方面刺激胰液和胆汁的分泌，促进营养成分在小肠内的消化与吸收；另一方面也使胃液分泌减少。因而，在胃液分泌的三个时相中，头期和胃期的分泌是主要的，而肠期的分泌则是次要的。

二、胃的运动

空腹时，胃平滑肌保持着一定的张力，维持胃的形状和位置；进食时胃先发生舒张，接纳食物，然后以蠕动和逆蠕动的方式对胃内食物进行机械消化，使食物的性状从半固体的食团变成半流体的食糜，再将食糜逐渐有序地排入十二指肠。

（一）胃的主要运动形式

1. 紧张性收缩　胃壁平滑肌经常处于一定程度的持续收缩状态称为紧张性收缩（tonic contraction），其对维持胃的位置与形态及促进化学性消化具有重要的生理作用。在胃充盈后，紧张性收缩加强，使胃内压上升，一方面促使胃液渗入食物内部，有利于化学性消化；另一方面由于胃内压增加，使胃与十二指肠之间的压力差增大，可协助食糜向十二指肠方向推送。如胃的紧张性收缩降低，则会引起胃下垂或胃扩张，导致消化功能障碍。

2. 容受性舒张　进食时，食物刺激咽、食管等部位的感受器，使食管下括约肌和近端胃舒张，胃容量比空腹时（50～100 mL）增大 15～30 倍（约 1.5 L），以利于胃接受和容纳食物而保持胃内压相对稳定，称为容受性舒张（receptive relaxation）。胃容受性舒张是通过迷走－迷走反射（迷走神经中的抑制性纤维末梢释放的某些肽类物质）实现的（图 1-4-15），切断双侧迷走神经，容受性舒张不再出现。

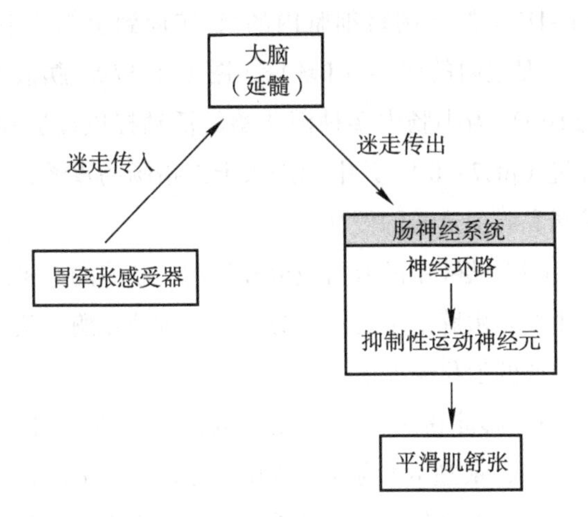

图 1-4-15　胃容受性舒张的反射通路

3. 蠕动　食物进入胃后约 5 min 引起胃的蠕动（peristalsis）。蠕动从胃底部或胃中部开始，频率约为 3 次 /min。蠕动波初起时较小，随着向幽门方向的传播，其波幅和传播速度逐渐增加，在近幽门处增加最为显著，可导致幽门开放，一次将 1～2 mL 的食糜排入十二指肠，这种作用也被称为“幽门泵”。近幽门处平滑肌的高幅收缩也可将部分食糜反向推回到近侧胃窦或胃体（图 1-4-16）。这有利于食糜与胃液充分混合，并进一步研磨食物。因此，胃蠕动的主要作用是磨碎固体食物，促进食物与胃液混合，将食糜从胃体向幽门部推进并逐渐排入十二指肠。

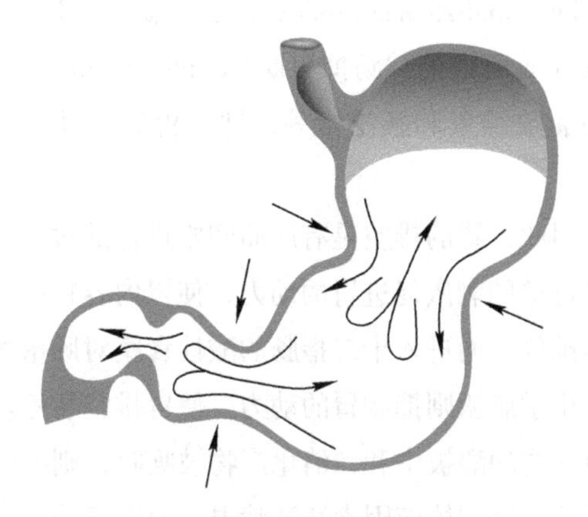

图 1-4-16　胃蠕动示意图

（二）胃的排空及其控制

1. 胃排空　食糜由胃排入十二指肠的过程称为胃排空（gastric emptying）。食物入胃后约 5 min，一般即有少量食糜从胃排入十二指肠。胃的紧张性收缩及蠕动所造成的胃内与十二指肠内的压力差是胃排空的动力。正常的胃排空是逐渐有序的过程，排空的速度与食物的性状和成分有关。稀薄的流体食物比黏稠的或固体食物排空快，颗粒小的食物比颗粒大的食物排空快，等渗溶液比非等渗溶液排空快。含糖高的食物排空速度最快，蛋白质其次，脂肪最慢，混合食物完全排空需 4～6 h。胃排空过快可导致餐后腹泻、心悸等所谓“倾倒综合征”的症状，胃排空过缓则可引起饱胀不适，甚至疼痛和恶心、呕吐等胃淤滞的症状。

2. 影响胃排空的因素

（1）胃内促进排空的因素　食物对胃壁的扩张刺激，可激活胃壁肠神经系统的感觉神经元，通过壁内肠神经短反射和迷走－迷走神经长反射（vagovagal reflex）促进胃的运动。另外，食物的扩张刺激和某些化学成分，特别是蛋白质的消化产物，能引起胃窦部分泌胃泌素，促进胃酸分泌和胃的运动，特别是增强“幽门泵”的活动及幽门括约肌舒张，促进胃的排空。

（2）十二指肠内抑制胃排空的因素　酸性食糜进入十二指肠，对肠感受器的机械和化学刺激，可经神经途径反射性地抑制胃的运动，称为肠－胃反射（intestinal-stomach reflex），也可通过刺激上段小肠释放所谓的“肠抑胃肽”（enterogastrone），包括胆囊收缩素和胰泌素等，抑制胃的运动和胃的排空。

因此，胃的排空是有序而间断进行的过程。食物对胃壁的刺激促进胃的动力，使胃内容物向十二指肠排放，而进入十二指肠的酸性食糜对肠壁的机械和化学刺激则抑制胃的动力，使胃排空暂停。当肠内容物的酸被中和，消化产物被吸收，则抑制胃运动的神经和体液因素渐渐消退，使胃运动逐渐增加，又开始胃排空。如此反复，从而使胃排空与小肠内消化和吸收的速度相适应。

第四节　小肠的消化功能

小肠（small intestine）是食物消化和吸收的最重要场所。食糜一般在小肠内停留 3～8 h，小肠平滑肌的舒张活动，即小肠运动使得食糜与胰液、胆汁、小肠液等多种具有强大消化能力的消化液充分混合，营养成分被分解，又被存在于微绒毛表面的多种消化酶（刷状缘酶）最终消化，继而消化终产物被吸收。

一、小肠内的消化液

小肠内有多种消化液，分别来自胰腺外分泌部、肝胆和小肠的黏膜和黏膜下腺体。

（一）胰液

胰腺（pancreas）具有内分泌和外分泌双重功能。腺泡和导管组成胰腺的外分泌部分，其分泌物胰液经胰腺导管排入十二指肠，胰液具有很强的消化脂肪、蛋白质、碳水化合物等营养物质的作用。胰腺的内分泌部分为胰岛，分泌胰岛素、胰高血糖素和生长抑素等，主要参与代谢调节。

1. 胰液的性质、成分和作用　胰液是无色的碱性液体，pH 为 7.8～8.4，渗透压与血浆相等。成人每日的胰液分泌量为 1～2 L。胰液的无机成分主要为水和电解质，主要由小管上皮分泌，约占 99%；有机成分主要是腺泡细胞分泌的多种消化酶，约占 1%。

（1）胰液的无机成分和作用　胰液的无机成分中，水约占 97.6%，其余为 HCO_3^- 和 Na^+、K^+、Cl^- 等离子。胰腺小管的上皮细胞富含碳酸酐酶，催化 CO_2 和水结合生成碳酸，碳酸再解离为 HCO_3^- 和 H^+。HCO_3^- 经小管上皮细胞顶端膜上的阴离子交换体进入管腔，同时管腔中的 Cl^- 被交换到上皮细胞内。上皮细胞顶端膜上的氯离子通道（CFTR）则允许氯离子从上皮细胞进入小管腔，从而维持阴离子交换体的运转。小管上皮细胞基底侧膜上的 Na^+–K^+ 泵建立了小管上皮细胞较负的膜电位，为 Cl^- 经 CFTR 进入管腔提供驱动力。基底侧膜的 Na^+–H^+ 交换体则将细胞内的 H^+ 转运到组织液中，维持细胞内的中性 pH 环境（图 1–4–17）。胰液中的 HCO_3^- 为小肠内多种消化酶的活动提供最适 pH 环境（pH7～8），并中和进入十二指肠的胃酸，保护肠黏膜免遭酸的侵蚀。

（2）胰液中的有机成分和作用　胰液的有机成分主要是由腺泡上皮细胞分泌的多种消化酶。胰液中主要的消化酶如下。

1）胰淀粉酶（pancreatic amylase）　是一种 α–淀粉酶，最适 pH 为 6.7～7.0，能水解淀粉、糖原和大部分碳水化合物（纤维素除外）成为双糖和少量的三糖（糊精、麦芽糖、麦芽寡糖）。胰淀粉酶与淀粉接触 10 min，即可把淀粉完全水解，效率很高。

2）胰脂肪酶（pancreatic lipase）　最适 pH 为 7.5～8.5，在辅酯酶（colipase）存在的条件下，分解中性脂肪（甘油三酯）为脂肪酸和甘油一酯。辅

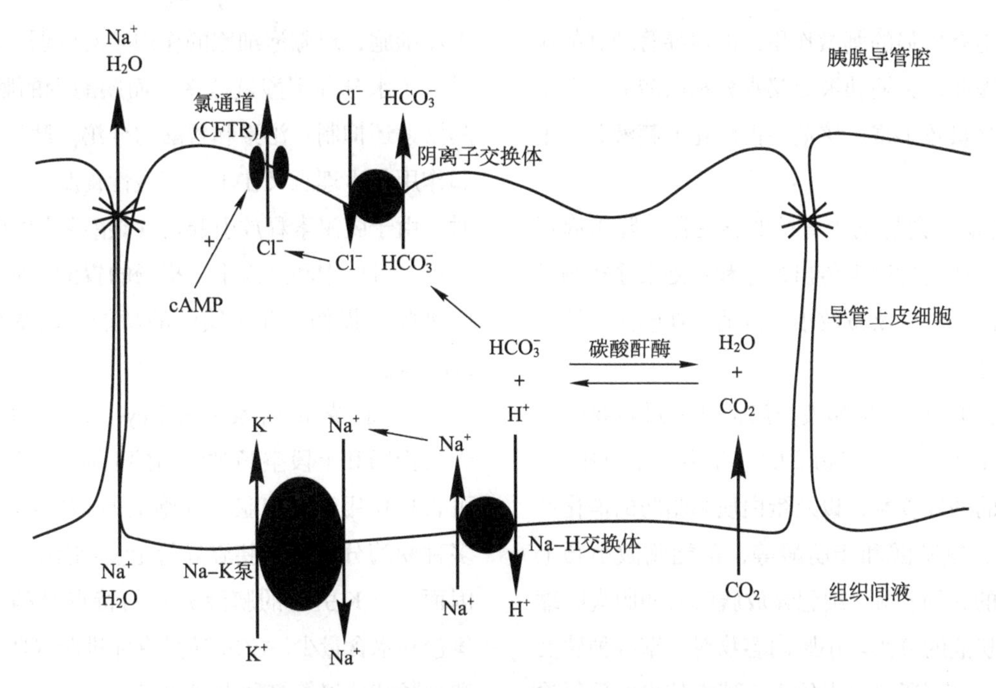

图 1-4-17　胰腺小管上皮细胞分泌 HCO_3^- 的机制

酯酶也是由胰腺分泌的，是脂肪酶的辅因子，对胆盐微胶粒有较强的亲和力，它与胰脂肪酶在甘油三酯的表面形成一种高亲和力的复合物，紧紧地黏附在脂肪颗粒的表面，避免胆盐把胰脂肪酶从脂肪表面置换下来。胰腺还分泌胆固醇酯酶（cholesterol esterase）和磷脂酶 A2（phospholipase A_2），分别分解胆固醇酯和磷脂。

3）蛋白质水解酶　胰液中蛋白质水解酶主要是胰蛋白酶（trypsin）、糜蛋白酶（chymotrypsin）、羧基肽酶（carboxypolypeptidase）和弹性蛋白酶（proelastase），其中胰蛋白酶的含量最多。胰蛋白酶和糜蛋白酶均以无活性的酶原形式存在于胰液中，从而避免了胰液对胰腺组织本身的消化作用。胰液进入肠腔后，蛋白酶原被激活，使食物中的蛋白质分解为多种大小不等的多肽，羧基肽酶可将一些多肽分解为氨基酸。

胰液中还含有核糖核酸酶和脱核糖核酸酶，也是以无活性的酶原形式分泌出来，在肠腔中被胰蛋白酶所激活。核糖核酸酶和脱氧核糖核酸酶可水解核蛋白为单核苷酸。

（3）胰蛋白酶的激活　正常情况下，胰液中的蛋白水解酶之所以不消化胰腺本身，除了因为它们是以酶原的形式分泌外，还因为在分泌胰蛋白酶的同时，腺泡细胞还分泌一种称为胰蛋白酶抑制物（trypsin inhibitor）的多肽，可抑制胰蛋白酶原被激活。在小肠内，小肠液中的肠激酶（enterokinase）可以激活胰蛋白酶原为有活性的胰蛋白酶，而胰蛋白酶也能正反馈地激活胰蛋白酶原，以及激活糜蛋白酶原为有活性的糜蛋白酶。

综上所述，胰液含有消化蛋白质、脂肪和碳水化合物的水解酶。在所有消化液中，胰液的消化力最强，消化功能最全面。如果其他消化腺功能正常，只要胰液分泌障碍，就会影响蛋白质与脂肪的消化和吸收，以及脂溶性维生素 A、D、E 和 K 的吸收，但一般不显著影响糖的消化和吸收。

2. 胰液分泌的调节

（1）胰液分泌的特点　在非消化期，胰液分泌很少，进食则引起大量分泌。食物引起的胰液分泌也分为头期、胃期和肠期。

1）头期　食物对头部感受器的刺激，可以条件反射或非条件反射的方式，经迷走传出神经刺激胰液分泌。迷失神经传出神经末梢释放 ACh，对胰腺腺泡细胞有较强的刺激作用，但对导管细胞的作用较弱。因此，头期胰液分泌水分和碳酸氢盐含量少，而酶含量较丰富。该期约占消化期胰液分泌量的 25%。

2）胃期　食物刺激胃壁的感受器，除引起胃液分泌外，还通过迷走传出神经和胃泌素途径刺激胰液的分泌，但分泌量较小，占消化期胰液分泌量的 10% 左右。

3）肠期　该期是胰液分泌活动中最重要的环节，分泌量大，在营养物质的消化中起主要作用。排入小肠的酸性食糜，以及蛋白质和脂肪的消化产物如多肽、氨基酸和脂肪酸等，都能刺激小肠上段上皮中的 S 细胞和 I 细胞释放胰泌素和胆囊收缩素，引起胰液的分泌。小肠内容物对管壁各种感受器的刺激，也可通过迷走传入 – 迷走传出的反射途径调节胰液分泌。

（2）调节胰液分泌的神经和体液因素　多种神经和体液因素参与调节胰液的分泌。胰泌素、胆囊收缩素和迷走传出神经是能够刺激胰液分泌的主要生理因素（图 1–4–18），而生长抑素和交感传出神经则抑制胰液分泌。

1）胰泌素（secretin）　当酸性食糜从胃排入十二指肠时，即可引起十二指肠和空肠黏膜内的 S 细胞释放胰泌素。胰泌素主要作用于胰腺小导管的上皮细胞，对腺泡细胞的作用相对较弱，从而引起量大（水分和碳酸氢盐多）而胰酶少的胰液分泌。胰泌素还抑制胃泌素和胃酸的分泌。胰泌素的分泌和作用的生理意义在于，当酸性食糜进入十二指肠时，由于胰泌素释放引起富含碳酸氢钠的胰液大量分泌，可以中和进入十二指肠的胃酸，防止胃酸对肠黏膜的损伤，并为胰酶的功能活动提供最适的 pH 环境。

2）胆囊收缩素（cholecystokinin，CCK）　由十二指肠和上段空肠黏膜内的 I 细胞所释放。CCK 可直接作用于胰腺腺泡细胞上的 CCK–A 受体引起多种胰酶分泌，对胰腺导管上皮细胞的作用较弱。因而，CCK 引起的胰液分泌的特点是酶多而碳酸氢盐和水含量少。CCK 还具有促进胆囊收缩、胆汁和小肠液分泌等多种生理功能。

3）自主神经　迷走神经末梢释放的 ACh 通过激活 M 受体刺激腺泡细胞分泌胰酶，在胰液的头期分泌中起主要作用。交感神经的作用相反，对胰液分泌起抑制作用。

4）生长抑素（somatostatin）　消化道各个部位的黏膜上皮都弥散分布有分泌生长抑素的 D 细胞，胰腺的胰岛也有较多的 D 细胞。生长抑素对胰酶分泌有显著的抑制作用。由于胰腺炎与胰酶对胰腺组织的自身消化作用有关，临床上有尝试使用生长

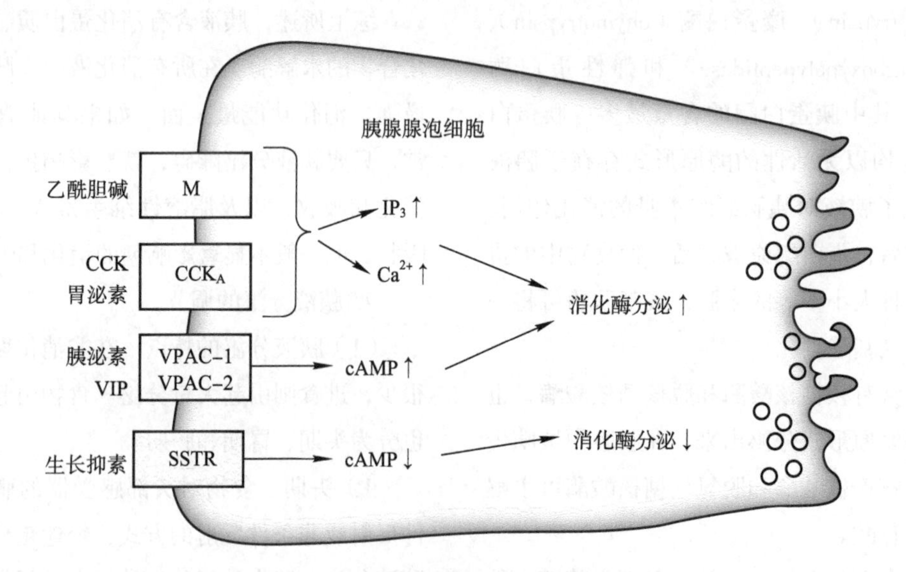

图 1–4–18　刺激胰液分泌的生理性因素

抑素类药物（如奥曲肽）抑制胰酶合成和分泌，以期达到治疗目的。

（二）胆汁

胆汁（bile）由肝细胞连续分泌。在非消化期，胆汁生成后，小部分可经胆总管流入十二指肠，大部分在胆囊内浓缩（5～20倍）和贮存；在消化期，肝细胞生成和分泌胆汁加快，同时胆囊收缩，奥狄（Oddi）括约肌舒张，大量胆汁排入十二指肠，参与小肠内的消化过程。

1. 胆汁的性质和成分　胆汁味苦、有色。刚从肝细胞分泌出来的胆汁称为肝胆汁，呈金黄色或橘棕色，pH为7.2～7.7。在胆囊内贮存过的胆汁称胆囊胆汁，因水分和HCO_3^-等成分吸收而被浓缩，故颜色变深，pH约为6.8，呈弱酸性。成人每日的胆汁分泌量600～1 200 mL。

胆汁的成分较复杂，除水、Na^+、K^+、Ca^{2+}、Cl^-、HCO_3^-和少量的重金属离子如Cu^{2+}、Zn^{2+}、Mn^{2+}等无机成分外，还有胆盐（胆汁酸的钠盐或钾盐）、胆色素、胆固醇和卵磷脂等有机成分。胆汁中无消化酶，但胆盐对于脂肪的消化和吸收非常重要。

2. 胆汁的作用

（1）乳化脂肪，促进脂肪的消化和吸收　胆盐是双极性分子，一极亲水，另一极疏水（亲脂）。在含有脂滴的水溶液中，胆盐如同除垢剂（乳化剂），能降低脂肪的表面张力，使大的脂滴变为小的脂滴，从而增加脂肪与脂酶的接触面积，促进脂肪的分解与消化，这种作用被称为胆盐的乳化功能（emulsification）。

（2）形成微胶粒，促进脂肪代谢产物和脂溶性微量营养物质的吸收　在肠腔内，胆盐达到一定浓度时会聚集形成微胶粒（micelles），胆盐分子的疏水端朝内，亲水端向外。如此，可将脂肪酸、胆固醇、甘油一酯及其他脂类包裹在微胶粒内部，形成一种混合微胶粒（mixed micelles）。肠道黏膜表面存在有一层厚200～500 μm的不流动水层（unstirred water layer），阻碍脂溶性营养物质与上皮细胞的接触。因混合微胶粒外面是胆盐的亲水基团，故容易穿过不流动水层。因此，胆盐可帮助脂溶性营养物质，包括脂肪代谢产物和脂溶性维生素，被小肠黏膜吸收。胆盐分泌不足可导致脂肪消化和吸收障碍。

（3）利胆作用　排入小肠的胆盐，约94%被小肠黏膜重吸收，通过门静脉又回流到肝，再在肝细胞内生成胆汁分泌入小肠。胆汁的这种再循环过程称为胆盐的肠－肝循环（enterohepatic circulation）。通过这种方式，从肠道吸收的胆盐具有刺激肝胆汁分泌、降低胆囊内胆固醇的浓度、防止胆固醇沉积和胆结石形成的作用，故临床上常用胆盐来治疗胆结石。

（4）其他作用　胆汁中的HCO_3^-在十二指肠内可中和部分胃酸，为多种消化酶发挥作用提供弱碱性环境。

3. 胆汁分泌和排出的调节　胆汁分泌和排出受神经因素和体液因素的双重调节，体液因素（胃肠激素）起主要作用。在非消化期，肝胆汁大部分流入胆囊内贮存。在消化期，当酸性食糜从胃排入十二指肠时，刺激小肠黏膜中的I细胞和S细胞分泌CCK和胰泌素，促进肝胆汁分泌和胆囊的强烈收缩，同时降低Oddi括约肌的紧张性，促使大量胆汁排入十二指肠。

（三）小肠液

小肠液是由小肠腺，包括位于十二指肠黏膜下层的勃氏腺（Brunner glands，又称十二指肠腺）和分布于全部小肠黏膜层的李氏腺（crypts of Lieberkühn）分泌的。

1. 小肠液的性质和成分　小肠液呈弱碱性，pH约为7.6，渗透压与血浆相近。成人每天分泌量为1～3 L，是消化液中分泌量最多的一种。

除大量水分外，小肠液中的无机成分有Na^+、K^+、Ca^{2+}、Cl^-等。有机成分有黏蛋白、IgA（由肠上皮细胞分泌）、肠激酶、溶菌酶（由肠腺内的Paneth细胞分泌）、脱落的肠上皮细胞及白细胞等。

2. 小肠液的作用

（1）保护和防御作用　十二指肠分泌的碱性黏液有润滑作用，并可保护十二指肠黏膜免受胃酸侵蚀。溶菌酶和免疫球蛋白（IgA、IgM）可防御病原菌和有害抗原物质对机体的损害。

（2）消化作用　小肠液中的肠激酶可激活胰蛋白酶原为具有活性的胰蛋白酶，促进蛋白质的消化。在肠上皮细胞的刷状缘和细胞内还存在多种消化酶，称为刷状缘酶（brush board enzymes），包括分解小肽为氨基酸的肽酶，以及分解双糖为单糖的蔗糖酶、麦芽糖酶、异麦芽糖酶和乳糖酶等。它们的作用是在微绒毛表面对营养成分作进一步消化分解。

（3）稀释作用　覆盖在肠绒毛上大量的小肠液，可稀释肠内消化产物，使其渗透压降低，有利于消化产物的消化和吸收。

3. 小肠液分泌的调节　肠神经丛是调节消化期小肠液分泌的主要因素。当十二指肠和小肠腺受到食糜的机械或化学性刺激时，主要通过肠神经系统介导的反射活动增强小肠液的分泌。迷走神经传出活动可增加小肠液分泌，而交感神经传出活动则抑制小肠液分泌。

二、小肠的运动

小肠运动是依靠较薄的外层纵行肌和较厚的内层环行肌的舒缩来完成的。

（一）小肠主要的运动形式与作用

1. 消化期小肠的运动形式与作用

（1）紧张性收缩　平滑肌的紧张性收缩是小肠能保持其基本形状和压力并进行其他各种形式运动的基础。小肠平滑肌的紧张性收缩活动在空腹时存在，进食后紧张性收缩增强，有利于小肠内容物的混合和运送。相反，小肠平滑肌的紧张性收缩减弱时，肠腔易于扩张，肠内容物的混合和运送减慢。

（2）分节运动（segmentation）　是消化期（餐后）小肠所特有的一种运动形式。当有食糜从胃排入小肠时，食糜所在肠管的环行肌以一定的间隔在许多点同时收缩或舒张，把食糜和肠管分成许多节段。数秒钟后，收缩处与舒张处交替，原收缩处舒张，而原舒张处收缩，使原来的节段又分为两半，邻近的两半又混合成一新的节段。如此反复（图 1-4-19）。分节运动是肠神经系统协调的运动形式，其作用是：①使消化液与食糜充分混合，有利于消化酶对食物进行消化；②使食糜与小肠壁紧密接触，通过挤压肠壁促进血液和淋巴液回流，促进消化分解产物的吸收；③小肠上段的分节运动频率较高，下段的频率较低，呈现频率梯度，可在一定程度上促进食糜向小肠远段推进。

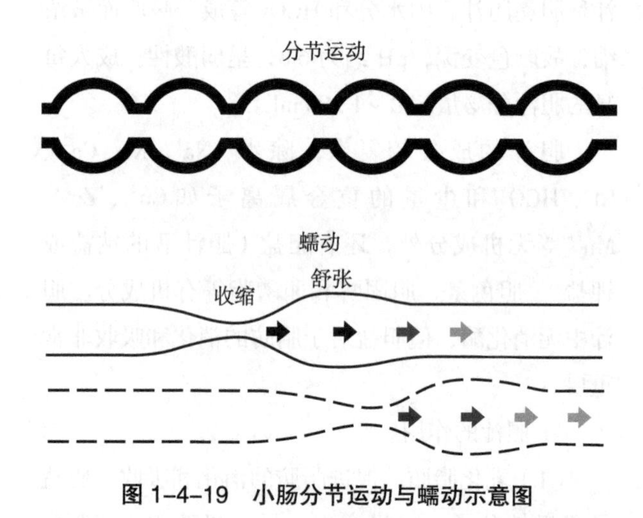

图 1-4-19　小肠分节运动与蠕动示意图

（3）蠕动（peristalsis）　是由肠神经系统控制的小肠环行肌和纵行肌由上而下依次发生的推进性收缩运动，其意义在于推进食糜，使受分节运动作用过的食糜到达一个新的肠段，再继续开始分节运动。小肠的任何部位均可发生蠕动。近端小肠的蠕动速度大于远端小肠的蠕动速度，将小肠内食糜以约 1 cm/min 的速度向远端推进。因此，食糜从幽门部移动到回盲瓣需要 3～5 h。

小肠还可发生一种强有力、快速（2～25 cm/s）、传播远的蠕动，称为蠕动冲（peristaltic rush）。它可将食糜从小肠始段推送到末端，甚至到达大肠。引起蠕动冲的主要因素有：①当小肠黏膜受到强刺激，感觉信号经外来神经传入自主神经节和脑干后，再传出到小肠而引起；②直接增强肌间神经丛反射而引起。

2. 消化间期小肠的运动形式与作用 在消化间期（餐前），小肠的运动形式主要包括紧张性收缩和移行性复合运动（migrating motor complex，MMC）。小肠 MMC 是由肠神经系统启动和协调的，一些胃肠激素如胃动素可促进 MMC 的产生。其生理意义在于驱使小肠残留物、脱落细胞和肠道分泌物进入结肠，保持小肠干净并限制肠内细菌过度生长。

（二）回盲括约肌的活动

在回肠末端与盲肠交界处，约 4 cm 长的一段环行肌明显增厚，起着括约肌的作用，称为回盲括约肌或回盲瓣。平时回盲括约肌保持轻度收缩，可防止回肠内容物过快进入大肠，延长食糜在小肠内的停留时间，有利于小肠内容物的完全消化和吸收。当蠕动波到达回肠末端时，回盲括约肌便舒张，回肠内容物排入结肠。回盲括约肌还具有单向瓣的作用，可阻止大肠内容物向回肠倒流。

第五节 大肠的功能

食糜通过小肠后，消化和吸收过程基本完成，有 0.5～1.5 L 未被消化的半流体物进入大肠，其主要成分是水、食物残渣和电解质。大肠的主要功能是吸收肠内容物中的水、电解质和微量营养物质，以及将非营养物质排出体外。

一、大肠液的分泌及作用

大肠液由大肠黏膜表面和腺体的柱状上皮细胞和环状细胞分泌，pH 为 8.3～8.4。其主要成分为黏液、碳酸氢盐和少量的二肽酶和淀粉酶，对食物中营养成分的消化作用不大。大肠液的主要作用是保护肠壁黏膜和润滑粪便，帮助粪便成形。刺激盆神经副交感神经纤维也可显著地增加黏液的分泌，交感神经的作用则相反。

二、大肠的运动和排便

（一）大肠的运动形式

1. 袋状运动（haustration） 是结肠的一种分节运动形式，由环行肌收缩引起的非推进性大肠运动。其作用是使结肠出现一串结肠袋，结肠内压力增高，结肠袋中的内容物向两个相反的方向作短距离的往返移动。这有利于肠内容物研磨及混合，使其与肠黏膜充分、持久接触，促进水和电解质的吸收。

2. 蠕动和集团运动 大肠的蠕动是结肠环行肌位相性收缩向远端传播的表现。收缩波远端的平滑肌舒张，近端的平滑肌收缩，从而使该肠段排空并闭合，可持续 5～60 min。除了这种一般蠕动外，大肠还有一种快速、推进较远的蠕动，称为集团运动（mass movements）。集团运动通常始于横结肠，也可由盲肠开始，常见于进食后，通常发生在早餐后 60 min 内，可能是食物进入胃及十二指肠后，引起十二指肠－结肠反射的结果。集团蠕动可将部分肠内容物快速推送到乙状结肠和直肠。

（二）排便反射

肠内容物从回肠进入大肠后，其中部分水、无机盐等被大肠黏膜吸收，而经过细菌发酵和腐败作用过的食物残渣、脱落的肠黏膜上皮细胞、大量的细菌及肝排出的胆色素衍生物等共同形成粪便（feces）。在正常情况下，粪便主要储存在结肠下部，直肠内通常无粪便。当粪便进入直肠后，便引起排便反射（defecation reflex）。排便反射的过程如下。

当集团运动将粪便推入直肠，刺激直肠壁内的机械感受器，冲动经盆神经和腹下神经传递至脊髓腰骶段的初级排便中枢，同时也上传至大脑皮质，产生便意。大脑皮质对腰骶段脊髓初级排便中枢起易化（facilitation）或抑制（inhibition）作用。如条件允许，大脑皮质的下行指令易化初级排便中枢的反射活动，传出冲动经盆神经传出，使降结肠、乙状结肠和直肠收缩，肛门内括约肌舒张，同时阴部神经传出冲动减少，耻骨直肠肌和肛门外括约肌舒张，使粪便排出体外。大脑皮质还发出指令使腹肌和膈肌收缩，腹内压升高，可促进粪便排出（图 1-4-20）。如果条件不允许，大脑皮质的下行指令便抑制脊髓排便中枢的反射活动，同时加强耻骨直肠肌和肛门外括约肌的收缩张力，防止粪便排出体外，这一过程称为“continence（可控）”；如果条件不允许的情况下，就有粪便不受意识控制地排出体外，则称为 incontinence（失禁）。

在正常情况下，当直肠内粪便产生的压力达到一定阈值时，便可产生便意。如经常有意识地抑制排便反射，就会使直肠对粪便的压力刺激敏感性下降，阈值升高，加之粪便在大肠内停留过久，水分吸收过多而变得干硬，可引起便秘。食物中的纤维素是以 β- 糖苷键构成的多聚糖，不能被消化液中的 α 淀粉酶消化。这些多聚糖纤维可与水结合形成凝胶，限制水分吸收，增加粪便的容量，从而使肠内容积增大，因而能刺激肠运动，促进粪便排除。

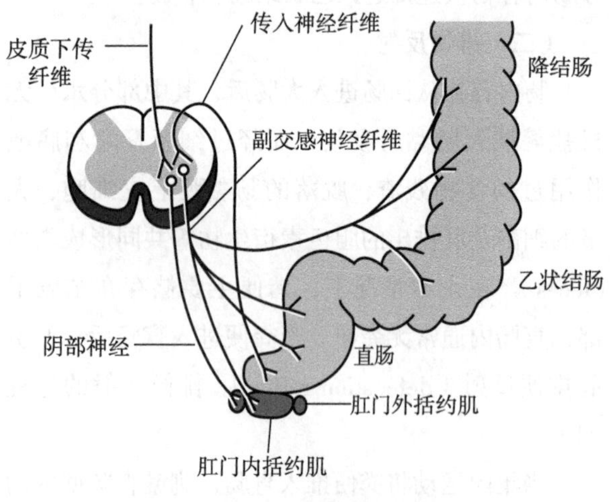

图 1-4-20 排便反射示意图

三、大肠内细菌的活动

大肠内有大量的细菌，主要来自食物和空气。据估计，粪便中活的和死的细菌量占粪便固体重量的 20%～30%。大肠内的物质分解由细菌完成，因细菌含有能分解食物残渣的酶，可将糖类发酵为乳酸、醋酸、CO_2 和沼气等；将脂肪发酵成脂肪酸、甘油及胆碱等；将蛋白质分解产生多肽、氨基酸、硫化氢、氨、组胺和吲哚等腐败产物。此外，大肠内的某些细菌还能利用肠内较为简单的物质合成 B 族维生素和维生素 K。若长期使用肠道抗菌药物，可抑制肠内细菌，引起 B 族维生素和维生素 K 缺乏。

第六节 食物中营养成分的消化与吸收

在消化道各种消化液的作用下，食物中的三大营养成分——糖、蛋白质和脂肪被分解成小分子的产物。消化终产物以及水分、无机盐和维生素等通过消化道黏膜进入血液和淋巴液的过程称为吸收（absorption）。

由于消化道不同部位的组织结构不同，食物在消化道各部位被消化的程度以及停留的时间也不同，所以消化道各部位具有不同的吸收能力和吸收速度。在口腔和食管，食物几乎不被吸收。胃组织没有典型的绒毛样的吸收膜，且上皮细胞之间都是紧密连接，仅能吸收少量的水分和一些高度脂溶性物质（如酒精）等，吸收功能很弱。小肠具有广大的表面积、多种消化功能强大的消化液和刷状缘酶，以及丰富的毛细血管和毛细淋巴管，且食物在小肠停留的时间较长，因而小肠是营养物质消化和吸收的主要场所。单糖、双糖、甘油、脂肪酸、氨基酸和 Na^+、Fe^{2+} 等电解质及胆盐、维生素 B_{12} 等均在小肠内被吸收。大肠则主要吸收水和无机盐。

在消化道内，营养物质、电解质和水可通过两条途径进入血液或淋巴液：一条是通过绒毛柱状上皮细胞腔面膜进入细胞内，经细胞的基底 - 侧膜进入细胞间隙，再进入血液或淋巴，称为跨细胞途径（transcellular pathway）；另一条是通过上皮细胞间隙，进入血液或淋巴，称细胞旁途径（paracellular pathway）。大部分营养分子是经跨细胞途径，通过上皮细胞的主动转运、被动转运（包括扩散、渗透和滤过）和入胞、出胞的形式而被吸收。水或某些离子可同时经跨细胞和细胞旁途径被吸收。

一、主要营养物质的消化和吸收

碳水化合物（糖）、蛋白质和脂肪是食物中的主要营养物质（macronutrients），为机体各种生命活动提供所需能量。其在消化道内消化吸收的过程分述如下。

（一）糖的消化与吸收

1. 糖的消化　食物中的碳水化合物（carbohydrates）包括谷物淀粉、动物糖原和植物纤维素等。大分子的碳水化合物是单糖（戊糖或己糖）以α-糖苷键或β-糖苷键连接而成的多聚糖（polysaccharides），其中淀粉和动物糖原是以α-糖苷键构成的多聚葡萄糖，而植物纤维素则是以β-糖苷键构成的多聚糖。人类的淀粉酶是α-淀粉酶，只能切断α-糖苷键，能消化谷物淀粉和动物糖原，但不能水解植物纤维。

在正常情况下，食物中的糖类，近一半是在唾液淀粉酶的作用下被水解成寡糖和双糖（麦芽糖），其余主要是在胰液淀粉酶的作用下被水解成寡糖、三糖和双糖。寡糖、三糖和双糖须在刷状缘酶（如蔗糖酶、乳糖酶、木糖酶等）的作用下被水解成单糖才能经跨细胞途径被吸收。一部分人因乳糖酶缺乏，不能使乳糖水解为单糖（半乳糖），因而喝了富含乳糖的牛奶后，乳糖不被消化吸收而留在肠道内，可引起渗透性腹泻，被称为乳糖不耐受（lactose intolerance）。

2. 糖的吸收　单糖（主要是葡萄糖，还有少量半乳糖和果糖等）是在小肠内被吸收。不同单糖吸收速度不同。己糖吸收较快，戊糖吸收较慢。在己糖中，又以半乳糖和葡萄糖吸收最快，果糖其次，甘露糖最慢。

大部分单糖的吸收是继发性主动转运的过程。以葡萄糖的转运为例（图1-4-21），肠腔中的葡萄糖通过肠上皮细胞顶端膜上的钠依赖性葡萄糖同向转运体转运入胞，位于基底侧膜上的钠钾泵（Na-K ATPase）为肠腔中的钠和葡萄糖向上皮细

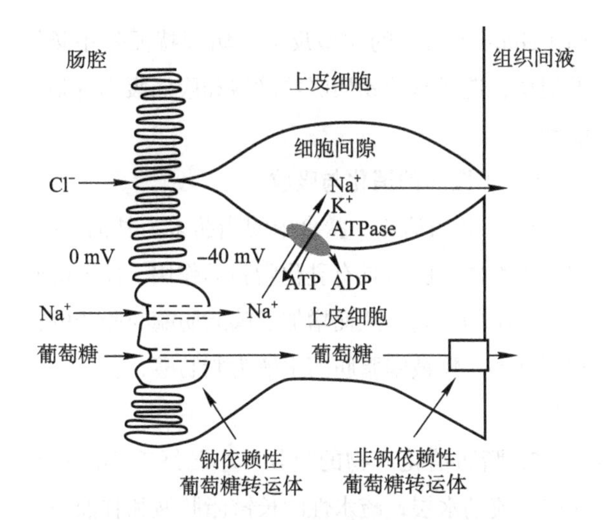

图1-4-21　小肠对葡萄糖的吸收机制

胞内的转运提供了动力。进入细胞的葡萄糖再经基底侧膜上的非钠依赖性葡萄糖转运体以易化扩散（facilitated diffusion）的形式转运出胞。

（二）蛋白质的消化与吸收

1. 蛋白质的消化　食物中的蛋白质在胃内酸性环境下发生变性，胃蛋白酶可使部分蛋白质水解成寡肽、二肽和氨基酸，因而胃液在食物蛋白的消化过程中起一定的作用。但胃液对于蛋白质的消化和吸收并非必不可少，即使胃大部或全部切除，食物中的蛋白质仍能被胰液中的蛋白酶消化。小肠的刷状缘和小肠的上皮细胞内存在三肽酶和二肽酶，可将三肽和二肽分解为氨基酸。

2. 蛋白质消化产物的吸收　与葡萄糖的吸收机制相似，氨基酸也是通过钠依赖性转运系统以继发性主动转运的方式进入小肠上皮细胞内。小肠上皮细胞的顶端膜存在多种钠依赖性氨基酸转运体，可选择性地转运不同种类的氨基酸，如果先天性缺乏某种钠依赖性氨基酸转运体，则可导致体内这种氨基酸的缺乏，如中性氨基酸转运体缺陷引起的色氨酸加氧酶缺乏症（又称哈特纳普病，Hartnup disease）。一些寡肽也可被小肠上皮细胞吸收，其机制同样是钠依赖性转运系统。此外，还有少量蛋白质通过入胞和出胞方式被小肠上皮细胞吸收，可成为抗原而引起过敏反应。西方人中常见的乳糜泻（celiac sprue），即是一种由麦胶蛋

白（gluten）引起的超敏反应，病理特征是小肠绒毛损伤，造成营养物质吸收障碍和腹痛腹泻等临床症状。

（三）脂肪的消化与吸收

1. 脂肪的消化 膳食中的脂肪多为甘油三酯。在小肠腔内，胆盐具有乳化脂肪的作用，使大的脂滴成为小的脂滴，从而增加了胰脂肪酶与脂肪的接触，甘油三酯被胰脂肪酶水解为脂肪酸、甘油一酯和甘油。

2. 脂肪消化产物的吸收 小肠绒毛膜面存在一层不流动水层，疏水性的长链脂肪酸和甘油一酯本身难以越过这一不流动水层而到达上皮细胞。它们以及脂溶性维生素的吸收需要胆盐的帮助。在肠腔中，胆盐达到一定浓度时可形成微胶粒，胆盐分子的亲水端向外，疏水端向内，将疏水性的长链脂肪酸、甘油一酯和脂溶性维生素等包裹其中，形成混合微胶粒，后者可透过不流动水层到达肠上皮细胞微绒毛。在该处，脂肪酸和甘油一酯从混合微胶粒中释放而进入黏膜细胞。进入上皮细胞内的长链脂肪酸和甘油一酯，被重新合成为甘油三酯，并与载脂蛋白和磷脂结合，形成乳糜微粒（chylomicron），以出胞的形式释放到组织间隙，再进入淋巴小管而完成吸收的过程（图 1-4-22）。甘油和中、短链脂肪酸是水溶性的，在十二指肠和空肠可直接吸收入血。

肠腔的胆固醇包括来自胆汁的游离胆固醇和来自食物的酯化胆固醇，胰液中含有胆固醇酯酶，把酯化的胆固醇水解为游离的胆固醇。游离胆固醇与长链脂肪酸及其甘油一酯一起形成混合微粒胶进入黏膜细胞，在胞内被酯化成胆固醇酯，再形成乳糜微粒，经淋巴途径入血。

二、水和电解质的吸收

（一）水的吸收

正常人每日约摄入 1.5 L 液体，消化腺每日也分泌多达 7 L 消化液到消化道，而每日随粪便排出的水仅为 0.1 ~ 0.2 L，因而消化道每日需吸收 > 8 L 的液体，其中的大部分（约 7 L）是在小肠内被吸收，大肠吸收约 1 L（图 1-4-23）。

消化道上皮特别是十二指肠和近端空肠对水的通透性较大，水可经跨细胞或旁细胞途径从肠腔被吸收入血，或从血液被分泌入肠腔，水移动的方向取决于肠内容物的渗透压。当肠腔内的食糜较稀（低张）时，水即以渗透方式迅速通过小肠黏膜进入血液；当高渗透性食糜从胃流入十二指肠时，水能迅速地从血浆扩散入肠腔。胃内食糜排入十二指

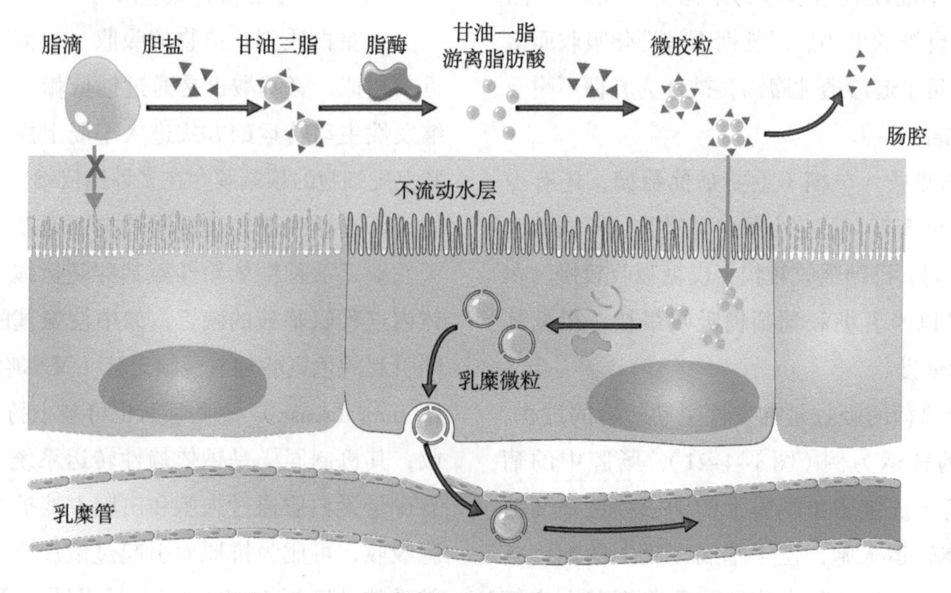

图 1-4-22 脂类在小肠内消化和吸收的示意图

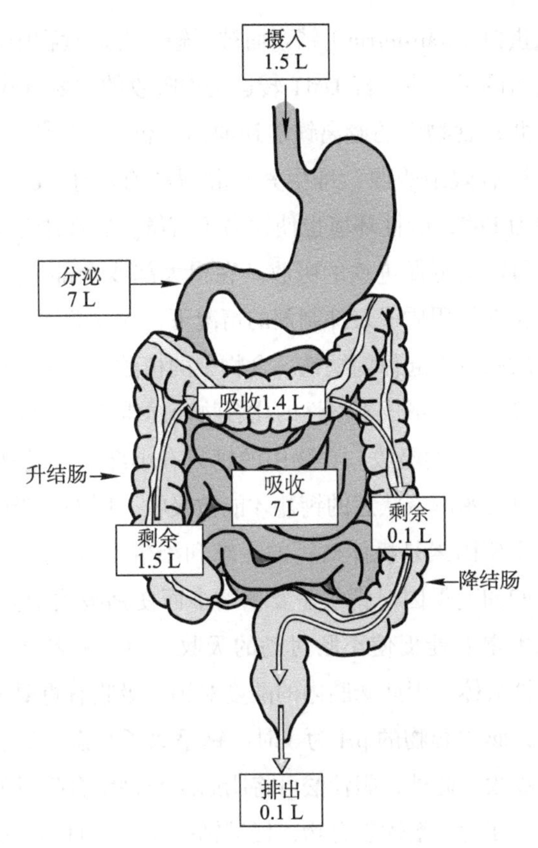

图 1-4-23　水在消化道的吸收

肠后数分钟内，即达到与血浆等渗，随着各种营养成分和电解质在小肠内的吸收，水也以渗透方式成比例地被吸收（等张吸收，isotonic absorption）。根据这一原理，同时也因为消化道细菌感染并不严重影响小肠上皮的钠依赖性葡萄糖转运，在霍乱、痢疾等因腹泻丢失大量体液造成机体严重脱水的患者，可以采用口服适当浓度糖盐溶液的方式进行补液，称为口服补液疗法（oral rehydration therapy，ORT）。世界卫生组织（WHO）推荐的ORT方案：将一袋糖盐混合粉剂（含NaCl 3.5 g，$NaHCO_3$ 2.5 g，KCl 1.5 g，葡萄糖20 g）溶于1 L水供患者口服。

在大肠内，水的吸收主要发生在近端结肠，与电解质等的跨上皮转运有关。

（二）无机盐的吸收

1. 小肠内钠、钾、氯和碳酸氢根等电解质的吸收　正常人每天摄入5～8 g钠盐，另外，每天有20～30 g钠被消化腺和肠上皮分泌到消化道，摄入和分泌的钠绝大部分（25～35 g）都被小肠吸收，小肠每天吸收钠的量约相当于体内总钠量的14%。

小肠主要是通过继发性主动转运的方式吸收钠，仅少部分钠经旁细胞途径与Cl^-一起被吸收（具体机制见葡萄糖和氨基酸的吸收）。小肠腔钠的继发性主动转运对于糖和氨基酸等营养分子的吸收是必需的，而每天从饮食摄入的钠（5～8 g）相对于营养分子的量来说是不足的。实际上，消化腺和小肠上皮分泌的钠在营养分子的吸收中也发挥了重要作用。消化腺分泌钠的机制已在前文有关胰液分泌的部分阐述，小肠上皮分泌钠的机制与之相似，简述如下。

小肠上皮细胞基底侧膜上的钠钾泵建立了细胞内低钠、高钾和负电位的状态。上皮细胞顶端膜上存在Cl^-通道（CFTR）和阴离子交换体（anion exchanger），在细胞内负压的推动下，Cl^-经CFTR被分泌到腔侧，Cl^-的分泌又推动Na^+经旁细胞途径进入腔侧，腔侧的Cl^-还经阴离子交换体与胞内HCO_3^-交换，从而引起HCO_3^-的分泌，伴随这些离子的跨上皮转运，H_2O以渗透的方式从血浆分泌入腔，如此循环往复，使得小肠上皮具有巨大的分泌水、Na^+、Cl^-和HCO_3^-的潜能。霍乱毒素能够刺激小肠上皮细胞的腺苷酸环化酶，导致胞内cAMP水平上升，cAMP可增强CFTR的活动，从而极大地促进了肠上皮的分泌。当肠上皮分泌量超过了小肠及大肠的吸收能力，就会导致腹泻。由于这种腹泻是肠上皮过度分泌所致，故称为分泌型腹泻（secretory diarrhea）。

2. 大肠内钠、钾、氯和碳酸氢根等电解质的吸收　正常人每天约有1 L糜状食物残渣（渗透压与血浆相近）排入大肠，结肠吸收其中绝大部分水和电解质，最终仅有约0.1 L液体经粪便排出。与小肠部位钠与营养分子的同向转运机制不同，在结肠肠腔中的钠主要是通过上皮细胞顶端膜上的上皮钠通道（epithelial sodium channel，ENaC）吸收，这些肠上皮细胞在吸收钠的同时还分泌钾离子和碳酸氢根。其机制简述如下（图 1-4-24）。

结肠上皮细胞基底侧膜上的钠钾泵建立了上皮细胞内低钠、高钾和负电位状态，驱动肠腔中的 Na^+ 经由上皮钠通道（醛固酮增强而阿米洛利抑制该通道）进入上皮细胞内（Na^+ 被吸收），同时也驱动胞内 K^+ 经顶端膜上的钾通道进入结肠腔（K^+ 被分泌）。结肠上皮细胞内的 HCO_3^- 经顶端膜上的阴离子交换体进入腔侧（HCO_3^- 被分泌），而腔侧的 Cl^- 则被交换到上皮细胞内（Cl^- 被吸收）。越多液体进入大肠，则结肠分泌 K^+ 和 HCO_3^- 越多。因此，对于严重腹泻患者，须防止 K^+ 和 HCO_3^- 丢失引起的低钾血症和代谢性酸中毒。

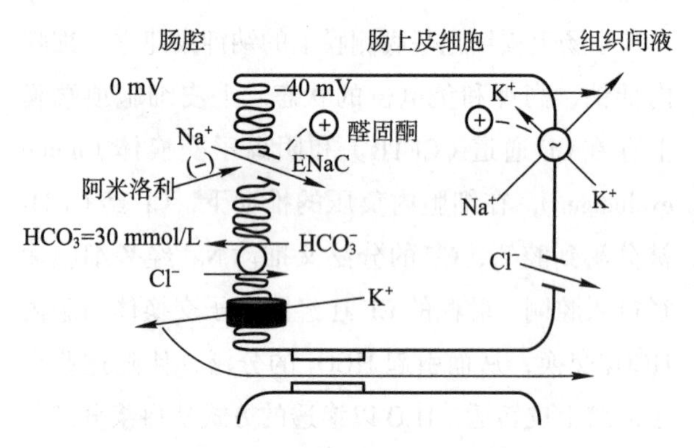

图 1-4-24 结肠内无机盐的吸收机制

（三）铁和钙的吸收

1. 铁的吸收　铁的吸收主要发生在十二指肠和空肠。每日膳食中含铁 10～15 mg，但仅有 1/10（约 1 mg）的铁被小肠吸收。

小肠上皮细胞顶端膜上存在两种铁的转运体，在铁的吸收中发挥作用（图 1-4-25）。一种是血红素载体蛋白 1（heme carrier protein 1，HCP-1），可将肠腔中的血红素转运入上皮细胞内，继而铁从血红素卟啉环中释放出来；另一种是二价金属转运体（divalent metal transporter，DMT），能够将肠腔中的二价游离铁（Fe^{2+}）转运入肠上皮细胞内。进入胞内的铁（Fe^{2+}），一部分被细胞基底侧膜上的铁转运蛋白（ferroportin）主动转运入血液，其余部分则与胞内的铁蛋白（ferritin）结合。血液中的铁与转铁蛋白（transferrin）结合而被运输。普通食物中血红素的量较少，经 DMT 转运是铁吸收的主要方式，因此，食物中的游离铁需还原为二价铁（Fe^{2+}）才能被有效地吸收。维生素 C 和胃酸有利于 Fe^{3+} 还原为 Fe^{2+}，酸性环境也使铁易于溶解，因而维生素 C 和胃酸可促进铁的吸收。在胃大部或全部切除，或长期使用质子泵抑制剂的情况下，应注意防止因胃酸减少引起体内缺铁。食物中的植酸、草酸、磷酸等可与铁形成不溶性的化合物而妨碍铁的吸收。

2. 钙的吸收　食物中的钙只有小部分被吸收，且只有水溶液状态的钙盐才能被吸收。影响钙吸收的主要因素是机体对钙的需求和维生素 D。儿童、孕妇和乳母因对钙的需要量增多而使钙吸收增多。维生素 D 能促使小肠对钙的吸收。由于钙易溶于酸性液体，因此肠腔内的酸度对钙的吸收有重要影响，肠内容物的 pH 为 3 时，钙呈离子状态，最易被吸收。此外，胆汁酸可将脂肪酸与钙结合生成的钙皂变为水溶性复合物，促进钙的吸收，而磷酸盐可与钙形成不溶性的磷酸钙而阻碍钙的吸收。

钙的吸收主要位于十二指肠（图 1-4-26）。腔内钙浓度较低时，钙离子主要经肠上皮细胞顶端膜上的一种钙离子通道（TRPV6）进入上皮细胞内，胞质内存在一种钙结合蛋白（calbindin），与 Ca^{2+} 有很强亲和力，Ca^{2+} 与之结合，从而降低了胞质游离 Ca^{2+} 浓度，有利于钙经 TRPV6 进入细胞内。胞内游离 Ca^{2+} 被基底侧膜上的钙泵转运出细胞，再进入血液。钙结合蛋白以及钙泵的表达量和活性受维生素 D 的调节。肠腔内钙浓度较高时（如口服钙片后），少量 Ca^{2+} 可以通过旁细胞途径吸收。

三、微量营养物质的吸收

微量营养物质（micronutrients）是指主要营养物质（糖、蛋白质和脂肪）以外，量少但又为生命活动所需的物质，包括维生素和微量元素等。此处仅讨论维生素的吸收。

维生素在体内生化反应中发挥酶的辅助因子（enzyme cofactor，辅酶）的作用，可分为脂溶性和

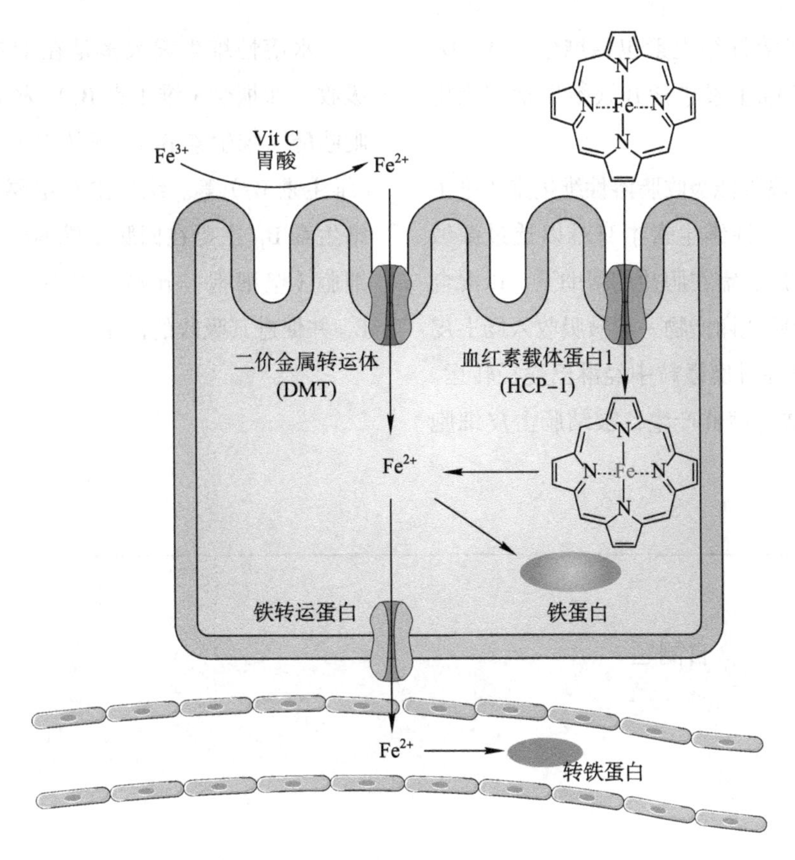

图 1-4-25　小肠黏膜对铁的吸收机制

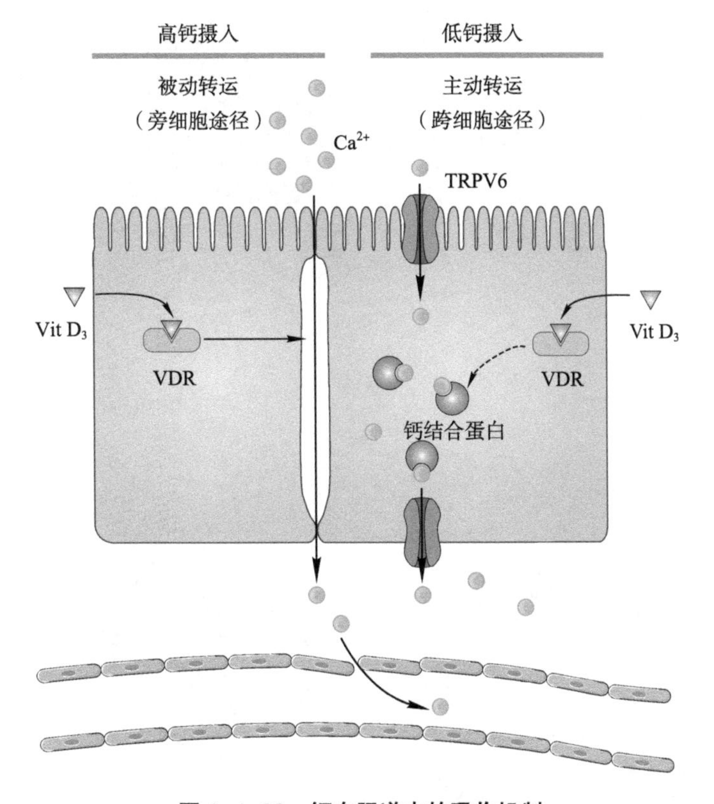

图 1-4-26　钙在肠道内的吸收机制

水溶性两大类。脂溶性维生素包括维生素A、D、E和K等，水溶性维生素包括B族维生素和维生素C等。

小肠的各个节段都能吸收脂溶性维生素（维生素A、D和E）。脂溶性维生素本身难以透过微绒毛表面的不流动水层，需在胆盐的帮助下，以混合微胶粒的形式与脂肪代谢产物一起被吸收入肠上皮细胞，继而被包裹在乳糜微粒中经淋巴途径转运。维生素K主要由结肠菌群产生，被结肠上皮细胞吸收。

水溶性维生素大多是在十二指肠和空肠中被吸收，如烟酸（维生素 B_3）、核黄素（维生素 B_2）、吡哆醇（维生素 B_6）、硫胺素（维生素 B_1）和叶酸（维生素 B_9）等。维生素C主要是在回肠吸收，而维生素 B_{12} 主要在回肠末端60 cm吸收。胃的泌酸细胞（壁细胞）分泌的内因子，具有保护维生素 B_{12} 并促进其吸收的作用。

（戎伟芳　董　莉）

数字课程学习

教学PPT　　自测题

第五章

肝胆生化

关键词

营养物代谢　生物转化　结合胆红素　未结合胆红素

黄疸　胆汁酸

思维导图：

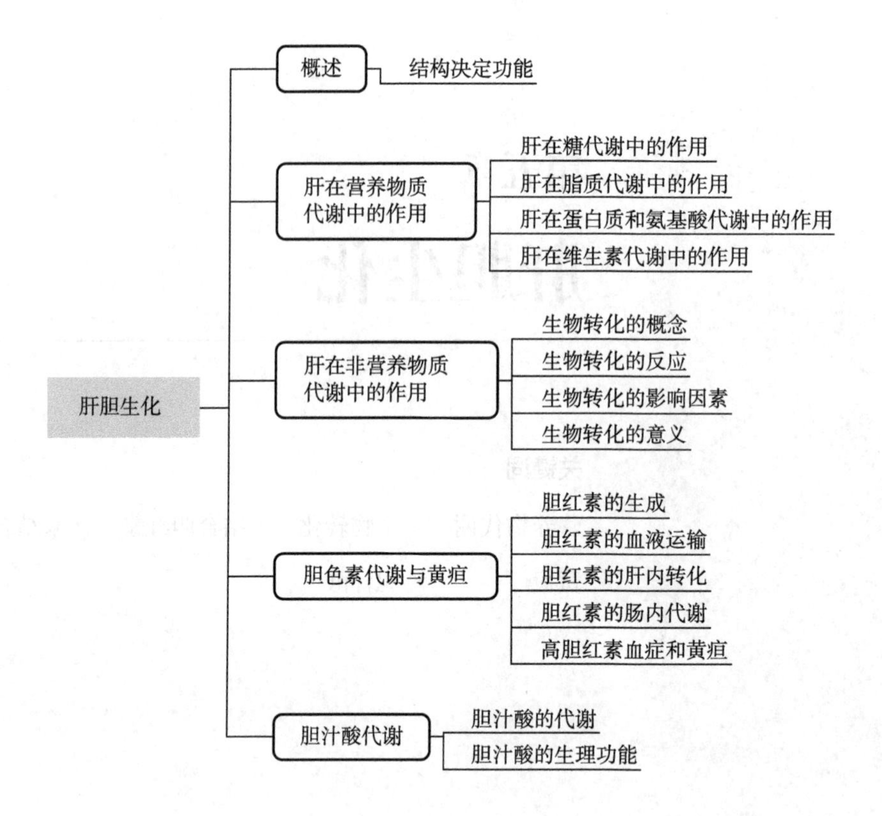
肝胆生化
概述
结构决定功能
肝在营养物质代谢中的作用
肝在糖代谢中的作用
肝在脂质代谢中的作用
肝在蛋白质和氨基酸代谢中的作用
肝在维生素代谢中的作用
肝在非营养物质代谢中的作用
生物转化的概念
生物转化的反应
生物转化的影响因素
生物转化的意义
胆色素代谢与黄疸
胆红素的生成
胆红素的血液运输
胆红素的肝内转化
胆红素的肠内代谢
高胆红素血症和黄疸
胆汁酸代谢
胆汁酸的代谢
胆汁酸的生理功能

第一节　概　　述

肝的重要性，体现在它肩负功能的多样性。肝广泛参与糖类、脂质、蛋白质（氨基酸）和维生素等营养物质的代谢。除此外，肝脏还参与了非营养物质的代谢，即肝的生物转化功能。肝还是机体最大的外分泌腺，具有分泌和排泄功能。

“结构决定功能”，肝丰富的功能离不开其特殊结构的支撑。在解剖学层面，肝具有肝动脉和门静脉的双重血液供应，以及肝静脉和胆道系统两条输出通道。从肝动脉和门静脉来源的富含氧气和营养物的血液，为肝活跃的代谢活动提供了保障；两条输出通道为肝与其他器官的交通提供了条件。在组织学层面，肝细胞形成的肝板纵横交错，排列成血窦结构，使得携带氧气和营养物的血液可以有充分的时间与肝细胞进行物质交换。在细胞生物学层面，肝细胞内丰富的线粒体可以为肝细胞的生理活动提供足够的能量；核糖体和高尔基体是肝细胞合成血浆蛋白质和代谢相关酶类的场所。

本章第一部分通过对既往代谢知识的回顾，对肝内营养物质的代谢进行梳理；第二部分将以激素和胆色素代谢为例，介绍肝的生物转化功能；第三部分通过讲解胆汁酸代谢，介绍肝的分泌、排泄功能。

第二节　肝在营养物质代谢中的作用

一、肝在糖代谢中的作用

肝在糖代谢中的作用，主要是对维持机体血糖水平的恒定做出了很大贡献。机体的血糖水平相当恒定，始终维持在 3.9 ~ 6.0 mmol/L。这是由于调节血糖的激素，将信号传递给靶器官，使靶器官细胞内多条糖代谢途径受到调控，以此维持着血糖来源和去路的平衡。肝正是这些激素作用的重要靶器官之一。在这里，我们对机体激素水平如何变化、信号如何传导不作深入介绍，重点讨论其下游的变化，即肝细胞内各条糖代谢途径如何变化，以适应机体对血糖水平恒定的要求。

饱餐后，机体的血糖会一过性升高。肝细胞迅速吸收葡萄糖，通过糖原合成途径将其合成肝糖原储存起来，为降糖做出贡献。成人肝质量为 1 ~ 1.5 kg，每千克肝组织可储存约 65 g 糖原，所以肝脏最多可储存约 100 g 糖原。这一“肝糖原储存库”又可在空腹时，通过糖原分解途径，输出游离葡萄糖以补充血糖。机体的骨骼肌是一个更大的“糖原储存库”，但和肝相比，其缺乏糖原分解为游离葡萄糖必需的葡萄糖 -6- 磷酸酶，所以骨骼肌内的糖原不能通过糖原分解途径而直接调控血糖浓度，只能供骨骼肌自身利用。当饥饿持续存在，超过 10 多个小时后，储存的肝糖原已分解殆尽，此时肝细胞内的糖异生途径活跃，大量的非糖物质如生糖氨基酸、乳酸及甘油等转变为糖原或葡萄糖，以补充血糖。当肝功能受损，肝调控血糖浓度的能力受损，特别容易出现晨起低血糖及饥饿时低血糖。

二、肝在脂质代谢中的作用

食物中脂质的消化、吸收、分解、合成及运输各个环节都有肝的参与。食物中的脂质不溶于水，不能与消化酶充分接触。肝细胞合成分泌的胆汁酸能将脂质乳化成细小微团，扩大了脂质与消化酶的接触面积，促进脂质酶解消化。这些细小微团的极性也更大，易于穿过小肠黏膜上皮细胞表面的水屏障，被黏膜细胞吸收。另外，食物中的脂溶性维生素，常与食物脂质共存共吸收，因此，胆汁酸对脂溶性维生素的吸收也是必需的。当肝功能受损时，可出现“脂肪泻”及脂溶性维生素缺乏的症状。

肝还可以按机体的能量状态和需求，对甘油三酯的分解代谢和合成代谢两条途径进行及时调控。如前述，饱餐后机体升高的血糖可以被肝细胞吸收，合成肝糖原储存。但是，肝这个储存库有限，此时肝细胞还可以将过剩的葡萄糖分解为乙酰 CoA，合成脂肪酸，酯化成甘油三酯，作为内源性甘油三酯的主要来源，最后以极低密度脂蛋白（very low density lipoprotein，VLDL）的形式出肝，经血液运输至肝外组织摄取利用或储存于脂肪组织。在空腹甚至饥饿状态下，机体利用葡萄糖供能逐渐减少，储存于脂肪组织中的甘油三酯分解增强（即脂肪动员），释放出大量脂肪酸和甘油，经血液运输，供机体利用。其中，运输至肝的脂肪酸经氧化分解生成的乙酰 CoA 除部分为肝细胞自身供能外，其余大部分用于合成酮体，即在肝中进行了能源分子的形式转换（脂肪酸到酮体），以便为那些不能利用脂肪酸的组织（脑）在葡萄糖供应不足时提供能源保障。

在胆固醇代谢上，肝起的作用主要是维持其代谢平衡。正常成人每天可以合成 1 g 左右的胆固醇，其中约 75% 在肝中合成。每天又有近 40% 的胆固醇在肝脏内转化生成胆汁酸，随胆汁排入肠道，帮助食物中脂质的消化和吸收。所以，无论在胆固醇的来源还是去路上，肝都起到了重要的作用。

在磷脂代谢上，虽然甘油磷脂在人体各组织细胞内均可合成，但肝是合成最活跃的几个器官之一，尤其是卵磷脂的合成。肝合成的卵磷脂对 VLDL 的组装生成很重要，而 VLDL 是肝内脂质向外运输的载体。任何影响卵磷脂合成的因素，都会使肝细胞内甘油三酯运出受阻，形成脂肪肝。所以临床上可以用卵磷脂或其合成原料（胆碱），或合成辅助因子（参与转甲基反应的维生素 B_{12}）等辅助治疗脂肪肝。

上述的甘油三酯、胆固醇和甘油磷脂等各种脂质，无论是内源性还是外源性的，都需要在机体各器官间通过血液进行交流。由于它们的脂溶性性质，必须被组装成血浆脂蛋白的形式才能在血液中运输。而在血浆脂蛋白的代谢上，肝也起了重要作用。VLDL 由肝细胞合成，分泌入血，其携带着大量由肝细胞合成的甘油三酯和胆固醇。血液流经组织时，VLDL 中的甘油三酯被组织毛细血管内皮脂蛋白脂肪酶分解，为组织供能。随着甘油三酯的减少，VLDL 密度逐渐增高，转变成低密度脂蛋白（low density lipoprotein，LDL）。留下的胆固醇可通过 LDL 受体途径，被肝外组织细胞内吞后得以利用。可见，肝生成的 VLDL 及其后转变生成的 LDL 是机体向外周组织输送内源性甘油三酯和胆固醇的形式。肝还可以回收外周组织中多余的胆固醇，回收依靠高密度脂蛋白（high density lipoprotein，HDL），而 HDL 也由肝细胞合成分泌。新生的 HDL 收集细胞释放的胆固醇后进行酯化，故 HDL 富含胆固醇酯。通过肝细胞的 HDL 受体途径，胆固醇酯回到肝细胞内（胆固醇的逆向转运）（图 1-5-1）。逆向回到肝细胞的胆固醇酯既可转化成胆汁酸排出，也可再次装配至 VLDL，重新分配到肝外组织利用。HDL 中的胆固醇酯还可以转移给 VLDL。VLDL 在水解失去甘油三酯的同时，又接受了来自 HDL 的胆固醇酯，VLDL 密度变大转变成 LDL。

三、肝在蛋白质和氨基酸代谢中的作用

肝细胞中蛋白质合成非常旺盛。这些蛋白质一部分是肝细胞自身的结构蛋白或生理功能所需的蛋白，另一部分则作为功能性蛋白质，分泌入血发挥作用。多种载脂蛋白（apoA、B、C、E 等）由肝细胞合成，参与组装血浆脂蛋白，运输脂类；甲状腺素结合球蛋白、皮质类固醇结合球蛋白等也是由肝细胞合成分泌，可以结合相应激素，帮助这些脂溶性激素在血液中运输；参与铁代谢的铜蓝蛋白、运铁蛋白等也都由肝细胞合成分泌。肝细胞还分泌多种凝血因子、抗凝因子和纤溶酶，调控着促凝、抗凝和纤溶的平衡。清蛋白是血浆中含量最多的蛋白质，也是由肝细胞合成，对维持血浆胶体渗透压起着重要作用。此外，清蛋白还作为非特异性载体，负责运输一些脂溶性的分子，如游离脂肪酸、胆红素等。

肝细胞中氨基酸代谢也非常活跃，这是因为肝细胞有丰富的氨基酸代谢酶类。肝细胞内转氨酶含

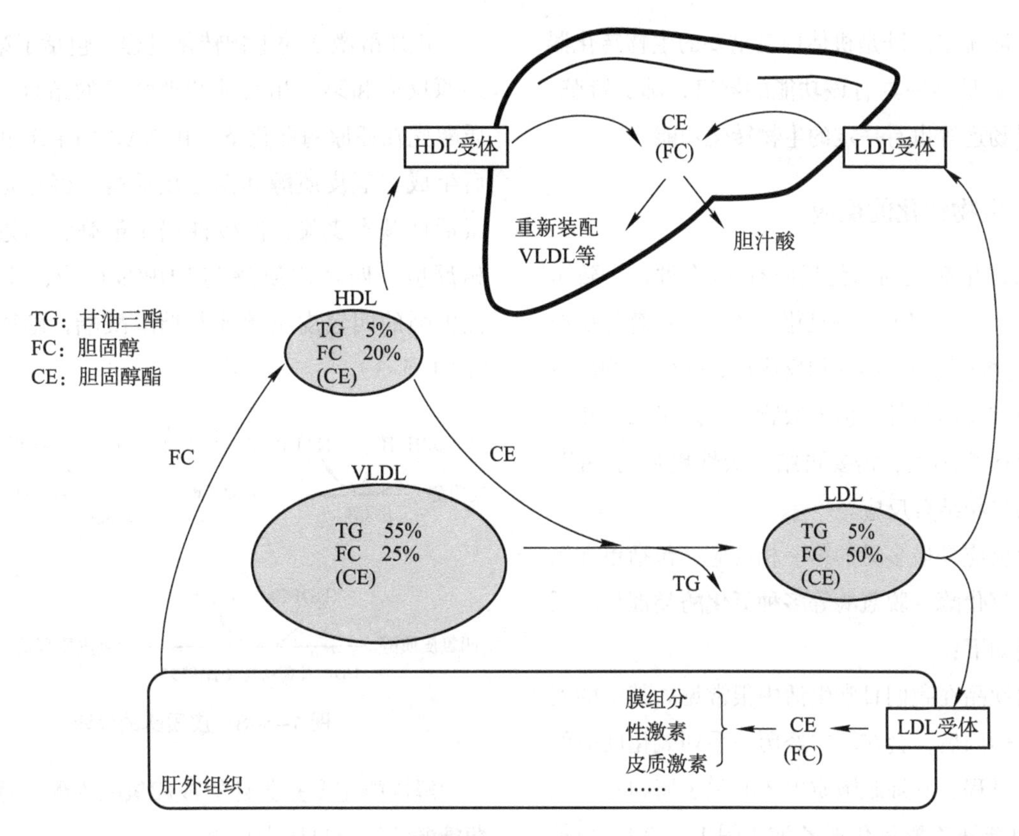

图 1-5-1　胆固醇向组织的转运及逆向转运

量高，通过转氨基反应合成大量非必需氨基酸供自身或肝外组织使用。ALT 是肝细胞内最重要的转氨酶，含量高、活性大，这一特性还可作为临床诊断肝功能是否正常的指标。肝细胞内特有的参与尿素合成的酶类，使得肝成为机体解除氨毒的特异器官。除了支链氨基酸，其余大多数氨基酸，尤其是芳香族氨基酸主要在肝内分解。

四、肝在维生素代谢中的作用

食物中的维生素从吸收、运输、储存到转化，各个环节都有肝脏的参与。肝细胞合成分泌的胆汁酸，在促进食物脂质吸收的同时，也帮助了脂溶性维生素的吸收。肝也是这些脂溶性维生素和维生素 B_{12} 储存的主要场所。特别是维生素 A，肝内含量占机体总量的 95%。在运输方面，肝细胞还可以合成相应的结合蛋白，帮助脂溶性维生素，如维生素 D 在血液中运输。维生素要发挥功能，必需转化成活性形式，如维生素 B_1 转化成 TPP，维生素 D_3 羟化成 25- 羟维生素 D_3 等反应，都在肝内进行。

第三节　肝在非营养物质代谢中的作用

一、生物转化的概念

人们在日常生活及生产活动中不可避免地会接触摄入很多异源物质，如药物、毒物、色素、防腐剂等，进入体内的这些物质需要及时排出体外。而机体本身在生命活动中也会产生多种化合物，如胆红素、激素等。这些物质不能像糖、脂质和蛋白质那样作为机体的构架或能源，甚至对机体有毒害，也需要被排出体外。上述这些外源性和内源性物质统称非营养物质。大多数非营养物质的脂溶性特点决定了它们不容易被顺利排出，需要在体内进行代谢转变后再排出，这就是生物转化（biotransformation）。所以，生物转化是指非营养物质在体内进行化学转变，增加水溶性，使其利于随胆汁或尿液排出。肝是机体内最重要的生物转化器官，但并不是唯一具有该功能的器官，肺、肾脏、皮肤及胃肠道等也有一定的生物转化功能。

二、生物转化的反应

生物转化涉及的酶促反应有30多种，大致可分为两相。第一相主要是氧化、还原、水解等反应类型。有些物质经过第一相反应后，化学结构的变化足以使其排出体外，但多数物质经过了第一相反应，极性改变不大，需要再结合极性更强的基团，这就是第二相结合反应。

氧化反应是最多见的第一相反应，包括单加氧酶、单胺氧化酶、脱氢酶等多种氧化酶类催化的反应。举例如下：

酒精饮品在我们日常生活中很常见。其中的乙醇被摄入体内后，会在肝中经历一系列氧化反应的生物转化过程。肝细胞胞质中的醇脱氢酶和醛脱氢酶可以相继把乙醇氧化成乙酸（图1–5–2）。当长期饮酒血浆乙醇浓度很高时，除了醇脱氢酶和醛脱氢酶发挥作用外，另一条途径也启动，即肝细胞微粒体中的乙醇单加氧酶被诱导，乙醇在其催化下氧化成乙醛，乙醛进而在胞质醛脱氢酶作用下转变为乙酸。所以，经过上述这两条氧化途径，乙醇被转化为乙酸。

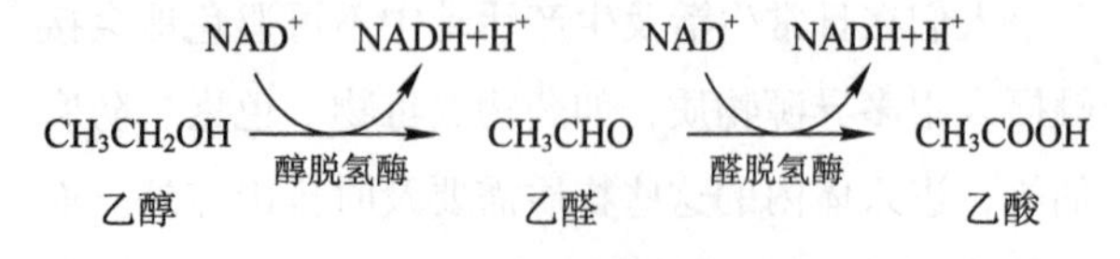

图1–5–2 乙醇的代谢

但还有很多物质需要再经历第二相结合反应，变成极性更强的形式才能排出。常见的结合物或基团有葡萄糖醛酸、硫酸、乙酰基、甲基及氨基酸等。葡萄糖醛酸是最普遍的结合物，催化该反应的酶是肝微粒体中的UDP–葡萄糖醛酸基转移酶，尿苷二磷酸葡萄糖醛酸（UDPGa）作为葡萄糖醛酸的直接供体。

皮质醇激素的生物转化过程，包括了第一相的还原反应和第二相与葡萄糖醛酸的结合反应。皮质醇先在还原酶催化下，由NADPH + H^+供氢，先后生成二氢皮质醇和四氢皮质醇。经还原后，激素活性基本丧失，但极性仍不够强，需进入第二相反应。四氢皮质醇与UDPGa反应，生成水溶性极强的四氢皮质醇葡萄糖醛酸酯，随尿液排出（图1–5–3）。

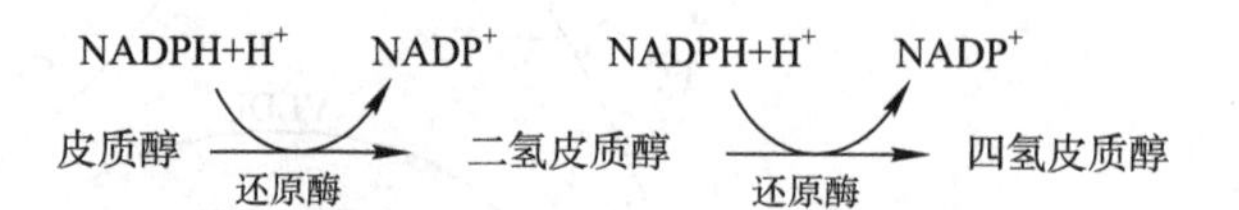

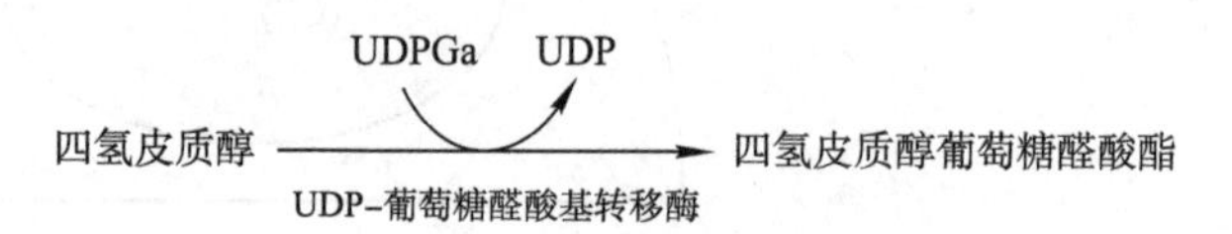

图1–5–3 皮质醇的代谢

醛固酮主要是先还原成四氢醛固酮，然后与葡萄糖醛酸结合自尿中排出。

儿茶酚氨类激素的降解排出，也同样是生物转化的过程。主要由单胺氧化酶和儿茶酚 –O– 甲基转移酶分别催化氧化和结合反应。

雄激素睾酮在肝内先氧化代谢成雄烯二酮，接着就成为活性很低的雄酮和本胆烷醇酮，然后与葡糖醛酸和硫酸结合随尿排出。

这些激素在发挥调节作用后，都经历了肝的生物转化，增加极性，排出体外。这一过程也是激素转变成无活性产物的过程，即激素的灭活。激素灭活是机体控制激素作用的时间长短和强度，以及组织细胞对激素保持敏感性的要求。激素在肝内的灭活就是典型的生物转化过程。

三、生物转化的影响因素

多种因素可以通过影响生物转化酶类的含量或活性，来影响肝脏生物转化的能力。

1. 年龄　新生儿肝生物转化的酶系发育还不完善，对非营养物质的转化能力弱，特别容易发生药物或毒物的中毒。

2. 性别　性激素水平的差异会影响生物转化酶类的含量。

3. 营养　蛋白质摄入不足会影响生物转化酶类的合成量；磷脂的含量会影响微粒体的稳定性，而微粒体是单加氧酶、UDP- 葡萄糖醛酸基转移酶等的定位所在；维生素 B_2 是单胺氧化酶的辅基，维生素 B_3 是脱氢酶的辅基。

4. 疾病　肝是生物转化最主要的器官，严重的肝病使得包括生物转化在内的所有肝代谢能力均下降。肝实质受损会影响到肝细胞对非营养物质的摄取、转化及排泄等方面。所以，临床上对肝病患者的用药需特别谨慎。

5. 遗传　遗传背景不同，使得不同种族甚至同一种族不同个体之间的生物转化酶类表达量或结构有差异。

6. 药物　许多药物可以诱导生物转化酶类的合成。特别是一些需长期或终身服用的药物，如具有镇静催眠作用的巴比妥类药物、抗结核药利福平等，都是肝生物转化酶类的诱导剂，连续使用可缩短该药物的半衰期，这也是此类药物易产生耐药的重要机制。肝生物转化酶的增加，除了加速自身转化，还可促进其他药物如解热镇痛药、地高辛、氯霉素、氢化可的松等的代谢转化，使同服的这些药物的药效降低。而另一种抗结核药异烟肼是肝生物转化酶的抑制剂，可使同服的其他药物如香豆素类抗凝药等的代谢减慢，血药浓度上升，易发生出血倾向，所以合用时应予以注意。

已知的内外源性的非营养物质约有 20 万种，参与转化的反应类型及酶有 30 多种。所以，生物转化代谢酶对底物的选择性必然很宽泛，也就是说，不同的非营养物经常共用代谢途径和代谢酶。因此，同时服用几种药物时，药物之间会对同一转化酶系产生竞争性抑制作用，导致某一药物实际作用强度大于其理论强度。

四、生物转化的意义

对大多数非营养物而言，生物转化降低了其活性（毒性），又增加了水溶性，使它们以低（无）活性（毒性）且极性强的形式便于排出。这是机体对非营养物质进行的理化性质的改造，以达到自我保护的“解毒”目的。但这并不绝对，有些改造后的产物活性（毒性）更强，甚至水溶性更差。水合氯醛要在肝内转化生成活性更强的三氯乙醇，才能发挥镇静催眠作用。黄曲霉素经肝转化后的产物才是强致癌物。所以，不能单纯地把肝的生物转化看成“解毒作用”。

第四节　胆色素代谢与黄疸

胆色素是胆汁的主要成分之一，包括胆绿素、胆红素、胆素原族和胆素族。它们在体内依次转变，其中胆红素居核心地位。而胆红素对机体而言是一类非营养物质，胆红素的代谢就是很典型的生物转化过程。胆红素在肝内进行生物转化，再随胆汁排出。

一、胆红素的生成

胆红素主要来自衰老红细胞破坏释放的血红蛋白，这一来源占每日胆红素生成量的 80% 左右。还有 20% 来自肌红蛋白、细胞色素、过氧化氢酶和过氧化物酶等。上述这些源头物质都含有铁卟啉环结构，统称铁卟啉类化合物。

红细胞时刻在更新中，衰老的红细胞被肝、脾、骨髓等的单核吞噬系统细胞所识别并吞噬。释放出的血红蛋白分解为血红素和珠蛋白。血红素是由 4 个吡咯环通过次甲基桥（—CH＝）连接而成的环状化合物，环的中间螯合一个 Fe^{2+}，这是很典型的卟啉结构（原卟啉Ⅸ）。血红素在单核吞噬系统细胞微粒体血红素加氧酶（heme oxygenase，HO）的催化下，在一个次甲基桥处氧化断裂，释放出 CO 和 Fe^{2+}，转变为线性四吡咯结构的胆绿素。胆绿素进一步在胞质胆绿素还原酶催化下，由 NADPH 供氢，还原成胆红素（图 1-5-4）。

可见，在血红素转变成胆红素的过程中，分子

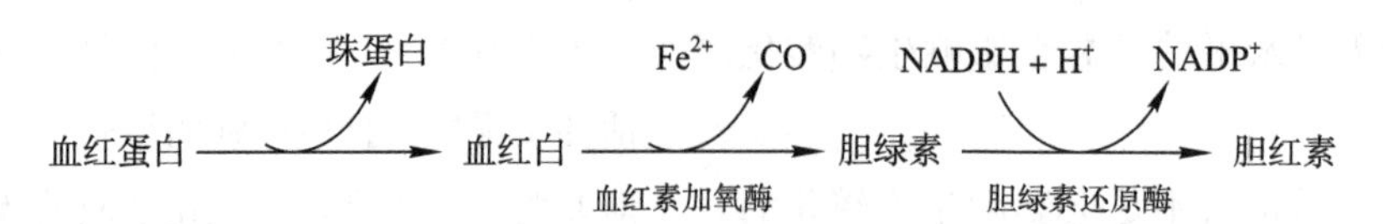

图 1-5-4　胆红素的生成

结构由环状可以变成线性结构（图 1-5-5）。胆红素分子上的酮基（酮式胆红素）或羟基（醇式胆红素）、亚氨基和丙酸基等亲水基团可以形成分子内的氢键，使胆红素分子呈现卷曲状的折叠结构，亲水基团被包裹在内，疏水基团暴露在分子表面。这种结构决定了胆红素的疏水亲脂性质。

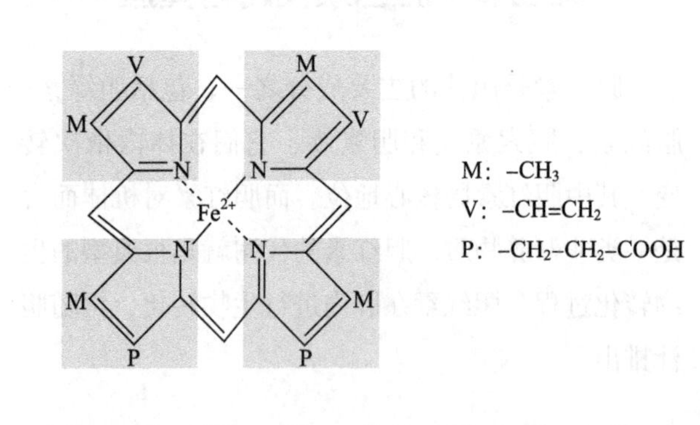

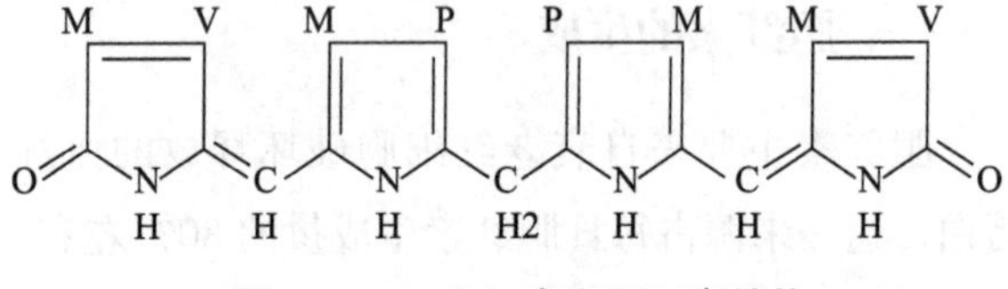

图 1-5-5　血红素和胆红素结构

二、胆红素的血液运输

在单核吞噬系统细胞内刚生成的胆红素脂溶性强，极易自由透过细胞膜进入血液循环。也正是由于其脂溶性的特点，在血浆中主要以胆红素 - 清蛋白复合体的形式存在和运输。结合了清蛋白的胆红素，水溶性增加便于运输，同时又被限制了其透过细胞膜的能力，避免了胆红素对组织细胞造成的毒性作用。正常情况下，血浆清蛋白的量足以结合胆红素，但当胆红素生成过多或使用某些药物（如水杨酸、磺胺药等）与胆红素竞争清蛋白结合部位时，血浆胆红素游离增多。过多的胆红素游离出来，因其脂溶性的特点而进入细胞内，损伤细胞。特别是大脑神经核团细胞，对胆红素的毒性尤为敏感，高胆红素导致的脑功能损伤称为胆红素脑病或核黄疸。所以，有黄疸倾向的患者或处于生理性黄疸期的新生儿，用上述药物需特别谨慎。

三、胆红素的肝内转化

胆红素 - 清蛋白复合体随血液循环到达肝后，在肝血窦内清蛋白和胆红素分离，胆红素迅速被肝细胞摄取。在肝细胞胞质内有 Y 蛋白和 Z 蛋白两种配体蛋白与胆红素结合，把胆红素带到滑面内质网。经滑面内质网上的胆红素 -UDP 葡萄糖醛酸转移酶的催化，使胆红素与葡萄糖醛酸以酯键结合，生成水溶性的胆红素葡萄糖醛酸酯（bilirubin glucuronide）。胆红素的 2 个丙酸基都可以结合葡萄糖醛酸，生成大量胆红素葡萄糖醛酸二酯和少量胆红素葡萄糖醛酸一酯，这两种形式均可被分泌入胆汁。此外，尚有极少量的胆红素与硫酸结合，生成胆红素硫酸酯。

前已述及，刚从单核吞噬系统生成入血的胆红素对组织细胞有毒性。作为血红素的代谢产物，胆红素必须从机体清除。而肝细胞内胆红素与葡萄糖醛酸（或硫酸）结合的过程即是胆红素生物转化的过程。这类经过肝转化，结合有葡萄糖醛酸（或硫酸）的胆红素称为结合胆红素；之前述及的结合清蛋白的胆红素，因为尚未入肝转化，就相应称为未结合胆红素。结合胆红素也被称为直接（反应）胆红素，因为胆红素的丙酸基与葡萄糖醛酸结合后，不能再与分子内其他极性基团之间形成氢键，胆红素分子从卷曲状态转变成舒展的状态，能与一种重氮试剂直接起呈色反应。而未结合胆红素因为其反应基团被封闭在分子内部，故与重氮试剂反应时，需提前加入乙醇或尿素等有机试剂，打开分子内氢键，才能起反应，所以未结合胆红素也被称为间接（反应）胆红素。

经生物转化后，胆红素的水溶性增加，便于随胆汁排出。同时，结合有葡萄糖醛酸的胆红素，不易透过细胞膜对组织细胞产生毒性作用了。

结合胆红素和未结合胆红素的理化性质差别较大（表 1-5-1）。

表 1-5-1　两种胆红素的比较

比较点	结合胆红素	未结合胆红素
同义名称	直接胆红素	间接胆红素
与葡萄糖醛酸结合	结合	未结合
与重氮试剂反应	快、直接	慢、间接
水溶性	大	小
透过细胞膜能力及细胞毒性	小	大
通过肾随尿排出	能	不能

接着，水溶性强的结合胆红素被肝细胞分泌进入胆管系统。这是一个逆浓度梯度的主动运输过程，由定位于肝细胞膜胆小管面的相关转运蛋白介导。这和血浆胆红素通过自由扩散被肝细胞摄取的过程不一样。

通过摄取、结合、排泄三个步骤，胆红素完成了其在肝细胞内的转化过程。

四、胆红素的肠内代谢

结合胆红素随胆汁进入肠道后，在肠菌酶的作用下，发生水解和还原反应。结合胆红素先水解脱去葡萄糖醛酸，然后被还原成一类叫胆素原的无色化合物。按还原程度的不同，分别有 d- 尿胆素原、i- 尿胆素原（中胆素原）和 l- 尿胆素原（粪胆素原）等。肠道中生成的这些胆素原大部分（80%～90%）随粪便排出，在肠道下段又被相应地氧化成 d- 尿胆素、i- 尿胆素（中胆素）和 l- 尿胆素（粪胆素），这些产物呈黄褐色，统称胆素。粪便的颜色主要来自于胆素。

另有一小部分（10%～20%）胆素原在肠道内被黏膜上皮细胞吸收，经门静脉入肝。其中的大部分被肝细胞摄取后，再经肝细胞膜的胆小管面以原形分泌入胆管系统，排入肠道，这就是胆素原的肠肝循环（enterohepatic urobilinogen cycle）（图 1-5-6）；只有小部分可进入体循环，经肾随尿液排出，成为尿中的胆素原。正常人每日随尿排出的胆素原为 0.5～4.0 mg，这些胆素原与空气接触后氧化成胆素，尿中的胆素即成为尿液颜色的主要来源。正常人尿液中含有胆素和及未被氧化的胆素原，而不含胆红素。但在多种疾病状态下，尿中会出现胆红素。临床上，尿中的胆素、胆素原和胆红素这三联指标合称尿三胆，可作为黄疸病因的鉴别诊断依据。

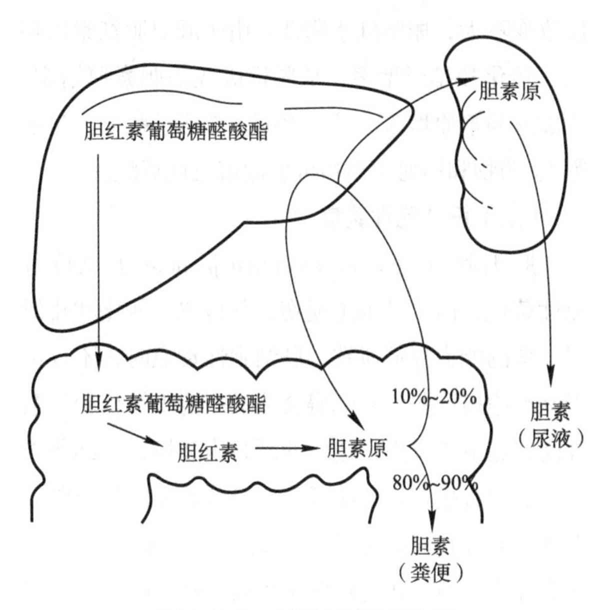

图 1-5-6　胆素原的肠肝循环

五、高胆红素血症和黄疸

正常人由于胆色素代谢正常，血清中胆红素含量很少，其总量不超过 1.71～17.1 μmol/L，其中间接胆红素约占 4/5，直接胆红素占 1/5。凡能引起胆红素生成过多，或肝细胞对胆红素摄取、结合、排泄过程发生障碍的因素，都可使血清中胆红素浓度升高，称高胆红素血症。胆红素是金黄色色素，血清中含量过高，则可扩散入组织，组织被黄染，称为黄疸（jaundice）。由于巩膜或皮肤含有较多的弹性蛋白，后者与胆红素有较强的亲和力，故易被染黄。黄疸明显与否与血清胆红素的浓度密切有关。如血清中胆红素浓度虽超过正常，但仍在 34.2 μmol/L 以内时，肉眼尚不能察觉巩膜或皮肤黄染，这称为隐性黄疸。若胆红素浓度超过 34.2 μmol/L，皮肤、巩膜、黏膜等组织明显黄染称显性黄疸。产生黄疸的原因很多，一般可分以下三类（表 1–5–2）。

（一）溶血性黄疸

溶血性黄疸（hemolytic jaundice）也称肝前黄疸，是由于红细胞在单核吞噬细胞系统破坏过多，超过肝细胞的摄取、转化和排泄能力，造成血清未结合胆红素浓度过高。此时，血中结合胆红素的浓度改变不大，尿胆红素阴性。由于肝对胆红素的摄取、转化和排泄增多，从肠道吸收的胆素原增多，造成尿胆素原增多。某些疾病（如恶性疟疾、过敏等）、药物和输血不当均可引起溶血性黄疸。

（二）肝细胞性黄疸

肝细胞黄疸（hepatocellular jaundice）也称肝原性黄疸，由于肝细胞损伤，其摄取、转化和排泄胆红素的能力降低所致。肝细胞性黄疸时，不仅由于肝细胞摄取胆红素障碍会造成血清未结合胆红素升高，还由于肝损伤造成的肝结构破坏，毛细胆管与肝血窦直接相通，使部分已经肝处理的结合胆红素反流到血循环，造成血清结合胆红素浓度增高，尿胆红素阳性。通过肠肝循环到达肝的胆素原也可经损伤的部位进入体循环，并从尿中排出，尿胆素原增高。肝细胞性黄疸常见于肝实质性疾病，如各种肝炎、肝肿瘤等。

（三）阻塞性黄疸

阻塞性黄疸（obstructive jaundice）也称肝后性黄疸。各种原因引起的胆汁排泄通道受阻，使胆小管和毛细胆管内压力增大而破裂，致使结合胆红素逆流入血，造成血清结合胆红素升高。血清未结合胆红素无明显改变。由于结合胆红素可以从肾排出体外，所以尿胆红素呈阳性。胆管阻塞使进入肠道的胆红素减少，肠道内生成的胆素原自然减少，尿胆素原降低。阻塞性黄疸常见于胆管炎症、肿瘤、结石或先天性胆管闭锁等疾病。

表 1–5–2 三种类型黄疸的实验室检查

类型	血清		尿液		粪便
	未结合胆红素	结合胆红素	尿胆红素	尿胆素原	粪胆素原
溶血性黄疸	↑	←→	—	↑	↑
肝细胞性黄疸	↑	↑	+	↑	↓或←→
阻塞性黄疸	←→	↑	+	↓	↓

第五节 胆汁酸代谢

人的胆汁（bile）呈金黄色或黄褐色，由肝细胞合成分泌。胆汁成分复杂，除水分外，还有溶于其中的蛋白质、脂肪酸、胆固醇、磷脂、胆红素、胆汁酸、无机盐等。其中，胆汁酸含量最多，约占 50%，常以钠盐或钾盐形式存在，所以胆汁酸也称为胆汁酸盐。胆汁酸随胆汁进入肠道后，参与脂质的消化吸收。除了胆汁酸，胆汁中的其他组分多为排泄物，当然也包括内、外源性非营养物质经肝生物转化后的产物。所以，胆汁既是一种消化液，也是一种排泄液。

一、胆汁酸的代谢

（一）初级胆汁酸

肝细胞内以胆固醇为原料合成初级胆汁酸。从胆固醇转化为胆汁酸的化学反应发生于胞质和微粒体，过程复杂。胆固醇先在 7–a 羟化酶催化下生成 7–a 羟化胆固醇，此酶是胆固醇生成的限速酶。之后还要经历一系列羟化、还原、侧链断裂、水解等反应生成胆酸和鹅脱氧胆酸，这两种为初级游离型胆汁酸。胆酸和鹅脱氧胆酸在肝细胞内还可以和甘氨酸和牛磺酸结合，形成甘氨胆酸、牛磺胆酸、甘氨鹅脱氧胆酸和牛磺鹅脱氧胆酸等四种初级结合型胆汁酸。肝细胞合成的胆汁酸主要以这种结合形式排泌到胆道。这种结合增加了胆汁酸的极性，有利于胆汁酸在肠腔内发挥促进食物脂质消化吸收的作用。

7–a 羟化酶是胆汁酸合成途径的限速酶，其活性受到胆汁酸的负反馈调节，所以产物胆汁酸的量对胆汁酸的合成快慢很关键。临床上常用的一类降胆固醇药物阴离子交换树脂（如消胆胺），就是利用这一特点设计的。此药物口服不吸收，在肠道内与胆汁酸结合，抑制胆汁酸在肠道内的重吸收，回到肝脏的胆汁酸减少了，解除了对 7–a 羟化酶的抑制，胆固醇大量转化为胆汁酸，即起到了降胆固醇的作用。7–a 羟化酶的含量还受到甲状腺激素的正性调控，所以甲亢患者常伴有血清胆固醇水平降低的现象。

（二）次级胆汁酸

进入肠道的初级胆汁酸在发挥促脂质消化吸收的作用后，在小肠下端和结肠上端受肠菌酶催化，先水解脱去甘氨酸和牛磺酸，再发生 7 位脱羟基反应，胆酸变为脱氧胆酸，鹅脱氧胆酸变为石胆酸。脱氧胆酸和石胆酸即为次级游离型胆汁酸。这两种胆汁酸经肠道重吸收入肝后，也可以与甘氨酸和牛磺酸发生结合反应，生成次级结合型胆汁酸，与后续合成的初级胆汁酸一起排入胆道。初级胆汁酸和次级胆汁酸两者的结构差别主要是 7 位上有无羟基（图 1–5–7）。

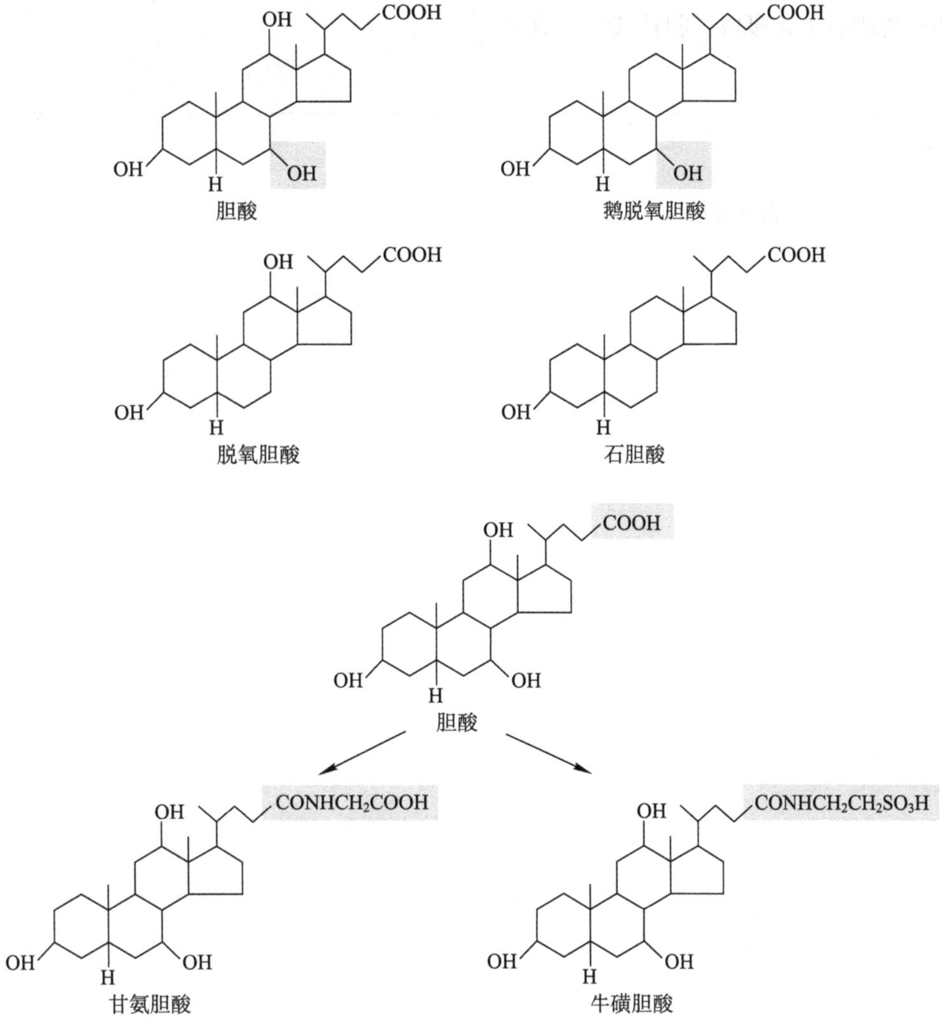

胆酸　鹅脱氧胆酸

脱氧胆酸　石胆酸

胆酸

甘氨胆酸（$CONHCH_2COOH$）　牛磺胆酸（$CONHCH_2CH_2SO_3H$）

图 1–5–7　胆汁酸的分子结构

（三）胆汁酸的肠肝循环

进入肠道的胆汁酸并不是单一类型，包括初级、次级、游离型、结合型胆汁酸。其中95%可由肠道重吸收入血，经门静脉入肝，在肝细胞内游离型胆汁酸可转变为结合型胆汁酸，与新合成的结合胆汁酸一起重新排入肠道。胆汁酸这种在肠道和肝的循环往复称为“胆汁酸的肠肝循环”（enterohepatic circulation of bile acid）。成人消化道内正常循环使用的胆汁酸为3～5 g，难以满足每日膳食中脂质的消化吸收。但每天人体胆汁酸可进行6～12次的肠肝循环，使胆汁酸的循环总量可达12～32 g，完全满足了机体对胆汁酸的需求。

二、胆汁酸的生理功能

1. 促进食物脂质消化吸收　胆汁酸分子有亲水及疏水两个侧面，这种较强的界面活性能降低水/油两相的界面张力，使脂质在水溶性的肠道环境内被乳化成3～10 μm微团。

2. 防止胆汁中胆固醇析出　胆固醇在肝细胞内除了合成胆汁酸，还可直接以原形排泌入胆道。胆固醇也是脂质，其在胆汁中呈不溶状态。但由于胆汁中的胆汁酸和卵磷脂的存在，使胆固醇乳化成可溶性的微团，使之不容易沉淀，而随胆汁至肠道排出体外。如果胆固醇合成过多、肝合成胆汁酸或卵磷脂过少，均可使胆汁中胆固醇析出形成胆固醇结石。

（张　萍）

数字课程学习

教学PPT　　自测题

第六章

消化道微生物

关键词

人体微生物群	大肠埃希菌	志贺菌属	沙门菌属
幽门螺杆菌	金黄色葡萄球菌	霍乱弧菌	肠道病毒
肝炎病毒	急性胃肠炎病毒	似蚓蛔线虫	带绦虫
溶组织内阿米巴	华支睾吸虫		

思维导图：

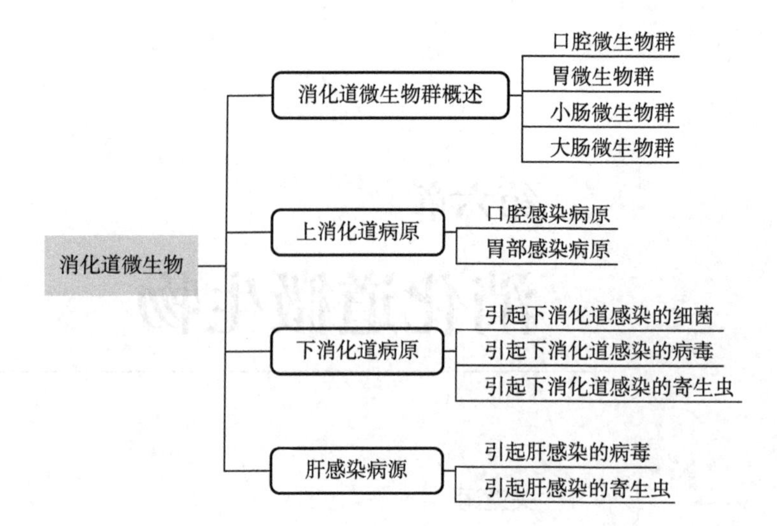

消化道微生物
消化道微生物群概述
口腔微生物群
胃微生物群
小肠微生物群
大肠微生物群
上消化道病原
口腔感染病原
胃部感染病原
下消化道病原
引起下消化道感染的细菌
引起下消化道感染的病毒
引起下消化道感染的寄生虫
肝感染病源
引起肝感染的病毒
引起肝感染的寄生虫

第一节 消化道微生物群概述

人体表和外界相通的腔道中寄居着不同种类和数量的微生物，通称人体微生物群（human microbiota），也曾被称为正常菌群（normal flora）。这群微生物包括了原核细胞型的细菌、古细菌、真核细胞型的真菌、非细胞结构的病毒（包括噬菌体）等，这些微生物对宿主的健康至关重要，是人体不可或缺的共生体。人体微生物群在黏膜器官分布最多，消化道是人体最大的“微生物库”，人结肠中所含的微生物约占人体全部微生物的70%。从种属水平上分析，肠道微生物群个体差异显著，但在门的水平上一般保守。人肠道微生物群中丰度最高的是拟杆菌门（Bacteroidetes）和厚壁菌门（Firmicutes），变形菌门（Proteobacteria）和放线菌门（Actinobacteria）其次。但其组成和丰度受宿主基因型、进化过程、饮食、地域及人为干预等因素的影响而会发生动态变化。

一、口腔微生物群

口腔环境比较特殊，温度和湿度都适宜微生物的生长。口腔不同位点的微生物组成不同，且随着年龄的增长，从萌牙到牙列完整，期间口腔微生物群有演替的过程。唾液中以链球菌属（*Streptococcus*）为主，主要是唾液链球菌和缓症链球菌。黏膜表面不同位置菌群组成不同，唇黏膜、颊黏膜和硬腭以口腔链球菌为主要优势菌群；软腭以口腔链球菌、嗜血杆菌属和奈瑟菌属细菌为主；舌背以唾液链球菌和韦荣球菌属为主；牙龈的主要优势菌是革兰氏阳性球菌和杆菌。链球菌属中变异链球菌（*S. mutans*）被认为和龋齿的发生呈正相关，而血链球菌（*S. sanguis*）是健康龈沟的优势菌，有拮抗牙周致病菌的功能。牙面定植的微生物主要包括需氧和厌氧性球菌、内氏放线菌等。口腔微生物群对于维持口腔健康至关重要。

二、胃微生物群

胃内由于酸性环境严苛，曾一度被认为是无菌的。直到1984年澳大利亚科学家Robin Warren和Barry Marshall发现了幽门螺杆菌（*Helicobacter pylori*），胃内存在微生物才逐渐被人们所认识。基于基因水平的分析结果显示，胃内细菌的数量为10^2～10^4 CFU/mL（CFU=colony forming unit，菌落形成单位），多样性较低。健康状态下胃部的优势菌门为放线菌门、拟杆菌门、厚壁菌门和变形菌门；优势菌属为链球菌属。胃酸分泌减少的情况下，胃内细菌的数量会明显增多。

三、小肠微生物群

小肠包括十二指肠、空肠和回肠，食物在小肠中被分解成小分子物质并被吸收。小肠肠腔pH从十二指肠到回肠逐渐递增，肠腔中含有胆盐和潘氏细胞所分泌的抗菌肽，细菌难以定植和存活，在小肠末端微生物的生存条件相对较好。十二指肠和空肠的细菌数量为0～10^5 CFU/mL，主要是革兰氏阳性菌中耐酸的链球菌、乳杆菌、葡萄球菌和酵母等。回肠细菌含量显著上升，可达10^3～10^7 CFU/mL，以厌氧菌和肠杆菌科细菌为主。

四、大肠微生物群

大肠包括盲肠和结肠，是人体最大的微生物库。对于大肠微生物，研究最多的是细菌，大肠当中99%以上属于厌氧菌，以拟杆菌门、厚壁菌门、变形菌门和放线菌门的细菌为主。正常人结肠中的不同细菌，其多样性和丰度相对稳定，与机体的关系非常密切，以共进化、共发育、共代谢和互调节的形式影响宿主健康，大肠微生物群的改变与包括炎症性肠病、肠易激综合征、肝硬化等慢性消化系统疾病以及肥胖、糖尿病、心血管疾病、神经精神性疾病的发生都具有一定的相关性，是目前医学科学研究的焦点。

第二节 上消化道病原

一、口腔感染病原

口腔中不同位点定植的微生物不同，引起口腔感染的微生物种类包括细菌、病毒和真菌等。

（一）无芽胞厌氧菌

无芽胞厌氧菌（non-spore forming anaerobic bacteria）是一群厌氧生长的细菌，包括革兰氏阳性和革兰氏阴性的球菌和杆菌，是口腔、胃肠道和泌尿道正常微生物群的重要组成部分。临床上口腔感染病例中，有50%以上由无芽胞厌氧菌引起。

大多数无芽胞厌氧菌对人体不致病，但当以下情况出现时，可转变为条件致病菌：①寄居部位发生改变，如拔牙、外科手术、侵入性医疗器械的操作等；②宿主免疫力下降，如激素的应用、免疫抑制剂的应用、HIV的感染等；③菌群失调，如大量抗生素的应用；④局部厌氧环境的形成，如烧伤、放化疗、肿瘤组织压迫、伴有需氧菌共同感染等。无芽胞厌氧菌可通过菌毛、荚膜等吸附于上皮细胞和各种组织。部分细菌还能够产生外毒素、酶和毒性代谢产物，如脆弱类杆菌（*Bacterioides fragilis*）能够产生肠毒素，产黑色素类杆菌能够产生胶原酶、蛋白酶和透明质酸酶等。类杆菌属中的很多菌种能够产生超氧化物歧化酶（SOD），改变细菌对氧的耐受性，利于细菌适应新的致病环境。

由无芽胞厌氧菌引起的口腔感染大多源于牙齿及牙龈的感染，如齿槽脓肿、急性坏死性溃疡性牙龈炎、下颌骨髓炎等，常由革兰氏阴性厌氧杆菌引起，如具核梭杆菌（*Fusobacterium nucleatum*）、普雷沃菌（*Prevotella*）、消化链球菌（*Peptostreptococcus*）和产黑色素杆菌等，其中前两者占主导地位。

取脓液或渗出物厌氧保存后迅速送检，直接涂片并厌氧分离培养可做出微生物学诊断。此外，气相色谱法检测细菌代谢产物、核酸杂交、PCR等分子生物学方法也可作特异性诊断。

无芽胞厌氧菌的口腔感染病灶的治疗，首先可进行清洗创面、保持局部良好血液循环，同时正确选用抗生素，甲硝唑为最常用的抗生素之一。

（二）放线菌属

放线菌属（*Actinomyces*）在自然界分布广泛，在人和动物的口腔、上呼吸道、胃肠道和泌尿生殖道等部位正常寄居。本属为革兰氏阳性、无芽胞、无鞭毛、无荚膜的非抗酸性丝状菌。

当机体抵抗力下降、口腔卫生不良、拔牙或口腔黏膜受损时，正常寄居在口腔中的放线菌容易引起内源性感染，称为放线菌病。放线菌病的主要表现为软组织的化脓性炎症，多呈亚急性或慢性进展，可形成肉芽肿，病灶中央常坏死形成脓肿，并往往伴有多发性瘘管形成。排出的脓液中，可找到放线菌感染的特征性硫磺样颗粒（sulfur granule）。这种颗粒是放线菌在病灶中形成的菌落，将硫磺样颗粒制成压片或组织切片，在显微镜下观察可见放射状排列的菌丝，菌丝末端膨大呈菊花状，对放线菌的感染具有诊断学意义。

放线菌属与龋齿和牙周炎有关，人口腔中的衣氏放线菌和其他细菌可黏附在牙釉质上形成牙菌斑。对龋齿的形成有推动作用。

从病灶组织当中找到硫磺样颗粒，对于放线菌的感染有诊断价值，必要时取标本做厌氧培养。治疗可用磺胺类药物、克林霉素和红霉素等。

（三）奋森疏螺旋体

奋森疏螺旋体（*Borrelia vincentii*）属于疏螺旋体属。在正常情况下，与梭形梭杆菌共同寄居于人体口腔牙龈部。当机体免疫功能下降，这两种细菌会大量增殖，协同引起奋森咽峡炎、牙龈炎和口腔坏疽等。局部取样镜检，可观察到螺旋体和梭杆菌并存。

（四）白念珠菌

白念珠菌属于假丝酵母，为口腔正常微生物群。感染多发生于免疫力低下者，为机会致病性真菌。口腔黏膜的白念珠菌感染称为鹅口疮，多发生于体质虚弱的初生婴儿，尤其是人工喂养婴儿，当口腔正常微生物群建立后就很少发生。长期使用糖皮质激素、化疗、广谱抗生素的滥用以及HIV感染等免疫低下的人群，也是白念珠菌的易感者。感染后在口腔黏膜局部覆盖一层白色薄膜，其下为坏死组织。

刮取白色薄膜部分进行涂片镜检可见卵圆形细胞，有芽生孢子和假菌丝，可在沙保培养基上长出酵母样菌落。本菌感染尚无特效预防方法，可通过增强免疫力、不滥用抗生素和免疫抑制剂等降低感染机会，治疗可局部使用抗真菌药物，如氟康唑。

（五）腮腺炎病毒

腮腺炎病毒（mumps virus）是流行性腮腺炎的病原体，属于副黏病毒科，有包膜和糖蛋白刺突HN蛋白和融合蛋白F。腮腺炎病毒仅一个血清型，人是其唯一宿主。腮腺炎病毒在人和人之间通过呼吸道飞沫或直接接触传播。学龄前儿童为易感者，好发于冬春季节，潜伏期为12～25天。病毒在鼻、眼、口腔、呼吸道黏膜上皮细胞及面部局部淋巴结内复制，然后侵入血流引起病毒血症，再通过血流到达腮腺及其他组织器官，常见的有睾丸、卵巢、胰腺、肾和中枢神经系统等，主要症状是一侧或双侧腮腺肿大，伴随发热、肌痛和乏力等。病程1～2周，会出现并发症如睾丸炎、卵巢炎、急性胰腺炎等，严重的可能并发病毒性脑炎和听力丧失。病后可获得牢固的免疫力。6个月内的婴儿可从母体获得被动免疫。

典型病例不需实验室诊断即可确诊。如有需要，可取患者唾液、尿液或脑脊液进行病毒分离。也可进行血清学检测。及时隔离患者，防止进一步传播。腮腺炎减毒活疫苗是唯一有效的特异性预防方法，目前常用的是麻腮风三联疫苗（MMP），治疗以对症治疗为主。

（六）齿龈内阿米巴

齿龈内阿米巴（*Entamoeba gingivalis*）是第一个被报道的人体阿米巴原虫。以共栖的形式存在于人和猫、犬等动物的口腔齿龈部。口腔卫生条件差的个体中感染率较高，常与齿龈部的化脓性感染并存。滋养体运动活泼，食物泡内常含细菌和白细胞等，偶有红细胞。在牙周病和牙周炎患者口腔中检出率可达50%，但未发现其入侵组织。目前认为齿龈内阿米巴为非致病性原虫，以直接接触感染为主或经飞沫传播。世界范围内广泛分布。

二、胃部感染病原

胃因其严苛的酸性环境，曾被认为是无菌的。随着人们认识的不断深入，发现胃中不但有微生物的存在，并且也有能在胃部定植引起病理改变的病原。

（一）幽门螺杆菌

幽门螺杆菌（*Helicobacter pylori*，HP）是由澳大利亚病理学家Robin Warren和消化病学家Barry Marshall于1984年首次发现，而他们两位也因为对HP的发现获得了2005年诺贝尔生理学或医学奖。

HP为革兰氏阴性菌，菌体细长弯曲呈螺形、S形或海鸥形。HP的一端或两端有鞭毛，运动活泼，在胃黏膜常常呈鱼群样排列。HP的营养要求高，培养基中需加入新鲜的血或血清。HP的培养气体条件特殊，为微需氧菌，最适的氧气浓度为5%～10%，37℃培养3～4天后可见针尖样菌落。幽门螺杆菌能产生丰富的尿素酶，分解尿素产生氨气和二氧化碳，与其致病和诊断密切相关。

HP感染范围广、感染率高，发展中国家人群的感染率可达70%～90%；即使在发达国家，人群中的感染率也可以达到30%以上。HP的主要传染源是人，在人和人之间通过消化道途径经口传播。与慢性胃炎、消化性溃疡（包括十二指肠溃疡和胃溃疡）、胃癌和胃黏膜相关淋巴瘤的发生密切相关。具体致病机制仍未完全阐明，但其鞭毛、内毒素、产生的蛋白酶、细胞毒素等协同作用对胃上皮细胞造成损伤，其产生的丰富尿素酶，分解尿素产氨，能够中和胃酸，保护细菌，同时破坏胃黏膜黏液层，胃酸会直接刺激胃上皮细胞。此外，细菌的致病物质还会引起Ⅱ型和Ⅳ型超敏反应。最终造成胃上皮细胞坏死、炎症发生。此外，感染HP患者胃内亚硝胺及亚硝基化合物增多，也会刺激细胞，诱发癌变。1994年，国际癌肿研究机构和世界卫生组织将HP定义为Ⅰ类致癌因子。

HP感染后的病原学检查，目前常用且非侵入性的检测方法为快速尿素酶试验，利用^{13}C或^{14}C标记的尿素作为底物，由于HP能够产生尿素酶，分解尿素产生氨和二氧化碳，体外检测标有同位素的二氧化碳产物，可间接检测胃内是否有HP的定植。确诊依赖于胃黏膜组织涂片镜检及分离培养阳性，也可利用PCR检测幽门螺杆菌特异性基因。血清学检测HP抗体主要用于流行病学调查。

由于胃部病理改变主要是HP感染和胃液刺激共同作用的结果，目前治疗主要采用联合用药的方法，联合使用质子泵抑制剂、铋剂加两种抗生素，经过14天治疗，根除率可达75%～90%。

然而，近年来的一些研究显示，HP为哮喘、IBD等疾病的保护因素。因此，HP和人体健康之间的关系还有待进一步探究。

（二）异尖线虫

异尖线虫（*Anisakis*）是一类成虫寄生于海栖哺乳动物胃部，幼虫寄生于某些海栖鱼类的线虫。人通过食入了含活异尖线虫幼虫的海鱼如大马哈鱼、鳕鱼、大比目鱼、鲱鱼和海产软体动物如乌贼等引起感染。虫体寄生于胃肠壁，轻者仅有轻度不适，重者表现为进食后数小时上腹部突发剧痛伴恶心、呕吐、腹泻等症状。感染尚无特效药物，可用纤维胃镜检查并将虫体取出。

第三节 下消化道病原

一、下消化道病原的致病机制

下消化道病原菌感染后主要引起两种类型的临床疾病：侵袭性疾病和毒素性疾病，两者区别见表1-6-1。

表1-6-1 两种类型的下消化道病原相关性疾病

区别点	侵袭性疾病	毒素性疾病
致病原因	病原在体内增殖，引起炎症，或病原在体内产生外毒素	食入被毒素污染的物品
症状	发热，细菌会产生内毒素	无发热，起病急
临床表现	临床以腹泻为主要表现	临床以腹泻和（或）呕吐为主要表现

下消化道病原主要的致病机制包括以下几点：①病原黏附于宿主消化道上皮细胞；②某些病原可以侵入上皮细胞内，为兼性胞内菌；③小肠上皮微绒毛受损；④细菌释放内毒素，引起上皮细胞炎症；⑤产生外毒素致病，一般有两种不同机制的外毒素：增加小肠上皮细胞水和离子的分泌（如霍乱弧菌），抑制上皮细胞蛋白质合成引起细胞死亡。

二、引起下消化道感染的细菌

（一）大肠埃希菌

大肠埃希菌（*Escherichia coli*）是革兰氏阴性杆菌，多数菌株有周身鞭毛，能运动，有菌毛。肠外感染的菌株有多糖类包膜。大肠埃希菌是人和动物肠道正常微生物群的重要组成部分，是临床上最常见的分离菌；兼性厌氧，营养要求不高；能够发酵乳糖产生乳酸，此特征可用于区分其与沙门菌和志贺菌。大肠埃希菌有O、K、H三种抗原，可按照O：K：H的抗原排列顺序命名其不同血清型别。大肠埃希菌可通过转化、接合和转导等多种方式进行基因的水平转移和重组，导致变异的发生。如耐药性的变异、生化反应的变异等。大肠埃希菌也被作为模式生物，在基因工程中有所应用。

图1-6-1
大肠埃希菌革兰氏染色

绝大多数大肠埃希菌在肠道中为非致病菌，当其转移至其他非寄居部位，可引发肠外感染，如泌尿系统感染、新生儿脑膜炎、败血症等。只有个别型别，可引起胃肠道的感染。根据毒力因子的性质和致病机制，将胃肠道致病的大肠埃希菌分成五类：

1. 肠产毒性大肠埃希菌（enterotoxigenic *E.coli*，ETEC） 细菌作用于小肠，能够产生肠毒素，分为不耐热肠毒素和耐热肠毒素，均由质粒编码。不耐热肠毒素（labile toxin，LT）对热不稳定，65℃加热30 min即失活。LT能够激活小肠上皮细胞内腺苷酸环化酶，使胞内ATP转化为cAMP，继而引起小肠液体过度分泌，造成腹泻。耐热肠毒素（stable toxin，ST）对热稳定，100℃ 20 min不被破坏；能够激活小肠上皮细胞鸟苷酸环化酶，使胞内cGMP增加，在空肠部分改变液体的运转，在肠腔内积液引起腹泻。

ETEC常引起5岁以下婴幼儿和旅游者腹泻，主要通过污染的水源和食物传播。临床上可引起轻度腹泻至严重霍乱样症状，一般可自愈。

2. 肠致病性大肠埃希菌（enteropathogenic *E.coli*，EPEC） 细菌作用于小肠，不产生外毒素；能够黏附于小肠上皮微绒毛，导致刷状缘被破坏，微绒毛萎缩，上皮细胞排列紊乱和功能受损。EPEC主要易感人群为婴儿，可引起水样腹泻，伴随恶心、呕吐和发热，传染性强，可致死，也可转为慢性。

3. 肠集聚性大肠埃希菌（enteroaggregative *E.coli*，EAEC） 细菌的作用位点在小肠，拥有质粒编码的特殊菌毛Bfp和AAF/Ⅰ和AAF/Ⅱ，能够在小肠上皮细胞表面发生特殊聚集，形成砖块样排列。细菌分泌细胞毒素，阻碍肠上皮细胞和肠腔营养物质交换，导致微绒毛变短，单核细胞浸润和出血。EAEC感染可引起婴儿急性或慢性腹泻伴有脱水症状。

4. 肠侵袭性大肠埃希菌（enteroinvasive *E.coli*，EIEC） 细菌作用于大肠，不产生肠毒素，能侵袭入结肠黏膜上皮细胞并在其中生长繁殖，并扩散至邻近正常细胞，导致组织破坏和炎症发生。EIEC主要侵犯较大儿童和成人，引起水样便，继以少量血便、腹痛和发热。

5. 肠出血性大肠埃希菌（enterohemorrhagic *E.coli*，EHEC） 也称为vero毒素大肠埃希菌，主要侵犯结肠，引起出血性结肠炎，可并发溶血性尿毒综合征（hemolytic uremic syndrome，HUS）。1982年，该菌首先在美国被发现，血清型别为O157∶H7。此后，在世界各地有多次散发流行。EHEC能产生志贺样毒素（Shiga-like toxin，SLT），由噬菌体编码，中断上皮细胞蛋白质合成，是重要的致病物质。出血性结肠炎以腹痛、水样便，继以大量出血为主要表现。并发HUS时，表现为急性肾衰竭、溶血性贫血和血小板减少症，可发生于各年龄段，以婴幼儿多见。

（二）志贺菌属

志贺菌属（*Shigella*）是人类细菌性痢疾的病原体，俗称痢疾杆菌（dysentery bacilli）。革兰氏阴性，短杆菌，无芽胞、无鞭毛、无荚膜，多数有鞭毛。志贺菌属细菌营养要求不高，在普通培养基上生长良好，在肠道选择鉴别SS培养基上呈现无色半透明菌落。根据O抗原结构不同，可分为A～D 4种（群），分别为痢疾志贺菌（*S. dysenteriae*）、福氏志贺菌（*S. flexneri*）、鲍氏志贺菌（*S. boydii*）和宋内志贺菌（*S. sonnei*）。我国主要流行的是福氏志贺菌。

志贺菌有较强的侵袭力，内毒素作用强烈，部分菌株还能够产生外毒素。细菌黏附于派尔集合淋巴结（Peyer's patch）的M细胞，并侵入细胞内进行繁殖，随后向邻近细胞进行扩散。此过程引起炎症因子释放，局部组织炎症发生，细菌继续侵袭入深层组织。坏死的组织、细菌、纤维蛋白和血液等构成了菌痢脓血便的基础。志贺菌内毒素使肠黏膜通透性增加，促进内毒素吸收入血，引起发热、内毒素血症。内毒素能够加重对肠黏膜的破坏，促进溃疡和血便的发生。此外，内毒素还能够引起肠壁自主神经功能紊乱，导致腹痛、里急后重等症状。志贺菌产生的外毒素称为志贺毒素（Shiga toxin，Stx），为一种细胞毒素，中断上皮细胞内蛋白质合成，造成细胞坏死。

志贺菌通过粪－口途径进行传播，传染源主要为患者和带菌者。志贺菌传染性强，人群普遍易感，10～150个志贺菌就可引起感染。感染局限于肠道，一般不入血。根据病程可将细菌性痢疾分为急性和慢性两种。急性菌痢经过1～3天的潜伏期，发病急，常伴有发热、腹痛和腹泻，每天腹泻次数十多次至数十次。伴黏液脓血便、里急后重等典型症状。及时治疗，预后良好。老人和儿童，腹泻严重者会引起水和电解质的丧失，导致脱水、酸中毒等，部分病例还会出现溶血性尿毒综合征的并发症，可引起死亡。痢疾志贺菌引起的菌痢最严重。儿童由于血脑屏障发育不完善等原因，内毒素大量入血，引起微血管痉挛、缺血和缺氧等，导致弥散性血管内凝血（disseminated intravascular coagulation，DIC）、多器官功能衰竭和肺水肿的发生，称为中毒性菌痢。常无明显消化道症状但伴随有全身中毒症状，主要表现为高热、休克、中毒性脑病等，可发生呼吸循环衰竭，抢救不及时会造成患者死亡。急性菌痢如迁延不愈，易转为慢性，病程多在2个月以上。部分患者可成为带菌者，不表现出临床症状但可持续排菌，成为隐性传染源。菌痢病后免疫力不牢固，可再次感染，机体对菌痢的免疫主要依靠肠黏膜分泌性IgA抗体的作用。

取患者粪便，尤其是黏液脓血部分，接种于肠道选择性培养基，培养后挑取无色透明菌落进行生化鉴定。志贺菌的侵袭力用Sereny试验进行确定，将受试菌培养物接种在豚鼠眼结膜囊内，若发生角膜结膜炎，Sereny试验阳性，表明菌株具有侵袭力；也可用免疫荧光菌球法、协同凝集试验、PCR等方法进行快速诊断。

隔离患者、注意饮食卫生是最有效的非特异性预防方法，特异性预防有用链霉素依赖株（streptomycin dependent strain，Sd）制成的减毒活疫苗。治疗可用抗生素，但志贺菌易出现多重耐药（multiple drug resistance），给防治工作带来困难。

（三）沙门菌属

沙门菌属（*Salmonella*）是一群寄生在人和动物肠道中，生化反应和抗原结构相关的革兰氏阴性杆菌。沙门菌血清型别多，已知的血清型已达2 500多种。根据其DNA同源性，沙门菌可分为肠道沙门菌（*S. enterica*）和邦戈沙门菌（*S. bongori*）两个种，其中肠道沙门菌又可分为6个亚种，能感染人的沙门菌主要属于肠道沙门菌肠道亚种（*S. enterica subspecies enterica*），如伤寒沙门菌（*S. typhi*）、鼠伤寒沙门菌（*S. typhimurium*）等。

沙门菌属为革兰氏阴性，无芽胞，一般无鞭毛，多数有周鞭毛。不分解乳糖，能发酵葡萄糖、麦芽糖和甘露醇。营养要求不高，普通琼脂平板上生长良好。在SS培养基上形成无色半透明菌落。伤寒沙门菌主要有O抗原和H抗原，根据两种抗原的不同组合，可分为2 500多个血清型。部分临床新分离的伤寒沙门菌和丙型副伤寒沙门菌表面存在Vi抗原。该抗原抗原性弱，与活菌同时存在，故临床上可用于检出带菌者。

沙门菌有较强的内毒素，并有一定的侵袭力，部分菌株还可产生外毒素。沙门菌依赖菌毛蛋白黏附在肠上皮细胞或M细胞，随后沙门菌Ⅲ型分泌系统沙门菌致病岛Ⅰ（Salmonella pathogenicity islandⅠ，SPI-Ⅰ）将细菌效应蛋白注入宿主细胞内，导致细胞肌动蛋白重排，将细菌吞入细胞。在宿主细胞内，沙门菌Ⅲ型分泌系统沙门菌致病岛Ⅱ（Salmonella pathogenicity islandⅡ，SPI-Ⅱ）阻止吞噬体与溶酶体的融合，使细菌能在宿主细胞内生存并繁殖，导致细胞死亡并向邻近细胞扩散。沙门菌死亡时崩解释放出内毒素，引起发热、白细胞反应等。

沙门菌是人畜共患病的病原，在猪、牛、羊、马、猫、犬等家畜及鸡、鸭等家禽中广泛存在，一些野生动物如狮、熊、鼠类及冷血动物等均可成为携带宿主。人主要因为食用了患病或带菌动物的肉、蛋、乳制品或被带菌动物粪便污染的水源而感染，感染后主要引起四种类型的临床表现：

1. 肠热症（enteric fever） 包括由伤寒沙门菌引起的伤寒和甲型副伤寒沙门菌、肖氏沙门菌、希氏沙门菌引起的副伤寒。细菌经口进入，到达小肠，侵入小肠上皮细胞及M细胞，并可穿过上皮细胞进一步入侵肠壁淋巴组织，随后经淋巴管至肠系膜淋巴结，再经胸导管进入血流，引起第一次菌血症。此次菌血症往往发生于病程的第1周，患者可有发热、乏力、全身不适等症状，血液中可检测到细菌。细菌随血循环到达身体其他器官，包括骨髓、肝、脾、肾、胆囊、皮肤等，并在这些器官中继续增殖，被脏器中吞噬细胞吞噬后再次进入血流，引起第二次菌血症。此时机体症状明显，患者出现持续高热，相对缓脉，肝、脾大及全身中毒症状，部分病例皮肤出现玫瑰疹。在脏器中增殖的细菌还可通过各种途径排出体外，在胆囊中增殖的细菌可随胆管排至十二指肠，其中部分随粪便排出体外，另一部分可再次侵入肠壁淋巴组织，在局部引起超敏反应、组织发生坏死、溃疡产生，严重者可发生肠出血和肠穿孔。肠穿孔是患者死亡的主要原因。肾中增殖的细菌可随尿液排出体外。此期一般为病程的第2～3周，在患者的粪便和尿液中可检测到细菌。病程第4周后，患者进入恢复期。病愈后部分患者仍可从粪便或尿液中持续排菌3周至3个月，称恢复期带菌者，可成为隐性传染源。约3%的伤寒患者会成为慢性带菌者。

2. 急性胃肠炎　是最常见的沙门菌感染，也被称为食物中毒。主要由于通过食物或水摄入大量鼠伤寒沙门菌、猪霍乱沙门菌、肠炎沙门菌（$>10^8$）所致。细菌污染了食物或病畜病禽的肉类、蛋类未彻底加工，都可引起感染的发生。一般食入后4～24 h发病，主要症状为发热、恶心、呕吐、腹痛、水样泻，偶有黏液或脓性腹泻，严重者可因脱水导致休克、肾衰竭而死亡。死亡病例多见于老人、婴儿和体弱者，大多数病例可自愈。

3. 败血症　儿童或免疫力低下的人群，感染了猪霍乱沙门菌、丙型副伤寒沙门菌、鼠伤寒沙门菌、肠炎沙门菌等，部分病例会发生败血症。细菌从肠道迅速侵入血流，在血循环中增殖并进入组织器官导致感染，如脑膜炎、骨髓炎、胆囊炎、肾盂肾炎、心内膜炎等。败血症的症状严重，有高热、寒战、厌食和贫血等，而肠道症状少见；发热期血培养阳性率高。

4. 无症状带菌者　有1%～5%的伤寒或副伤寒患者在症状消失后1年甚至更长的时间内，仍可从粪便中检出沙门菌，转变为无症状带菌者。此时细菌储存于胆囊，有时也可在尿道中，向外界持续排菌，成为重要的传染源。年龄大者转变为带菌者的概率较高，女性转变为带菌者的概率是男性的2倍。

肠热症随着病程的进展，细菌存在的部位不同，因此取样也不同。病程第1周取外周血，第2～3周取尿液或粪便，第1～3周取骨髓。副伤寒采样时间可相对提前。急性胃肠炎可取患者粪便或呕吐物以及剩余食物；败血症取血液；带菌者可取十二指肠引流液。取样后接种肠道选择鉴别培养基，挑取无色、半透明、不发酵乳糖的菌落进行进一步检测。肥达试验（Widal test）是经典的血清学试验，主要原理是用已知沙门菌的O抗原和H抗原检测患者血清中的相应抗体效价；根据其效价变化，辅助临床诊断肠热症。Vi抗体的检测可用于带菌者的检出。

水源和食品的卫生管理及食物的彻底烹饪，是预防沙门菌感染最有效的方法。带菌者不能从事食品行业的工作。口服伤寒沙门菌Ty21a活菌苗可用于特异性预防，但效果不稳定。目前，国际上公认的新一代疫苗是伤寒Vi多糖疫苗，注射一针即可产生较为持久的保护力（3年）。由于早期使用的氯霉素有一定的骨髓毒性，目前沙门菌感染的治疗主要使用环丙沙星，但耐药菌株也不断产生。

（四）金黄色葡萄球菌

金黄色葡萄球菌（*Staphylococcus aureus*）是最典型的通过产生肠毒素致病的病原菌，革兰氏阳性，球形，呈葡萄串状排列；无芽胞、无鞭毛，体内可形成荚膜样黏液层结构；营养要求低，普通培养基上生长良好；需氧或兼性厌氧。典型菌株能够产生脂溶性金黄色色素，在固体培养基上形成金黄色菌落。在血平板上，菌落周围会形成溶血环。金黄色葡萄球菌抗原结构较复杂，以葡萄球菌

A 蛋白（staphylococcal protein A，SPA）较为重要。90% 以上的金黄色葡萄球菌细胞壁表面存在 SPA。SPA 能与人和多种哺乳动物的 IgG 分子 Fc 段非特异性结合，结合后 IgG 分子的 Fab 段仍能特异性地与抗原结合。SPA 能够与吞噬细胞争夺 Fc 段，降低抗体的调理作用。SPA-IgG 复合物具有抗吞噬、损伤血小板、促进细胞分裂、引发超敏反应等多种生物学活性，与金黄色葡萄球菌的致病密切相关。利用 SPA 的特点建立协同凝集试验（coagglutination assay），在多种微生物的抗原检测中具有很好的应用价值。金黄色葡萄球菌对外界理化因素的抵抗力强于其他无芽胞细菌；易产生耐药性，临床分离菌株对青霉素 G 的耐药性已达 90% 以上，尤其是耐甲氧西林的金黄色葡萄球菌（methicillin-resistant *S.aureus*，MRSA）已经成为医院感染重要的致病菌。

约 50% 的临床分离金黄色葡萄球菌菌株能够产生肠毒素（enterotoxin）。肠毒素是一组热稳定的蛋白，能够抵抗胃肠液中蛋白酶的水解作用。产毒株污染食物后，室温条件下 10 h 内就能产生大量肠毒素。人因为食用了被肠毒素污染的食物而发病，食入食物 1～6 h 后出现症状。毒素到达中枢神经系统后刺激呕吐中枢，引起以呕吐为主要症状的食物中毒。

取剩余食物和呕吐物，用 ELISA 方法检测肠毒素，还可用特异性 DNA 探针检测肠毒素基因。幼猫对肠毒素易感，食入毒素污染的食物，也会出现以呕吐为主的症状。加强卫生监管，防止食物中毒为有效的预防方法。金黄色葡萄球菌感染以对症治疗为主。

（五）蜡样芽胞杆菌

蜡样芽胞杆菌（*Bacillus cereus*）为革兰氏阳性大杆菌，在普通平板上生长良好，可形成较大的表面粗糙似融蜡状的菌落，故名。污染食物中的菌量要达到 10^6 CFU/g 才能发病。所引起的食物中毒可分为两种类型：①呕吐型，由耐热肠毒素引起，表现为进食后恶心、呕吐，严重者可暴发肝衰竭；②腹泻型，由不耐热肠毒素引起，进食后发生胃肠炎症状，表现为腹痛、腹泻和里急后重，偶有呕吐和发热。治疗可使用红霉素、氯霉素或庆大霉素，该菌对青霉素类和磺胺类药物耐药。

（六）产气荚膜梭菌

产气荚膜梭菌（*Clostridium perfringens*）为厌氧性细菌。本菌为革兰氏阳性，菌体粗大，有芽胞，位于菌体次极端，无鞭毛。在被感染的人和动物体内能形成明显荚膜。产气荚膜梭菌生长非常迅速，代时仅 8 min。在血平板上可形成双层溶血环。在含卵黄琼脂的平板上，菌落周围可形成乳白色浑浊圈，称为 Nagler 反应。产气荚膜梭菌能分解多种糖类，产酸、产气。在牛奶培养基中培养该菌，能够分解乳糖产生乳酸，同时产生大量气体。乳糖使牛奶中的酪蛋白发生凝固，大量气体将凝固的酪蛋白冲成蜂窝状，甚至能够将试管中封固的凡士林层冲到顶部，称为"汹涌发酵"（stormy fermentation）。产气荚膜梭菌可被分为 A、B、C、D、E 五个血清型，其中 A 型是主要引起人类疾病的型别。C 型也可引起消化道疾病。

某些 A 型产气荚膜梭菌菌株污染食物，以肉类食品被污染为多见，欧洲地区病例多见，我国报道较少。人因食入大量细菌（10^8～10^9 个）而发生感染。潜伏期约 10 h，可出现腹痛、腹胀和水样腹泻，一般无呕吐和发热。本病为自限性，1～2 天后可自愈。

C 型菌株污染食物后，因其能产生 β 毒素，会引起坏死性肠炎。被感染者主要表现为肠麻痹坏死，病死率较高。

疑为产气荚膜梭菌引起的食物中毒，在发病后第一天，取剩余食物或粪便进行病原学检测，如果食物中的菌量 $>10^5$ CFU/g 或粪便中的菌量 $>10^6$ CFU/g，可作为辅助诊断。

（七）肉毒梭菌

肉毒梭菌（*Clostridium botulinum*）也属于厌氧芽胞梭菌。本菌为革兰氏阳性，菌体短粗。芽胞位于次极端，直径粗于菌体，有鞭毛、无荚膜，厌氧严格，在普通培养基上生长良好。根据产生毒素的抗原性分为A～F七个型别，我国报道的病例大多为A型。肉毒梭菌能够产生外毒素肉毒毒素，是其最重要的致病物质。肉毒毒素对胃酸和蛋白酶具有较强的抵抗能力，但不耐热，煮沸1 min即可被破坏。肉毒毒素是目前已知的毒素中最毒的，其毒性比氰化钾强1万倍。1 mg纯结晶的肉毒毒素能够杀死2亿只小鼠。对人的致死量约为0.1 μg。

肉毒梭菌的芽胞污染食物，食物在加工或储存过程中如有厌氧的环节（发酵豆制品、发酵面制品、肉罐头、火腿肠等），肉毒梭菌就能够繁殖并产生毒素。肉毒梭菌引起的食物中毒胃肠道症状少见。患者也无发热、神志不清等症状。毒素经胃肠道吸收后入血，作用于中枢神经系统的脑神经核和外周神经的神经肌肉接头处以及自主神经末梢，其作用机制主要是抑制乙酰胆碱的释放，引起运动神经功能失调，导致弛缓性肌肉麻痹。潜伏期短至数小时。患者先有乏力、头痛等不典型症状，接着出现复视、斜视、眼睑下垂等眼肌麻痹症状，再接着是吞咽、咀嚼困难、口干、口齿不清等咽部肌肉麻痹症状，最终进展到膈肌麻痹，导致呼吸困难，直至呼吸停止而死亡。2～8个月的婴儿因为肠道菌群尚未完全建立，食入被肉毒梭菌芽胞污染的食品（主要为蜂蜜）后，芽胞在肠腔内发芽成繁殖体并产生毒素，发生食物中毒，症状与肉毒毒素食物中毒类似，引起便闭、吸吮和啼哭无力，病死率不高，取可疑食物检测毒素可确诊，将食物加热后可破坏毒素。

（八）艰难拟梭菌

艰难拟梭菌（*Clostridioides difficile*）曾被称为艰难梭菌（*Clostridium difficile*），为专性厌氧菌，是人类肠道中正常菌群的组成部分。本菌为革兰氏阳性，卵圆形芽胞位于菌体次极端，部分菌株有周鞭毛，对营养和厌氧环境要求高。艰难拟梭菌在肠道数量不多，但耐药性强。当长期或不规范使用某些广谱抗生素（氨苄西林、红霉素、克林霉素等）时，可引起肠道中菌群失调，耐药的艰难拟梭菌得以大量繁殖，导致抗生素相关性腹泻（antibiotic-associated diarrhea）和假膜性肠炎（pseudomembranous colitis）。

艰难拟梭菌主要的致病物质为产生的外毒素艰难拟梭菌毒素A（TcdA）和（或）艰难拟梭菌毒素B（TcdB）。此外，细菌表面的黏液层、细胞表面蛋白84（Csp84）和艰难拟梭菌转移酶等都参与了致病过程。TcdA和TcdB氨基酸序列具有同源性，都为葡糖基转移酶，灭活上皮细胞内的Rho蛋白家族，导致细胞凋亡并产生病变效应。艰难拟梭菌经粪-口途径传播。部分人群可无症状携带艰难拟梭菌，以新生儿为常见，主要因为新生儿和婴儿肠道缺乏艰难拟梭菌毒素的受体因而不致病。抗生素相关性腹泻为医源性感染，抗生素治疗为高危诱因，但住院、罹患基础疾病、老年人等也是其危险诱因。肠道微生物群对艰难拟梭菌的芽胞发芽具有显著的抑制作用，当正常菌群被破坏，芽胞发芽为繁殖体，产生毒素而致病，主要表现为水样腹泻。约5%的感染者可排出假膜，并伴有发热、白细胞增多等全身中都表现，严重者可致死。

治疗时应立即停用相关抗生素，改用敏感的抗生素万古霉素或甲硝唑进行治疗。近年来，粪菌移植（fecal microbiota transplantation，FMT）在难治性艰难拟梭菌感染的治疗中发挥了积极的作用，但其安全性和伦理仍受质疑。艰难拟梭菌的感染亟待有更有效的抗生素替代疗法出现。无特异性预防措施。重视医院感染的控制，规范的医疗操作和合理的抗生素应用，可显著降低艰难拟梭菌感染的发生。

（九）霍乱弧菌

霍乱弧菌（*Vibrio cholerae*）为烈性传染病霍乱的病原体。霍乱为我国的甲类法定传染病，也是国际检疫的重要传染病。霍乱从1817年开始已经发生过世界范围内的7次大流行，前6次均由O1群的古典生物型引起，1961年发生的第7次大流行，由O1群的El Tor生物型引起。1992年，一个新的流行株O139群，在印度和孟加拉的一些城市发生流行，并很快传遍亚洲。

霍乱弧菌为革兰氏阴性，菌体弯曲呈弧形或逗点状。有一根单鞭毛，运动活泼。取患者的排泄物直接涂片镜检，可见细菌呈现“鱼群样”排列。悬滴观察，可见其穿梭如流星样运动。有的菌株有荚膜。霍乱弧菌在 pH8.0～9.0 的环境中生长更佳，故常用 pH8.8～9.2 的碱性蛋白胨水作为选择培养基。霍乱弧菌在 TCBS 平板上也成长良好，可形成黄色菌落，有鉴别作用。霍乱弧菌有 O 抗原和 H 抗原。根据 O 抗原不同，可分为 155 个血清型。其中目前已知的仅有 O1 群和 O139 群可以引起人类霍乱。霍乱弧菌抵抗力相对较弱，对日光、干燥和普通消毒剂均比较敏感。然而在河水、井水或海水中可存活 1～3 周，在一些海鲜食物（鲜鱼、贝类等）中可存活 1～2 周。

霍乱弧菌的主要致病物质为其产生的肠毒素，也称为霍乱毒素（cholera toxin，CT）。霍乱毒素是已知的最强烈的致泻毒素。由 1 个 A 亚单位和 5 个 B 亚单位构成。A 亚单位为毒性活性成分，B 亚单位为结合单位。B 亚单位与小肠上皮细胞的神经节苷脂 GM1 受体结合，介导 A 亚单位进入细胞内。A 亚单位裂解为 A1 和 A2 两条肽链。A1 可激活细胞内腺苷环化酶，使 ATP 转化为 cAMP。细胞内 cAMP 水平增高，Na^+、K^+、HCO_3^- 和水分大量从细胞内分泌至肠腔，产生严重的腹泻和呕吐，由于大量体液和电解质的丢失，患者很快会发生代谢性酸中毒、低血容量性休克、乃至死亡。此外，鞭毛运动有利于细菌穿过肠黏液层；菌毛可介导与宿主细胞表面受体相结合；多糖荚膜和 LPS 协助细菌抵抗吞噬，也都在霍乱弧菌的致病过程中发挥一定作用。

人是霍乱弧菌唯一易感者，主要通过污染的水源或食物经口感染。在流行区，除患者外，无症状带菌者也可成为重要传染源。霍乱弧菌对胃酸敏感，因此患者需摄入大量细菌（$>10^8$）才可引发感染。当各种原因引起胃酸减少时，细菌的感染剂量可减少。霍乱弧菌到达小肠，穿过黏液层定植肠上皮细胞表面，繁殖后产生霍乱毒素。在毒素的作用下，产生相应临床症状。霍乱起病急，潜伏期一般为 1 天，患者突然出现剧烈的呕吐和腹泻，严重时每小时可丧失体液达 1 L，患者腹泻物如米泔水样。大量水和电解质的流失，患者迅速会出现外周循环衰竭，电解质紊乱和代谢性酸中毒，不处理死亡率为 60%。病后一些患者可以带菌 3～4 周，成为传染源。感染后机体可获得牢固免疫力，但 O1 群和 O139 群间无交叉保护作用。

取患者排泄物、肛拭子或呕吐物，直接涂片镜检或分离培养可做诊断，或采用免疫荧光或协同凝集试验进行快速诊断。流行区应加强水源管理，注意个人卫生，及时发现患者并进行隔离。治疗主要大量及时补充水和电解质，同时用抗生素及抗分泌药。

（十）副溶血弧菌

副溶血弧菌（*Vibrio parahemolyticus*）为革兰氏阴性，有鞭毛，嗜盐，无盐不能生长。存在于近海的海水、海底沉积物和鱼类、贝类等海产品中。主要因烹调海产品不当或食入盐腌制品引起，临床表现为食物中毒。潜伏期 5～72 h，可从自限性腹泻到霍乱样病症不等。病程短，恢复快。治疗使用抗生素。严重腹泻病例需补充水和电解质。

（十一）空肠弯曲菌

空肠弯曲菌（*Campylobacter jejuni*）为革兰氏阴性弯曲短杆菌，一端或两端有鞭毛，运动活泼。空肠弯曲菌为微需氧菌，对环境抵抗力不强。空肠弯曲菌为多种动物如牛、羊、狗及禽类肠道和生殖道的正常寄居菌。人因食入空肠弯曲菌污染的带菌动物的肉、乳制品、禽蛋以及饮水等引发感染。夏秋季多见。感染产妇可在分娩时将细菌传染给胎儿。空肠弯曲菌主要引起急性胃肠炎，主要侵及空肠、回肠和结肠。主要症状为腹痛和腹泻，有时伴有发热。严重的情况下，细菌可引起败血症和其他器官感染。加强卫生防疫及人畜粪便管理和饮水卫生是最有效的防治策略。治疗空肠弯曲菌感染可使用抗生素。

三、引起下消化道感染的病毒

（一）肠道病毒

肠道病毒（enterovirus）是指一群经消化道感染和传播，能够在肠道中复制并引起疾病的病毒，然而这群病毒虽经消化道传播，但引起疾病主要在肠道外，引起多种组织器官的病理改变。主要包括脊髓灰质炎病毒、柯萨奇病毒、埃可病毒、新型肠道病毒等。

1. 脊髓灰质炎病毒（poliovirus） 属于小RNA病毒科（Picornaviridae）肠道病毒属（Enterovirus），分为1～3个血清型。WHO分别于2015年和2019年宣布，全球范围内已经消灭了脊髓灰质炎病毒2型和3型野生株引起的感染。脊髓灰质炎病毒是脊髓灰质炎的病原体，骨髓灰质炎由于多见于儿童，又被称为小儿麻痹症。病毒在环境中广泛存在，在污水和粪便中可存活数月，室温下可存活数日，能够耐受胃酸、蛋白酶和胆汁的作用。脊髓灰质炎病毒在人群中通过粪-口途径进行传播。患者和无症状携带者为传染源。病毒以口咽、肠道为侵入门户，在局部黏膜和淋巴组织及肠道集合淋巴结中增殖并释放入血，引起第一次病毒血症，病毒的靶组织主要为脊髓前角细胞、背根神经节细胞、运动神经元等。在靶组织中增殖后再次入血引起第二次病毒血症。90%的病例为隐性感染，5%发生流产感染，患者仅出现发热、头痛、呕吐等非特异症状。1%～2%的患者病毒侵入中枢神经系统，引起非麻痹型脊髓灰质炎。仅有0.1%～2.0%的感染者会发生最严重的结局，暂时性的肢体麻痹或永久性的弛缓性肢体麻痹，以下肢多见。极少数患者会出现延髓麻痹，呼吸功能、心功能衰竭而死亡。由于有效的疫苗预防，脊髓灰质炎病毒野毒株的感染已显著减少，甚至罕见，在2014年，只有阿富汗、尼日利亚和巴基斯坦三个国家仍然是小儿麻痹症的流行地区。但曾有由于减毒疫苗的毒力恢复引起疫苗相关麻痹型脊髓灰质炎病例的出现，应引起足够的重视。疫苗相关麻痹型脊髓灰质炎可由2型和3型引起。

脊髓灰质炎疫苗有两种：灭活脊髓灰质炎疫苗（inactivated polio vaccine，IPV，Salk疫苗）和口服脊髓灰质炎减毒活疫苗（live attenuated oral polio vaccine，OPV，Sabin疫苗）。自从IPV和OPV分别于20世纪50年代中期和60年代初期问世并广泛应用以来，脊髓灰质炎发病率急剧下降，绝大多数发达国家已消灭了脊髓灰质炎野毒株。OPV口服免疫类似自然感染，既可诱发血清抗体，预防麻痹型脊髓灰质炎的产生，又可刺激肠道局部产生sIgA，阻止野毒株在肠道增殖和人群中流行。此外，口服疫苗后OPV在咽部存留1～2周，从粪便中排出可达几周，因而疫苗病毒的传播使接触者形成间接免疫。由于OPV热稳定性差，保存、运输、使用要求高，有毒力回复的可能。特别是从1979年以来，美国所发生的麻痹型脊髓灰质炎都与疫苗株有关，因而亦称之为疫苗相关麻痹型脊髓灰质炎（VAPP）。2016年5月开始，我国实行了新的脊髓灰质炎免疫策略，停用三价OPV，2月龄时注射一剂二价IPV，3、4月龄及4岁各口服一剂二价OPV。

人工被动免疫可用于对流行期间与患者有过亲密接触的易感者的紧急预防，注射丙种球蛋白可避免发病或减轻症状。

2. 其他肠道病毒 柯萨奇病毒（coxsackievirus）、埃可病毒（echovirus）的识别受体在组织和细胞中分布广泛，包括中枢神经系统、心、肺、胰、黏膜、皮肤和其他系统，因而引起的疾病谱复杂，如散发性类脊髓灰质炎麻痹症、暴发性的脑膜炎、脑炎、发热、皮疹和轻型上呼吸道感染。如疱疹性咽峡炎（herpangina）主要由柯萨奇A组病毒某些血清型引起，典型的症状是在软腭、悬雍垂周围出现水泡性溃疡损伤。流行性胸痛（pleurodynia）常由柯萨奇B组病毒引起，症状为突发性发热和单侧胸痛。心肌炎（myocarditis）和心包炎（pericarditis）主要由柯萨奇B组病毒引起，在婴儿可引起暴发流行，病死率高，散发流行于成人和儿童。

新型肠道病毒70型直接感染眼结膜，是人类急性出血型结膜炎（acute hemorrhagic conjunctivitis）的病原体。该病俗称“红眼病”，以点状或片状的突发性结膜下出血为特征，主要通过接触传播，传染性强，成人患者多见。新型肠道病毒 71 型是引起人类中枢神经系统感染的重要病原体，呈世界性流行，主要引起脑炎、脑膜炎以及类脊髓灰质炎等多种疾病，严重感染可引起死亡。

手足口病主要由柯萨奇病毒 A16 引起，新型肠道病毒 71 型也引起过多次流行。特点为手足、口舌上水疱性损伤。

（二）急性胃肠炎病毒

急性胃肠炎病毒是指一群经消化道感染和传播，并主要引起急性胃肠道炎症的病毒，主要包括轮状病毒、杯状病毒、星状病毒和肠道腺病毒等。

1. 轮状病毒（rotavirus）是引起人和动物腹泻的重要病原体。根据衣壳蛋白结构不同，分为 A ~ G7 个组，其中 A 组是最常见的引起婴幼儿重症腹泻的病原体，占到导致病毒性胃肠炎的 80% 以上。传染源是患者和无症状带毒者，通过粪 - 口途径在人和人之间进行传播。潜伏期为 1 ~ 3 天，突然发病，典型的症状包括水样腹泻、发烧、腹痛、呕吐，导致脱水，非血性水样腹泻每日可达 5 ~ 10 次。一般为自限性，症状轻微的患者 3 ~ 8 天可完全恢复。然而腹泻开始后病毒在粪便中的排出可能会持续长达 50 天。由于该病主要发生在深秋和初冬季节，故也称为“秋季腹泻”。B 组轮状病毒主要引起成人腹泻。取粪便可直接做电镜或免疫电镜检测病毒颗粒，也可检测粪便中病毒抗原，敏感度和特异度均较高。病毒性胃肠炎治疗主要是及时输液，纠正水电解质紊乱；预防可采用口服减毒活疫苗。

2. 杯状病毒（Caliciviridae）包括 5 个属，其中诺如病毒（Norovirus，NV）属的诺如病毒是其原型代表株；札如病毒（Sapovirus，SV）属中，在日本发现的札幌样病毒（Sapporo-like virus，SLV）是其原型代表株，合称为人类杯状病毒（human calicivirus，HuCV）。

杯状病毒科的特点是球形，直径为 27 ~ 40 nm，无包膜，表面粗糙，呈二十面体对称。诺如病毒是世界上引起非细菌性胃肠炎暴发流行最重要的病原体；患者、隐性感染者、健康带毒者为传染源；粪 - 口为主要传播途径，其次为呼吸道。诺如病毒的传染性强，表现为低剂量传染，10 个病毒颗粒即可致病。病毒在外界环境中相对稳定，污染的水源和食物，海产品尤其是引起流行的重要原因。

诺如病毒感染引起小肠绒毛轻度萎缩和黏膜上皮细胞的破坏，感染后引起的胃肠炎有 24 ~ 48 h 的潜伏期。本病起病迅速，临床病程短暂，持续 12 ~ 60 h，症状包括腹泻、恶心、呕吐、低热、腹部绞痛、头痛和全身不适。疾病呈自限性，很少需要住院治疗，无死亡病例。脱水是年幼和老年人最常见的并发症。病毒排出期可能持续长达 1 个月。

3. 星状病毒　呈世界性分布，通过粪 - 口途径传播。病毒侵犯十二指肠黏膜细胞，并在其中大量增殖，造成细胞死亡，释放病毒于肠腔中。在急性期，每克粪中病毒可达 10^{10} 个，是院内感染的主要病原体。本病潜伏期 3 ~ 4 天，症状包括发热、头痛、恶心、腹泻，后者可持续 2 ~ 3 天，甚至更长。

4. 肠道腺病毒（enteric adenovirus，EAd）40 和 41 型已证实是引起婴儿病毒性腹泻的第二位病原体。世界各地均有小儿腺病毒胃肠炎报告，主要经粪 - 口传播，易侵犯 5 岁以下小儿，引起腹泻，很少有发热或呼吸道症状；四季均可发病，以夏季多见。

四、引起下消化道感染的寄生虫

（一）下消化道感染蠕虫

1. 似蚓蛔线虫（*Ascaris lumbricoides*）俗称蛔虫，是最常见的人体消化道寄生虫，为蛔虫病的病原体。蛔虫属于土源性线虫，不需要中间宿主即可完成全部生活史。蛔虫成虫寄生于小肠，有雌虫和雄虫之分，雌雄交配后产卵，为受精卵。受精卵随粪便排出体外，在环境中发育为感染期虫卵。人因误食了被感染性虫卵污染的食物或水而发生感染。感染性虫卵到达小肠后孵化出幼虫，幼虫经肠黏膜侵入黏膜下层，钻入静脉或淋巴管，经循环到达肝、右心，再到达肺部，穿破肺泡毛细血管，进入肺泡，沿气管或支气管逆行向上到达咽部，吞咽后进入消化道，在小肠经童虫发育为成虫。蛔虫的致病包括幼虫致病和成虫致病。幼虫在移行过程中引起蛔虫性支气管炎、肺炎和蛔虫性哮喘。幼虫偶可侵入脑、肝、脾、肾等部位发生异位寄生。成虫寄生在小肠会掠夺宿主营养，损伤肠黏膜，导致营养吸收不良，严重时在儿童可引起发育障碍。蛔虫变应原在敏感个体导致超敏反应，患者可出现荨麻疹、皮肤瘙痒和结膜炎等。蛔虫有钻孔的习性，因此肠道中寄生的成虫可钻入胆道、胰腺管或阑尾，引起胆道蛔虫症、蛔虫性肠梗阻、蛔虫性胰腺炎、阑尾蛔虫病和肝蛔虫病等并发症，严重情况下蛔虫可引起肠穿孔和急性腹膜炎，患者病死率高达15%，多见于重度感染儿童。诊断主要依赖粪便中查找到虫卵。防治措施包括查治患者和带虫者，加强粪便管理和健康宣教。本病治疗常用阿苯达唑和甲苯达唑等，严重并发症需要手术治疗。

2. 十二指肠钩口线虫和美洲板口线虫　钩虫（hookworm）中寄生于人体小肠的主要有十二指肠钩口线虫和美洲板口线虫。两种钩虫的生活史基本相同。成虫寄生于小肠，雌虫雄虫交配产卵，虫卵随粪便排出体外。卵内细胞不断发育为丝状蚴，为感染期幼虫。感染期幼虫与皮肤接触后钻入人体，在皮下组织移行后进入小静脉或淋巴管，经右心由肺动脉至肺，穿过肺微血管进入肺泡，沿气管支气管逆行至咽部，随吞咽动作进入肠道定居，发育为成虫。成虫借助口囊内的板齿或钩齿咬附于肠黏膜，吸取宿主血液、组织液及肠黏膜为食。幼虫和成虫都可致病。幼虫穿过皮肤会引起钩蚴性皮炎，移行至肺部引起呼吸系统病变，如阵发性咳嗽、血痰及哮喘等，严重者可发生剧烈干咳、哮喘严重发作和大量咯血。由于成虫会咬附在肠黏膜，因此会造成肠黏膜散在性出血和小溃疡的发生，可引起消化道出血，少数患者出现异嗜症。由于成虫吸食血液，因此钩虫主要引起宿主长期慢性失血，表现为低色素小细胞性贫血。孕母感染后，幼虫可经胎盘或乳汁感染婴儿，造成婴幼儿钩虫病。临床表现为急性便血性腹泻、面色苍白、消化功能紊乱、发热、精神萎靡等。粪便查见虫卵或经钩蚴培养检出幼虫是确诊依据。钩虫病防治也包括驱虫治疗、粪便管理和个人防护等措施。驱虫常用阿苯达唑和甲苯达唑。

3. 毛首鞭形线虫（*Trichuris trichiura*）　简称鞭虫，是鞭虫病的病原体。成虫主要寄生于宿主盲肠。虫卵随粪便排出，在外界发育为感染期卵。人误食了感染期卵污染的食物和水后发生感染。在小肠内，幼虫从卵内孵出并侵入肠黏膜，经8～10天后，幼虫再重新回到肠腔，移行至盲肠。虫体钻入肠壁黏膜和黏膜下组织摄取组织液和血液，发育为成虫。成虫的寄生可导致肠黏膜组织充血、水肿和出血，导致慢性炎症发生，可产生肉芽肿病变。患者有腹痛、慢性腹泻、里急后重、大便带血或隐血、消瘦等表现。粪便检获虫卵可确诊。本病的防治措施同蛔虫，治疗主要用阿苯达唑和甲苯达唑，需要反复治疗。

4. 蠕形住肠线虫（*Enterobius vermicularis*）　俗称蛲虫，是蛲虫病的病原体。成虫寄生在人体的回盲部，以肠腔内容物、组织液和血液为食。雌虫和雄虫交配后，雄虫死亡，雌虫会向下移行到达直肠，夜间宿主熟睡时，会爬出肛门到达肛周皱褶处，并在此产卵。大多数产卵后的雌虫会干瘪死亡，少数可再返回直肠。个别雌虫会误入尿道、阴道等引起异位寄生。肛周虫卵很快发育成熟成为感染期卵，此时虫卵污染了手或食物，被人吞食后，幼虫在十二指肠孵化，逐步移行至回盲部，发育为成虫寄生。蛲虫致病主要是由于在肛周的活动导致感染者肛门及会阴部瘙痒，影响患者休息和睡眠，临床上以儿童为多见。患儿常因肛周皮肤瘙痒而烦躁不安，抓挠后可引起继发感染。如蛲虫发生异位寄生，则可引起泌尿生殖道的炎症。偶可见蛲虫引起的哮喘和肺部损伤等发生。开展健康教育是预防蛲虫感染的重要措施；用阿苯达唑或甲苯达唑驱虫治疗后症状可缓解，联合用药效果更佳。

5. 其他 东方毛圆线虫（*Trichostrongylus orientalis*）、艾氏小杆线虫（*Rhabditis axei*）、猪巨吻棘头虫（*Macracanthorhynchus hirudinaceus*）和旋毛形线虫（*Trichinella spiralis*）也可寄生于宿主消化道，引起相应疾病。

（二）下消化道感染吸虫

1. 布氏姜片吸虫（*Fasciolopsis buski*） 俗称肠吸虫，简称姜片虫，是寄生于人体小肠中的一种大型吸虫，引起姜片虫病。姜片虫的终宿主是人，中间宿主是淡水扁卷螺，保虫宿主为猪，水生植物（如水红菱、荸荠、茭白等）为其传播媒介。成虫寄生于人或猪的小肠上段，寄生虫体较多，严重时可达数千条。成虫产卵后随粪便排出体外，虫卵落入水中孵出毛蚴，毛蚴侵入中间宿主扁卷螺，在螺体内经过胞蚴、母雷蚴、子雷蚴的无性繁殖，发育成尾蚴。尾蚴从螺体逸出，依附在水生植物表面，发育为有感染性的囊蚴。人或猪生食了带有囊蚴的水生植物而发生感染。在消化液作用下，囊蚴内的尾蚴逸出，黏附于肠黏膜，经1～3个月发育为成虫。姜片虫的成虫体形硕大，吸盘吸力强。吸附的肠黏膜因机械性损伤而发生炎症、出血、水肿、坏死等，严重时可形成溃疡。此外，虫体及其代谢产物可引起宿主发生超敏反应。寄生虫体多时，会覆盖在肠黏膜表面，影响营养物质的消化吸收，严重时甚至可发生肠梗阻。患者以腹痛、腹泻、恶心、呕吐等消化道症状为主要表现。粪便中查获虫卵或虫体为确诊依据。食用卫生的水生植物及不饮生水是预防姜片虫病的关键，对于猪饲料也应加强管理。吡喹酮是姜片虫病患者的首选驱虫药。

2. 其他 异形吸虫（*Heterophyids spp.*）和棘口吸虫（*Echinostome*）也可寄生于肠道引起异形吸虫病和棘口吸虫病。

（三）下消化道感染绦虫

1. 带绦虫 人体消化道寄生的带绦虫主要包括链状带绦虫（*Taenia solium*）和肥胖带绦虫（*Taenia saginata*），局部地区还有亚洲牛带绦虫（*Taenia saginata asiatica*）。

（1）链状带绦虫 俗称猪带绦虫，也被称为猪肉绦虫或有钩绦虫，是最主要寄生于人体的绦虫，成虫和幼虫分别引起人类猪带绦虫病和猪囊尾蚴病。成虫寄生于人体小肠。人是猪带绦虫的终宿主，也可成为其中间宿主。猪和野猪是最重要的中间宿主。成虫雌雄同体，从上至下由头节、颈部和链体组成。头节上有吸盘和小钩。颈部有生发功能，能持续长出节片。链体由幼节、成节和孕节组成，孕节中仅有子宫，子宫中有大量虫卵，可达3万～5万个。成虫以头节上的吸盘和吸盘周围的小钩附着于肠壁，随着消化道的蠕动和挤压，孕节可脱落或破裂，虫卵随粪便排出体外。当孕节或虫卵被中间宿主猪或野猪吞食后，虫卵进入中间宿主小肠，1～3日后，卵内的六钩蚴逸出，钻入肠壁进入循环系统，随循环系统到达全身各处发育为囊尾蚴，最常见为肌肉、脑和眼部，肉眼可在猪肉中看到米粒状的白色囊尾蚴，俗称“米猪肉”或“豆猪肉”。囊尾蚴在猪体内可存活数年。在此过程中，人由于误食了生或半生的含囊尾蚴的猪肉而发生感染。囊尾蚴到达人小肠，受到消化液刺激，头节翻出，附着于肠壁，逐渐发育为成虫。此时人是猪带绦虫的终宿主。虫卵或孕节也可被人误食后在人体内发育囊尾蚴，但不会继续发育为成虫。主要有三种感染方式。①自体内感染：当人体内有成虫寄生时，因恶心、呕吐等，肠道中的虫卵或孕节逆行至胃，经胃液作用，六钩蚴逸出，从肠道侵入，引起自身囊尾蚴病。②自体外感染：人体内有成虫寄生时，虫卵或孕节排出体外，污染食物后被人吞食引起自身囊尾蚴病。③异体感染：误食他人排出的虫卵或孕节而感染。成虫寄生引起猪带绦虫病，主要由于头节附着于肠壁引起的机械性损伤所致，虫体分泌物或代谢产物也可刺激机体产生消化道反应。常无明显的临床症状。猪带绦虫寄生对人最严重的危害是囊尾蚴寄生引起的囊尾蚴病。囊尾蚴病的危害因其寄生的数量和位置不同而不同。人体寄生的囊尾蚴常见于皮下、肌肉、脑和眼等部位。皮下和肌肉寄生最常见，可引起皮下结节、肌肉酸痛等症状。脑囊尾蚴病危害较大，严重时可引起猝死。根据寄生部位不同，所导致的脑功能损害不同，临床表现也不同，可出现癫痫、颅内压增高、脑膜炎、精神障碍、运动障碍等不同型别。眼囊尾蚴病可表现为视力障碍到失明不等的症状。

粪便中发现节片有助于确诊。手术结节活检配合影像学检查可为猪囊尾蚴病提供诊断依据。免疫学检测可作为辅助诊断。猪带绦虫的防治需采取“驱、管、检、改”的综合防治措施。“驱”可用槟榔－南瓜子合剂对带绦虫进行麻痹，也可用吡喹酮、阿苯达唑进行驱虫治疗。在粪便中找到头节为驱虫成功的考核标准。“管”即加强厕所和猪圈的管理，切断传播途径。“检”即加强肉类检疫，不出售与食用“米猪肉”。“改”为改变不良饮食习惯，不吃生或半生的猪肉，生、熟砧板须分开使用。

（2）肥胖带绦虫　俗称牛带绦虫，也被称为牛肉绦虫和无钩绦虫。其外形与猪带绦虫类似，但头节无小钩，卵巢和子宫分支不同，节片更多，虫体更长。人是牛带绦虫唯一终宿主。成虫寄生于人体小肠，以吸盘附着于肠壁。在肠道中孕节脱落或破裂，虫卵和孕节进入环境中，被中间宿主牛食入，卵内的六钩蚴在牛的小肠内孵出，侵入肠壁随循环系统到达全身各处，尤其是运动多的肌肉内，形成囊尾蚴。人因食入生或半生的含囊尾蚴的牛肉而感染。在人体肠道内，由于消化液的作用，牛囊尾蚴头节翻出，吸附于肠壁，随后发育为成虫。与猪带绦虫不同，牛带绦虫一般不以人作为中间宿主。因此，牛带绦虫的致病主要为成虫致病。患者会出现恶心、呕吐、腹部不适、腹痛等消化道的症状，偶有肠梗阻和阑尾炎的病例报道。检获虫体或虫卵可确诊牛带绦虫病，防治原则与猪带绦虫病类似。

2. 其他　微小膜壳绦虫（*Hymenolepis nana*）、缩小膜壳绦虫（*Hymenolepis diminuta*）、阔节裂头绦虫（*Diphyllobothrium latum*）和犬复孔绦虫（*Dipylidium caninum*）等绦虫也可寄生于人体消化道引起相应疾病。

（四）下消化道感染原虫

1. 溶组织内阿米巴（*Entamoeba histolytica*）寄生于结肠，可引起肠阿米巴病和肠外阿米巴病。溶组织内阿米巴生活史中包含滋养体和包囊两个阶段。滋养体为其致病阶段，成熟的四核包囊为其感染阶段。四核包囊污染食物或水，经口感染人，在肠道中经消化液作用，囊壁变薄，虫体脱囊成为四核滋养体，很快分裂为四个单核滋养体，经二分裂变为8个滋养体。随着肠道蠕动，滋养体下行，肠内水分逐渐减少，肠内环境改变，滋养体可形成包囊，再经二分裂形成四核包囊，随粪便排出体外。宿主有腹泻时，滋养体来不及成囊即被排出体外，但不具备感染性，在传播过程中无意义。存在无症状带虫者，可排出大量包囊，成为隐性传染源。阿米巴滋养体的致病与半乳糖/乙酰氨基半乳糖凝集素（Gal/GalNAc lectin）、阿米巴穿孔素和半胱氨酸蛋白酶有关。首先，滋养体依赖乳糖/乙酰氨基半乳糖凝集素吸附于宿主肠道上皮细胞，穿孔素在宿主细胞表面形成孔状破坏，半胱氨酸蛋白酶会溶解宿主组织。滋养体对宿主细胞的破坏会引起肠黏膜水肿及充血，细胞坏死，最终发展为黏膜溃疡，溃疡可深入黏膜下层，形成典型的“烧瓶样溃疡”病理表现。急性患者滋养体的破坏可深达肌层，多个溃疡融合在一起可引起大片肠黏膜的坏死脱落。临床表现为阿米巴结肠炎，患者有腹痛、腹泻、里急后重、厌食、恶心、呕吐等症状。病程有急性和慢性之分。典型的腹泻也被称为阿米巴痢疾，排泄物为暗红色稀便，伴腥臭味，带血，俗称“果酱便”。阿米巴结肠炎最严重的并发症是肠穿孔和继发的细菌性腹膜炎。

黏膜下层或基层的滋养体可进入血流经门脉进入肝脏，引起阿米巴肝脓肿；或直接经横膈向胸腔扩散，引起肺脓肿；偶可侵入其他器官如心包、脑、脾等引起局部脓肿。阿米巴肝脓肿患者有发热、盗汗、肝区疼痛等症状。阿米巴肺脓肿患者可有胸痛、发热、咳嗽和咳“巧克力色痰”。

肠阿米巴病确诊靠粪便检出包囊和滋养体。肠癌阿米巴病可结合影像学检查和活组织检查确诊。加强健康教育、提高卫生水平等有利于预防溶组织内阿米巴的感染。甲硝唑是目前阿米巴感染的首选药物。

2. 蓝氏贾第鞭毛虫（*Giardia lamblia*） 简称贾第虫，主要寄生于人或动物的小肠，引起贾第虫病。近年来，贾第虫病与艾滋病的合并感染更加引起关注。蓝氏贾第鞭毛虫的整个生活史包含包囊和滋养体两个阶段。滋养体主要寄生于十二指肠或空肠，虫体借助吸盘吸附于肠壁，以二分裂方式进行增殖。落入肠腔的滋养体随肠道蠕动下移，逐渐形成包囊，包囊中的虫体再分裂，形成具有感染性的四核包囊，随粪便排出体外。人因食入四核包囊污染的食物或水而感染，在十二指肠处虫包囊破裂，虫体逸出，分裂为滋养体。大量滋养体以吸盘附着于肠壁，引起肠功能紊乱，肠蠕动亢进。急性感染者表现为以腹泻为主的吸收不良综合征，患者有水样泻、腹痛、腹部不适等症状。本病曾在国际旅游者当中流行，因此也被称为“旅游者腹泻”。儿童患者可引起贫血和营养不良，影响生长发育。艾滋病患者感染后可发生慢性腹泻、吸收不良等症状。在粪便、小肠液或小肠活检查见虫体可确诊。本病常用甲硝唑治疗。

3. 隐孢子虫（*Cryptosporidium spp.*） 其中的微小隐孢子虫（*C.parvum*）是一种重要的机会致病性原虫，寄生于小肠细胞刷状缘的纳虫空泡内。免疫功能正常的人群常表现为自限性腹泻，患者有水样泻、量大，伴有腹痛、恶心、畏食、发热等症状。在免疫功能缺陷的患者体内，如营养不良者、恶性肿瘤患者或艾滋病患者，可引起顽固致死性腹泻。加强饮食和饮水卫生管理、重点保护免疫功能低下人群是有效的预防措施。目前仍无针对隐孢子虫感染的有效药物，治疗主要依靠对症治疗。

第四节 肝感染病原

一、引起肝感染的病毒

引起肝感染的病毒主要为肝炎病毒。肝炎病毒主要包括甲型肝炎病毒（hepatitis A virus，HAV）、乙型肝炎病毒（hepatitis B virus，HBV）、丙型肝炎病毒（hepatitis C virus，HCV）、丁型肝炎病毒（hepatitis D virus，HDV）和戊型肝炎病毒（hepatitis E virus，HEV）。此外，还曾在输血后肝炎患者的血清中发现新的病毒，如GBV-C（GB virus-C）和TT病毒（Torque Teno virus，TTV），但其致病性尚不清楚。

（一）甲型肝炎病毒

HAV是甲型肝炎的病原体，属于小RNA病毒科嗜肝病毒属。在电子显微镜下观察，HAV呈现球形颗粒，直径27～32 nm，核衣壳为二十面体立体对称，无包膜。

HAV的传染源为急性期患者和隐性感染者，在人和人之间经粪-口途径进行传播。主要通过病毒污染的水源、食物、海产品和餐具等造成流行。1988年春季，上海曾经发生因市民食用病毒污染的海产品毛蚶而引起的大规模甲型肝炎暴发流行，感染人数达31万。HAV经口进入体内，在口咽部及唾液腺中早期增殖，随后到达肠道，在肠道和局部淋巴结中继续增殖，入血形成病毒血症，最终侵犯靶器官肝，在肝增殖后通过胆汁排入肠道并进一步随粪便排出体外。HAV主要通过免疫病理损伤致病，破坏并溶解肝细胞。大多数感染者表现为隐性感染，不出现临床症状，但可以从粪便中持续排出病毒，成为隐性传染源。甲型肝炎的潜伏期为15～50天，临床表现为典型的肝炎症状，包括发热、全身乏力、食欲减退、恶心、呕吐、黄疸、肝脾大和血清转氨酶升高等。本病多数为自限性，患病后患者可获得牢固免疫力。

微生物学诊断主要以血清学检查和病原学检查

为主。加强食物水源的卫生管理是预防甲型肝炎的最重要方法。目前减毒活疫苗和灭活疫苗可用于特异性预防。

（二）乙型肝炎病毒

HBV 是乙型肝炎的病原体。HBV 感染是严重的全球公共卫生问题，我国是乙型肝炎的高流行区，人群中乙肝表面抗原（HBsAg）的携带率可达 8%～9%。

乙肝病毒属嗜肝 DNA 病毒科（Hepadnaviridae）正嗜肝 DNA 病毒属（*Orthohepadnavirus*）。在 HBV 患者的血清中，可观察到三种不同类型的病毒颗粒，分别为大球形颗粒、小球形颗粒和管形颗粒。大球形颗粒也称 Dane 颗粒，是完整的 HBV 病毒颗粒，具有感染性，由包膜和核衣壳组成。小球形颗粒和管形颗粒仅由包膜组成。三种颗粒都表达 HBsAg，大球形颗粒还表达核心抗原（HBcAg）和分泌性 e 抗原（HBeAg）。因此，HBsAg 是 HBV 感染的标志。

HBV 的主要传染源是乙型肝炎患者或无症状的病毒携带者，可通过三种方式进行传播。①血液或血制品传播：HBV 在血液循环中大量存在，微量的污染血液进入人体即可发生感染。因此，输血及血制品、注射、外科手术、口腔操作、共同牙刷或剃须刀等均可造成传播。医院内医疗器械的操作可造成院内感染的发生。②性接触及密切接触传播：HBV 感染者的唾液、乳汁、精液及阴道分泌物中均含有病毒，因此感染者可通过日常的亲密接触或性接触传播病毒。③ 母婴传播：多发生于胎儿期或围生期，也可通过哺乳传播。

HBV 的靶细胞为肝细胞，其具体致病机制还未阐明，但免疫病理损伤和病毒与宿主的相互作用目前被认为是肝细胞被破坏的主要原因。机体对 HBV 的免疫效应一方面可以清除病毒，另一方面也可造成肝细胞损伤。乙型肝炎潜伏期为 30～160 天，可表现为无症状携带者、急性肝炎和慢性肝炎。HBV 的感染还与原发性肝癌的发生密切相关，主要与病毒编码的 X 蛋白有关。

HBV 感染的实验室诊断主要依赖于血清学诊断，其血清学标志物主要包括病毒表达的抗原和相应的抗体，检测病毒核酸也是重要的诊断指标。由于 HBcAg 在血清中检测不到，但其相应的抗体能够被检测到，因此 HBV 感染的血清学诊断又被称为“两对半”。HBsAg 是 HBV 感染后最先出现的血清学指标，是感染的标志。抗 -HBs 多见于恢复期、既往感染或 HBV 疫苗接种后。抗 -HBc IgM 阳性提示 HBV 处于复制状态，具有较强的感染性。抗 -HBc IgG 阳性提示感染过 HBV。HBeAg 阳性提示 HBV 在体内复制活跃，患者感染性强。抗 -HBe 阳性提示 HBV 复制能力减弱，患者的感染性降低。临床上需结合以上指标，共同对患者的感染阶段和疾病转归做出诊断（表 1-6-2）。

乙型肝炎的防治原则需控制传染源、切断传播

表 1-6-2　HBV 抗原抗体系统检测结果分析

HBsAg	HBeAg	抗 HBs	抗 HBe	抗 HBc	结果分析
+	−	−	−	−	无症状携带者
+	+	−	−	−	急性乙型肝炎，或无症状携带者
+	+	−	−	+	急性或慢性乙型肝炎（传染性强，“大三阳”）
+	−	−	+	+	急性感染趋向恢复或慢性肝炎缓解中（“小三阳”）
−	−	+	+	+	既往感染恢复期
−	−	+	+	−	既往感染恢复期
−	−	−	−	+	既往感染或“窗口期”
−	−	+	−	−	既往感染或接种过疫苗

途径和保护易感人群。控制传染源主要是加强对供血员的筛选、正规孕检和术前检查；切断传播途径可普及一次性注射器具，严格消毒患者的血液、分泌物和排泄物、接触的用品及注射器和针头等，对HBsAg阳性孕妇应尽量减少新生儿暴露于母血的机会。保护易感人群主要是特异性的预防措施。接种乙肝疫苗是预防HBV感染最有效的方法。目前主要为基因工程疫苗，安全性和有效性均良好。乙型肝炎疫苗全程需接种3针，按照0、1、6个月程序。乙型肝炎疫苗的接种对象主要是新生儿（在出生24 h内），其次为婴幼儿、15岁以下未免疫人群和高危人群。含高效价抗-HBs的人血清免疫球蛋白（HBIG）可用于被动免疫预防，主要用于以下情况：①被HBV感染者的血液污染伤口者；②母亲为HBsAg阳性的新生儿；③误用HBsAg阳性的血液或血制品者。慢性乙型肝炎的治疗主要包括抗病毒、免疫调节、抗炎和抗氧化、抗纤维化和对症治疗，其中规范的抗病毒治疗是关键。临床用药包括核苷（酸）类似物（包括拉米夫定、阿德福韦酯、恩替卡韦、替比夫定和替诺福韦酯），普通干扰素α及聚乙二醇干扰素α等，但均难以完全清除HBV。

（三）丙型肝炎病毒

HCV是丙型肝炎的病原体。HCV是一类具有包膜的单正链RNA病毒，其传染源包括慢性丙型肝炎患者和无症状HCV感染者。HCV主要经输血或血制品传播，也可经性接触和母婴垂直传播。同性恋者、静脉药瘾者及接受血液透析的患者为HCV感染高危人群。HCV感染易形成持续感染。在无治疗情况下，15%～45%的HCV感染可在6个月内自发清除，而55%～85%的感染会发生慢性化。目前认为HCV的致病机制与病毒的直接致病作用和宿主的免疫病理损伤相关。HCV在肝细胞内复制，导致细胞结构功能改变，或病毒干扰肝细胞蛋白代谢和正常功能，引起细胞病变、坏死或凋亡。HBV感染引起的急性或慢性丙型肝炎表现为黄疸、血清谷丙转氨酶（ALT）升高等。多数患者不出现症状或症状轻微，发病时已呈慢性过程。慢性丙型肝炎患者20年内发生肝癌的风险是15%～30%。

目前临床HCV检测包括HCV抗体检测、核心抗原检测以及病毒RNA的定性和定量检测。抗HCV抗体检测是诊断HCV感染最常用的实验室方法。严格筛选献血员和加强血制品管理，切断传播途径尤其是控制输血传播，是目前丙型肝炎最主要的预防措施。目前尚无有效的HCV疫苗，而特异性免疫球蛋白用作被动免疫也无明显效果。近年来，丙型肝炎的治疗取得了明显进步，长效干扰素联合利巴韦林治疗可使多数丙型肝炎患者获得持久性病毒学应答，实现临床治愈。已有多种新抗HCV药物研发成功，如蛋白酶抑制剂药物的临床应用进一步提高了慢性丙型肝炎的抗病毒治疗效果。

（四）丁型肝炎病毒

HDV是丁型肝炎的病原体，为环状单链RNA病毒，是一种缺陷病毒。HDV单独感染不能在细胞内进行复制，需要辅助HBV才能完成复制，故HDV只能感染HBV阳性者，其感染形式有两种：HDV与HBV的同时感染称为共同感染（coinfection）；发生在HBV先感染基础上的感染称为重叠感染（superinfection）。共同感染常表现为中、重度重症肝炎或急性重型肝炎，常可恢复。重叠感染常导致HBV感染者的症状加重与病情恶化，肝硬化和肝癌风险明显高于单独HBV慢性感染患者。迄今，对HDV感染尚无特效治疗药物，尽量避免反复输血或使用血制品，戒除药瘾，严格注射器、针头与针灸针的消毒等，是预防HDV感染的主要措施，应认真做好患者的早期诊断与隔离、患者排泄物与用品的消毒等。此外，防止医源性传播对本病的预防也甚为重要。接种HBV疫苗也可预防HDV感染。

（五）戊型肝炎病毒

HEV是戊型肝炎的病原体。病毒体呈球状，直径为32～34 nm，无包膜。戊型肝炎的传染源为戊肝患者和隐性感染者，部分动物如牛、羊、猪和啮齿类动物也可携带病毒成为传染源。HEV经粪-口途径传播，经胃肠道进入血流，在肝细胞中进行复制并通过直接破坏和免疫病理损伤溶解肝细胞，释放入血液和胆汁，经粪便排出体外。戊型肝炎临床表现与甲型肝炎类似，为急性感染。孕妇感染HEV后病情较重，常发生流产或死胎。戊型肝炎也为自限性疾病，发病后6周左右痊愈，但免疫力不牢固，可再次发生感染。本病的预防原则同甲型肝炎，但目前戊型肝炎尚无有效的疫苗。

二、引起肝感染的寄生虫

（一）华支睾吸虫

华支睾吸虫（*Clonorchis sinensis*）又称肝吸虫，成虫寄生于人或动物的肝胆管内，引起华支睾吸虫病（clonorchiasis），也称为肝吸虫病。在肝胆管内寄生的成虫产卵后，虫卵可随胆汁到达小肠。随粪便排出体外。虫卵入水后，遇到第一中间宿主淡水豆螺并被吞食，在其消化道内经数代无性增殖后形成大量尾蚴，尾蚴从螺体内逸出，遇到第二中间宿主淡水鱼类，可钻入其肌肉组织中发育为囊蚴。囊蚴为肝吸虫的感染阶段。人因食入含有活囊蚴的淡水鱼类而感染，囊蚴经消化道进入肝胆管发育为成虫。成虫吸附于管壁，引起机械性刺激，虫体及其代谢产物也会对机体产生化学性刺激，虫体会引起肝胆管堵塞，引起阻塞性黄疸。绝大多数患者为隐性感染，重度感染者会出现腹痛、腹胀、肝区隐痛、肝大等症状。长期慢性感染可出现肝硬化、腹水、贫血、低蛋白血症等，严重者可死亡。肝吸虫病大多会伴随严重的并发症，如胆结石、肝硬化、胆管上皮癌等。从患者粪便或十二指肠液中查见虫卵是确诊的依据。做好卫生宣教、改正不良饮食习惯，不食用未熟的淡水鱼虾等，可预防肝吸虫感染。对中间宿主淡水螺进行控制，同时还要诊断和治疗患者。吡喹酮和阿苯达唑是常用的肝吸虫病药物。

（二）细粒棘球绦虫

细粒棘球绦虫（*Echinococcus granulosus*）也称为包生绦虫，是棘球蚴病（也称包虫病）的病原体。成虫寄生于犬科动物的小肠，人是细粒棘球绦虫的中间宿主。成虫以吸盘和顶突附着于肠绒毛基部的隐窝内。孕节或虫卵随宿主粪便排出，污染牧草、水源和土壤等。若中间宿主（如人、牛、羊等）吞食了虫卵或孕节，六钩蚴在肠内孵出，钻入肠壁，随血流到达肝、肺等器官，逐渐发育为棘球蚴。含棘球蚴的动物内脏被犬科动物吞食后，囊内原头蚴散出，吸附于肠壁，发育为成虫。棘球蚴对人体的危害以机械性损害为主，虫在人体中最常见的寄生部位为肝，其次为肺和腹腔。由于棘球蚴不断生长发育，会压迫周围组织和器官，引起受累组织的萎缩和坏死。如棘球蚴破裂后棘球蚴液渗出，会引发毒性和超敏反应，严重者可发生过敏性休克或死亡。由于细粒棘球绦虫有地域性分布特征，因此需详细询问病史，是否来自或有无到过疫区很重要。本病确诊有赖于在患者的痰液、尿液、腹水或胸水中查见棘球蚴砂或棘球蚴碎片。一般严禁穿刺棘球蚴，以免发生过敏性休克或播散。影像学特征在棘球蚴病的诊断上也有重大价值。预防主要是加强卫生宣教，养成良好的个人卫生习惯和饮食习惯等。对病畜内脏和尸体也要加强管理。本病治疗以手术为主，术中避免囊液渗出。阿苯达唑或甲苯达唑、吡喹酮等对早期棘球蚴病有一定效果。

（三）其他

肝毛细线虫（*Capillaria hepatica*）、肝片形吸虫（*Fasciola hepatica*）和多房棘球绦虫（*Echinococcus multilocularis*）也可寄生于肝胆管，引起肝毛细线虫病（hepatic capillariasis）、肝片形吸虫病（fascioliasis）和泡球蚴病（alveococcosis）。

（刘　畅）

数字课程学习

教学PPT　　自测题

第七章

消化系统症状、体征与病史采集要点

关键词

症状　体征　病史采集

思维导图：

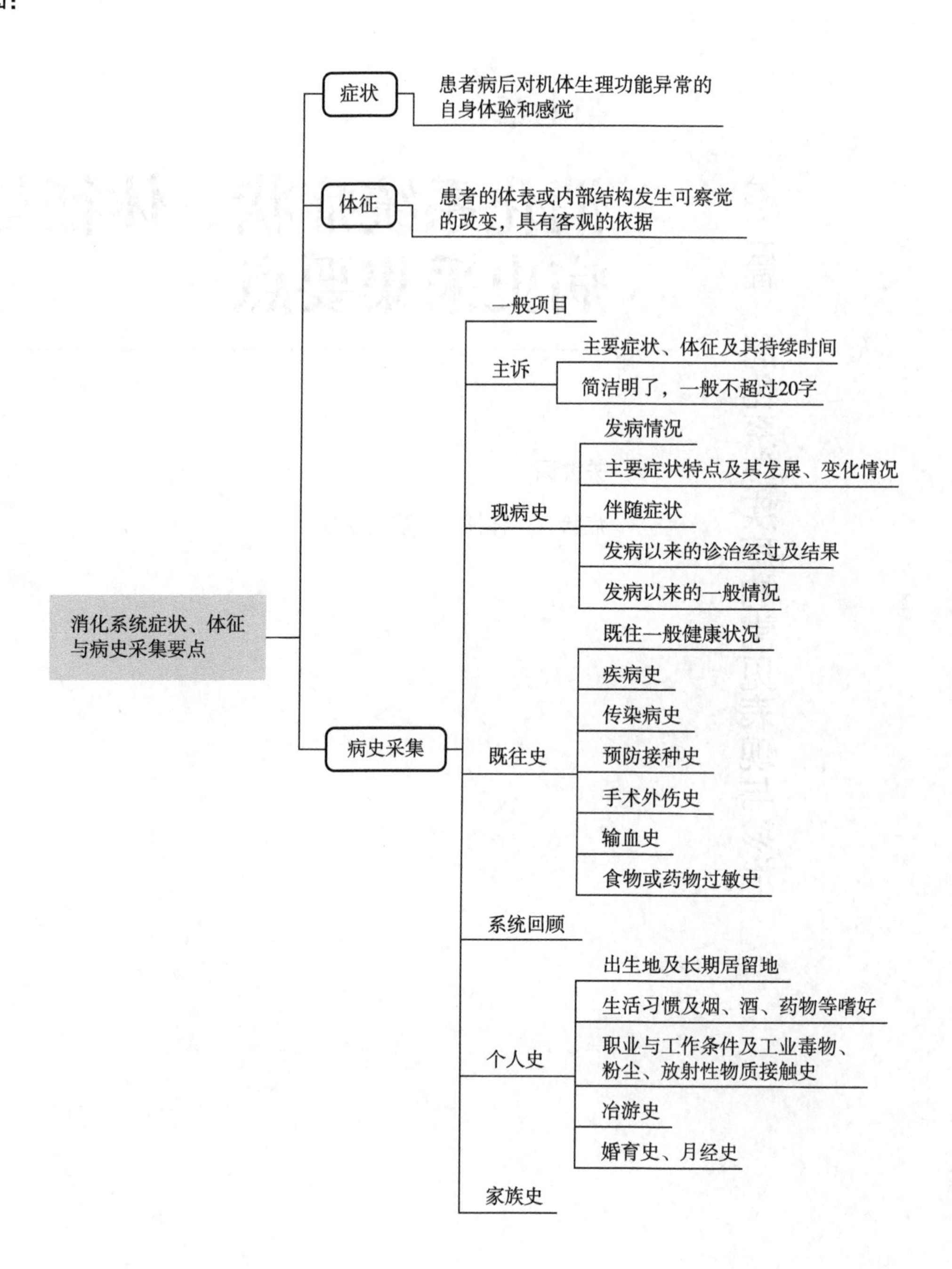
症状
患者病后对机体生理功能异常的
自身体验和感觉
体征
患者的体表或内部结构发生可察觉
的改变，具有客观的依据
一般项目
主要症状、体征及其持续时间
主诉
简洁明了，一般不超过20字
发病情况
主要症状特点及其发展、变化情况
现病史
伴随症状
发病以来的诊治经过及结果
发病以来的一般情况
消化系统症状、体征
与病史采集要点
既住一般健康状况
疾病史
传染病史
既往史
预防接种史
病史采集
手术外伤史
输血史
食物或药物过敏史
系统回顾
出生地及长期居留地
生活习惯及烟、酒、药物等嗜好
个人史
职业与工作条件及工业毒物、
粉尘、放射性物质接触史
冶游史
婚育史、月经史
家族史

第一节　症状和体征

一、症状

症状（symptom）是患者病后对机体生理功能异常的自身体验和感觉。消化系统常见的症状包括恶心呕吐、吞咽困难、腹痛、腹泻、大便失禁、呕血、黑便、便血、血便、便秘、黄疸、腹胀等。这些症状是患者的主观体验，在问诊中由患者的陈述中获得，常常缺乏客观表现，难以通过客观检查查出。然而，阐述症状的发生、发展、演变过程及其影响因素和治疗反应，对于诊断十分重要。消化系统一些常见症状的常见病因、病史采集及体格检查要点、诊断及鉴别诊断思路、诊治原则见第八章。

二、体征

体征（sign）是患者的体表或内部结构发生可察觉的改变，具有客观的依据，通过视诊、触诊、叩诊、听诊和嗅诊等体格检查可发现。消化系统疾病的体征很多，包括皮肤黄染、肝脾大、腹部压痛、反跳痛、肌紧张、腹部包块、肠鸣音异常等。症状和体征可单独出现或同时存在。有些体征对临床诊断的确立具有重要意义，有些体征则能为临床诊断提供重要线索。例如：腹部压痛、反跳痛、肌紧张往往提示腹膜炎，肠鸣音消失提示麻痹性肠梗阻，皮肤黄染对于肝胆系统疾病具有一定的提示作用。许多疾病经过详细的病史采集，配合系统的体格检查，即可提出初步诊断（primary diagnosis）。消化系统体格检查的方法及重要体征的临床意义见第九章。

第二节　病史采集要点

病史采集（history taking）主要指问诊，部分病史也可通过调阅既往病历或门诊病史等方法获取。问诊是通过医生与患者进行提问与回答了解疾病发生与发展的过程。对于神志清晰的患者，门诊或住院的场合下均可进行问诊。要注意病史采集的客观性和准确性，尤其是对于情绪异常、沟通障碍的患者，应注意采集病史的方式和技巧。对于意识障碍或表达障碍的患者，病史由家属代述时，更应注意准确性。

病史采集的要点如下。

1. 一般项目　包括姓名、性别、年龄、籍贯、出生地、民族、婚姻、家庭住址、电话号码、工作单位、职业、入院日期、记录日期、病史陈述者及可靠程度等。采集一般项目尽量详尽，不应遗漏，很多一般项目信息，如年龄、居住地址、工作单位及职业都可能为诊断提供一定的线索，避免成人、儿童、退休、自由职业等描述。对于病史叙述者，如非患者本人，应标注与患者的关系。此外，一般项目的采集对于追溯病史及随访都十分重要。

2. 主诉　指主要症状、体征及其持续时间。所谓主要症状、体征，是指感受最主要的痛苦或最明显的症状或（和）体征。主诉的归纳应简洁明了，一般不超过20字，力求在简短的字句间概括主要的症状、体征的特点。注意以下几点：①一般不用实验室检查或辅助检查作为主诉。若确无明显症状，仅在体检时发现体征或实验室检查结果异常时，应指明“体检发现肝大”或“体检B超提示少量腹水”等。②尽可能采用患者自己描述的症状，不要使用医学术语，尤其是尽量不要采用医生的诊断术语。如：“黄疸”应描述为“眼黄、尿黄、肤黄”；“心律失常”应描述为“心慌、心悸”；“发现腹水1年”描述为“腹胀、腹围增大1年”更妥。③用词应能准确反映症状特征，如：“头昏”“头晕”不是相同的症状，后者常指伴有视物旋转的头昏。对当前无症状，而诊断资料和入院目的十分明确的患者也可以用以下方式记录主诉，如“直肠癌术后3年，经CT检查复发10天”，“超声检查发现胆囊结石2周”。

3. 现病史　是指患者本次疾病的发生、演变及诊疗等方面的详细情况，应当按时间顺序详细询问。现病史内容应包含发病情况、主要症状特点及其发展变化情况、伴随症状、发病后诊疗经过及结果、睡眠和饮食等一般情况的变化，以及与鉴别诊断有关的阳性或阴性资料等。

（1）发病情况 发病的时间、地点、起病缓急、前驱症状、可能的原因或诱因。不同消化系统疾病的起病或发作有各自的特点，详细询问起病的情况对诊断疾病具有重要的鉴别作用。例如，胰腺炎通常急性起病，很多患者起病前数小时内有暴饮暴食或者饮酒史；消化性溃疡多数呈慢性起病，反复发作。

（2）主要症状特点及其发展变化情况 按发生的先后顺序描述主要症状的部位、性质、持续时间、程度、缓解或加剧因素，以及演变发展情况。了解这些特点对判断疾病所在的系统或器官以及病变的部位、范围和性质很有帮助。如上腹部痛多为胃、十二指肠或胰腺的疾病，也偶有心肺疾病表现为上腹痛；右上腹痛多为肝胆或结肠肝曲疾病；右下腹急性腹痛则多为阑尾炎，若为女性还应考虑到妇科疾病；全腹痛则提示病变广泛或腹膜受累。对症状的性质也应作有鉴别意义的询问，如灼痛、绞痛、胀痛、隐痛以及症状为持续性或阵发性，发作及缓解的时间等。以急性胰腺炎为例，其主要症状的特点为上腹部或上腹部偏左疼痛，一般比较剧烈，多呈持续性，可向腰背部或肩部放射，弯腰或蜷曲体位可缓解，进食后加重。

（3）伴随症状 描述伴随症状情况及其与主要症状之间的相互关系。对有鉴别诊断价值的阴性症状也应描述。例如，眼黄、肤黄的患者如伴有高热寒战、右上腹痛常常为胆总管结石或胆管炎，如伴有低热、食欲不振、肝区隐痛、消瘦需警惕肝癌；如伴恶习、厌油则应考虑肝炎；如伴腰痛、酱油色尿、贫血首先考虑溶血。

（4）发病以来诊治经过及结果 记录患者发病后到入院前，在院内、外接受检查与治疗的详细经过及效果。如果是药物治疗，应详细询问药物名称、剂量、时间和疗效，手术或其他治疗方式，也应尽可能了解手术方法、时间等，为本次诊治疾病提供参考。但注意不要用既往的诊断代替本次诊断。

（5）发病以来的一般情况 简要记录患者发病后的精神状态、睡眠、食欲、大小便、体重等情况。上述内容对全面评估患者的病情程度和预后十分必要。例如，常见的消化道出血患者，尿量对于间接判断出血程度，评估血容量和外周微循环状态，判断扩容是否充分，以及治疗是否有效十分重要。

总之，现病史问诊的重点和难点，应尽量避免记“流水账”，要根据疾病的基本特征和患者的临床表现，适当归纳、分析和总结。既要详细记录主要症状的发展演变过程，也要记录具有鉴别诊断意义的阴性症状。对于病程较长，特别是慢性疾病的患者，一定要避免大量堆砌诊疗经过及辅助检查，应清晰描述患者主要症状的发展、演变及对疾病的认识变化，适当分类分阶段归纳总结患者的诊治过程和辅助检查结果。例如：消化内科常见的肝硬化，患者往往反复入院，症状、体征和辅助检查结果很多，应注意描述患者何时出现初发症状；何时出现“腹水”的相关症状，如腹胀、腹围增大等；何时出现第一次消化道出血（呕血或黑便）、肝性脑病；有没有发现肝脏占位等。此外，如患者入院前多次在多家医院行同一检查，结果相似，不必每一次检查反复记录，仅需记录之前在哪几家医院进行了几次相关检查，均提示何种结果即可。同一项目若不同时间检查结果变化较大，可进行归纳总结，或仅记载其最高值、最低值，以及多数时间的检查范围。

4. 既往史 指患者过去的健康和疾病情况。内容包括既往一般健康状况、疾病史、传染病史、预防接种史、手术外伤史、输血史、食物或药物过敏史等。特别应注意与目前所患疾病有密切关系的病史采集。如肝、脾大的患者，应了解过去是否有肝炎发作史、大量饮酒史及血吸虫感染史；过去是否有寄生虫感染史等。与本次就诊无关的既往疾病的重要情况也应详细询问和记录。例如：高血压患者的发病时间、血压程度、用药情况，冠心病患者的诊断方法、抗凝及抗血小板药物的应用情况等。

5. 系统回顾　由很长的一系列直接提问组成，用以作为最后一遍搜集病史资料，避免问诊过程中患者或医生所忽略或遗漏的内容。主要情况应分别记录在现病史或既往史中。

6. 个人史　需详细记录患者的出生地及长期居留地、生活习惯及有无烟、酒、药物等嗜好，职业与工作条件及有无工业毒物、粉尘、放射性物质接触史，有无冶游史，婚育、月经史。婚育史应包括婚姻状况、结婚年龄、配偶健康状况、有无子女等。重点应注意：①吸烟年支数 = 吸烟年数 × 每天吸烟支数。②出生地及居留地应仔细询问，因部分疾病有地域分布的特征，如血吸虫性肝病常见于江、浙、两广、湖北等地水网密集的区域，而乙型肝炎常见于我国东南沿海一带。同样，药物、毒物接触史及有共同暴露情况的其他人是否有相似症状等也应详尽记录。③预防接种史应尽量详细，尤其有过敏史的患者应特别注意是否正常预防接种，避免出现“预防接种史随社会”的写法。④女性患者应详细记录月经史，包括初潮年龄、行经期天数、间隔天数、末次月经时间（或闭经年龄）、月经量、痛经及生育等情况。月经史可采用初潮年龄$\frac{\text{行经期天数}}{\text{间隔天数}}$末次月经时间（闭经年龄）表示；生育情况可采用孕 - 早 - 流 - 存形式表示。

7. 家族史　记录父母、兄弟姐妹身体状况以及家族性遗传病史等。特别应询问是否有与患者同样的疾病，或与遗传有关的疾病，如血友病、遗传性出血性毛细血管扩张症、家族性甲状腺功能减退症、糖尿病、精神病等。对已死亡的直系亲属要问明死因与年龄。某些遗传性疾病还涉及父母双方亲属，也应了解。若在几个成员或几代人中皆有同样疾病发生，可绘出家系图显示详细情况。

总之，病史采集时应注意系统性、完整性和目的性，保证病史的真实性、客观性和准确性，对于含糊不清的叙述应反复确认，尽量获取客观证据支持，尤其是无法自行主诉病史者由家属代述病史时，应注意病史是否可靠；对于特殊患者，如老人、儿童、情绪异常的患者，应注意采集病史的方式和方法；对阴性症状也应当采集，切记堆砌诊治经过，对采集的病史应进行适当归纳总结。

（谢渭芬　曾　欣）

数字课程学习

教学PPT　　自测题

第八章

消化系统常见症状

关键词

症状　病因　发病机制　鉴别诊断　处置方案

思维导图：

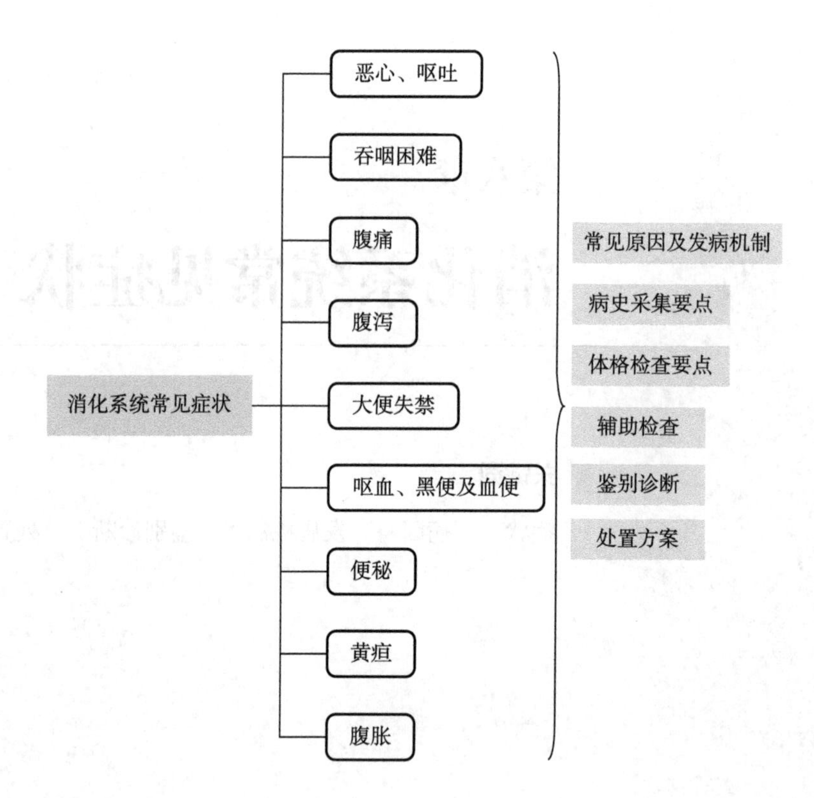
消化系统常见症状
恶心、呕吐
吞咽困难
腹痛
腹泻
大便失禁
呕血、黑便及血便
便秘
黄疸
腹胀
常见原因及发病机制
病史采集要点
体格检查要点
辅助检查
鉴别诊断
处置方案

第一节　恶心和呕吐

恶心是上腹部的一种特殊不适、紧迫欲吐感；呕吐则是胃或部分小肠内容物通过食管、口腔排出体外的一种反射性动作。轻度的恶心可表现为腹部胀满和厌恶食物，有时是呕吐的前驱症状；严重时可伴有心慌、头昏、出汗等自主神经功能紊乱症状。恶心伴呕吐动作，但并无胃内容物吐出，称为干呕。恶心和呕吐常伴随出现，也可单独发生，可由多种疾病所致。

（一）常见原因及发病机制

呕吐中枢位于延髓外侧网状结构外侧缘迷走神经核附近，接受来自中枢神经系统、附近化学感受器触发区及内脏神经末梢传导的刺激，调节支配咽喉部、食管、胃、膈肌、肋间肌、腹肌的反射动作，可出现呕吐。恶心、呕吐的常见原因包括：

1. 反射性　常见原因为：①咽部受到刺激；②胃、十二指肠疾病，如各种原因导致的急慢性胃炎、消化性溃疡、胃十二指肠肿瘤等；③肠道疾病，如各种原因导致的肠炎、炎症性肠病等；④肝胆胰疾病，如急慢性肝炎、急性胰腺炎、胆囊炎、胆石症等都可以导致呕吐，尤其急性肝炎患者常常以恶心为主要表现；⑤腹膜及肠系膜疾病；⑥其他疾病，包括心力衰竭、尿路结石、青光眼、百日咳等；⑦妊娠。

2. 梗阻性　各种原因导致胃肠流出道梗阻，包括各种原因导致的胃潴留及肠梗阻等。

3. 中枢性　常见原因为：①神经系统疾病，如颅内感染、脑血管疾病、颅脑损伤、癫痫、各种原因导致颅内高压；②全身性疾病，如血液病、尿毒症及结缔组织病等均可引起恶心、呕吐；③药物，如抗生素、抗肿瘤药、洋地黄、吗啡等都可引起恶心呕吐；④中毒；⑤精神因素。

4. 前庭障碍性疾病　如化脓性中耳炎、梅尼埃综合征、晕动病等。

（二）病史采集要点

1. 年龄、性别、职业。

2. 现病史　起病缓急；诱因，如有无饮酒、用药、进食不洁净食物、情绪激动、咽部刺激、劳累等情况；恶心、呕吐的具体情况，包括时间，与进食体位的关系，呕吐物的性质、量、颜色、气味，加重及缓解的因素；伴随症状，是否有头痛、意识障碍、腹痛、腹泻、发热、眼黄、尿黄、眩晕、眼球震颤、耳鸣、听力下降等；诊治过程；辅助检查及效果。

3. 食欲、小便量。

4. 既往史　既往类似疾病发作史，高血压、心脏病病史，饮酒史，胆道疾病病史，近期食物摄入情况。特别注意有无肝炎、肾病史，用药史需详细采集。

5. 个人史　近期有无肝炎患者接触史、疫水疫区接触史。生育年龄的女性必须询问月经史。

6. 家族史　家族中有无类似病史及胃肠道肿瘤家族史。

（三）体检要点

1. 一般情况　神经精神状态、营养状况、生命体征（包括体温）、呼出气味、贫血、黄疸、皮肤黏膜瘀点、瘀斑、浅表淋巴结、外周水肿等。

2. 腹部　是检查重点，注意腹部外形，有无胃肠型、蠕动波，有无腹部包块，腹部压痛、反跳痛及肌紧张，肝脾大小，有无移动性浊音及振水音，肠鸣音状况等。

3. 其他　特别关注神经系统体征，包括瞳孔状态、有无颈项强直、眼球震颤、视乳头水肿及病理反射情况。

4. 必要时进行妇科检查。

（四）辅助检查

1. 呕吐物隐血、血、尿常规及尿酮体、大便常规及隐血检查。

2. 肝功能、肾功能和电解质检查。

3. 其他　根据患者状况及可能的病因选择腹部B超、X线片、腹部CT、头颅CT或MRI、心电图、胃肠镜、脑脊液检查，肝炎免疫标志物、血培养、心肌酶谱、肿瘤标志物、胃液毒物检测，血药浓度监测及尿妊娠试验等检查。

（五）鉴别诊断

可以引起恶心、呕吐的疾病很多，部分生理状态下也可以出现呕吐。其鉴别要根据患者的诸多因素综合考虑。

1. 从呕吐时间和与进食关系上看　晨起时呕吐常见于早孕、尿毒症、慢性酒精中毒、功能性消化不良、鼻窦炎；餐后进餐中、餐后即刻呕吐一般出现在幽门管溃疡、精神性呕吐患者；餐后 1 h 以上呕吐提示胃动力下降、胃排空延迟；餐后较久呕吐、呕吐宿食提示幽门梗阻；若是出现集体发病的餐后近期呕吐首先考虑食物中毒。

2. 从呕吐特征及呕吐物性质上看　喷射性呕吐常见于颅内高压等中枢神经系统疾病，呕吐物有腐败发酵臭味见于幽门梗阻，呕吐物有粪臭味提示小肠梗阻，呕吐咖啡色液体或鲜血提示上消化道出血。呕吐物含胆汁常表明梗阻平面在十二指肠乳头水平以下。

3. 从伴随症状上看　伴发热、腹痛、腹泻应考虑感染性疾病，特别是急性胃肠炎、细菌性食物中毒、霍乱、副霍乱和急性中毒等；伴腹痛但无明显发热常见于急性胃肠炎、肝胆胰疾病、尿路结石；伴头痛、意识障碍考虑中枢性呕吐；伴眼黄、尿黄提示肝损害或胆道梗阻；伴腹痛、停止排便排气考虑肠梗阻；伴胸痛常见于心肌梗死、肺栓塞；伴眩晕、眼球震颤、耳鸣、听力下降考虑前庭器官疾病。

（六）处置方案

1. 针对病因的处理　感染患者抗感染、梗阻患者解除梗阻、怀疑与药物相关者停药等。

2. 药物治疗

（1）抗胆碱能药物　654-2、阿托品、丁溴东莨菪碱（解痉灵）等外周抗胆碱能药物可缓解胃肠道、胆道、泌尿道平滑肌痉挛，解除由于痉挛性腹痛引起的呕吐；但不能使用于梗阻及动力障碍患者，更禁止用于青光眼、前列腺肥大者。

（2）多巴胺受体激动剂　甲氧氯普胺（胃复安）、多潘立酮（吗丁啉）等多巴胺受体激动剂可作用于胃肠道平滑肌的多巴胺受体，产生胆碱样神经作用，增加下食管括约肌压，增快胃的排空，降低发生蠕动的压力阈值，增加纵行平滑肌收缩频率，协同胃体、幽门、十二指肠的动力活动，对非梗阻性的恶心、呕吐均有较好的疗效；其中甲氧氯普胺还可通过延髓的多巴胺受体而产生强力的中枢止吐作用。但甲氧氯普胺可通过血脑屏障，导致瞌睡、乏力等不良反应，少数人甚至有锥体外束征，应予以注意。

（3）选择性 5- 羟色胺 4（5-HT_4）受体激动药　莫沙必利等药物促进乙酰胆碱的释放，刺激胃肠道而发挥全胃肠道促动力作用，对恶心、呕吐也有一定的效果。与多巴胺受体激动剂一样，此类药物禁用于机械性梗阻患者。

（4）H_1 受体阻滞剂及吩噻嗪类药物　苯海拉明、异丙嗪、布克力嗪（安其敏）、地芬尼多（眩晕停）、氯丙嗪均具有中枢性止吐作用。

（5）5- 羟色胺 3（5-HT_3）受体拮抗剂　常用药物有昂丹司琼、格雷司琼、托烷司琼、多拉司琼、雷莫司琼、阿扎司琼、帕洛诺司琼等。通过与外周胃肠嗜铬细胞和中枢的 5-HT_4 受体结合，抑制 5-HT_4 的释放及阻断向呕吐中枢的冲动传入，主要预防化疗所导致的恶心、呕吐。

3. 维持水电解质平衡　特别要注意持久而剧烈的呕吐，可引起水电解质失衡、代谢性碱中毒及营养障碍，应注意监测患者的水电解质及酸碱平衡状态，以及时予以补液、营养支持及对症处理。

☞ 典型案例 2-8-1

恶心、呕吐

第二节　吞咽困难

吞咽困难是指食物从口腔至胃、贲门运送过程中受阻而产生咽部、胸骨后或食管部位的梗阻停滞感觉。

（一）常见原因

1. 器质性 ①炎症性疾病：包括口咽部及食管的各种炎症性病变，如口咽部炎症、损伤、咽后壁脓肿、咽白喉、咽结核、扁桃体周围脓肿、胃食管反流病、食管炎、食管溃疡、食管憩室炎等。②梗阻性疾病：包括舌癌、口咽部肿瘤、食管癌、食管异物、食管良性肿瘤、食管术后狭窄、食管良性狭窄、食管环及食管蹼、Zenker憩室、食管周围病变压迫（甲状腺极度肿大、纵隔巨大肿瘤、大量心包积液等）等，其中以食管癌最为常见。③神经肌肉疾病：包括各种原因导致的全身性神经肌肉损害以及局部神经肌肉疾病。全身性神经肌肉病变如脑神经疾病（如脑梗死、延髓麻痹等）、重症肌无力、多发性肌炎、皮肌炎等；局部神经肌肉疾病常见食管肌功能失调（贲门失弛缓症、弥漫性食管痉挛等）、环咽失弛缓症等。此外，狂犬病、破伤风等感染性疾病、肉毒、有机磷杀虫药等导致中毒也可引起肌肉神经损伤。④其他：如缺铁性吞咽困难、维生素缺乏等。

2. 功能性 咽异感症、神经症及癔症等。

（二）采集病史要点

1. 年龄、性别、职业。

2. 现病史 包括：起病情况；诱因，饮酒、用药、进食不洁净食物、情绪激动、咽部刺激、劳累等；吞咽困难的具体情况，包括发作时间、是否持续、是否进行性加重，与进食食物的性质及体位、精神、情绪的关系、加重及缓解的因素；伴随症状，如物体阻塞感、吞咽疼痛、胸骨后疼痛、反酸、灼热、进食反流、声嘶、呛咳、呃逆、哮喘和呼吸困难、味觉异常、肌痛、肌无力、全身乏力等；诊治过程；辅助检查及效果。

3. 食欲和大便情况。

4. 既往史 既往类似疾病发作史，高血压、心脏病、肾病史，手术史，肝炎病史或肝炎病毒感染史。

5. 个人史 包括饮酒史；用药史；疫区接触史；近期食物摄入；中毒史，尤其是化学性药物损伤和强酸、强碱、异物吞服史等。

6. 家族史 食管及其他胃肠道肿瘤家族史。

（三）体检要点

1. 一般情况 营养状况、生命体征（包括体温）、眼睑下垂、甲状腺、贫血、浅表淋巴结等，应特别关注是否有脱水貌。

2. 腹部 是检查重点，注意腹部外形，腹部包块，腹部压痛、反跳痛及肌紧张，肝脾大小，腹水征，肠鸣音等。

3. 其他 特别关注吞咽动作、神经系统体征及四肢肌力、肌张力、皮肤状况。注意口咽部及扁桃体是否有溃疡、炎症、肿块表现。

（四）辅助检查

1. 血、尿、大便常规、电解质检查。

2. 胃镜检查。

3. 腹部B超、胸片、食管钡餐或碘水造影、胸部CT检查。

4. 食管测压及pH监测。

5. 其他 包括红细胞沉降率、自身免疫指标、肿瘤标志物（CEA等）检测。

（五）鉴别诊断

吞咽困难最常见的原因是食管癌。如患者出现进行性的吞咽困难，即疾病初起表现为进食固体食物后出现吞咽困难，逐渐演变为进食半流质食物困难，最终加重为进食流质食物困难，应高度怀疑食管癌；老年人，伴有贫血、反流物含血性液体及体重下降时，可能性更大。贲门失弛缓症初期常呈现间歇性发作，无痛性吞咽困难，常因情绪波动、发怒、忧虑惊骇或进食过冷和辛辣等刺激性食物而诱发，可伴有呃逆、反流，食管钡餐检查出现典型的"鸟嘴"样改变，胃镜检查时可发现胃镜通过食管下段及贲门的阻力增加。部分患者进食时或食后有饮汤水将食物冲下或食后伸直胸背部、用力深呼吸或屏气等方法以协助吞咽习惯，咽下液体较固体食物更困难。

吞咽困难伴咽痛多见于口咽部疾病；伴胸痛、胸骨上凹及颈部疼痛，常常见于食管疾病，如食管炎、食管溃疡、异物、食管癌等，伴胸骨后烧灼感是胃食管反流病的典型症状；吞咽困难伴声嘶多见于食管癌纵隔浸润、肿瘤压迫侵犯喉返神经；伴呛咳见于脑神经疾病、食管憩室、贲门失弛缓症；伴哮喘和呼吸困难见于纵隔肿物、大量心包积液压迫食管及大气管；伴有咀嚼困难及其他肌肉乏力则需考虑重症肌无力等全身性神经肌肉病变。吞咽困难伴间歇性“心绞痛样”胸痛，程度与进食食物的性状无关，吞咽固体食物或液体食物均觉不适，过冷或过热饮食易诱发，如能排除心源性因素，应考虑弥漫性食管痉挛。咽下食物后迅速反流回口腔应考虑Zenker憩室。中青年女性，咽部或胸骨上凹部位物体堵塞感，不进食也出现，胃镜、CT等检查均未发现异常，常提示癔球症。

（六）处置方案

主要为针对病因的治疗。咽部疾病的患者以局部治疗为主。肿瘤患者首选手术治疗，食管上端肿瘤也可考虑放疗为主的联合治疗，无法手术时可考虑放置支架。良性狭窄导致的吞咽困难可行探条或水囊扩张。贲门失弛缓症、食管弥漫性痉挛，可口服硝酸异山梨酯（消心痛）等钙通道阻滞药或舌下含化硝酸甘油等。对于症状重且药物治疗效果不佳的贲门失弛缓症患者，可考虑行肉毒杆菌毒素局部注射、食管下段狭窄部扩张术、经口内镜下食管括约肌切开术（POEM）及外科手术治疗。此外，吞咽困难的患者常伴有营养不良和电解质紊乱，应注意营养支持治疗和维护水电解质平衡。

第三节 腹　痛

腹痛是临床最常见的症状之一，涉及内科、外科、妇科、儿科、传染科及皮肤科的许多疾病。腹痛按照发病缓急，可分为急性腹痛及慢性腹痛，其中急性腹痛具有起病急、变化快、病因复杂、病情重等特点。由于除腹腔脏器外，心肺等其他脏器也可导致腹痛，故腹痛的鉴别诊断十分复杂。一旦出现腹痛，能否及时诊断并采取针对性的治疗与预后密切相关。

（一）常见原因及发病机制

1. 发病机制　腹痛从发病机制上可分为内脏性疼痛、躯体性疼痛和牵涉痛。

（1）内脏性疼痛　实质性脏器肿胀牵拉包膜，空腔脏器肌层痉挛性收缩或因腔内压力增高而被伸展、扩张，痛觉自内脏感觉神经末梢由交感神经通路经脊神经传入中枢，称之为内脏性疼痛。由于一个脏器的痛觉往往由双侧的传入神经同时进入几个脊髓段，因此内脏性疼痛的特征为：①疼痛部位常不精确，范围较弥散；②疼痛感觉模糊，多为痉挛、不适、钝痛、灼痛；③疼痛多位于中线附近，呈对称性、周期性发作，体位改变可稍缓解；④可伴有恶心、呕吐、出汗等不适。

（2）躯体性疼痛　腹部皮肤、肌肉、腹膜壁层及肠系膜根部受到病变刺激时，分布于这些部位的痛觉感受器将痛感经体神经或脊神经末梢将痛觉传入中枢所感知的疼痛为躯体性疼痛。躯体性疼痛的特征为：①定位准确，多较为局限，一般位于腹部一侧；②多呈持续性疼痛，程度剧烈；③可有局部腹肌强直；④腹痛可因咳嗽、体位变化而加重。

（3）牵涉痛　由于内脏感觉神经与进入同一段的体神经在丘脑束内汇合，故当内脏感觉神经传入疼痛信号时，相应的体神经支配部位也会有疼痛感觉，这就是牵涉痛。例如，胆囊的内脏感觉神经纤维进入脊神经$T_5 \sim T_9$节段，而进入相同节段的体神经支配右肩与肩胛区，故胆囊疾病患者常感到右肩胛区痛，临床称之为放射痛。值得注意的是，临床上多种机制引起的疼痛常在同一疾病的不同阶段和时期相继发生或同时存在。

2. 腹痛的常见原因

（1）腹腔与盆腔脏器病变　①炎症：如急性胃肠炎、胆囊炎、胆管炎、胆石症、急性胰腺炎、急性阑尾炎、急性出血性坏死性小肠炎、急性肠系膜淋巴结炎、肠结核等。②溃疡：胃十二指肠溃疡、溃疡性结肠炎、小肠溃疡等。③肿瘤：胃癌、大肠癌、肝癌、胰腺癌等。④脏器破裂、穿孔：如消化性溃疡穿孔、急性肠穿孔、肝破裂、脾破裂、异位妊娠破裂等。⑤腹腔脏器阻塞、扭转及血管病变：如肠梗阻、卵巢囊肿蒂扭转、胆道蛔虫、肾、输尿管结石、腹主动脉夹层动脉瘤、肠系膜血管栓塞等。⑥胃肠道动力障碍：功能性消化不良、肠易激综合征、急性胃扩张、肠痉挛等。

（2）腹外脏器病变 部分胸部疾病也可表现为上腹痛，如急性心肌梗死和急性心包炎、肺炎、胸膜炎等均可导致腹痛。

（3）全身性疾病 如结缔组织病、腹型紫癜、腹型癫痫、卟啉病、铅中毒等。

（二）病史采集要点

1. 年龄、性别、职业。

2. 现病史 腹痛的起病情况（包括发病的诱因，起病的缓急，症状出现的先后主次和演变过程）、部位、性质、程度、是否持续及持续时间、有无牵涉痛及放射痛、影响因素（是否与体位、饮食、排便、睡眠相关）、伴随症状（发热、畏寒、恶心、呕吐、呕血、便血、便秘、腹胀、腹泻、胸闷、气短、心悸、心慌、胸痛、血尿、阴道出血）等。

3. 既往史 了解既往有无类似发作史，有无近期外伤史、手术史、胆道结石史、肾绞痛史、胃溃疡史、心脏病及其他慢性疾病史，是否有长期口服药物，尤其是非甾体抗炎药、激素等药物史。

4. 个人史 包括吸烟饮酒史，铅、汞等重金属及有毒物质接触史，女性患者应特别注意询问月经婚育史。

（三）体检要点

1. 一般情况 包括生命体征、表情、意识、体位、浅表淋巴结、皮肤瘀点和瘀斑等，查看有无巩膜黄染、睑结膜苍白。

2. 心肺体检 重点检查肺部呼吸音、啰音，心界、心率、心音情况。

3. 腹部 观察腹部有无手术瘢痕，有无腹膨隆、胃肠型及蠕动波。触诊应注意腹壁有无肌紧张、压痛和反跳痛等腹膜刺激征，同时注意其部位、范围和程度，是否可触及肿大的脏器及包块。叩诊应注意有无肝浊音界消失和移动性浊音。听诊应注意是否有肠鸣音亢进、减弱或消失，有无特殊的气过水声。所有腹痛患者都应常规检查两侧腹股沟区及直肠指诊。疑有妇科病者需做腹壁、阴道双合诊。

（四）辅助检查

1. 血常规、尿常规、粪常规＋隐血检查。

2. 肝肾功能、凝血功能，以及血、尿淀粉酶检查。

3. 腹部＋泌尿系＋妇科B超检查。

4. 肿瘤标志物（AFP、CEA、CA19–9等）检查。

5. 腹部立卧位片、腹部CT、MRI、CTA、PET–CT等检查。

6. 胃镜、肠镜、胶囊内镜、小肠镜等检查。

7. 诊断性腹腔穿刺及灌洗术。

8. 其他 必要时可考虑腹腔镜、剖腹探查等，怀疑胆胰疾病可考虑逆行胰胆管造影（ERCP）或超声内镜（EUS）检查。

（五）鉴别诊断

引起腹痛的原因很多，其鉴别诊断相当复杂，应当根据患者的年龄、性别、疼痛的起病情况、性质、部位、程度、影响因素、伴随症状、既往史、个人史、体格检查及辅助检查结果综合判断。常见的引起腹痛的疾病特征将在相关章节中叙述。

1. 年龄与性别 与腹痛有一定关系，育龄女性应考虑妇科疾病，如异位妊娠破裂或卵巢囊肿扭转可能；儿童或青少年腹痛的常见原因是阑尾炎、肠套叠、肠系膜淋巴结炎、蛔虫症等。而成人则以胆道疾病、消化性溃疡、阑尾炎、胰腺炎或嵌顿性疝等为常见原因。老年人要考虑肿瘤、肠系膜血管栓塞、肠梗阻、心肌梗死、主动脉夹层及主动脉瘤破裂等可能。

2. 起病缓解及诱因 急性腹痛不仅见于各种急腹症，包括急性胃肠穿孔、急性胰腺炎、急性胆囊炎、肠梗阻、急性阑尾炎等，也见于急性感染性疾病、肝脾破裂、异位妊娠破裂、夹层动脉瘤、肠系膜血管栓塞、急性心肌梗死等。慢性腹痛多见于腹内脏器的慢性炎症（如慢性胃炎、消化性溃疡、慢性胆囊炎、慢性胰腺炎、慢性阑尾炎、不完全肠梗阻）或腹腔脏器肿瘤（如肝癌、胃癌、胰腺癌、结肠癌、妇科肿瘤）等。腹部外伤后发生的腹痛，首先考虑为腹腔脏器出血或胃肠道破裂；饱食后的腹痛应考虑急性胰腺炎、胆道疾病或胃十二指肠溃疡或穿孔；剧烈活动后的腹痛应疑为阑尾炎、肠扭转。

3. 部位　中上腹疼痛首先考虑胃十二指肠、胰腺、胆管病变，其中胰腺病变腹痛常位于中上腹部或剑突下偏左，可伴有两侧腹部或后腰部疼痛，胆管病变腹痛常位于中上腹部偏右。右上腹痛多数为肝胆病变所致，少数可有结肠肝曲附近病变或右侧胸膜病变引起。心肺疾病，尤其是少许下壁心肌梗死患者可表现为中上腹痛，需特别警惕。脐周疼痛以小肠病变或肠易激综合征多见。侧腹部疼痛及后腰部疼痛以泌尿系病变最为常见。下腹部疼痛常见于结直肠及妇科疾病。右下腹疼痛，尤其是转移性右下腹痛是阑尾炎的特征。全腹部弥漫性剧烈疼痛考虑腹膜炎。

4. 腹痛性质　疼痛性质有助于判断空腔脏器病变或者实质性脏器病变。空腔脏器常导致绞痛，疼痛呈阵发性发作。实质性脏器病变多为持续性隐痛或胀痛。如胆道蛔虫症的绞痛发作频繁，有特殊的钻顶感。夹层动脉瘤可出现撕裂样疼痛。

5. 疼痛程度　急腹症，如胃十二指肠溃疡穿孔、急性胰腺炎、肠梗阻或异位妊娠破裂、卵巢囊肿扭转等引起的腹痛非常剧烈，而炎症、消化性溃疡等导致的疼痛稍轻。

6. 牵涉痛　胰腺炎或胰腺癌常伴腰背部放射痛；胆囊炎可出现右肩部放射痛；输尿管结石导致的疼痛可放射到腹股沟。

7. 影响因素　疼痛与进食、体位、排便的关系对于判断病因也十分重要。如：胆胰疾病导致的疼痛一般在进食，尤其是进高脂饮食后出现或加重，胰腺炎的患者呈弯腰体位或蜷曲体位时可稍缓解；十二指肠溃疡患者疼痛多于夜间和饥饿时发作，进食后可缓解；胃溃疡则多数表现为进食1~2 h后疼痛加重。空腔脏器痉挛所致的疼痛多喜按压，实质性脏器疼痛或腹膜炎、急腹症等常常拒按。幽门梗阻患者呕吐后腹痛可缓解；急性肠炎、肠梗阻患者排便后腹痛缓解。

8. 伴随症状　腹痛伴有黄疸，应考虑肝胆胰疾病。腹痛伴有腹泻或发热，多见于感染性疾病，如急性胃肠炎、炎症性肠病、肠结核、食物中毒、霍乱等。腹痛伴有恶心、呕吐、腹胀或肛门停止排气、排便提示肠梗阻。腹痛伴有黑便或呕血，多见于消化性溃疡。疼痛伴排便异常提示胃肠道肿瘤或肠易激综合征。腹痛伴有血尿，多见于泌尿系结石、膀胱炎等。腹痛伴胸闷、胸前区压榨样疼痛或闷痛，应考虑心肌梗死。

9. 既往史及个人史　有反复多次手术史的患者要考虑肠粘连；有胆道结石史的患者常反复发作右上腹痛、发热及黄疸；肾绞痛常是尿路结石的表现；有溃疡病史者发生急性腹痛则应注意溃疡病急性穿孔可能。女性患者有月经延迟或停经史，或有阴道流血史可能为异位妊娠破裂。如腹痛发生在月经周期的中间，可能为卵巢滤泡破裂出血，黄体破裂多发生在下次月经之前。

（六）处置方案

1. 对因治疗　腹痛的治疗主要针对病因。能切除的肿瘤、急腹症及异位妊娠、卵巢囊肿破裂或蒂扭转应考虑手术治疗。感染性疾病患者给予针对性抗感染治疗。胰腺炎患者应禁食、胃肠减压、补液、抑制胰酶分泌及活性，必要时可内镜、介入或手术处理局部并发症。消化性溃疡患者应给予抑酸剂抑制胃酸分泌，幽门螺杆菌（HP）阳性者给予抗 HP 治疗。

2. 对症处理　痉挛性疼痛可给予解痉药。动力障碍性腹痛给予促动力药物。癌痛或诊断明确的患者，在密切监护条件下可给予止痛药治疗。慢性癌痛患者提倡按阶梯治疗。第一阶梯：轻度疼痛给予非阿片类（非甾体抗炎药）。第二阶梯：中度疼痛，给予弱阿片类加减非甾体抗炎药。第三阶梯：重度疼痛，给予强阿片类加减非甾体抗炎药。

☞ 典型案例 2-8-2
腹痛

第四节 腹 泻

腹泻是指排便次数增多，粪质稀薄，或带有黏液、脓血或未消化的食物。如解液状便，每日3次以上，或每天粪便总量>200 g，其中粪便含水量>80%。根据病程腹泻可分为急性腹泻和慢性腹泻。腹泻病程超过2个月时即为慢性腹泻。

（一）常见病因及发病机制

1. 病因 急性腹泻与慢性腹泻的病因不尽相同。急性腹泻常常与肠道感染、中毒及其他急性发作的全身或胃肠道局部疾病相关；慢性腹泻则多发生于慢性疾病或功能性疾病。

（1）急性腹泻的常见病因 ①急性肠道细菌及病毒感染：包括沙门菌、金葡菌、大肠埃希菌等导致的急性胃肠炎，急性菌痢，霍乱，轮状病毒、肠腺病毒、诺瓦克病毒等引起的病毒性肠炎等。②急性肠寄生虫病：急性阿米巴痢疾、急性血吸虫病等。③急性肠道机会感染：白念珠菌性肠炎、抗生素相关性腹泻等。④急性中毒：植物（毒蕈、发芽马铃薯）、动物（河豚）、化学毒剂（有机磷）等。⑤其他急性肠道疾病：急性出血性坏死性肠炎、急性放射性肠炎。⑥全身性疾病：急性全身性感染、过敏性紫癜、变态反应性胃肠病、尿毒症、甲状腺危象。

（2）慢性腹泻的常见病因 ①肠道疾病：慢性肠道感染性疾病、炎症性肠病、嗜酸细胞性胃肠炎、放射性肠炎、缺血性结肠炎、大肠癌、小肠恶性淋巴瘤、吸收不良综合征等。②胃疾病：如胃大部切除术后吸收不良。③胰源性腹泻：慢性胰腺炎、胰腺癌引起。④肝、胆道疾病：包括胆道梗阻、重度胆汁淤积性黄疸、肝硬化失代偿期。⑤功能性疾病：包括功能性腹泻、肠易激综合征等。⑥全身性疾病：包括内分泌、代谢障碍（如胃泌素瘤、血管活性肠肽瘤、甲亢、糖尿病等）、尿毒症。⑦药物：包括硫酸镁、甘露醇等泻药、胃肠动力药、乳果糖等。

2. 发病机制

（1）渗透性腹泻 肠腔内液体渗透压大于血浆渗透压时，大量液体被动进入肠腔，可导致腹泻。因腹泻与肠腔内容物渗透压相关，故一般禁食后腹泻可显著减轻甚至停止。常见原因包括：①服用高渗性药物，如硫酸镁、甘露醇、乳果糖、山梨醇、氢氧化镁、铝碳酸镁等。②进食高渗性食物，尤其是先天性乳糖酶缺乏等导致小肠对糖类吸收不良，可引起乳糖在肠腔内蓄积导致腹泻。③消化功能障碍：各种原因导致消化酶及消化液分泌减少，大量肠道内容物不能有效消化吸收，导致高渗性肠内容物增多引起腹泻。常见于慢性胰腺炎、慢性萎缩性胃炎、胃大部切除术后、胰胆管阻塞等。④吸收不良：小肠大部分切除、吸收不良综合征、小儿乳糜泻、热带性口炎性腹泻、成人乳糜泻等可引起肠黏膜的吸收面积减少或吸收障碍导致腹泻。此外，门脉高压、右心衰、缩窄性心包炎导致胃肠道淤血、小肠细菌过度增殖均可引起脂肪及其他营养物质消化吸收不良导致腹泻。尚有先天性选择性吸收障碍，如先天性氯泻等也可导致渗透性腹泻。

（2）分泌性腹泻 多种原因刺激肠腔内液体肠道分泌量显著增加，超过其吸收能力时可导致腹泻。此类腹泻常见于：①各种细菌肠毒素导致的腹泻，以霍乱弧菌、大肠埃希菌、沙门氏菌分泌毒素常见；②服用非渗透性通便药，如蓖麻油、酚酞、番泻叶、芦荟等；③神经内分泌肿瘤，可分泌神经体液因子，如血管活性肠肽（VIP）、血清素、降钙素等导致腹泻。常见于胰性霍乱综合征、甲状腺髓样瘤、胃泌素瘤、类癌综合征等。

（3）渗出性腹泻 又称炎症性腹泻。肠黏膜炎症时，大量黏液、脓血渗出及炎症介质释放，可导致腹泻。常见原因包括：①肠道感染性疾病，包括志贺氏菌、沙门氏菌、弯曲杆菌、耶尔森菌、艰难梭菌感染，肠道阿米巴感染，肠结核等。②炎症性肠病：包括溃疡性结肠炎及克罗恩病。③憩室炎、肿瘤合并感染。④缺血性肠病。⑤嗜酸细胞性胃肠炎。⑥放射性肠炎。

（4）动力性腹泻 肠蠕动加快可引起腹泻。此类腹泻患者粪便稀烂或水样，无渗出物；伴肠鸣音亢进或腹痛。常见原因为甲亢、药物（如奎尼丁）、肠易激综合征等。

（二）病史采集要点

1. 年龄、性别、职业。

2. 起病与病程、诱因（饮食、情绪、药物），急性起病者需询问近期共餐者是否发病。

3. 排便情况及粪便外观（次数、量、性状、外观，是否含有黏液、血液、脓液、脂滴、未消化食物），排便与进食及腹痛的关系。

4. 伴随症状（发热、盗汗、恶心、呕吐、腹痛、食欲不振、腹胀、里急后重、体重下降、气急、胸闷、心慌等），有腹痛者需详细询问腹痛性质、部位、程度、有无放射痛等。

5. 诊治经过。

6. 既往史 既往类似病史、糖尿病史、胃肠道手术史、结核病史等。

7. 个人史 家族中类似病史。

（三）体检要点

1. 一般情况 营养状况、生命体征、贫血、黄疸、皮肤黏膜瘀点瘀斑、浅表淋巴结、甲状腺情况、心肺情况等。

2. 腹部 包括腹部外形，腹部包块，腹部压痛、反跳痛及肌紧张，肝脾大小，腹水征，肠鸣音等。

3. 其他 直肠指诊对诊断直肠癌及其他直肠疾病很重要，对不明原因慢性腹泻患者查体时不可省略。

（四）辅助检查

1. 常规化验

（1）血常规 了解有无贫血、白细胞计数增多。

（2）粪常规＋隐血 了解有无出血、白细胞、原虫、虫卵、脂肪滴、未消化食物。

（3）粪便细菌及真菌涂片、培养 可发现致病微生物。

（4）生化检查 了解电解质及酸碱平衡情况。

（5）肿瘤标志物（AFP、CEA、CA19-9等）检查。

2. 影像学检查 腹部B超、X线、CT检查，可显示胃肠道病变、运动功能状态、胰腺钙化等；并了解肝、胆、胰等内脏病变。

3. 内镜检查 胃镜、肠镜、胶囊内镜、小肠镜检查。

4. 其他检查 小肠黏膜组织活检、血清胃肠道激素、吸收功能检查等。

（五）鉴别诊断

腹泻病因复杂，需结合年龄、性别、病史、症状特点、体格检查及辅助检查结果综合分析。

患者的年龄和性别与腹泻原因有一定关系。如儿童期起病者以乳糖酶缺乏常见，青壮年起病考虑功能性腹泻、溃疡型肠结核、炎症性肠病；老年人结肠癌多见，女性患者甲亢常见。

腹泻的起病情况和病程、疾病进展状况、症状特征、伴随症状对腹泻的鉴别诊断有重要价值。起病急剧、伴发热、腹泻次数频繁多考虑肠道感染，集体起病食物中毒可能性较大。病程长达数年至十年之久，间歇发作，炎症性肠病、肠易激综合征、吸收不良综合征可能性较大。长期应用抗生素的患者出现腹泻应考虑伪膜性肠炎。慢性起病，伴有消瘦，病程1～2年者应考虑结肠肿瘤。便意频繁、里急后重、排便量少、色深、混有黏液或血液多考虑直肠或乙状结肠病变；无里急后重、粪便稀烂呈液状、色淡时，小肠病变多见。慢性胰腺炎、小肠吸收不良者，腹泻粪便呈油腻状、多泡沫、有恶臭。霍乱患者粪便呈米泔水样；慢性痢疾、溃疡性结肠炎、直肠癌患者粪便带脓血液。肠易激综合征、功能性腹泻患者腹泻与便秘交替存在，部分患者可伴有腹痛。炎症性肠病、阿米巴病、淋巴瘤、肠结核者腹泻常伴发热。小肠吸收不良、胃肠道肿瘤、甲亢者多伴消瘦或营养不良。腹泻伴有反复发作的消化性溃疡则高度怀疑Zollinger-Ellison综合征或其他神经内分泌肿瘤。

（六）处置方案

1. 慢性腹泻　重在明确病因，应注意维持营养状态及水电解质平衡，可适当应用消化酶制剂、胰酶制剂及调整胃肠道运动的药物（如曲美布汀、匹维溴胺等）。

2. 急性腹泻　患者如腹泻次数多应卧床休息，若伴有频繁呕吐者应该暂时禁食，其余应给予流质并补充水分，以服开水、汤类为宜，可适当进食盐开水；注意维持水电解质平衡；伴有脓血便或米泔样大便者，应将患者用过的餐具、衣服等煮沸消毒，排泄物需要进行处理；腹泻次数超过3次，且量多时应考虑使用蒙脱石散、小檗碱（黄连素）及盐酸洛哌丁胺等止泻药物；感染性腹泻患者应选择适当抗生素。

第五节　大便失禁

大便即肛门失禁，患者不能自主控制排泄粪便和气体，导致粪便及气体不自主地流出肛门外的症状。大便失禁是排便功能紊乱的一种症状，一般不危及生命，但严重影响患者的生活质量。

（一）常见原因

1. 肛门先天性发育畸形　如肛门直肠本身及盆腔发育异常、先天性腰骶部脊膜膨出或脊椎裂均可出现大便失禁。

2. 肛管直肠疾病或外伤　如肛管直肠周肿瘤、克罗恩病、溃疡性结肠炎侵犯到肛管直肠并累及到肛门括约肌、直肠脱垂引起肛门松弛及外伤、放射治疗等损伤肛门括约肌及相关支配神经均可出现大便失禁。产妇分娩时会阴撕裂导致肛管直肠环撕裂伤也可出现大便失禁。

3. 神经系统病变　脑外伤、脑肿瘤、脑梗死、脊髓肿瘤、脊髓结核、马尾神经损伤等均可导致大便失禁。

（二）病史采集要点

1. 年龄、性别、职业。

2. 现病史　大便失禁情况（包括发病的时间和诱因，起病的缓急和演变过程、严重程度、排便次数、粪便性质）、有无便意感及其他伴随症状、影响因素等。

3. 既往史　特别注意询问有无先天性肛门畸形、手术、外伤史，女性患者有无产伤史，有无神经系统及泌尿系统的疾病，是否接受过放射治疗。

（三）体检要点

1. 一般情况　包括生命体征、表情、意识、体位、浅表淋巴结肿大等。

2. 腹部体检　腹部外形，腹部包块，腹部压痛、反跳痛及肌紧张，肝脾大小，腹水征，肠鸣音等。

3. 直肠视诊及指诊　对于病因的确认十分重要。可见肛管松弛或括约肌收缩功能差，部分患者可见肛门溃疡、瘘管、直肠脱垂等。

（四）辅助检查

1. 结肠镜或肛门直肠镜检查。

2. 直肠测压。

3. 排粪造影、生理盐水灌肠试验、肛管超声、肌电图、直肠MRI等检查。

（五）鉴别诊断

依据典型的病史、症状及体征，辅以结肠镜或肛门直肠镜、直肠测压等检查，大便失禁的病因一般不难判断。按照严重程度，大便失禁可分为完全失禁及不完全失禁。完全失禁时，粪便可以随时自行流出，完全无法控制，当咳嗽、走路、下蹲及睡眠时常有粪便、黏液从肛门外流。不完全失禁时，患者多数可控制干便，无法控制稀便，常常需要集中精力控制肛门。

（六）处置方案

1. 对因治疗 如针对炎症性肠病的治疗等。

2. 一般治疗及对症处理 包括增加高纤维素富营养饮食，避免刺激性食物，促进大便成形，避免腹泻及便秘。保持肛周清洁干燥，治疗肛管直肠炎症必要时外用药涂擦或应用抗生素治疗。坚持肛门括约肌锻炼，嘱患者收缩肛门（提肛），每天提肛500次左右，每次坚持数秒钟。

3. 生物反馈治疗及针灸治疗。

4. 手术治疗 手术方式包括肛管括约肌修补术、肛管前方括约肌折叠术、经阴道括约肌折叠术及Parks肛管后方盆底修补术等。

第六节 呕血、黑便及血便

呕血、黑便或血便是一组临床常见的症候群，是消化道出血的临床表现，可由多种疾病所致。

（一）分类

既往曾将消化道出血以十二指肠悬韧带（又称屈氏韧带，Treitz韧带）为界分为上消化道出血及下消化道出血。上消化道出血指Treitz韧带以上的食管、胃、十二指肠、上段空肠及胰管和胆管的出血。下消化道出血指Treitz韧带以下的肠道出血。随着内镜技术的进展，目前将消化道出血以十二指肠乳头、回盲瓣为标志，分为上消化道（十二指肠乳头以上，包括食管、胃、十二指肠球部及降段）出血、中消化道（十二指肠乳头至回盲瓣，包括十二指肠水平部及升部、空肠、回肠）出血和下消化道（盲肠、结、直肠）出血。

（二）常见原因

1. 上消化道出血 常见原因如下。①炎症溃疡性疾病：如急性糜烂性出血性食管炎或胃炎、胃溃疡、十二指肠溃疡及急性胃黏膜病变。②机械性损伤：食管裂孔疝、食管贲门黏膜撕裂症（Mallory-Weiss）及胆管出血。③血管性疾病：食管静脉曲张、肠系膜血管栓塞、血管瘤、遗传性毛细血管扩张症。④新生物：息肉、平滑肌瘤及肿瘤等。⑤全身性疾病：血液病、尿毒症及结缔组织病。其中，以消化性溃疡（48.7%）最为常见，其次为食管静脉曲张破裂（25.4%）、急性胃黏膜病变（4.5%）和胃肿瘤（3.1%）、食管贲门黏膜撕裂综合征等。

2. 下消化道出血 常见原因如下。①肛管疾病：痔、肛裂、肛瘘。②直结肠疾病：新生物（肿瘤、息肉）、感染（细菌性、结核性、真菌性、病毒性、寄生虫）、炎症性肠病（溃疡性结肠炎、克罗恩病）、憩室、类癌、缺血和血管畸形、肠套叠等。其中以直结肠肿瘤最为常见。

3. 中消化道出血 为小肠疾病所致。常见原因包括血管畸形、克罗恩病、急性出血性坏死性肠炎、肠结核、憩室炎或溃疡、肠套叠、小肠肿瘤（淋巴瘤、血管瘤、间质瘤、恶性肿瘤）、缺血等。

（三）病史采集要点

1. 年龄、性别、职业。

2. 现病史 ①诱因：出血前是否有劳累、情绪打击、药物，尤其是抗血小板药物、抗凝剂等应用情况。②出血的临床表现及发展情况：表现为呕血、黑便或血便、呕血或黑便、血便的量、时间、次数等。③伴随症状：是否有腹胀、腹痛、食欲不振、恶心、呕吐、乏力、便秘、发热等症状；注意特别关注循环衰竭表现，包括头昏、冷汗、心慌、心悸、口渴、黑矇、晕厥、皮肤湿冷、指甲苍白、精神萎靡、烦躁不安、意识障碍、少尿等。④辅助检查。⑤诊治过程及效果。

3. 食欲、小便量。

4. 个人史 既往消化道出血史，呼吸道疾病及五官科、口腔疾病史，肝炎病史或肝炎病毒感染史，饮酒史，用药史，胆道疾病病史，血吸虫病疫水、疫区接触史，近期食物摄入情况。

5. 家族史 家族中有胃肠道肿瘤家族史。

（四）体检要点

1. 一般情况 营养状况、生命体征、贫血、黄疸、皮肤黏膜瘀点瘀斑、肝掌、蜘蛛痣、浅表淋巴结等。

2. 腹部 包括腹部外形，静脉曲张、腹部包块，腹部压痛、反跳痛及肌紧张，肝脾大小，腹水征，肠鸣音等。

3. 其他　观察肝颈静脉回流征、肺部呼吸音、啰音、心率、外周水肿等。特别注意有无口腔、鼻咽部异常。

（五）辅助检查

1. 血常规、粪常规＋隐血检查。

2. 肝功能、凝血功能、肾功能检查。

3. 腹部B超检查。

4. 肿瘤标志物（AFP、CEA、CA19-9等）检查。

5. 甲、乙、丙、丁、戊型肝炎免疫指标（抗HAV、乙肝二对半、HBV-DNA、抗HCV、HCV-RNA、抗HEV等）检查。

6. 胃镜、肠镜、胶囊内镜、小肠镜检查。

7. 选择性腹腔脏器动脉造影（DSA）检查。

8. 双重对比胃肠道钡餐造影、放射性核素^{99m}锝标记红细胞扫描、腹部CT、MRI、CTA、PET-CT等检查。

9. 吞线试验、鼻胃管抽吸检查。

（六）鉴别诊断

消化道出血的鉴别一般遵循以下流程：判断是否消化道出血及出血量、判断出血部位（上、中、下消化道）、明确出血原因。

1. 判断是否为消化道出血　需排除来自呼吸道及口、鼻、咽喉部的出血。大量咯血时，部分血液吞入消化道而引起呕血或黑便；口、鼻、咽喉部等五官科疾病也可导致吐出血液，应注意病史询问和局部检查。此外，近期食用动物血、服用含铁剂及铋剂的药物等均可引起大便发黑，询问病史一般较容易排除。

2. 出血量的判断（表2-8-1）　临床上根据出血量的多少及速度，将消化道出血分为慢性隐性出血、慢性显性出血、急性大量出血。慢性隐性出血指肉眼不能看到的便血，又无明显的临床症状，仅用化验方法证实粪便隐血阳性。慢性显性出血指肉眼观察到鲜红、咖啡色呕吐物或黑色的粪便，临床上无循环障碍史。急性大量出血：肉眼观察到呕血、黑色的粪便或暗红色血便，伴循环障碍和重度贫血，可出现低血压或休克症状，常需紧急处理，如延误诊疗可导致死亡。

临床上对出血程度的精确估计相当困难。当出血量达10 mL时，粪便隐血试验可阳性；出血量达50～70 mL，即可出现黑便；位于上消化道病变出血量短期内超过250 mL，可导致呕血。一般认为出血量≤400 mL者多无明显症状；当出血量＞500 mL时，患者可有头昏、乏力、心悸、心动过速和血压偏低。大量出血时可引起急性周围循环衰竭、失血性贫血和氮质血症等。可大致根据表2-8-1对出血量进行估计。

3. 出血部位判断　上消化道出血患者可表现为黑便或呕血伴有柏油样便，大便常为黑色柏油样，稠或成形，一般没有血块；患者可有溃疡史、肝胆疾病史或呕血史，出血前部分患者有上腹部闷胀、疼痛或绞痛发作，恶心、反酸。下消化道出血常表现为血便，便色暗红或鲜红，稀、多不成形；大量出血时可有血块，无呕血，部分患者有下腹部

表2-8-1　上消化道出血程度的分级

分级	失血量	血压	脉搏	血红蛋白	症状
轻度	全身总血量10%～15%（成人失血量＜500 mL）	基本正常	正常	无变化	可有头昏
中度	全身总血量20%（成人失血量800～1 000 mL）	下降	100次/min	70～100 g/L	头昏、口渴、少尿、心悸
重度	全身总血量30%以上（失血量＞1 500 mL）	收缩压＜80 mmHg	＞120次/min	＜70 g/L	心悸、冷汗、四肢冷、尿少、精神恍惚

疼痛、不适、包块及排便异常史。中消化道出血的特点介于二者之间，可呈咖啡色、棕褐色或暗红色便，可伴中腹部不适或疼痛。临床上有时需要通过内镜检查判断出血部位。

4. 出血原因判断 依据患者病史、症状、体征可初步判断出血部位及原因，消化道内镜检查（包括胃镜、肠镜、胶囊内镜、小肠镜检查）是最重要的确诊手段，必要时可采用选择性腹腔脏器动脉造影。若仍无法确定出血原因，可考虑剖腹探查。

（七）处置方案

1. 消化道大出血的紧急处理与监护

（1）大量出血的早期识别 早期识别大量出血对抢救十分重要。以下征象提示大量出血：①反复呕血或持续黑便，或粪便呈暗红色伴肠鸣音亢进；②出现周围循环衰竭症状，如头昏、心悸、口渴、黑矇、晕厥、皮肤湿冷、指甲苍白、精神萎靡、烦躁不安、意识丧失等；③快速输血补液后血压不易上升，脉搏仍细数，中心静脉压波动不稳；④红细胞、血红蛋白与红细胞比容持续下降；⑤原无肾病者，出血后尿素氮持续上升，超过10.7～17.8 mmol/L。

（2）紧急处理与病情监护 一旦判断消化道大出血，应立即进行以下处理：①上消化道大出血，患者应去枕平卧，头部偏向一侧以防止吸入性窒息，必要时吸氧。②呕血及大出血者应禁食。③随时记录血压、脉搏、呼吸、尿量、呕血及黑便次数。④测定血常规、血型和出、凝血时间。⑤维持输血、补液的静脉通路。⑥必要时插入胃管，确定出血部位；了解出血状况；灌注止血药物。

（3）输血、补液及抗休克 目的是补充和维持血容量，纠正失血性休克；改善周围循环，防止微循环障碍引起脏器功能障碍；防治代谢性酸中毒。

（4）止血剂 疗效尚有争议，部分学者不提倡使用。可依据病情及基础疾病酌情使用以下药物：安络血、止血芳酸、立止血、云南白药等。注意对老年高血栓风险患者审慎使用。

2. 抑酸剂 胃酸分泌的抑制对控制和预防上消化道出血有很大意义。体液及血小板诱导的止血作用只有在 $pH > 6.0$ 时才能发挥。在少量酸的情况下，血小板的聚集及凝血块的形成会受到抑制。新形成的血凝块在胃液 $pH < 5.0$ 时会迅速被消化，故 H_2 受体拮抗剂或质子泵阻滞剂的应用对控制消化性溃疡的出血有效。可选用质子泵阻滞剂奥美拉唑、兰索拉唑、泮托拉唑、雷贝拉唑、埃索美拉唑等，或 H_2 受体拮抗剂西咪替丁、雷尼替丁、法莫替丁、尼扎替丁等。通常出血情况下，为达到迅速抑酸目的，建议选用质子泵阻滞剂为佳。注意中消化道或下消化道常处于碱性环境，如无特殊，一般不需要应用抑酸剂。

3. 内镜下局部止血 急诊内镜（胃肠镜或小肠镜）检查确定出血部位与病因后，根据具体条件，同时进行局部止血治疗，可取得较好的疗效。局部止血方法包括：喷洒止血剂（凝血酶、5% 孟氏液、去甲肾上腺素）、局部药物注射（立止血、硬化剂如 5% 鱼肝油酸钠或 1%～2% 乙氧硬化醇等）、高频电凝或激光、微波止血、止血夹、圈套器等。

4. DSA 下栓塞止血 对于内镜无法明确或药物及内镜无法控制的出血，可采用 DSA 下选择性栓塞局部血管的方法止血。

5. 针对病因的处理

（1）消化性溃疡与急性胃黏膜病变出血 可选用 H_2– 受体拮抗剂或质子泵阻滞剂。必要时可使用奥美拉唑 80 mg 静脉推注 +8 mg/h 维持静脉滴注或相当剂量其他抑酸剂加强抑酸治疗。HP 阳性的消化性溃疡根除 HP 治疗对预防复发十分重要。

（2）食管 – 胃底静脉曲张破裂出血或其他血管性出血 可选用生长抑素或其类似物，如奥曲肽、思他宁等。此类药物可使内脏血流量减少，降低门静脉压力，并抑制胃酸分泌，抑制胃泌素和胃蛋白酶的作用，又能协同前列腺素对胃黏膜起保护作用。也可使用垂体后叶素或特利加压素，应用时注意胸痛、腹痛等不良反应。药物控制不佳时，可选用三腔气囊管压迫止血。

（3）消化道肿瘤 一旦确诊，无特殊禁忌，应及早外科手术治疗。

（4）感染性疾病 针对性抗感染治疗至关重要。

（5）炎症性肠病 柳氮磺胺吡啶、5-氨基水杨酸制剂等；部位低，可选用灌肠治疗；疗效不佳可加用激素或免疫抑制剂、生物制剂等。

第七节 便 秘

便秘是指排便次数减少，同时排便困难、粪便干结。正常人每日排便1～2次或1～2日排便1次，便秘患者每周排便少于3次，并且排便费力，粪质硬结、量少。

（一）常见原因

1. 功能性便秘 常见原因包括：①进食少、食物缺乏纤维素、水分不足或年老体弱、活动过少；②工作紧张、生活节奏过快、工作性质和时间变化、精神因素等扰乱正常排便习惯；③肠易激综合征导致结肠运动功能紊乱；④腹肌及盆腔肌张力不足；⑤滥用泻药；⑥结肠冗长。

2. 器质性便秘 常见原因包括：①直肠肛门病变，包括痔、肛裂、直肠炎肛周脓肿、溃疡等；②各种原因引起肌肉麻痹导致排便无力，如系统性硬化症、肌营养不良、低钠血症、低钾血症等；③结肠梗阻，包括各种结肠良恶性肿瘤、Crohn病、先天性巨结肠症、肠粘连、肠扭转、肠套叠等；④肠壁周围肿瘤压迫，包括妇科肿瘤、腹水等；⑤全身性疾病如尿毒症、糖尿病、甲状腺功能减退症、脑血管意外、多发性硬化、皮肌炎等致使肠肌松弛、排便无力；⑥药物，常见的包括吗啡类药、抗胆碱能药、钙通道阻滞剂、神经阻滞药、镇静剂、抗抑郁药，以及含钙、铝制酸剂等。

（二）病史采集要点

1. 年龄、性别、职业。

2. 现病史 起病情况；诱因，是否有感染、重大生活事件、饮食、工作学习生活压力大、生活环境改变、排便时读书看报等不良习惯；有无饮酒、用药等情况；便秘的具体情况，包括排便频次、每次便量、性状及是否费力时间、病程长短、持续或者间断、加重及缓解的因素；伴随症状，如恶心、呕吐、腹胀、腹痛、腹部包块、肠型、便血、头晕、头痛、疲乏等；诊治过程；辅助检查及效果。

3. 食欲、小便量。

4. 个人史 重点询问既往代谢病、内分泌病及慢性铅中毒等药物及手术，尤其是腹腔盆腔手术史；是否服用镇静镇痛剂、麻醉剂、抗抑郁药、抗胆碱药及钙通道阻滞剂等药物。

5. 家族史 家族中是否有类似病史及胃肠道肿瘤家族史。

（三）体检要点

1. 一般情况 营养状况、浅表淋巴结等；特别关注患者情绪精神状况。

2. 腹部 腹部检查是重点，应注意腹部外形，腹部包块，腹部压痛、反跳痛及肌紧张，肝脾大小，腹水征，肠鸣音等。

3. 其他 注意神经系统体征。

（四）辅助检查

1. 结肠镜检查。

2. 大便常规及隐血检查。

3. 腹部B超、X线片、腹部CT、排粪造影检查。

4. 直肠压力测定。

5. 盆底肌电图检查。

6. 其他检查 包括血糖、电解质、甲状腺功能、肿瘤标志物（AFP、CEA、CA19-9等）、自身抗体等检查。

（五）鉴别诊断

从便秘病程上看，老年人，尤其经产妇女长期便秘可能与体弱、肠肌、腹肌与盆底的张力降低有关；较短时间内发生的便秘应考虑是否与进食少、食物缺乏纤维素、水分不足或工作紧张、生活节奏过快、工作性质和时间变化、精神因素等相关，特别需要警惕肠梗阻。

从伴随症状上看，伴随剧烈腹痛首先考虑肠梗阻、铅中毒及卟啉病，尤其是伴有呕吐及肠鸣音亢进或消失应警惕肠梗阻；伴随排便疼痛及肛周不适应考虑直肠肛周疾病；伴腹部包块者应注意结肠肿瘤、肠结核及 Crohn 病；便秘与腹泻交替者应注意肠结核、溃疡性结肠炎，肠易激综合征；伴随焦虑紧张者考虑肠易激综合征。

（六）处置方案

1. 一般处理　坚持参加锻炼；培养良好的排便习惯；合理饮食（增加粗纤维粮食和蔬菜、瓜果、豆类食物，多饮水）；避免滥用泻药和使用易引起便秘的药品。

2. 药物治疗　如胃肠道动力药（莫沙必利等）、适当使用缓泻剂等。

3. 生物反馈治疗。

第八节　黄　疸

黄疸是临床常见的症状和体征，由于胆红素代谢障碍而引起血清胆红素水平升高，导致患者出现眼黄、肤黄、尿黄等症状，体检可发现巩膜、黏膜、皮肤黄染。黄疸可分为显性黄疸和隐性黄疸。当血清总胆红素浓度为 17.1 ~ 34.2 μmol/L 时，肉眼通常无法察觉，仅在肝功能检查时被发现，称为隐性黄疸或亚临床黄疸；当血清总胆红素浓度 > 34.2 μmol/L 时，肉眼可察觉，故称为显性黄疸。

（一）常见病因及发病机制

要了解黄疸的病因及发病机制，首先要明确胆红素的产生和代谢、排泌的过程。人体有 80% ~ 85% 的胆红素来源于衰老及破坏的红细胞，少部分来源于在骨髓造血过程中尚未成熟的红细胞及其他含血红素蛋白，如肌红蛋白、过氧化物酶、细胞色素等。衰老及异常的红细胞被肝、脾、骨髓等处的网状内皮系统吞噬后，血红蛋白被分解产生游离胆红素。这种胆红素难溶于水，不能由肾排出，其是在血液中与血浆白蛋白结合，又被称为非结合胆红素或间接胆红素。游离胆红素随着血液进入肝，被肝细胞摄取，在肝细胞内质网通过微粒体 UDP- 葡萄糖醛酸基转移酶作用，与葡萄糖醛酸结合，生成结合胆红素（又叫直接胆红素）。肝细胞分泌结合胆红素进入毛细胆管，并随胆汁通过胆道经十二指肠排泄如肠腔；进入肠内后被还原为粪胆元，绝大部分随粪便排出，小部分（约 10%）经肠肝循环被肠黏膜吸收，经门静脉再次进入肝脏。因为结合胆红素呈水溶性，当结合胆红素升高时，一部分也能从肾脏排出。在胆红素生成、代谢和排泌过程中，任何一个环节发生了障碍，都将引起胆红素在血液内含量升高，导致黄疸。按照发病机制不同，黄疸可分为三种类型。不同类型的常见病因如下：

1. 溶血性黄疸　包括先天性溶血性贫血和后天性获得性溶血性贫血。先天性溶血性贫血常见于海洋性贫血（地中海贫血）、遗传性球形红细胞增多症等。后天性获得性溶血性贫血包括自身免疫性溶血性贫血、新生儿溶血病、不同血型输血后的溶血及蚕豆病、蛇毒、毒蕈导致中毒、阵发性睡眠性血红蛋白尿等。

2. 胆汁淤积性黄疸　分为肝外胆道梗阻及肝内胆汁淤积。前者常见原因为胆总管结石或胆管癌、胰头癌、壶腹癌、十二指肠乳头或降段肿瘤。后者可见于感染、药物、酒精、自身免疫病（原发性胆汁性肝硬化）等。

3. 肝细胞性黄疸　各种原因，如病毒、自身免疫病、药物、酒精等均可导致肝细胞性黄疸。

4. 先天性非溶血性黄疸　如 Gilbert 综合征、Dabin–Johnson 综合征、Rotor 综合征、Crigler–Najjar 综合征等。

（二）病史采集要点

对于肉眼可察觉眼黄、肤黄、尿黄，或肝功能检查提示血清总胆红素升高时应注意询问以下病史。

1. 年龄、性别、职业、居住地。

2. 现病史　黄疸的起病及发展情况、诱因、诊治过程及效果；伴随症状，如腹胀、腹痛、食欲不振、恶心、呕吐、腹泻或便秘等腹部症状；皮肤瘙痒、乏力、精神萎靡、发热、畏寒、腰酸、心动过缓、夜盲症和头痛等全身其他症状。

3. 大小便颜色，是否有陶土样大便或酱油色尿，有无黑便、血便、血尿。

4. 个人史 甲、乙、丙、丁、戊型肝炎病毒感染史或密切接触史；其他肝脏疾病或肝病家族史史；近期不洁饮食史；胆囊炎、胆囊结石病史；毒物、药物接触史；饮酒情况；传染病疫水、疫区接触史；输血史；女性需询问妊娠史。

5. 家族史 家族中有无类似情况，相应遗传病史。

6. 其他 近期是否过量进食含有胡萝卜素的胡萝卜、南瓜、西红柿、柑橘等食物。

需注意，偶尔可因为化验检查时抽血不当导致溶血或检验误差，引起肝功能检查结果提示轻度的胆红素升高。若患者从无相关病史及症状，可予以复查，确认是否确实存在黄疸。

（三）体检要点

1. 一般情况 注意皮肤巩膜黄染程度、有无贫血、皮肤黏膜有无瘀点、瘀斑、皮疹、浅表淋巴结肿大。

2. 腹部体检 腹部外形、腹水征；腹部压痛、反跳痛及肌紧张；肝脾大小、压痛及触痛；胆囊肿大、墨菲征；肾区叩痛等。

3. 神经系统体征。

（四）辅助检查

1. 血常规、尿常规、粪常规、PT 等检查。

2. 肝功能 包括总胆红素、结合胆红素、总蛋白、白蛋白、球蛋白、前白蛋白、ALT、AST、ALP、GGT 检查。

3. 腹部 B 超检查。

4. 甲、乙、丙、丁、戊型肝炎免疫指标 抗 HAV、乙肝二对半、HBV-DNA、抗 HCV、HCV-RNA、抗 HEV 等检查。必要时可查抗核抗体、抗平滑肌抗体、抗线粒体抗体及其分型等。

5. AFP、CEA、CA19-9 等肿瘤标志物检查。

6. MRCP、CT、EUS 等影像学检查。

（五）鉴别诊断

1. 假性黄疸 可能出现皮肤或巩膜发黄，但血胆红素浓度正常。过量进食含有胡萝卜素的胡萝卜、南瓜、西红柿、柑橘等食物可引起皮肤黄染，通常巩膜无黄染，血清胆红素正常。老年人可有巩膜不均匀发黄，以内眦较明显，为球结膜微黄色脂肪堆积所致，皮肤无黄染，血清胆红素正常。

2. 黄疸类型 按照胆红素升高的类型，可将黄疸分为溶血性、胆汁淤积性及肝细胞性。

（1）溶血性黄疸 血清胆红素升高以非结合胆红素升高为主，非结合胆红素通常占 80% 以上。伴有贫血、网织红细胞增多、尿胆原（+）、尿胆红素（-）、骨髓中红系增生明显。按照病程，溶血性黄疸可分为急性和慢性。急性溶血时可有发热、寒战、头痛、呕吐、腰痛，并有不同程度的贫血和血红蛋白尿（尿呈酱油色或茶色），严重者可有急性肾衰竭。慢性溶血多为先天性，除伴贫血外尚有脾大。

（2）胆汁淤积性黄疸 血清胆红素升高以结合胆红素升高为主，占 60% 以上，肝酶谱升高以 ALP、GGT 明显，尿胆红素阳性，尿胆原减少或消失。胆汁淤积性黄疸分为阻塞性黄疸和肝内胆汁淤积。阻塞性黄疸可出现肝内外胆管扩张，大便颜色变浅，常见原因为胆总管结石或胆管癌、胰头癌、壶腹癌、十二指肠乳头或降段肿瘤。有胆囊炎、胆囊结石病史，右上腹剧烈疼痛、寒战高热，黄疸呈波动上升，提示胆总管结石；无痛性进行性黄疸加重，肿瘤发生机会相对较大。感染、药物、酒精、自身免疫病（如原发性胆汁性胆管炎）等均可导致肝内胆汁淤积。若实验室检查提示胆汁淤积性疾病，无明显肝内外胆管扩张，应考虑肝内胆汁淤积。

（3）肝细胞性黄疸 血清胆红素升高，结合胆红素及非结合胆红素均升高，肝酶谱升高，ALT、AST 升高最为明显，尿胆红素阳性。各种原因，如病毒、自身免疫病、药物、酒精等均可导致肝细胞性黄疸，一般根据典型的病史、体征及实验室检查可确诊，必要时可考虑肝穿刺病理组织学检查。

溶血性、胆汁淤积性及肝细胞性黄疸的鉴别诊断要点如表 2-8-2 所示。

（4）先天性非溶血性黄疸　如 Gilbert 综合征、Dubin-Johnson 综合征、Rotor 综合征等。多见于婴幼儿和青年，常有家族史。如成年发现者，黄疸可反复出现，常在感冒或运动、感染、疲劳后诱发，但一般健康状况多数良好。

☞ 拓展阅读 2-8-1

常见先天性非溶血性黄疸的鉴别诊断要点

（六）处置方案

依据病因不同给予相应处置。

1. 溶血性黄疸　积极消除引起溶血的病因，溶血严重者可适当输血治疗。

2. 胆汁淤积性黄疸　肝外胆汁淤积者应及时行 ERCP 或外科手术治疗；如系肿瘤所致者，应早期行手术治疗。无手术治疗适应证或存在禁忌时，可行 ERCP 下放置鼻胆管或支架引流，或经 PTCD 行胆汁引流。

3. 肝细胞性黄疸　应积极针对病因进行治疗。可给予保肝药物，如还原型谷胱甘肽、门冬氨酸钾镁、多烯磷脂酰胆碱和水飞蓟素等。某些中药如茵栀黄、苦参或苦黄等药物有退黄作用，也可选用。但注意不应使用过多的护肝退黄药，只需选用 1～2 种，避免加重肝脏的负担。

4. 肝内胆汁淤积　排除肝外胆道梗阻后，可选用熊去氧胆酸、S- 腺苷蛋氨酸等治疗。根据病因，部分患者可应用泼尼松或泼尼松龙或苯巴比妥等药物，部分自身免疫性肝病还可选用硫唑嘌呤、环孢素等，应用上述药物时，应警惕药物毒性，进行相应监测。

表 2-8-2　不同类型黄疸的鉴别诊断要点

鉴别要点	溶血性黄疸	肝细胞性黄疸	胆汁淤积性黄疸
原因	红细胞本身缺陷或感染、中毒、免疫等状况下导致红细胞破坏过多引起的溶血	各种原因（如病毒、酒精或药物等）导致的肝损害	各种病因（病毒、药物、原发性胆汁性胆管炎等）导致的肝内胆汁淤积，结石、肿瘤、炎症、蛔虫等原因导致的肝外性胆汁淤积
病史	有溶血原因或有类似发作史	病毒性肝炎或肝硬化病史，或近期大量饮酒、服药等	可有结石、肿瘤病史
症状与体征	贫血、血红蛋白尿、肝脾大	肝区不适或胀痛，恶心、厌食，可有脾大、腹水等表现	黄疸波动或进行性加重，部分患者有右上腹痛
	一般无皮肤瘙痒	可有瘙痒	常有皮肤瘙痒
实验室检查			
胆红素	总胆红素升高，非结合胆红素升高为主，多超过 80%	结合及非结合胆红素均升高，以结合胆红素升高更为多见	总胆红素升高，以结合胆红素升高为主，通常结合胆红素 / 总胆红素 > 60%
转氨酶	多数升高不明显	升高，以 ALT、AST 升高为主	升高，以 γ-GT、ALP 升高为主
尿胆红素	阴性	阳性	强阳性
尿（粪）胆原	增多	增多、正常或减少	减少或消失
其他	溶血的实验室表现，如贫血、网织红细胞增加、外周血中出现有核红细胞	肝功能检查异常，包括凝血酶原时间延长，胆固醇、胆碱酯酶活力下降，白蛋白降低等	影像学发现胆道梗阻病变，如肝内外胆管扩张、胆囊肿大、胆总管结石、壶腹周围占位等

第九节 腹 胀

腹胀即腹部局部或全腹部有胀满感。腹胀有时仅仅是一种主观感觉，而没有明显的检查发现；也可以伴有客观检查的异常。极少部分患者外观表现出明显的腹腔局部或全腹饱满或隆起，而自我感觉并无不适体验。部分患者的腹胀为生理性，如妊娠后期。本节主要讨论病理性腹胀，包括胃肠胀气、腹水及腹腔巨大肿块。

（一）常见病因

1. 胃肠胀气 常见原因包括：①咽下气体过多，常见于进食过快、吞气症、严重焦虑状态、口腔异物或佩戴不合适的义齿等。②胃肠道产气增加小肠细菌过度增殖、短肠综合征等各种原因引起消化不良。③肛门排气减少，急性胃扩张、幽门梗阻、肠梗阻、顽固性便秘、败血症、心力衰竭等导致胃肠道梗阻或运动障碍。④肺排除 CO_2 障碍，常见于呼吸衰竭。

2. 腹水 常见原因包括：①心血管疾病，如慢性充血性右心衰竭、慢性缩窄性心包炎、心包积液、Budd-Chiari 综合征、原发性限制性心肌病等。②肾脏疾病，如慢性肾炎肾病型、肾病综合征等。③肝脏疾病，如肝硬化、肝硬化合并自发性细菌性腹膜炎、肝癌、病毒性肝炎等。④腹膜疾病，如腹膜炎症（细菌性腹膜炎、结核性腹膜炎、结缔组织病合并腹膜炎、胰源性及胆汁性导致的化学性腹膜炎、嗜酸细胞性胃肠炎、多发性浆膜腔积液）及腹腔肿瘤（腹膜间皮瘤、腹膜转移瘤）等。⑤其他，如营养障碍、甲状腺功能减退症、淋巴管阻塞或破裂、恶性淋巴瘤、Meigs 综合征等。

3. 腹腔巨大肿块 常见的包括卵巢巨大囊肿、巨大肝囊肿、巨块型肝癌、胰腺巨大假性囊肿等。

（二）病史采集要点

1. 年龄、性别、职业、居住地。

2. 现病史 腹胀发病缓急及进展快慢；诱因；腹胀的部位及严重程度；是否随体位、进食等改变；加重及缓急的因素；伴随症状，如腹痛、恶心、呕吐、腹泻、便秘等腹部症状；黄疸、皮肤瘙痒、乏力、精神萎靡、发热、盗汗、畏寒、腰酸、心慌、胸闷、心悸、咳嗽、咳痰、咯血等全身其他症状。

3. 大小便 注意大小便颜色，观察是否有陶土样大便或酱油色尿，有无黑便、血便、血尿、少尿。

4. 近期体重是否明显下降

5. 个人史 甲、乙、丙、丁、戊型肝炎病毒感染史或密切接触史；其他肝脏疾病或肝病家族史史；近期不洁饮食史；胆囊炎、胆囊结石病史；毒物、药物接触史；饮酒情况；血吸虫病等传染病疫水、疫区接触史；输血史；女性需询问妊娠史。

6. 家族史 家族中有无类似情况，相应遗传病史。

（三）体检要点

1. 一般情况 包括营养及神志状态，皮肤巩膜黄染程度，有无贫血，皮肤黏膜有无瘀点、瘀斑、皮疹、浅表淋巴结肿大。

2. 心肺情况 注意颈静脉是否怒张，有无桶状胸，双肺是否有呼吸音降低、增粗及啰音，心率快慢，心律是否整齐，心脏有无病理性杂音。

3. 腹部体征 包括腹部外形、胃肠型及蠕动波，腹壁静脉曲张；腹部压痛、反跳痛及肌紧张；肝脾大小、压痛及触痛；胆囊肿大、墨菲征；腹部叩诊音及腹水征；肾区叩痛等。若腹部触及肿块还需注意其大小、表面是否光滑、有无压痛及触痛、移动性、与周围组织是否粘连、质地、是否有波动感、能否听到杂音。腹部的体格检查对于判断腹胀的原因为肿块、腹水还是胃肠胀气较为重要。若腹部叩诊为鼓音，则首先考虑胃肠胀气；若腹部叩诊鼓音且肝浊音界消失，应考虑穿孔或其他原因导致的气腹；移动性浊音是腹水的重要标志，出现移动性浊音常提示腹水量 > 1 000 mL；少量的腹水可通过肘膝位叩诊法查出。

（四）辅助检查

1. 血常规、尿常规、粪常规、凝血功能检查。

2. 肝肾功能 包括总胆红素、结合胆红素、总蛋白、白蛋白、球蛋白、前白蛋白、ALT、AST、ALP、GGT、肌酐、尿素检查。

3. 腹部B超。

4. 甲、乙、丙、丁、戊型肝炎免疫指标 抗HAV、乙肝两对半、HBV-DNA、抗HCV、HCV-RNA、抗HEV等检查。必要时可查抗核抗体、抗平滑肌抗体、抗线粒体抗体及其分型等。

5. AFP、CEA、CA19-9等肿瘤标志物检查。

6. MRI、CT、胃肠镜等影像学检查。

7. 腹水检查 对于腹水患者应行腹腔穿刺抽取腹水送检，包括腹水常规（外观、比重、细胞总数及分类等）、生化（总蛋白、白蛋白、腺苷脱氨酶、淀粉酶、胆红素、胆固醇）、细胞学、细菌学（细菌培养、抗酸染色）、肿瘤标志物等检查。

（五）鉴别诊断

依据体格检查及腹部超声等，一般较容易区分腹水、腹块或胃肠胀气。

1. 胃肠胀气 暴饮、暴食后出现上腹部饱胀，X线片见巨大胃泡首先考虑急性胃扩张；腹胀伴呕吐酸臭味隔餐食物是幽门梗阻的典型特征；腹胀伴腹痛、呕吐、停止排便排气提示肠梗阻。

2. 腹水 腹水的鉴别诊断应依据病史、症状、体征、腹水实验室检查、胃肠镜检查和其他辅助检查结果联合判断。如心力衰竭、缩窄性心包炎等心源性腹水多出现颈静脉怒张；肾病患者常伴颜面眼睑水肿、少尿及尿检明显异常；腹部及盆腔包块常见于胃肠道及妇科肿瘤。胃肠镜检查和腹部影像学检查有助于排除恶性腹水。腹水CEA持续升高，且腹水/血清CEA比值>2对判断恶性腹水有一定意义。腹水腺苷脱氨酶（ADA）>30 U/L诊断结核性腹膜炎价值较大。胰源性腹水中淀粉酶活性常>1 000 U/L；通常胆汁性腹水中胆红素浓度>102 μmol/L（6 mg/dL）。

3. 腹块 腹部超声、MRI、CT、胃肠镜等有助于鉴别来源。

（六）处置方案

依据病因不同给予相应处置。胃肠胀气者若为幽门梗阻或肠梗阻则以解决梗阻为主，予以禁食、胃肠降压、营养支持及对症处理；内科治疗无效者可考虑外科处理；排除梗阻者给予胃肠动力药物治疗。腹水根据病因治疗，恶性腹部包块或出现明显压迫症状的良性包块，应考虑手术治疗。

拓展阅读 2-8-2
腹水鉴别诊断流程及要点

拓展阅读 2-8-3
腹水病例分析及CBL课程

（陈岳祥 林 勇 宁北芳 施 斌 施 健）

数字课程学习

教学PPT　自测题

第九章

腹部体格检查

关键词

体格检查　视诊　触诊　叩诊　听诊

思维导图：

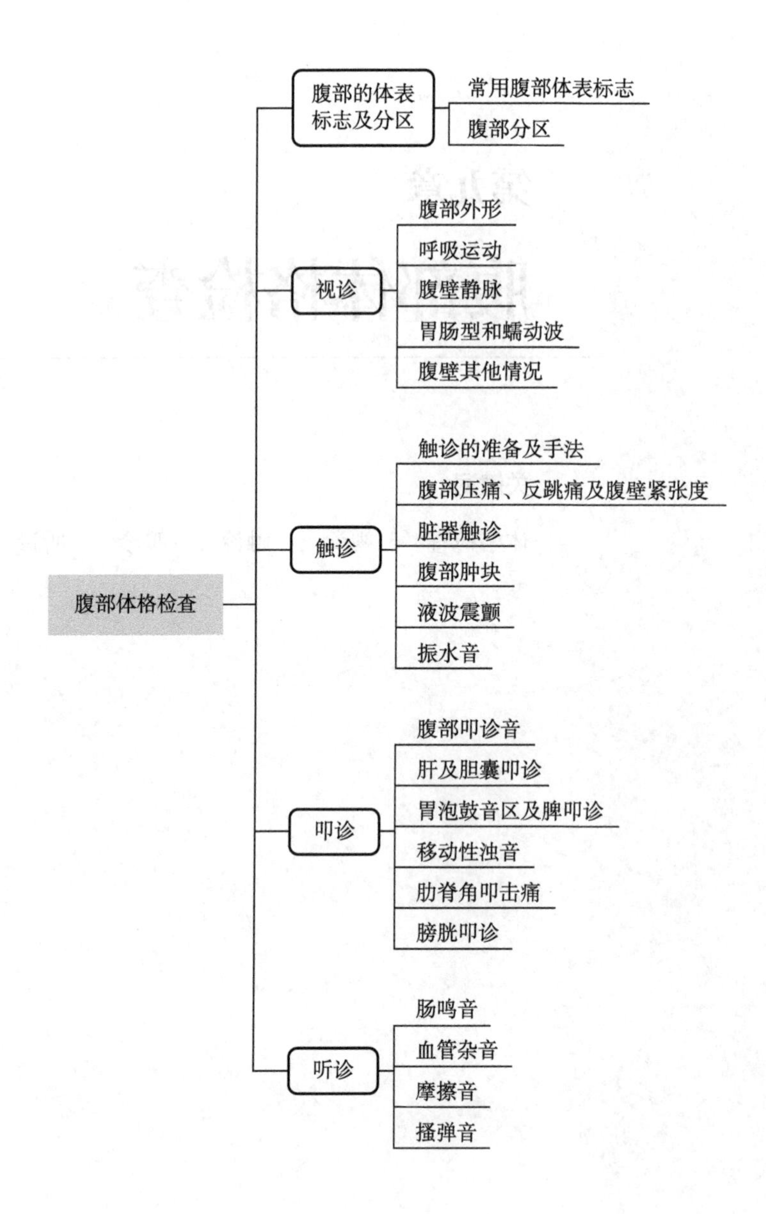

腹部体格检查
腹部的体表标志及分区
常用腹部体表标志
腹部分区
视诊
腹部外形
呼吸运动
腹壁静脉
胃肠型和蠕动波
腹壁其他情况
触诊
触诊的准备及手法
腹部压痛、反跳痛及腹壁紧张度
脏器触诊
腹部肿块
液波震颤
振水音
叩诊
腹部叩诊音
肝及胆囊叩诊
胃泡鼓音区及脾叩诊
移动性浊音
肋脊角叩击痛
膀胱叩诊
听诊
肠鸣音
血管杂音
摩擦音
搔弹音

第一节 概 述

腹部主要由腹壁、腹腔和腹腔内脏器组成；腹部范围上起横膈，下至骨盆。腹部体表上以两侧肋弓下缘和胸骨剑突与胸部为界，下至两侧腹股沟韧带和耻骨联合，前面和侧面由腹壁组成，后面为脊柱和腰肌。

腹腔内有很多重要脏器，主要有消化、泌尿、生殖、内分泌、血液及循环系统器官，故腹部检查是体格检查的重要组成部分，是诊断疾病十分重要的方法。腹部检查应用视诊、触诊、叩诊、听诊四种方法。有学者提出，为了避免触诊引起胃肠蠕动增加，使肠鸣音发生变化，腹部检查的顺序为视、听、触、叩或视、听、叩、触，但记录时为了统一格式仍按视、触、叩、听的顺序。

视频 2-9-1
错误的腹部体格检查准备方法

视频 2-9-2
正确的腹部体格检查准备方法

第二节 腹部的体表标志及分区

为了准确描写脏器病变和体征的部位和范围，常借助腹部的天然体表标志，可人为地将腹部划分为几个区，以便熟悉脏器的位置和其在体表的投影。

一、常用腹部体表标志

腹部常用体表标志包括肋弓下缘（costal margin）、剑突（xiphoid process）、腹上角（upper abdominal angle）、脐（umbilicus）、髂前上棘（anterior superior iliac spine）、腹直肌外缘（lateral border of rectus muscles）、腹中线（midabdominal line）、腹股沟韧带（inguinal ligament）、耻骨联合（pubic symphysis）及肋脊角（costovertebral angle）等。其中，剑突是胸骨下端的软骨；肋弓下缘由第 8 ~ 10 肋软骨连接形成的肋缘和第 11、12 浮肋构成。剑突和肋弓下缘共同构成腹部体表的上界。腹上角是两侧肋弓至剑突根部的交角。耻骨联合是两耻骨间的纤维软骨连接，与腹股沟韧带共同组成腹部体表的下界。脐位于腹部中心，向后投影相当于第 3 ~ 4 腰椎之间，是腹部四区分法的标志。腹中线是胸骨中线的延续，一般通过脐，是腹部四区分法的垂直线。髂前上棘是髂嵴前方突出点，是腹部九区分法的标志。肋脊角是两侧背部第 12 肋骨与脊柱的交角，腹直肌外缘相当于锁骨中线的延续，常为手术切口。

二、腹部分区

目前常用的腹部分区有以下两种方法。

1. 四区分法　通过脐划一水平线与一垂直线，两线相交将腹部分为四区，即左、右上腹部和左、右下腹部。四区分法简单易行，但较粗略，定位往往不够准确。

2. 九区分法　由两侧肋弓下缘连线和两侧髂前上棘连线为两条水平线，左、右髂前上棘至腹中线连线的中点为两条垂直线，四线相交将腹部划分为井字形九区。即左、右上腹部（季肋部）、左、右侧腹部（腰部）、左、右下腹部（髂窝部）及上腹部、中腹部（脐部）和下腹部（耻骨上部）。九区分法较细，定位准确，但因各区较小，包含脏器常超过一个分区，加之体型不同，脏器位置可略有差异，应予注意。

拓展阅读 2-9-1
腹部各分区包含的脏器

第三节 视 诊

腹部体格检查应在光线充足柔和、尽可能安静的环境下进行。注意爱伤观念及保护患者隐私。腹部暴露时间不宜过长，无须暴露的部位应予以衣物遮盖。视诊前，嘱患者排空膀胱，取低枕仰卧位，两手自然置于身体两侧，充分暴露全腹，上自剑突，下至耻骨联合。医生站立于患者右侧，按一定顺序自上而下地观察腹部，必要时将视线与腹平面平齐，从侧面呈切线方向进行观察。正确的腹部体格检查准备方法见数字化资源。

腹部视诊的主要内容有腹部外形、呼吸运动、腹壁皮肤、腹壁静脉、胃肠型、蠕动波及脐疝等。应注意腹部外形是否正常及对称；有腹水或腹部肿块时，还应测量腹围的大小；观察呼吸运动的方式，是否有增强、减弱或消失；腹壁是否有静脉曲张及静脉血流方向；是否有胃肠型（gastral or intestinal pattern）和蠕动波（peristalsis）；腹部是否有皮疹、色素沉着、腹纹、瘢痕；脐的位置是否居中，有无凸出、凹陷、溃疡或分泌物；有无疝；有无上腹部搏动；体毛分布情况。

一、腹部外形

腹部外形可描述为平坦、饱满、低平、膨隆（abdominal distension）或凹陷（abdominal concavity）。以肋缘至耻骨联合连线为平面，前腹壁与该平面大致平齐称为腹部平坦；前腹壁稍高于此平面称为腹部饱满；前腹壁稍低于该平面称为腹部低平。平坦、饱满、低平都属于正常腹部外形，健康正常成年人平卧时腹部一般呈平坦状，腹部外形饱满多见于肥胖者或小儿（尤其餐后）；低平常见于消瘦者及老年人。平卧时若腹部外观呈凸起状，前腹壁明显高于肋缘与耻骨联合平面，即为腹部膨隆。腹部膨隆可见于肥胖、妊娠等生理状况；也可见于腹水、腹内积气、巨大肿瘤等病理状况。仰卧时前腹壁明显低于肋缘与耻骨联合的平面，称腹部凹陷。腹部凹陷常见于恶性肿瘤导致的恶病质。

对于腹部膨隆的患者，要注意区分全腹膨隆和局部膨隆。全腹膨隆常见于腹水、腹内积气、腹内巨大肿块（例如：足月妊娠、巨大卵巢囊肿、畸胎瘤）。其中，腹水患者平卧位时腹壁松弛，液体下沉于腹腔两侧，致侧腹部明显膨出扁而宽，称为蛙腹（frog belly），多见于肝硬化并发腹水患者。腹膜有炎症或肿瘤浸润时，腹水患者的腹部常呈尖凸型，称为尖腹（apical belly）。腹内积气多在胃肠道内，大量积气可引起全腹膨隆，使腹部呈球形，两侧腰部膨出不明显，变动体位时其形状无明显改变，见于各种原因引起的肠梗阻或肠麻痹。胃肠穿孔或腔镜检查时治疗性注气可导致积气在腹腔内，称为气腹（pneumoperitoneum）。全腹膨隆的患者应测量腹围。腹围测量的方法：让患者排尿后平卧，用软尺经脐绕腹一周，测得的周长即为腹围（脐周腹围），通常以厘米为单位，还可以测其腹部最大周长（最大腹围），同时记录。定期在同样条件下测量腹围可观察腹部膨隆程度的变化。

腹部局部膨隆可来源于腹壁或腹腔。来源于腹壁的局限性膨隆主要是腹壁肿块及疝；来源于腹腔的局部膨隆可能由腹腔脏器肿大、肿瘤或炎性肿块、胃或肠局部胀气所致。屈颈抬肩动作有助于鉴别腹部局部膨隆来源。患者仰卧位时，嘱患者做屈颈抬肩动作，使腹壁肌肉收缩紧张，若肿块更加明显，表明肿块位于腹壁上；反之如变得不明显或消失，说明肿块被收缩变硬的腹肌所掩盖，证实肿块在腹腔内。对于局限性膨隆者，视诊时应注意膨隆的部位、外形，是否随呼吸而移位或随体位而改变，有无搏动等。不同部位腹部局限性膨隆的来源及常见原因见拓展阅读资料。

腹部凹陷亦分为局限性或全腹部凹陷。腹部的局部凹陷较少见，多由于手术后腹壁瘢痕收缩所致，患者立位或加大腹压时，凹陷可更明显。全腹部凹陷常见于消瘦和脱水者。严重时前腹壁凹陷几乎贴近脊柱，肋弓、髂嵴和耻骨联合显露，使腹外形如舟状，称舟状腹（scaphoid abdomen），多见于恶病质，如恶性肿瘤、结核等慢性消耗性疾病。吸气时腹部凹陷见于膈肌麻痹和上呼吸道梗阻。早期急性弥漫性腹膜炎引起腹肌痉挛性收缩，膈疝时腹内脏器进入胸腔，都可导致全腹凹陷。

☞ 拓展阅读 2-9-2
腹部局限性膨隆的来源及常见原因

二、呼吸运动

正常人呼吸时腹壁上下起伏，吸气时上抬，呼气时下陷，即为腹式呼吸运动。一般情况下，男性及儿童以腹式呼吸为主，而成年女性则以胸式呼吸为主。腹式呼吸减弱的常见原因为腹膜炎症、腹水、急性腹痛、腹腔内巨大肿物或妊娠等。腹式呼吸消失常见于胃肠穿孔所致急性腹膜炎或膈肌麻痹等。腹式呼吸增强不多见，常为癔症性呼吸或胸腔大量积液影响胸式呼吸等。

三、腹壁静脉

正常人腹壁皮下静脉显露不明显，较瘦或皮肤白皙的人隐约可见；皮肤较薄而松弛的老年人也可见静脉显露于皮肤；腹压增加（腹水、腹腔巨大肿物、妊娠等）时也可见静脉显露。腹壁静脉显而易见且迂曲变粗称为腹壁静脉曲张（或扩张），常见于门静脉高压致侧支循环形成。门静脉高压显著时，脐部可见到一簇曲张静脉向四周放射，如水母头（caput medusae）或海蜇头，常可闻及静脉血管杂音。

对于腹壁静脉曲张的患者，需检查其血流方向以辨别来源及原因。检查方法为指压法：选择一段没有分支的静脉，检查者将右手示指和中指并拢压在静脉上，然后一只手指紧压静脉向外滑动，挤出该段静脉内血液，至一定距离后放松该手指；另一手指紧压不动，看静脉是否充盈。如迅速充盈，则血流方向是从放松的一端流向紧压手指的一端。再同法放松另一手指，观察静脉充盈速度，即可看出血流方向。

正常时脐水平线以上的腹壁静脉血流自下向上经胸壁静脉和腋静脉而进入上腔静脉，脐水平以下的腹壁静脉自上向下经大隐静脉而流入下腔静脉。门脉高压时，门静脉阻塞，腹壁曲张静脉常以脐为中心向四周伸展，血液经脐静脉（胚胎时的脐静脉于胎儿出生后闭塞而成圆韧带，此时再通）脐孔而入腹壁浅静脉流向四方。上腔静脉阻塞时，上腹壁或胸壁的浅静脉曲张血流方向均转流向下。下腔静脉阻塞时，曲张的静脉大都分布在腹壁两侧，有时在臀部及股部外侧，脐以下的腹壁浅静脉血流方向也转流向上。

四、胃肠型和蠕动波

胃肠道发生梗阻时，梗阻近端的胃或肠段饱满而隆起，可显出各自的轮廓，称为胃型或肠型。正常人腹部一般看不到胃和肠的轮廓及蠕动波形，仅有腹壁菲薄或松弛的老年人、经产妇或极度消瘦者才能见到。胃肠型常伴随蠕动波。胃肠型及蠕动波从侧面观察更易察见。正常情况下，胃蠕动波自左肋缘下开始，缓慢地向右推进，到达右腹直肌旁（幽门区）消失（正蠕动波）。若胃蠕动波自右向左，则为逆蠕动波。肠梗阻时可见肠型及肠蠕动波。结肠远端梗阻时，腹部周边可出现宽大的肠形，右下腹可见胀大成球形的盲肠轮廓，每次蠕动波到来时更为明显；一旦发生麻痹性肠梗阻，蠕动波可消失。严重小肠梗阻时，腹中部可见横行排列的管状隆起胀大肠袢，有时呈多层梯形排列，脐周可见明显蠕动波，运行方向不一致，此起彼伏，用手轻拍腹壁可诱发。

五、腹壁其他情况

1. 皮疹　在部分疾病诊断中十分重要，需注意区分充血性或出血性皮疹。指压褪色者常为充血性，反之则为出血性。出血性皮疹可描述为出血点、瘀点、瘀斑等；多出现于发疹性高热疾病、某些传染病（如麻疹、猩红热、斑疹伤寒）及药物过敏等。紫癜或荨麻疹常常是过敏性疾病的表现。一侧腹部或腰部的疱疹（沿脊神经走行分布）提示带状疱疹。

2. 色素沉着　正常情况下，腹部皮肤颜色较暴露部位稍淡。妊娠期妇女可出现脐与耻骨之间中线处褐色素沉着，分娩后可逐渐消退。血色病患者腹部可见散在点状深褐色色素沉着。肾上腺皮质功能减退（艾迪生病，Addison disease）者常出现皮肤皱褶处（如腹股沟及系腰带部位）褐色素沉着。急性重症胰腺炎可因血液自腹膜后间隙渗到侧腹壁出现左腰部皮肤蓝色（Grey-Turner 征，Grey-Turner sign），或因血液渗入脐周或下腹壁皮肤导致皮肤发蓝（Cullen 征，Cullen sign）。宫外孕破裂导致腹腔内大出血也可出现 Cullen 征。多发性神经纤维瘤患者可呈现腹部和腰部不规则的斑片状色素沉着。此外，长久的热敷、艾灸等腹部可留下红褐色环状或地图样痕迹，依据病史与皮疹辨别并不困难。

3. 腹纹　包括白纹、紫纹等。白纹呈银白色，系腹壁真皮结缔组织因张力增高断裂所致，多分布于下腹部和左、右下腹部，可见于肥胖者或经产妇女。其中，女性的妊娠纹多于妊娠中晚期出现于下腹部和髂部，以耻骨为中心略呈放射状，在妊娠期呈淡蓝色或粉红色，产后则转为银白色长期存在。紫纹是皮质醇增多症的常见征象，除下腹部和臀部外，还可出现于股外侧和肩背部。其形成原因是糖皮质激素分泌增多，导致蛋白分解增强、真皮层中结缔组织胀裂、真皮萎缩变薄。此时，皮下毛细血管网丰富，红细胞偏多，上面仅仅覆盖一层薄薄表皮，故条纹呈紫色。

4. 瘢痕　腹部瘢痕多为外伤、手术或皮肤感染的遗迹。其部位常提示手术史及手术方式。如右下腹麦氏点处切口瘢痕标志曾行阑尾手术，右上腹直肌旁切口瘢痕标志曾行胆囊手术，左上腹弧形切口瘢痕标志曾行脾切除术等。对诊断很有帮助。

5. 疝　腹部疝可分为腹内疝和腹外疝两大类，为腹腔内容物经腹壁或骨盆壁的间隙或薄弱部分向体表突出而形成。常见的疝包括股疝、腹股沟疝、白线疝、切口疝、脐疝等。股疝位于腹股沟韧带中部，多见于女性；腹股沟疝则偏于内侧。男性腹股沟斜疝可下降至阴囊，在直立位或咳嗽用力时明显，至卧位时可缩小或消失，亦可以手法还纳，如有嵌顿绞窄则可引起剧烈腹痛。白线疝位于腹白线为先天性腹直肌两侧闭合不良所致；切口疝由手术瘢痕愈合不良引起，部分切口疝为可复性，即腹压增加时出现膨隆，而卧位或降低腹压后消失。

6. 脐部　脐部一般位于腹部正中，呈凹陷状。突出膨隆的原因常见脐疝、腹部炎症性肿块（如结核性腹膜炎致肠粘连）等。脐疝多见于婴幼儿，经产妇偶可出现。成人出现脐疝应警惕腹水。还应注意脐部是否有分泌物、溃疡、肿块等。脐凹分泌物呈浆液性或脓性，有臭味，多为炎症所致；分泌物呈水样，有尿味，为脐尿管未闭的征象。脐部溃烂，可能为化脓性或结核性炎症；脐部溃疡如呈坚硬、固定而突出，多为癌肿所致。

7. 腹部体毛　男性胸骨前的体毛可向下延伸达脐部。男性阴毛的分布多呈三角形，尖端向上，可沿前正中线直达脐部；女性阴毛为倒三角形，上缘为一水平线，止于耻骨联合上缘处，界限清楚。腹部体毛增多或女性阴毛呈男性型分布见于皮质醇增多症和肾上腺性变态综合征。腹部体毛稀少见于腺垂体功能减退症、黏液性水肿和性腺功能减退症。

8. 上腹部搏动　大多由腹主动脉搏动传导而来，可见于正常人较瘦者。腹主动脉瘤和肝血管瘤时，上腹部搏动明显。二尖瓣狭窄或三尖瓣关闭不全引起右心室增大，亦可见明显的上腹部搏动，需注意鉴别。

视频 2-9-3
错误的腹部视诊

视频 2-9-4
正确的腹部视诊

第四节　触　　诊

触诊是腹部检查的主要方法，对腹部体征发现和疾病诊断具有重要意义。其手法需要反复练习，以使腹部触诊达到满意的效果。腹部触诊的方法及顺序参阅数字化资料。

一、触诊的准备及手法

被检查者应排尿后取低枕仰卧位，两手自然置于身体两侧，两腿屈起并稍分开，以使腹肌尽量松弛。医生应站立于被检查者右侧，面对被检查者，前臂应与腹部表面在同一水平，检查时手要温暖，指甲剪短。边触诊边观察被检查者的反应与表情，对精神紧张或有痛苦者给以安慰和解释。亦可边触诊边与患者交谈，转移其注意力而减少腹肌紧张，以保证顺利完成检查。

腹部触诊的手法包括浅触诊（light palpation）、深触诊（deep palpation）等。浅部触诊时以全手掌放于腹壁上部，用掌指关节和腕掌关节的协同动作以旋转或滑动方式轻压触摸。浅部触诊的深度是使腹壁压陷约 1 cm，一般不引起患者痛苦或痛苦较轻，也多不引起肌肉紧张，应在深部触诊前进行，用于发现腹壁的紧张度、表浅的压痛、肿块、搏动和腹壁上的肿物等（如皮下脂肪瘤、结节等）。深触诊时，用单手或两手重叠由浅入深，逐渐加压以达到深部触诊的目的。深触诊触及的深度常常在 2 cm 以上，有时可达 4 ~ 5 cm，主要用于检查和评估腹腔病变和脏器情况。

腹部深部触诊法根据检查目的和手法不同可分为以下几种：①深部滑行触诊法（deep slipping palpation）：检查时嘱患者张口平静呼吸，或与患者谈话以转移其注意力，尽量使腹肌松弛。医师用右手并拢的二、三、四指平放在腹壁上，以手指末端或示指前端桡侧缘逐渐触向腹腔的脏器或包块，在被触及的包块上作上下左右滑动触摸，如为肠管或索条状包块，应向与包块长轴相垂直的方向进行滑动触诊。该法常用于腹腔深部包块和胃肠病变的检查。②双手触诊法（bimanual palpation）：将左手掌置于被检查脏器或包块的背后部，向上托起，右手中间三指并拢平置于腹壁被检查部位，进行滑动深触诊。该法使被检查的脏器或包块位于双手之间，并更接近体表，有利于检查，多用于肝、脾、肾和腹腔肿物的检查。③深压触诊法（deep press palpation）：用一个或两个并拢的手指逐渐深压腹壁被检查部位，用于探测腹腔深在病变的部位或确定腹腔压痛点，如阑尾压痛点、胆囊压痛点、输尿管压痛点等。④冲击触诊法（ballottement）：即浮沉触诊法。检查时，右手并拢的示、中、环三个手指取 70° ~ 90° 角，放置于腹壁拟检查的相应部位，做数次急速而较有力的冲击动作，在冲击腹壁时指端会有腹腔脏器或包块浮沉的感觉。这种方法一般只用于大量腹水时肝、脾及腹腔包块难以触及者。手指急速冲击时，腹水在脏器或包块表面暂时移去，故指端易于触及肿大的肝脾或腹腔包块。冲击触诊会使患者感到不适，操作时应避免用力过猛。⑤钩指触诊法（hook technique）：检查者位于被检查者肩旁，面向其足部，将右手掌搭在其检查部位，右手第 2 ~ 5 指并拢弯曲成钩状，嘱被检查者做深腹式呼吸动作，检查者随深吸气而更进一步屈曲指关节，这样指腹容易触到下移的脏器下缘。此手法多用于肝、脾触诊，尤其适合用于儿童和腹壁薄软者。

二、腹部压痛、反跳痛及腹壁紧张度

（一）检查方法

检查原则为先浅触诊，后深触诊；自左下腹开始逆时针方向检查至右下腹，最后进行脐部触诊；先健侧，后患侧。检查时以全手掌放于腹壁上部，使患者适应片刻，并感受腹肌紧张度。然后以轻柔动作按顺序触诊；最后采用深部滑行触诊法及深压触诊法进行触诊。进行深压触诊法时，出现压痛（tenderness）后，用并拢的 2 ~ 3 个手指（示、中、无名指）压于原处稍停片刻，使压痛感觉趋于稳定，然后迅速将手抬起，此时询问患者是否感觉疼痛加重或察看面部表情，如患者感觉腹痛骤然加重，并常伴有痛苦表情或呻吟，表明出现反跳痛（rebound tenderness）。

（二）异常体征及其意义

1. 腹壁紧张度　正常人腹壁有一定张力，但触之柔软，较易压陷，称腹壁柔软；有些人（尤其儿童）因不习惯触摸或怕痒而发笑致腹肌自主性痉挛，称肌卫增强，在适当诱导或转移注意力后可消失，不属异常。某些病理情况可使全腹或局部腹肌紧张度增加或减弱。

（1）腹壁紧张度增加 可分为全腹壁紧张及局部腹壁紧张。全腹壁紧张可分为几种情况。由于腹腔内容物增加如肠胀气或气腹，腹腔内大量腹水（多为漏出液或血性漏出液）者，触诊腹部张力可增加，但无肌痉挛，也无压痛。如因急性胃肠穿孔或脏器破裂所致急性弥漫性腹膜炎，腹膜受刺激而引起腹肌痉挛、腹壁常有明显紧张，甚至强直硬如木板，称板状腹（board like rigidity）。结核性炎症或其他慢性病变由于发展较慢，对腹膜刺激缓和，且有腹膜增厚和肠管、肠系膜的粘连，故形成腹壁柔韧而具抵抗力，不易压陷，称揉面感或柔韧感（dough kneading sensation），癌性腹膜炎亦可出现腹壁柔韧感。局部腹壁紧张常见于脏器炎症波及腹膜而引起，如上腹或左上腹肌紧张常见于急性胰腺炎，右上腹肌紧张常见于急性胆囊炎，右下腹肌紧张常见于急性阑尾炎，也可见于胃穿孔，此系胃穿孔时胃内容物顺肠系膜右侧流至右下腹，引起该部的肌紧张和压痛。在年老体弱、腹肌发育不良、大量腹水或过度肥胖的患者腹膜虽有炎症，但腹壁紧张可不明显，盆腔脏器炎症也不易引起明显腹壁紧张。

（2）腹壁紧张度减低 多因腹肌张力降低或消失所致。检查时腹壁松软无力，失去弹性，全腹紧张度减低，见于慢性消耗性疾病或大量放腹水后，亦见于经产妇或年老体弱、脱水的患者。脊髓损伤所致腹肌瘫痪和重症肌无力可使腹壁张力消失。局部紧张度降低较少见，多由于局部的腹肌瘫痪或缺陷（如腹壁疝等）。

2. 压痛 正常腹部触摸时不引起疼痛，重按时仅有一种压迫感。出现明显压痛需鉴别来自腹壁或腹腔内的病变。腹壁有病变时，抓捏腹壁或仰卧位作屈颈、抬肩动作使腹壁肌肉紧张时更明显；而腹腔内有病变时，如脏器的炎症、淤血、肿瘤、破裂、扭转及腹膜的刺激（炎症、出血等）等导致的压痛进行上述处理后不发生变化。压痛部位对病变有较好的提示作用。例如：胰体和胰尾的炎症和肿瘤，可有左腰部压痛；胆囊的病变常有右上腹及右肩胛下区压痛；盆腔疾病如膀胱、子宫及附件的疾病可在下腹部出现压痛。一些位置较固定的压痛点常反映特定的疾病，如位于右锁骨中线与肋缘交界处的胆囊点压痛标志胆囊的病变，位于脐与右髂前上棘连线中、外1/3交界处的McBurney点（麦氏点）压痛标志阑尾的病变等。当医师用右手压迫左下腹降结肠区，相当于麦氏点对称部位，或再用左手按压其上端使结肠内气体传送至右下腹盲肠和阑尾部位时，如引起右下腹疼痛，则为结肠充气征（Rovsing's sign）阳性，提示右下腹部有炎症。当遇下腹痛但腹部触诊无明显压痛时，嘱患者左侧卧位，两腿伸直，并使右下肢被动向后过伸，如发生右下腹痛，称为腰大肌征阳性，提示炎症阑尾位于盲肠后位。

3. 反跳痛 是腹膜壁层已受炎症累及的征象，当突然抬手时腹膜被激惹所致，是腹内脏器病变累及邻近腹膜的标志。疼痛也可发生在远离受试的部位，提示局部或弥漫性腹膜炎。腹膜炎患者常有腹肌紧张、压痛与反跳痛，称腹膜刺激征（peritoneal irritation sign），亦称腹膜炎三联征。当腹内脏器炎症尚未累及腹膜壁层时，可仅有压痛而无反跳痛。

三、脏器触诊

（一）检查方法

进行脏器检查时，嘱患者作张口缓慢腹式呼吸，吸气时横膈向下而腹部上抬隆起，呼气时腹部自然下陷，使膈下脏器随呼吸上下移动。配合呼吸运动进行深部触诊，多采用单手或双手触诊法。

1. 肝触诊 单手触诊法检查肝时，检查者将右手掌平置于右侧腹部估计肝下缘的下方或叩诊肝浊音界的下方，将右手四指并拢，掌指关节伸直，示指前端桡侧缘与肋缘大致平行。患者呼气时，利用腕掌关节及掌指关节活动使手指压向腹壁深部；

吸气时，手指缓慢抬起，朝肋缘向上迎触下移的肝缘。如此反复进行，手指逐渐向肋缘移动，直到触及肝缘或肋缘为止。通常需在右锁骨中线上及前正中线上，分别触诊肝缘并在平静呼吸时分别测量其与肋缘或剑突根部的距离，以厘米表示。双手触诊法检查肝时，医师右手位置同单手法，而用左手放在患者右背部第 12 肋骨与髂嵴之间脊柱旁肌肉的外侧，触诊时左手向上推，使肝下缘紧贴前腹壁，并限制右下胸扩张，以增加膈下移的幅度，这样吸气时下移的肝更易被触及，提高触诊效果。此外，取左侧卧位也可达到提高肝触诊效果的目的。对于腹壁薄弱者或儿童尚可采用钩指触诊法。

触诊肝时需注意：①最敏感的触诊部位是示指前端的桡侧，并非指尖端。故应以示指前外侧指腹接触肝。②检查腹肌发达者时，右手宜置于腹直肌外缘稍外处向上触诊，否则肝缘易被掩盖或将腹直肌腱划误认为肝缘。③触诊肝需密切配合呼吸动作，于吸气时手指上抬速度一定要落后于腹壁的抬起，而呼气时手指应在腹壁下陷前提前下压，这样就可能有两次机会触到肝缘。④当右手示指上移到肋缘仍未触到肝时，如右腹部较饱满，亦应考虑巨大肝脏，手指可能自始即在肝上面，故触不到肝缘，应下移初始触诊的部位自髂前上棘或更低的平面开始。⑤如遇腹水患者，深触诊法不能触及肝时，可应用冲击触诊法，即用并拢三个手指垂直在肝缘附近冲击式连续按压数次，待排开腹水后脏器浮起时常触及肝。

肝大时还需要检查肝摩擦感及肝震颤（liver thrill）。肝摩擦感的检查方法为：右手掌面轻贴于肝区，嘱患者做腹式呼吸动作，感觉掌下有无摩擦感。肝震颤的检查方法为：利用冲击触诊法触诊时，手指掌面稍用力按压肝囊肿表面片刻，感受是否有微细震动感；也可用左手中间 3 指按压在肝囊肿表面，中指重压，示指和无名指轻压，再用右手中指叩击左手中指第二指骨的远端，每叩一次，叩指应在被叩指上停留片刻，用左手的示指和无名指感触震动感觉。

2. 脾触诊　脾触诊的方法与肝类似。也可采用单手触诊法、双手触诊法、钩指触诊法等方法。单手触诊法检查脾时，检查者将右手掌平放于脐部，与左肋弓大致成垂直方向，自脐平面开始配合呼吸，如同触诊肝一样，迎触脾尖，直至触到脾缘或左肋缘为止。如果肿大的脾位置较深，应用双手触诊法进行检查，患者仰卧，两腿稍屈曲，医生左手绕过患者腹前方，手掌置于其左胸下部第 9～11 肋处，试将其脾从后向前托起，限制胸廓运动，右手掌平放于脐部进行脾触诊。此外，脾轻度肿大时，患者取右侧卧位，双下肢屈曲，再采用双手触诊有助于提高检查效果。亦可站于受检者左肩旁，用钩指触诊法单手或双手在肋缘触诊脾。

触诊脾时需注意按压不要太重，否则可能将脾挤开。脾形态不一，有的很薄很软，触到后也常不易察觉。有的呈狭长形，紧贴腰肌前面，故需沿左肋缘仔细触诊，认真体会。

3. 胆囊触诊　可用单手滑行触诊法或钩指触诊法进行。正常时胆囊隐存于肝脏面的胆囊窝内，不能触及。胆囊触诊还需进行触痛和 Murphy 征（Murphy sign）检查。检查时医师以左手掌平放于患者右胸下部，以拇指指腹勾压于右肋下胆囊点处，然后嘱患者缓慢深吸气，在吸气过程中发生炎症的胆囊下移时碰到用力按压的拇指，即可引起疼痛，此为胆囊触痛，如因剧烈疼痛而致吸气中止称 Murphy 征阳性。

4. 肾触诊　检查肾一般用双手触诊法。可采取平卧位或立位。卧位触诊右肾时，嘱患者两腿屈曲并做较深腹式呼吸。医师立于患者右侧，以左手掌托起其右腰部，右手掌平放在右上腹部，手指方向大致平行于右肋缘进行深部触诊右肾，于患者吸气时双手夹触肾。如触到光滑钝圆的脏器，可能为肾下极，如能在双手间握住更大部分，则略能感知其蚕豆状外形，握住时患者常有酸痛或类似恶心的不适感。触诊左肾时，左手越过患者腹前方从后面托起左腰部，右手掌横置于患者左上腹部，依前法双手触诊左肾。如患者腹壁较厚或配合动作不协调，以致右手难以压向后腹壁时，可采用下法触诊：患者吸气时，用左手向前冲击后腰部，如肾下移至两手之间时，则右手有被顶推的感觉；与此相反，也可用右手指向左手方向腰部做冲击动作，左手也可有同样的感觉而触及肾。如卧位未触及肾脏，还可让患者站立床旁，医生于患者侧面用两手前后联合触诊肾。当肾下垂或游走肾时，立位较易触到。

5. 膀胱触诊 正常膀胱空虚时隐存于盆腔内，不易触到。只有当膀胱积尿、充盈胀大时，才越出耻骨上缘而在下腹中部触到。膀胱触诊一般采用单手滑行法。在仰卧屈膝情况下医师以右手自脐开始向耻骨方向触摸，触及肿块后应详察其性质，以便鉴别其为膀胱、子宫或其他肿物。

6. 胰腺触诊 胰腺位于腹膜后，位置深而柔软，故不能触及。

（二）脏器触诊体征描述

1. 肝 当触及肝时，需要描述肝的大小、质地、边缘和表面状态、压痛、搏动、肝区摩擦感、肝震颤、肝颈静脉回流征（hepatojugular reflux sign）等。肝的大小需分别测量记录在平静呼吸时右锁骨中线上及前正中线上肝下缘与肋缘或剑突根部的距离，以厘米表示。肝质地以硬度分为三级：质软、质韧（中等硬度）和质硬。质地柔软如触撅起之口唇，质地稍韧如触鼻尖，质硬如触前额。

正常成人的肝，一般在肋缘下触不到。腹壁松软的瘦长体形者，于深吸气时可于肋弓下触及肝下缘，但不超过 1 cm。正常人在剑突下可触及肝下缘，多在 3 cm 以内，腹上角较锐的瘦长体形者剑突根部下可达 5 cm，但不会超过剑突根部至脐距离的中、上 1/3 交界处。正常肝质地柔软，边缘整齐且厚薄一致，表面光滑，无压痛及叩击痛，无明显搏动，无肝震颤，肝颈静脉回流征阴性。

2. 脾 正常情况下脾不能触及。内脏下垂或左侧胸腔积液、积气时膈下降，可使脾向下移位。除此以外，能触到脾则提示脾大至正常 2 倍以上。

临床记录中，常将脾大分为轻、中、高三度。脾缘不超过肋下 2 cm 为轻度大；超过 2 cm，在脐水平线以上为中度大；超过脐水平线或前正中线则为高度大，即巨脾。脾高度大时，应测量Ⅰ、Ⅱ、Ⅲ线，并作图表示。具体方法如图 2-9-1 所示。第Ⅰ线又称甲乙线，指左锁骨中线与左肋缘交点至脾下缘的距离，以厘米表示。脾轻度大时只作第Ⅰ线测量。第Ⅱ线又称甲丙线，指左锁骨中线与左肋缘交点至脾最远点的距离（应大于第Ⅰ线测量）。第Ⅲ线又称丁戊线，指脾右缘与前正中线的距离。如脾高度增大向右越过前正中线，则测量脾右缘至前正中线的最大距离，以“+”表示；未超过前正中线则测量脾右缘与前正中线的最短距离，以“-”表示。

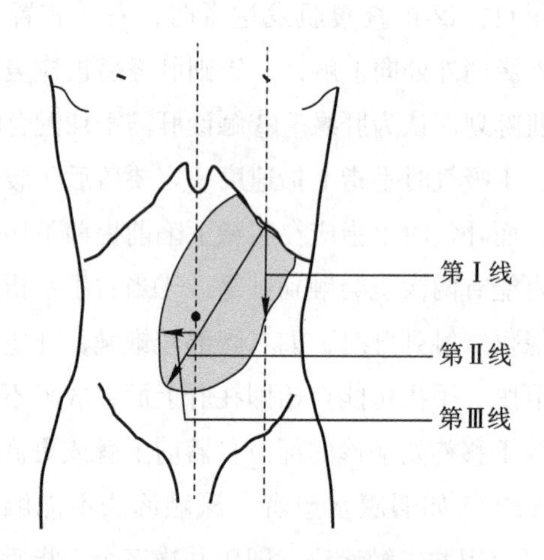

图 2-9-1 脾大的测量方法

3. 胆囊、肾及其他 正常时胆囊隐存于肝脏面的胆囊窝内，不能触及。正常人肾一般不易触及。身材瘦长者，肾下垂、游走肾或肾代偿性增大时，有时可触到右肾下极。在深吸气时能触到 1/2 以上的肾即为肾下垂。右肾下垂易误认为肝大，左肾下垂易误认为脾大，应注意鉴别。如肾下垂明显并能在腹腔各个方向移动时称为游走肾。膀胱增大多由积尿所致，呈扁圆形或圆形，触之囊性感，不能用手推移。按压时憋胀有尿意，排尿或导尿后缩小或消失。胰腺位于腹膜后，位置深而柔软，故正常胰腺无法触及。

（三）脏器触诊发现的异常体征及其意义

1. 肝异常

（1）肝下缘超出正常标准 肝触诊的特征能提示部分疾病的线索。当肝下缘超出正常标准时，应按以下流程进行鉴别。①首先排除易误为肝下缘的其他腹腔器官，包括横结肠、腹直肌腱划、右肾下极等。其中横结肠为上腹部或脐水平触及的横行索条状物；腹直肌腱划左右两侧对称，不超过腹直肌外缘，且不随呼吸上下移动；右肾下极位置较深，边缘圆钝，不向两侧延展，触诊手指不能探入其后掀起下缘。以上特征有助于鉴别。②明确是否为肝下移。以叩诊法叩出肝上界，如肝上界降低，肝上下径正常，则为肝下移；否则提示肝大。肝下移常见于内脏下垂，肺气肿、右侧胸腔大量积液导致膈肌下降。③确认肝大后，判断为弥漫性或局限性。弥漫性肿大见于病毒性肝炎、肝淤血、脂肪肝、早期肝硬化、Budd-Chiari 综合征、白血病、血吸虫病，华支睾吸虫病等。局限性肝大见于肝脓肿、肝肿瘤及肝囊肿（包括肝包虫病）等。急性和亚急性重型肝炎、失代偿期肝硬化可导致肝缩小，体检难以直接发现，可通过其他间接体征及辅助检查明确。

（2）质地异常 急性肝炎及脂肪肝时肝质地稍韧，慢性肝炎及肝淤血质韧，肝硬化及肝癌质地坚硬。肝脓肿或囊肿有液体时呈囊性感，大而表浅者可能触到波动感（fluctuation）。

（3）边缘和表面状态异常 触及肝时应注意肝边缘的厚薄，是否整齐，表面是否光滑、有无结节。肝边缘圆钝常见于脂肪肝或肝淤血。肝边缘锐利，表面扪及细小结节，多见于肝硬化。肝边缘不规则，表面不光滑，呈不均匀的结节状，见于肝癌、多囊肝和肝包虫病。肝表面呈大块状隆起者，见于巨块型肝癌或肝脓肿；肝呈明显分叶状者，见于肝梅毒。

（4）压痛 常因肝包膜有炎性反应或肝大受到牵拉出现。轻度弥漫性压痛见于肝炎、肝淤血等；局限性剧烈压痛见于较表浅的肝脓肿，肝脓肿还可伴有叩击痛。

（5）搏动 触及肝搏动，应注意其为单向性抑或扩张性。单向性搏动常为传导性搏动，系肝传导了其下面腹主动脉的搏动所致，故两手掌置于肝表面有被推向上的感觉。扩张性搏动为肝脏本身的搏动，见于三尖瓣关闭不全，由于右心室的收缩搏动通过右心房、下腔静脉而传导至肝，使其呈扩张性，如置两手掌于肝左右叶上面，即可感到两手被推向两侧的感觉，称为扩张性搏动。

（6）肝区摩擦感、肝震颤 肝区摩擦感见于肝周围炎。此时，肝表面和邻近的腹膜因有纤维素性渗出物而变得粗糙。肝震颤见于肝包虫病。由于包囊中的多数子囊浮动，撞击囊壁而形成震颤。此征虽不常出现，但有其特殊意义。

（7）肝－颈静脉回流征 当右心衰竭引起肝淤血肿大时，用手压迫肝可使颈静脉怒张更明显，即为肝－颈静脉回流征阳性。其原因是压迫淤血的肝使回心血量增加，已充血的右心房不能接受回心血液而使颈静脉压上升，导致颈静脉怒张。

总体而言，由于肝病变的性质不同，物理性状也各异，故触诊时必须逐项仔细检查，认真体验，综合判断其临床意义。如急性肝炎时，肝可轻度大，表面光滑，边缘钝，质稍韧，但有充实感及压痛。肝淤血时，肝可明显大，且大小随淤血程度变化较大，表面光滑，边缘圆钝，质韧，也有压痛，肝－颈静脉回流征阳性为其特征。脂肪肝所致肝大，表面光滑，质软或稍韧，但无压痛。肝硬化的早期可出现肝大，肝癌时肝可出现弥漫性或局部肿大。

2. 脾大 正常脾在肋缘下无法触及，一旦触及即提示明显增大。在左肋缘下触及疑似肿大的脾时，首先应排除其他脏器的增大或肿块，如肿大的左肾、肝左叶、结肠脾曲和胰尾部肿物等。增大的左肾通常位置较深，不会越过正中线，边缘圆钝，表面光滑且无切迹。若沿着边缘向右触诊，隐没于右肋缘后或与肝右叶相连，通常提示肿大的肝左叶。结肠脾曲肿物，质硬、多近圆形或不规则。胰尾部的肿块以囊肿多见，无锐利的边缘和切迹，并且不随呼吸移动。

确认触及增大的脾下缘时，需注意质地、边缘和表面情况，有无压痛及摩擦感等。脾轻度肿大常见于急慢性肝炎、伤寒、粟粒型结核、急性疟疾、感染性心内膜炎及败血症等，一般质地柔软。脾中度大常见于肝硬化、疟疾后遗症、慢性淋巴细胞性白血病、慢性溶血性黄疸、淋巴瘤、系统性红斑狼疮等，质地一般较硬。脾高度大，表面光滑者见于慢性粒细胞性白血病、黑热病、慢性疟疾和骨髓纤维化等，表面不平滑而有结节者见于淋巴瘤和恶性组织细胞病。脾表面有囊性肿物者见于脾囊肿。脾压痛见于脾脓肿、脾梗死等。脾周围炎或脾梗死时，由于脾包膜有纤维素性渗出，并累及壁腹膜，故脾触诊时有摩擦感且有明显压痛，听诊时也可闻及摩擦音。

3. 胆囊肿大及 Murphy 征阳性　正常情况下胆囊无法触及，胆囊肿大时可在右肋缘下、腹直肌外缘处触及梨形、卵圆形或布袋形的胆囊，表面光滑，张力较高，常有触痛，随呼吸上下移动。急性胆囊炎及壶腹周围癌时均可触及囊性感的肿大胆囊，急性胆囊炎可伴明显压痛，而壶腹周围癌一般无压痛。胆囊结石不伴胆囊炎或胆囊癌时肿大胆囊呈实性感。

仅有胆囊炎而无明显胆囊肿大时，可仅出现胆囊触痛或 Murphy 征阳性。胰头癌压迫胆总管导致胆道阻塞、黄疸进行性加深，胆囊也显著肿大，但无压痛，称为 Courvoisier 征（Courvoisier sign）阳性。

4. 肾肿大及相应部位压痛、叩击痛　肾肿大见于肾盂积水或积脓、肾肿瘤、多囊肾等。当肾盂积水或积脓时，肾的质地柔软而富有弹性，有时有波动感。多囊肾时，一侧或两侧肾为不规则形增大，有囊性感。肾肿瘤则表面不平，质地坚硬。

肾和泌尿系统疾病炎症或其他疾病时，可在季肋点、肋脊点、肋腰点、上输尿管点、中输尿管点等相应部位出现压痛。上述压痛点的部位分别为：①季肋点（前肾点）：第 10 肋骨前端，右侧位置稍低，相当于肾盂位置。②肋脊点：背部第 12 肋骨与脊柱的交角（肋脊角）的顶点。③肋腰点：第 12 肋骨与腰肌外缘的交角（肋腰角）顶点。④上输尿管点：在脐水平线上腹直肌外缘。⑤中输尿管点：在髂前上棘水平腹直肌外缘，相当于输尿管第二狭窄处。其中，季肋点、肋脊点和肋腰点压痛常提示肾脏炎症性疾病，如肾盂肾炎、肾脓肿和肾结核等。炎症深隐于肾实质内者，可无压痛而仅有叩击痛。上输尿管点或中输尿管点出现压痛，提示相应部位的输尿管结石、结核或化脓性炎症。

5. 膀胱增大　多由积尿所致，呈扁圆形或圆形，触之囊性感，不能用手推移。疑触及肿大膀胱时需与妊娠子宫、卵巢囊肿及直肠肿物等鉴别。通常状况下肿大的膀胱按压时憋胀有尿意，排尿或导尿后缩小或消失；而来源于妇科或直肠的肿块与排尿关系不大。膀胱胀大最多见于尿道梗阻（如前列腺肥大或癌）、脊髓病（如截瘫）所致的尿潴留，也见于昏迷患者、腰椎或骶椎麻醉后、手术后局部疼痛患者。如长期尿潴留致膀胱慢性炎症，导尿后膀胱亦常不能完全回缩。当膀胱有结石或肿瘤时，如果腹壁菲薄柔软，有时用双手触诊法，右手示指戴手套插入直肠内向前方推压，左手四指在耻骨联合上施压，可在腹腔的深处耻骨联合的后方触到肿块。

6. 胰腺疾病相关体征　急性胰腺炎患者可在上腹中部或左上腹出现横行呈带状压痛及肌紧张，并涉及左腰部；慢性胰腺炎患者可在上腹部触及质硬而无移动性横行条索状的肿物。如在上腹中部或左上腹触及坚硬块状、表面不光滑似有结节的肿块者，则应考虑胰腺癌。在上腹部肋缘下或左上腹部触到囊性肿物，多为胰腺假性囊肿，但要注意与胃部肿瘤鉴别。

四、腹部肿块

腹部触诊还可能触及一些肿块。疑似触及肿块时，首先应鉴别正常腹部可触及的结构。如在腹部触到异常肿块，多有病理意义。触及异常肿块时尚需注意观察和描述其部位、大小、形态、质地、压痛、搏动、移动度等。

1. 部位 肿块的部位对其来源具有重要的提示作用，如上腹中部肿块常为胃或胰腺的肿瘤、囊肿或胃内结石；右肋下肿块多来源于肝胆；两侧腹部肿块提示结肠肿瘤；脐周或右下腹不规则、有压痛的肿块常为结核性腹膜炎所致的肠粘连；下腹两侧类圆形、可活动，具有压痛的肿块可能系腹腔淋巴结肿大；位置较深、坚硬不规则的肿块则可能系腹膜后肿瘤。卵巢囊肿多有蒂，故可在腹腔内游走。腹股沟韧带上方的肿块可能来自卵巢及其他盆腔器官。

2. 大小 所有异常肿块应测量其上下（纵长）、左右（横宽）和前后径（深厚）。前后径难以测出时可大概估计，明确大小以便于动态观察。为了形象化，也可以用公认大小的实物作比喻，如拳头、鸡蛋、核桃等。巨大肿块多发生于卵巢、肾、肝、胰和子宫等实质性脏器，且以囊肿居多。腹膜后淋巴结结核和间叶源性肿瘤也可达到很大的程度。胃、肠道肿物超过横径长度时常常伴有梗阻表现。如肿块大小变异不定，甚至自行消失，则可能是痉挛、充气的肠袢所引起。

3. 形态 肿块的形状、轮廓、边缘和表面情况也需描述。圆形且表面光滑的肿块多为良性，以囊肿或淋巴结居多。形态不规则，表面凸凹不平且坚硬者，应多考虑恶性肿瘤、炎性肿物或结核性肿块。索条状或管状肿物，短时间内形态多变者，多为蛔虫团或肠套叠。如在右上腹触到边缘光滑的卵圆形肿物，应疑为胆囊积液。左上腹肿块有明显切迹多为脾脏。

4. 质地 实质性肿块，如肿瘤、炎性或结核形成的团块，一般质地柔韧、中等硬或坚硬。质地柔软的肿块常见于囊肿、脓肿，如卵巢囊肿、多囊肾等。

5. 压痛 炎性肿块有明显压痛。如位于右下腹的肿块压痛明显，常为阑尾脓肿、肠结核或Crohn病等。与脏器有关的肿瘤压痛可轻重不等。无痛性肿块常常提示肿瘤。

6. 搏动 在腹中线附近触到明显的膨胀性搏动，尤其是并非消瘦的患者出现上述改变，应警惕腹主动脉或其分支的动脉瘤。

7. 移动度 若肿块随呼吸而上下移动，多为肝、胆、脾、胃、肾或其肿物。可推动的肿块常来自胃、肠或肠系膜。移动度大的多为带蒂的肿物或游走的脏器。局部炎性肿块或脓肿及腹腔后壁的肿瘤，一般不能移动。此外，还应注意所触及的肿块与腹壁和皮肤的关系，以区别腹腔内外的病变。

五、液波震颤

腹腔内有大量游离液体时，如用手指叩击腹部，可感到液波震颤（fluid thrill），或称波动感（fluctuation）。检查时患者平卧，医师以一手掌面贴于患者一侧腹壁，另一手四指并拢屈曲，用指端叩击对侧腹壁（或以指端冲击式触诊），如有大量液体存在，则贴于腹壁的手掌有被液体波动冲击的感觉，即波动感。为防止腹壁本身的震动传至对侧，可让另一人将手掌尺侧缘压于脐部腹中线上，即可阻止之。此法检查腹水，需有 3 000 mL 以上液量才能查出，不如移动性浊音敏感。

六、振水音

在胃内有多量液体及气体存留时可出现振水音（succussion splash）。检查时患者仰卧，医生以一耳凑近上腹部，同时以冲击触诊法振动胃部，即可听到气、液撞击的声音，亦可将听诊器膜型体件置于上腹部进行听诊。正常人在餐后或饮进多量液体时可有上腹部振水音，但若在清晨空腹或餐后 6 ~ 8 h 以上仍有此音，则提示幽门梗阻或胃扩张。

视频 2-9-5
错误的腹部触诊

视频 2-9-6
正确的腹部触诊

☞ 拓展阅读 2-9-3
触诊时可能被误诊为肿块的正常腹部结构

第五节 叩 诊

腹部叩诊的主要作用在于叩知某些脏器的大小和叩痛，胃肠道充气情况，腹腔内有无积气、积液和肿块等。腹部叩诊可采用直接叩诊法和间接叩诊法，但间接叩诊法更为准确、可靠，故应用更多。

一、腹部叩诊音

腹部叩诊一般从左下腹开始逆时针方向至右下腹部，再至脐部。正常情况下，腹部叩诊大部分区域均为鼓音；只有肝、脾所在部位，增大的膀胱和子宫占据的部位，以及两侧腹部近腰肌处叩诊为浊音。当肝、脾或其他脏器极度肿大，腹腔内肿瘤或大量腹水时，鼓音范围缩小，病变部位可出现浊音或实音。当胃肠高度胀气和胃肠穿孔致气腹时，则鼓音范围明显增大或出现于不应有鼓音的部位（如肝浊音界内）。

二、肝及胆囊叩诊

用叩诊法确定肝上界时，一般都是沿右锁骨中线、右腋中线和右肩胛线，由肺区向下叩向腹部。叩指用力要适当，勿过轻或过重。当由清音转为浊音时，即为肝上界。此处相当于被肺遮盖的肝顶部，故又称肝相对浊音界。再向下叩 1 ~ 2 肋间，则浊音变为实音，此处的肝不再被肺所遮盖而直接贴近胸壁，称肝绝对浊音界（亦为肺下界）。确定肝下界时，最好由腹部鼓音区沿右锁骨中线或正中线向上叩，由鼓音转为浊音处即为肝下界。因肝下界与胃、结肠等重叠，很难叩准，故多用触诊或叩听法确定。一般叩得的肝下界比触得的肝下缘高 1 ~ 2 cm，但若肝缘明显增厚，则两项结果较为接近。在确定肝的上下界时要注意体型，匀称体型者的正常肝脏在右锁骨中线上，其上界在第 5 肋间，下界位于右季肋下缘。二者之间的距离为肝上下径，为 9 ~ 11 cm；在右腋中线上，其上界为第 7 肋间，下界相当于第 10 肋骨水平；在右肩胛线上，其上界为第 10 肋间。矮胖体型者肝上下界均可高一个肋间，瘦长体型者则可低一个肋间。

肝浊音界扩大见于肝癌、肝脓肿、肝炎、肝淤血和多囊肝等。肝浊音界缩小见于急性重型肝炎、肝硬化和胃肠胀气等。肝浊音界消失代之以鼓音者，多由于肝表面覆有气体所致，是急性胃肠穿孔的一个重要征象，但也可见于腹部大手术后数日内，间位结肠（结肠位于肝与横膈之间）、全内脏转位。肝浊音界向上移位见于右肺纤维化、右下肺不张及气腹鼓肠等。肝浊音界向下移位见于肺气肿、右侧张力性气胸等。膈下脓肿时，由于肝下移和膈升高，肝浊音区也扩大，但肝本身并未增大。

此外，肝区叩击痛对于诊断肝炎、肝脓肿或肝癌有一定的意义。而胆囊位于深部，且被肝遮盖，其大小无法通过叩诊确认，但胆囊区叩击痛为胆囊炎的重要体征。

三、胃泡鼓音区及脾叩诊

胃泡鼓音区（Traube 区）位于左前胸下部肋缘以上，约呈半圆形，为胃底穹隆含气而形成。其上界为横膈及肺下缘，下界为肋弓，左界为脾脏，右界为肝左缘。正常情况下胃泡鼓音区应该存在（除非在饱餐后），但大小受饮食、胃内含气量的多少和周围器官组织病变的影响变化较大。据调查正常成人 Traube 区长径中位数为 9.5 cm（5.0 ~ 13.0 cm），宽径为 6.0 cm（2.7 ~ 10.0 cm），可作参考。此区明显缩小或消失可见于中、重度脾大，左侧胸腔积液、心包积液、肝左叶大也见于急性胃扩张或溺水患者。

当脾触诊不满意或在左肋下触到很小的脾缘时，宜用脾叩诊进一步检查脾大小。脾浊音区的叩诊宜采用轻叩法，在左腋中线上进行。正常时在左腋中线第 9 ~ 11 肋之间叩到脾浊音，其长度为4～7 cm，前方不超过腋前线。脾浊音区扩大见于各种原因所致之脾大。脾浊音区缩小见于左侧气胸、胃扩张、肠胀气等。

四、移动性浊音

移动性浊音（shifting dullness）的叩诊是腹部叩诊的重点，用于发现腹腔积液。其原理为：当腹腔内较多的液体存留时，因重力作用，液体多潴积于腹腔的低处，故在此处叩诊呈浊音；变换体位时，可在腹部的不同部位出现叩诊浊音。这种因体位不同而出现浊音区变动的现象，就是移动性浊音。检查方法为：嘱患者仰卧，腹中部由于含气的肠管在液面浮起，叩诊呈鼓音；两侧腹部因腹水积聚，叩诊呈浊音。检查者自腹中部脐水平面开始向患者左侧叩诊，发现浊音时板指固定不动，嘱患者右侧卧，再度叩诊，如呈鼓音，表明浊音移动。同样方法向右侧叩诊，叩得浊音后嘱患者左侧卧，以核实浊音是否移动。

出现移动性浊音常提示腹腔内游离腹水在1 000 mL以上。若腹水量较少，移动性浊音无法检出时，在病情允许的情况下可采取"水坑征"检查。患者取肘膝位，使脐部处于最低部位。由侧腹部向脐部叩诊，如由鼓音转为浊音，则提示有腹水的可能。也可让患者站立，如下腹部积有液体而呈浊音，液体的上界呈一水平线，在此水平线上为浮动的肠曲，叩诊呈鼓音。

下列情况易误为腹水，应注意鉴别：

1. 肠梗阻　肠管内有大量液体潴留，可因患者体位的变动，出现移动性浊音，但常伴有肠梗阻的征象。

2. 巨大的卵巢囊肿　亦可使腹部出现大面积浊音，其浊音非移动性，鉴别点如下：①卵巢囊肿所致浊音，于仰卧时常在腹中部，鼓音区则在腹部两侧，这是由于肠管被卵巢囊肿压挤至两侧腹部所致；②卵巢囊肿的浊音不呈移动性；③卵巢囊肿尺压试验（ruler pressing test）阳性，即当患者仰卧时，用一硬尺横置于腹壁上，检查者两手将尺下压，如为卵巢囊肿，则腹主动脉的搏动可经囊肿壁传到硬尺，使尺发生节奏性跳动；如为腹水，则搏动不能被传导，硬尺无此种跳动。

五、肋脊角叩击痛

主要用于检查肾病变。检查时，患者采取坐位或侧卧位，医师用左手掌平放在其肋脊角处（肾区），右手握拳用由轻到中等的力量叩击左手背。正常时肋脊角处无叩击痛，当有肾炎、肾盂肾炎、肾结石、肾结核及肾周围炎时，肾区有不同程度的叩击痛。

六、膀胱叩诊

当膀胱触诊结果不满意时，可用叩诊来判断膀胱膨胀的程度。叩诊在耻骨联合上方进行，通常从上往下，由鼓音转成浊音。膀胱空虚时，因耻骨上方有肠管存在，叩诊呈鼓音，叩不出膀胱的轮廓。当膀胱内有尿液充盈时，耻骨上方叩诊呈圆形浊音区。女性在妊娠时子宫增大，子宫肌瘤或卵巢囊肿时，在该区叩诊也呈浊音，应予鉴别。排尿或导尿后复查，如浊音区转为鼓音，即为尿潴留所致膀胱增大。腹水时，耻骨上方叩诊也可有浊音区，但此区的弧形上缘凹向脐部，而膀胱肿大时浊音区的弧形上缘凸向脐部。

视频 2–9–7
错误的腹部叩诊

视频 2–9–8
正确的腹部叩诊

第六节 听　诊

腹部听诊是将听诊器膜型体件置于腹壁上，全面听诊各区，尤其注意上腹部、中腹部、腹部两侧及肝、脾各区。听诊内容主要有：肠鸣音、血管杂音、摩擦音和搔弹音等。妊娠5个月以上的妇女还可在脐下方听到胎儿心音（130～160 次 /min）。

一、肠鸣音

肠蠕动时，肠管内气体和液体随之而流动，产生一种断断续续的咕噜声（或气过水声）称为肠鸣音（bowel sound）。通常可用右下腹部作为肠鸣音听诊点，需听诊至少 1 min，肠鸣音减弱时还需适当延长。正常情况下，肠鸣音每分钟 4～5 次，其频率声响和音调变异较大，餐后频繁而明显，休息时稀疏而微弱。肠鸣音异常包括：①肠鸣音活跃：肠鸣音次数增加，可达每分钟 10 次以上，但音调无明显高亢，称肠鸣音活跃；常提示肠蠕动增强，见于急性胃肠炎、服泻药后或胃肠道大出血。②肠鸣音亢进：指肠鸣音频次增多且音调响亮、高亢，甚至呈叮当声或金属音，常提示机械性肠梗阻。③肠鸣音减弱：肠鸣音频次减少，有时数分钟才听到一次，常见于老年性便秘、腹膜炎、电解质紊乱（低血钾）及胃肠动力低下等。④肠鸣音消失：如持续听诊 3～5 min 未听到肠鸣音，用手指轻叩或搔弹腹部仍未听到肠鸣音，称为肠鸣音消失，见于急性腹膜炎或麻痹性肠梗阻。

二、血管杂音

腹部血管杂音分为动脉性和静脉性杂音，对诊断某些疾病有一定作用。动脉性杂音常在腹中部或腹部两侧。腹中部的收缩期血管杂音（喷射性杂音）常提示腹主动脉瘤或腹主动脉狭窄。前者可触及该部搏动的肿块，后者则搏动减弱，下肢血压低于上肢，严重者触不到足背动脉搏动。如收缩期血管杂音在左、右上腹，常提示肾动脉狭窄，对于肾性高血压有一定的提示作用。如下腹两侧闻及收缩期血管杂音，应考虑髂动脉狭窄。当左叶肝癌压迫肝动脉或腹主动脉时，也可在肿块部位闻及吹风样杂音或轻微的连续性杂音。

静脉性杂音为连续性潺潺声，无收缩期与舒张期性质差异。严重腹壁静脉曲张患者，脐周或上腹部闻及连续性潺潺样静脉性杂音，提示门静脉高压（常为肝硬化引起）时的侧支循环形成，称克 – 鲍综合征（Cruveilhier-Baumgarten's syndrome）。

三、摩擦音

在脾梗死、脾周围炎、肝周围炎或胆囊炎累及局部腹膜等情况下，可在深呼吸时于各相应部位闻及摩擦音，严重时可触及摩擦感。腹膜纤维渗出性炎症时，亦可在腹壁闻及摩擦音。

四、搔弹音

在腹部听诊搔弹音（scratch sound）的改变可协助测定肝下缘和微量腹水。

1. 肝下缘测定　当肝下缘触诊不清楚时，可用搔弹法协助定界。患者取仰卧位，医生以左手持听诊器膜型体件置于剑突下的肝左叶上，右手指沿腹中线自脐部向上轻弹或搔刮腹壁，当搔弹处未达肝缘时，只听到遥远而轻微的声音；当搔弹至肝表面时，声音明显增强而近耳。此法常用于腹壁较厚或不能满意地配合触诊的患者，也有时用以鉴别右上腹肿物是否为肿大的肝脏。

2. 微量腹水测定　患者取肘膝位数分钟，使腹水积聚于腹内最低处的脐区。将听诊器膜型体件贴于此处脐旁腹壁，医师以手指在一侧腹壁稳定、快速轻弹，听其声响，同时逐步将体件向对侧腹部移动，继续轻弹，如声音突然变得响亮，此处即为腹水边缘之上。该法检查可发现少至 120 mL 的游离腹水。

（谢渭芬　刘　菲　徐　斐　宋森涛　曾　欣）

数字课程学习

教学PPT　　自测题

第十章

实验室检查

关键词

常规检查　肝功能　胰腺内、外分泌功能

腹水的相关检查　自身免疫性抗体　致病微生物

肿瘤标志物

思维导图：

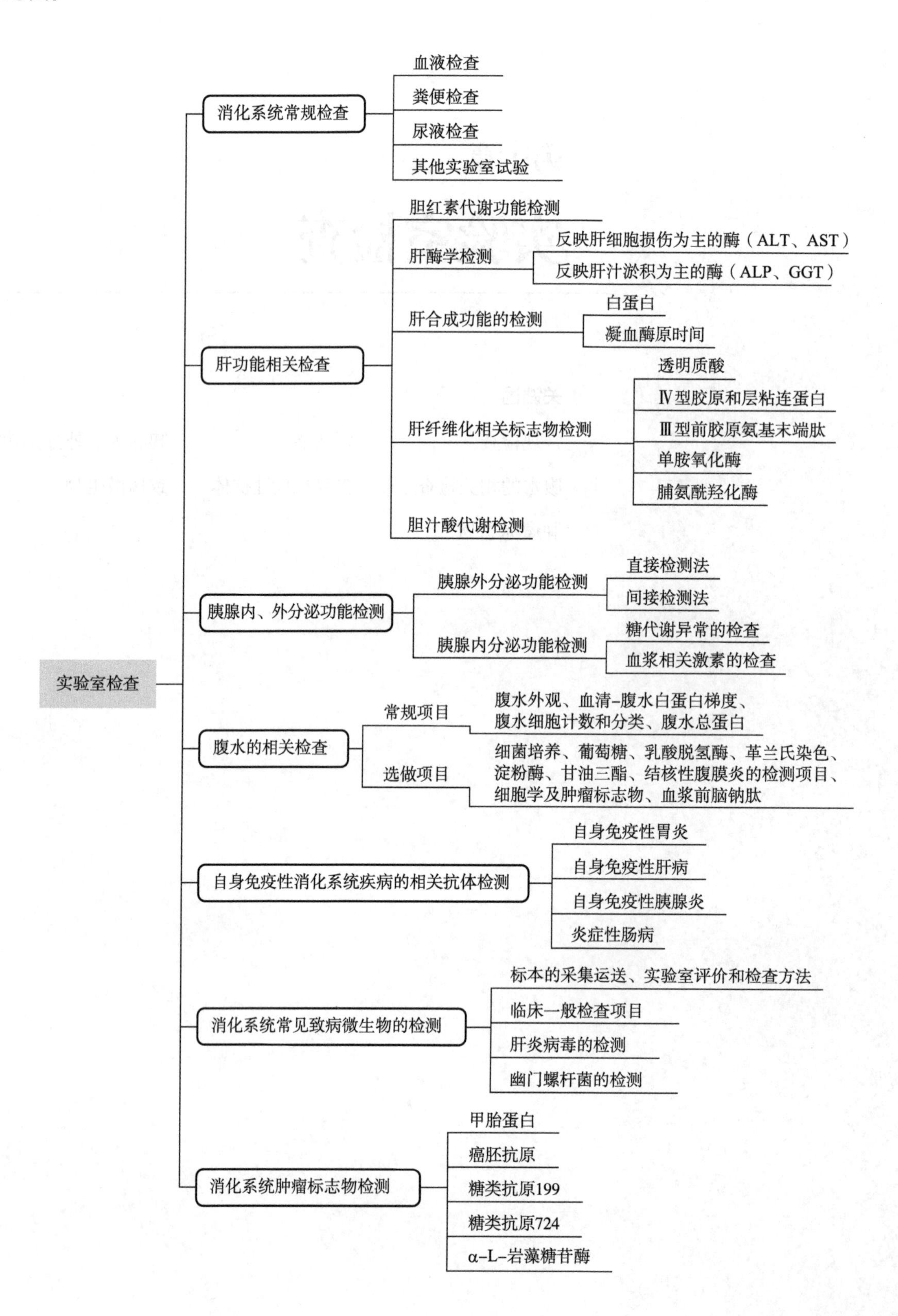

实验室检查
消化系统常规检查
血液检查
粪便检查
尿液检查
其他实验室试验
肝功能相关检查
胆红素代谢功能检测
肝酶学检测
反映肝细胞损伤为主的酶（ALT、AST）
反映肝汁淤积为主的酶（ALP、GGT）
肝合成功能的检测
白蛋白
凝血酶原时间
肝纤维化相关标志物检测
透明质酸
Ⅳ型胶原和层粘连蛋白
Ⅲ型前胶原氨基末端肽
单胺氧化酶
脯氨酰羟化酶
胆汁酸代谢检测
胰腺内、外分泌功能检测
胰腺外分泌功能检测
直接检测法
间接检测法
胰腺内分泌功能检测
糖代谢异常的检查
血浆相关激素的检查
腹水的相关检查
常规项目
腹水外观、血清-腹水白蛋白梯度、
腹水细胞计数和分类、腹水总蛋白
选做项目
细菌培养、葡萄糖、乳酸脱氢酶、革兰氏染色、
淀粉酶、甘油三酯、结核性腹膜炎的检测项目、
细胞学及肿瘤标志物、血浆前脑钠肽
自身免疫性消化系统疾病的相关抗体检测
自身免疫性胃炎
自身免疫性肝病
自身免疫性胰腺炎
炎症性肠病
消化系统常见致病微生物的检测
标本的采集运送、实验室评价和检查方法
临床一般检查项目
肝炎病毒的检测
幽门螺杆菌的检测
消化系统肿瘤标志物检测
甲胎蛋白
癌胚抗原
糖类抗原199
糖类抗原724
α-L-岩藻糖苷酶

第一节　消化系统常规检查

一、血液检查

血常规和血液生化检查对胃肠道疾病缺乏特异性诊断价值。但这些检查对评估某些疾病的严重程度和活动度有一定的作用。例如，慢性消化道出血患者常有小细胞性贫血；克罗恩病累及回肠末端，可引起叶酸和维生素 B_{12} 缺乏而出现大细胞性贫血；消化系统急性炎症或缺血性腹痛时可有白细胞升高；传染性单核细胞增多症引起肝功能异常时，还可发现异型淋巴细胞增高；血吸虫感染急性期的表现和急性细菌性感染相似，伴有明显的嗜酸性粒细胞增多；脾功能亢进时，白细胞、血红蛋白、血小板减少。炎症性肠病（如克罗恩病或溃疡性结肠炎）可有红细胞沉降率增快和C反应蛋白水平升高；严重的呕吐、腹泻可引起电解质紊乱和血尿素氮增高；消化道大量出血也可引起尿素氮和肌酐升高，而且以前者升高为主。低白蛋白血症见于严重的吸收不良或肝合成功能障碍，如活动性炎症性肠病、蛋白丢失性肠病和肝硬化失代偿期；门静脉血栓常见D-二聚体水平升高；肝硬化患者的肝合成功能下降，常出现前白蛋白水平降低、凝血酶原活性升高、总胆固醇浓度低于正常水平。

血清中某些激素水平的测定对于寻找消化道症状的病因有帮助，例如血清甲状腺激素水平升高见于甲状腺功能亢进引起腹泻或肝功能异常的患者；血清胃泌素或血管活性肠肽水平升高分别见于胃泌素瘤及血管活性肠肽瘤引起的腹泻患者；血清维生素 B_{12} 浓度降低，且血清内因子抗体、壁细胞抗体阳性往往提示A型胃炎，其胃壁细胞受损，壁细胞数量减少，胃酸减少，负反馈调节使胃泌素分泌增多；抗肌内膜抗体、抗麸质抗体和抗组织转谷氨酰自身抗体的阳性，对乳糜泻的诊断有一定的帮助；血清铜蓝蛋白水平降低是肝豆状核变性的综合诊断系统评分之一；自身免疫性胰腺炎伴或不伴有硬化性胆管炎时，常见血清免疫球蛋白G4水平升高。抗核抗体、抗中性粒细胞抗体、抗线粒体抗体等自身免疫性肝病抗体结合免疫球蛋白和肝功能的异常表现，对诊断各种类型的自身免疫性肝病有很高的价值。

二、粪便检查

对于胃肠道疾病，粪便检查是一种简便易行但又常被忽略的检测手段。粪便的肉眼观察、隐血试验、光镜下常规细胞、脂滴检查往往为吸收不良的临床诊断提供重要的线索。粪便隐血试验阳性往往提示消化道出血。值得注意的是，需排除痔疮出血等情况。粪便隐血试验常用方法学包括化学法和血红蛋白法，化学法易受食用动物血、铁剂等影响呈假阳性。需注意上消化道少量出血时，血红蛋白由于经过肠道细菌的分解而为阴性，而粪转铁蛋白不易降解是一个很好的补充试验。必要时还可做寄生虫和细菌学检查。如怀疑血吸虫肝病，可行显微镜下检查粪便血吸虫虫卵以确诊。若患者粪便中找到阿米巴滋养体和包囊，结合其发热及右上腹痛症状以及相关流行病史，可辅助部分患者诊断阿米巴肝脓肿。对于腹泻的患者，行粪便常规检查及细菌学涂片或培养往往可以找到关键的诊断依据，对疾病的诊治有重要的提示价值。急性腹泻患者粪便霍乱弧菌/副溶血弧菌、沙门氏菌、志贺氏菌、大肠埃希菌O-157、结核菌培养有利于传染性疾病的发现。粪便PCR可能也是诊断肠结核的一种实用辅助方法。艰难梭菌感染是最常见的院内感染之一，老年患者长期使用抗生素发生急性腹泻时，艰难梭菌抗原及毒素检测可辅助诊断。

三、尿液检查

尿常规中的尿胆红素、尿胆原试验对于黄疸的诊断和鉴别诊断常具有初筛的意义。健康人群无尿胆红素、少量尿胆素原；溶血性黄疸患者无尿胆红素而尿胆素原升高；梗阻性黄疸患者尿胆红素阳性、尿胆素原阴性；而肝细胞性黄疸患者尿胆红素阳性，尿胆素原无特异性改变。肝豆状核变性患者中，24 h 尿铜常见升高，该指标既是诊断积分系统的项目之一，还能用于评估患者的疾病预后。腹痛合并反复血清转氨酶水平升高的患者，针对病因检查时，尿卟吩胆色素原显著升高时可诊断为卟啉病。

四、其他实验室试验

（一）胃液分泌功能试验

胃酸分泌试验、胰泌素刺激试验对卓－艾综合征（胃泌素瘤）的诊断与鉴别诊断有一定的价值。胃酸分泌试验由于其技术难度较大，现已不再使用。胰泌素刺激试验用于区分胃泌素瘤患者与其他原因所致的高胃泌素血症患者。胰泌素能刺激胃泌素瘤细胞释放胃泌素，因此胃泌素瘤患者会出现血清胃泌素显著升高。相反，正常的胃 G 细胞会受到胰泌素的抑制。

（二）小肠吸收功能试验

脂肪平衡试验（检查脂肪吸收不良）、D- 木糖试验（检查碳水化合物吸收不良）、SeHCAT 试验（检查胆汁酸吸收不良）、维生素 B_{12} 吸收试验等，对于慢性胰腺炎和小肠吸收不良等有诊断和鉴别诊断的价值。

（三）小肠细菌过度生长试验

碳水化合物呼气试验阳性，或空肠抽吸液培养显示细菌浓度 > 10^3 菌落形成单位 /mL，可诊断为小肠细菌过度生长。

（马　雄　蔡美洪）

第二节　肝功能相关检查

肝生化试验（俗称肝功能试验）是评估肝各种功能状态、判断有无肝损伤及其严重程度、追踪肝病进展及评估治疗效果和预后的临床检验方法，主要包括反映肝损伤的相关指标和反映肝代谢功能状态的相关指标，这些指标具有不同的临床意义，组合起来可综合反映肝细胞受损情况、胆汁淤积情况、肝合成功能、胆红素代谢功能及肝纤维化程度等。通过对上述指标进行分析有助于诊断肝病病因，为治疗提供依据。

一、胆红素代谢功能检测

胆红素（bilirubin）是胆汁的重要成分之一，分为结合和非结合两种形式。非结合胆红素是血液循环中衰老红细胞在肝、脾及骨髓的单核－巨噬细胞系统中分解和代谢的产物，不能自由透过各种生物膜，不能从肾小球滤过。非结合胆红素随血流进入肝脏，与葡萄糖醛酸结合形成结合胆红素。结合胆红素被转运到与胆小管相连的肝窦状隙的肝细胞膜表面，直接被排入胆小管随胆汁排入肠道，大部分随粪便排出。当红细胞破坏过多（溶血性贫血）、肝细胞胆红素转运蛋白缺陷（Gilbert 综合征）、葡萄糖醛酸结合缺陷（Gilbert 综合征和 Crigler-Najar 综合征）、胆红素排泄障碍（Dubin-Johnson 综合征）及肝胆疾病（各型肝炎、胆管梗阻等）均可引起胆红素代谢障碍。临床上通过检测血清总胆红素、结合胆红素和非结合胆红素，借以诊断有无溶血及判断肝胆系统在胆红素代谢中的功能状态，鉴别诊断溶血性疾病和肝胆疾病。

临床上将黄疸分为四类：溶血性黄疸、梗阻性黄疸、肝细胞性黄疸、先天性胆红素代谢障碍。当发生血管内溶血或红细胞大量破裂时，体内产生大量非结合胆红素，并超过肝的摄取和代谢能力，血中非结合胆红素显著升高，从而引起溶血性黄疸，而此时结合胆红素及肝酶学检测基本正常。当胆道因为结石、肿瘤或周围肿物压迫致其梗阻时，肝细胞分泌的结合胆红素排出受阻，由于胆管内压增高致使结合胆红素逆流入血液，因此出现血清结合胆红素显著升高，非结合胆红素不升高或轻度升高，且伴肝酶学改变，此为梗阻性黄疸。而当肝细胞受损时，一方面肝无法完全摄取和结合非结合胆红素，另一方面肝细胞内的结合胆红素会从受损的肝细胞释出，因此导致血液中结合和非结合胆红素均升高，同时转氨酶也显著升高，导致肝细胞性黄疸。此外，Gilbert 综合征因肝细胞摄取非结合胆红素障碍及肝细胞微粒体中葡萄糖醛酸转移酶功能不足，导致血液中非结合型胆红素显著升高。Dubin-Jonhson 综合征主要因为肝细胞无法将结合胆红素排泄至毛细胆管而致结合型胆红素升高。胆红素先天性代谢障碍性肝病一般不引起肝酶学显著改变。综上所述，根据血清胆红素检测结果可初步判断黄疸的类型和原因。

二、肝酶学检测

肝是人体内含酶最丰富的器官。人体复杂的生物转化和物质代谢功能多是经一系列酶促反应而完成的。肝的病理状态常导致酶血清浓度发生变化。酶活性测定可以反映肝某些疾病及肝的功能状态。

（一）反映肝细胞损伤为主的酶

丙氨酸氨基转移酶（alanine aminotransferase，ALT）和门冬氨酸氨基转移酶（aspartate aminotransferase，AST）均为氨基转移酶（简称为转氨酶），是一组催化氨基转移反应的酶类。ALT 和 AST 是临床应用最广泛的反映肝细胞损伤的生化指标。在生理状态下，两者在血清中的含量很低，通常低于 40 U/L。在致病因素的作用下，肝细胞损伤后会导致细胞内 ALT 和 AST 释放入血，引起血清转氨酶水平升高。因此，对于血清 ALT 和 AST 含量的分析可用于肝疾病诊断和鉴别，以及评估病情严重程度。各种致病因素导致的肝疾病会引起 ALT 和 AST 不同程度的升高，在急性病毒性肝炎和中毒性或缺血性肝损伤时两者常明显急剧升高（>1 000 U/L），提示存在大量的肝细胞坏死。在药物性肝损伤、自身免疫性肝炎和慢性病毒性肝炎中，ALT 和 AST 水平则中度升高（一般为正常上限的 3~20 倍）。然而，在酒精性或非酒精性脂肪性肝炎和慢性丙型肝炎中则仅表现为轻度升高（通常低于正常值上限的 3 倍）。肝硬化和胆汁淤积性肝病患者的血清 ALT 和 AST 水平也可能出现轻度升高。值得注意的是，血清中 AST 与 ALT 的比值（AST/ALT）对某些特殊情况特别是对酒精性肝炎的识别很有帮助。对于长期大量饮酒者，AST/ALT > 2 提示酒精性肝病可能，AST/ALT > 3 更具有诊断意义，这主要是由于酒精性肝病患者中维生素 B_6 的缺乏引起的，而一般在肝中 ALT 的合成比 AST 的合成更需要维生素 B_6。因此，测定血清 AST、ALT 水平及 AST/ALT 比值有利于肝功能异常的诊断和鉴别。

（二）反映胆汁淤积为主的酶

1. 碱性磷酸酶（alkaline phosphatase，ALP） 血清中大部分 ALP 来源于肝和骨骼，因此常将 ALP 作为相关肝疾病的检查指标之一，尤其是黄疸的鉴别诊断。胆管疾病时 ALP 生成增加而排泄减少，引起血清 ALP 升高。各种肝内、肝外胆管阻塞性疾病，如胰头癌、胆结石引起的胆管阻塞、原发性胆汁性胆管炎、肝内胆汁淤积等，均可引起血清 ALP 明显升高；累及肝实质细胞的肝脏疾病（如肝炎、肝硬化），血清 ALP 仅轻度升高。值得注意的是，由于儿童骨骼快速生长和妊娠期胎盘的产生可导致 ALP 生理性增高。

2. γ-谷氨酰转肽酶（gamma-glutamyl transferase，GGT） 是催化谷胱甘肽上 γ-谷氨酰基转移至另一肽或另一氨基酸上的酶，主要存在于细胞膜和线粒体中，参与谷胱甘肽的代谢。其在肾、肝和胰腺中的含量较丰富，血清 GGT 主要来自于肝，而肝 GGT 广泛分布于肝细胞的毛细胆管一侧和整个胆管系统。因此，当肝内合成亢进或胆汁排出受阻时，血清 GGT 增高。胆管阻塞性疾病时，GGT 明显升高；急、慢性肝炎及肝硬化时，GGT 轻中度升高。

三、肝合成功能的检测

（一）白蛋白

肝是人体合成白蛋白（albumin，ALB）的唯一器官，其在血浆的半衰期约为 19 天。因此白蛋白水平反映了肝合成功能和储备功能，也是评估肝硬化严重程度以及判断预后的重要指标。白蛋白增高主要是由于血液浓缩而导致的相对性增高。在正常饮食和肾功能正常的情况下，白蛋白降低可能与肝功能异常、肝脏合成功能下降有关，常见于肝硬化失代偿期和急性、慢性肝功能衰竭。需注意的是，由于半衰期长，白蛋白一般不用于评估急性肝损伤。

（二）凝血酶原时间

凝血酶原时间（prothrombin time，PT）是评价肝脏合成功能的另一指标，该指标检测血液凝固时间，凝血因子Ⅱ、Ⅴ、Ⅶ、Ⅸ和Ⅹ因子均由肝细胞合成，因此能反映肝合成功能，判断肝病预后。PT的正常值参考范围：成人为11～15 s；新生儿为延长2～3 s（Quick一步法），延长18～22 s（Wars-Seegers修改二步法）。

当肝细胞广泛受损时，肝合成凝血因子的能力下降，导致PT延长，超过3 s为异常；延迟4～6 s时，提示有严重的肝损伤且预后极差。一般在急性缺血性肝损伤及毒性肝损伤PT延长>3 s，而在急性病毒性或酒精性肝炎PT延长极少超过3 s；慢性肝炎患者PT一般均在正常范围内，但在进展为肝硬化后PT则延长。PT延长是肝硬化失代偿期的特征之一。值得注意的是，在反映肝功能急性损伤方面，PT优于白蛋白。

PT评价肝功能需注意排除影响PT延长的因素，如华法林使用、维生素K缺乏等。尤其是维生素K缺乏并不罕见，常见于某些抗生素使用导致肠道菌群改变影响维生素K合成，胆道梗阻导致胆汁重吸收障碍从而影响维生素K的合成。

四、肝纤维化相关标志物检测

（一）透明质酸

透明质酸（hyaluronic acid，HA）是一种分布在细胞外基质的氨基葡聚糖，主要由肝星状细胞或成纤维细胞合成，由窦状内皮细胞降解。在众多的肝纤维化指标中，HA的敏感性最高。急性肝炎时血清HA多正常，慢性肝炎或肝硬化时由于肝代谢能力下降，HA清除减少，使血清HA水平升高，并且其升高水平与肝炎症或肝纤维化程度呈正相关。

（二）Ⅳ型胶原和层粘连蛋白

Ⅳ型胶原（type Ⅳ collagen，CⅣ）与层粘连蛋白（laminin，LN）分布于肝窦内皮细胞下，是构成肝基底膜的主要成分，当肝持续损伤时，二者合成增加，而肝对其降解能力降低，血清中CⅣ与LN同时升高，且其升高程度与肝纤维化程度具有相关性。

（三）Ⅲ型前胶原氨基末端肽

慢性肝炎、肝硬化患者肝的结缔组织的生物合成增加，其主要成分是胶原。在胶原生成初期，首先生成前胶原，前胶原受到肽酶切割分离，成为Ⅲ型胶原和Ⅲ型前胶原氨基末端肽，部分进入血中。因此，Ⅲ型前胶原氨基末端肽（N-terminal procollagen typeⅢ peptide，PⅢP）常被用做肝脏纤维化的检测指标。

（四）单胺氧化酶

单胺氧化酶（monoamine oxidase，MAO）为一种含铜的酶，分布在肝、肾、胰、心等器官中。肝中MAO来源于线粒体，在有氧情况下，催化各种单胺的氧化脱氢反应，MAO可加速胶原纤维的交联，血清MAO活性与体内结缔组织增生呈正相关。因此临床上常用MAO活性测定来观察肝纤维化程度。

（五）脯氨酰羟化酶

脯氨酰羟化酶（prolyl hydroxylase，PH）是胶原纤维合成酶。在脏器发生纤维化时，PH在该器官组织内的活性增加；当肝纤维化时，肝胶原纤维合成亢进，血清中PH活性增高。因此测定血中PH活性可作为肝纤维化的指标。

五、胆汁酸代谢检测

肝细胞以胆固醇为原料直接合成的胆汁酸称为初级胆汁酸，包括胆酸和鹅脱氧胆酸。初级胆汁酸随胆汁分泌进入肠道后，经肠道菌群作用，胆酸转变为脱氧胆酸，鹅脱氧胆酸转变为石胆酸，称为次级胆汁酸。以上胆汁酸在肝细胞内可与甘氨酸或牛磺酸结合成为结合胆汁酸，如甘氨胆酸、甘氨鹅脱氧胆酸、牛磺胆酸及牛磺鹅脱氧胆酸等。结合胆汁酸是由肝分泌入胆汁的主要形式，在肠道细菌作用下，可使结合胆汁酸被水解脱去甘氨酸或牛磺酸而形成游离胆汁酸。在回肠，尤其在回肠末端游离胆汁酸被重吸收经门静脉进入肝，被肝细胞摄取，在肝中已水解脱去甘氨酸或牛磺酸的胆汁酸又可以重新形成结合胆汁酸，继之又分泌进入胆汁，此即胆汁酸的肠肝循环。胆汁酸的合成、分泌、重吸收及加工转化等均与肝和胆道密切相关，因此肝和胆道疾病会影响胆汁酸的代谢，血清胆汁酸测定可反映肝细胞合成、摄取及分泌功能，并与胆道排泄功能有关。血清胆汁酸测定可作为一项灵敏的肝功能实验，尤其适用于疑似肝病但其他生化指标正常或有轻度异常者的诊断。血清总胆汁酸增高常见于：①肝细胞损害，如急性肝炎、慢性活动性肝炎、肝硬化、肝癌、酒精性及中毒性肝病；②胆汁淤积，如原发性胆汁性胆管炎、原发性硬化性胆管炎、胆石症、胆道肿瘤等肝内外胆管损伤或梗阻导致的胆汁淤积性肝病；③门静脉分流，肠道中次级胆汁酸经分流的门静脉系统直接进入体循环；④进食后血清胆汁酸可一过性增高，此为生理现象。

☞ 拓展阅读 2-10-1

英国肝脏研究协会 2017 年发布的关于异常肝血液检测的管理指南

☞ 拓展阅读 2-10-2

美国胃肠病学会 2017 年发布的肝生化异常的评估指南

肝生化检查包括胆红素代谢检查、肝酶学检查、肝合成功能检查及肝纤维化血清学指标等，能较全面地反映肝功能状态，为肝功能异常的诊断提供重要线索，并能动态监测病情，是临床应用最广泛的实验室指标。在临床工作中临床医生必须具有科学的临床思维，合理选择肝功能检查项目，并从检验结果中正确判断肝的功能状况，必要时可选择肝影像学、血清肝炎病毒标志物、肝癌标志物及肝组织活检等检测技术，并结合临床症状和体征，从而对肝功能做出正确而全面的评价，最终确定病因、评估病情、明确诊断，进而指导下一步的治疗。

（马　雄　梁巨波）

第三节 胰腺内、外分泌功能检测

胰腺由外分泌部和内分泌部组成，同时具有外分泌和内分泌双重功能。胰腺外分泌部由腺泡、导管和间质组成，腺泡合成、分泌、贮存消化酶，导管分泌水和电解质并输送胰液，排入十二指肠。胰腺内分泌部即胰岛，分泌多种激素，与代谢调节有关。

一、胰腺外分泌功能检测

（一）直接检测法

直接检测法是检测胰腺外分泌功能的金标准，敏感度和特异度均超过 90%，主要有胰泌素试验（secretin test）和胰泌素 - 胆囊收缩素试验（secretin-cholecystokinin test）。静脉输注胰泌素（secretin）或胰泌素和胆囊收缩素（cholecystokinin，CCK）的混合物，引起胰腺外分泌活动，随后通过放置好的经口（鼻）十二指肠管收集十二指肠液，测定其中胰液、碳酸氢盐、胰酶（淀粉酶、胰蛋白酶、糜蛋白酶、脂肪酶）等的含量。人工合成的胰泌素的剂量为 0.2 μg/kg，1 min 内完成输注。人工合成的 CCK 的剂量为 40 ng/（kg · h）。胰泌素的主要作用是促进导管分泌富含碳酸氢盐的物质，CCK 的主要作用是促进胰酶的分泌。此外，雨蛙素、铃蟾素联合应用胰泌素也常常使用。在进行直接检测法时，胃和十二指肠均需插管。胃插管以抽净胃液，避免胃内容物流入十二指肠影响测定结果，十二指肠插管以收集十二指肠液。此外，也有直接用十二指肠镜代替十二指肠插管进行检测。该方法相对方便省时，但可靠性有待进一步证实。

直接检测法虽然敏感度和特异度最高，对轻、中、重度胰腺外分泌功能不全诊断能力强，但需要进行胃和十二指肠插管，操作复杂、费时且价格昂贵，因此在临床的应用受到很大限制。

（二）间接检测法

间接检测法主要通过检测摄入标准餐后胰酶的含量、胰酶的作用产物或体液中的标志物，来判断胰腺外分泌功能。但胰腺外分泌功能仅在下降至正常的5%～10%时，机体才开始出现消化和吸收不良的表现，因此间接检测法对轻、中度胰腺外分泌功能不全的诊断准确率低，而在重度胰腺外分泌功能不全的诊断中表现良好。

1. Lundh试验（Lundh test） 由Lundh于1962年创立，受试者摄入300 mL标准餐后，通过十二指肠管收集十二指肠液90～100 min，测定胰蛋白酶或其他酶及电解质含量。但对胃肠黏膜病变或胃十二指肠解剖结构改变的患者，试验准确率显著下降，且受胃排空时间、十二指肠内pH及内源性激素等影响。Lundh试验仅反映生理状态下的胰腺外分泌功能，不能测定胰液分泌的最大量，故临床上不再使用。

2. 粪便脂肪检测 受试者连续5天摄入含有100 g脂肪的食物，收集后三天的粪便，并测定其脂肪含量。若每天的脂肪含量＞7 g则认为存在脂肪泻，该方法是诊断脂肪泻的金标准。也可将单次粪便稀释离心后检测脂肪的含量，属于粪便脂肪检测的半定量方法。但脂肪泻仅出现在重度胰腺外分泌功能不全的患者中，因此此法仅适用于重度胰腺外分泌功能不全和脂肪泻的检测。

3. 粪便中酶的检测 胰腺弹力蛋白酶1（elastase 1）是一类人类特有的蛋白水解酶，由胰腺腺泡合成，在胃肠道中含量非常稳定。采用酶联免疫吸附实验（enzyme-linked immunosorbent assay，ELISA）测定其含量，含量＜200 μg/g提示存在胰腺外分泌功能不全。该法操作方便，临床应用广泛。可用相同的方法检测粪便中的糜蛋白酶，尤其是对伴有囊性纤维化的胰腺外分泌功能不全的患者。但糜蛋白酶在胃肠道中容易灭活，因此准确率略低。

4. 尿液中特定物质检测 受试者口服苯甲酰－酪氨酸－对氨基苯甲酸（BT-PABA），经过胰腺特异的胰糜蛋白酶分解成对氨基苯甲酸（PABA）。PABA经肠道吸收、肝摄取、肾排泄，尿中PABA含量可反映胰酶活性，从而反映胰腺外分泌功能情况。该试验操作方便简单，诊断重度胰腺炎的敏感度可达90%。二月桂酸荧光素试验与BT-PABA试验类似。二月桂酸荧光素经口服后被胰腺分泌的芳香酯酶分解，检测尿中的荧光素量可反映胰腺的外分泌功能，其敏感度和特异度也与BT-PABA试验相似。

5. 其他检测 还有许多无须进行十二指肠插管的间接检测法，包括^{13}C和H_2呼气试验、甘油三酯和胆固醇呼气试验、双标记Schilling试验、氨基酸消耗试验等。但这些试验的敏感度和特异度并不优于前述间接检测法，且需要同位素标记物和昂贵的仪器设备，极大限制了临床应用。胰腺外分泌功能各检测方法比较见表2-10-1。

总之，胰腺外分泌功能的直接检测法敏感性和特异度最高，但检测方法有创、烦琐；间接检测法方便简单，但对轻、中度胰腺外分泌功能不全的检测敏感度低。临床上需要根据具体情况及各种检测方法的特点，合理选择合适的胰腺外分泌功能检测法。

拓展阅读2-10-3

中国医师协会胰腺病专业委员会慢性胰腺炎专委会2018年广州发布的胰腺外分泌功能不全诊治规范

拓展阅读2-10-4

美国胃肠病学会于2020年发布的《慢性胰腺炎临床指南》

表 2-10-1　胰腺外分泌功能检测

检测方法	优点	缺点	适应证
胰泌素试验 胰泌素 -CCK 试验	敏感度和特异度高	需静脉输注激素和十二指肠插管	轻、中、重度胰腺外分泌功能不全
Lundh 试验	无须静脉输注激素	需十二指肠插管，仅反映生理状态下的胰腺外分泌功能	无法进行直接检测的中、重度胰腺外分泌功能不全
粪便脂肪检测	诊断脂肪泻的“金标准”	需摄入足量的脂肪并收集粪便，仅能检测出重度胰腺外分泌功能不全	重度胰腺外分泌功能不全、脂肪泻
粪便中酶的检测	无须静脉输注激素和十二指肠插管，无须摄入标准餐	检测轻、中度胰腺外分泌功能不全的敏感度低	重度胰腺外分泌功能不全
尿液中特定物质检测	方便简易	检测轻、中度胰腺外分泌功能不全的敏感度低	重度胰腺外分泌功能不全

二、胰腺内分泌功能检测

胰岛（pancreatic islet）内含多种胰岛细胞，主要包括分泌高血糖素（glucagon）的 A 细胞、分泌胰岛素（insulin）的 B 细胞和分泌生长抑素（somatostatin）的 D 细胞等。胰腺内分泌功能障碍主要表现为糖代谢异常及血浆相关激素含量的异常。

（一）糖代谢异常的检查

1. 尿糖、血糖测定和口服葡萄糖耐量试验（OGTT）　尿糖阳性提示血糖值超过肾糖阈（约 10 mmol/L）。空腹血糖（fasting blood glucose，FBG）和随机血糖含量异常，排除短期内摄入高糖或低糖饮食、剧烈运动、情绪激动等生理情况，提示体内糖代谢异常。口服葡萄糖耐量试验（OGTT）是受试者在空腹状态下口服 75 g 无水葡萄糖 2 h 后测定其血浆葡萄糖含量，OGTT 结果异常提示糖耐量异常。

2. 糖化血红蛋白（GHbA1）和糖化血浆白蛋白测定　GHbA1 和糖化血浆白蛋白是葡萄糖与血红蛋白和血浆白蛋白发生非酶催化反应的产物，分别反映患者近 8～12 周和 2～3 周的平均血糖水平。

（二）血浆相关激素的检查

1. 基础血浆激素的测定　在清晨空腹状态下，测定血浆中胰岛素、胰高血糖素和生长抑素等的含量。若激素含量异常，提示相关胰岛内分泌细胞功能异常。

2. 激发试验　静脉注射能促进胰岛内分泌细胞分泌激素的物质，如葡萄糖促进胰岛素的分泌、甲苯磺酰丁脲（D860）促进生长抑素的分泌等，然后测定血浆中相应激素的含量，可了解对应胰岛内分泌细胞的功能。激发试验可根据临床的具体情况和检查目的而选用。

（马　雄　王菡潇）

第四节　腹水的相关检查

虽然详细的病史采集、体格检查及腹部影像学检查等常可有助于发现腹水的可能病因，如肝硬化、肿瘤或心力衰竭等。腹腔穿刺（简称腹穿）对于明确诊断非常重要，建议对所有新发腹水的患者行腹穿检查。根据临床需要来选择腹水的送检项目，分为常规项目、选做项目。前者可明确腹水是否为感染性、患者是否存在门静脉高压，后者则在有临床判断困难时选择性地应用。

一、常规项目

1. 腹水外观（gross appearance）　腹水呈清亮，

提示门脉高压性可能性大；呈浑浊、云雾状，提示感染可能。乳糜性腹水（chylous ascites）和血性腹水（bloody ascites）是两种具有特殊外观和成分的腹水。乳糜性腹水呈乳白色、不透明，高甘油三酯（>200 mg/dL，乙醚试验和苏丹 III 染色阳性），见于腹腔内肿瘤、腹腔内炎症（包括结核、肠系膜淋巴结炎等）、腹膜后肿瘤、胸导管阻塞（炎症、丝虫病、梅毒）、外伤或手术。血性腹水呈粉红色或血水样，含大量红细胞（$>10\times10^9$/L），见于肝癌结节破裂、创伤性肝破裂、急性门静脉血栓形成及肝外疾病，如宫外孕、黄体破裂、自发性或创伤性脾破裂、急性出血坏死性胰腺炎、腹腔内肿瘤、结核性腹膜炎、Meigs 综合征等，需与腹穿操作时损伤周围血管相鉴别，后者所得血液在针管内分布不均（呈条束状）、置于试管后可凝固。腹水呈褐色，可见于重度黄疸患者（腹水胆红素水平低于相应血清水平），深褐色如糖浆样者则提示胆道穿孔或上消化道穿孔（腹水胆红素水平高于相应血清水平）。

2. 血清–腹水白蛋白梯度（serum-ascites albumin gradient，SAAG） 腹水分析获得腹水白蛋白定量的同时需常规检测血清白蛋白（须在同一天取样），以计算 SAAG，用于区分门脉高压性和非门脉高压性腹水（表 2-10-2）。SAAG≥11 g/L，提示门脉高压性腹水，准确率为 97%；SAAG<11 g/L，提示非门脉高压性腹水。

表 2-10-2 腹水按 SAAG 分类

分类	病因
高 SAAG（≥11 g/L）	肝硬化、酒精性肝炎、心源性腹水、门静脉血栓、妊娠脂肪肝、暴发性肝衰竭、Budd-Chiari 综合征、甲状腺功能减退症、混合性腹水
低 SAAG（<11 g/L）	腹腔肿瘤、结核、肾病综合征、胆胰源性腹水、结缔组织病、浆膜炎、肠坏死穿孔、术后淋巴管漏

3. 腹水细胞计数和分类（cell count and differential） 一般肝硬化所致非复杂性腹水的白细胞计数$<0.5\times10^9$/L，使用利尿剂后可$\geq1.0\times10^9$/L，多形核细胞（polymorphonuclear cell，PMN）在使用利尿剂前后一般均$<0.25\times10^9$/L（原因是 PMN 寿命较短，即使使用利尿剂，数量也相对稳定）。炎症时腹水的白细胞计数较高，最常见于自发性细菌性腹膜炎（spontaneous bacterial peritonitis，SBP），亦见于结核性腹膜炎、转移性腹膜肿瘤。一般 SBP 者 PMN 百分比>70%，结核及肿瘤转移者细胞分类淋巴细胞占优势，可资鉴别。该项目要求腹水采样后置于抗凝管（常用 EDTA）后及时送检。通过对感染性腹水的早诊断、早处理，可避免病情加重及致死的可能。

4. 腹水总蛋白（total protein concentration） 以往通过腹水总蛋白将腹水分为渗出液和漏出液，现已被 SAAG 取代。在判断患者为门脉高压性腹水（SAAG≥11 g/L）后，腹水总蛋白用于区分肝源性（腹水总蛋白 < 25 g/L）还是心源性（腹水总蛋白≥25 g/L）。此外，腹水总蛋白 < 10 g/L 者，发生 SBP 的风险较高。

二、选做项目

1. 细菌培养 患者因腹水入院或出现发热、腹痛、氮质血症、酸中毒、意识模糊时，使用血培养瓶床旁采集（bedside inoculation of the blood culture bottles）腹水 20 mL。

2. 葡萄糖 怀疑恶性肿瘤或肠穿孔时测定。

3. 乳酸脱氢酶（lactate dehydrogenase，LDH） 怀疑恶性肿瘤或肠穿孔时测定。

4. 革兰氏染色 怀疑肠穿孔时检查。

5. 淀粉酶（amylase） 怀疑胰源性腹水或肠穿孔时测定。

6. 结核性腹膜炎的检测项目 参见表 2-10-3，其中最快明确诊断的方法为腹腔镜检查 + 细菌培养 + 活检。

7. 细胞学及肿瘤标志物 怀疑恶性肿瘤时测定。

8. 甘油三酯（triglyceride） 乳糜性腹水时测定。

表 2-10-3　腹水的病因分类及诊断

病因分类	病种	诊断
肝源性	病毒性肝炎、自身免疫性肝炎、酒精性肝炎、非酒精性肝炎、肝细胞性肝癌、Budd-Chiari 综合征、暴发性肝衰竭、门静脉血栓形成	SAAG > 11 g/L，腹水总蛋白 <25 g/L，腹水总蛋白有肝病史和危险因素（病毒性肝炎、酗酒、输血或文身、药物史、代谢综合征、肝病家族史、国家和地区来源等），肝外自身免疫病表现，肝功能失代偿和门脉高压临床表现（蜘蛛痣、脾大、腹壁及背部静脉曲张），血液生化示血清白蛋白降低（<30 g/L），凝血酶原时间延长，内镜检查或食管吞钡摄片示食管静脉曲张
心源性	充血性心力衰竭、缩窄性心包炎、原发性限制性心肌病	SAAG > 11 g/L，腹水总蛋白≥25 g/L，有心脏病史和临床表现，肝大、肝颈静脉回流征阳性
肾源性	肾病综合征、尿毒症	伴有大量蛋白尿、低蛋白血症、血清胆固醇增高、全身性水肿
胆、胰源性	重症胰腺炎、胆道穿孔	• 胰源性：腹水淀粉酶水平约 2 000 IU/L 或超过相应血清水平 6 倍 • 胆源性：腹水呈深褐色，胆红素水平 > 6 mg/dL 并超过相应血清水平，亦可见于上消化道穿孔
感染性	上消化道穿孔、结核性腹膜炎、SBP、脓肿破裂所致继发性腹膜炎	• 上消化道穿孔：腹部影像学示腹腔内有游离气体 • 结核性腹膜炎：腹水多呈草黄色，SAAG<11 g/L，细胞分类淋巴细胞占优势，腹水腺苷脱氨酶（adenosine deaminase，ADA）、抗酸染色及细菌培养、腹腔镜检查及活检有助于诊断，诊断性抗结核治疗有效 • SBP：见于肝硬化患者，SAAG≥11 g/L，腹水 PMN≥0.25×10^9/L • 脓肿破裂所致继发性腹膜炎：腹水 SAAG<11 g/L，PMN≥0.25×10^9/L，革兰氏染色及多种细菌培养阳性，并符合以下至少 2 项：①腹水总蛋白 > 1.0 g/L；②葡萄糖 <50 mg/dL；③ LDH 超过相应血清水平
肿瘤性	肝细胞癌、腹腔转移性肿瘤、卵巢肿瘤、腹膜间皮瘤、恶性淋巴瘤	消瘦或恶病质，伴不同脏器肿瘤的相应临床表现，腹水多为血性，亦可为乳糜性，SAAG<11 g/L，LDH 腹水 / 血清比值 > 0.65，腹水细胞学检查可发现肿瘤细胞，根据需要选择内镜、钡餐 X 线、B 超、CT、腹腔镜检查以明确原发灶
结缔组织病	系统性红斑狼疮	多见于女性，有多器官损害表现及多发性浆膜炎，面部蝶形红斑，血中找到狼疮细胞可确诊
营养不良性	各种原因所致严重营养障碍	伴有全身性水肿、低蛋白血症，可伴有维生素 B_1 缺乏，营养改善后腹水可迅速消退

9. 血浆前脑钠肽（pro-brain natriuretic peptide）怀疑心力衰竭时测定。

☞ 拓展阅读 2-10-5
肝硬化相关腹腔积液的管理指南

☞ 拓展阅读 2-10-6
成人肝硬化患者相关腹腔积液的管理

（马　雄　王　睿）

第五节　自身免疫性消化系统疾病的相关抗体检测

自身免疫性消化系统疾病主要包括自身免疫性胃炎（autoimmune gastritis，AIG）、自身免疫性肝病（autoimmune liver diseases，AILD）、自身免疫性胰腺炎（autoimmune pancreatitis，AIP）以及炎症性肠病（inflammatory bowel diseases，IBD）等。自

身抗体检查在自身免疫性消化系统疾病，尤其是自身免疫性肝病中，具有极其重要的诊断价值。

一、自身免疫性胃炎

自身免疫性胃炎又称为A型胃炎，以胃体胃炎表现为主。临床上超过75%的自身免疫性胃炎患者血清中呈抗胃壁细胞抗体（parietal cell antibody，PCA）阳性。PCA与膜结合氢/钾-ATP酶［membrane-bound H（+）/K（+）-ATPase］的α和β亚基结合形成抗原-抗体复合物后，可通过补体依赖的细胞毒性（complement dependent cytotoxicity，CDC）破坏壁细胞，影响胃酸的分泌。此外，在伴有恶性贫血者还能检测出内因子抗体（intrinsic factor antibody，IFA）。这一抗体可与内因子结合进而影响维生素 B_{12} 的吸收，导致巨幼细胞贫血。部分患者还可出现胃泌素抗体阳性。

二、自身免疫性肝病

自身免疫性肝病是一组由异常自身免疫介导的肝胆炎症性损伤，包括自身免疫性肝炎（autoimmune hepatitis，AIH）、原发性胆汁性胆管炎（primary biliary cholangitis，PBC）、原发性硬化性胆管炎（primary sclerosing cholangitis，PSC）和IgG4相关硬化性胆管炎（IgG4-related sclerosing cholangitis，IgG4-SC）。自身抗体检查是自身免疫性肝病诊断的重要组成部分。

（一）自身免疫性肝炎（AIH）

1. 1型AIH　绝大部分AIH患者血清中可检测出一种或多种自身抗体，但这些自身抗体大多缺乏疾病特异性。病程中这些自身抗体的滴度可发生波动，甚至转为阴性。其中，抗核抗体（antinuclear antibodies，ANA）、抗平滑肌抗体（anti-smooth muscle antibodies，ASMA）和（或）抗可溶性肝抗原/肝胰抗原抗体（anti-soluble liver antigen/liver pancreas antigen，抗SLA/LP抗体）阳性者为1型AIH。

（1）抗核抗体（ANA）　ANA是AIH患者血清中最早被发现的自身抗体，至今仍然是诊断AIH敏感度最高的标志性抗体。广义的ANA包括细胞内所有核抗原成分的自身抗体总称，其阳性可见于70%～80%的AIH患者，荧光核型以均质型为主，也可见核颗粒型、着丝点型等。虽然ANA是1型AIH的血清学标志，但其疾病特异度较低，在慢性病毒性肝炎、其他自身免疫性疾病甚至健康人群中也可为阳性。抗可提取的核抗原（anti-extractable nuclear antigens，ENA）谱包括：抗双链DNA抗体（抗dsDNA）、抗Sm抗体、抗线粒体-M2型抗体（AMA-M2）、抗干燥综合征抗原A抗体（抗SSA/Ro60）、抗干燥综合征抗原B抗体（抗SSB/La）、抗增殖细胞核抗原抗体、抗Jo-1抗体和抗硬皮病70抗体（抗Scl-70）等。这些抗体对自身免疫性肝病的诊断和鉴别诊断具有重要的价值。

（2）抗平滑肌抗体（ASMA）　ASMA与1型AIH患者的血清生化指标、组织学疾病活动度以及治疗预后有关。ASMA的主要靶抗原是微丝中的肌动蛋白、微管蛋白和中间丝。其中，肌动蛋白又可分为G-肌动蛋白（G-actin）和F-肌动蛋白（F-actin）。高滴度抗F-actin抗体诊断AIH特异度较高。约41%的AIH患者血清中可检测出抗F-actin阳性。值得注意的是，ASMA对包括F-actin在内的多种细胞骨架分子产生反应，因此检测ASMA/抗F-actin抗体会漏诊约20%的病例。

目前，国内的自身抗体检测主要有两种稀释体系（对倍稀释和 $\sqrt{10}$ 稀释体系），不同体系之间的结果不具有固定的对应关系。一般而言，ANA和ASMA的滴度越高，与AIH的相关性越高。

（3）抗可溶性肝抗原/肝胰抗原抗体（抗SLA/LP抗体）　抗SLA/LP抗体是AIH的特异性抗体，具有较高的诊断价值。其特异度接近100%，但检出率较低。我国多中心自身免疫性肝病回顾性调查结果显示，仅6%的患者呈抗SLA/LP抗体阳性，明显低于国外约30%的报道。抗SLA/LP抗体阳性者往往同时存在ANA阳性。SLA/LP可能具有一定的致病性，AIH患者可出现对SLA/LP抗原表位存在特异性T细胞免疫应答，与肝细胞损伤的严重程度相关。另外，该抗体阳性还可能与炎症较重、进展较快、易复发等特性有关。因此，有学者建议将抗SLA/LP抗体阳性者归为3型AIH，但目前国际学术界尚有争议。

2. 2型AIH　有3%～4%的AIH患者呈抗肝肾微粒体抗体-1型（LKM-1）抗体和（或）抗肝细胞溶质抗原-1型（LC-1）抗体阳性，可诊断为2型AIH。2型AIH主要发生于儿童和青少年。

（1）抗肝肾微粒体抗体-1型（LKM-1）抗体　抗LKM-1抗体阳性者常呈ANA和ASMA阴性，因此检测抗LKM-1抗体可避免漏诊AIH。抗LKM-1抗体的靶抗原为肝细胞表面表达的细胞色素单氧化酶P450IID6（CYP2D6），两者可发生交叉反应，诱发2型AIH。抗LKM-1抗体阳性者还可见慢性HCV感染者以及Wilson病患者肝移植术后的免疫排斥反应。

（2）抗肝细胞溶质抗原-1型（抗LC-1）抗体　在10%的2型AIH患者中，抗LC-1是唯一可检测到的自身抗体。抗LC-1抗体的靶抗原为细胞胞浆蛋白，前者与AIH的疾病活动度和进展密切相关相关。在疾病缓解时，抗LC-1抗体滴度可明显下降甚至消失，在复发时则可骤然上升。

此外，对常规自身抗体阴性仍高度疑似AIH的患者，可进一步检测其他自身抗体，如抗中性粒细胞胞质抗体（anti-neutrophil cytoplasmic antibodies，ANCA）和抗去唾液酸糖蛋白受体抗体（antibodies against asialoglycoprotein receptor，ASGPR）等。临床实验室间接免疫荧光法（IFA）检测ANCA在1型AIH中的阳性率为40%～96%，表现为核周型ANCA（perinuclear ANCA，pANCA）；而在2型AIH中则常为阴性。ASGPR的靶抗原则为肝细胞膜上肝特异性的内吞受体，是与AIH密切相关的肝特异性膜脂蛋白的组成成分。ASGPR疾病特异性较好，可见于各型AIH且很少存在于其他肝病或肝外自身免疫性疾病。ASGPR阳性或高效价时提示疾病处于活动期，经治疗好转后该抗体水平可下降甚至转阴，对疗效观察和病情评估有重要价值。

☞ 拓展阅读 2-10-7

自身免疫性肝炎临床表型相关综述回顾

（二）原发性胆汁性胆管炎（PBC）

1. 抗线粒体抗体（anti-mitochondrial antibody，AMA）和抗线粒体-M2型抗体（AMA-M2）　高效价AMA，尤其是AMA-M2是诊断PBC的重要依据。AMA在PBC患者中阳性率可达90%～95%，其敏感度大于90%，特异度达98%。AMA识别的抗原主要分布在线粒体内膜上，主要的自身抗原分子是线粒体的M2抗原组分中的丙酮酸脱氢酶复合体E2亚单位（PDC-E2）。尽管AMA可在PBC患者尚未出现临床表现、肝功能异常及肝组织学改变之前即被检测到，但其效价和分型与PBC的严重程度及病情发展无关。临床上有5%～10%的PBC患者可表现为AMA阴性，即AMA阴性PBC。与AMA阳性PBC患者相比，两者在临床表现、生化指标、组织学特征、预后及对熊去氧胆酸的治疗反应上均一致。

2. 抗核抗体（ANA）　在PBC患者中的阳性率约为50%，在AMA阴性时对诊断PBC具有重要的价值。PBC患者中以人喉癌细胞（HEp-2）为底物的IFA法检测ANA的常见荧光核型为核膜型、核多点型和着丝粒型。

（1）核膜型ANA　是PBC的一个特异性血清学指标，其靶抗原主要包括核孔膜糖蛋白（gp210）、p62和核内膜上核纤层蛋白B受体。gp210与核心复合体成分的黏附有关。尽管抗gp210抗体的敏感度仅为10%～53%，但其对PBC的诊断具有高度特异性，并且与疾病的活动性密切相关。抗gp210抗体阳性的PBC患者肝衰竭发生率明显增加。p62是一种位于核孔复合物中的糖蛋白。抗p62抗体在PBC患者中的阳性率为14%～32%，可能与晚期或进展型PBC有关。此外，约1%的PBC患者可检测出抗核内膜上核纤层蛋白B受体（lamin B receptor，LBR）抗体，该抗体对PBC也有一定的特异性。

（2）核点型ANA 靶抗原主要包括Sp100、早幼粒细胞性白血病抗原（promyelocytic leukemia，PML）及微小泛素相关的修饰因子（small ubiquitin-related modifier，SUMO）。Sp100为可溶性酸性磷酸化核蛋白。抗Sp100抗体是PBC的特异性抗体，阳性率约为30%，可能与肝硬化和高胆红素血症的发生有关。PML蛋白为细胞转化和生长的抑制蛋白。抗PML抗体是最早在PBC中发现的抗体，阳性者往往病情进展快，预后不佳。抗Sp100抗体和抗PML抗体常同时出现，两者敏感度和特异度相近。SUMO是近年来在PBC中新发现的一种抗原成分，可共价结合Sp100和PML。抗SUMO-1抗体和抗SUMO-2抗体在核点型ANA的PBC患者中的检出率分别为15%和42%，而在ANA阴性或其他荧光核型的PBC患者中几乎为阴性。

（3）着丝粒型ANA 在PBC中的靶抗原为着丝粒蛋白B（CENP-B）。CENP-B是一种与染色体着丝粒异染色质相关的蛋白，其抗体阳性常提示预后不佳，并与门脉高压的发生密切相关。

拓展阅读 2-10-8

欧洲肝脏研究协会（EASL）关于原发性胆汁胆管炎（PBC）的诊治指南

（三）原发性硬化性胆管炎（PSC）

PSC患者的诊断主要依赖于影像学检查。33%~85%的PSC患者血清为pANCA阳性，但这仅是非特异性的指标，对PSC并无确诊意义。另外，抗心磷脂抗体的效价可能与PSC的组织学改变和疾病严重程度相关。

三、自身免疫性胰腺炎

血清免疫球蛋白IgG4水平对AIP具有一定的诊断价值，约80%的1型AIP患者可出现血清IgG4水平升高。约40%的AIP患者存在ANA阳性，而抗乳铁蛋白（LF）抗体、抗碳酸酐酶Ⅱ（CA-Ⅱ）抗体和抗分泌型胰蛋白酶抑制物（PSTI）抗体在AIP患者中的检出率分别为75%、55%和33%。在部分AIP患者血清中还可检测出针对胰蛋白酶原PRSS1和PRSS2的自身抗体。另外，血清抗幽门螺杆菌纤溶酶原结合蛋白抗体可能对AIP具有诊断价值，但目前尚有争议。

四、炎症性肠病

pANCA和抗酿酒酵母菌抗体（anti-saccharomyces cerevisiae，ASCA）在临床上对诊断IBD有一定的价值，但其敏感性不强。因此，不推荐应用血清学抗体检测对IBD进行筛查。

（马 雄 李奕康）

第六节 消化系统常见致病微生物的检测

检测临床病原体才能确认感染是否发生及其感染源，其目的是尽早明确诊断、选择合适的治疗方案、采取有效的预防措施，从而切断感染源，防止感染可能广泛传播所造成的危害。传统观点认为，病原体试验诊断可以分为初步诊断和明确诊断两步。一般通过直接染色镜检，检测特异性抗原或其他病原体成分，血清学方法检测特异性IgG和（或）IgM抗体，借助分子生物学方法检测病原体核酸，并结合患者病史、症状和体征，可快速做出初步诊断。明确诊断是在初步诊断的同时，进一步对标本进行病原体分离培养、鉴定及药敏试验，并且在常规检验的基础上，结合快速诊断做出判断。

消化系统常见致病微生物包括病理损害主要在消化系统及经消化道传播的各种病原微生物，以病毒和细菌最为多见。常见的致病微生物有：各型肝炎病毒、急性胃肠炎病毒（包括轮状病毒、杯状病毒、肠道腺病毒和星状病毒）、人类肠道病毒（包括脊髓灰质炎病毒、柯萨奇病毒和埃可病毒），幽门螺杆菌、肠道杆菌（包括沙门菌、志贺菌和致病性大肠埃希菌）、霍乱弧菌等。

近年来，宏基因组测序和16SrRNA测序技术广泛用于粪便样品的微生物种属鉴定和组成分析。通过肠道菌群检测，研究者发现肠道菌群组成改变与很多人类的肠内、肠外疾病有关，如炎症性肠病、肠易激综合征、消化系统肿瘤、肥胖、糖尿病、代谢综合征等。学术界提出了一个新的观点：感染性疾病不仅由单一病原体引起，可能是更为复杂的宿主－肠道菌群相互作用的结果。在某些情况下机体共生菌也能成为致病菌，而这取决于宿主易感性。因此，肠道菌群检测在疾病诊断和科学研究中正发挥着越来越重要的作用。

一、标本的采集运送、实验室评价和检查方法

（一）标本的采集运送

正确的标本采集、储存和运送是直接关系检验结果的基本要素。采集送检标本前，必须考虑选择标本的种类和采集部位并要反映有效病程。所有标本的采集和运送应在无菌操作、防止污染的原则下认真进行。标本采集后应尽快送实验室分析。要视所有标本为传染品，对具有高度危险性的标本，如HBV感染患者标本，要有明显标识；急症或危重患者标本要特别注明。严禁标本直接用口吸取、接触皮肤或污染器皿的外部和实验台。标本用后均要做消毒处理，盛标本的器皿要消毒处理或毁形、焚烧。

1. 血液　正常人的血液是无菌的，疑为菌血症、败血症和脓毒血症的患者，一般在发热初期、寒战期或发热高峰到来前0.5～1 h采集，而已用过抗菌药物治疗者，则在下次用药前采集。采样以无菌法由肘静脉穿刺，成人每次10～20 mL，婴儿和儿童1～5 mL。若24 h内采血标本3次，并在不同部位采集，可提高血培养阳性检出率。每份标本均应同时做需氧菌和厌氧菌培养。

2. 粪便　取含脓、血或黏液的粪便2～3 g置于清洁容器中送检，排便困难者或婴儿可用直肠拭子采集，标本拭子置于有保存液的试管内送检。根据细菌种类不同选用合适的运送培养液以提高阳性检出率，如副溶血弧菌引起腹泻的粪便应置于碱性蛋白胨水或卡－布（Cary-Blair）运送培养液。用于厌氧菌培养的标本应尽量避免与空气接触，最好在床边接种。一次粪便培养阴性不能就完全排除胃肠道病原菌的存在，对于传染性腹泻患者需三次送检（非同一天）粪便进行细菌培养。在病原学明确诊断后，为避免该患者成为带菌者，应在不同时间的间隔期间至少有3次连续培养阴性才能出院。

3. 腹水　正常人腹水含菌量少，因此腹水标本宜采集较大量标本送检，标本接种于血培养瓶，或经溶解、离心处理或过滤浓缩后再接种培养。

4. 创伤、组织和脓肿标本　对损伤范围较大的创伤，应从不同部位采集多份标本，采集部位应首先清除污物，以碘酒、酒精消毒皮肤，防止皮肤表面污染菌混入标本影响检测结果。如果标本较小应加无菌等渗盐水以防干燥。开放性脓肿的采集，用无菌棉拭子采取脓液及病灶深部分泌物。封闭性脓肿，则以无菌干燥注射器穿刺抽取。疑为厌氧菌感染者，取脓液后立即排尽注射器内空气，针头插入无菌橡皮塞送检，否则标本接触空气可导致厌氧菌死亡，降低临床分离率。

5. 血清　用于检测患者特异性抗体效价以辅助诊断感染性疾病。采集血液置于无菌试管中，自然凝固血块收缩后吸取血清，56℃加热30 min以灭活补体成分。灭活血清保存于－20℃。

（二）标本的实验室质量评估标准

标本送至病原体实验室后，工作人员应对标本信息、采集方式、采集部位、运送方式等各方面进行质量评估，决定是否接收标本进行下一步检测或建议重新采集以确保检测结果的准确性。

1. 标本必须注明姓名、性别、年龄、采集日期、临床诊断、检验项目等基本信息。

2. 仔细核对标本采集日期和送检日期。延误送检的标本，一般不接收。通常用于细菌学检验的标本存放不要超过2 h，而病毒学检测的标本可于4℃存放2～3天。

3. 检查送检容器是否完整，有破损或渗漏等情况，不予接收。

4. 标本储存、运送方法不当，不予接收。特别应注意厌氧培养标本及某些对环境温度敏感的病原体的送检方式，联系送检者，告知实验要求并说明不同之处，要求其再送检符合实验要求的标本。

5. 明显被污染的标本不予接收。

6. 标本量明显不足的标本，不予接收。如标本不易取得，量少的标本要在采集后的 15 ~ 30 min 内送检。

7. 取材特别困难，如侵害性操作获取的标本、储存运送条件简陋等情况下，标本质量不符合要求，应与采集标本的临床医生协商后方可接受检测，并在报告上注明情况，将其记录存档。

（三）检查方法

1. 直接显微镜检测　病原体的直接镜检是病原体检验中极为重要的基本方法之一。无菌体液的直接镜检对病原体诊断具有一定意义，对正常菌群寄居腔道的分泌物涂片镜检可提示进一步检查的步骤、采取的方法和分离鉴定病原体所需培养基。由于临床标本中常含有一定浓度的抗菌物质，以致分离培养可为阴性，此时的镜检所见往往可能在诊断上起重要作用。

（1）涂片染色　将标本直接涂片、干燥、固定后染色，或经离心浓缩集菌涂片染色，置光学显微镜下观察细菌的形态、染色性或观察宿主细胞内包涵体的特征。

（2）涂片不染色　采用悬滴法、压滴法或湿式涂片。在不染色的状态下，置于暗视野显微镜或相差显微镜下观察病原菌的生长、运动方式，以及螺旋体的形态和运动。

（3）荧光显微镜检查和免疫电镜检查　荧光显微镜检查用于标本经荧光染色后直接检出某些病原微生物。电镜检查虽不常规应用于临床，但对某些病毒感染却有确诊的价值，如婴幼儿急性胃肠炎腹泻粪便电镜下查见车轮状的双层衣壳病毒颗粒即可诊断为轮状病毒引起的胃肠炎。

2. 病原体特异性抗原检测　用已知抗体检测患者血清及其他体液中的待测抗原，借助免疫荧光技术、酶联免疫技术、化学发光技术、乳胶凝集试验等检测标本中未知的病原体抗原，其诊断价值常因标本不同而各异。如在无菌体液、血液等标本中检测出特异性病原体抗原，具有诊断意义。标本中如果存在多种正常寄居微生物，可因交叉抗原存在而不能确诊。使用特异性好、效价高的单克隆抗体检测只能在活细胞内增殖的病毒或立克次体、衣原体，在设有严格对照和排除试验时，阳性结果可做出准确的病原学诊断。检测细菌不同的抗原构造，还可分析细菌的菌群和血清型，如沙门菌属、志贺菌属和霍乱弧菌等。在使用抗生素治疗前，显微镜检查和培养结果均为阴性时，采用这类试验对诊断有较大的帮助。

蛋白芯片（protein chip）是近年来随着蛋白质组学的发展而出现的蛋白质及多肽分析的新技术。此类芯片是将蛋白质分子（如抗原或抗体）按预先设计的方式固定在固相载体的表面，与特殊标记的蛋白质分子（抗体或抗原）特异性结合，通过标志物来同时检测抗体、抗原及蛋白质。利用蛋白质芯片技术可同时对多种病原体特异性抗原进行检测，目前已有用于检测 HBV、HCV、HDV、HEV、HGV 等多种病毒感染的蛋白质芯片研制成功。

3. 病原体核酸检测　目前临床常用的核酸检测技术主要有聚合酶链式反应（PCR）、核酸探针杂交技术和实时荧光定量 PCR（real-time PCR）技术。PCR 技术对结核和麻风分枝杆菌、乙型肝炎病毒、丙型和戊型肝炎病毒、轮状病毒等的临床标本检测表明，该方法简便、敏感度好、特异度强。核酸探针杂交技术可检测临床标本中的许多细菌和病毒，但其敏感度尚不够满意。real-time PCR 目前已经应用于临床多种病原体的快速检测。

（1）基因芯片技术（gene chip 或 DNA micro-array）　是近年来发展快速的前沿技术，具有高通量、自动化程度高、快速、样品用量少、灵敏度高、特异性强、污染少等特点。利用该技术可以实现多样本多病原微生物的同时检测。

（2）病原体核酸检测 适用于目前尚不能分离培养或很难分离培养的微生物，尤其在病毒学研究和诊断方面得到了越来越广泛的应用，如HBV、HCV等病毒载量的测定，在判断病毒是否是活动性感染、抗病毒治疗的监测等方面具有一定的临床意义。此外，核酸检测也适用于检测核酸变异的病原微生物。

4. 病原体的分离培养和鉴定

（1）细菌感染型疾病 分离培养是微生物学检验中确诊的关键步骤。根据临床症状、体征和镜下特征作出病原学初步诊断，选用最合适的培养方法，主要是选择适当的培养基、接种前的标本处理和确定孵育条件。然后根据菌落性状（大小、色泽、气味、边缘、光滑度、色素、溶血情况等）和细菌的形态、染色性，检测细菌生化反应结果和血清学实验、动物接种实验，对分离菌作出鉴定。也可以借助微量鉴定系统快速、简便地鉴定分离菌。在鉴定细菌的同时，需做抗生素药物敏感试验。

（2）不能人工培养的病原体感染性疾病 将标本接种于易感动物、鸡胚或行细胞培养。

5. 血清学实验 用已知病原体的抗原检测患者血清中相应抗体以诊断感染性疾病。血清学诊断对于某些病原体不能培养或难以培养的疾病，可以提供诊断的依据。但是，抗体检出最早也需在感染4~5天以后，一般在病程2周后效价才逐渐增高。因而，它不适于疾病的早期诊断。一般要在病程早期和晚期分别采血清标本2~3份检查，如抗体效价在病程中呈4倍以上增长者有现症诊断价值。原发性感染急性期血清检出IgM，复发性感染急性期血清检出IgG。

6. 细菌毒素检测

（1）内毒素检测 内毒素是革兰氏阴性菌细胞壁上的一种脂多糖（lipopolysaccharide，LPS）和蛋白的复合物，当细菌死亡或自溶后便会释放出内毒素。鲎实验是目前检测内毒素最敏感的方法，广泛应用于革兰氏阴性菌感染的快速诊断。

（2）外毒素检测：主要有生物学法、免疫血清法、基因探针技术及自动化检测法。

7. 肠道菌群检测 能够对肠道微生物进行种属鉴定和组成分析，其检测方法包括16SrRNA测序技术和宏基因组测序。16SrRNA测序技术可基于PCR、real-time PCR、变形梯度凝胶电泳、温度梯度凝胶电泳、单链构象多态性分析、限制性片段长度多态性分析和基因芯片等技术进行基因序列分析，能够鉴定细菌种属和分析微生物群落多样性。但是16SrRNA测序只能鉴定到属水平，而宏基因组测序则能鉴定到种水平甚至菌株水平。

拓展阅读 2-10-9
肠道微生物与人体健康相关综述

二、临床一般检查项目

（一）细菌感染

细菌感染性疾病的诊断需进行细菌学诊断以明确病因，可以从三个方面着手：①检测细菌或抗原，主要包括直接涂片显微镜检查、抗原检测和分离培养；②检测抗体；③检测细菌遗传物质，主要包括基因探针技术和PCR技术。细菌培养是最重要的确诊手段。根据细胞形态、菌落特点、生化反应、血清学鉴定、动物接种等可综合鉴定病原菌。

（二）病毒感染

病毒感染的实验室检查包括显微镜检查、抗原检测、特异性抗体检测、核酸检测、病毒分离与鉴定。显微镜检查是病毒实验诊断不可忽视的手段，如光学显微镜检查感染组织或脱落细胞中的特征性病毒包涵体，电镜检查病毒颗粒等，均是早期诊断手段之一。

（三）真菌感染

真菌感染的微生物学检查手段包括直接显微镜检查、培养、抗原检测和血清学检测。形态学检查是真菌检测的重要手段。

三、肝炎病毒的检测

肝炎病毒是一类以肝为原发灶、能引起病毒性肝炎的病原体，目前已知甲（HA）、乙（HB）、丙（HC）、丁（HD）、戊（HE）、庚（HG）和TT型肝炎病毒。其中HAV和HEV经粪－口传途径播，其余肝炎病毒经血液传播。肝炎病毒标志物主要包括各型肝炎病毒相关抗原、抗体和核酸（表2-10-4）。

（一）目前常用的检测方法

针对抗原或抗体的检测方法有酶联免疫法（ELISA）、放射免疫法（RIA）、血细胞凝集法（RPHA、PHA）；针对核酸的检测方法有斑点杂交法、PCR和real-time PCR等。

（二）乙肝病毒标志物

1. 乙肝两对半　传统HBV标志物检测常为五项联合检测，俗称“乙肝两对半”检测，其结果分析见表2-10-5。

（1）HBsAg阳性　HBsAg是HBV的衣壳，阳性见于急性乙肝的潜伏期，发病时达高峰。

（2）HBsAb　是保护性抗体，可阻止HBV穿过细胞膜进入新的肝细胞。阳性提示机体对HBV有一定程度的免疫力。注射过乙肝疫苗或抗-HBs免疫球蛋白者，HBsAb可呈阳性反应。

（3）HBeAg阳性　表明乙型肝炎处于活动期，并有较强的传染性。

（4）HBeAb　阳性表明大部分乙肝病毒被消除，复制减少，传染性减低，但并非无传染性。

（5）HBcAb　不是保护性抗体，可作为HBsAg阴性的HBV感染的敏感指标。

2. Pre-S1/抗Pre-S1　HBV表面抗原蛋白前S1抗原（Pre-S1）位于病毒颗粒的表面，是HBV识别肝细胞表面特异性受体的主要成分，是HBV复制和活动的标志物。Pre-S1阴转越早，抗Pre-S1抗体阳转越早，患者病程越短，预后越好。

表2-10-4　各型肝炎病毒标志物检测

检测项目	HAV	HBV	HCV	HDV	HEV	HGV	TTV
病毒结构	+ssRNA	dsDNA	+ssRNA	-ssRNA	+ssRNA	+ssRNA	-ssDNA
抗体	抗HAV	乙肝两对半	抗HCV	抗HDV	抗HEV	抗HGV	抗TTV
抗原	HAVAg		—	HDVAg	—	—	—
核酸	RNA	DNA	RNA	RNA	RNA	RNA	DNA

表2-10-5　乙肝两对半检测与结果分析

HBsAg	HBsAb	HBeAg	HBeAb	HBcAb	检测结果分析
+	-	+	-	+	急性或慢性乙型肝炎（传染性强，“大三阳”）
+	-	-	+	+	急性感染趋向恢复或慢性携带者（传染性低，“小三阳”）
+	-	-	-	-	HBV急性感染或无症状携带者
-	+	-	+	+	既往感染、恢复期，有抵抗力
-	+	-	-	+	既往感染、恢复期，有抵抗力
-	+	-	-	-	既往感染或接种疫苗，有抵抗力
-	-	-	+	+	既往感染、恢复期，无抵抗力
-	-	-	-	+	既往感染、恢复期，无抵抗力
-	-	-	-	-	过去现在未感染过HBV，无抵抗力

3. Pre-S2/抗Pre-S2　HBV表面抗原蛋白前S2抗原（Pre-S2）是HBV表面蛋白成分，为HBV侵入肝细胞的主要结构成分。Pre-S2阳性提示HBV复制异常活跃，有传染性。抗Pre-S2抗体阳性见于乙肝急性期及恢复早期，提示HBV已被清除，预后较好。

四、幽门螺杆菌的检测

幽门螺杆菌（*helicopter pylori*，HP）检测对于胃癌前疾病及病变、消化性溃疡、胃肠黏膜相关淋巴瘤等疾病的诊疗具有重要作用。

非侵入性方法常用^{13}C-或^{14}C-尿素呼气试验（HP-urea breath test，HP-UBT），该检查不依赖内镜，患者依从性好，准确性较高，为HP检测的"金标准"之一，目前广泛应用于临床。另外，还有HP抗原（HPSA）检测、血清HP抗体检测等。

侵入性方法依赖胃镜活检，主要包括快速尿素酶试验、胃黏膜组织直接涂片染色镜检、胃黏膜组织切片染色镜检（如银染、改良Giemsa染色、甲苯胺蓝染色、免疫组化染色）、细菌培养及基因检测。其中，胃黏膜组织切片染色镜检也是HP检测的"金标准"之一。细菌培养则多用于科研。

（马　雄　陈瑞玲）

第七节　消化系统肿瘤标志物检测

肿瘤标志物（tumor marker）是指在肿瘤的发生和发展过程中，肿瘤细胞合成、分泌或受肿瘤细胞刺激后宿主细胞所产生和（或）异常升高的一类物质。肿瘤标志物存在于血液、细胞、组织或体液中，在肿瘤筛查、诊断、判断预后和转归、疗效评价和高危人群随访等方面都具有重大作用。消化系统肿瘤在发病早期多无明显的临床症状，确诊时病情常常已丧失最佳的治疗时机。而消化系统血清肿瘤标志物的检测和应用能够辅助早期筛查和诊断，在临床上运用广泛。

随着高通量测序、蛋白芯片、质谱分析等技术的完善和推广，越来越多的肿瘤相关分子标志物被发现，以指导临床精准治疗。然而目前消化道肿瘤标志物由于没有一项指标具备发病部位特异、良恶性特异、病程同步这三个特点，故主要用于判断预后和转归、疗效评价等辅助诊断。

一、消化系统肿瘤标志物的分类

对于肿瘤标志物的分类，目前尚无统一的分类方法，以下主要根据消化系统肿瘤标志物的不同来源和不同生物化学特性对其进行分类。

（一）根据来源分类

1. 肿瘤细胞的代谢产物　主要指细胞糖酵解产物、蛋白质及多肽抗原分解产物、核酸分解产物。这些物质正常细胞中也有但含量较低，因此其作为肿瘤标志物的特异度低。

2. 分化紊乱的细胞基因产物　只存在于恶性肿瘤或异常增殖和病变细胞中，正常成人不表达或仅极低水平表达的物质，如甲胎蛋白（α-fetoprotein，AFP）、癌胚抗原（carcinoembryonic antigen，CEA）等。

3. 肿瘤细胞坏死崩解或组织屏障结构破坏释放入血的产物　主要指细胞骨架蛋白成分，在肿瘤中晚期或治疗后出现。组织屏障结构破坏释放入血的产物如前列腺抗原。

（二）根据生物化学特性分类

1. 胚胎抗原及蛋白质类肿瘤标志物　如原发性肝癌相关的AFP、结直肠癌相关的CEA。

2. 糖蛋白类肿瘤标志物　是肿瘤细胞的表面抗原或由肿瘤细胞分泌的糖蛋白，这类肿瘤标志物较多，包括糖类抗原125、糖类抗原50等。

3. 酶类肿瘤标志物　如神经元特异性烯醇化酶（neuron specific enolase，NSE）存在于神经组织等部位，在神经内分泌肿瘤如胰岛细胞瘤中升高。

4. 癌基因及其蛋白肿瘤标志物　如癌基因*ras*基因突变在消化道肿瘤中常见。

二、常见的消化系统肿瘤标志物检测及其临床意义

消化系统肿瘤涵盖了消化道、消化腺相关肿瘤，范围广泛，涉及多种肿瘤标志物检测，常见的消化系统肿瘤及肿瘤相关标志物见表2-10-6。下文对几种常见的消化系统肿瘤标志物进行详细阐述。

（一）甲胎蛋白的测定及其临床意义

1. 甲胎蛋白（AFP）的测定 AFP是胎儿发育早期，由胎儿肝脏和卵黄囊合成的相对分子量为70 000血清糖蛋白，胎儿出生后12个月内逐渐降低至10～20 μg/L。正常参考值<25 μg/L（CLIA、RIA、ELISA）。

2. 甲胎蛋白及其异质体的临床意义

（1）AFP的临床意义

1）血清AFP的检测是早期发现原发性肝癌的重要辅助手段。原发性肝癌患者血清AFP水平升高，阳性率为67.8%～74.4%。约有18%的原发性肝癌患者AFP水平不升高，且怀孕、肝良性肿瘤、生殖系统肿瘤、病毒性肝炎、肝硬化等情况下，血清AFP水平也有不同程度的升高，临床上需加以鉴别。

2）血清AFP也是预测肝癌患者预后和评估肝癌治疗效果的重要标志。未转移的原发性肝癌患者行手术切除后，血清AFP水平可于2～4周内恢复正常水平。手术切除、消融或药物等治疗后定期监测血清AFP，若其水平不降或降而复升，提示治疗无效或肿瘤复发。

3）需要注意的是，AFP因其特异度和敏感度不高，并不适合进行肿瘤筛查，仅适合对原发性肝癌或胚胎细胞恶性肿瘤高危人群的监测。

（2）AFP异质体的意义 AFP存在结构异质性，糖链结构不同的AFP称为AFP异质体。AFP异质体检测能够对AFP水平升高的肝脏恶性肿瘤和良性疾病进行鉴别诊断。根据AFP对小扁豆凝集素（lens culinaris agglutinin，LCA）结合能力不同，能够分为LCA结合型AFP和LCA非结合型AFP。其中，LCA结合型AFP主要由恶性肿瘤细胞分泌，其水平较基础值升高超过10%，高度提示原发性肝癌的发生。

☞拓展阅读2-10-10
肿瘤标志物医学检验指南（2008年）

（二）癌胚抗原的测定及其临床意义

1. 癌胚抗原（CEA）的测定 CEA是消化道恶性肿瘤中常见的标志物。最初由Gold和Freedman在人结肠腺癌组织中分离得到，是一种可溶性糖蛋白，结构复杂，胚胎时期存在于胎儿的胃肠管、胰腺和肝。CEA是一种广谱性的肿瘤标志物，可在多种肿瘤中表达，脏器特异度低。在正常情况下，血清中CEA水平<5 μg/L（CLIA、RIA、ELISA）。

2. CEA的临床意义

（1）血清CEA升高主要见于胃肠道肿瘤如结直肠癌、胃癌和食管癌；此外，胰腺癌、肝癌、乳腺癌、肺癌等也有不同程度的阳性率。由于CEA

表2-10-6 常见消化系统肿瘤及肿瘤相关标志物

肿瘤	肿瘤相关标志物
原发性肝癌	AFP、AFU、铁蛋白（ferritin）
胆道系统肿瘤	CA199、CA50
胰腺癌	CA199、CEA、CA125、CA242、肿瘤特异性生长因子（TSGF）
结直肠癌	CEA、CA199、CA242、CA724、CA50
胃癌	CA724、CA199、CEA、CA50、CA242
食管癌	CEA、鳞状细胞癌抗原（SSCA）

通常在肿瘤中晚期显著升高，且并不局限于某一种肿瘤，因而并不用于无症状人群的筛查和早期诊断。

（2）血清 CEA 检测被广泛用于结直肠癌预后判断和手术 / 化疗效果评估。一般而言，病情恶化或肿瘤复发时，血清 CEA 水平进行性升高。

（3）96%～97% 的非吸烟人群血清 CEA 浓度 < 2.5 μg/L，大量吸烟者中有 20%～40% 的人 CEA > 2.5 μg/L。

（4）肝病、结肠炎、胰腺炎、肺气肿及支气管哮喘等也常见 CEA 轻度升高。

☞ 拓展阅读 2-10-11
肿瘤标志物医学检验指南（2010 年）

（三）糖类抗原 199 的测定及其临床意义

1. 糖类抗原 199 的测定　糖类抗原 199（carbohydrate antigen 199，CA199）属于唾液酸化 Lewis 血型抗原。正常人唾液腺、前列腺、胰腺、乳腺、胃、胆管、胆囊、支气管的上皮细胞也表达微量 CA199。正常人的血清中 CA199 水平 < 37 U/mL（CLIA、RIA、ELISA）。

2. 糖类抗原 199 的临床意义

（1）目前认为，CA199 是胰腺癌的首选肿瘤标志物，在诊断胰腺癌时，其敏感度和特异度分别为 86% 和 87%。结合血清 CEA 测定，其敏感度还可进一步提高。

（2）胆囊癌和胆管癌中 CA199 水平有明显升高，胃癌、结直肠癌中也有 30%～50% 的阳性率；但其对早期患者的敏感度仅为 30%，无早期诊断价值。

（3）定期随访检测 CA199 对于病情进展、治疗效果、预后评估和复发诊断具有重要价值。

（4）急性胰腺炎、胆石症、胆汁淤积型胆管炎、急性肝炎、肝硬化等也可出现不同程度的血清 CA199 升高。

（四）糖类抗原 724 的测定及其临床意义

1. 糖类抗原 724 的测定　糖类抗原 724（carbohydrate antigen 724，CA724）是一种肿瘤相关糖蛋白，是胃肠道肿瘤和卵巢肿瘤的标志物。正常人的血清中 CA724 水平 < 6.7 μg/L（CLIA、RIA、ELISA）。

2. 糖类抗原 724 的临床意义

（1）在胃癌、卵巢癌、结肠癌、胰腺癌和非小细胞肺癌中，CA724 可有不同程度的增高。

（2）CA724 与 CEA 联合检测，可以提高诊断胃癌的敏感度和特异度。

（3）CA724 是监测胃癌疾病病程和治疗效果的首选肿瘤标志物。

（4）CA724 检测需注意事项　特异性较差，妇科疾病和女性生理期也会出现增高现象。

（五）α-L- 岩藻糖苷酶的测定及其临床意义

1. α-L- 岩藻糖苷酶的测定　α-L- 岩藻糖苷酶（α-L-fucosidase，AFU）是一种溶酶体性酸性水解酶，广泛存在于人体组织细胞，参与糖蛋白、糖脂和寡糖代谢。正常参考值为 234～414 μmol/L（ELISA、分光光度连续检测法）。

2. α-L- 岩藻糖苷酶的临床意义

（1）81.2% 的原发性肝癌患者血清 AFU 水平升高，联合 AFP 检测可提高原发性肝癌的诊断阳性率。

（2）定期随访检测、动态观察 AFU 变化可帮助判断肝癌治疗效果、预后及复发情况。

（3）转移性肝癌、肺癌、乳腺癌、卵巢癌等血清 AFU 也可增高，肝硬化、慢性肝炎、消化道出血等也有轻度增高。

（马　雄　吕珠婉）

数字课程学习

教学PPT　　自测题

第十一章

影像学检查

关键词

X 线　　造影　　CT　　MRI　　超声　　PET-CT

思维导图：

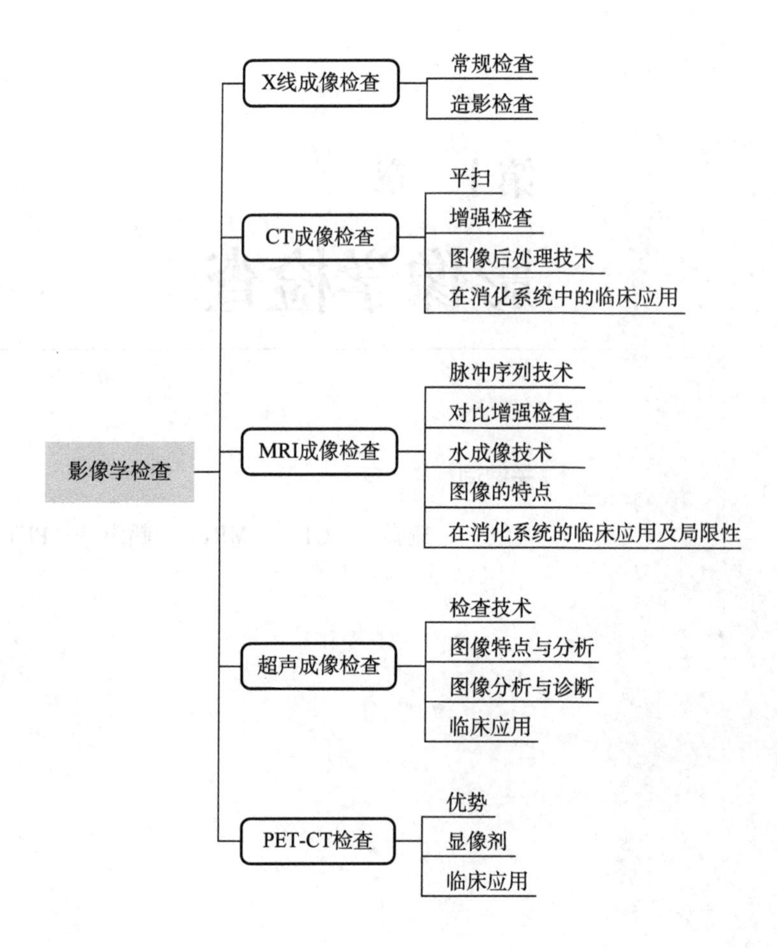
影像学检查
X线成像检查
常规检查
造影检查
CT成像检查
平扫
增强检查
图像后处理技术
在消化系统中的临床应用
MRI成像检查
脉冲序列技术
对比增强检查
水成像技术
图像的特点
在消化系统的临床应用及局限性
超声成像检查
检查技术
图像特点与分析
图像分析与诊断
临床应用
PET-CT检查
优势
显像剂
临床应用

第一节　X 线成像检查

近年来，X 线成像技术几乎全部实现了数字化，即数字化 X 射线摄影技术（digital radiography，DR），取代了传统的 X 线摄影技术和计算机 X 线摄影技术（computed radiography，CR）。

X 线检查应用于消化系统主要包括常规检查和造影检查两大类。

一、常规检查

X 线常规检查包括透视和 X 线摄影。除了观察病变的动态化，一般很少应用透视做出诊断。X 线摄影大多采用 DR。DR 图像具有较高的分辨率，图像锐利度好，细节显示清晰，图像层次丰富；时间分辨力高，成像速度快；曝光宽容度大，可修正后处理调节；后处理功能强大；图像可在计算机中存储、传输、调阅；可直接与影像存储与传输系统（picture archiving and communication system，PACS）联网，实现远程会诊，适应数字化网络时代的要求。

二、造影检查

利用引入对比剂的方法产生或（和）增加人体组织器官之间的密度对比而显影的技术。根据对比剂引入途径的不同可分为两类。一类是直接引入法，包括以下几种方式。①口服法：食管及胃肠钡餐检查（图 2-11-1）。②灌注法：钡剂灌肠，支气管造影，逆行胆道造影，逆行泌尿道造影，瘘管、脓腔造影及子宫输卵管造影等。③间接引入法：造影剂先被引入某一特定组织或器官内，后经吸收并聚集于欲造影的某一器官内从而使之显影，包括吸收性造影与排泄性造影两类。吸收性造影如淋巴管造影。排泄性造影如胆道造影或静脉肾盂造影和口服法胆囊造影等。常用的造影方法介绍如下。

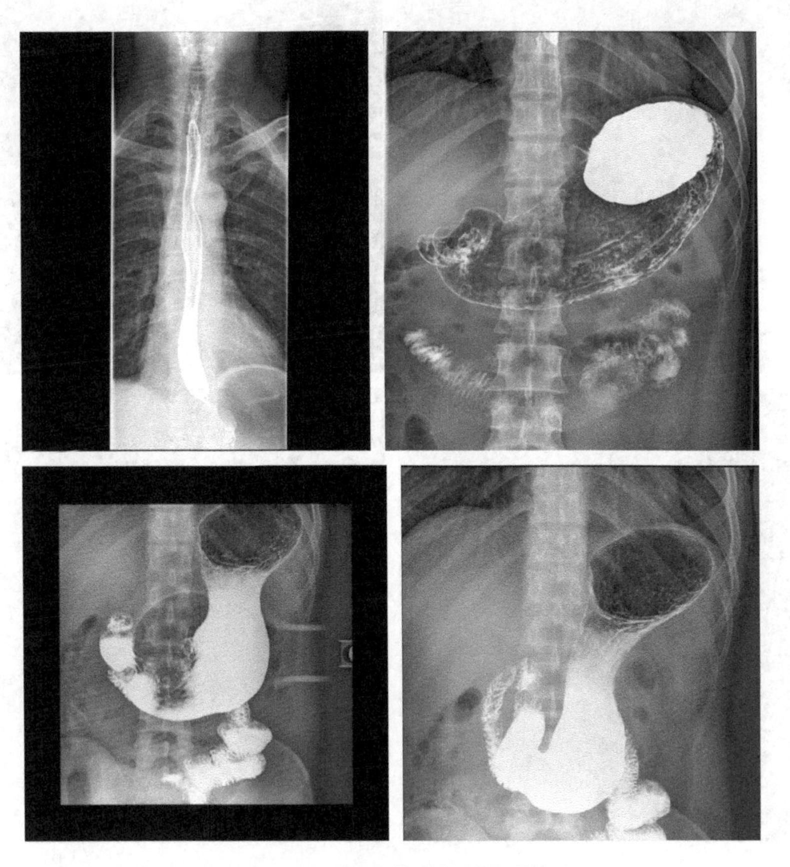

图 2-11-1　上消化道钡剂造影检查

（一）数字减影血管造影

数字减影血管造影（digital subtraction angiography，DSA）是一种在具有数字化成像和减影功能的血管造影机上进行的血管造影检查。由于所获图像是数字化的和减影后的，无血管以外组织结构影像的干扰，可对图像进行多种后处理以改善影像质量，配合使用各种可进行血管的形态功能及腔内结构的运动和血流动力学研究。血管造影多用于血管疾病的诊断和良恶性肿瘤的鉴别。

（二）胃肠钡剂造影检查

钡剂造影是消化道疾病中胃肠道疾病的首选影像学诊断方法。

1. 上消化道钡剂检查　吞服钡剂时及吞服后在X线透视下从各种角度观察食管、胃、小肠黏膜、轮廓的形态变化及蠕动、张力及通畅性等功能变化对疾病进行诊断，并摄片记录所见。

2. 下消化道钡剂造影　经肛门将钡剂及气体灌入结肠，行气钡双重对比检查，以发现结肠黏膜溃疡、息肉、肿瘤等病变（图2-11-2）。

第二节　CT成像检查

一、平扫

平扫是指不用对比剂增强或造影的普通扫描，在做CT检查时一般都是先行平扫。

二、增强检查

增强扫描是指经静脉注入水溶性有机碘对比剂后再行扫描的方法，较常应用。血管内注入碘

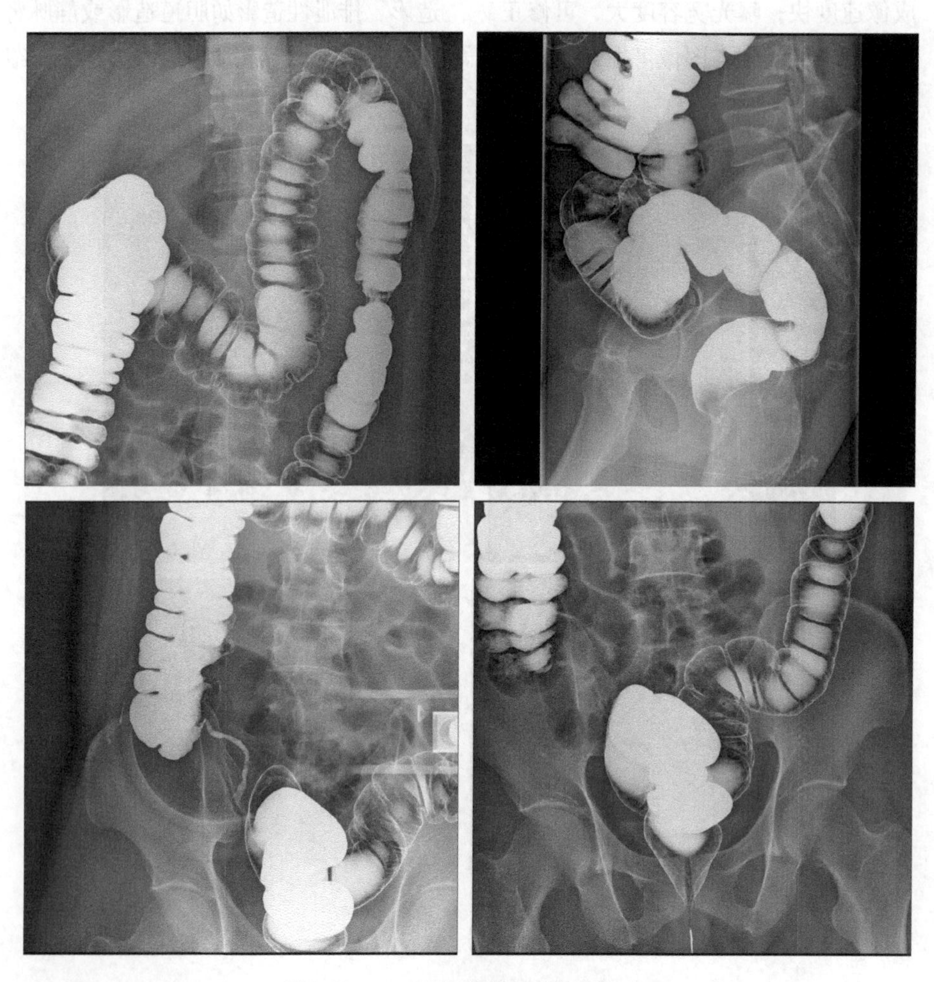

图2-11-2　钡剂灌肠双重造影检查

对比剂后，正常组织与病变组织内碘的浓度可产生差别，形成密度差，用以显示平扫上未被显示或显示不清的病变，通过病变强化的方式对病变进行定性诊断。

三、图像后处理技术

螺旋CT扫描时间与成像时间短，扫描范围广，层厚较薄并可获得连续横断层面数据，经过计算机后处理，可重组任意方位的二维、三维重组图像，CT血管造影图像等。常用的技术有：

1. 再现技术 有3种，即表面再现、最大密度投影和容积再现技术。再现技术可获得CT的三维立体图像，使被检查器官的图像有立体感，通过旋转可在不同方位上观察，多用于CT血管造影（CTA）和CT肠道造影（CTE）（图2-11-3，图2-11-4）。

2. 仿真内镜显示技术 是一种计算机技术，它与CT结合而开发出仿真内镜功能。容积数据同计算机领域的虚拟相结合，如管腔导航技术或漫游技术可模拟虚拟内镜检查的过程，即从一端向另一端逐步显示管腔器官的内腔。行假彩色编码，使内腔显示更为逼真，应用于消化系统的主要是仿真胆

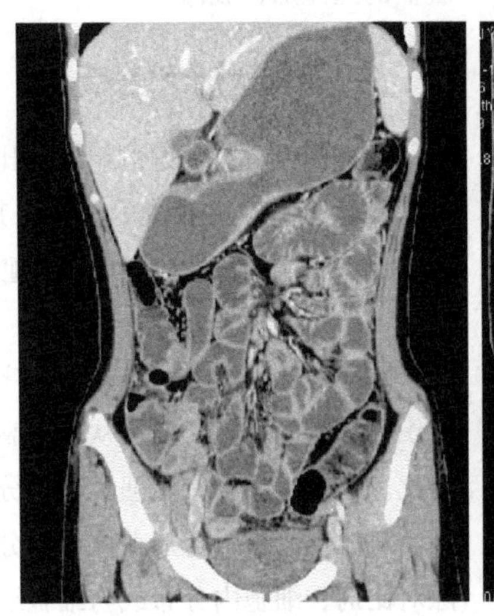
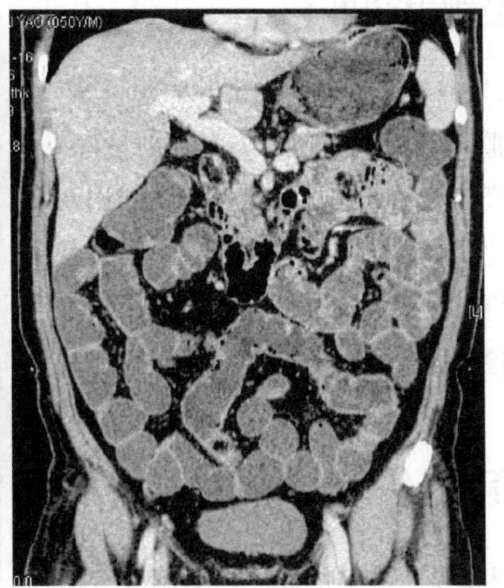

图2-11-3 CT小肠成像（CTE）

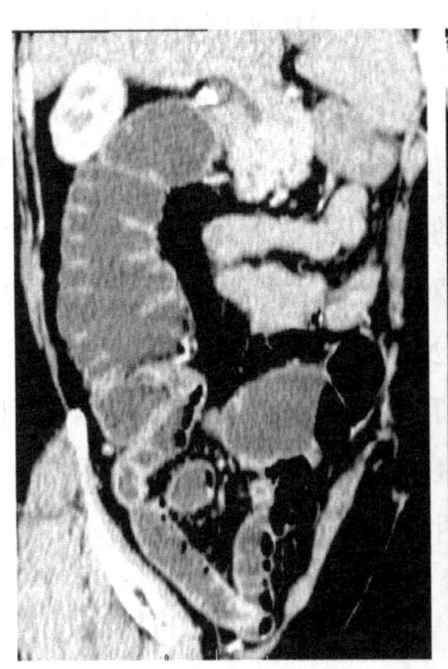
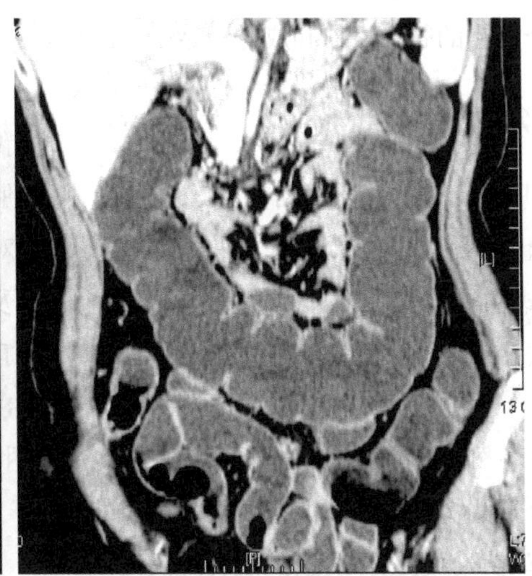

图2-11-4 CT结肠成像（CTE）

管镜和仿真结肠镜，效果较好。

3. CT灌注成像 是经静脉团注有机水溶性碘对比剂后，对感兴趣的器官如肝、肾等器官在固定的层面行连续扫描，得到多帧图像，通过不同时间影像密度的变化，绘制出每个像素的时间－密度曲线，而算出对比剂到达病变的峰值时间、平均通过时间、局部血容量和局部血流量等参数，再经假彩色编码处理可得到4个参数图。分析这些参数与参数图可了解感兴趣区毛细血管血流动力学，即血流灌注状态。所以CT灌注成像是一种功能成像。

四、消化系统临床应用

CT检查应用日益广泛，主要用于肝、胆、胰、脾、腹膜腔及腹膜后间隙以及胃肠道病变的诊断，尤其是肿瘤性、炎症性及外伤性病变等。胃肠病变向腔外侵犯以及邻近和远处转移等，CT检查尤其有价值。当然，胃肠管腔内病变情况主要仍依赖于钡剂造影、内镜检查以及病理活检。

第三节 MRI成像检查

MRI成像技术有别于CT扫描，它不仅可行横断面成像，还可行多方位成像，同时可获得多种参数的图像，如T_1加权像、T_2加权像等，若要获得这些图像必须选择适当的脉冲序列和成像参数。

一、脉冲序列技术

1. 自旋回波序列（SE） 该序列为MRI的基础序列，是临床上最常用的成像序列。采用90°–180°脉冲组合形式构成。其特点是可消除与磁场不均匀性所致的去相位效应，磁敏感伪影小，但采集时间较长。

2. 反转恢复序列（IR） 该序列采用180°–90°–180°脉冲组合形式构成。其特点是具有较强的T_1对比，以显示解剖，通过选择适当的反转时间可得到不同质子纵向磁化的显著差异。还可以根据需要设定TI，饱和特定组织产生具有特征性对比的图像，如STIR、FLAIR等序列。

3. 快速自旋回波序列 该序列（TSE、FAST SE、FSE）采用90°–180°–180°脉冲组合形式构成，其图像对比性特征与自旋回波序列相似，磁敏感性更低，成像速度加快。

4. 梯度回波序列（GRE） 该序列常用的快速成像脉冲序列有多种类型，其中常规的GRE序列最为成熟。

5. 平面回波序列（EPI） 该序列成像速度最快，可应用于心肌灌注成像、腹部快速成像及腹部脏器的灌注加权成像。

二、MRI对比增强检查

MRI影像具有良好的组织对比，但正常与异常组织的弛豫时间有较大的重叠，其特异性仍较差。为提高MRI影像对比度可人为地改变组织的MRI参数，即缩短质子弛豫时间。

MRI对比剂可克服普通成像序列的限制，改变组织和病变的弛豫时间，从而提高组织与病变间的对比。MRI对比剂按增强类型可分为阳性对比剂和阴性对比剂。按对比剂在体内的分布分为细胞外间隙对比剂、细胞内分布或与细胞结合对比剂、网状内皮细胞对比剂和胃肠道MRI对比剂。

三、MR水成像技术

MR水成像技术主要是利用静态液体具有长T_2弛豫时间的特点。在使用重T_2加权成像技术时，稀胆汁、胰液、尿液、肠道内液体等流动缓慢或相对静止的液体均呈高信号，而T_2较短的实质器官及流动血液则表现为低信号，从而使含液体的器官显影。MR水成像技术应用于腹部主要包括MR胰胆管成像（MRCP）和MR小肠成像（MRE）（图2–11–5和图2–11–6）。

四、MRI图像的特点

1. 多参数成像 人体不同器官的正常组织与

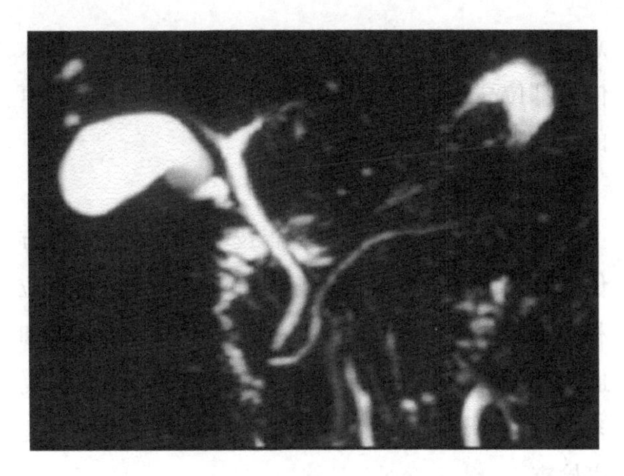

图 2-11-5 MR 胰胆管成像（MRCP）

病理组织的 T_1 值是相对固定的，而且它们之间有一定的差别，T_2 值也是如此，这种组织间弛豫时间上的差别，是 MRI 诊断的基础。MRI 影像反映的是 MRI 信号强度的不同或弛豫时间 T_1 与 T_2 的长短。由组织反映出的不同的信号强度变化，就构成了组织器官间、正常组织和病理组织之间图像明暗的对比。MRI 是多参数成像，因此在 MRI 成像技术中，采用不用的扫描序列和成像参数可获得 T_1 加权像、T_2 加权像和质子密度加权像。

2. 多方位成像 MRI 可获得人体横断位、冠状位、矢状位及任意倾斜层面的图像，有利于解剖结构和病变的三维显示和定位。

3. 流空效应 血管内的血流由于流动迅速，使发射 MRI 信号的氢原子核离开接受范围之外，所以测不到 MRI 信号，在 T_1WI 和 T_2WI 中均呈黑色，这就是流空效应，这一效应使得血管不使用造影剂即可显影，是 MRI 成像的一个特点。

4. 质子弛豫增强效应与对比增强 一些顺磁性和超磁性物质使局部产生磁场，可缩短周围质子弛豫时间，此现象称为质子弛豫增强效应。这一效应是 MRI 行对比剂增强检查的基础。钆是顺磁性物质，可作为 MRI 对比剂。

五、MRI 消化系统临床应用及局限性

多参数技术使得大部分肝病不需要注入对比剂即可通过 T_1 加权像和 T_2 加权像直接诊断和鉴别诊断肝囊肿、海绵状血管瘤、肝癌及转移瘤。胰腺周围有脂肪衬托，采用抑脂技术可使胰腺得以充分显示，MRCP 对胰胆管病变的显示有独特的优势。MRE 检查同时显示肠壁结构和腔内病变，可以替代部分胃肠道造影检查。

MRI 检查以其多参数、多序列、多方位成像和软组织分辨率高等特点以及能够行 MRI 水成像、MR 血管造影、MRI 功能成像和 MRI 波谱成像等独特的优势，目前已广泛用于消化系统检查和疾病诊断。总体而言，与其他成像技术比较，MRI 检查具有能够早期发现病变、确切显示病变大小和范围、

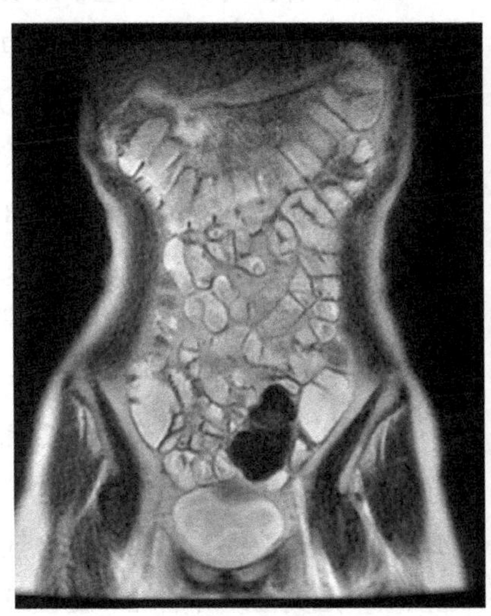

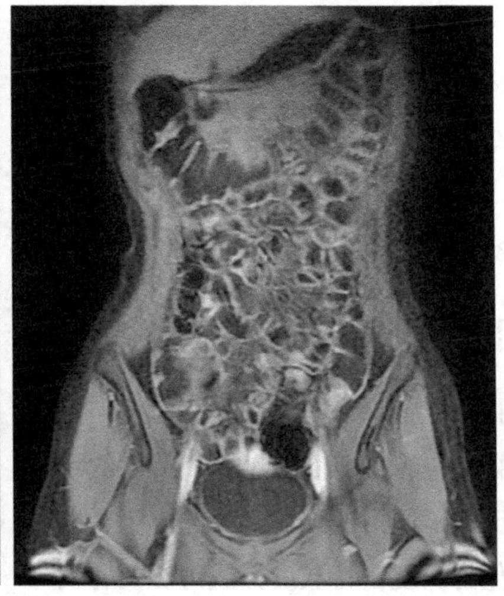

图 2-11-6 MR 小肠成像（MRE）

定性诊断准确率高等优点。

然而，MRI检查也有如下的限度和不足：MRI显示钙化不敏感，呼吸运动伪影较明显；一些患者由于体内有铁磁性植入物、心脏起搏器或有幽闭恐惧症，而不能行MRI检查。此外，MRI检查费用较高，设备还远不及超声和CT那样普及，从而限制了其应用。

第四节 超声成像检查

超声成像检查是利用超声的物理特性和人体器官组织声学性质上的差异，以波形、曲线或图像的形式显示和记录，借以进行疾病诊断的检查方法。超声成像已经由传统的超声层面图像发展到了超声实时成像和三维成像。

一、超声成像检查技术

超声探查多采用仰卧位，但也可以采用侧卧位等其他体位，探查过程中可变更体位。切面方位可用横切、纵切或斜切面。

患者采用适宜体位，露出皮肤，涂耦合剂，以排出探头与皮肤间的空气，探头紧贴皮肤扫描，扫描中观察图像，必要时冻结（即停帧），行细致观察，做好记录，并摄片或录像。

目前常用的超声检查方法包括A型法、B型法、M型法、扇型法及多普勒超声法，其中消化系统常用的方法主要是B型法。B型法图像直观而清晰，容易发现较小病变，可看到人体内脏各种切面图形。对肝、胆、胰、脾、肾及膀胱的各种病变能及时获得早期诊断。

二、超声图像的特点与分析

（一）超声图像的特点

超声图像由众多的像素组成的，像素的明（白）、暗（黑）反映了回声的强弱，荧光屏上最亮到最暗的影像变化为灰度，将灰度分成等级，称为灰阶。声像图是层面图像。改变探头位置可得到任意方向的声像图，一般无须使用对比剂便可获得人体各部位高清晰度的断层图像，还能观察运动器官的活动和其变化。

（二）超声检查的优点

超声检查属于无创性检查技术；能取得多种方位的断面图像，并能根据声像特点对病灶进行定位和测量；实时动态显示，可观察器官的功能状态和血流动力学情况；能及时得到检查结果，并可反复多次观察；设备轻便，易操作，对危重患者可行超声检查。

（三）超声检查的限度

超声检查对骨骼、肺和胃肠道的显示较差，影响成像效果和检查范围；声像图表现的是器官和组织的声阻抗差改变，缺乏特异性，对病变的定性诊断需要综合分析，并与其他影像学表现和临床资料相结合；声像图显示的是某局部断面，对脏器和病灶整体的空间位置和构型很难在一幅图上清晰显示，三维超声技术可部分解决此问题。病变过小或声阻抗差不大，不引起反射，则难以在声像图上显示。超声检查结果的准确性与超声设备的性能以及检查人员的操作技术和经验有很大关系，为操作人员依赖性技术。

三、超声图像分析与诊断

观察声像图时，首先应了解切面方位，以便于认清所包括的解剖结构。注意周边回声，包括器官和较大肿块的边缘回声，借此可观察其大小、形状、位置与活动情况。还应注意邻近器官的改变，包括受压移位或浸润破坏等。器官弥漫性病变依赖器官大小、形状和内部回声的改变进行诊断，较为困难，器官内占位病变则依靠局限性内部回声异常进行诊断，较易发现。

将所得声像图的改变进行综合判断，如为局部病变，则应确定病变的位置、大小和数目；病变的物理性质，是液性、实质性、含气性或混合性；病理性质，是炎性或肿瘤性、良性或恶性、原发性或转移性、癌或肉瘤等。

四、超声检查的临床应用

超声解剖学和病变的形态学研究：超声检查可获得各脏器的断面声像图，显示器官或病变的形态及组织学改变，对病变做出定位、定量及定性诊断。

（一）功能性检查

多普勒超声技术的发展使超声从形态学检查上升至“形态－血流动力学”联合检查，检查水平进一步提高。彩色多普勒血流成像在腹部的应用，提高了血管鉴别的诊断水平。

（二）介入性超声的应用

介入性超声包括内镜超声、术中超声及超声引导下进行经皮穿刺、引流等介入治疗，高能聚焦超声还可用来治疗肿瘤等病变。介入性超声在临床上的应用已有普及之势。经皮穿刺细针吸取细胞学检查已被广泛用于肝、胆、胰、脾、肾及腹膜后等肿瘤的确诊，对恶性肿瘤的诊断准确率达到80%～95%，并且不良反应和并发症极为罕见。

第五节 PET-CT 检查

PET-CT 是近些年图像融合技术发展与应用的结晶，是将形态与功能互补结合的先进医学影像技术。它们能在解剖结构的基础上观察组织、细胞功能以及分子代谢的变化，以达到对疾病定位、定性、定期和定量诊断，更准确地观察疾病的治疗效果，协助临床医师制订准确的治疗方案。

一、PET-CT 的优势

1. 高质量的功能－解剖图像 CT 可提供 PET 的清晰解剖定位信息及形态学变化信息。

2. 可提供更多的诊断信息，优化患者的诊断流程，降低漏诊和误诊的可能性。

3. 配合不同类型的示踪剂进行相应的临床和临床前研究。

二、PET-CT 显像剂

PET-CT 的显像依靠 PET 的显像剂。目前 PET 检查常用的显像剂有 ^{18}F-FDG 和 ^{11}C-胆碱。^{18}F-FDG 属于葡萄糖代谢类显像剂，适用于多数肿瘤，是目前最成熟、应用最广泛的 PET 显像剂。虽然 ^{18}F-FDG 在炎症等非肿瘤组织中有非特异性摄取，造成诊断上的假阳性，但在 PET 检查中应用最广泛。^{11}C-胆碱属于磷脂类显像剂，与 ^{18}F-FDG 相比，膀胱尿液不显影，在前列腺癌的早期诊断中有很大的优势。

三、PET-CT 临床应用

1. 用于肿瘤的良恶性鉴别诊断，并为疑难病灶提供准确的穿刺或组织活检的部位。

2. 用于恶性肿瘤的分级与分期。

3. 为恶性肿瘤的放射性治疗（尤其是精准放疗）提供准确的定位。

4. 对肿瘤各种治疗的疗效进行评估。

5. 早期可用于鉴别肿瘤的复发。

6. 为不明原因的转移性肿瘤寻找原发病灶。

7. 用于恶性肿瘤的预后判断。

（公绪华 朱 炯）

数字课程学习

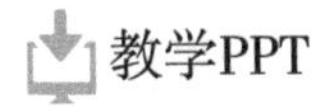 教学PPT 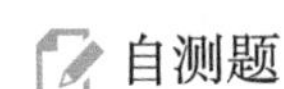 自测题

第十二章

消化系统诊疗技术

关键词

胃十二指肠置管术　　腹腔穿刺术　　肝穿刺活检术

三腔二囊管压迫术　　食管和胃肠动力检测

血管介入检查和治疗　　消化系统内镜

思维导图：

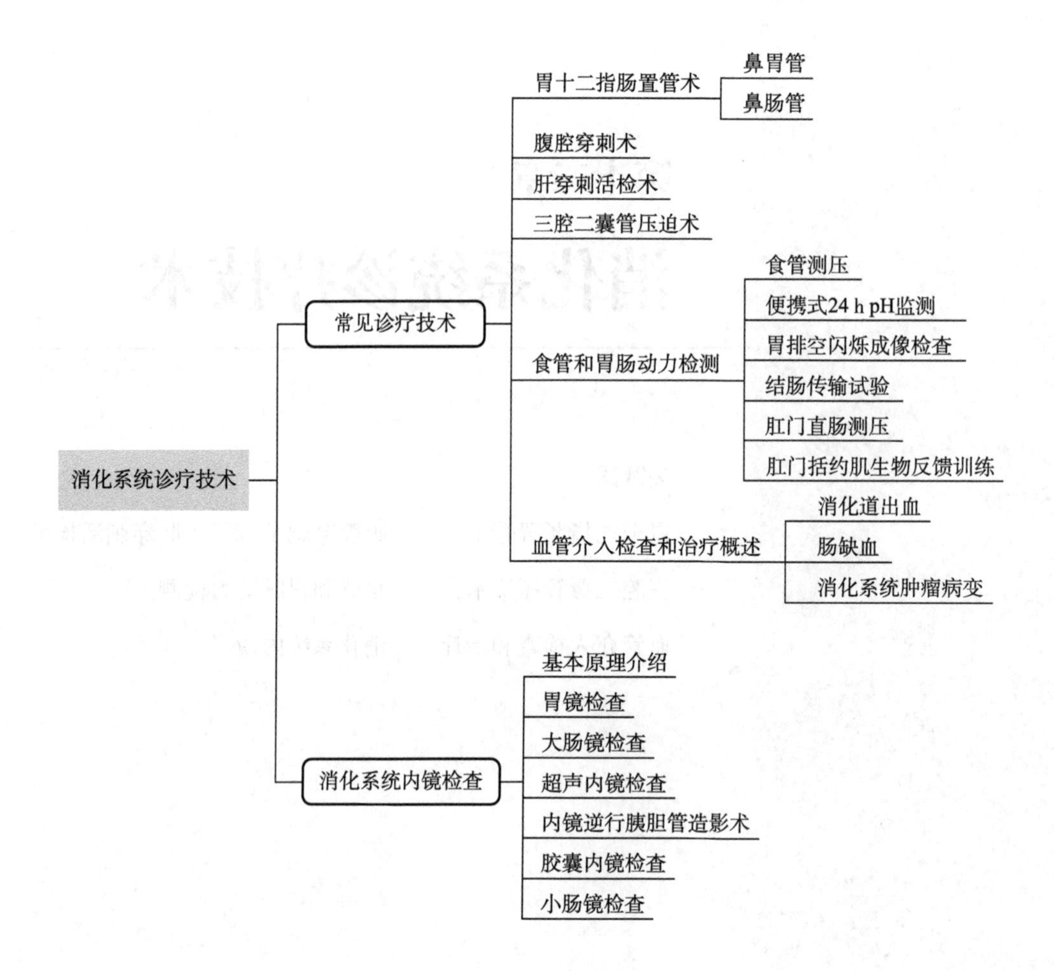

消化系统诊疗技术
常见诊疗技术
胃十二指肠置管术
鼻胃管
鼻肠管
腹腔穿刺术
肝穿刺活检术
三腔二囊管压迫术
食管和胃肠动力检测
食管测压
便携式24 h pH监测
胃排空闪烁成像检查
结肠传输试验
肛门直肠测压
肛门括约肌生物反馈训练
血管介入检查和治疗概述
消化道出血
肠缺血
消化系统肿瘤病变
消化系统内镜检查
基本原理介绍
胃镜检查
大肠镜检查
超声内镜检查
内镜逆行胰胆管造影术
胶囊内镜检查
小肠镜检查

第一节 常见诊疗技术

一、胃十二指肠置管术

胃十二指肠管包括鼻胃管和鼻肠管，鼻胃管材料多为橡胶或聚氧乙烯，管径较粗，柔韧性好，易放置，能够通过颗粒较大的流质食物，适用于胃肠道完整患者的鼻饲营养或者胃肠减压，一般直接经鼻插管即可成功置入；缺点是放置后存在反流与误吸的风险。鼻肠管材料包括硅胶或聚氨酸，较鼻胃管细且软，导管前端需要放置在十二指肠或更远的空肠内，适用于胃、十二指肠连续性不完整（胃、十二指肠瘘或幽门梗阻等）或胃、十二指肠动力障碍患者的人工肠内营养，鼻肠管常需要在内镜或X线的辅助下才能置管成功，部分特殊设计的鼻肠管在导管头端进入胃内后，在胃蠕动的帮助下能够自行进入小肠。

（一）适应证

1. 鼻胃管 ①胃肠道疾病或手术、烧伤、短肠及接受放化疗而需要肠内营养的患者；②因神经或精神障碍所致的进食不足而需要肠内营养的患者；③因口咽、食管疾病不能进食而需要肠内营养的患者；④因幽门或肠梗阻需要行胃肠减压的患者；⑤已经明确的消化道出血而需要监测出血情况的患者。

2. 鼻肠管 ①需要通过鼻饲且要求直接进入十二指肠或空肠的患者；②肠道功能基本正常而存在胃排空障碍的患者。

（二）禁忌证

1. 鼻腔、咽部及食管、贲门梗阻的患者。

2. 急腹症情况未明的患者。

3. 上消化道活动性出血病因未明的患者。

4. 上消化道存在情况不明的瘘管的患者。

（三）术前准备

1. 操作者询问病史、体格检查，充分了解患者的病情、全身状况以及置管目的。注意有无操作禁忌证。

2. 与患者和直系亲属充分沟通，详细说明置管的目的、操作过程。指导并告知患者操作过程需要配合的细节（操作过程中如出现剧烈恶心感，可做吞咽或深呼吸动作，如有呛咳或呼吸困难等不适应立即向医生示意等）。患者以及直系亲属签署知情同意书。

3. 操作者须衣帽整洁，洗手、戴口罩。

4. 用物准备 无菌鼻饲包（胃/空肠营养管，治疗碗、镊子、止血钳、压舌板、纱布、胃管、50 mL注射器、治疗巾）；治疗盘内备液状石蜡、棉签、胶布、别针、夹子或橡皮圈、手电筒、听诊器、弯盘。

（四）具体操作方法

1. 鼻胃管置入方法

（1）检查鼻胃管是否完整、通畅。清洁鼻腔及口腔，昏迷患者要先给予口腔护理。

（2）患者取半卧位，昏迷患者取平卧位。测量插入的长度：鼻尖至耳垂的距离，加上耳垂至胸骨剑突的距离；成人一般为45～55 cm。

（3）用液状石蜡棉球滑润胃管前端，从鼻孔插入胃管，插入14～16 cm（咽喉部）时，嘱患者做吞咽动作，当患者吞咽时顺势将胃管向前推进，直至预定长度，初步固定胃管。插管不畅时，需要检查胃管是否盘曲在口中。

（4）确认鼻胃管是否在胃内 ①在鼻胃管末端连接注射器抽吸，能抽出胃液，用pH试纸显色为酸性；②置听诊器于患者胃部，快速经鼻胃管向胃内注入5～10 mL空气，听到气过水声；③将鼻胃管末端置于盛水的治疗碗中，无气泡逸出。④行X线胸片或腹平片检查证实胃管位置。

2. 鼻肠管置入方法 按照鼻胃管置入方法将导管头端置入胃内后，在X线或内镜下协助头端进入十二指肠远端或空肠。某些特殊设计的鼻肠管，例如螺旋形或有磁珠头的鼻肠管，在导管头端置入胃内后，将鼻肠管鼻外20 cm处固定在鼻尖皮肤处，嘱患者右侧卧位并反复下床活动，在

8～12 h 内导管可自行通过幽门。

按常规的直接插管方法无法完成胃十二指肠管置入者，如患者无上消化道内镜检查的禁忌证，可考虑于内镜下将胃十二指肠管置入。方法包括内镜旁抓持置管法、导丝置管法及经内镜通道置管法三种。

（1）内镜旁抓持置管法　先行上消化道内镜检查以了解上消化道情况，排除可能的插管禁忌。按鼻胃管插入的方法，将鼻胃管 / 鼻肠管由一侧鼻腔插入咽喉部并进入消化道后，在内镜明视下从内镜通道插入抓持钳或圈套器，抓持或套住管端，在内镜向消化道推进的同时将鼻胃管 / 鼻肠管同步向内推送，直至到达胃内或空肠内预定位置，然后在保证鼻胃管 / 鼻肠管不随内镜滑出的情况下，将内镜退出而完成置管过程，最后将鼻胃管 / 鼻肠管外固定。为保证鼻肠管能送达较深的位置，当内镜将管端送至十二指肠降段后退至胃窦，用抓持钳将鼻肠管一段段地向十二指肠内推送。为防止退镜的同时将鼻肠管带出，可用抓持钳抓住鼻肠管后，在抓持钳推入的同时后退内镜。从鼻腔送入鼻肠管的速度不要过快，以免在胃内打襻而容易从空肠内滑脱至胃腔内。

（2）导丝置管法　在内镜下将导丝置入预定位置，退出内镜，再沿导丝将鼻肠管导入，最后退出导丝而完成置管法。根据情况可选择从口腔进入的途径，于内镜下置入导丝后置管，再用鼻引导管将鼻胃管 / 鼻肠管从鼻腔引出。或选择能从鼻腔进入的细直径内镜，将导丝置入预定位置后直接导入鼻胃管 / 鼻空肠管。置入导丝时应保持不要在胃内成襻而影响鼻胃管 / 鼻肠管的送入。当鼻胃管 / 鼻肠管进入口腔或鼻腔后，应于尾端固定导丝的同时推送鼻胃管 / 鼻空肠管，避免外拉导丝而使导丝外移，影响置管的成功。

（3）经内镜通道置管法　需用 2 倍于内镜通道长度的鼻肠管或采用鼻胆管作为替用品。在内镜下将能通过内镜工作通道的鼻肠管或鼻胆管送至预定位置，然后边退镜边将鼻肠管或鼻胆管内送。当内镜退出口腔后将鼻肠管或鼻胆管完全拉出内镜工作通道。最后用鼻引导管将鼻肠管 / 鼻胆管从鼻腔引出。

（五）并发症及其处理

鼻胃管 / 鼻肠管放置过程可能出现鼻腔机械损伤、上消化道穿孔、误入气管导致误吸甚至窒息等情况，操作时宜谨慎。鼻胃管 / 鼻肠管放置不当可能出现管道阻塞、脱出、打结、拔出困难等，发生堵塞后可应用温水、胰酶等冲洗，或用导丝疏通管腔；置管后应注意牢固地固定导管，加强护理及观察。部分患者由于置管时间较长，引起鼻腔堵塞，部分患者可出现鼻窦炎和中耳炎。临床上一般应用质地柔软、口径细的喂养管，注意清洁鼻腔，可应用润滑剂或抗生素溶液向插管侧鼻孔滴入。一旦发生鼻窦炎或中耳炎，可拔除鼻胃管 / 鼻肠管改用其他途径或改为从另一侧鼻孔插管，同时予以相应的治疗措施。

（六）胃十二指肠管的拔除方法

1. 拔除前注意做好解释工作，消除患者紧张情绪。

2. 患者半坐卧体位，关闭胃十二指肠管的开口端。

3. 先让患者吞服液状石蜡以作润滑；揭去固定的胶布，用纱布包裹近鼻孔处的导管，边拔边用纱布接管；拔到咽喉处时，在患者呼气时快速拔出鼻十二指肠管。

4. 检查鼻十二指肠管是否完整，清洁患者口鼻面部。

二、腹腔穿刺术

（一）适应证

1. 诊断性穿刺以确定腹腔积液的病因。

2. 大量腹水致呼吸困难或腹胀时，可穿刺放液以减轻症状。

3. 腹腔内注射药物。

（二）禁忌证

1. 有肝性脑病先兆者。

2. 包虫病或巨大卵巢囊肿者。

3. 广泛腹膜粘连者。

4. 凝血功能障碍者。

5. 精神异常或不能配合者。

（三）术前准备

1. 物品准备　一次性腹腔穿刺包1个（包括消毒孔巾、带胶皮管的腹穿针、消毒纱布、标本容器等）、局麻药（2% 利多卡因5 mL）1支、消毒用品（碘酒、70% 酒精）各1瓶、急救药品（0.1% 肾上腺素2 mL 1支）、无菌手套、一次性帽子、一次性医用无菌口罩、无菌棉签2包、胶布1卷、甲紫1瓶、砂轮1枚、送检标本所需的试管多个、盛放腹腔积液的容器1个、弯盘1个、腹带（需大量放腹水者）1根。

2. 患者准备

（1）了解病史，进行体格检查，包括测血压、脉搏、量腹围、检查腹部体征等。如仅少量积液，尤其是有包裹性分隔时，必须在B超定位后或B超引导下穿刺。

（2）向患者和（或）法定监护人详细说明腹腔穿刺的目的、意义、安全性和可能发生的并发症。简要说明操作过程，解除患者的顾虑，取得配合，并签署知情同意书。

（3）穿刺前嘱患者排空尿液，以免穿刺时损伤膀胱。

（四）操作步骤

术者及助手常规洗手，戴好医用帽子和口罩。

1. 患者体位　根据患者情况采取适当体位，如坐位、半坐卧位、平卧位或侧卧位。

2. 穿刺部位

（1）左下腹脐与髂前上棘连线中、外1/3交点，此处不易损伤腹壁动脉。

（2）脐与耻骨联合连线中点上方1.0 cm、偏左或偏右1～1.5 cm处，此处无重要器官且易愈合。

（3）侧卧位，在脐水平线与腋前线或腋中线相交处，此处常用于诊断性穿刺。

（4）少量积液，尤其是包裹性积液时，须在超声定位下穿刺。

3. 消毒　常规消毒皮肤，分别用碘酒1次、酒精2次依次在穿刺点部位，自内向外进行皮肤消毒，消毒范围直径约15 cm。术者戴无菌手套，铺盖无菌孔巾，由助手用胶布固定。

4. 局部麻醉　持5 mL注射器抽取2% 利多卡因5 mL，针（针尖斜面向上）从穿刺点斜刺入皮内，注射至形成橘皮样隆起的皮丘（5 mm），然后向下斜行逐渐刺入，先回抽，无回血后注药，以免误注入血管内，直至壁腹膜，当针尖有落空感时表明进入腹腔，判断皮肤至腹腔的距离。

5. 穿刺抽液

（1）诊断性腹腔穿刺时，术者用左手拇指和示指绷紧并固定穿刺部位皮肤，右手持接有8号或9号针头的20 mL注射器经穿刺点自上向下斜行刺入，穿刺针进入皮下后，把空针抽成负压再进针，当针尖有落空感时，表明已进入腹腔，抽液送检。

（2）腹腔内积液不多、穿刺不成功时，为明确诊断，可行诊断性腹腔灌洗。采用与诊断性穿刺相同的穿刺方法，把有侧孔的塑料管置入腹腔，塑料管尾端连接一盛有500～1 000 mL无菌生理盐水的输液瓶，倒挂输液瓶，使生理盐水缓慢流入腹腔，当液体流完或患者感觉腹胀时，把瓶放正，转至床下，使腹腔内灌洗液借虹吸作用流回输液瓶中，灌洗后取瓶中液体做检验。

（3）大量放液时，可用8号或9号针头，针座接一橡皮管，用血管钳夹闭橡皮管，从穿刺点自上向下斜行刺入，进入腹腔后，用50 mL注射器将腹水抽出，以输液夹夹持橡皮管，调节放液速度，将腹水放入容器中计量并送化验检查。抽液后先夹闭橡皮管，再拔针。抽液过程中，助手用血管钳固定针头。

6. 穿刺后处理

（1）抽液完毕，拔出穿刺针，消毒穿刺点后，覆盖无菌纱布，稍用力压迫穿刺部位数分钟，用胶布固定。

（2）嘱患者卧床休息2～4 h，观察4～8 h，注意患者术后反应及有无并发症。

（3）整理用物，医疗垃圾分类处置，标本及时送检，并做详细穿刺记录。

7. 注意事项

（1）注意无菌操作，以防感染。

（2）术中密切观察患者，如有面色苍白、出汗、头晕、心悸、恶心、气短及脉搏增快等，应立即停止操作，并进行适当处理。

（3）放液不宜过快、过多，肝硬化患者一次放液量一般不超过 3 000 mL，过多放液可诱发肝性脑病和电解质紊乱；但在大量输入白蛋白的基础上，也可大量放液。

（4）放腹水时若流出不畅，可将穿刺针稍作移动或稍变换体位。

（5）术后嘱患者平卧，并使穿刺孔位于上方以免腹水继续漏出；对腹水量较多者，为防止漏出，可采取“之”字形进针穿刺。术后按压穿刺部位数分钟。如遇穿刺孔继续有腹水渗漏时，可用蝶形胶布或火棉胶粘贴。

（6）放液前后均应测量腹围、脉搏、血压，检查腹部体征，以观察病情变化。

三、肝穿刺活检术

（一）适应证

1. 明确肝病原因，如病毒性、自身免疫性或脂肪性等，为鉴别诊断提供重要线索。

2. 判断肝炎症病变的活动及进展程度、指导治疗，如判断慢乙肝患者是否有抗病毒指征。

3. 早期发现肝纤维化甚至肝硬化，提早进行预防治疗。

4. 判断治疗的疗效及预后，如慢性乙型肝炎患者抗病毒治疗后炎症是否好转，肝纤维化是否逆转。

5. 肝占位性病变的性质诊断。

（二）禁忌证

1. 有出血倾向的患者，如血友病、凝血时间延长、血小板明显减少者（$<70\times10^9$/L）。

2. 高度梗阻性黄疸。

3. 大量 / 肝前游离性腹水或腹腔感染。

4. 肝囊性病变性质不明。

5. 肝硬化肝脏明显缩小。

6. 疑为肝淤血、肝包虫病或多发性 / 海绵状肝血管瘤。

7. 患者肝昏迷或全身状况差无法配合。

8. 右侧脓胸、膈下脓肿、胸腔积液或其他脏器有急性疾病者，穿刺处局部感染者。

（三）术前准备

1. 物品准备　无菌穿刺包、高弹力腹带、消毒手套、2% 利多卡因、生理盐水、标本固定液、消毒液、超声机、枪式切割式穿刺针等。

2. 患者准备

（1）完善相关检查，如出凝血功能、血常规、血型、B 超定位、胸部 X 线、心电图检查；了解病史，进行体格检查，包括测血压、脉搏、呼吸等。

（2）向患者和（或）法定监护人详细说明操作的目的、意义、安全性和可能发生的并发症。简要说明操作过程，解除患者的顾虑，取得配合，并签署知情同意书。

（3）穿刺前 12 h 禁食。

（4）训练患者屏气方法（在深呼气末屏气片刻），有咳嗽者，术前 1 h 给予可待因 0.03 g。

（四）操作步骤

1. 体位　患者去仰卧位，身体右侧靠床沿，先铺好腹带，并将右手置于枕后。

2. 定位　穿刺点一般取右侧腋中线第 8、9 肋间、肝实音处穿刺。疑诊肝癌者，宜选较突出的结节处在超声定位下穿刺。

3. 消毒、铺巾、麻醉　常规消毒局部皮肤，铺无菌孔巾，用 2% 利多卡因由皮肤至肝包膜进行局部麻醉。

4. 穿刺

（1）备好快速穿刺套针（针长 7.0 cm，针径 1.2 ~ 1.6 mm），套针内装有长 2 ~ 3 cm 的钢针芯活塞，空气和水可通过，但可阻止吸进套针内的肝组织进入注射器，以橡皮管将穿刺针连接于 10 mL 注射器，吸入无菌生理盐水 3～5 mL 使其充满穿刺针。

（2）先用三棱针在穿刺点皮肤上刺孔，由此孔将穿刺针沿肋骨上缘与胸壁呈垂直方向刺入 0.5～1.0 cm，然后将注射器内生理盐水推出 0.5～1.0 cm，冲出针内可能存留的皮肤与皮下组织，以防针头堵塞。

（3）将注射器抽成负压并予保持，同时嘱患者先吸气，然后深呼气末屏住呼气，继而术者将穿刺针迅速刺入肝内并立即抽出，吸出标本后立即拔出。总计穿刺深度不超过 6.0 cm。

5. 术后处理　拔针后，穿刺部位立即以无菌纱布按压 5～10 min，再以胶布固定，腹带束紧 12 h，压上小沙袋 4 h。用生理盐水从套针内冲出肝组织，以 10% 甲醛固定送检。

6. 超声引导下穿刺活检　近年来，在超声引导下穿刺活检效率高、质量好。针有两类：①抽吸式活检针，一般选用 18～21G 针，在穿刺探头引导下将活检针刺入肝或肿块边缘稍停，抽提针栓造成负压后迅速将针刺入肝或肿块内 2～3 cm 内，暂停 1～2 s，而后旋转以离断组织芯，或边旋转边进针，最后出针；②无负压切割针，目前常用弹射式组织“活检枪”，进针速度极快，为 17 m/s，以最大限度避免被切割组织的副损伤，不仅用于肝，亦适用于肺、肾部位等活检。

7. 注意事项

（1）肝穿刺相关并发症　多数发生于活检后 2～3 h 内。① 疼痛：包括活检部位疼痛，放射至右肩的疼痛或上腹痛等，应仔细查找原因，若为一般组织创伤引起，可适当进行镇痛治疗。② 出血：可在腹腔、胸腔或肝内。腹腔内出血是最严重的并发症，可因深抽吸引起的撕裂伤或肝动脉或门静脉的穿透伤所致，如出血量大，出现休克、昏迷等，应积极补充血容量如血浆、红细胞，同时予止血处理，准备血管造影或外科处理。小的肝内血肿或包膜下血肿，患者可无症状，较大血肿可引起疼痛伴心动过速、低血压及迟发的红细胞下降，血肿一般行保守治疗即可。③ 其他少见并发症：胆汁性腹膜炎、气胸、血胸等。

（2）详细询问病史、用药情况　如有使用抗凝或抗血小板药物，应在穿刺前 7 天停用。

（3）术后应绝对卧床 6 h，密切观察疼痛变化、血压和心率的改变，以判断患者有无不良反应，建议避免剧烈的呼吸、咳嗽等，原则上大、小便均需在床上进行，若患者无疼痛等不适，6 h 后可以撤除心电监护，可以自由活动。

四、三腔二囊管压迫术

（一）适应证

用于抢救胃底食管曲张静脉破裂出血，药物治疗无效的患者。

（二）禁忌证

冠心病、高血压及心功能不全者慎用。

（三）术前准备

1. 物品准备

（1）插管用物　治疗盘、无菌碗、三腔二囊管、纱布、短镊子、生理盐水、50～100 mL 注射器 2 副、液状石蜡、棉签、胶布或固定套、弹簧夹、血管钳、治疗巾、小弯盘、负压吸引器、血压计、听诊器、护理记录单。

（2）牵引用物　牵引架、滑轮、绷带、牵引物。

（3）拔管用物　治疗盘、小药杯内备液状石蜡 20～30 mL、70% 酒精、棉签、纱布、弯盘。

2. 患者准备

（1）了解病史，进行体格检查，包括测血压、脉搏、呼吸等。

（2）向患者和（或）法定监护人详细说明操作的目的、意义、安全性和可能发生的并发症。简要说明操作过程，解除患者的顾虑，取得配合，并签署知情同意书。

（3）检查器械准备是否齐全。

（4）术者及助手常规洗手，戴好帽子和口罩。

（四）操作步骤

1. 插管前检查 术前先检查气囊有否漏气，三腔管是否通畅，试测气囊的注气量及达到的压力，一般胃囊需注气300 mL，食管囊需注气100～200 mL，三根接头分别贴上标识记号。远端45、60、65 cm处管外有记号，标明管外端至贲门、胃、幽门的距离，以判断气囊所在位置。

2. 插管

（1）将胃囊及食管囊内气体抽尽，再用液状石蜡抹三腔二囊管及患者鼻腔，使其润滑。

（2）患者取半卧位，自鼻腔内插入三腔二囊管，到达咽部时嘱患者吞咽配合，当达到65 cm处，通过胃管进行抽取，可以抽到胃液或注气后能在上腹闻及气过水声时，提示三腔二囊管已达胃部。

（3）用注射器向胃囊内注入空气250～300 mL，接血压计测压（囊内压40～50 mmHg，即5.33～6.67 kPa），将开口部反折弯曲后，用血管钳夹住，向外牵拉三腔二囊管，遇阻力时表示胃囊已达胃底部。

（4）将管外端结一绷带，用500 g重沙袋或盐水瓶通过滑轮固定于床架上持续牵引，牵引角度呈45°左右（顺着鼻腔方向）。

（5）经观察仍未能压迫止血者，继续用注射器向食管囊注入空气100～150 mL（囊内压30～40 mmHg，即4.0～5.33 kPa），再用止血钳夹住管端，食管囊充气后，患者可能躁动不安或心律不齐，如实在不能耐受可不充气观察。

（6）压迫止血后，利用胃管抽吸胃内全部血液，观察有无活动出血，并用冰盐水洗胃，以减少氨的吸收和使血管收缩减少出血。通过胃管可注入止血药、制酸剂等。可将胃管连接于胃肠负压吸引器，可从吸引瓶中了解压迫止血是否有效。

（7）定时测两囊压力，要保持胃囊内压5.33～6.67 kPa（40～50 mmHg），食管囊内压4.00～5.33 kPa（30～40 mmHg），如压力下降应适当充气维持。

3. 拔管

（1）气囊压迫一般为3～4天，如继续出血可适当延长；出血停止12～24 h后，放气再观察12～24 h，如无出血可拔管。

（2）拔管时尽量将两气囊内的气体抽出，先服液状石蜡20～30 mL，然后拔管。

4. 注意事项

（1）插管时应将气囊内空气抽尽，先向胃气囊注气，然后再向食管气囊注气。

（2）胃囊充气不够，牵拉不紧，是压迫止血失败的常见原因，如胃囊充气量不足且牵拉过猛，可使胃囊进入食管下段，挤压心脏，甚至将胃囊拉至喉部，引起窒息。遇此情况，应立即剪断管子，放气，拔管。

（3）胃囊每12～24 h放气一次，减压前先服液状石蜡20 mL，10 min后，将三腔二囊管向胃内送少许以减轻胃底部压力，改善局部黏膜血循环，然后去除止血钳，让气囊逐渐缓慢自行放气，减压后定时抽取胃内容物观察有否再出血。

（4）一般胃囊先充气压迫观察止血效果，如果胃囊先充气压迫后无活动性出血，则食管囊不必充气，以减轻并发症及患者痛苦，约80%的食管下段出血可由压迫胃底而达到止血目的，因为压迫胃底的同时阻断大部分食管静脉的回流。食管囊充气压迫可引起患者胸骨后不适、疼痛、咳痰，患者难以耐受，增加患者的痛苦，故没有必要一开始都将食管囊充气压迫，只有当胃囊压迫后仍有出血者才将食管囊充气压迫。

（5）同时进行严密监护，应用降门脉压药物和止血药物，并做好内镜下套扎和硬化剂治疗或手术治疗的准备。

五、食管和胃肠动力检测

（一）食管测压

食管测压是检查食管动力学的基本方法，该技术通过测压导管上方安装的压力感应器，将食管腔内的压力信号转换成线性的形式，从而实现对食管腔内压力变化的描绘。食管测压设备包括主机和测压导管，主机因压力采集的原理不同可分为水灌注系统、液压毛细管灌注系统及固态系统。测压导管根据其表面安装的压力感应器的数量而不同，压力感应器通道为4～32个。目前临床大多数采用高分辨率食管测压，食管高分辨率测压（high resolution manometry，HRM）是采用水灌注或者固态测压的方式，通过均匀分布在食管全段的压力感应器检测食管的压力，并将其线性测压图形转换成彩色的压力地形图。

图2-12-1
食管测压示意图

食管测压用于诊断食管动力障碍性疾病，胃食管反流病的术前及术后评估，食管pH监测前食管下括约肌及上括约肌的定位。其主要适用于吞咽困难、胸痛、胃灼热、反酸、咽喉不适、慢性咳嗽等症状。近年来，发现部分功能性胃肠病包括反刍综合征、嗳气症的患者，亦可通过食管测压进行诊断及分型。

目前食管动力检测采用芝加哥分类，将HRM食管动力障碍分成两类（表2-12-1），包括胃食管连接部流出道障碍及食管体部蠕动障碍。

图2-12-2
贲门失弛缓症Ⅰ型

（二）便携式24 h pH监测

便携式24 h pH监测用于监测食管或胃内的pH，进行胃内pH的监测时可检测胃内酸度在24 h内的分布情况，进行食管pH监测时则可判断胃食管反流的情况。该技术设备包括记录仪及监测导管，监测导管在体外分别经pH4和pH7的溶液调定后，经鼻置放于食管或胃内；患者在监测过程中使用记录仪记录监测期间的症状发生、进食情况及体位的变化；监测完成后记录仪内的数据导入电脑通过专用软件进行分析。监测导管根据其pH感应器的设置不同而分为胃内pH监测导管，食管pH监测导管，食管胃双通道监测导管。监测导管的pH通道置放的位置需通过食管测压进行定位，常用的定位标志包括上食管括约肌、下食管括约肌。除了单纯食管pH监测外，目前尚有食管联合阻抗-pH监测。食管阻抗-pH监测是在食管pH监测导管的基础上增加了6个阻抗通道（分别位于食管下括约肌上方3、5、7、9、15、17 cm处），根据阻抗的变化，可以确定食管内容物的流向（顺向或逆向）、内容物的性质（液体、气体或液气混合）；

表2-12-1　食管动力障碍检测芝加哥分类

分类	动力障碍	定义
胃食管连接部流出道障碍	贲门失弛缓症Ⅰ型	IRP中位值异常，100%蠕动失败
	贲门失弛缓症Ⅱ型	IRP中位值异常，100%蠕动失败&≥20%全食管增压
	贲门失弛缓症Ⅲ型	IRP中位值异常，≥20%早熟/痉挛收缩和无蠕动证据
	EGJ流出道梗阻	IRP中位值异常（立位和卧位），≥20%食团内压升高（卧位），且不满足贲门失弛缓症标准
食管体部蠕动障碍	失蠕动	IRP中位值正常（立位和卧位）&100%蠕动失败
	远段食管痉挛	IRP中位值正常，≥20%早熟/痉挛收缩
	高压收缩食管	IRP中位值正常，≥20%高压收缩
	无效食管动力	IRP中位值正常，>70%无效吞咽或≥50%蠕动失败

IRP，整合松弛压；DCI，远端收缩整合值

同时结合食管pH通道同步记录的数据，可判断反流为酸反流或非酸反流。

食管pH监测主要用于诊断是否存在胃食管反流或者咽喉反流，因此适用于具有典型的反流症状，如胃灼热、反酸、胸痛等的患者，以及具有包括咽喉症状、慢性咳嗽和哮喘等食管外症状的患者。另外，具有不典型症状包括上腹痛、上腹烧灼感、嗳气及吞咽困难等的患者亦可行食管pH监测。食管阻抗-pH监测的适应证与食管pH监测类似，初诊胃食管反流患者可行单纯食管pH监测或食管阻抗-pH监测，但是对于治疗效果欠佳的患者建议行食管阻抗-pH监测。此外，食管pH监测及食管阻抗-pH监测亦可用于抗反流手术前后，贲门失弛缓术后新发反流症状患者的评估。进行胃内pH监测可用于质子泵抑制剂治疗后胃内酸度的控制，胃泌素瘤患者胃酸的pH分布。

目前胃食管反流监测参数包括：酸暴露时间、DeMeester评分、总反流次数、症状反流关联评价。食管pH<4在监测的24 h内的时间百分比称为酸暴露时间。传统的诊断标准将24 h食管的酸暴露时间超过4%定义为异常酸暴露，但是2018年的《胃食管反流病里昂共识》指出，AET>6%方为确定的病理性酸暴露。DeMeester评分是由6个参数共同评价得出的对胃食管反流综合评分。包括：①总食管pH<4时间百分比（AET）；②直立位食管pH<4时间百分比；③卧位食管pH<4时间百分比；④总酸反流次数；⑤反流时间>5 min的总次数；⑥最长酸反流时间。DeMeester评分正常≤14.72，总监测时间需至少22 h。食管阻抗-pH监测过程中的总反流次数目前被认为有助于诊断胃食管反流病，24 h总反流次数>80次为异常；但是因该指标不能有效预测治疗效果，因此不推荐单纯依靠其来诊断胃食管反流病。评价症状反流关联的参数包括反流症状指数（SI）、症状相关概率（SAP）。2017年更新的《胃食管反流病波尔图共识》推荐：症状反流关联阳性为SAP>95%和（或）SI>50%。

图2-12-3
24 h阻抗-pH监测下的一次弱酸反流示意图

图2-12-4
24 h阻抗-pH监测下的一次酸反流示意图

（三）胃排空闪烁成像检查

胃排空闪烁成像检查（gastric emptying scintigraphy，GES）是胃排空检查的金标准。患者在禁食至少4 h后服用含有^{99m}Tc标记的低脂肪-蛋清标准餐，分别于服用标准餐后的0、1、2、4 h应用γ相机进行胃成像，从而得出不同时间点胃内食物的残留情况，以此来判断胃排空是否正常。液体食物在胃内分布更加均匀，因此亦有研究提出使用液体食物进行GES检查，但其敏感度低，在临床上较少使用。

GES用于胃动力障碍性疾病的诊断，其主要适应证包括：非解剖结构异常引起的消化不良症状（恶心、呕吐、腹痛、早饱等）、严重胃食管反流抑酸治疗无效、糖尿病血糖控制不佳、全消化道动力障碍等。对标准餐过敏的患者不行该检查。胃排空受到多种因素的影响，因此患者进行GES检查时应至少停用影响胃排空的药物（如促动力药、抗胆碱药、阿片类药物等）48 h；围绝经期妇女应该在月经周期的前10天进行检查以排除性激素的影响；糖尿病患者血糖应控制在200 mg/dL以下；检查当日应禁止吸烟。

GES结果的判断主要依靠0、1、2、4 h时食物的滞留率，根据食物滞留率的情况可把胃排空分为胃排空过快和胃排空延迟（表2-12-2）。亦有研究通过食物在4 h时的残留情况把胃排空延迟分为轻（10%～15%）、中（16%～35%）、重（>35%）度，轻度患者只需使用促动力药物，而重度患者可能需要插管进行胃肠减压及营养支持。

（四）结肠传输试验

结肠传输试验用于评估胃肠动力，该技术通过口服不透X线标志物，定时观察和计算标志物在

表 2-12-2 胃内食物残留的正常值

时间点	胃排空过快（高于该界值时提示胃排空过快）	胃排空延迟（低于该界值时提示胃排空延迟）
0.5 h	70%	
1.0 h	30%	90%
2.0 h		60%
3.0 h		30%
4.0 h		10%

结肠中运行和分布情况，推测结肠内容物运行速度，借以判断肠道的传输功能。目前临床应用最简单和最广泛的是 Hinton 法，受检者于检查前 3 天及检查期间停服一切影响肠运动的药物及刺激性食物，包括灌肠等。检查当天给予一个含有 20～24 个不透射线标志物的胶囊，于服标志物后第 24、48、72 h 摄腹部平片，从而评估结肠蠕动功能。

结肠传输试验是诊断结肠慢传输型便秘的重要手段之一，还可用于胃排空异常、肠易激综合征、功能性便秘分型。

1978 年 Martelli 提出了正常人大肠运动的一些参数，指出 5 天排出标志物 $<80\%$ 为结肠传输异常。目前我国的诊断标准依各时相标志物剩余数确定如下（检查当天给予一个含有 20 个不透射线标志物的胶囊）：正常，72 h 排出标志物 $\leqslant 4$ 粒；结肠慢运输，96 h 排出标志物 $\geqslant 4$ 粒，且运输指数 $\leqslant 0.4$；慢运输倾向，结果介于正常和轻度慢运输之间，即 72 h 排出标志物 $\geqslant 5$ 粒至 96 h 排出标志物 $\leqslant 3$ 粒；出口梗阻，72 h 排出标志物 $\geqslant 10$ 粒，且连续 2 天运输指数 >0.6。

（五）肛门直肠测压

肛门直肠测压技术可以协助我们掌握、评估直肠肛管的自控排便功能，还可用于指导生物反馈治疗、判断肛门直肠疾病手术疗效及预后。目前主要应用于功能性排便障碍、先天性巨结肠、盆底疼痛坠胀、大便失禁（神经源性及肌源性大便失禁）的疾病及直肠肛门部手术前后功能评估和造口患者复瘘前功能评估。肛门直肠测压目前主要包括高分辨率肛门直肠测压（HRAM）和三维高清肛门直肠测压（HDAM），通过高分辨率固态电容式测压导管或 3D 测压导管上均匀分布的压力传感器采集压力数据，并将其以压力地形图的形式展现出来。

图 2-12-5
正常肛管静息压的测压图

目前肛门直肠测压主要评估的指标包括：肛管静息压（ASRP）、肛管最大收缩压（MSP）、肛管括约肌功能长度、直肠肛管抑制反射（RAIR）、直肠感觉阈值等。肛管静息压是在安静状态下测得的肛管压力，主要反映内括约肌功能。肛管最大收缩压为患者收缩肛门时测得的最大肛管压力，主要反映外括约肌的功能，是维持肛门自制的重要因素。排便失禁的患者静息压及最大收缩压均下降。而肛周存在刺激性病变（如肛裂等）时可引起静息压增高。排便弛缓反射主要反映盆底肌协调功能，主要用于检查是否存在矛盾性运动问题。目前对于其在具体各种疾病中的参数及参考值在各中心中存在差异，尚无规范的统一标准。

图 2-12-6
排便弛缓反射呈上升相的高分辨测压图

（六）肛门括约肌生物反馈训练

生物反馈是指将人体的生理活动包括肌电活动、脑电、皮肤温度、心率及血压等通过特定的仪器进行记录，转化成可被人体感知的声、光等直观的信号，而受试者可根据这些直观的信号调整自身的生理活动，使其趋近正常的生理机能。肛门括约肌生物反馈则指通过不同的设备，将肛门直肠的肌电信号、压力信号或感觉信号等进行描记，并根据转化的可视信号或语言信号，指导患者自我调节，以纠正其偏离正常的肛门括约肌功能。

肛门括约肌生物反馈训练主要用于：排便障碍型便秘（dyssynergic defecation，DD）、大便失禁（fecal incontinence，FI）、肛提肌综合征（levator ani syndrome，LAS）伴 DD、孤立性直肠溃疡综合征（solitary rectal ulcer syndrome，SRUS） 伴 DD 等。有研究显示，阴道膨出及女性产后盆底功能障碍患者亦可使用肛门括约肌反馈训练。若患者存在严重的神经紊乱、不能坐在马桶上、发育障碍和视力障碍，则不适宜行生物反馈治疗。

便秘患者的肛门括约肌生物反馈的治疗需首先向患者介绍生物反馈治疗的机制，解释治疗的过程及目的，使患者学会观察屏幕显示的肌电活动，明白自己排便过程中存在的问题；随后通过压力和肌电测量的变化，指导患者进行协调的排便运动，包括膈肌、腹直肌的用力及肛门的放松；最后让患者尝试用规范后的排便动作在规定时间内模拟排出充水或充气球囊。大便失禁患者的生物反馈则通过充气球囊模拟排便感觉，并通过压力和肌电测量指导患者在感受到便意后及时进行肛门收缩并学会通过放松来协助忍受便意。LAS 患者的肛门慢性疼痛是由盆底肌痉挛性收缩导致的，生物反馈训练可指导患者在排便过程中放松盆底肌肉。SRUS 及阴道膨出与慢性便秘相关，通过压力和肌电等信号纠正患者不良排便习惯后，患者的症状和病理改变也会得到改善。产后盆底功能障碍则通过压力和肌电信号指导患者进行盆底肌肉的锻炼，可结合肛内和阴道内的电刺激促进神经的修复和肌肉的收缩。生物反馈是一较长时期的训练，根据适应证不同其疗程也不相同，一般要进行多次训练方可显效。

生物反馈疗法治疗 DD 的有效率为 46%~89%，是传统治疗的 6 倍。生物反馈疗法也具有良好的远期疗效，治疗 1 年后 90% 的 DD 患者依然能进行协调的排便运动，30% 的患者能完全停用泻药。44%~86% 的大便失禁患者生物反馈治疗有效，其中超过一半的患者在治疗 1 年后症状缓解依旧显著。LAS 患者应先进行直肠指检，对有压痛的患者生物反馈治疗有效率为 87%，而无压痛患者的疗效并不显著。对于 SRUS 伴 DD 患者，2/3 以上的患者出现症状和组织学的改善。有研究显示：产后盆底功能障碍患者接受生物反馈治疗后，36% 的患者症状完全消失。50% 阴道膨出的患者对生物反馈治疗有效。这些结果表明，对于这部分患者，生物反馈疗法效果优于传统治疗方法。

六、血管介入检查和治疗概述

消化系统的血液循环分别有两套系统，一是体循环，二是门静脉循环，互相之间并不直接连通，所以血管造影方法有所不同。

消化系统体循环血管包括如腹腔动脉、肠系膜上下动脉及其分支等，均由腹主动脉分出，同时回流至并行的静脉，最后汇入门静脉系统。

动脉造影是由导管直接在靶动脉内注入对比剂，可显示血管走行、形态及供血区域等，可发现异常的供血、动静脉瘘、出血或血栓等征象，从而起到诊断作用。同时，在充分的动脉造影基础上可以进行相应的治疗，如栓塞出血动脉达到止血目的等。

图 2-12-7
腹腔干动脉造影

腹腔干、肠系膜上动脉和肠系膜下动脉为消化系统的主要供血动脉。腹腔干所供应的区域为食管远端至十二指肠降段。腹腔干分支动脉有脾动脉、胃左动脉、肝总动脉等及其远端分支动脉如肝固有动脉、胃十二指肠动脉等。肠系膜上动脉供血区域为十二指肠水平段、升段，空肠、回肠和脾区近端结肠。其分支动脉有胰十二指肠上动脉、中结肠动脉、右结肠动脉、回结肠动脉和空回肠动脉（图 2-12-1）。肠系膜下动脉的供血区域则以左半结肠为主，从脾曲到直肠（图 2-12-2）。

正常的肠系膜上动脉造影可显示各级分支直到 4~5 级，可随着造影时间的延长显示出动脉期、微血管期和静脉期。静脉期时可间接显示肠系膜上静脉及其属支和肝内外门静脉等。

门脉系统的静脉血管包括肠系膜上、下静脉通常和相应动脉并行。肠系膜下静脉常回流至脾静脉，再回流至肠系膜上静脉进入门静脉。

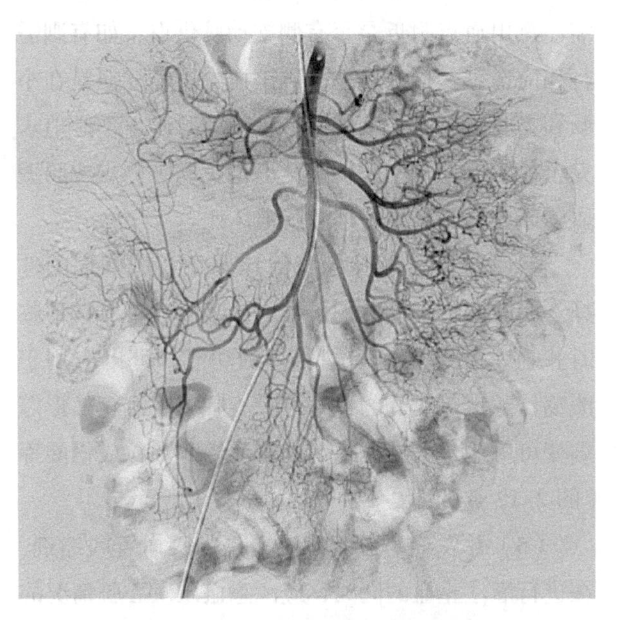

图 2-12-1 肠系膜上动脉造影图

显示其 4～5 级分支，可见动脉弓和末梢血管

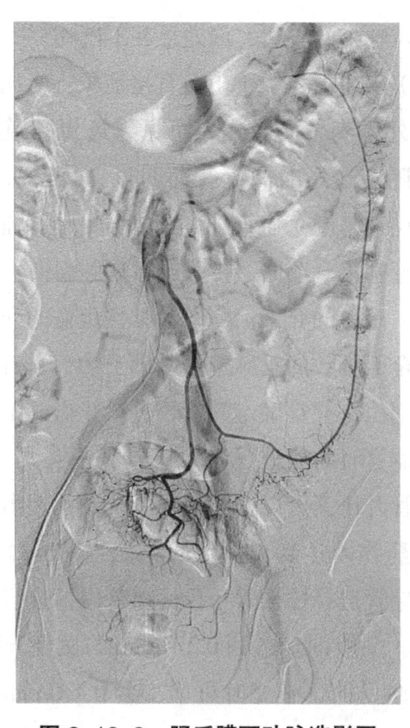

图 2-12-2 肠系膜下动脉造影图

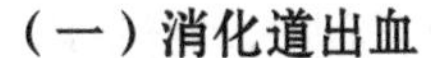

（一）消化道出血

消化道出血根据出血位置的解剖部位，以 Treitz 韧带为界可分为上消化道出血和下消化道出血；根据出血的病史可分为急性出血和慢性出血。也有学者将消化道出血分为管腔内出血和管腔外出血两类，管腔内出血通常是由溃疡、憩室及胃肠道肿瘤引起的，临床中最常见；管腔外出血常由于手术、外伤、胰腺炎或脓肿等引起假性动脉瘤所致。

1. 动脉性出血 通常都为急症患者，常出现生命体征不稳定。一次失血量超过 800 mL，或占总循环量 20%，就可出现失血性休克。在完善相关术前检查，积极抗休克治疗的同时，先行内镜检查后，行选择性腹腔动脉及肠系膜上下动脉造影。

理论上出血速度达到 0.5 mL/min，就可以出现对比剂外漏的出血阳性征象。但往往大量出血会导致患者生命体征不平稳，难以进行及时的急诊造影；而如果患者出血经内科保守治疗后间歇停止，将会导致造影阴性结果。而且动脉造影无法显示静脉出血。这是消化系统动脉造影的不足之处。

（1）造影准备 术前患者如能禁食禁水 4～6 h，术前 30 min 注射阿托品等舒张胃肠道药物，则造影效果更佳。但在急诊大出血时难以做到。术前应做好配血、维持生命体征等准备。

（2）造影过程 常用导管有猪尾巴导管（pigtail）、右肝动脉导管（RH）、Yashiro 导管、眼镜蛇导管（cobra）及西蒙导管（Simmons）等，应依据血管走行及术者习惯来选择，必要时选择微导管等进行超选择性插管至微小血管。

最常用的动脉穿刺入路为右股动脉，便于术者操作，也有采用桡动脉入路。

以 Seldinger 技术穿刺股动脉成功后，在导丝引导下将导管送至腹主动脉，行腹主动脉造影。依据病史行选择性插管至腹腔干或肠系膜动脉行造影。通常造影动脉选择顺序为腹腔干－肠系膜上动脉－肠系膜下动脉。在行选择性造影后，如果发现出血，则需进行超选择性造影，进一步明确出血血管及判断能否进行栓塞治疗。有些学者提到在造影期间处在活动性出血暂停期间，可以采用局部注射盐酸妥拉唑啉的方法，但效果并不确切。

（3）出血征象　①出血直接征象：对比剂自血管破口外溢到胃肠道内，可见邻近胃肠道黏膜显影，并随着造影时间延长而明显。②出血间接征象：对比剂外溢于血管外，形成假性动脉瘤。或者局部血管密集、迂曲、扩张或出现肿瘤染色等。

（4）出血的介入治疗　动脉性出血的介入治疗是基于全面细致的动脉造影基础上的，只有确切发现出血部位，并且确定其能否进行止血并不影响周围正常器官时才能进行。

血管升压素可以作为消化系统动脉性出血的局部灌注药物而达到止血目的。在明确出血的血管后，将导管选择性插管至目标血管内，进行动脉灌注药物。一般剂量达到 0.2 U/min 的血管升压素就起到止血目的，必要时可增加到 0.4 U/min。灌注维持时间为 24 ~ 48 h，每 12 ~ 24 h 需重复一次动脉造影以明确疗效，如造影和临床均无活动性出血征象，则在第 2 个 24 h 内剂量减半。如临床已完全止血，则将导管拔除。部分学者建议在开始灌注后 20 min 就进行动脉造影来明确疗效。如目标血管出现管径变细、对比剂无明显外溢或出血区域血管灌注良好，均提示疗效良好。

动脉栓塞是主要的治疗手段，其机制是应用栓塞剂的机械性堵塞出血血管并引起继发血栓，从而达到止血目的。由于胃肠道有丰富的侧支动脉和交通血管，所以栓塞时应尽可能靠近出血部位。同时需注意出血点附近是否有侧支动脉供血，如有则需行相应造影及栓塞以减少再出血的可能。但是在小肠和大肠的肠系膜动脉进行栓塞的时候，不必追求完全栓塞或末梢彻底栓塞，以避免动脉侧支或肠壁血管床完全闭塞导致继发肠道坏死。

胃肠道出血动脉栓塞治疗要注意栓塞剂的选择。明胶海绵类栓塞剂可被人体吸收，可有效地临时止血，并可以保留靶器官的功能，可以应用于溃疡、憩室等病变的栓塞治疗。肿瘤或血管畸形等病变可应用永久性栓塞剂如聚乙烯醇颗粒或钢圈等（图 2-12-3 和图 2-12-4）。

（5）并发症　血管升压素是内脏血管收缩剂，在进行灌注止血的同时，应注意血压及心脏情况的变化。老年患者须注意冠状动脉缺血的可能，可同时予以硝酸甘油治疗。

部分患者在接受血管升压素灌注后出现一过性的腹部绞痛。如腹痛持续，必须进行动脉造影检查血管情况，并及时停止使用血管升压素。

栓塞后最常见的严重并发症是肠缺血坏死，也有出现异位栓塞的病例。熟悉解剖结构和细致操作，是防止严重并发症的主要因素。

2. 门脉性出血　通常是指由于门脉高压所

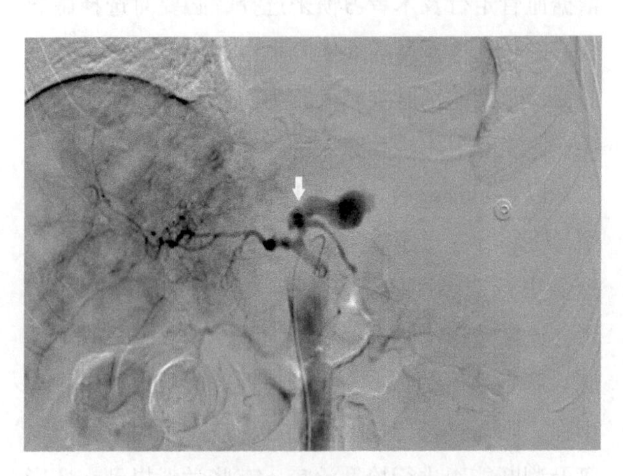

图 2-12-3　胃大部分切除术后胃左动脉出血（箭头所指处），肝动脉纤细

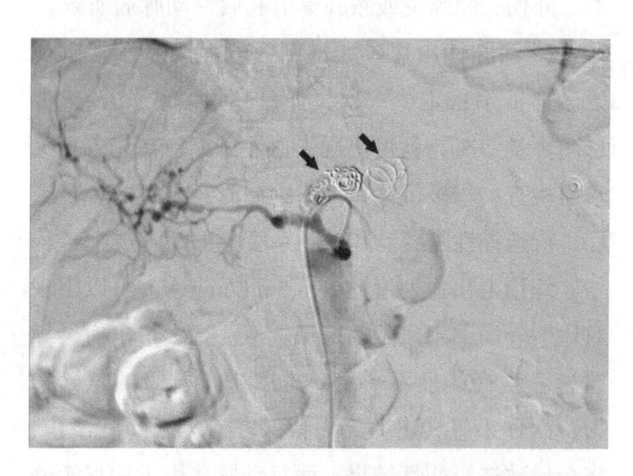

图 2-12-4　胃大部分切除术后胃左动脉出血予以钢圈（箭头）栓塞后止血

导致的消化道出血，表现为食管－胃底曲张静脉出血、顽固性腹腔积液或胸腔积液等。在常规内镜等处理无效或复发时，介入科行经颈静脉门体静脉分流术（transjugular intrahepatic portosystemic shunt，TIPS）、经球囊导管逆行性静脉栓塞（balloon occluded retrograde transvenous obliteration，BRTO）或部分脾动脉栓塞术（partial spleen artery embolization，PSE）等手术，能通过有效地降低门脉压力达到止血等目的。

（1）适应证　急性或慢性反复食管－胃底曲张静脉经内科治疗无效者；顽固性肝性腹腔积液或胸腔积液；Budd-Chairi 综合征等；部分肝肾综合征或肝肺综合征患者也可以获益。

（2）禁忌证　绝对禁忌证为肝衰竭、胆源性感染、心肺衰竭，尤其是肺动脉高压等；相对禁忌证有门脉海绵样变、胆道扩张和严重肝性脑病等。

（3）术前准备　应进行完善的心肺功能检查，如超声心动图、肺功能测定等。血常规和凝血功能、肝肾功能和电解质检查均是必需项目。完善影像学检查，详细了解肝内血管解剖结构，同时注意评估胆管扩张的情况，对于手术的顺利进行有很大的帮助。

（4）手术过程　通常选取右侧颈内静脉为入路，TIPS 套装经由上腔静脉进入下腔静脉，再进入肝静脉行造影，穿刺门静脉，回抽出静脉血后，将导丝导管引入至脾静脉或者肠系膜上静脉进行门静脉直接造影及测压，了解门脉解剖走形、血流方向、冠状静脉等属支以及其他可能的门体分流通道。在进行直接门静脉造影后，可沿导丝置入球囊进行分流道预扩张，直径为 6～8 mm；紧接着植入支架，目前最常用的是 Viatorr 覆膜支架，其通畅性优于裸支架，且不增加肝性脑病发生率。根据造影及测量的结果，选择合适长度的 Viatorr 支架，其门静脉端固定为 2 cm 的裸区，覆膜段应覆盖至肝静脉和下腔静脉汇合处（图 2-12-5 至图 2-12-8）。

（5）疗效判断　术中后疗效判断可以门脉压力梯度的改变作为标准。支架释放后门脉压力较术前下降 20% 或者绝对值为 12 mmHg 以内，均认为可以有效防止食管－胃底曲张静脉再出血。

（6）常见并发症　术中并发症最常见为门脉穿刺引起大出血，尤其肝硬化患者肝脏体积小，门脉常裸露于肝外，无肝实质包裹。一旦门脉穿刺出血易导致腹腔内大出血。

术后并发症有 TIPS 分流失效和肝性脑病等。TIPS 术后分流道（支架）再狭窄或闭塞是主要原因，需再行门脉造影明确原因，必要时行 TIPS 支

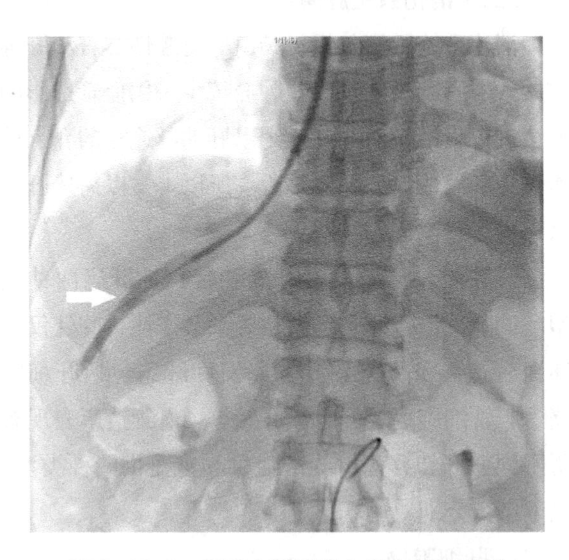

图 2-12-5　经颈内静脉进入肝右静脉造影

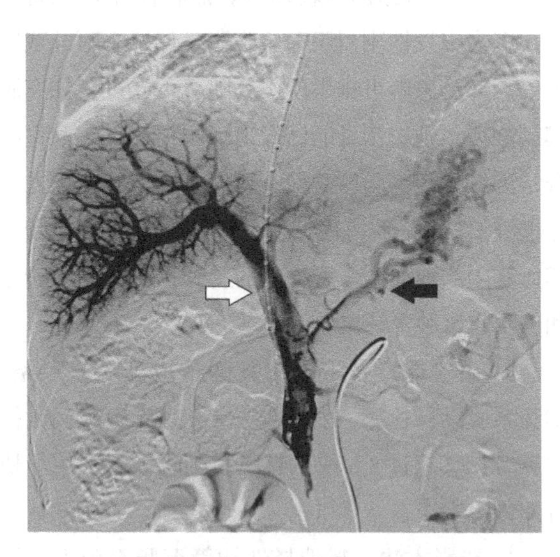

图 2-12-6　穿刺门脉矢状部成功后置入造影导管在门脉主干（白色箭头）进行造影，见胃底静脉曲张（黑色箭头）

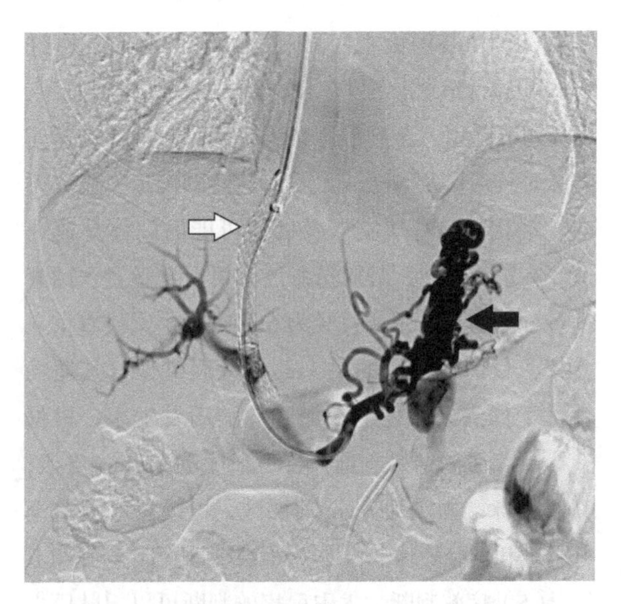

图 2-12-7 经穿刺通道置入专用 TIPS 支架（白色箭头）后造影，仍可见胃底曲张静脉（黑色箭头）

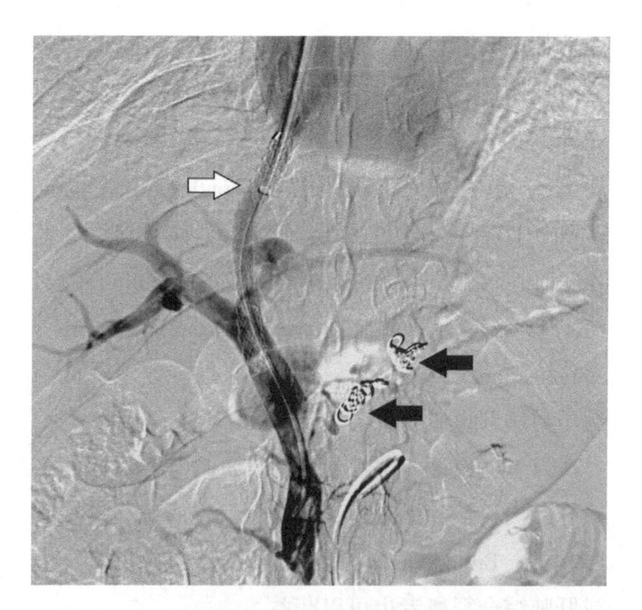

图 2-12-8 予以钢圈栓塞胃底曲张静脉（黑色箭头）后，未见明显曲张静脉。TIPS 支架（白色箭头）血流通畅

架再通术。严重的肝性脑病发生常因分流道过大导致，需行分流道栓塞或缩小分流道直径的方式。

（二）肠缺血

1. 肠缺血分类 ①急性肠系膜缺血：分为急性肠系膜动脉血栓形成和肠系膜静脉血栓形成；②慢性肠缺血；③非闭塞性肠系膜血管缺血等。此类疾病如果早期得到重视，并及早进行动脉造影，可有效降低病死率，提高治愈率。

2. 肠缺血诊断 较困难。症状体征常无特异性。多为突发性剧烈腹痛、腹胀，伴恶心呕吐或腹泻等。部分患者可排黑便。肠鸣音可亢进。如有腹膜刺激征，则提示可能已经出现肠梗死。实验室检查常无特异性。影像学检查可提供较多证据，尤其是增强 CT 扫描后，进行血管重建，常能发现肠系膜血管闭塞或栓塞、所支配的肠管扩张、肠壁增厚和肠系膜水肿等征象。

3. 血管造影及溶栓治疗的适应证 较严格：①肠系膜动脉栓塞，发病少于 8 h 且无腹膜刺激征的患者；②超过 8 h 或已有腹膜刺激征者，应尽快行外科手术探查。

4. 造影方法 超选择性插管至肠系膜上、下动脉行造影。先明确开口处有无闭塞或夹层动脉瘤等改变，再了解动脉主干及分支有无闭塞等表现。如有闭塞，应将导管尽可能靠近血栓或插入血栓之中进行溶栓。常用尿激酶（20～50）万 U 进行持续灌注，随时复查血管造影。可保留导管进行灌注溶栓 24 h，最大剂量不超过 100 万 U。溶栓期间出现腹痛加重等不适，应尽快转外科手术探查，以避免肠管坏死。如发现动脉主干出现动脉夹层，可以考虑选择合适尺寸的支架植入。

（三）消化系统肿瘤

消化系统肿瘤包括胃肠道等空腔性器官和肝等实质性器官肿瘤。胃肠道肿瘤较少采用血管造影的方法进行诊治，而肝肿瘤则以肝动脉途径的介入诊治作为肝癌治疗的主要手段。所以本文以简述肝肿瘤为主。

肝肿瘤包括原发性肝癌和转移性肝癌两种类型。诊断及治疗原则已由相关章节详述，此处仅简述血管造影及介入治疗。原发性肝癌包括肝细胞癌、胆管细胞癌及混合性肝癌等，血管造影表现有所不同。肝转移瘤分为乏血供和富血供两种类型。以下进行分别叙述。

1. 肝细胞癌

（1）血管造影表现 肝细胞癌主要由肝动脉供

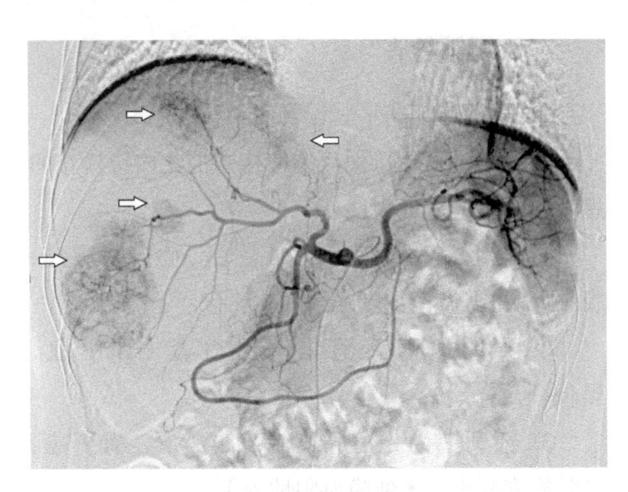

图 2-12-9 肝内可见多发肿瘤染色（白色箭头），由迂曲增粗的肝动脉供血

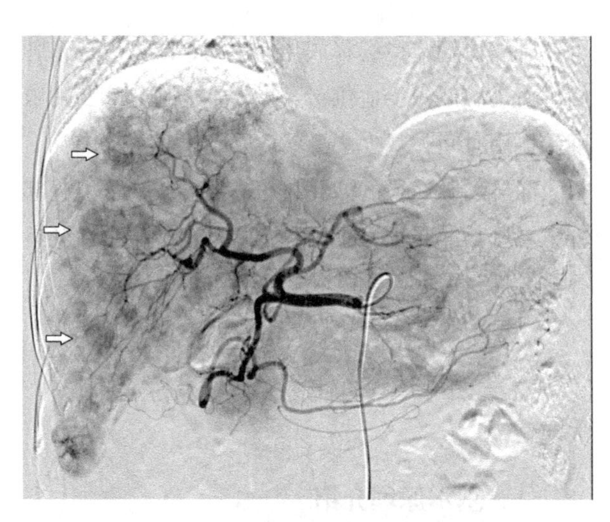

图 2-12-10 神经内分泌肿瘤多发肝转移

肝动脉造影可见肝内多发动脉晚期肿瘤染色区域（白色箭头）

血（图 2-12-9）。肝动脉通常由肝总动脉分出左中右肝动脉，也存在着膈下动脉、胃十二指肠动脉甚至胸廓内动脉等肝外侧支动脉供血。肝动脉造影常出现肝动脉增粗迂曲，肝动脉末梢出现肿瘤丰富染色区域，出现肝动脉－门静脉瘘或者肝动脉－肝静脉瘘，间接门脉造影可出现局部门脉充盈缺损或门脉不显影等征象。当肝癌破裂出血时，可出现对比剂外溢至肝外甚至进入腹腔等征象。

（2）介入治疗　经肝动脉途径进行灌注化疗栓塞术是不可切除的肝细胞癌的首选治疗方式。因为肝细胞癌对于缺血、缺氧较敏感，故栓塞是经动脉途径肝细胞癌介入治疗的主要手段。栓塞剂可分为固体和液体两种。液体栓塞剂如碘油和无水乙醇等；固体栓塞剂如明胶海绵、聚乙烯醇颗粒、空白微球或载药微球等。近来也有学者将导管留置于肝动脉进行持续灌注化疗，也取得较好疗效，显著提高了部分原发性肝癌患者的疗效，可能更适合于合并门脉癌栓的病例，有待进一步的临床实践应用。

2. 神经内分泌肿瘤肝转移　大部分为富动脉血供转移瘤，90% 以上的血供来源于肝动脉。这与其他转移瘤有较大不同，常常被误诊为肝细胞癌或者肝血管瘤。

（1）血管造影表现　神经内分泌肿瘤肝转移病灶肝动脉造影表现为动脉血供丰富，但以动脉晚期为主，门脉期消退较慢。肝内常多发肿瘤染色，边界尚清。肝内转移病灶多为实性，肿瘤内染色丰富。部分病灶可呈囊性，病灶边缘肿瘤染色较多（图 2-12-10）。间接门脉造影常未见异常，也有部分病灶出现肝动脉－门静脉瘘或者肝动脉－肝静脉瘘，但较肝细胞癌少见。

（2）介入治疗　神经内分泌肿瘤肝转移的介入治疗基于病灶的增殖指数和级别。分化良好的 G1、G2 级别及部分 G3 级别的神经内分泌肿瘤肝转移对动脉途径介入治疗效果良好。肝转移病灶在栓塞治疗后，可以快速缩小和动脉血供减少，达到完全缓解或部分缓解，并可以提高无进展生存期。

3. 乏血供肝转移瘤病灶　常见有肠癌肝转移、胰腺癌肝转移瘤及胆管细胞癌等。此类肿瘤病灶肝动脉血供较少，主要以门脉血供为主，但仍可经由肝动脉途径进行栓塞或灌注化疗等治疗。在肠癌肝转移的二线、三线治疗中，可应用肝动脉灌注化疗术，并可埋置经皮肝动脉导管内药盒系统进行持续灌注。埋置药盒系统后，需注意处理胃十二指肠动脉、胃左动脉等可能存在的肝外分流血管，必要时要进行栓塞等处理，以免化疗药物进入肝外分流动脉使得肝内药物剂量减少，同时减少化疗药物误入周围正常器官引起并发症的可能。

新型栓塞材料如载药微球等进入临床应用后，

可在肿瘤血管床持续释放化疗药物，既可以栓塞肿瘤供血动脉以减少血供，又提高了局部化疗药物浓度和作用时间，减少全身不良反应。

经肝动脉途径的灌注化疗或栓塞术，可引起部分患者肝功能受损，出现肝脂肪变性、化学性肝炎等并发症，需引起注意。

第二节 消化系统内镜检查

一、基本原理介绍

传统的消化内镜，是弹性软镜配有摄像机，或同时附带有超声及X线，经消化道进行检查的一系列设备。不同类型内镜具有不同的诊治功能：按检查所用内镜属性可分为食管镜、胃镜、十二指肠镜、结肠镜、小肠镜、内镜超声、胶囊内镜、胆道镜（包括子母镜）、胰管镜和腹腔镜以及激光共聚焦内镜等；按检查部位和功能分为上消化道内镜、下消化道内镜、内镜逆行胰胆管造影（ERCP）及内镜超声；按临床应用分为诊断性消化内镜和治疗性消化内镜。

内镜医生通常在予麻醉镇静或在患者清醒状态下通过内镜获得消化道的直接图像或其他消化器官的超声或X线影像，亦可通过活检刷或活检钳获取细胞及组织学样本，进行消化道疾病的病理诊断。近20年来，随着当今相关科学技术的不断进步，消化内镜技术发展日新月异，治疗性内镜操作包括：取异物、止血夹止血、药物注射、热凝、静脉曲张套扎或硬化疗法、狭窄扩张术、支架置入、急性或亚急性结肠扩张的减压术、营养管置入、经皮肝穿刺胆管引流术（percutaneous transhepatic cholangial drainage，PTCD）、内镜下黏膜剥离术（endoscopic submucosal dissection，ESD）、经口内镜下肌切开术（peroral endoscopic myotomy，POEM）、经自然腔道内镜手术（natural orifice transluminal endoscopic surgery，NOTES）等。本节内容注重讲述消化内镜的诊断作用。

二、胃镜检查

（一）适应证

胃镜检查适用于任何能够接受消化内镜检查的患者。主要适应证为：

1. 有上消化道症状（如恶心、呕吐、腹痛、腹胀等），需做检查以确诊者。

2. 不明原因上消化道出血者（如呕血、黑便）。

3. 怀疑上消化道肿瘤者（如消瘦、有胃癌、食管癌家族史、大便隐血阳性等）。

4. 需随诊的病变（如消化性溃疡、慢性萎缩性胃炎、胃术后等），需要定期胃镜复查。

5. 需内镜下治疗的患者。

（二）禁忌证

随着技术的优化及操作设备的提升，胃镜检查禁忌证较前已明显减少。

1. 绝对禁忌证 ①严重心肺疾患，无法耐受内镜检查；②上消化道大出血生命体征不稳定者；③怀疑消化道穿孔患者；④患有精神疾病，不能配合胃镜检查者；⑤腐蚀性食管炎、胃炎的急性期患者；⑥明显的胸腹主动脉瘤患者；⑦脑卒中急性期患者。

2. 相对禁忌证 ①心肺功能不全；②高血压患者，血压未得到有效控制；③凝血机制障碍及出血倾向患者；④高度脊柱畸形；⑤消化道巨大憩室。

（三）术前准备

1. 检查前应详细排除患者胃镜检查禁忌证 询问患者一般情况及病史，包括年龄、心血管系统病史、肝肾疾病史、食物和药物过敏史等。

2. 操作前谈话 使患者充分了解本次检查的意义、目的及可能存在的风险，以及如何配合完成检查。

3. 无痛胃镜检查患者进入操作检查间后应行心电监护，在麻醉医师监护下行静脉镇静麻醉。

4. 检查前上消化道准备 行胃镜检查前晚

20：00开始禁食，或检查前至少禁食8 h以上。有条件的单位可在检查前让患者口服链霉蛋白酶、二甲硅油等，用以分解消除食管及胃黏膜表面过多的黏液及气泡，使内镜成像更加清晰，检查更加充分。患者可口服局麻药，将其含于咽喉部片刻后慢慢咽下。

（四）并发症及处理

胃镜检查总体是安全的，但仍有罕见概率发生以下并发症。

1. 心肺不良事件　是消化内镜检查过程中最常见的不良反应。与其相关的患者风险因素包括高龄，既往存在的心肺疾病或合并症；操作时间延长以及食管开口处进镜困难等。

处理规范：①在检查前应充分了解患者的医疗、手术和药物史；②检查之前、期间和之后持续监测高危患者；③加强业务能力的培训，增强操作医师对患者心肺功能支持的能力，及时终止进镜。

2. 吸入性肺炎　主要由于在检查时呼吸道误吸胃内容物引起，高风险因素主要为：老年患者、过度镇静的患者、胃轻瘫患者、机械性胃出口梗阻患者、精神状态异常的患者等。

处理规范：①当患者出现咳嗽或氧饱度下降迹象时，应考虑出现误吸的可能；②立即进行口腔/呼吸道吸痰、吸氧；③纠正意识水平，鼓励患者咳嗽；④必要时考虑胸部CT检查，严重者应住院治疗及观察。

3. 出血　是胃镜检查的罕见不良事件，贲门黏膜撕裂、血小板减少症、凝血功能障碍或门静脉高压症等为胃镜检查出血的高危因素。胃镜检查时过度干呕和挣扎是主要诱发因素。

处理规范：①少量出血观察是否可自行凝固；②活动性出血可局部注射肾上腺素，或予钛夹止血；③小的点状出血及弥漫性渗血可予电凝止血；④在内镜下止血的同时酌情建立输液通道，保持患者血压平稳；⑤止血后酌情留院观察；⑥止血无效则及时行外科手术治疗。

4. 穿孔　非常罕见。咽部及梨状窝损伤，多系因新手检查中过于紧张及对咽部和食管入口解剖不熟悉所致，有报道此处约占全部胃镜下穿孔的50%。与患者相关的风险因素包括上消化道憩室、食管狭窄、嗜酸性粒细胞性食管炎等。穿孔时可有颈部疼痛、声音嘶哑、咽部吞咽困难、胸锁乳突肌痉挛和皮下气肿等症状。胸腔内和腹腔内穿孔可出现胸痛、呼吸困难、腹痛增加、血流动力学不稳定、氧饱和度降低、气胸、皮下气肿等。及时识别是治疗穿孔的关键。

处理规范：①预防穿孔的关键是不要贸然进镜，更不要盲目进镜，对于反复多次未能进入食管者需及时请上级医师协助。②如果出现相应体征或症状，在手术结束时应进行仔细的内镜检查，结合CT检查可识别大部分穿孔位置。如果不能识别，应使用水溶性造影剂吞咽评估。③已明确穿孔者可尝试在内镜下夹闭穿孔。④内镜下治疗后进一步住院禁食、胃肠减压观察并做相关治疗。⑤内镜下无法处理或内科保守治疗失败的穿孔应及时外科手术治疗。

5. 低血糖　由于胃镜检查需要患者空腹至少8 h，当患者高龄或本来就存在糖代谢紊乱如严重糖尿病时，操作或等待检查时可能会发生低血糖症状。主要表现为饥饿感、软弱无力、面色苍白、出冷汗、头晕、心慌、脉快、肢体颤抖；严重时可有嗜睡甚至昏迷等意识障碍。

处理规范：①意识清醒仍可自主进食者，立即口服50%葡萄糖液100～200 mL，或给予糖类饮食饮料；②症状严重者应立即平卧，保持呼吸道通畅，吸氧，监护心电、血压、脉搏和呼吸等；③症状严重者立即转送急诊科，立即建立静脉通道，给予50%葡萄糖液50～100 mL静脉注射，继而10%葡萄糖持续静脉滴注。

6. 药物过敏反应　虽然胃镜检查前准备用药均较安全，但极少数情况下仍有可能发生药物过敏反应。检查前应详细询问病史（特别是过敏史），并在检查时认真观察患者反应，可疑过敏反应时立即终止用药。

处理规范：①立即停止用药并终止检查，使患者平卧；②大流量高浓度吸氧；③严重者建立静脉通道，快速静脉补液；④在上述抢救的同时，通知急诊科或麻醉科等相关科室专业人员进行救护及转送相关科室。

7. 坠床 当患者行为能力受限（常见于麻醉检查时）或低血糖发作时，患者可能会发生坠床事件。检查治疗过程应保证时刻有相关人员看护；在患者麻醉苏醒时由操作者上翻诊疗床两侧护栏以确保患者不发生坠床；年老体弱的患者下床时应由家人或医者助其安稳下地安坐。

处理规范：①及时检查受伤部位；②酌情进行检查，如CT检查等；③请相关科室会诊，根据病情确定是否需留院观察。

（五）常见胃镜检查的诊断

自消化内镜应用以来，消化道疾病的诊断率明显提高，相对于其他检查方式，胃镜对浅表黏膜病变、早期肿瘤、不明原因消化道出血的诊断优势尤为突出。常见的胃镜诊断有：食管及胃黏膜急慢性炎症（如急性胃黏膜病变、慢性非萎缩性胃炎、慢性萎缩性胃炎、反流性食管炎等）；黏膜溃疡性病变，又分为消化性溃疡（如十二指肠球部溃疡等）以及肿瘤性溃疡（如以溃疡为表现的胃癌、食管癌等）；占位性病变（如息肉、以腔内占位为表现的肿瘤等）；早期食管癌或胃癌；其他情况（如贲门黏膜撕裂、Barrett食管、门脉高压性胃病、食管－胃底静脉曲张、憩室、异物、寄生虫等）。

（六）放大及电子染色胃镜原理

1. 电子染色内镜（image enhanced endoscopy，IEE，图像强调观察内镜） 方便、快捷、实用。按照原理可以分为两种：

（1）数码法 全光谱白光照射病灶，图像经过后处理对边缘轮廓进行强调（构造强调），通过色调对比的强调，提高对病变和非病变部位的边界诊断。代表有智能电子分光技术（FICE）和智能染色技术（i-scan）。

（2）光学数码 也称特殊光、窄带光成像，是通过窄带光对黏膜表层的细微血管－腺管纹路的强调，提高早癌的诊断率。比如窄带成像技术和蓝色激光成像技术。下面以窄带成像技术为例阐述相关原理及特点。

2. 内镜窄带成像技术（narrow band imaging，NBI） 基于将光学透镜的光谱透射率带由宽变窄的原理，最大限度地优化消化道黏膜表面微血管和腺体结构成像。NBI系统采用窄带滤光器代替传统的宽带滤光器，对不同波长的光进行限定，仅留下605、540和415 nm波长的红、绿、蓝色窄带光波。窄带光波穿透胃肠道黏膜的深度是不同的，蓝色波段（415 nm）穿透较浅，红色波段（605 nm）可以深达黏膜下层，用于显示黏膜下血管网，绿色波段（540 nm）则能较好地显示中间层的血管。由于黏膜内血液的光学特性对蓝、绿光吸收较强，因此使用难以扩散并能被血液吸收的光波，能够增加黏膜上皮和黏膜下血管的对比度和清晰度。NBI系统使光线主要集中在黏膜表层，降低了散射，减少了不必要的中间色，使血管的走行突现出来。NBI与色素内镜效果相似，且无需染料、便于操作，也被称为“电子染色”或“光学染色”。放大内镜（magnification endoscopy，ME）观察时更可充分显示黏膜的形态与腺管开口特点和血管的走行。NBI技术与放大技术联合可显著增加胃肠道黏膜微小病变的检出率及诊断准确性。

三、大肠镜检查

大肠镜检查是将一条可弯曲、末端装有自带光源电子摄像装置的软管，由肛门慢慢插入大肠，直至回盲瓣/末端回肠的检查，必要时可通过活检病变组织进行病理学诊断，是早期发现结直肠癌等肠道病变的最重要的方法，亦有助于明确诊断和判断病情的严重程度，进而指导治疗。

（一）适应证

1. 原因不明的腹泻、腹痛、便血、大便习惯改变、腹部包块、消瘦、贫血者。

2. 反复黑便、大便隐血阳性、而上消化道检查未能发现病变情况者。

3. 钡灌肠X线检查发现大肠异常，如肠腔有狭窄、溃疡、息肉、癌肿、憩室等病变，需要进一步活检明确病变性质者。

4. 转移性癌肿，寻找原发病灶者。

5. 个人的肠道疾病史的诊断及随访：溃疡性结肠炎、克罗恩等病的诊断与随访复查；大肠癌及大肠息肉术后或内镜治疗后的随访复查。

6. 有大肠癌、大肠息肉的直系亲属史，需要进行体检者。

7. 从来没做过肠镜检查的50岁以上人群的健康体检。

8. 进行止血、大肠息肉摘除等内镜下治疗。

（二）禁忌证

1. 肛管直肠严重狭窄、肛管直肠急性期感染或有疼痛性病灶，如肛周脓肿、肛裂，导致内镜无法插入时，不宜做内镜检查。

2. 严重腹水、妊娠期妇女，慎做结肠镜检查。

3. 急性重度结肠炎，重度放射性肠炎。

4. 腹腔、盆腔手术后早期，怀疑有穿孔、肠瘘或广泛腹腔粘连者，急性弥漫性腹膜炎患者，癌症晚期伴有腹腔内广泛粘连转移者。

5. 严重高血压、冠心病、心肺功能衰竭者，脑血管病病变、精神异常及昏迷患者。

（三）术前准备

1. 检查前一日不要吃富含纤维的蔬果，避免红色或多籽食物（如西瓜、西红柿、猕猴桃等），应吃少渣半流质食物（如稀饭、面条等）；检查当日禁食。

2. 肠道清洁的方法很多，每个医院用药都不一样。为使检查准确而全面，结肠必须完全清洁，所以一定要认真遵循医生的指示进行肠道准备（特别是进行无痛肠镜检查者）。口服药物清洁肠道者，服药后要多饮水，最后排出大便呈清水或淡黄色，无粪渣，为最佳的肠道清洁效果。如果肠道清理得不好，一些息肉或者其他病变就容易在检查时被遗漏，而这些遗漏的病变有进展为大肠癌的风险。

3. 大多数药物可以如常继续服用，但有些药物会干扰准备工作或检查。告诉医生您正在服用的药物，特别是阿司匹林类药物、关节炎药物、抗凝血剂（血液稀释剂，如华法林或肝素）、氯吡格雷、胰岛素或铁剂，由医生判断是否需要停服一定时间。另外，一定要说明您的药物过敏史。

4. 若患者高龄、基础疾病多、一般状况差、进行镇静麻醉，或因其他原因无法配合肠镜检查，需有家属陪护。

（四）并发症及处理

内镜检查引起的并发症相对少见，部分与用于镇静的药物相关，可能导致的并发症及处理如下：

1. 使用镇静剂和止痛药可能引发急性及难以预计的心脏或肺部并发症，如心搏骤停、低血压、呼吸困难和窒息等。

2. 与检查相关的肠道出血、穿孔、感染等其他少见并发症，包括脾破裂、急性阑尾炎、肠系膜血管撕裂引起的腹腔内出血。穿孔的早期症状有持续性腹痛和腹胀，后期症状主要由腹膜炎所致，包括发热和白细胞计数升高，腹部平片或CT检查发现膈下有游离气体。出血可能在术中，也可能在术后数天到数周内延迟出血。

3. 如出现并发症，可能需要进行治疗，包括使用抗生素、输血、住院、再做结肠镜进行内镜下治疗或外科手术等。尽管不少穿孔通常需要腹腔镜或外科手术修复，部分病例也可考虑保守处理，如隐匿性穿孔或微小穿孔，及早发现表现为局限性腹膜炎没有脓肿形成的患者。对此类患者可予以禁食、静脉使用抗生素，观察临床表现有无恶化，必要时肠镜下采用金属夹夹闭。术后出血可以通过结肠镜进行治疗，如注射治疗、热凝和电凝、套扎、环内结扎和止血夹等。非内镜下处理方法包括血管栓塞和手术。

（五）常见大肠镜检查的诊断

结肠镜是检查结肠黏膜病变的“金标准”。结肠镜检查对结肠炎、息肉和肿瘤的敏感性均高于X线钡灌肠。

1. 肠癌　肠镜检查可以判断病变的大小、形态、部位，对可疑病灶能取组织进行活检是目前大肠癌诊断最有效的手段。

2. 炎症性肠病　包括溃疡性结肠炎和结肠克罗恩病。溃疡性结肠炎患者黏膜广泛充血、水肿、糜烂或表浅溃疡，表面有脓苔、渗出物或伴有炎性息肉形成。结肠克罗恩病内镜下病变呈跳跃式分布，纵行或匍行性深溃疡，附近常有多发大小不等的炎性息肉，周围黏膜正常或呈鹅卵石样增生，肠壁明显增厚，肠腔狭窄。

3. 结肠良性肿瘤　以腺瘤性和增生性息肉多见，增生性息肉通常是良性的，腺瘤性息肉需要在肠镜下识别切除。

4. 其他肠炎　如细菌和寄生虫感染性肠炎、缺血性肠炎等，在肠镜下肠道黏膜会有特征性的表现。

5. 其他　肠镜检查对于慢性结肠炎，结肠憩室、结肠黑变病、低位肠梗阻、血管发育不良等也有检查效果。

（六）放大及色素大肠镜原理

大肠黏膜表面存在大量腺管开口，这些黏膜隐窝的形态具有一定规律性，不同黏膜病变时可出现不同的改变，结合黏膜染色及放大内镜技术有助于提高结肠病变的检出率。采用0.4%靛胭脂内镜下喷洒可将病变的范围及表面形态清楚地显示出来，然后采用放大电子结肠镜对大肠腺管开口形态（pit pattern）进行评价。

1. 大肠息肉及大肠癌　大肠息肉包括非腺瘤性息肉和腺瘤性息肉，腺瘤性息肉是一种癌前病变，近年研究表明色素放大内镜可用于鉴别腺瘤性息肉和非腺瘤性息肉。

日本学者Kudo等通常将大肠腺管开口形态分为5型：Ⅰ型，为圆形，是正常黏膜的腺管开口；Ⅱ型，呈星芒状或乳头状，其组织学表现为增生性病变；$Ⅲ_L$型，腺管开口呈管状或类圆形，比正常腺管开口大，病理组织学为腺瘤，多为隆起样病变；$Ⅲ_s$型，腺管开口呈管状或类圆形，比正常腺管开口小，此类腺管开口多发生于凹陷型肿瘤即$Ⅱ_c$病变，病理组织学为腺瘤或早期大肠癌；Ⅳ型，腺管开口呈分支状、脑回状或沟纹状，病理组织学为绒毛状腺瘤；V_I型，腺管开口排列不规则，开口大小不均，多数为早期癌；V_N型，腺管开口消失或无结构，该型皆为浸润癌。通过分类可以对肿瘤性病变和是否为黏膜癌或黏膜下癌做出大致的判断，这是目前较为成熟的分型方法。

大肠侧向发育型肿瘤是一类较为特殊的肿瘤病变，其生物学特点是肿瘤沿黏膜表面呈浅表扩展，极少向上或向下发育，故称为侧向发育型肿瘤（laterally spreading tumor，LST）。由于LST形态扁平，肠镜检查不易发现，应用黏膜染色可以清楚地显示轮廓，提高其检出率。

2. 溃疡性结肠炎　由于溃疡性结肠炎的黏膜病变复杂多变，部分黏膜活检的炎症病变缺乏特异表现，与肠结核、淋巴瘤、克罗恩病及其他肠道溃疡性病变难以鉴别。放大内镜能有效地发现黏膜的微细病变及病变形态的特征和差异，对鉴别诊断有一定帮助。其病变表现以隐窝肿大、破坏及融合为特征，可表现为典型的颗粒状结构、筛状结构及形成溃疡，残留的正常隐窝可增生形成粗绒毛状结构。同时结合染色技术，能显著提高对隐窝细微病变的识别率。

综上所述，放大内镜通过观察黏膜细微结构改变，在肠道疾病尤其早癌诊断方面有其独特的优势。随着研究的不断深入，放大内镜可能在指导活检、避免不必要的活检、直接诊断以往普通内镜无法诊断的某些病变等方面发挥更大作用。

四、超声内镜检查

超声内镜（endoscopic ultrasonography，EUS）将微型高频超声探头与内镜结合，为疾病的诊断提供了一种由表及里的方法。当超声内镜进入消化道后，不仅可以通过内镜观察消化道管腔内的情况，同时可进行实时超声扫描观察消化道管壁及周围邻近脏器的超声图像。与传统经腹超声相比，超声内镜避免了气体和骨骼的干扰，可以更接近目标；结合高频技术能获得更清晰的图像，更容易发现微小病灶。

目前共有3种超声内镜系统：小探头，环扫超声内镜和线阵超声内镜。

高分辨率超声小探头（图2-12-11）可以通过胃镜的2.8 mm附件孔道到达消化道病灶附近进行超声探查。在评估食管、胃以及结直肠比较小的黏膜下病灶、浸润比较浅的早期肿瘤等方面非常有用。

诊断较大的病灶或者消化道周围的结构和器官如胆胰系统的疾病时，需要使用结合环扫（图2-12-12）或线阵超声探头的专用超声内镜。通过多普勒功能还可以区分血管和胰管胆管等管道结构，也可以区分动脉和静脉。

（一）适应证

1. 消化道黏膜下病变的诊断与鉴别诊断（表2-12-3）。

2. 消化道外压性隆起的诊断与鉴别诊断。

3. 消化道邻近部位或器官实性或囊性占位的诊断与鉴别诊断。

4. 消化道管壁增厚或狭窄的诊断与鉴别诊断。

5. 消化道肿瘤的术前TN分期、放化疗的疗效评估。

6. 静脉曲张内镜治疗前后的评估。

7. 胰腺肿瘤和胆系肿瘤的诊断与鉴别诊断。

8. 胆管胰管扩张和狭窄的诊断与鉴别诊断。

9. 胆管结石、胰管结石的诊断与鉴别诊断。

10. 其他如肺癌N分期、纵隔淋巴结肿大、十二指肠乳头或壶腹部病变、胰腺炎症、腹膜后占位等。

（二）禁忌证

参照胃镜检查和肠镜检查的禁忌证。

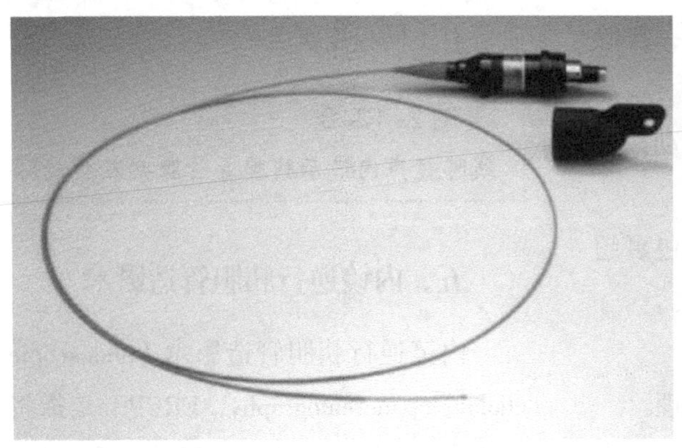
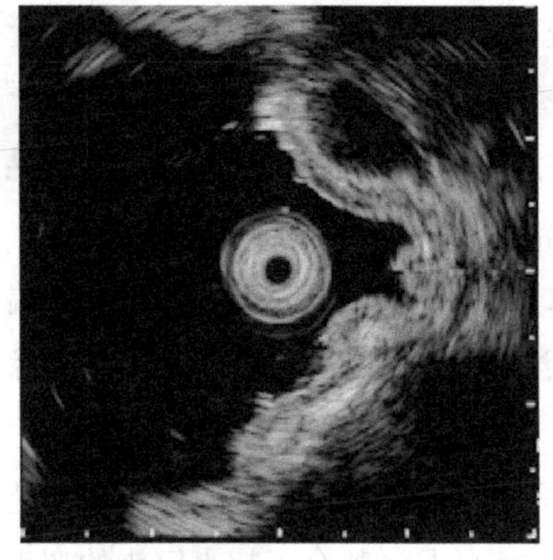

图2-12-11　超声小探头示胃壁分层图像及胃体间质瘤

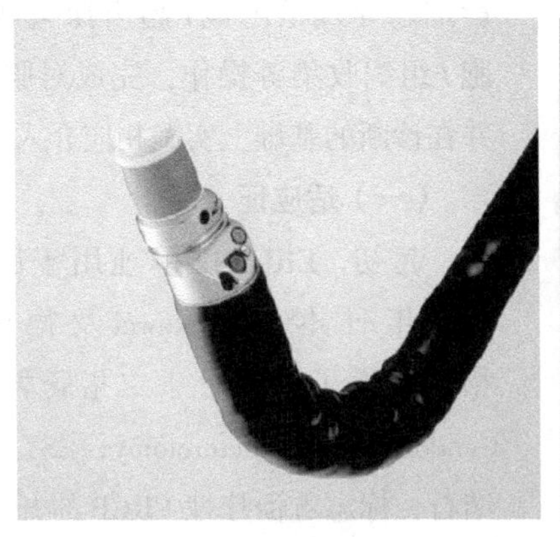
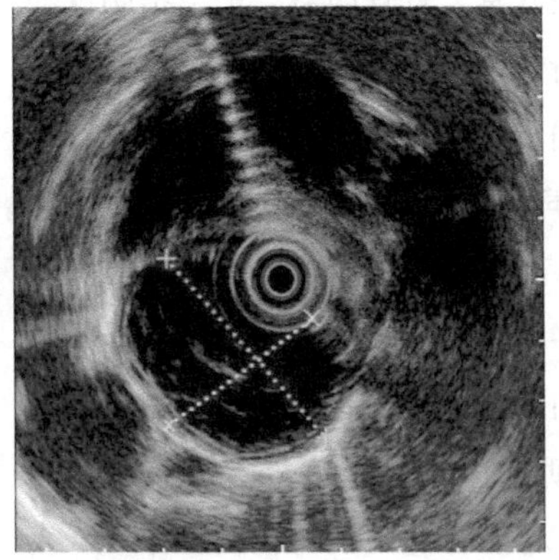

图2-12-12　环扫超声内镜示食管平滑肌瘤

表 2-12-3 常见消化道黏膜下病变的超声内镜诊断要点

病灶类型	回声特点	病灶起源
间质瘤	低回声，有时不均质，含液化坏死区、钙化灶	固有肌层或黏膜肌层
平滑肌瘤	低回声	固有肌层或黏膜肌层
囊肿	无回声暗区，可有包膜	黏膜下层
异位胰腺	不均质中高回声，内含高回声斑点，有时含不规则无回声区	黏膜下层为主，可累及黏膜层与固有肌层
脂肪瘤	高回声	黏膜下层
神经内分泌肿瘤	中低回声	黏膜层、黏膜下层，可浸润至固有肌层
曲张静脉	无回声，管状、蜂窝状	黏膜下层为主
血管瘤	中等回声	黏膜下层

（三）术前准备

患者准备参照胃镜检查和肠镜检查。超声内镜检查需要准备的事项还包括：

1. 超声内镜及成像系统的准备和启动。

2. 脱气水　注入消化道管腔或者水囊，排除探头和扫查目标间的气体干扰。

3. 注水泵　装入脱气水后避免剧烈晃动，以免产生气泡。

4. 水囊　必要时安装于超声内镜头端包裹超声探头，注入脱气水排除气泡帮助超声成像。

（四）并发症及处理

参照胃镜检查和肠镜检查的并发症及处理。

需要注意的是，整合了超声探头的超声内镜头端粗大，视野为前斜式，比常规胃镜更容易导致咽喉部损伤，以及梨状窝、食管憩室、十二指肠球部穿孔。另外，进行超声内镜检查时往往需要注水排除气体干扰，增加了误吸的可能性。

（五）常见超声内镜检查的诊断

1. 食管癌、胃癌和结直肠癌　在超声内镜下呈低回声改变，伴相应结构层次的破坏。根据低回声病变的累及范围可以进行肿瘤的 T 分期，比如累及固有肌层为 T_2 期。

2. 胰腺癌　以低回声多见，部分呈高回声或混合回声，团块状或不规则状，边缘不规则。除直接征象外可伴有胆道扩张、主胰管扩张、病灶周围血管浸润受累、淋巴结转移及腹水等间接征象。

3. 胆总管结石　表现为胆管腔内伴有声影的强回声团，回声团与管壁间有明确的分界，近端胆管可有不同程度扩张。

图 2-12-8
线阵超声内镜示胰腺导管腺癌及脾动脉、脾静脉

五、内镜逆行胰胆管造影术

内镜逆行胰胆管造影术（endoscopic retrograde cholangiopancreatography，ERCP）是指将内镜经口插入十二指肠，经十二指肠乳头插入专用器械进入胆管或胰管内，在 X 线透视或摄片下注射显影造影剂、导入子内镜 / 超声探头观察、进行脱落细胞 / 组织收集等操作，完成对胆、胰疾病的诊断，并在诊断的基础上实施相应介入治疗的技术总称。

（一）适应证

起初，ERCP 仅单纯用于胆胰疾病的诊断，1974 年日本学者 Kawai 及德国 Classen 教授等相继报道了内镜下十二指肠乳头括约肌切开术（endoscopic sphincterotomy，EST）用于治疗胆总管结石，标志着治疗性 ERCP 的开端。随着内镜的不断改进和各种新器械的推出，越来越多的胆、胰治

疗技术开始应用于临床。目前普遍接受的适应证如下。

1. 胆总管结石以及结石引起的黄疸、急性胆管炎、胆源性胰腺炎等。

2. 良恶性胆道梗阻，如胆囊/胆管术后胆道损伤、肝移植术后吻合口狭窄、胆管癌、胰头癌等。

3. 胰腺疾病：慢性胰腺炎、胰管结石、胰腺假性囊肿等。

4. Oddi括约肌测压。

5. 不明原因的梗阻性黄疸。

6. 其他胆胰管疾病（胆瘘、胰瘘等）。

（二）禁忌证

1. 绝对禁忌证 不愿签署知情同意书、上消化道梗阻性病变（如食管癌、幽门梗阻等）、非胆源性急性胰腺炎或慢性胰腺炎急性发作期、其他内镜检查禁忌者。

2. 相对禁忌证 食管静脉曲张（但为鼻胆管引流的绝对禁忌证）、造影剂过敏、服用抗血小板（氯吡格雷）或抗凝（法华林）药物、妊娠。

（三）术前准备

1. 同患者及家属谈话并签署知情同意书。

2. 凝血功能检查 拟行EST的患者需行血小板计数、凝血酶原时间或国际标准化比值（INR）检测，检查有效时间不宜超过72 h，在行EST前应考虑调整有关药物，如服用阿司匹林、非甾体抗炎药、活血中药、抗抑郁药物等，应停药5~7天；服用其他抗血小板凝聚药物（如氯吡格雷、噻氯匹定等），应停药7~10天；服用法华林者，可改用低分子肝素或普通肝素；内镜治疗后再酌情恢复。

3. 预防性抗菌药物的应用 没有必要对所有拟行ERCP患者术前使用抗菌药物，但以下情况应考虑预防性应用：①已发生胆道感染的脓毒血症；②肝门部胆管狭窄；③胰腺假性囊肿的介入治疗；④器官移植/免疫抑制患者；⑤原发性硬化性胆管炎；⑥有中、高度风险的心脏疾病（心脏瓣膜疾病）。

4. 预防胰腺炎 有研究表明，直肠应用吲哚美辛和术中留置胰管支架均能显著降低术后胰腺炎的发生率。

5. 镇静与监护 术前应对患者病情及全身状况做全面评估，根据实际情况选择合适的镇静和麻醉方式，实施深度镇静或静脉麻醉时须有麻醉专业资质的医生在场，并负责操作过程中的麻醉管理与监护。操作过程中，患者应予以心电、血压、脉搏及氧饱和度等实时监测。

6. 术前建立静脉通道。

7. 术前讨论 ERCP术前均应进行术前讨论，对于疑难病例建议多学科术前讨论。

（四）并发症

1. ERCP术后胰腺炎（post-ERCP pancreatitis，PEP） 是指在ERCP术后发生血清淀粉酶以及脂肪酶高于正常上限3倍以及发生腹痛等一系列临床症状。PEP是最常见的并发症，其发生率约为9.7%，一旦发生应按急性胰腺炎正规处理。

2. 出血 是EST最常见、也是ERCP最严重的并发症之一，发生率在0.3%~2%，一般出血可经内镜下处理或内科治疗控制，如大量出血应及时行DSA栓塞或外科手术。

3. 消化道穿孔。

4. 感染 包括急性胆管炎、胆囊炎以及与十二指肠镜相关的感染。胆管炎多见于ERCP术后胆管引流不畅。

5. 造影剂相关并发症 如造影剂过敏。

（五）常见ERCP检查的诊断

ERCP是胆道和胰腺疾病最为有效的诊断技术之一，也是胆胰疾病内镜下介入治疗的基础。通过ERCP检查可以发现异常的胰胆管影像（如狭窄、闭塞、扩张、充盈缺损、受压移位等），对胆管癌、肝内外胆管结石、胆管炎狭窄、胆囊结石、慢性胰腺炎、胰腺囊性疾病、胰腺癌、乳头肿瘤等疾病具有很大的诊断价值。

六、胶囊内镜检查

2001年8月，GIVEN公司的胶囊内镜M2A

（后更名为Pillcam SB）正式通过美国FDA获准上市，被允许正式进入临床应用。随着科学技术不断进步，除了小肠胶囊内镜出现了部分改进之外，专用食管胶囊内镜、专用结肠胶囊内镜和专用磁控胶囊胃镜亦已进入临床应用阶段。胶囊内镜检查历经10余年的发展，已经成为消化道疾病重要的检查手段，尤其是对小肠疾病的诊断。以GIVEN公司的胶囊内镜为例，该图像诊断系统由三部分组成：胶囊内镜、数据记录仪套件及电脑工作站。

图2-12-9
胶囊内镜诊断系统

（一）适应证

1. 小肠胶囊内镜检查主要适应证 ①不明原因消化道出血；②不明原因缺铁性贫血；③疑似克罗恩病或监测并指导克罗恩病的治疗；④疑似小肠肿瘤；⑤监控小肠息肉病综合征的发展；⑥疑似或难以控制的吸收不良综合征（如乳糜泻等）；⑦检测非甾体抗炎药相关性小肠黏膜损害；⑧临床上需要排除小肠疾病者。

2. 食管专用胶囊内镜检查主要适应证 ①疑似Barrett食管；②疑似食管炎；③疑似食管静脉曲张；④需要食管内镜检查，但不愿接受或不能耐受胃食管镜检查者。

3. 结肠专用胶囊内镜检查主要适应证 ①需要接受结肠镜检查但不能耐受或条件不允许者；②结肠镜检查无法到达回盲瓣同时无消化道梗阻者；③溃疡性结肠炎的随访；④普通人群的结肠病变筛查。

（二）禁忌证

1. 绝对禁忌证 无手术条件或拒绝接受任何腹部手术者（一旦胶囊滞留将无法通过手术方式取出）。

2. 相对禁忌证 已知或怀疑胃肠道梗阻、狭窄及瘘管；心脏起搏器或其他电子仪器植入者；吞咽障碍者；孕妇。

（三）术前准备

1. 小肠胶囊内镜检查术前准备 ①检查前应签署知情同意书；②检查前需禁食或进食清流质10～12 h；③检查前夜行肠道清洁准备（参考相关内镜检查肠道准备指南），以提高图像的清晰度；④术前半小时服用适量祛泡剂，以减少泡沫对视野的影响；⑤不推荐使用促胃肠道动力药。目前研究尚不支持促动力药能够帮助提高全小肠检查完成率。

2. 食管专用胶囊内镜检查术前准备 ①检查前应签署知情同意书；②胶囊内镜检查前禁食2 h；③饮用少量水（约10 mL）帮助胶囊内镜吞服；④检查过程中患者取仰卧位；或可采用5 min法：吞服胶囊后2 min取仰卧位，继保持2 min 30°半卧位，继保持1 min 60°半卧位，继以15 min坐位完成检查。

3. 结肠专用胶囊内镜检查术前准备 ①检查前应签署知情同意书；②检查前一日清流质饮食；③检查前夜行肠道清洁准备（参考相关内镜检查肠道准备指南）；④检查过程中加服小剂量磷酸钠溶液（45～55 mL），通过增加肠蠕动使胶囊尽早进入结肠；⑤吞服胶囊后1 h胶囊尚未通过幽门者，建议给予促胃肠动力药或经内镜将胶囊送入十二指肠以缩短胶囊在胃内的停留时间。

（四）并发症及处理

胶囊内镜检查的并发症包括滞留、误吸入气道等。胶囊内镜检查后胶囊停留于胃肠2周以上则定义为胶囊滞留。主要发生于克罗恩病及易导致狭窄的高危疾病，如服用非甾体抗炎药、缺血性肠炎、小肠肿瘤、放射性肠炎、肠结核及手术吻合口狭窄等患者。胶囊滞留的总体发生率为1.3%～1.4%。在不明原因消化道出血、克罗恩病和肿瘤患者中，其滞留率分别为1.2%、2.6%和2.1%。腹部X线检查能帮助确定胶囊是否排出。滞留的胶囊可通过外科手术及气囊辅助式小肠镜予以取出。临床上有因胶囊滞留而造成肠道梗阻甚至穿孔，以及因误吸入气道导致窒息的个案报道。对于已知或怀疑胃肠道梗阻、狭窄、瘘管者进行胶囊内镜检查须十分慎重，应在充分告知及做好手术准备的情况下完成检查。

（五）常见胶囊内镜检查的诊断

1. 小肠胶囊内镜

（1）小肠血管病变　包括小肠动静脉畸形、毛细血管扩张征、静脉扩张征等。主要表现为血管成丛簇样，黏膜表面见局灶红斑，血管分布错乱，血管扩张明显高出黏膜面等。其主要临床表现为不明原因的消化道出血。

（2）克罗恩病　胶囊内镜可用于小肠克罗恩病的初次诊断、监控疾病的复发、明确病变的范围和严重程度、评估药物及手术治疗效果。胶囊内镜对克罗恩病的诊断率为43%～77%，优于小肠钡灌、CT小肠重建、MRI小肠重建、结肠镜逆行回肠检查。诊断敏感度可达90%。

（3）小肠肿瘤　小肠肿瘤大多见于因其他指征而进行的胶囊内镜检查中，尽管胶囊内镜的发现率高于CT检查，但仍存在约19%的漏诊率。最常见的临床表现为不明原因的消化道出血或贫血（占80%）。小肠恶性肿瘤包括间质瘤、腺癌、类癌、黑色素瘤、淋巴瘤和肉瘤等；良性肿瘤包括血管瘤、错构瘤和腺瘤等。

（4）遗传性息肉病综合征　胶囊内镜作为一项无创检查手段，在非家族性腺瘤性息肉病、非Peutz-Jeghes综合征患者中，其息肉检出率显著高于CT或MRI小肠重建等检查，尤其是对检出＜5 mm的息肉更具优势。

（5）吸收不良综合征（如乳糜泻）　胶囊内镜下的特殊表现为小肠黏膜的自身改变，即绒毛萎缩（扇贝样、裂隙状、马赛克型、环状皱襞消失及结节样改变等）及与其并发症相关的表现，如溃疡性空肠炎、肠病相关性T细胞淋巴瘤及小肠腺癌等。其诊断乳糜泻的敏感度和特异度分别达到89%和95%。小肠吸收不良综合征病因众多，诊断应结合病史及血清学检查等，小肠镜下分段多点活检有助于病理诊断，胶囊内镜则有助于复杂乳糜泻的诊断。

（6）非甾体抗炎药相关性小肠黏膜损害　研究结果显示，胶囊内镜检出非甾体抗炎药相关性小肠黏膜破损率可高达68%。最常见的非甾体抗炎药相关性小肠黏膜病变为黏膜破损、皱襞发红、斑点状黏膜出血、溃疡及肠隔膜形成等。

（7）其他　胶囊内镜还有助于一些少见小肠疾病的诊断，如小肠憩室表现为黏膜上孔状圆形洞穴，周边黏膜光整柔软，梅克尔憩室通常表现为广口或窄的大憩室；其次为结核、寄生虫、放射性肠炎等。胶囊内镜还可用于对胃肠动力障碍性疾病的研究、评估小肠移植术后的改变及对不明原因腹痛和腹泻的诊断等。

2. 食管专用胶囊内镜　食管专用胶囊内镜诊断Barrett食管的敏感度和特异度分别约77%和86%；诊断食管炎敏感度为50%～79%，特异度约90%；诊断食管静脉曲张敏感度为82.7%，特异度为80.5%。以上结果均不及普通消化道内镜，其优势在于良好的依从性。

3. 结肠专用胶囊内镜　结肠专用胶囊内镜对明显肠病变（≥6 mm或≥3个独立的息肉）的敏感度为58%～86%。值得注意的是，胶囊内镜诊断息肉特异度较低，在胶囊内镜下容易高估小息肉的大小，但总体上并不影响结肠胶囊内镜对息肉的筛查。

炎症性肠病大多累及结直肠黏膜，70%～80%的克罗恩病以及几乎全部溃疡性结肠炎可在结直肠发现病灶。目前的研究表明，结肠胶囊内镜可用于监控溃疡性结肠炎的活动和评估疗效。但是目前尚无充足的证据支持应用结肠胶囊内镜来确诊可疑的炎症性肠病，这部分患者仍应选择常规结肠镜检查。

对于结直肠癌高危患者，结肠胶囊内镜的特异度较高，但是存在敏感度低和胶囊滞留的风险，且胶囊内镜无法对病变部位进行组织学活检。所以，对于存在报警症状的结肠癌高危患者，应接受常规结直肠镜检查，结肠胶囊内镜检查不作为首选方法。

4. 胃专用胶囊内镜检查 我国自主研发的全球首台利用机械臂多维旋转移动、自适应匹配实现体外磁控的胶囊内镜系统已于2013年正式投入临床使用。2014年全国共有7家中心协作完成了350例胃镜与磁控胶囊内镜的对比研究，系统评估了磁控胃胶囊内镜的应用情况，结果显示胃清洁程度满意率为85%，总体胃腔显示满意度为83.3%；与胃镜相比，其敏感度为86.9%，特异度为94.9%，诊断准确率为92.8%，阳性预测值为85.9%，阴性预测值为95.3%，证实其在胃部疾病检查中具有良好的临床应用价值。

七、小肠镜检查

小肠是人体消化和吸收的主要场所，对机体的营养和能量代谢起着至关重要的作用，但由于小肠的长度长，腹腔位置游离，走向迂回重叠，长期以来一直缺乏有效的检查及治疗手段，被视为消化道的“黑暗大陆”。2003年，日本学者山本博德在美国消化疾病周首次报道了双气囊小肠镜（double-balloon enteroscope，DBE）的临床应用，2007年单气囊小肠镜（single-balloon enteroscope，SBE）也在日本问世，两者均由气囊辅助，使得内镜能被送达小肠深部，故又统称为气囊辅助式小肠镜（balloon-assisted enteroscope，BAE）。小肠镜的发明，极大地提高了临床医生对小肠疾病的认知，具有划时代的意义。

图2-12-10
双气囊小肠镜

图2-12-11
单气囊小肠镜

（一）适应证

1. 潜在小肠出血（及不明原因缺铁性贫血）。

2. 疑似克罗恩病。

3. 不明原因腹泻或蛋白丢失。

4. 疑似吸收不良综合征（如乳糜泻等）。

5. 疑似小肠肿瘤或增殖性病变。

6. 不明原因小肠梗阻。

7. 外科肠道手术后异常情况（如出血、梗阻等）。

8. 临床相关检查提示小肠存在器质性病变可能。

9. 已确诊的小肠病变（如克罗恩病、息肉、血管畸形等）治疗后复查。

10. 小肠疾病的治疗：如小肠息肉切除术、小肠异物（如胶囊内镜等）取出术、小肠血管病变治疗术、小肠狭窄扩张术等。

11. 困难结肠镜无法完成的全结肠检查。

12. 手术后消化道解剖结构改变导致十二指肠镜无法完成的ERCP。

（二）禁忌证

1. 绝对禁忌证 ①严重心肺等器官功能障碍者；②无法耐受或配合内镜检查者。

2. 相对禁忌证 ①小肠梗阻无法完成肠道准备者；②有多次腹部手术史者；③孕妇；④其他高风险状态或病变者（如中度以上食管－胃底静脉曲张者、大量腹水等）；⑤低龄儿童（＜12岁）。

（三）术前准备

1. 麻醉或镇静 小肠镜检查建议在麻醉或镇静状态下进行。通常采用静脉麻醉方式予以静脉缓慢推注/泵入异丙酚等药物，镇静可采用咪达唑仑等药物，但均需心电及血氧监护。经口途径检查时，建议气管插管麻醉以避免误吸，减少检查后吸入性肺炎并发症的发生率。经肛途径检查时，通常只需静脉麻醉即可；但当患者存在胃潴留或肠梗阻时，也需气管插管。

2. 肠道准备 检查前1天开始低纤维饮食，并于晚餐后禁食。经口检查者禁食8～12 h，同时禁水4～6 h即可；经肛检查者在检查前4～6 h开始服用肠道清洁剂（如复方聚乙二醇），2 h内服用完毕。对于无法耐受一次性大剂量清肠剂的患者，可考虑分次服用法，即一半剂量在检查前1天晚上服用，另一半剂量在检查当天提前 4 ~ 6 h 服用。

3. 知情同意 术前谈话并签署知情同意书，充分告知患者小肠镜检查的益处和风险，可能存在无法发现病灶的情况及后续处理措施等。

（四）并发症及处理

从目前国际和国内小肠镜临床应用的结果看，小肠镜检查是一项安全的内镜检查技术，总体并发症发生率低于 1%。最常见的并发症为消化道出血、穿孔及胰腺炎，发生率分别为 0.9%、0.2% 及 0.1%，其他包括腹胀、腹痛、咽喉肿痛、黏膜损伤等。术后少量的黑便或血便，可予以观察、禁食，静脉予以止血药物等治疗，必要时进行输血；对于深部小肠的出血或出血量较大者，应及时手术治疗。术中穿孔可用金属夹封闭，之后予禁食、胃肠减压等保守治疗；如症状持续不缓解或大穿孔无法闭合者应行急诊手术治疗。轻症急性胰腺炎应予以禁食、抑酸、生长抑素等治疗，一般 3 ~ 5 天可缓解。

（五）常见小肠镜检查的诊断

1. 小肠炎症、糜烂和溃疡性病变 黏膜表面可见充血、水肿、糜烂、溃疡，部分病变伴有出血、狭窄、内外瘘、假性息肉形成等。不同的病变可有相对的特征性改变，如小肠克罗恩病时溃疡多为纵形深凹溃疡，周围有肉芽组织增生，肠腔可有狭窄、内瘘，病变呈跳跃式分布等；小肠结核时溃疡多呈环形分布，溃疡周边增殖明显；小肠淋巴瘤时溃疡孤立而深大，表面常覆污苔。

2. 小肠血管性病变 常见的包括血管发育不良、Dieulafoy 病、动静脉畸形、血管瘤等。血管发育不良可见片状充血和糜烂，不高出黏膜面，大小常为 3 ~ 5 mm，有时可见活动性渗血。血管瘤可表现为红色不规则地图样改变，或圆形隆起，在隆起表面可呈蓝紫色改变，或有血痂，易出血。

3. 小肠肿瘤 病理类型复杂多样，常见的良性肿瘤包括错构瘤、腺瘤、平滑肌瘤、脂肪瘤和淋巴管瘤等，常见的恶性肿瘤包括淋巴瘤、间质瘤、神经内分泌肿瘤、原发性小肠癌和转移性小肠肿瘤等。

4. 小肠先天性结构异常 常见的包括囊状扩张、憩室和重复畸形等。内镜下可见肠管异常扩张、开口、分叉和通道，部分肠管为盲端结构。

（谭年娣 王 于 张 宁 肖英莲 戈之铮）

数字课程学习

教学PPT　　自测题

第十三章

消化系统疾病常用药物

关键词

胃酸相关药物　胃黏膜保护剂　胃肠动力调节药物

肝病药物　消化酶补充制剂　抗生素

抗病毒药物　抗炎药物　免疫调节剂

肠道微生态制剂　抗肿瘤药物

思维导图：

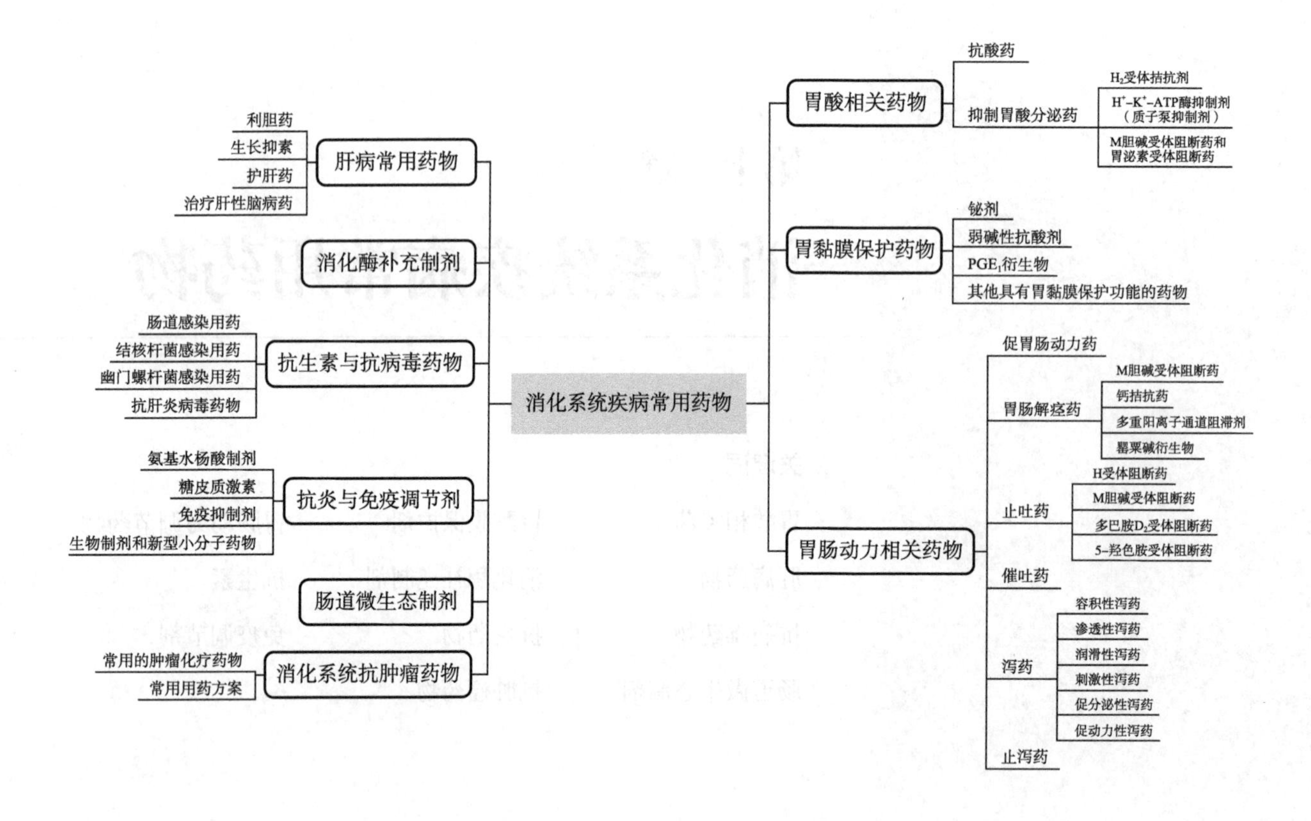

消化系统疾病常用药物
肝病常用药物
利胆药
生长抑素
护肝药
治疗肝性脑病药
消化酶补充制剂
抗生素与抗病毒药物
肠道感染用药
结核杆菌感染用药
幽门螺杆菌感染用药
抗肝炎病毒药物
抗炎与免疫调节剂
氨基水杨酸制剂
糖皮质激素
免疫抑制剂
生物制剂和新型小分子药物
肠道微生态制剂
消化系统抗肿瘤药物
常用的肿瘤化疗药物
常用用药方案
胃酸相关药物
抗酸药
抑制胃酸分泌药
H_2受体拮抗剂
H^+-K^+-ATP酶抑制剂（质子泵抑制剂）
M胆碱受体阻断药和胃泌素受体阻断药
胃黏膜保护药物
铋剂
弱碱性抗酸剂
PGE_1衍生物
其他具有胃黏膜保护功能的药物
胃肠动力相关药物
促胃肠动力药
胃肠解痉药
M胆碱受体阻断药
钙拮抗药
多重阳离子通道阻滞剂
罂粟碱衍生物
止吐药
H受体阻断药
M胆碱受体阻断药
多巴胺D_2受体阻断药
5-羟色胺受体阻断药
催吐药
泻药
容积性泻药
渗透性泻药
润滑性泻药
刺激性泻药
促分泌性泻药
促动力性泻药
止泻药

第一节　胃酸相关药物

一、抗酸药

（一）药理作用及机制

抗酸药（antacids）为弱碱性物质，是应用最早和最广泛的药物，作用主要有两方面：①口服后在胃内直接中和胃酸，升高胃内容物的pH；②降低胃蛋白酶活性。因此，抗酸药可解除胃酸和胃蛋白酶对胃黏膜和十二指肠黏膜的消化侵蚀和刺激作用，缓解症状作用迅速，但作用时间短暂。另外，有些抗酸药如氢氧化锌、三硅酸镁等还能形成胶状保护膜，覆盖于溃疡面和胃黏膜起保护作用。因此，碱性抗酸剂目前更多被视为胃黏膜保护剂。

（二）临床应用

抗酸药主要用于反流性食管炎和消化性溃疡，适用于解除轻症或间歇发作的胃灼热症状，缓解溃疡病的疼痛。

（三）常用药物及注意事项

抗酸药的常用药物包括铝碳酸镁、磷酸铝、硫糖铝、氢氧化铝凝胶等，含镁抗酸剂最常见的不良反应是腹泻，而含钙和含铝抗酸药有致便秘作用。另外，对于慢性肾脏疾病患者使用抗酸药需警惕电解质紊乱。含铝抗酸剂由于铝在胃肠中存在可能影响其他药物的吸收及摄取，故不能与某些药物如四环素、铁制剂、地高辛、脱氧胆酸、法莫替丁、雷尼替丁、西咪替丁、香豆素衍化物、脂溶性维生素等同时使用，应间隔 2 h 再服用上述药物。

（四）用法用量

铝碳酸镁（片剂）每次 0.5～1 g，每日 3 次，嚼服，饭后 1～2 h、睡前或胃部不适时服用。治疗胃和十二指肠溃疡时，每次 1 g，每日 4 次，嚼服。在症状缓解后，至少维持 4 周。

磷酸铝（凝胶）每次 2.5～5 g，每日 2～3 次，口服。胃炎或胃溃疡于饭前半小时前服用，余适应证于饭后和睡前服用。

硫糖铝（片剂、混悬液）每次 1 g，每日 3～4 次，口服，餐前 1 h 及睡前服用，疗程 4～6 周。

氢氧化铝（片剂、凝胶）每次 0.45～0.9 g，每日 3 次，口服，饭前半小时及睡前服用。

二、抑制胃酸分泌药

（一）H_2 受体拮抗剂

1. 药物作用及机制　肠嗜铬样细胞释放的组胺通过激活胃壁细胞膜的 H_2 受体，促进胃酸分泌。因此，H_2 受体是抑制胃酸分泌药物的主要靶点。H_2 受体阻断剂竞争性地阻断壁细胞基底膜的 H_2 受体，对基础胃酸分泌及夜间胃酸分泌都具有良好的抑制作用，对进食、胃泌素、迷走神经兴奋及低血糖等诱导的胃酸分泌也有抑制作用。因此，本类药物是临床上最常用的抑制胃酸药物之一。

2. 临床应用　H_2 受体拮抗剂主要应用于胃和十二指肠溃疡，能减轻溃疡引起的疼痛，促进胃和十二指肠溃疡的愈合；还适用于应激性溃疡、急性胃黏膜出血、反流性食管炎以及胃泌素瘤。

3. 常用药物及注意事项　西咪替丁、雷尼替丁、法莫替丁、尼扎替丁的各药特点见表 2-13-1。H_2 受体拮抗剂的不良反应发生率较低（$<3\%$），以轻微的腹泻、便秘、眩晕、乏力、肌肉痛、皮疹、皮肤干燥、脱发为主。中枢神经系统反应较为少见，可出现嗜睡、焦虑、幻觉、瞻妄、语速加快、定向障碍等。长期大剂量使用西咪替丁，偶见男性出现精子数目减少、性功能减退、男性乳腺发育、女性泌乳等内分泌系统症状。少见心动过缓、肝肾功能损伤、白细胞减少等。肝药酶抑制剂，可抑制苯二氮䓬类、华法林、苯妥英钠、普萘洛尔、茶碱、奎尼丁等药物在体内转化，使上述药物血药浓度升高，故应间隔 2 h 服用。

4. 用法用量

（1）法莫替丁　片剂：每次 20 mg，每日 2 次，口服。针剂：每次 20 mg，每日 2 次，缓慢静脉推注。

（2）雷尼替丁　胶囊：每次 0.15 g，每日

表 2-13-1 临床常用的 H_2 受体阻断药

	西咪替丁	雷尼替丁	法莫替丁	尼扎替丁
生物利用度（%）	80	50	40	>90
相对作用强度	1	5～10	32	5～10
血浆半衰期（h）	1.5～2.3	1.6～2.4	2.5～4	1.1～1.6
疗效持续时间（h）	6	6	12	8
抑制肝药酶相对强度	1	0.1	0	0

2次，口服，于清晨和睡前服用。针剂：每次50 mg，每日2次或每6～8 h给药1次，静脉滴注或缓慢静脉推注。

（3）西咪替丁　片剂或胶囊：每次0.2 g，每日2次，口服。针剂：每次0.2 g，每6 h 1次，静脉滴注或缓慢静脉推注。

（4）尼扎替丁　片剂：每次150 mg，每日2次，口服。

（二）H^+-K^+-ATP酶抑制剂（质子泵抑制剂）

1. 药物作用及机制　胃H^+-K^+-ATP酶又称质子泵，位于胃壁细胞的胃黏膜腔侧，泵出H^+（质子），使之进入胃腔，提高胃内酸度，使胃液pH维持在0.8。胃壁细胞基底膜的乙酰胆碱M受体、胃泌素CCK_2受体、组胺H_2受体被激活后，最终均需通过激活H^+-K^+-ATP酶增加胃酸分泌。因此，抑制H^+-K^+-ATP酶是抑制胃酸分泌最直接有效的手段。质子泵抑制剂（proton pump inhibitor，PPI）分为K^+拮抗型（可逆性PPI）和ATP拮抗型（不可逆PPI）两种。

不可逆PPI为弱酸性的苯并咪唑类化合物，其入血进入胃黏膜壁细胞酸分泌小管中，酸性环境下转化为活性结构，与H^+-K^+-ATP酶α亚单位的巯基共价结合，不可逆地使酶失活，从而减少胃酸分泌。不可逆PPI只能与处于活化状态的H^+-K^+-ATP酶结合，因此只有活化的壁细胞才能受到抑制，静息状态下的壁细胞无法与不可逆PPI产生作用。由于不可逆PPI对酸不稳定，必须制成耐酸的剂型（如肠溶片等）才可服用，且药效受胃排空的影响较大。不可逆PPI主要由肝脏内细胞色素P450的同工酶CYP2C19和CYP3A4代谢，影响经肝脏细胞色素P450系统代谢的其他药物。此外，不可逆PPI对快代谢者与慢代谢者的抑酸作用不同。

近几年出现了一种新型的可逆性质子泵抑制剂，即钾离子竞争性酸阻滞剂（potassium-competitive acid blockers，P-CABs）。P-CABs在酸性环境下立刻离子化，可逆性结合于H^+-K^+-ATP酶上的K^+结合位点，从而抑制H^+-K^+-ATP酶的活性。与不可逆PPI相比，P-CABs不需要酸激活，起效更快，作用持久。P-CABs解离后，H^+-K^+-ATP酶活性恢复，对其他酶及机体生理功能的影响很小。由于不依赖于CYP2C19代谢，P-CABs的药效个体差异小。

2. 临床应用　适用于消化性溃疡、反流性食管炎、幽门螺杆菌感染、上消化道出血、卓－艾综合征（Zollinger-Ellison syndrome）和非甾体抗炎药（nonsteroidal anti-inflammatory drugs，NSAIDs）所致的胃溃疡。PPI是消化性溃疡治疗的首选药物。与H_2受体拮抗剂相比，PPI促进溃疡愈合的速度较快、溃疡愈合率较高，因此特别适用于难治性溃疡或NSAIDs溃疡患者不能停用NSAIDs时的治疗。

3. 常用药物及注意事项　不可逆PPI包括奥美拉唑、兰索拉唑、泮托拉唑、雷贝拉唑、艾司奥美拉唑、艾普拉唑。不良反应很少，偶见恶心、呕吐、腹胀、便秘、腹泻、头痛、皮疹等，对于慢性肝病或肝功能减退者，用量宜酌减，长期服用者应定期检查胃黏膜有无肿瘤样增生。本类药物对肝药酶有一定抑制作用，与华法林、地西泮、苯妥英钠等药合用，可使上述药物体内代谢速率减慢。目前已上市的P-CAB有伏诺拉生（vonoprazan）。

4. 用法用量 不同质子泵抑制剂的等效剂量为艾司奥美拉唑20 mg、雷贝拉唑10 mg、奥美拉唑20 mg、兰索拉唑30 mg、泮托拉唑40 mg、艾普拉唑5 mg。

（1）奥美拉唑 胶囊/片剂：每次20 mg，每日1～2次，口服。针剂：每次40 mg，每日1次，静脉滴注。

（2）艾司奥美拉唑 胶囊/片剂：每次20 mg，每日1次，口服。针剂：对于胃食管反流病，每次40 mg，每日1次，静脉推注或静脉滴注；对于消化性溃疡出血，每次40 mg，每12 h 1次，静脉滴注；对于经内镜治疗的消化性溃疡急性出血后，静脉注射80 mg，维持30 min，然后持续静脉滴注8 mg/h维持71.5 h。

（3）泮托拉唑 胶囊/片剂：每次40 mg，每日1～2次，口服。针剂：每次40 mg，每日1次，静脉滴注。

（4）雷贝拉唑 胶囊/片剂：每次10 mg，每日1～2次，口服。针剂：每次20 mg，每日1～2次，静脉滴注。

（5）兰索拉唑 胶囊/片剂：每次30 mg，每日1～2次，口服。针剂：每次30 mg，每日2次，静脉滴注。

（6）艾普拉唑 片剂：每次10 mg，每日1次，口服。

（7）伏诺拉生 片剂：每次20 mg，每日1次，口服。

（三）M胆碱受体阻断药和胃泌素受体阻断药

M胆碱受体阻断药抑制胃酸分泌的作用机制：①阻断壁细胞上的M受体，抑制胃酸分泌；②阻断胃黏膜中肠嗜铬细胞上的M受体，减少组胺的释放；③阻断胃窦G细胞上的M受体抑制胃泌素的分泌，而间接减少胃酸的分泌。此外，M受体阻断药还有解痉作用。在H_2受体拮抗剂和质子泵抑制剂出现之前，广泛用于治疗消化性溃疡。由于其抑制胃酸分泌的作用较弱，不良反应较多，目前已较少用于溃疡病的治疗。主要药物有阿托品、溴丙胺太林、哌仑西平、替仑西平。

胃泌素受体阻断药（如丙谷胺）抗溃疡病的作用机制：①与胃泌素竞争胃泌素受体，抑制胃酸分泌；②促进胃黏膜黏液形成，增强胃黏膜的黏液-HCO_3^-保护屏障。

上述两类药物现在已经很少用于抑制酸相关疾病如消化性溃疡的治疗。

第二节 胃黏膜保护药

胃黏膜屏障包括细胞屏障和黏液-碳酸氢盐屏障，能防止胃酸、胃蛋白酶、各种病原微生物及有刺激的损伤性的物质等对胃黏膜的伤害。黏液-碳酸氢盐屏障由覆盖于胃黏膜上皮细胞表面的一层约0.5 mm厚的黏液凝胶层及碳酸氢盐层构成，能保持酸性胃液与中性黏膜间高pH梯度。细胞屏障有胃黏膜上皮细胞顶面膜及细胞间的紧密连接，对酸反弥散及胃腔内的有害因素具有屏障作用。胃黏膜丰富的毛细血管网为上皮细胞旺盛的分泌功能及自身不断更新提供足够的营养，也将局部代谢产物及反渗回黏膜的盐酸及时运走，胃黏膜的健康血液循环对保持黏膜完整甚为重要。前列腺素、一氧化氮、表皮生长因子等分子也参与了胃黏膜屏障功能调节。当胃黏膜屏障功能受损时，可导致溃疡病的发生。因此，胃黏膜保护药，就是通过增强胃黏膜的细胞屏障、黏液-碳酸氢盐屏障或者两者的协同效应起到抗溃疡病的作用。

一、铋剂

铋剂既不中和胃酸也不抑制胃酸分泌，其分子量较大，在酸性溶液中呈胶体状，与溃疡基底面的蛋白形成蛋白-铋复合物，覆于溃疡表面，阻隔胃酸、胃蛋白酶对黏膜的侵袭损害，对溃疡组织的修复和愈合有促进作用。本药还能抑制胃蛋白酶活性，促进黏膜合成前列腺素，增加黏液和HCO_3^-分泌，对幽门螺杆菌有一定抑制作用。服药后常见舌苔和粪便变黑。服用铋剂期间的黑便易与上消化道出血的黑便相混淆。短期应用本药后血铋浓度（5～14 μg/L），在安全阈值之内（50 μg/L）。由于肾脏是铋的主要排泄器官，枸橼酸铋钾长期服用可能引起肾毒性，故肾功能不良者应忌用。目前最常用的铋剂为枸橼酸铋钾、胶体果胶铋和次水杨酸铋。由于PPI的性价比和广泛使用，铋剂已不作为消化性溃疡的单独治疗药物，目前铋剂主要应用于根除幽门螺杆菌的治疗。

用法用量：枸橼酸铋钾每次220 mg（以铋计），每日2次，口服，联合PPI和2种抗生素组成四联方案用于幽门螺杆菌根除治疗。

二、弱碱性抗酸剂

弱碱性抗酸剂常用的有铝碳酸镁、磷酸铝、硫糖铝等。这些药物可中和胃酸，起效较快，可短暂缓解疼痛，但很难治愈溃疡，已不作为治疗消化性溃疡的主要或单独药物。这类药物能促进前列腺素合成，增加黏膜血流量、刺激胃黏膜分泌HCO_3^-和黏液，从而起到保护胃黏膜的作用，详见本章第一节“胃酸相关药物”。

三、PGE_1衍生物

PGE_1衍生物如米索前列醇、恩前列素，进入血液后与壁细胞和胃黏膜上皮细胞基底侧的前列腺素受体结合，具有抑制胃酸分泌，增加胃、十二指肠黏膜的黏液及碳酸氢盐分泌，以及增加黏膜血流等作用，临床上用于治疗胃和十二指肠溃疡，包括关节炎患者由于服用非甾体抗炎药（NSAID）所引起的十二指肠溃疡和胃溃疡，保障其仍可继续使用NSAID治疗。本品还可用于预防使用NSAID所引起的溃疡。妊娠妇女服用米索前列醇可引起流产、早产或出生缺陷，故米索前列醇不应用于妊娠或可能妊娠的妇女。本品不良反应发生率较高，可达30%，主要表现为腹泻、腹痛、恶心、腹部不适，也有头痛、头晕等；孕妇及前列腺素类过敏者禁用。

四、其他具有胃黏膜保护功能的药物

替普瑞酮、瑞巴派特、吉法酯等其他胃黏膜保护药主要能增强胃黏膜上皮的再生能力，提高胃黏膜中前列腺素的合成，促进可溶性黏液分泌，增加可视黏液层厚度，扩张胃黏膜微循环，增加和改善胃黏膜血流，从而能够增强黏膜屏障，促进溃疡修复愈合。临床上主要用于胃溃疡、急慢性胃炎、胃黏膜病变的改善。

第三节 胃肠动力相关药物

一、促胃肠动力药

很多药物可以增强胃肠动力，如表2-13-2所示。M胆碱受体激动药和胆碱酯酶抑制药增强胃肠动力，增加涎液、胃液、胰液的分泌。多巴胺D_2受体拮抗药增加食管下部括约肌的张力，增加胃收缩力，改善胃十二指肠蠕动的协调性，促进胃排空，甲氧氯普胺能通过血脑屏障作用于椎体外系，故约30%的患者出现锥体外系反应，多潘立酮中枢抗多巴胺作用罕见，西方研究发现年龄＞60岁的患者每天用药剂量＞30 mg可能会增加严重室性心律失常和心源性猝死的危险。5-HT_4受体激动药增加食管下部括约肌的张力，增强胃收缩力并且增加胃、十二指肠的协调性。

5-HT_4受体激动剂是理论意义上的全消化道促动力药物，其中目前最常用的莫沙必利（mosapride）能够改善食管体部平滑肌运动，有利于食管内容物的排空；此外，还能够缩短胃排空时间，也增加十二指肠的蠕动。还有证据显示，莫沙必利能够改善直肠感觉功能，协调排便动作。西沙比利（cisapride）属苯甲酰类药物，同为5-HT_4受体激动药。对胃和小肠作用类似甲氧氯普胺，但它

表 2-13-2 增强胃肠动力药物及其作用机制

所属药物种类	代表性药物	作用机制
M 胆碱受体激动药	氨甲酰甲胆碱	激动 M 胆碱受体
胆碱酯酶抑制药	新斯的明	抑制乙酰胆碱降解
多巴胺受体拮抗药	甲氧氯普胺、多潘立酮	阻断突触前多巴胺 D_2 受体
5- 羟色胺受体激动药	莫沙必利、西沙比利	激动兴奋型神经元的 5-HT_4 受体
多巴胺受体拮抗剂 + 胆碱酯酶抑制剂	伊托必利	阻断突触前多巴胺 D_2 受体和抑制胆碱酯酶的双重作用
大环内酯类抗生素	罗红霉素	增强促胃动素受体作用

也能增强结肠运动，而引起腹泻。口服生物利用度为 30%～40%。对胃运动减弱和各种胃轻瘫、胃肠反流性疾病、反流性食管炎、慢性自发性便秘和结肠运动减弱有效。替加色罗（tegaserod）同属此类药物。由于对心肌细胞 Na 离子 HERG 通道有影响，西沙比利和替加色罗因此退出市场。

伊托必利有多巴胺 D_2 受体拮抗作用与乙酰胆碱酯酶抑制活性，通过两者的协同作用发挥胃肠促动力作用。胆碱酯酶抑制剂主要通过抑制 ACh 的灭活，增高和维系局部组织液中 ACh 水平，增加平滑肌的收缩和静息张力。拮抗多巴胺 D_2 受体活性的作用使其也有一定的抗呕吐作用，可用于因胃肠动力减慢（如功能性消化不良、慢性胃炎等）引起的消化不良症状，包括上腹部饱胀感、上腹痛、食欲不振、恶心和呕吐等。

促胃动素（motilin）是一种胃肠激素，与胃和小肠快速运动有关。红霉素等大环内酯类抗生素能与胃肠道和平滑肌上的促胃动素受体结合，增强胃肠道收缩，促进胃排空。其促胃动力作用与大环内酯类的抗菌作用无关。

二、胃肠解痉药

（一）M 胆碱受体阻断药

1. 药理作用及机制　M 胆碱受体阻断药能阻断 ACh 或胆碱受体激动药与受体结合，拮抗其对 M 受体的激动效应，作用广泛，除一般的抗 M 胆碱作用解除胃肠平滑肌痉挛、抑制腺体分泌、扩大瞳孔、升高眼压、视力调节麻痹、心率加快、支气管扩张等外，大剂量时能作用于血管平滑肌，扩张血管、解除痉挛性收缩，改善微循环。此外，本品能兴奋或抑制中枢神经系统，具有一定的剂量依赖性。对心脏、肠和支气管平滑肌作用比其他颠茄生物碱更强且持久。

2. 临床应用　M 胆碱受体阻断药适用于各种内脏绞痛，对胃肠绞痛、膀胱刺激症状如尿频、尿急等疗效较好。对胆绞痛及肾绞痛疗效较差，常需与阿片类镇痛药合用。此外，还可用于全身麻醉前给药、严重盗汗和垂涎症、缓慢型心律失常、抗休克和解救有机磷农药中毒等。

3. 常用药物及注意事项　常用的 M 胆碱受体阻断药为阿托品、东莨菪碱、溴丙胺太林等。常见不良反应有口干、无汗、视物模糊、心率加快、瞳孔扩大、便秘、急性尿潴留及皮肤潮红等。随着剂量的增大，不良反应逐渐加重，甚至出现明显的中枢神经中毒症状。青光眼及前列腺肥大者禁用阿托品和东莨菪碱。山莨菪碱具有明显的外周抗胆碱作用，不易通过血脑屏障，中枢作用很弱，毒性较低。

（二）钙离子拮抗剂

钙离子拮抗剂如匹维溴铵，对胃肠道有高度选择性解痉作用。它通过抑制钙离子流入肠壁平滑肌细胞，防止肌肉过度收缩而发挥解痉作用，主要用于对症治疗肠道功能紊乱相关的疼痛、排便异常和胃肠不适，以及与胆道功能紊乱相关的疼痛和钡灌肠前准备等。不良反应少见，极少数人观察到轻微的胃肠不适，极个别人出现皮疹样过敏反应，孕妇禁用。

（三）多重阳离子通道阻滞剂

如曲美布汀，药理作用包括：①抑制平滑肌细胞膜上的 K^+ 通道；②作用于肾上腺素能受体，抑制去甲肾上腺素释放；③降低平滑肌细胞膜上的 Ca^{2+} 通道通透性；④作用于胆碱能神经 κ 受体，抑制 Ach 释放。通过上述作用，对消化道平滑肌运动发挥“双向”调节，既增加其兴奋性，又能抑制过度亢奋和过度的收缩力。能使胃肠运动节律异常状态趋向生理性状态转变。对于上消化道，调整胃运动节律，改善胃排空功能，被推荐用于改善慢性胃炎伴随的食欲缺乏、饱胀、上腹痛等。对于下消化道，能够调整肠运动节律，治疗肠易激综合征伴随的腹胀、腹痛、腹鸣、腹泻或便秘等。

（四）罂粟碱衍生物

罂粟碱衍生物如阿尔维林，直接作用于平滑肌，是一种选择性平滑肌松弛剂，其作用机制为影响离子通道的电子敏感度与磷酸－肌醇代谢途径。本品选择性地作用于胃肠道、子宫、生殖泌尿器官的平滑肌，在正常剂量下对气管和血管平滑肌几无影响。对平滑肌的解痉作用为罂粟碱的 2.5～3 倍，抑制由组胺引发的平滑肌收缩反应是阿托品的 5 倍，但抑制乙酰胆碱反应仅为阿托品的万分之一。故对青光眼及前列腺肥大的患者无禁忌。

三、止吐药

呕吐是一种复杂的反射活动，可由多种因素引起，属于保护性反应。呕吐中枢和延髓催吐化学感受区（chemoreceptor trigger zone，CTZ）参与呕吐反射。一些化学药物、放射病以及尿毒症时体内蓄积的有毒物质，直接刺激 CTZ，产生恶心、呕吐。此外，一些外周刺激也能通过反射导致恶心、呕吐，例如胃及十二指肠等内脏的感觉神经受刺激，咽部迷走神经的感觉神经末梢受刺激，以及内耳前庭的位置感觉改变等。因此，治疗恶心、呕吐时应针对原因选药。

（一）H_1 受体阻断药

H_1 受体阻断药如苯海拉明、异丙嗪、美可洛嗪有中枢镇静作用和止吐作用，可用于预防和治疗晕动症、内耳性眩晕等，不良反应包括镇静、嗜睡、乏力等中枢抑制现象及口干、厌食、便秘、腹泻等消化道反应，偶见粒细胞减少及溶血性贫血。

（二）M 胆碱受体阻断药

东莨菪碱、阿托品、苯海索等 M 胆碱受体阻断药通过阻断呕吐中枢的和外周反射途径的 M 受体，降低迷路感受器的敏感性，抑制前庭小脑通路的传导，可用于抗晕动病和防治胃肠刺激所致的恶心、呕吐。其中以东莨菪碱的疗效较好。

（三）多巴胺 D_2 受体阻断药

多巴胺 D_2 受体阻断药包括中枢性和外周性两大类。

中枢性多巴胺 D_2 受体阻断药如氯丙嗪，具有阻断 CTZ 的多巴胺 D_2 受体作用，降低呕吐中枢的神经活动。本品能有效减轻化学治疗引起的轻度恶心、呕吐，但不能有效控制化疗药物（如顺铂、多柔比星、氮芥）引起的严重恶心、呕吐。

外周性多巴胺 D_2 受体阻断药如多潘立酮，能阻断胃肠 D_2 受体，具有促进胃肠蠕动、加速胃排空、协调胃肠运动、防止食物反流和止吐作用。该药对结肠影响很小。临床应用：①胃肠运动障碍性疾病，尤其用于治疗慢性食后消化不良和胃潴留的患者；②放疗及肿瘤化疗药、偏头痛、颅外伤、手术、胃镜检查等引起的恶心、呕吐；③抗帕金森病药左旋多巴、溴隐亭、苯海索等引起的恶心、呕吐。不良反应包括头痛、泌乳、男性乳房发育。

甲氧氯普胺具有中枢及外周双重作用。它阻断中枢 CTZ 多巴胺 D_2 受体发挥止吐作用，较大剂量时也作用于 $5\text{-}HT_3$ 受体，产生止吐作用。其外周作用表现为阻断胃肠多巴胺受体，增加胃肠运动，可引起从食管到近端小肠平滑肌的运动，增加贲门括约肌张力，松弛幽门，加速胃的正向排空。临床用于治疗慢性功能性消化不良引起的胃肠功能障碍，如恶心、呕吐等症状。治疗剂量时，20% 的患者出现嗜睡、疲倦等轻微反应。大剂量时可引起明显的椎体外系症状、男性乳房发育等。

（四）5- 羟色胺受体阻断药

$5-HT_3$ 受体阻断药如昂丹司琼、阿洛司琼和格雷司琼，对 $5-HT_3$ 受体具有高度选择性。抗肿瘤化疗药物或放疗可诱发小肠嗜铬细胞释放 5-HT，并通过 $5-HT_3$ 受体引起迷走传入神经兴奋，从而导致呕吐反射，出现恶心、呕吐。此类药物选择性抑制外周神经系统突触前和呕吐中枢的 $5-HT_3$ 受体，阻断呕吐中枢，对肿瘤放疗和化疗导致的呕吐有良效，止吐作用迅速、强大、持久，但对晕动病及多巴胺受体激动药如阿扑吗啡引起的呕吐无效。本药不良反应少而轻，可出现便秘、腹泻、头晕、头痛。

四、催吐药

催吐用于意外中毒不能洗胃者，对清醒、合作的经口摄入中毒者可考虑使用。因此法易引起误吸和延迟药用炭应用，还可能引起食管撕裂、胃穿孔、出血等，临床上已不常规使用。昏迷、惊厥、休克、腐蚀性毒物摄入、无呕吐反射、近期上消化道出血、食管胃底静脉曲张者和孕妇禁用。催吐分为物理法刺激催吐和药物催吐。

药物催吐：临床少用。①中枢性催吐药：如阿扑吗啡，具有强的多巴胺受体激动效应，直接作用于延髓催吐化学感受区，兴奋呕吐中枢，产生强烈催吐作用。不宜重复应用，禁用于麻醉药中毒、严重心血管疾病、胃和十二指肠溃疡者。②反射性催吐药：如吐根糖浆，直接刺激胃肠黏膜感受器，反射性作用于呕吐中枢引起呕吐。

五、泻药

（一）容积性泻药

容积性泻药通过滞留粪便中的水含量、增加粪便体积而起到通便作用，主要用于轻度便秘，服药时应同时补充足够的液体。常用药物有欧车前、聚卡波非钙、麦麸等。

（二）渗透性泻药

使用渗透性泻药后在肠内形成高渗状态，吸收水分，增加粪便体积，刺激肠道蠕动，可用于治疗轻、中度便秘。临床常用的有聚乙二醇 4000 散、不被吸收的糖类，如乳果糖、盐类泻药如硫酸镁、甘油和山梨醇等。

聚乙二醇服用后不被肠道吸收，其钠含量低，不引起肠道净离子的吸收或丢失，不良反应较少。

乳果糖口服不吸收，进入结肠后被细菌分解成乳酸，刺激结肠局部渗出，引起结肠腔内容积增加、肠蠕动增强而促进排便，并可促进肠道生理性细菌的生长。乳酸还可通过降低肠腔 pH 使氨转变为铵离子，减少结肠对氨的吸收。

硫酸镁主要用于外科术前或结肠镜检查前排空肠内容物、辅助排出一些肠道寄生虫或肠内毒物。大约 20% 的 Mg^{2+} 可能被肠道吸收，肾功能障碍患者或中枢抑制的患者可能发生毒性反应，老年人、妊娠妇女、月经期妇女、心功能不全、肾功能不全者特别应慎用。

甘油和山梨醇有轻度刺激性导泻作用，直肠内给药后，很快起效，适用于老年体弱和小儿便秘患者。

（三）润滑性泻药

润滑性泻药通过润滑肠道及减少结肠对水分的吸收，利于粪便排出，包括开塞露、液状石蜡等。胃肠道用药不被肠道消化吸收，同时妨碍水分的吸收，起到润滑肠壁和软化大便的作用，适用于老人、幼儿便秘。长期应用干扰脂溶性维生素及钙、磷的吸收，故不宜久用。此外，甘油、纤维素类也有类似作用。

（四）刺激性泻药

刺激性泻药也称接触性泻药，作用于肠神经系统，增强肠道动力和刺激肠道分泌，产生泻下作用。包括比沙可啶、酚酞、蒽醌类药物和蓖麻油等。短期服用比沙可啶是安全有效的。因在动物试验中发现酚酞可能有致癌作用，该药已撤出市场。

动物试验发现，长期使用刺激性泻药可引起不可逆的肠神经损害，长期使用蒽醌类泻药（大黄、番泻叶等）可引起结肠黑变病，因此建议短期、间断地使用这类泻药。

（五）促分泌性泻药

促分泌性泻药包括鲁比前列酮和利那洛肽。鲁比前列酮主要通过激活肠上皮细胞的2型氯离子通道，促进肠道黏液分泌。应当注意，鲁比前列酮治疗便秘型肠易激综合征时，只能用于18岁以上女性患者，儿童及成年男性禁用。利那洛肽通过激活肠上皮细胞的鸟苷酸环化酶C受体，增加肠道氯离子、碳酸氢盐和水分的分泌，从而促进自发性完全排便。利那洛肽还作用于黏膜及黏膜下感觉神经末梢，降低感觉神经末梢的敏感性，从而缓解腹胀、腹痛等内脏高敏感的临床症状，被推荐治疗便秘型肠易激综合征和慢性特发性便秘，安全性和耐受性较好。

（六）促动力性泻药

慢传输型便秘可加用促动力药物，如高选择性5-HT_4受体激动剂普芦卡必利。该药主要促进结肠蠕动，缩短结肠传输时间，对胃排空和小肠传输无明显影响。

六、止泻药

腹泻是一种常见的症状，由胃肠道感染造成的腹泻应对因使用抗感染药物治疗，但对腹泻剧烈而持久的患者，可适当给予止泻药对症处理以缓解腹泻症状。常用止泻药及作用机制如表2-13-3。

吸附药如蒙脱石散、药用炭、白陶土，能吸附肠道内液体、毒物等而发挥止泻和阻止毒物吸收的作用。收敛剂如鞣酸蛋白，能与肠黏膜表面蛋白形成沉淀，在肠黏膜表面形成保护膜，抑制炎症渗出，发挥收敛、止泻作用。临床上用于急性肠炎及非细菌性腹泻的治疗。

阿片受体激动剂如地芬诺酯、洛哌丁胺通过激动μ阿片受体，减少胃肠推进式蠕动，从而发挥止泻作用。临床应用于急、慢性功能性腹泻，可减少排便的频率。不良反应轻而少见，可能有嗜睡、恶心、呕吐、腹胀和腹部不适。大剂量和长期应用时可引起依赖性，过量时可导致严重中枢抑制甚至出现昏迷。

表2-13-3 常用止泻药及主要作用机制

主要作用机制	药物
收敛、吸附、保护黏膜	双八面体蒙脱石散、碱式碳酸铋、药用炭
减少肠蠕动	地芬诺酯、洛哌丁胺
抑制肠道过度分泌	消旋卡多曲、生长抑素
中医药	小檗碱

第四节 肝病常用药物

一、保肝药

保肝药是能够改善肝细胞代谢、促进肝细胞再生、增强肝脏解毒功能，达到改善肝脏病理和肝脏功能目的的药物。引起肝细胞损伤的病因很多，在保肝治疗中，首先应去除病因，然后进行保肝治疗。临床中常用的保肝药分为以下五类。

1. 抗炎类　代表药物包括异甘草酸镁注射液、甘草酸二铵肠溶胶囊。作用机制是抑制炎症反应，兼具抗过敏、抑制钙离子内流等作用。甘草酸制剂是在病因治疗基础上的辅助治疗，可应用于各种原因引起的肝脏炎症。

2. 肝细胞膜修复保护剂　代表药物是多烯磷脂酰胆碱。作用机制是与肝细胞膜及细胞器膜相结合，直接影响膜结构，使受损的肝功能和酶活力恢复正常，将中性脂肪和胆固醇转化成容易代谢的形式，减少氧化应激与脂质过氧化，抑制肝细胞凋亡，促进肝细胞的再生。

3. 解毒类　代表药物包括谷胱甘肽、N-乙酰半胱氨酸及硫普罗宁等。作用机制是参与体内三羧酸循环及糖代谢，激活多种酶，促进糖、脂肪及蛋白质代谢，减轻组织损伤，促进修复。

4. 抗氧化类　代表药物是水飞蓟素类和双环醇。水飞蓟素具有抗氧化、抗炎、抗纤维化及降脂作用。双环醇具有抗脂质过氧化、抗线粒体损伤、促进肝细胞蛋白质合成、抗肝细胞凋亡等多种作用机制。

5. 利胆类　代表药物是S-腺苷蛋氨酸及熊去氧胆酸。S-腺苷蛋氨酸有助于肝细胞恢复功能，促进肝内淤积胆汁的排泄，从而达到退黄、降酶及减轻症状的作用，可用于各种原因（包括妊娠、药物、酒精和病毒性肝炎等）引起的肝内胆汁淤积症。熊去氧胆酸是一种亲水性胆汁酸，可改变胆盐成分，减轻疏水性胆汁酸的毒性，起到保护肝细胞膜和利胆作用。熊去氧胆酸是原发性胆汁性胆管炎的一线治疗药物，也被用于原发性硬化性胆管炎、妊娠期肝内胆汁淤积、药物性胆汁淤积等多种胆汁淤积性肝病。

二、肝硬化并发症治疗药物

1. 腹水　利尿药是治疗肝硬化腹水的主要方法，常用的利尿药物种类包括醛固酮拮抗剂（螺内酯）、袢利尿剂（呋塞米）及高度选择性血管加压素V_2受体拮抗剂（托伐普坦）等。

2. 食管－胃底静脉曲张破裂出血

（1）血管加压素　也称抗利尿激素，通过垂体后叶释放，因其收缩血管作用取名加压素，是人体下丘脑合成的一种九肽物质。血管加压素受体有3个亚型：V_1、V_2和V_3。V_1受体主要分布于血管平滑肌细胞，激活后引起血管收缩。特利加压素是特异性V_1受体激动剂，可降低内脏血流量和心排血量，减少门静脉血流，从而降低门静脉压和曲张静脉压力，减少胃食管出血。另一方面，特利加压素还可以降低血浆肾素浓度，减少血管紧张素Ⅱ产生，减轻肾血管收缩，增加肝肾综合征患者的肾血流量，改善肾功能。

（2）生长抑素类　为十四肽激素，可抑制胃泌素、胃酸及胃蛋白酶的分泌，治疗消化道出血。此外，生长抑素可以明显减少内脏器官的血流量，而又不引起体循环动脉血压的显著变化，因而在治疗食管静脉曲张出血方面有重要临床价值。缺点是生长抑素半衰期仅数分钟，需要连续给药。长效生长抑素如奥曲肽，克服了生长抑素半衰期短的缺点，可长时间减少门脉高压患者的餐后内脏血流量。

（3）非选择性β受体阻断剂　如普萘洛尔，可通过竞争β受体抑制内脏血管的舒张，减少心排血量和门静脉血流，降低门静脉压力，从而减少曲张静脉的出血率。卡维地洛是一种非心脏选择性血管舒张β受体阻滞剂，同时也有一定的抗α_1肾上腺素能作用。在临床应用中，非选择性β受体阻断剂需要长期服用，停药后其降低出血率的效果迅速消失。

3. 肝性脑病　高血氨是肝性脑病发生的重要机制之一，减少氨的生成和吸收有助于治疗或预防肝性脑病。

（1）乳果糖　是人工合成的非吸收性双糖，可以原形到达结肠，继而被肠道菌群分解代谢成低分子的乳酸、乙酸，使肠腔pH降低。肠道酸化后对产尿素酶的细菌生长不利，使肠道细菌产氨减少。此外，酸性的肠道环境可减少氨吸收，并促进血液中的氨渗入肠道并排出体外。乳果糖代谢物可增加肠腔渗透压，促进肠道蠕动，有利于肠道内氨及其他毒性物质的排出。

（2）α晶型利福昔明　是利福霉素的合成衍生物，一种广谱肠道抗生素。α晶型利福昔明口服不易吸收，仅在胃肠道发挥局部作用，可在胃肠道黏膜中达到较高浓度，而且全身不良反应少，安全性高。利福昔明可以抑制肠道细菌过度繁殖，减少产氨细菌的数量，减少肠道氨的产生与吸收，预防肝性脑病发生。

（3）L-鸟氨酸L-门冬氨酸　是一种二肽。其中鸟氨酸是鸟氨酸循环的起始底物，鸟氨酸氨基甲酰转移酶的活化剂，与循环中氨等有毒代谢物结合，促进尿素合成而降低血氨；门冬氨酸则参与肝细胞内谷氨酰胺合成降低血氨，同时还参与核酸的合成，间接促进肝细胞内三羧酸循环的代谢过程，以利于肝细胞的自我修复。

（4）微生态制剂 双歧杆菌、乳酸杆菌等微生态制剂可通过调节肠道菌群结构，抑制产氨、产尿素酶细菌的生长，以减少肠道氨及其他毒性物质的产生及吸收。

第五节 消化酶补充制剂

消化酶补充制剂指的是胰酶补充制剂，代表药物有米曲菌胰酶片（慷彼申）、复方消化酶胶囊（达吉）、复方阿嗪米特肠溶片（泌特）、胰酶肠溶胶囊（得每通）等，为多种酶的混合物，主要含胰蛋白酶、胰淀粉酶、胰脂肪酶等，在中性或弱碱性条件下活性较强。主要用于胰腺外分泌功能不全的替代治疗，缓解消化酶缺乏而引起的腹痛、腹胀、脂肪泻和体重下降等症状，也可用于功能性胃肠病相关症状的对症治疗。

第六节 抗生素与抗病毒药物

一、肠道感染用药

肠道感染局部用药主要包括黄连素、利福昔明、庆大霉素、磺胺脒等。针对艰难梭菌感染，应尽快终止诱发艰难梭菌感染的抗菌药物治疗，口服有效治疗药物如甲硝唑、万古霉素等。

1. 黄连素 即盐酸小檗碱，是从中药黄连中分离的一种季铵生物碱，是黄连抗菌的主要有效成分。其对细菌只有微弱的抑菌作用，但对痢疾杆菌、大肠埃希菌引起的肠道感染有效，适用于肠道感染，如胃肠炎。口服不良反应较少，偶有恶心、呕吐、皮疹和药热，停药后消失。成人每次 0.1～0.3 g，每日 3 次。溶血性贫血患者及葡萄糖 -6- 磷酸脱氢酶缺乏患者禁用。

2. 利福昔明 广谱肠道抗生素，是利福霉素 SV 的半合成衍生物。其与其他利福霉素一样，通过与细菌依赖 DNA 的 RNA 聚合酶 β- 亚单位不可逆地结合而抑制细菌 RNA 的合成，最终抑制细菌蛋白质的合成。对革兰氏阳性需氧菌中的金黄色葡萄球菌、表皮葡萄球菌及粪链球菌，对革兰氏阴性需氧菌中的沙门菌属、大肠埃希菌、志贺菌属、小肠结肠炎耶尔森菌有良好抗菌活性。对变形杆菌属、革兰氏阳性厌氧菌中的艰难梭菌、革兰氏阴性厌氧菌中的拟杆菌属亦有高度抗菌活性。由于利福昔明口服时不被胃肠道吸收，在肠道内保持极高浓度，而其他器官中并不存在。

适用于对利福昔明敏感的病原菌引起的肠道感染，包括急性和慢性肠道感染、腹泻综合征、夏季腹泻、旅行者腹泻和小肠结肠炎等。成人每次 0.2 g，每日 4 次。不良反应轻微，在局部和全身用药均有良好的耐受性，极少数患者可能出现荨麻疹样皮肤反应。对利福昔明或利福霉素类药物过敏的患者，以及肠梗阻、严重肠道黏膜炎症病变者禁用。

3. 庆大霉素 属氨基苷类抗生素，其作用机制是与细菌核糖体 30S 亚单位结合，抑制细菌蛋白质的合成，对敏感革兰氏阴性杆菌，如大肠埃希菌、克雷伯菌属、肠杆菌属、变形杆菌属、沙雷菌属、铜绿假单胞菌都有较强杀菌作用。口服吸收较少，适用于治疗细菌性痢疾或其他细菌性肠道感染，亦可用于结肠手术前准备。少数患者服后可有食欲减退、恶心、腹泻等不良反应。对氨基糖苷类抗生素过敏者禁用。

4. 磺胺脒 属磺胺类抗生素，为广谱抑菌药，口服很少吸收，是最早用于肠道感染的磺胺类抗菌药。对磺胺药敏感的细菌在生长繁殖过程中不能利用现成的叶酸，必须以蝶啶、对氨苯甲酸为原料，在二氢蝶酸合酶的作用下生成二氢蝶酸，并进一步与谷氨酸生成二氢叶酸，后者在二氢叶酸还原酶催化下被还原成四氢叶酸。四氢叶酸活化后可作为一碳基团载体的辅酶参与嘧啶核苷酸和嘌呤的合成，磺胺药结构与对氨苯甲酸相似，可与之竞争二氢蝶酸合酶，阻止细菌二氢叶酸合成，从而发挥抑菌作用。适用于治疗细菌性痢疾和肠炎，或用于预防肠道手术后感染。口服用药，每次 2～3 g，每日 3～4 次，可出现恶心、呕吐、厌食、头晕、药物热、皮疹、粒细胞减少、结晶尿、尿少及血尿等不良反应。

5. 甲硝唑　属硝基咪唑类药物。甲硝唑的杀菌机制尚未完全阐明，本品被还原后的代谢物可使 DNA 降解和单链断裂，促使细菌死亡。甲硝唑被推荐用于轻－中度的艰难梭菌感染治疗，剂量为 500 mg（口服或胃管入），每日 3 次；另外，尚可用于重症或者复杂性艰难梭菌感染的合并用药（静脉滴注）。

6. 万古霉素　属糖肽类抗生素，其作用机制是与敏感细菌细胞壁前体肽聚末端的丙氨酰丙氨酸结合，阻断构成细菌细胞壁的高分子肽聚糖合成，导致细胞壁缺损而杀灭细菌。此外，它也可能改变细菌细胞膜渗透性，并选择性地抑制 RNA 的合成。万古霉素被国内外指南推荐作为重症和复发性艰难梭菌感染的一线用药，近年也有部分指南推荐其为轻中度感染的一线用药。常用剂量为每次 125 mg（口服或胃管入），每日 4 次。而当重症感染伴并发症时，万古霉素使用剂量为 500 mg，每日 4 次，配伍甲硝唑 500 mg 静脉滴注，每日 3 次。当针对复发性艰难梭菌感染时，第一次复发仍采用原治疗方案；第二次复发时应给予万古霉素并逐渐减量，配合脉冲式给药模式或粪便菌群移植。万古霉素减量方法：125 mg，每日 4 次，10～14 天；125 mg，每日 2 次，7 天；125 mg，每日 1 次，7 天；125 mg，2～3 日 1 次，2～8 周 1 个疗程。注意治疗艰难梭菌感染万古霉素给药方法口服或保留灌肠，不能静脉滴注。因万古霉素口服或灌肠吸收极少，因此耳肾毒性罕见。

7. 非达霉素　一种针对革兰氏阳性厌氧菌和需氧菌的窄谱大环内酯类抗生素，通过抑制细菌的 RNA 聚合酶抑制细菌增殖。对肠道正常菌群影响小，疗效与万古霉素相当，但治疗高毒力菌株 RT027 感染时复发率更低。国外指南推荐其与万古霉素同为治疗艰难梭菌感染的一线治疗药物，但国内未上市。

二、结核杆菌感染用药

目前用于临床的抗结核药种类很多，通常把疗效高、不良反应较少、患者较易耐受的称为一线抗结核药，包括异烟肼、利福平、乙胺丁醇、链霉素、吡嗪酰胺等；而将毒性较大、疗效较差，主要用于对一线抗结核药产生耐药性或用于与其他抗结核药配伍使用的称为二线抗结核药，包括对氨基水杨酸钠、氨硫脲、卡那霉素、阿米卡星、乙硫异烟胺、卷曲霉素、环丝氨酸等。此外，近几年已开发出一些疗效较好、不良反应相对较小的新一代抗结核药，如利福喷汀、利福定、左氧氟沙星、莫西沙星及加替沙星、新大环类脂类等，在耐多药结核病的治疗中起重要作用。抗结核药的作用机制主要为：①阻碍细菌细胞壁合成的药物，如环丝氨酸、乙硫异烟胺；②干扰结核杆菌代谢的药物，如对氨基水杨酸钠；③抑制 RNA 合成药，如利福平；④抑制结核杆菌蛋白合成药，如链霉素、卷曲霉素和紫霉素；⑤多种作用机制或机制未明的药物，如异烟肼、乙胺丁醇。常用抗结核病药物如下。

1. 异烟肼　又称雷米封，是异烟酸的肼类衍生物。其对结核杆菌具有高度的选择性，对生长旺盛的活动期结核杆菌有强大的杀灭作用，是治疗活动性结核的首选药物。异烟肼对静止期结核杆菌无杀灭作用而仅有抑菌作用。其作用强度与渗入病灶部位的浓度有关，低浓度时有抑菌作用，高浓度时有杀菌作用，最低抑菌浓度为 0.025～0.050 mg/L。异烟肼的作用机制未明，是单一抗结核药物中杀菌力特别是早期杀菌力最强者，对巨噬细胞内外的结核分枝杆菌均具有杀菌作用，对各种类型的结核病患者均为首选药物。不良反应包括有周围神经炎、肝毒性、皮疹、发热、胃肠道反应、粒细胞减少、血小板减少和溶血性贫血，用药期间亦可能发生脉管炎及关节炎综合征。

2. 利福平　利福霉素 SV 的人工半合成品，抗菌谱广且作用强大，对静止期和繁殖期的细菌均有作用，能增加链霉素和异烟肼的抗菌活性，其抗菌强度与其浓度相关，低浓度抑菌、高浓度杀菌，其疗效与异烟肼相当，最低抑菌浓度为0.06～0.025 mg/L，对巨噬细胞内外的结核分枝杆菌均具有快速杀菌作用。其抗菌机制为特异性地与依赖DNA的RNA聚合酶β亚单位结合，阻碍mRNA的合成，对人和动物细胞内的RNA聚合酶无影响。与其他抗结核药物联合使用可治疗各种类型的结核病，包括初治及复发患者。与异烟肼合用治疗初发患者可降低结核性脑膜炎患者的病死率，减少后遗症的发生；与乙胺丁醇及吡嗪酰胺合用对复发患者产生良好的治疗效果。不良反应主要包括胃肠道反应、肝脏毒性、流感综合征，个别患者出现皮疹、药物热等重症反应，偶见疲乏、嗜睡、头晕和共济失调等。

3. 乙胺丁醇　人工合成的乙二胺衍生物，对繁殖期结核分枝杆菌有较强的抑制作用，其作用机制为二价金属离子，如Mg^{2+}配合，阻止菌体内亚精胺与Mg^{2+}结合，干扰细菌RNA的合成，起到抑制结核分枝杆菌的作用。临床用于各型肺结核和肺外结核。与异烟肼和利福平合用治疗初治患者，与利福平和卷曲霉素合用治疗复治患者。特别适用于经链霉素和异烟肼治疗无效的患者。最低抑菌浓度为0.95～7.5 μg/mL，不良反应为视神经炎，应在治疗前测定视力和视野，治疗中密切观察，提醒患者发现视力异常应及时就医。

4. 吡嗪酰胺　具有独特的杀菌作用，主要是杀灭巨噬细胞内酸性环境的结核分枝杆菌。常见不良反应为高尿酸血症、肝损害、食欲缺乏、关节痛和恶心。

5. 链霉素　对巨噬细胞外碱性环境中的结核分枝杆菌有杀菌作用。不良反应主要为耳毒性、前庭功能损害和肾毒性等，严格掌握使用剂量，儿童、老人、孕妇、听力障碍和肾功能不良等要慎用或不用。

6. 抗结核药品固定剂量复合制剂（fixed-dose combination，FDC）　由多种抗结核药品按照一定的剂量比例合理组成，由于FDC能够有效防止患者漏服某一药物，而且每次服药片数明显减少，对提高患者的治疗依从性，充分发挥联合用药的优势具有重要意义，成为耐药结核病发生的重要手段，目前FDC的主要使用对象为初治活动性肺结核患者。复治肺结核患者、结核性胸膜炎及其他肺外结核患者也可以用FDC组成治疗方案。常用抗结核药物的用法、用量及主要不良反应见表2–13–4。

三、幽门螺杆菌感染用药

临床上常用于幽门螺杆菌根除治疗的抗生素包括阿莫西林、克拉霉素、甲硝唑或替硝唑、左氧氟沙星或莫西沙星、四环素和呋喃唑酮等。

1. 阿莫西林（羟氨苄青霉素）　为广谱青霉素类药物，其作用机制主要是作用于细菌菌体内的青霉素结合蛋白，抑制细菌细胞壁的合成，菌体失去渗透屏障而膨胀、裂解，同时借助细菌的自溶酶溶解而产生抗菌作用。主要用于敏感菌所致的呼吸道、尿路、胆道感染以及伤寒治疗，也是一种治疗幽门螺杆菌感染的重要抗生素。幽门螺杆菌不易对阿莫西林产生耐药性。不良反应以恶心、呕吐、腹泻等消化道反应和皮疹为主。少数患者的血清转氨酶升高，偶有嗜酸性粒细胞增多、白细胞计数降低和二重感染。对青霉素过敏者禁用。

2. 克拉霉素　为半合成的14元大环内酯类抗生素，主要通过与细菌核糖体结合，抑制细菌蛋白质合成，而发挥抗菌作用。它有很强的细胞穿透能力，在细菌细胞内形成高浓度。但幽门螺杆菌对克拉霉素耐药性的逐年提高限制了克拉霉素的使用，幽门螺杆菌对克拉霉素耐药多是由于23S rRNA基因中2143和2144位点上A到G的突变。不良反应主要为轻度胃肠道反应(如口苦、腹痛、腹泻等)，以及转氨酶升高，停药后可恢复。

3. 甲硝唑　属硝基咪唑类药物，其分子中的硝基在细胞内无氧环境中被还原成氨基，从而抑制病原体DNA的合成，发挥抗菌作用。幽门螺杆菌易对甲硝唑产生耐药性，氧不敏感的NADPH硝基

表 2-13-4　常用抗结核药物成人剂量和主要不良反应

药名	缩写	每日剂量（g）	间歇疗法一日量（g）	主要不良反应
异烟肼	H，INH	0.3	0.3～0.6	周围神经炎，偶有肝功能损害
利福平	R，RFP	0.45～0.6	0.6～0.9	肝功能损害、过敏反应
利福喷汀	RFT		0.45～0.6	肝功能损害、过敏反应
链霉素	S，SM	0.75～1.0	0.75～1.0	听力损害、眩晕、肾功能损害
吡嗪酰胺	Z，PZA	1.5～2.0	2～3	肠胃不适、肝功能损害、高尿酸血症、关节痛
乙胺丁醇	E，EMB	0.75～1.0	1.5～2.0	视神经炎
对氨基水杨酸钠	P，PAS	8～12	10～12	胃肠不适、过敏反应、肝功能损害
乙硫异烟胺	Eto	0.5～1.0		肝、肾毒性，光敏反应
丙硫异烟胺	Pro	0.5～1.0	0.5～1.0	肠胃不适、肝功能损害
阿米卡星	Am	0.4～0.6		听力障碍、眩晕、肾功能损害
卡那霉素	K，Km	0.75～1.0	0.75～1.0	听力障碍、眩晕、肾功能损害
卷曲霉素	Cp，CPM	0.75～1.0	0.75～1.0	听力障碍、眩晕、肾功能损害
氧氟沙星	Ofx	0.6～0.8		肝、肾毒性，光敏反应
左氧氟沙星	Lfx	0.6～0.75		肝、肾毒性，光敏反应
莫西沙星	Mfx	0.4		
环丝氨酸	Cs	0.5～1.0		惊厥、焦虑
卫非特（R120，H80，Z250）	Rifater	4～5 片 / 顿服		同 H、R、Z
卫非宁（R150，H100）	Rifinah	3 片 / 顿服		同 H、R

还原酶编码基因（rdxA）突变失活是引起耐药性产生的主要原因。不良反应包括胃肠道反应、过敏反应、外周神经炎等。

4. 左氧氟沙星　属喹诺酮类抗菌药，通过抑制细菌 DNA 螺旋酶发挥抗幽门螺杆菌作用，DNA 螺旋酶编码基因（gyrA）突变是幽门螺杆菌对其耐药的主要机制。不良反应包括胃肠道反应、中枢神经系统毒性、光敏反应和软骨损害。

5. 四环素　属广谱抗生素，主要是抑制细菌生长，但在浓度较高时也有杀菌作用。其作用机制在于药物能与细菌核糖体 30S 亚基的 A 位置特异性结合，阻止氨基酰 tRNA 进入 A 位，抑制肽链延长和蛋白质合成。此外，药物尚可改变细菌细胞膜的通透性，导致菌体内核苷酸及其他重要成分外漏，从而抑制细菌 DNA 复制。其不良反应包括局部刺激作用、二重感染、影响牙釉质和骨骼生长发育，长期大剂量使用可引起严重肝损伤或加重原有的肾损伤，偶见过敏反应，也可引起光敏反应和前庭反应（如头晕、恶心、呕吐等）。

6. 呋喃唑酮　为硝基呋喃类抗菌药，其作用机制一般认为是干扰细菌氧化还原酶从而阻断细菌的正常代谢。不良反应主要有恶心、呕吐、腹泻、头晕、头痛、药物热、皮疹、肛门瘙痒、哮喘、直立性低血压、低血糖、肺浸润等，偶可出现溶血性贫血、黄疸及多发性神经炎。2018 年 7 月起国家药品监督管理局规定其仅用于难以根除的幽门螺杆菌感染的治疗。

7. 利福布汀　一种半合成利福霉素类药物，

具广谱抗菌活性。与病原菌的DNA依赖性RNA聚合酶（proB）β亚基形成稳定的结合，抑制该酶活性，从而抑制细菌RNA合成，防止该酶与DNA连接，阻断RNA的转录过程，使DNA和蛋白的合成停止。本品的耐药性较低，与*proB*基因第525～544位或第585位密码子的突变有关。药物不良反应主要为皮疹、胃肠道反应、中性白细胞减少。

8. 铋剂　局部抗菌剂，对幽门螺杆菌具有杀菌活性。作用机制与抑制细菌的蛋白质和细胞壁合成、胞膜的功能以及ATP的生成有关，可能通过抑制细菌三羧酸循环中延胡索酸酶来发挥作用，且与抗生素也有协同效应。药物不良反应为口内氨味，并可使舌苔及大便呈灰黑色，停药后即自行消失；偶见恶心、便秘。枸橼酸铋钾是一种比较常用的铋剂药物。

根除幽门螺杆菌的常用抗生素剂量及用法见表2-13-5。在根除幽门螺杆菌常用的7种抗菌药物中，阿莫西林、呋喃唑酮和四环素的耐药率仍很低，且治疗失败后不易产生耐药，可重复使用；而克拉霉素、甲硝唑和喹诺酮类药物的耐药率高，治疗失败后易产生耐药，原则上不可重复使用。根据《第五次全国幽门螺杆菌感染处理共识（2016年）》意见，建议在我国采用铋剂＋PPI+2种抗菌药物组成的四联疗法，疗程10天或者14天。

四、抗肝炎病毒药物

在过去的20余年间，治疗慢性乙型肝炎和慢性丙型肝炎的抗肝炎病毒药物已成功研发。因此，在病毒性肝炎的临床治疗学领域取得了巨大的突破和进展，使得改变病毒性肝炎的自然史成为可能，有效阻止了疾病进展为肝硬化、肝癌。CHC已成为可以临床治愈的疾病。

（一）治疗慢性乙型肝炎的抗病毒药

1. 治疗目标　最大限度地长期抑制乙型肝炎病毒（HBV）复制，减轻肝细胞的炎症坏死及肝纤维化，延缓和减少肝衰竭、肝硬化失代偿、原发性肝癌（HCC）及其他并发症的发生，从而改善患者的生活质量和延长生存时间。

2. 治疗终点

（1）理想的终点　HBeAg阳性和HBeAg阴性的乙肝患者，停药后获得持久的HBsAg消失，可伴或不伴HBsAg血清学转换。

（2）满意的终点　HBeAg阳性的乙型肝炎患者，停药后获得持续的病毒学应答（HBV DNA检测不到），ALT复常，并伴HBeAg血清学转换；HBeAg阴性的乙型肝炎患者，停药后获得持续的病毒学应答和ALT复常。

（3）基本的终点　如无法获得停药后持续应答，抗病毒治疗期间长期维持病毒学应答。

3. 常用药物　目前，治疗乙型肝炎的抗病毒药主要包括α干扰素（IFNα）类和核苷（酸）类（NAs）抗病毒药二大类。

（1）普通IFNα和聚乙二醇干扰素（PegIFNα）属于干扰素类抗病毒药，PegIFNα为长效干扰素。

表2-13-5　根除幽门螺杆菌的常用抗生素剂量及用法

方案	抗生素1	抗生素2
1	阿莫西林1 000 mg，每日2次	克拉霉素500 mg，每日2次
2	阿莫西林1 000 mg，每日2次	左氧氟沙星500 mg，每日1次；或200 mg，每日2次
3	阿莫西林1 000 mg，每日2次	呋喃唑酮100 mg，每日2次
4	四环素500 mg，每日3次或每日4次	甲硝唑400 mg，每日3次或每日4次
5	四环素500 mg，每日3次或每日4次	呋喃唑酮100 mg，每日2次
6	阿莫西林1 000 mg，每日2次	甲硝唑400 mg，每日3次或每日4次
7	阿莫西林1 000 mg，每日2次	四环素500 mg，每日3次或每日4次

相较于普通 IFNα，长效的 PegIFNα 可获得相对较高的 HBeAg 血清转换率、HBV DNA 抑制及生化学应答率。PegIFNα-2a 的用法为每周 180 μg。治疗 CHB 时，普通 IFNα 和 PegIFNα 的推荐疗程为 1 年。干扰素类抗病毒药的常见不良反应包括：流感样症状、外周血细胞减少、精神异常、诱发自身免疫疾病，其他少见的不良反应尚包括肾损害、心血管并发症、视网膜病变、听力下降和间质性肺炎等。由于有导致肝衰竭等并发症的可能，干扰素类抗病毒药禁用于失代偿期肝硬化患者，对于代偿期肝硬化患者也应慎用。干扰素类抗病毒药的绝对禁忌证包括：妊娠或短期内有妊娠计划、精神病史（具有精神分裂症或严重抑郁症等病史）、未能控制的癫痫、失代偿期肝硬化、未控制的自身免疫性疾病、伴有严重感染、视网膜疾病、心力衰竭和慢性阻塞性肺病等基础疾病。相对禁忌证包括：甲状腺疾病、既往抑郁症史、未有效控制的糖尿病和高血压病、治疗前中性粒细胞计数 $< 1.5 \times 10^9$/L 和（或）血小板计数 $< 90 \times 10^9$/L。

（2）拉米夫定（LAM）　是第一个上市的核苷类抗病毒药。口服 LAM 100 mg，每日 1 次，可显著抑制 HBV DNA 水平，HBeAg 血清学转换率随治疗时间延长而提高。但 LAM 治疗具有较高的耐药发生风险，随治疗时间延长，病毒耐药突变率在治疗的第 1、2、3、4 年分别为 14%、38%、49% 和 66%。正因为此，LAM 已不是初治乙肝患者的一线推荐药物。

（3）阿德福韦酯（ADV）　属于核苷酸类抗病毒药。口服 ADV 10 mg，每日 1 次，尽管可明显抑制 HBV DNA 复制、促进 ALT 复常、改善肝组织炎症坏死和纤维化，但在所有已上市的 NAs 中，ADV 抑制病毒的作用是最弱的。治疗 5 年时的累积耐药基因突变发生率约为 29%。长期应用 ADV 的患者应警惕肾功能不全、低磷血症和低磷性骨病，特别是范可尼综合征的发生。ADV 长期治疗 5 年，血清肌酐较基线水平升高超过 0.5 mg/dL 者达 3%，但血清肌酐的升高为可逆性。目前，ADV 不是初治乙肝患者的一线推荐药物。

（4）替比夫定（LdT）　属于核苷类抗病毒药。口服 LdT 600 mg，每日 1 次，其抗病毒活性优于 LAM，耐药发生率低于 LAM，但总体耐药率仍然偏高。其总体不良事件发生率和 LAM 相似，但治疗 52 周和 104 周时发生 3～4 级肌酸激酶（CK）升高者分别为 7.5% 和 12.9%。有个案报道发生肌炎、横纹肌溶解和乳酸酸中毒等，应引起关注。LdT 与 IFNα 类合用时可致末梢神经病，应列为禁忌。目前，LdT 不是初治乙肝患者的一线推荐药物。

（5）恩替卡韦（ETV）　属于强效高耐药基因屏障的核苷类抗病毒药，是目前各大指南推荐的初治乙肝患者的一线推荐药物。ETV 0.5 mg，每日 1 次，治疗 5 年后 HBeAg 阳性 CHB 患者 HBV DNA 转阴（＜300 拷贝 /mL）率为 94%，ALT 复常率为 80%。治疗 5 年的累积耐药发生率较低，仅为 1.2%，但在已发生 LAM 耐药的患者中，ETV 治疗 5 年的累积基因型耐药发生率显著升高，可达到 51%。

（6）替诺福韦酯（TDF）　属于强效高耐药基因屏障的核苷酸类抗病毒药，是目前各大指南推荐的初治乙肝患者的一线推荐药物。TDF 300 mg，每天 1 次，治疗 5 年的组织学改善率为 87%，纤维化逆转率为 51%。治疗 8 年，无论 HBeAg 阳性和阴性患者，HBV DNA 转阴（＜400 拷贝 /mL）率可达到 98% 以上，且未检测到 TDF 相关耐药。但在长期治疗中，2.2% 的患者发生血肌酐较基线升高 ≥0.5 mg/dL，1% 的患者发生肌酐清除率＜50 mL/min，长期用药的患者应警惕肾功能不全和低磷性骨病的发生。

（7）丙酚替诺福韦（TAF）　是替诺福韦（TDF）的前药。与 TDF 相比，TAF（25 mg，每日 1 次）只需 1/10 的 TDF 给药剂量，即可实现与 TDF 相同的抗病毒疗效，并具有更好的骨骼和肾脏安全性。因此，我国于 2018 年正式批准其上市，用于 CHB 的治疗。与 ETV、TDF 一样，TAF 也是目前各大指南推荐的初治乙肝患者的一线推荐药物。

（二）治疗慢性丙型肝炎的抗病毒药

既往基于干扰素（聚乙二醇干扰素α联合利巴韦林）的慢性丙型肝炎治疗方案已被目前的口服直接抗病毒药物（direct-acting antiviral agents，DAAs）取代。DAAs治疗慢性丙型肝炎具有持续病毒学应答率高、疗程短、不良反应发生率低、耐受性好、耐药屏障更高等优点，主要包括NS3/4A蛋白酶抑制剂（阿舒瑞韦、帕立瑞韦、格拉瑞韦、西美瑞韦、达诺瑞韦）、NS5B核苷类或非核苷类多聚酶抑制剂（索磷布韦、达塞布韦）及NS5A抑制剂等（达拉他韦、奥比他韦、艾尔巴韦、维帕他韦、雷迪帕韦）。丙型肝炎病毒包括6个基因型，其中1b和2a基因型（GT1b和GT2a）在我国较为常见。根据针对的基因型，DAAs方案可分为基因特异型和泛基因型。目前已在中国上市的丙肝直接抗病毒药物方案有以下几种（表2-13-6）。

1. 基因特异型DAAs方案

（1）达拉他韦+阿舒瑞韦　达拉他韦（daclatasvir）为NS5A抑制剂，抑制病毒RNA复制和病毒粒子组装，但不作为单药治疗，须与其他药物联合使用。阿舒瑞韦（asunaprevir）为NS3/4A蛋白酶抑制剂，抑制病毒蛋白的翻译和加工，具有较高的抗病毒活性，可抑制GT1、GT4、GT5、GT6基因型丙型肝炎病毒。含蛋白酶抑制剂的方案获批用于治疗无肝硬化或代偿期肝硬化患者，禁用于合并中度（Child-Pugh B级）或重度（Child-Pugh C级）肝损害的患者，所以阿舒瑞韦禁用于中度或重度肝损害及失代偿期肝病患者。达拉他韦+阿舒瑞韦联合应用时可用于初治或经治（非肝硬化或代

表2-13-6 中国已上市全口服DAAs方案、靶点、适应证、成人剂量

方案药物成分		作用靶点	适应的人群	成人服用剂量
基因特异型方案	达拉他韦+阿舒瑞韦	NS5A/NS3/4A	GT1b型非肝硬化或代偿期肝硬化（CTP A）丙型肝炎患者	达拉他韦60 mg，每日1次；阿舒瑞韦100 mg，每日2次
	奥比帕利+达塞布韦	NS5A/NS3/4A/NS5B	GT1b型非肝硬化或代偿期肝硬化（CTP A）丙型肝炎患者	奥比帕利2粒，每日1次（与早餐同服）；达塞布韦250 mg，每日2次（早餐和晚餐时各1粒）
	艾尔巴韦/格拉瑞韦	NS5A/NS3/4A	GT1、4型非肝硬化或代偿期肝硬化（CTP A）丙型肝炎患者	1粒（复方制剂），每日1次
	索磷布韦/来迪派韦	NS5B/NS5A	GT1、4、5、6型初治非肝硬化或代偿期肝硬化（CTP A）丙型肝炎患者	1粒（复方制剂），每日1次
泛基因型方案	索磷布韦/维帕他韦	NS5B/NS5A	GT1-6型非肝硬化或代偿期和失代偿期肝硬化丙型肝炎患者	1粒（复方制剂），每日1次
	格卡瑞韦/哌仑他韦	NS3/4A/NS5A	GT1-6型非肝硬化或代偿期肝硬化丙型肝炎患者	1粒（复方制剂），每日1次
	索磷布韦/维帕他韦/伏西瑞韦	NS5B/NS5A/NS3/4A	用于先前接受一种DAA疗法治疗失败，GT1-6型非肝硬化或代偿期肝硬化丙型肝炎患者	1粒（复方制剂），每日1次

偿期肝硬化）的基因 1b 型慢性丙型肝炎患者，疗程为 24 周。在中国基因 1b 型慢性丙型肝炎患者中 24 周的持续病毒学应答率（SVR24）约为 91.3%。联合治疗方案最常见的不良反应（发生率≥10%）包括头痛（14%）和疲劳（12%）。多数不良反应为轻度至中度，6% 的患者出现了严重不良事件，3% 的患者因不良事件停药；导致停药的最常见不良事件是丙氨酸氨基转移酶（ALT）升高和天冬氨酸氨基转移酶（AST）升高。

（2）奥比帕利 + 达塞布韦　奥比帕利是 3 种药物组成的抗 HCV 复方制剂，其中奥比他韦（ombitasvir）是一种 NS5A 抑制剂，其作用机制与达拉他韦相似，达到抑制 HCV 组装和释放；帕利瑞韦（paritaprevir）属于第二代蛋白酶抑制剂，通过抑制 NS3/4A 蛋白酶，起到抑制 HCV 多聚蛋白处理和加工的作用；利托那韦没有抗丙肝病毒作用，它是一种肝药物代谢酶（CYP3A）的抑制剂，在处方中的作用是延缓帕利瑞韦在肝中的代谢，增加药物的血浆峰浓度和谷浓度。达塞布韦（dasabuvir）属于非核苷类聚合酶抑制剂，通过抑制 HCV NS5B 聚合酶的作用来抑制丙肝病毒 RNA 的复制。奥比帕利片联合达塞布韦钠片治疗方案是全口服的、无干扰素、可联合或不联合利巴韦林，用于治疗成人 GT1 型慢性丙型肝炎，包括无肝硬化或伴代偿期肝硬化的患者，疗程可短至 12 周，SVR12 为 99.5%～100%，针对基因 1b 型、初治、轻度至中度肝纤维化（F0–F2）慢性丙型肝炎患者，疗程可缩短至 8 周。另外，该方案疗效不受 NS5A 基线耐药影响，使用前无须检测基线耐药。联合方案常见的不良反应是恶心、瘙痒和失眠，并有潜在的肝毒性，治疗期间应注意监测肝功能。

（3）艾尔巴韦 / 格拉瑞韦（泽必达，elbasvir and grazoprevir tablets）　为复方制剂，每片含艾尔巴韦 50 mg 和格拉瑞韦 100 mg。艾尔巴韦是 NS5A 抑制剂，抑制病毒 RNA 复制和装配；格拉瑞韦是一种 NS3/4A 蛋白酶抑制剂，可抑制重组基因 1a、1b、2、3、4、5 和 6 型 NS3/4A 蛋白酶的蛋白水解活性。泽必达用于治疗 GT 1、4 型成人慢性丙肝，每天一片，疗程为 12 周，无须联合利巴韦林。最常报告的不良反应为疲乏和头痛，其他主要有食欲下降、失眠、焦虑、抑郁、头晕、胃肠道反应、瘙痒、脱发、关节痛、肌痛、乏力、易激惹。

（4）索磷布韦 / 来迪派韦（夏帆宁，harvoni，ladipasvir and sofosbuvir tablets）　为复方制剂，每片含 90 mg 来迪派韦和 400 mg 索磷布韦，用于治疗伴或不伴代偿性肝硬化的 GT1、4、5、6 型成人丙肝患者。索磷布韦是核苷类 NS5B 多聚酶抑制剂，其与 NS5B 的活性结合位点在不同 HCV 基因型中高度一致，因此其对 HCV 基因 1～6 型都有着强抗病毒活性，适用于与其他药物联合使用，治疗成人与 12～18 岁青少年的慢性丙型肝炎感染。来迪派韦是一种 NS5A 抑制剂，可抑制病毒 RNA 复制和装配。需要注意的是，索磷布韦与胺碘酮合用可能发生重度症状性心动过缓，尤其在同时使用 β- 受体阻滞药或有潜在心脏并发症和（或）晚期肝病的患者易发。索磷布韦 / 来迪派韦在治疗丙肝和乙肝共感染者时，有导致乙肝病毒再度激活的风险，需要密切监测。

2. 泛基因型 DAAs 方案

（1）索磷布韦 / 维帕他韦（丙通沙，epclusa，sofosbuvir/velpatasvir）　为复方制剂，含索磷布韦 400 mg，维帕他韦 100 mg，其中维帕他韦是一种 NS5A 抑制剂，抑制病毒 RNA 复制和装配。丙通沙是中国首个通过审批的泛基因型 HCV 单一片剂方案，可用于治疗基因 1～6 型、混合型及未知型慢性 HCV 的成人感染患者。对所有基因型均具有高治愈率的泛基因型药物，治疗前无须基因分型。方案不含蛋白酶抑制剂，可安全用于无肝硬化、代偿期和失代偿期肝硬化患者。无肝硬化或代偿期肝硬化患者疗程 12 周，其中代偿期肝硬化 GT3 型者可考虑增加利巴韦林治疗；失代偿期肝硬化患者采用 12 周丙通沙联合利巴韦林治疗。丙通沙最常见的不良反应是头晕头痛、恶心呕吐、腹泻等，目前有关严重不良反应的报道极少，安全性较好。丙通沙与胺碘酮合用会导致心率减慢。

（2）格卡瑞韦/哌仑他韦（艾诺全，mavriet，glecaprevir/pibrentasvir） 由NS3/4A蛋白酶抑制剂格卡瑞韦和NS5A抑制剂哌仑他韦组成的复方制剂，可用于治疗GT1-6型HCV感染的无肝硬化或代偿期肝硬化成人患者，疗程可短至8周，总体SVR12率达到99%以上。由于不通过肾脏代谢，艾诺全适用于任何程度的肾功能损害者且无须调整给药剂量。艾诺全不良事件发生率< 10%，常见为疲劳、头痛。

（3）索磷布韦/达拉他韦 索磷布韦400 mg联合达拉他韦100 mg，每日1次，疗程12周。肝硬化患者加用利巴韦林，对于利巴韦林禁忌的肝硬化患者，需将疗程延长至24周。

（4）索磷布韦/维帕他韦/伏西瑞韦（沃士韦，vosevi，sofosbuvir/velpatasvir/voxilaprevir）：又称索磷维伏片，是由索磷布韦/维帕他韦/伏西瑞韦3种作用于不同位点药物所组成的复方片剂。其中索磷布韦/维帕他韦是泛基因型DAA索磷布韦维帕他韦片的主要成分，伏西瑞韦是一种泛基因型NS3/4A蛋白酶抑制剂，每日1片，12周固定疗程适用于基因1～6型无肝硬化或伴代偿性肝硬化的经DAA治疗失败患者。

第七节 抗炎与免疫调节剂

一、氨基水杨酸制剂

氨基水杨酸制剂是治疗炎症性肠病的主要药物，包括传统的柳氮磺吡啶（sulfasalazine，SASP）和其他各种不同类型的5-氨基水杨酸（5-aminosalicylic，5-ASA）制剂（表2-13-7）。

SASP通过影响花生四烯酸代谢的一个或多个环节，抑制前列腺素、白三烯合成而显示抗炎效应。近年来，分子药理学研究发现，其作用涉及炎症瀑布的多个环节，如抑制淋巴细胞活性和相关抗体分泌，抑制细胞因子的产生，从而发挥抗炎效应。

SASP口服后在肠道分解成磺胺嘧啶和5-氨基水杨酸盐，磺胺嘧啶有较弱的抗菌作用，5-ASA作为最终发挥作用的有效成分，具有抗炎和免疫抑制作用。此外，5-ASA可以螯合和清除自由基，抑制反应性氧代谢物的生成，从而减少组织损伤，减轻肠道炎症。适用于轻、中度炎症性肠病或重症经糖皮质激素治疗已有缓解者。新型氨基水杨酸制剂剔除了引起大多数常见不良反应的磺胺嘧啶部分

表2-13-7 常用氨基水杨酸制剂的特点

药品名称		结构特点	释放特点	制剂
柳氮磺吡啶		5-氨基水杨酸与磺胺嘧啶的偶氮化合物	结肠释放	口服：片剂
5-ASA前体药	巴柳氮	5-氨基水杨酸与P-氨基丙甲酰β丙氨酸偶氮化合物	结肠释放	口服：片剂、胶囊剂、颗粒剂
	奥沙拉嗪	两分子5-氨基水杨酸的偶氮化合物	结肠释放	口服：片剂、胶囊剂
5-ASA	美沙拉嗪	a. 甲基丙烯酸酯控释pH依赖型 b. 乙基纤维素半透膜控释时间依赖型	a. pH依赖型药物，释放补位为回肠末端和结肠。 b. 纤维素膜控释时间依赖型药物，释放部位为远端空肠、回肠、结肠	口服：颗粒剂、片剂 局部：栓剂、灌肠剂、泡沫剂、凝胶剂

外，同时仍能将5-ASA运送至小肠和结肠的病变区，疗效与SASP相仿，但显著降低了不良反应。用法为活动期每日4 g，分4次口服；维持剂量为每日2～3 g，分次口服，并应补充叶酸。

目前尚缺乏证据显示不同类型5-ASA制剂的疗效有差异，近年来临床使用较多的为美沙拉嗪，成人UC活动期用法为每日4 g，每日1次顿服美沙拉嗪与分次服用等效。维持剂量为活动剂量的一半或全量维持，维持3～5年或更长时间。但不同制剂和剂型的5-ASA的释放特点和作用部位不同：pH依赖释放型作用于末端小肠和结肠，如艾迪莎（美沙拉嗪缓释颗粒）、莎尔福（美沙拉嗪肠溶片）；时间依赖型缓释制剂作用于全小肠和结肠，如颇得斯安（美沙拉嗪缓释片）、惠迪（美沙拉嗪肠溶片）；对病变局限在直肠或乙状结肠的这部分患者，可选择栓剂或灌肠剂，栓剂作用范围约为10 cm，泡沫剂型的可达15～20 cm，灌肠液可至结肠脾曲。临床上可根据病变范围选择适合的制剂和剂型。

氨基水杨酸制剂的不良反应主要分为2类：①剂量相关不良反应：如恶心、呕吐、食欲减退、头痛、可逆性男性不育等，餐后服用可减轻消化道不良反应；②属于过敏，如有皮疹、粒细胞减少、自身免疫性溶血、骨髓抑制等。5-ASA的不良反应明显降低，但个别患者可出现血尿素氮、肌酐升高、肝功能损害、胰腺炎、头晕、头痛、定向力障碍，有报道偶见胆汁淤积性黄疸及可能的肝细胞损害。故氨基水杨酸制剂禁用于对水杨酸类药物过敏者，以及严重心、肝、肾功能损害者。使用期间定期检测血、尿常规、肝肾功能，一旦出现此类不良反应，应改用其他药物。

二、糖皮质激素

糖皮质激素是目前控制炎症性肠病病情活动的有效药物，作用机制为抑制磷脂酶A2，阻止细胞膜磷脂中结合花生四烯酸转化为游离花生四烯酸，使上行调节细胞因子、白三烯等炎症介质生成减少，并且降低中性粒细胞趋化活性，减轻TNF-α介导的细胞毒性，减轻炎症性肠病的炎症反应，缓解毒性症状，近期疗效较好，有效率可达90%。一般适用于氨基水杨酸制剂治疗无效、急性发作期或重症患者。口服泼尼松0.75～1 mg/（kg·d），重度患者也可根据具体情况先予静脉滴注，如氢化可的松200～300 mg/d和甲泼尼龙40～60 mg/d。症状好转后再改为泼尼松口服。糖皮质激素只用于活动期的诱导缓解，症状控制后应予逐渐减量至停药，每周减5 mg，减至20 mg/d时每周减2.5 mg至停用，注意减药速度不宜太快以防早期复发。减量期间加用免疫抑制剂和5-ASA维持治疗。长期使用糖皮质激素易发生满月脸、高血压、水肿、骨质疏松、糖尿病等不良反应。布地奈德为新型糖皮质激素，主要在肠道发挥作用，全身不良反应明显减少，与传统激素相比疗效相当，但对远端结肠炎效果欠佳。

激素无效指相当于泼尼松0.75～1 mg/（kg·d）治疗超过4周，疾病仍处于活动期。激素依赖指：①虽能维持缓解，但激素治疗3个月后，泼尼松仍不能减量至10 mg/d；②在停用激素3个月内复发。

三、免疫抑制剂

免疫抑制剂是一类非特异性抑制机体免疫功能的药物，用于炎症性肠病患者激素治疗无效或对激素依赖的维持治疗。由于起效慢，因此其作用主要是在激素诱导症状缓解后继续维持撤离激素的作用。常用制剂有硫唑嘌呤及巯嘌呤，所推荐剂量分别为1.5～2.5 mg/（kg·d）和0.75～1.5 mg/（kg·d）。硫嘌呤类药物的不良反应发生率可达20%～28%，包括胃肠道不良反应（恶心、呕吐）、头晕、骨髓抑制、肝功能损害、胰腺炎等，需要常规监测外周血常规和肝功能等。不耐受者可选用甲氨蝶呤，尤其适用于伴有关节病变的克罗恩病患者。维持治疗的疗程根据具体病情而定，通常不少于4年。

环孢素A主要通过抑制IL-2的生成及其活性发挥免疫抑制作用，起效快，主要适用于对大剂量静脉滴注糖皮质激素无反应的急性重症溃疡性结肠炎患者。连续静脉滴注环孢素A 2~4 mg/(kg·d)能使大部分患者取得暂时缓解而避免急症手术，待症状缓解后改口服继续使用，6个月内逐渐过渡到硫嘌呤类药物维持治疗。由于可发生严重的并发症（如肾毒性、癫痫发作、机会性感染），所以一般不常规应用环孢素A治疗。

他克莫司又名FK506，作用机制与环孢素类似，也属于钙调磷酸酶抑制剂。已有大量研究显示，他克莫司［0.1~0.2 mg/(kg·d)］治疗重度UC的短期疗效基本与环孢素相同，推荐的药物谷浓度为10~15 ng/mL。其治疗的UC患者44个月的远期无结肠切除率累计为57%，他克莫司也可用于治疗难治性克罗恩病及肛周瘘管型克罗恩病。他克莫司的主要不良反应包括肾毒性、神经毒性、高血压、高血糖、胃肠紊乱、感染和恶性肿瘤。

四、生物制剂和新型小分子药物

近年针对炎症性肠病炎症通路的各种生物制剂和新型小分子药物在治疗炎症性肠病（IBD）时取得良好疗效。常用抗TNF-α的单克隆抗体如英夫利西和阿达木单抗。英夫利西单抗（infliximab，IFX）是我国最早批准用于炎症性肠病治疗的生物制剂，为人鼠嵌合型抗TNF-α的单克隆抗体。IFX用于激素及上述免疫抑制剂治疗无效或激素依赖者，或不能耐受上述药物治疗者以及瘘管型克罗恩病。使用方法为：第0、2、6周以5 mg/kg剂量诱导缓解，随后每隔8周给予相同剂量的维持治疗。目前，重组全人源化抗TNF-α单克隆抗体阿达木单抗（adalimumab，ADA）也被我国批准用于克罗恩病的治疗。抗TNF-α抗体的不良反应主要为过敏和机会性感染，是否增加淋巴瘤或其他恶性肿瘤发病风险目前不确定。在使用抗TNF-α抗体前，需要注意是否存在禁忌证，如感染、充血性心力衰竭、恶性肿瘤病史、神经系统脱髓鞘病变和对鼠源蛋白成分过敏等，特别需要注意患者是否合并现症或潜在的结核分枝杆菌和乙型肝炎病毒感染等。

近年来，新型生物制剂和小分子药物也逐渐开始被应用于IBD的治疗。维得利珠单抗（vedolizumab，VDZ）是一种抗人α4β7整合素的人源化单克隆抗体（IgG1κ亚类），目前被我国批准用于对传统治疗或抗TNF-α药物应答不充分、失应答或不耐受的中度至重度活动性溃疡性结肠炎或克罗恩病的成年患者。乌司奴单抗（ustekinumab，UST）是一种能结合人白细胞介素IL-12和IL-23的p40蛋白亚单位的人源化IgG1κ单克隆抗体，阻止其结合细胞表面的受体IL-12 $β_1$，来抑制这两种促炎细胞因子。目前被我国批准用于对传统治疗或抗TNF-α药物应答不足、失应答或无法耐受的成年中重度活动性克罗恩病患者。相较于早期的生物制剂，新型生物制剂的安全性更高、免疫原性更低。

小分子药物托法替布（tofacitinib）是一种可逆的竞争性JAK抑制剂，它与激酶域中的三磷酸腺苷结合，作用于JAK1和JAK3，与JAK2的相互作用程度较小。通过抑制JAK通路降低细胞因子信号转导从而减轻多种慢性炎症反应。托法替布是美国第一种获准用于治疗中度至重度溃疡性结肠炎的口服药物，但目前在中国仅被批准用于治疗类风湿关节炎。托法替布的使用过程中存在感染、肿瘤及血栓形成等风险。

第八节 肠道微生态制剂

肠道微生态制剂是利用正常微生物或促进微生物生长的物质制成的活的微生物制剂。肠道微生态制剂主要是指益生菌。益生菌是一种含有活菌和产物的微生物制剂，通过改善肠道微生态平衡而促进人体健康。它可合成维生素，形成有抗菌作用的物质、脂肪酸等，也可以影响肠道先天免疫系统，其功能如下。①增强消化功能：可发酵乳糖生成更利于人体消化吸收的乳酸；水解人体消化不完全的蛋白质；增加可溶性钙、磷及某些B族维生素的含量。益生菌及其代谢产物能促进人体消化酶的分泌和肠道的蠕动，进一步促进食物的消化吸收，促进胃肠道蠕动，并可提高粪便湿度，从而有效地防止便秘。②调节胃肠道的菌群失衡：益生菌能维持并保证肠道菌群的最佳优势组合和稳定性，纠正肠道的功能紊乱。③抑制腐败和有毒物质的生成及分解产物，减少肠道内氨及胺等毒性物质，抑制产氨腐败菌的生长，吸收肠道内毒素，减少内毒素的来源及其对肝脏的损伤。适用于治疗和预防各种原因引起的肠道菌群紊乱所致的消化道症状。最常用的益生菌包括乳杆菌及双歧杆菌等。主要应用对象为一般健康人群，未见明显不良反应。另外还有一种微生态制剂称为合生元。合生元是同时含有益生菌及益生元的混合制剂，对宿主具有健康益处。益生元是一种选择性的发酵成分，可以导致特定的胃肠道微生物组成和（或）活性改变，进而有益于宿主健康，常用的有乳果糖等。

第九节　消化系统抗肿瘤药物

恶性肿瘤目前是城市和农村居民的第一位死亡原因，已成为严重危害人类健康的重大公共卫生问题。消化道肿瘤是全球肿瘤发病率、病死率的主要组成部分之一。在我国，每年消化系统肿瘤发病人数已超过200万，死亡人数为160万，居我国恶性肿瘤发病率和病死率的第一位。虽然随着医学技术的飞速发展，外科手术和放疗技术取得了较大的进展，但药物治疗（无论是广泛使用的细胞毒性化疗药物，还是新兴的分子靶向药物）都是消化系统肿瘤综合治疗的基石和重要组成部分。本节着重介绍消化系统恶性肿瘤的药物治疗。

一、常用的肿瘤化疗药物

（一）传统化疗药物

1. 氟尿嘧啶（5-FU）　为抗嘧啶类合成类的抗代谢药，在体内经酶转变为氟尿嘧啶脱氧核苷酸，与胸苷酸合成酶的活性中心形成共价结合，使得该酶的活性受到抑制，脱氧胸苷酸生成减少，导致DNA的生物合成受阻。此外，它还可以转变为三磷酸氟尿嘧啶核苷，并且干扰RNA的生理功能，影响蛋白质的生物合成。5-FU对肿瘤细胞的杀伤作用呈细胞周期依赖性。5-FU对增殖细胞有明显的杀灭作用，对S期细胞作用特别明显，但它同时又可延缓G1期细胞向S期移行，因而出现自限现象。

2. 卡培他滨　是5-FU的前体药物，以完整药物在肠道吸收进入肝脏，在肝脏中转化为无活性的中间产物5′-脱氧-5′氟胞苷（5-fluoro-5′-deoxycytidine，5′-DFCR），后续在肝脏和肿瘤组织中转变为中间体5′-脱氧-5′氟尿苷（5-fluoro-5′-deoxyuridine，5′-DFUR），最后在肿瘤组织中经胸苷磷酸化酶作用，转变为5-FU。

3. 替吉奥　由替加氟、吉美嘧啶、奥替拉西钾按照固定比例混合而成。替加氟是5-FU的前体药物，经肝脏细胞色素P450酶作用，转化为5-FU发挥抗肿瘤活性。吉美嘧啶能够抑制释放出来的5-FU的分解代谢，有助于长时间维持5-FU的有效浓度。奥替拉西钾口服后分布于胃肠道，通过抑制5-FU转化为5-氟核苷酸，从而减轻胃肠道不良反应。

4. 顺铂　为第一代铂类，中心的铂原子发挥主要抗肿瘤作用，且只有顺式有效。主要作用于DNA，是细胞周期非特异性药物，可与DNA交联干扰其功能。

5. 奥沙利铂　为第三代铂类抗癌药，主要作用于DNA。铂原子与DNA形成交叉联结，拮抗其复制和转录。奥沙利铂与DNA结合较快，对RNA也存在一定作用。

6. 紫杉类药物　如多西他赛、紫杉醇、白蛋白结合型紫杉醇，为抗微管类药物，可特异性地结合至小管上，导致微管聚合成团，抑制其解聚，稳定微管，使纺锤体失去功能，为细胞周期特异性药物。每瓶白蛋白结合型紫杉醇含紫杉醇100 mg及人血白蛋白约900 mg。紫杉醇是药物活性成分，人血白蛋白作为辅料起分散、稳定微粒和运载主药的作用。

7. 伊立替康 为半合成水溶性喜树碱类的衍生物。其代谢产物SN38是DNA拓扑异构酶Ⅰ的抑制剂，可引起DNA单链断裂，阻止DNA复制和抑制RNA合成，是S期的细胞周期特异性药物。

8. 雷替曲塞 为新一代水溶性胸苷酸合成酶抑制剂，本药在细胞内迅速代谢为多谷氨酸类化合物，抑制胸苷酸合成酶的活性，并能在细胞内驻留，长时间发挥抗肿瘤作用。

9. 表柔比星 为细胞周期非特异性药物，进入细胞核后可直接嵌入DNA，与DNA双螺旋结构形成复合物，从而抑制核酸的合成和有丝分裂。本品对拓扑异构酶也有抑制作用，因而发挥广谱抗肿瘤的作用。

10. 亚叶酸钙（LV） 为四氢叶酸甲酰衍生物的钙盐，系叶酸在体内的活化形式，本身无抗肿瘤作用。其作为5-FU的辅助用药主要是因为上述氟尿嘧啶脱氧核苷酸与胸苷酸合成酶的结合力与四氢叶酸的浓度成正比，增加四氢叶酸的供给可增强5-FU抑制胸苷酸合成酶的作用。

11. 吉西他滨 为胞嘧啶核苷衍生物，主要作用于G_1/S期，属于细胞周期特异性药物。进入体内后由脱氧胞嘧啶激酶活化，由胞嘧啶核苷脱氨酶代谢，代谢物吉西他滨二磷酸盐和吉西他滨三磷酸盐为活性物质，通过掺入DNA而抑制其合成，同时还对核苷酸还原酶存在抑制作用。

12. 曲氟尿苷替匹嘧啶（TAS-102） 口服的氟尿嘧啶类药物，由两种化合物FTD（三氟尿苷）和TPI（盐酸替匹嘧啶）组合而成的化疗药物。FTD是胸苷核酸类似物，可造成DNA功能障碍和细胞周期阻滞。TPI可抑制FTD被胸苷磷酸化酶分解代谢，从而提高FTD的口服生物活性。

（二）常用的分子靶向治疗药物

1. 西妥昔单抗 是针对表皮生长因子受体的重组人鼠IgG1单克隆抗体，与表皮生长因子受体结合后，通过对酪氨酸激酶（TK）的抑制作用，阻断细胞内信号转导途径，抑制肿瘤细胞的增殖，诱导肿瘤细胞的凋亡，减少基质金属蛋白酶和血管内皮生长因子的产生。

2. 曲妥珠单抗 一种重组DNA人源化IgG1型单克隆抗体，选择性地作用于人表皮生长因子受体-2（human epidermal growth factor receptor 2，HER2）的细胞外区，抑制HER2过度表达的肿瘤细胞的增殖。

3. 贝伐珠单抗 这种重组的人源化单克隆抗体可以选择性地与血管内皮生长因子（VEGF）结合，并抑制VEGF与其位于内皮细胞上的受体相结合，通过使VEGF失去生物活性而减少肿瘤的血管生成，从而抑制肿瘤的生长。

4. 阿帕替尼 本品为一种小分子血管内皮细胞生长因子受体-2（VEGFR-2）的酪氨酸激酶抑制剂，可抑制肿瘤血管生成。

5. 索拉菲尼 多靶点、多激酶抑制剂，既可通过抑制血管内皮生长因子受体和血小板衍生生长因子受体阻断肿瘤血管生成，又可通过阻断RAF/MEK/ERK信号通路抑制肿瘤细胞增殖，从而发挥双重抑制、多靶点阻断的抗肿瘤细胞作用。

6. 呋喹替尼 一个喹唑啉类小分子血管生成抑制剂，通过靶向VEGFR激酶家族（VEGFR1、2、3），抑制血管内皮细胞的增殖、迁移和管腔形成，抑制肿瘤新生血管的形成，从而抑制肿瘤生长。

7. 瑞戈非尼 口服的多靶点激酶抑制剂，可靶向抑制VEGFR-1、2、3，TIE-2、BRAF、KIT、RET、PDGFR和FGFR，从而达到抑制肿瘤生长的效果。

二、常用用药方案

（一）食管癌常用方案

1. 辅助治疗 紫杉醇+顺铂（TP方案）：紫杉醇150 mg/m^2 IVG d1+顺铂50 mg/m^2 IVG d1，q14d。

2. 姑息化疗

（1）氟尿嘧啶类+顺铂 5-FU 750～1 000 mg/m^2

civ24 h d1～4+ 顺铂 75～100 mg/m^2 IVG d1，q28d；或 5–FU 2 000 mg/m^2 civ24 h d1+LV 200 mg/m^2 IVG d1+ 顺铂 50 mg/m^2 IVG d1，q14d；或卡培他滨 1 000 mg/m^2 po bid d1～14+ 顺铂 80 mg/m^2 IVG d1，q21d。

（2）多西他赛 +5–FU+ 亚叶酸钙 + 顺铂 多西他赛 40 mg/m^2 IVG d1+5–FU 400 mg/m^2 IV d1 然后 1 000 mg/m^2 civ24 h d1～2+ 顺铂 40 mg/m^2 IVG d3，q14d。

（3）紫杉醇 + 顺铂 紫杉醇 175 mg/m^2 IVG d1+ 顺铂 75 mg/m^2 IVG d2，q21d。

（4）多西他赛 + 顺铂 多西他赛 70～85 mg/m^2 IVG d1+ 顺铂 70～75 mg/m^2 IVG d1，q21d。

（5）氟尿嘧啶类单药 LV400 mg/m^2 IVG d1+5–FU 400 mg/m^2 IV d1 然后 1 200 mg/m^2 civ24 h d1～2，q14d；5–FU 800 mg/m^2 civ24 h d1–5；卡培他滨 1 000～1 250 mg/m^2 po bid d1～14，q21d。

（二）胃癌常用方案

1. 辅助治疗

（1）奥沙利铂 + 卡培他滨（XELOX 方案） 奥沙利铂 130 mg/m^2 IVG d1+ 卡培他滨 1 000 mg/m^2 PO bid d1–14，q21d。

（2）替吉奥单药 替吉奥 40～60 mg po bid d1～14，q21d。

（3）奥沙利铂 +LV+5–FU（FOLFOX 方案） 奥沙利铂 85 mg/m^2 IVG d1+LV 400 mg/m^2 IVG d1+5–FU 400 mg/m^2 IV d1 然 后 2 400～3 600 mg/m^2 civ46 h，q14d。

（4）奥沙利铂 + 替吉奥（SOX） 奥沙利铂 130 mg/m^2 IVG d1 替吉奥 40 mg po bid d1～14，q21d。

2. 新辅助治疗

（1）氟尿嘧啶 + 亚叶酸钙 + 奥沙利铂 + 多西他赛（FLOT4 方案） 多西他赛 50 mg/m^2 IVG d1+ 奥沙利铂 85 mg/m^2 IVG d1+LV 200 mg/m^2 IVG d1+2 600 mg/m^2 civ46 h，q14d。

（2）奥沙利铂 + 卡培他滨（XELOX 方案） 奥沙利铂 130 mg/m^2 IVG d1+ 卡培他滨 1 000 mg/m^2 po bid d1～14，q21d。

（3）奥沙利铂 +LV+5–FU（FOLFOX 方案） 奥沙利铂 85 mg/m^2 IVG d1+LV 400 mg/m^2 IVG d1+5–FU 400 mg/m^2 IV d1 然 后 2 400～3 600 mg/m^2 civ46 h，q14d。

3. 姑息化疗

（1）曲妥珠单抗（HER2 阳性患者，联合的相关的化疗方案） 曲妥珠单抗初始负荷剂量为 8 mg/kg，术后 6 mg/kg IVG d1，q21d。

（2）顺铂 + 氟尿嘧啶类 顺铂 75～100 mg/m^2 IVG d1+5–FU 750～1 000 mg/m^2 civ24 h d1～4，q21d；顺铂 50 mg/m^2 IVG d1+LV 200 mg/m^2 IVG d1+5–FU 2 000 mg/m^2 civ24 h d1，q14d；顺铂 80 mg/m^2 IVG d1+ 卡培他滨 1 000 mg/m^2 po bid d1～14，q21d；顺铂 60～80 mg/m^2 IVG d1+ 替吉奥 40～60 mg po bid d1～14，q21d。

（3）奥沙利铂 + 氟尿嘧啶类（FOLFOX 方案、XELOX 方案、SOX 方案） 奥沙利铂 85 mg/m^2 IVG d1+LV 400 mg/m^2 IVG d1+5–FU 400 mg/m^2 IV d1 然后 2 400～3 600 mg/m^2 civ46 h，q14d；奥沙利铂 130 mg/m^2 IVG d1+ 卡培他滨 1 000 mg/m^2 po bid d1～14，q21d；奥沙利铂 130 mg/m^2 IVG d1+ 替吉奥 40 mg po bid d1～14，q21d。

（4）表阿霉素 + 铂类 + 氟尿嘧啶类（ECF 方案和 EOX 方案） 表阿霉素 50 mg/m^2 IVG d1+ 顺 铂 60 mg/m^2 IVG d1+5–FU 200 mg/m^2 civ24 h d1～21，q21d；表阿霉素 50 mg/m^2 IVG d1+ 奥沙利铂 130 mg/m^2 IVG d1+ 卡培他滨 625 mg/m^2 po bid d1～14，q21d。

（5）紫杉类 + 铂类 + 氟尿嘧啶类（DCF 方案、mDCF 方案） 多西他赛 75 mg/m^2 IVG+ d1 顺铂 75 mg/m^2 IVG d1+5–FU 1 000 mg/m^2 civ24 h d1～5，q21d；多西他赛 60 mg/m^2 IVG+ d1 顺铂 60 mg/m^2 IVG d1+5–FU 600 mg/m^2 civ24 h d1～5，q21d。

（6）紫杉醇单药 紫杉醇 80 mg/m^2 IVG d1、8、15，q28d。

（7）西他赛单药 多西他赛 75～100 mg/m^2 IVG d1，q21d。

（8）伊立替康单药 伊立替康150～180 mg/m² IVG d1，q14d；伊立替康125 mg/m² IVG d1、8，q21d。

（9）阿帕替尼 阿帕替尼850 mg po qd，如出现不良反应可调整为750 mg po qd，如仍不能耐受，可调整为500 mg po qd，甚至250 mg po qd，如仍不能耐受，可暂停或终止治疗。

（三）结直肠癌常用方案

1. 辅助治疗

（1）氟尿嘧啶类 LV 400 mg/m² IVG d1+5-FU 400 mg/m² IV d1然后2 400 mg/m² civ 46～48 h，q14d（共24周）；卡培他滨1 250 mg/m² po bid d1-14，q21d（共24周）。

（2）奥沙利铂+卡培他滨（XELOX方案） 奥沙利铂130 mg/m² IVG d1+卡培他滨1 000 mg/m² po bid d1～14，q21d（共24周）。

（3）奥沙利铂+LV+5-FU（mFOLFOX6方案） 奥沙利铂85 mg/m² IVG d1+LV 400 mg/m² IVG d1+5-FU 400 mg/m² IV d1然后2 400～3 600 mg/m² civ46～48 h，q14d（共24周）。

2. 姑息性治疗

（1）西妥昔单抗（RAS和BRAF均野生型）+相关化疗方案 西妥昔单抗400 mg/m² IVG d1，然后250 mg/m² IVG qw；或西妥昔单抗500 mg/m² IVG d1，q14d。

（2）贝伐单抗（RAS和BRAF均野生型患者西妥昔单抗治疗进展后，或RAS或BARF突变型患者）+相关化疗方案 贝伐单抗5 mg/kg IVG d1，q14d；贝伐单抗7.5 mg/kg IVG d1，q21d。

（3）伊立替康+LV+5-FU（FOLFIRI方案） 伊立替康180 mg/m² IVG d1+ LV 400 mg/m² IVG d1+5-FU 400 mg/m² IV d1然后2 400～3 600 mg/m² civ 46～48 h，q14d。

（4）奥沙利铂+卡培他滨（XELOX方案） 奥沙利铂130 mg/m² IVG d1+卡培他滨1 000 mg/m² po bid d1～14，q21d。

（5）奥沙利铂+LV+5-FU（mFOLFOX6方案） 奥沙利铂85 mg/m² IVG d1+LV 400 mg/m² IVG d1+5-FU 400 mg/m² IV d1然后2 400～3 600 mg/m² civ46～48 h，q14d。

（6）伊立替康+卡培他滨（XELIRI方案） 伊立替康200 mg/m² IVG d1+卡培他滨1 000 mg/m² po bid d1～14，q21d。

（7）奥沙利铂+雷替曲赛 奥沙利铂130 mg/m² IVG d1+雷替曲赛3 mg/m² IVG d1，q21d。

（8）伊立替康+雷替曲赛 伊立替康200 mg/m² IVG d1+雷替曲赛3 mg/m² IVG d1，q21d。

（9）氟尿嘧啶类单药 LV 400 mg/m² IVG d1+5-FU 400 mg/m² IV d1然后2 400 mg/m² civ46～48 h，q14d（共24周）；卡培他滨1 250 mg/m² po bid d1～14，q21d（共24周）。

（10）雷替曲赛单药 雷替曲赛3 mg/m² IVG d1，q21d。

（11）呋喹替尼 呋喹替尼5 mg po d1～21，q28d。

（12）瑞戈非尼 瑞戈非尼160 mg po d1～21，q28d。

（13）TAS-102 35 mg/m²，po bid，d1～5和d8～12，q28d。

（四）胆道恶性肿瘤常用方案

1. 辅助治疗

（1）卡培他滨单药 卡培他滨1 250 mg/m² po bid d1～14，q21d（8周期）。

（2）吉西他滨+奥沙利铂（GEMOX方案） 吉西他滨1.0 g/m² IVG d1、8+奥沙利铂130 mg/m² IVG d1，q21d（6～8周期）。

2. 姑息性治疗

（1）吉西他滨+顺铂（GP方案） 吉西他滨1.0 g/m² IVG d1、8+顺铂25 mg/m² IVG d1、8，q21d；或吉西他滨1.0 g/m² IVG d1、8+顺铂75 mg/m² IVG d1，q21d。

（2）吉西他滨+卡培他滨（GX方案） 吉西他滨1.0 g/m² IVG d1、8+卡培他滨650 mg/m² po bid d1～14，q21d。

（3）吉西他滨 + 奥沙利铂（GEMOX 方案）　吉西他滨 1.0 g/m^2 IVG d1、8+ 奥沙利铂 130 mg/m^2 IVG d1，q21d。

（4）奥沙利铂 +LV+5-FU（mFOLFOX 方案）　奥沙利铂 85 mg/m^2 IVG d1+LV 400 mg/m^2 IVG d1+ 5-FU 400 mg/m^2 IV d1 然后 2 400 ~ 3 600 mg/m^2 civ46 ~ 48 h，q14d。

（五）胰腺癌常用方案

1. 辅助治疗

（1）吉西他滨单药　吉西他滨 1.0 g/m^2 IVG d1 qw × 7，休 1 周，此后 qw × 3，休 1 周（共 6 个月）；或吉西他滨 1.0 g/m^2 IVG d1、8，q21d。

（2）替吉奥单药　替吉奥 80 mg po bid d1 ~ 28，q6w（共 6 月）；或替吉奥 60 ~ 120 mg/d po d1 ~ 14，q21d（共 6 月）。

（3）氟尿嘧啶单药　LV 20 mg/m^2 IVG d1 ~ 5+ 5-FU 425 mg/m^2 IV d1 ~ 5，q28d（共 6 周期）；或 LV 400 mg/m^2 IVG d1+5-FU 400 mg/m^2 IV d1 然后 2 400 mg/m^2 civ 46 ~ 48 h，q14d（共 6 月）。

（4）吉西他滨 + 卡培他滨（GX 方案）　吉西他滨 1.0 g/m^2 IVG d1、8+ 卡培他滨 1 660 mg/(m^2 · d) po d1 ~ 21，q28d（共 6 周期）；或吉西他滨 1.0 g/m^2 IVG d1、8+ 卡培他滨 825 ~ 1 000 mg/m^2 po bid d1 ~ 14，q21d（共 6 ~ 8 周期）。

（5）奥沙利铂 + 伊立替康 +LV+5-FU（mFOLFIRINOX 方案）　奥沙利铂 85 mg/m^2 IVG d1+ 伊立替康 150 mg/m^2 IVG d1+ LV 400 mg/m^2 IVG d1+5-FU 400 mg/m^2 IV d1 然后 2 400 mg/m^2 civ 46 ~ 48 h，q14d（共 24 周）。

2. 姑息性治疗

（1）吉西他滨 + 白蛋白结合型紫杉醇（GA 方案）　吉西他滨 1.0 g/m^2 IVG d1、8、15+ 白蛋白结合型紫杉醇 125 mg/m^2 IVG d1、8、15，q28d；或吉西他滨 1.0 g/m^2 IVG d1、8+ 白蛋白结合型紫杉醇 125 mg/m^2 IVG d1、8，q21d。

（2）奥沙利铂 + 伊立替康 +LV+5-FU（FOLFIRINOX 方案）　奥沙利铂 85 mg/m^2 IVG d1+ 伊立替康 180 mg/m^2 IVG d1+ LV 400 mg/m^2 IVG d1+5-FU 400 mg/m^2 IV d1 然后 2 400 mg/m^2 civ46 h，q14d。

（3）吉西他滨 + 替吉奥（GS 方案）　吉西他滨 1.0 g/m^2 IVG d1、8+ 替吉奥 60 ~ 100 mg po bid d1 ~ 14，q21d；或吉西他滨 1.0 g/m^2 IVG d1、8+ 替吉奥 40 ~ 60 mg po Bid d1 ~ 14，q21d。

（4）吉西他滨 + 厄洛替尼　吉西他滨 1.0 g/m^2 IVG d1 qw × 7，休 1 周，此后 qw × 3，休 1 周 + 厄洛替尼 100 mg/d po qd 或 150 mg/d po qd。

（5）吉西他滨单药　吉西他滨 1.0 g/m^2 IVG d1 qw × 7，休 1 周，此后 qw × 3，休 1 周；或吉西他滨 1.0 g/m^2 IVG d1、8，q21d。

（6）替吉奥单药　替吉奥 80 mg/d po d1 ~ 28，q6w；或替吉奥 40 ~ 60 mg po bid d1 ~ 14，q21d。

（7）纳米脂质体伊立替康 +LV+5-FU：纳米脂质体伊立替康 80 mg/m^2 IVG d1+ LV 400 mg/m^2 IVG d1+5-FU 2400 mg/m^2 civ46 h，q14d。

（六）胃肠道间质瘤

建议胃肠间质瘤切除术后的高危患者及非胃来源的中危患者接受 3 年伊马替尼辅助治疗，胃来源的中危患者接受 1 年伊马替尼辅助治疗，推荐术后 4 ~ 8 周开始辅助治疗，标准剂量为 400 mg/d，并根据患者的耐受性和不良反应进行剂量调整。复发、转移或局部晚期胃肠间质瘤患者，建议进行基因分型的检测，对于基因型不明确的患者，一线治疗方案为伊马替尼标准剂量的治疗，对于 KIT 外显子 9 突变患者，可根据患者耐受情况，将伊马替尼剂量增加至 600 mg/d 或 800 mg/d；对于 *PDGFRA D842* 突变的患者，可考虑使用阿泊替尼。对于一线治疗进展的患者，建议二线更换为舒尼替尼或增加伊马替尼剂量进行治疗，三线建议瑞戈非尼治疗。

（七）神经内分泌肿瘤

胃肠胰神经内分泌肿瘤的治疗药物包括生物治疗药物（生长抑素类似物、α 干扰素）、靶向治疗药物包括哺乳动物雷帕霉素靶蛋白抑制剂依维莫司和抗血管生成的多靶点酪氨酸激酶抑制剂（如舒尼替尼和索凡替尼），以及细胞毒类的化疗药物（如卡培他滨联合替莫唑胺、奥沙利铂联合氟尿嘧啶类）等，可根据患者的肿瘤分级和临床具体情况选择治疗的药物。

（陆 红 黄 宇 颜秀娟 崔玖洁 唐洁婷 肖 潇 朱明明）

数字课程学习

教学PPT　自测题

第十四章

食管疾病

关键词

胃食管反流病　　反流性食管炎　　Barrett 食管

贲门失弛缓症　　食管癌　　鳞状细胞癌

食管（esophagus）是一前后扁平的肌性管状器官，是消化管各部中最狭窄的部分，长约25 cm。食管上端在第6颈椎体下缘平面与咽相接，下端约平第11胸椎体高度与胃的贲门连接。在形态上食管最重要的特点是有3处生理性狭窄。这些狭窄部是食管异物易滞留和食管癌的好发部位。食管常见疾病有胃食管反流病、贲门失弛缓症和食管癌等。

第一节 胃食管反流病

诊疗路径：

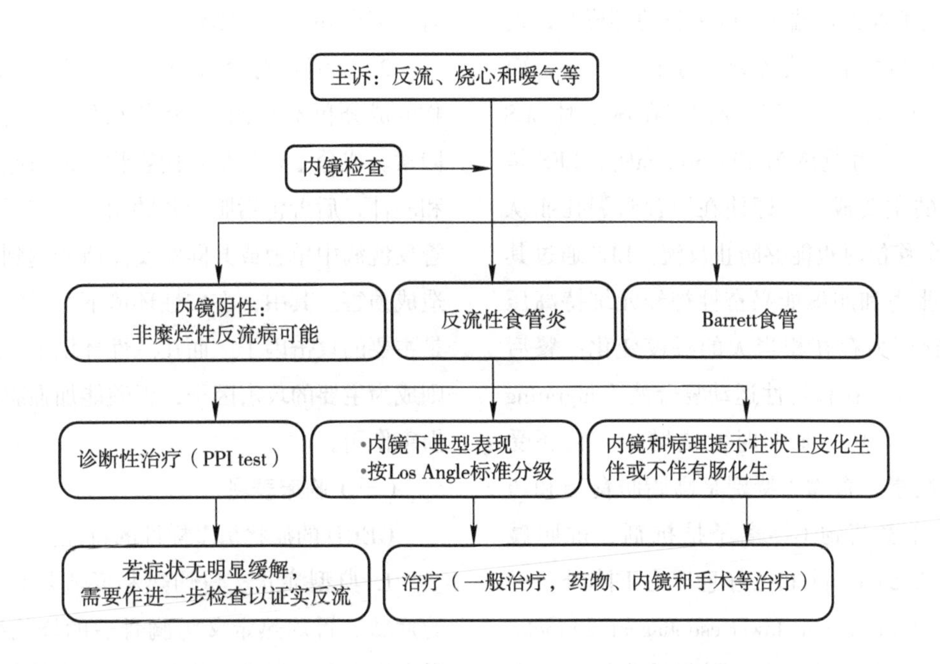

胃食管反流病（gastroesophageal reflux disease，GERD）是指胃内容物反流引起的一系列症状和（或）并发症的一类临床状态。胃食管反流（gastroesophageal reflux，GER）是胃内容物从胃逆向移动到食管的过程，本身可以是生理性的，每天发生多次而不会产生症状或黏膜损伤。而GERD则是正常抗反流屏障未能防止频繁和异常量的反流物的结果，通常会产生令人不适的食管和食管外症状，以及一系列并发症。

根据内镜下是否可见食管黏膜糜烂或溃疡等表现，可将GERD分为反流性食管炎（reflux esophagitis，RE）和内镜阴性的胃食管反流病（即非糜烂性反流病，non-erosive reflux disease，NERD）。反流物主要是胃酸，也可含有十二指肠液，后者多见于有上消化道手术史或各种原因导致胃动力低下的患者。

（一）流行病学

GERD是一种全球性疾病，发病率在全球不同国家和不同地区存在很大差异，但均呈逐年增加趋势，特别是在西方发达国家。在美国，症状性GERD的患病率达15%～20%，是医院消化科门诊就诊患者中最常见的疾病。GERD在我国也很常见。流行病学调查显示，我国成人中症状性GERD的患病率已达到3.1%。较为公认的GERD危险因素有吸烟和肥胖。

（二）病因和发病机制

从发病机制的本质上来看，GERD是一种胃食管的运动紊乱性疾病，是抗反流防御机制减弱和反流物对食管及食管外黏膜攻击作用的结果。

1. 食管抗反流防御机制减弱　抗反流屏障减

弱，食管对反流物的清除能力下降以及胃排空减弱，是主要的动力紊乱环节。

（1）抗反流屏障 是食管和胃连接处的复杂的解剖区域，包括下食管括约肌（low esophageal sphincter，LES）、膈肌脚、膈食管韧带和His角（食管与胃底间的锐角），其中最重要部分的是LES的功能。

LES是位于食管末端3～4 cm长的环形肌，近端部分通常在鳞柱上皮交界处上方1.5～2 cm，而远端部分长约2 cm，位于腹腔内。在休息时LES呈收缩状态，压力范围为10～30 mmHg。LES是抗反流屏障的主要成分，即使在因食管裂孔疝从膈肌位置完全移位时也能够防止反流。LES通过其肌肉的内在张力和胆碱能兴奋性神经元维持高压区。LES基础压力存在相当大的昼夜变化：餐后最低，晚上最高，在移行性运动复合波（migrating motor complex，MMC）Ⅲ期时大幅增加。它还受到某些胃肠激素、食物（特别是高脂肪食物和巧克力）以及许多药物（钙离子拮抗剂、抗胆碱能药物等）的影响。除LES静息压力下降外，一过性LES松弛（transient lower esophageal sphincter relaxations，tLESRs）增多也是引起反流的一个重要因素。tLESR是指在非吞咽状态时LES的自发性松弛。GERD患者的tLESR较正常对照组明显增多，且部分与反流症状呈时间的正相关。

（2）食管清除反流物的能力下降 抵抗反流物损伤的第二道屏障是食管的清除能力，包括容积清除和酸的清除。吞咽或反流物均能触发食管壁自上而下的蠕动波，以快速清除食管内的残留物，此为容积清除。当无效和低压蠕动比率增加，则容积清除能力下降。

唾液和食管黏膜下腺体富含碳酸氢盐的分泌物起到了中和胃酸的作用。胃酸可激活食道的化学感受器，刺激唾液腺分泌，唾液是一种弱碱性液体，pH为6.4～7.8。食管黏膜下腺体的分泌物富含碳酸氢盐。两者均能稀释并中和残留于食管的胃酸，恢复正常的食管pH值。

尽管抗反流屏障的能力决定了胃食管反流发生的频率和体积，但食管的酸清除能力则决定了黏膜暴露于酸的持续时间以及可能的黏膜损伤严重程度。

（3）胃排空能力下降 多种病因导致的胃排空延迟可使得胃内容量增加和胃－食管压力梯度增高，从而导致tLESRs增加和反流的发生。此类患者大多合并十二指肠胃反流。

2. 反流物对食管和食管外脏器的攻击 反流物的成分和体积是产生症状和黏膜损害的重要攻击因素。成分主要包括胃内容物，即胃酸、胃蛋白酶和胆汁，后者包括胆盐和胰酶。这些反流物在胃食管反流病中单独或共同对反流所能达到的器官黏膜造成损害。其中，在酸性环境下，胃酸和胃蛋白酶是主要的攻击因子。而在碱性环境下，胆盐和胰酶则成为主要的攻击因子，胃酸能加强胆盐对黏膜的损害作用。

（三）临床表现

GERD的症状呈多样性的特征。

1. 典型症状 胃灼热和反流是GERD最常见的症状。胃灼热定义为胸骨后的烧灼感，反流指胃内容物向咽部或口腔方向流动的感觉。胃灼热和反流诊断食管炎的敏感度为30%～76%，特异度为62%～76%。大样本的回顾性分析、队列研究或临床随机研究发现，胃灼热和反流是存在病理性食管酸暴露患者中最常见的症状。

2. 不典型症状 部分GERD患者并无上述典型症状，可表现为胸痛、吞咽困难、上腹痛、上腹烧灼感和嗳气等不典型症状。胃食管反流病是非心源性胸痛最常见的病因。GERD可引起类似于缺血性胸痛的表现，并不伴典型的胃灼热和反流症状。因此，行胃食管反流评估（包括食管反流监测和PPI试验）前需先排除心脏因素。

3. 食管外症状 GERD患者可伴随食管外症状，包括咳嗽、咽喉症状、哮喘和牙蚀症等。因此可能与反流咳嗽综合征、反流性喉炎综合征、反流性哮喘综合征和反流性牙腐蚀综合征相关。

4. 并发症

（1）巴雷特食管（Barrett 食管） 诊断标准如下：内镜下可见食管鳞状上皮与胃柱状上皮的交界线［齿状线，又称Z线、SCJ（squamous-columnar junction）］相对于胃食管结合部上移≥1 cm，病理证实食管下段正常的复层鳞状上皮被化生的柱状上皮替代，可伴有或不伴有肠上皮化生。其中伴有肠上皮化生的巴雷特食管发生癌变的风险更大。内镜医师在诊断巴雷特食管时要应用 Prague CM 分型描述化生改变的范围，包括圆周范围及最大长度；为明确有无肠化及异型增生（上皮内瘤变），对全周型病变建议纵向每间隔 2 cm 的四壁分别活检 1 块，舌型病变每 2 cm 最少活检 1 块；对巴雷特食管但缺少肠上皮化生者，3～5 年内应再次予以内镜检查并活检。

有报道显示，在食管腺癌中有 80% 与巴雷特食管密切相关，而我国巴雷特食管的癌变率和西方国家相近，为 0.61% 左右。巴雷特食管腺癌的癌前病变是指可以发展为癌的一种病理变化，主要指巴雷特食管黏膜从无异型增生（现 WHO 称为上皮内瘤变）到低级别异型增生（低级别上皮内瘤变），再到高级别异型增生（高级别上皮内瘤变），最后发展到食管腺癌。

虽然我国的食管癌病理类型多为鳞癌，建议在筛查食管鳞癌时不应忽视巴雷特食管及其腺癌。国内外食管腺癌相关危险因素及流行病学调查结果显示，巴雷特食管的危险因素包括：①年龄＞50 岁；②男性；③有巴雷特食管家族史；④长期胃食管反流症状（＞5 年）；⑤重度吸烟史；⑥肥胖（BMI＞25 kg/m^2 或腹型肥胖）。

图 3-14-1
巴雷特食管模式图及内镜下形态分型图

（2）上消化道出血和穿孔 出血和食管穿孔通常与反流导致的食管深溃疡或严重的食管炎有关。食管穿孔在 PPI 时代已非常罕见，但一旦发生可导致纵隔炎和死亡。

（3）消化性食管狭窄 多见于未经治疗的反流患者，常见于老年男性并且与 NSAIDs 使用相关。消化性狭窄位于食管下段，通常长度＜1 cm，但偶尔会长约数厘米。狭窄的形成是一个长期和复杂的过程，从可逆性炎症开始进展到胶原沉积，并以不可逆的纤维化结束。随着狭窄导致的吞咽困难进展，患者的胃灼热症状逐渐减轻，狭窄反而成为反流的主要原因。此类患者的吞咽困难通常仅限于固体食物。

（四）辅助检查

1. 胃镜 对于具有反流症状的初诊患者建议行内镜检查。内镜检查正常者不推荐行常规食管活组织检查。关于胃镜检查介入 GERD 诊断的时机，中西方存在差异。对于具有反流症状的初诊患者，美国胃肠病学会建议首先行 PPI 试验，仅在疗效欠佳时才行内镜检查。但基于我国是胃癌和食管癌的高发国家，且胃镜检查已广泛开展，检查成本低，因此建议对拟诊患者先行内镜检查。内镜检查可发现黏膜破损、Barrett 食管和消化性狭窄等病变。因此，内镜诊断 GERD 有很好的特异性。依据内镜下食管黏膜损伤的程度，反流性食管炎的洛杉矶分级法为：A 级，黏膜破损长度≤5 mm；B 级，黏膜破损长径＞5 mm，病灶见无融合；C 级，黏膜破损有融合，但不超过食管环周的 75%；D 级，黏膜破损累及食管周径的 75% 以上。同时，需要注意的是，一半左右具有反流症状的患者内镜检查阴性，这类患者可能为 NERD。

图 3-14-2
反流性食管炎的洛杉矶分级法

2. 食管钡餐造影 传统的食管钡餐检查将胃食管影像学和动力学结合起来，可显示有无黏膜病变、狭窄、食管裂孔疝等，并可显示有无钡剂从胃反流至食管，因此对诊断有互补的作用，但其敏感度较低。如患者不存在吞咽困难，则不推荐行食管钡剂造影。

3. 食管测压 在 GERD 的诊断中价值有限，

因为食管括约肌压力低下以及食管蠕动障碍等动力学异常并非GERD的特异性表现。但通过食管测压可对下食管括约肌进行定位，有利于置放食管反流监测导管，而且在行抗反流手术前可排除其他食管动力障碍性疾病，如贲门失弛缓症、硬皮病引起的严重食管动力低下等。因此，食管测压在临床上有利于评估食管功能。

4. 食管反流监测　可为诊断GERD提供客观证据，是唯一能决定是否存在异常食管酸暴露、评估反流频率和症状是否与反流相关的手段。反流监测方法包括食管pH监测、食管阻抗-pH监测和无线胶囊监测，均具有较好的敏感性和特异性。食管阻抗-pH监测可以检测到弱酸和非酸反流，故而可提高单纯pH监测的敏感度，且有利于甄别功能性胃灼热。无线胶囊监测能增加患者的耐受度，可使监测延长至48 h，甚至96 h。由于食管阻抗-pH监测可监测包括弱酸和弱碱反流在内的所有非酸反流，因此建议在未使用PPI的患者中行单纯pH监测以明确GERD的诊断并指导治疗。若患者正在使用PPI，则需行食管阻抗-pH监测以评估症状难以控制的原因。食管反流监测多用于难治性GERD患者或术前评估。

（五）诊断和鉴别诊断

1. 诊断　建立GERD的诊断需要综合评估临床表现、内镜检查、反流监测和抗酸分泌治疗的应答。

如果患者具有典型的胃灼热和反流症状，可初步诊断为GERD，并行经验性质子泵抑制剂（proton pump inhibitor，PPI）治疗（标准剂量PPI，每日2次，1~2周），如果症状缓解一半以上，则认为有应答，可诊断为GERD。如PPI试验无应答，则需要行上消化道内镜检查，必要时进一步行食管测压和反流监测。对于症状不典型或仅有食管外症状的患者，诊断GERD需要结合内镜检查、反流监测和PPI治疗反应综合考虑。

关于内镜检查在诊断GERD中的时机，需要因地制宜。虽然胃灼热和（或）反流是GERD的典型症状，但其特异度仅约70%。如该国家或地区内镜检查费用高，且上消化道肿瘤发病率低，那么胃镜不必用于有典型GERD症状的患者，仅用于有警报症状和高并发症风险患者的检查。由于我国内镜检查费用低、普及率高，多数地区上消化道肿瘤发病率高，实施这一策略的费用-效益比和安全性须做更多评估。对于有报警症状，包括吞咽困难和（或）吞咽疼痛、出血、贫血、消瘦或反复呕吐等的患者，须立刻行内镜检查是各种GERD指南的共识。

2. 鉴别诊断

（1）食管动力紊乱性疾病　可通过食管钡餐和测压诊断贲门失弛缓症、胡桃夹食管和弥漫性食管痉挛等动力紊乱性疾病。

（2）心源性胸痛　在胸痛为主诉的患者，首先需要排除冠心病等心源性疾病。

（3）食管功能性疾病　可通过食管阻抗-pH监测鉴别食管功能性疾病，如功能性胸痛和功能性胃灼热。

（4）贲门部肿瘤　严重的反流性食管炎出现糜烂和溃疡时需要与此鉴别。

（5）其他原因的食管炎　内镜下表现为食管炎还有嗜酸性粒细胞性食管炎、真菌性和药物性食管炎等，通过详细询问病史、活检和治疗后随访内镜可明确诊断。

（六）治疗

1. 生活方式的改变　改变生活方式是GERD治疗的一部分，目前临床常用的改善生活方式的建议包括减轻体质量、抬高床头、戒烟/戒酒、避免睡前进食、避免食用可能诱发反流症状的食物，如咖啡、巧克力、辛辣或酸性食物、高脂饮食。

2. 药物治疗

（1）抑酸药物　PPI是治疗GERD的首选药物。PPI对食管炎愈合率、愈合速度和反流症状的缓解率均优于H_2受体拮抗剂。PPI疗程应至少8周。对于合并食管裂孔疝的GERD患者以及重度食管炎（LA-C和LA-D级）患者，PPI剂量通常应加倍，疗程酌情延长。

钾离子竞争性酸阻断剂（potassium competitive acid blocker，P-CAB）是近年来新出现的抑酸药物，与传统PPI相比，该类药物作用更强，首剂全效，所以有着更好的抑酸效果，能够更快地达到治疗目标。

（2）促动力药物 目前临床应用较多的促动力药物包括有：多巴胺D_2受体拮抗剂（如多潘立酮）；5-HT_4受体激动剂（如莫沙比利）；多巴胺D_2受体拮抗和乙酰胆碱酯酶抑制双重作用药物（伊托必利）。促动力药物单独使用治疗GERD疗效差，多与酸抑制药物联合使用。

（3）减少短暂性下食管括约肌松弛（transient lower esophageal sphincter relaxation，tLESR）药物 tLESR是食管反流的主要机制，减少其次数已成为多年来的治疗目标。巴氯芬是一种γ-氨基丁酸（γ-aminobutyric acid，GABA）-B受体激动剂，也是唯一可获得、可能减少tLESR数量的药物。但该药物的不良反应影响了其临床应用，症状包括嗜睡、头晕、恶心和呕吐等。最近研发的针对tLESRs的新药由于缺乏疗效或发生严重不良事件，均以失败告终。

（4）其他 制酸剂可中和胃酸或吸附胆汁，快速缓解症状，但对黏膜愈合无效，故多用于临时的对症处理。临床常见制酸剂多为含有铝、镁、铋等的碱性盐类及其复合制剂。

（5）维持治疗 大于80%的GERD患者在停药半年后复发，所以需要PPI维持治疗GERD患者的维持治疗方法包括按需治疗和长期治疗。NERD和轻度食管炎（LA-A和LA-B级）患者可采用按需治疗。部分患者通常需要PPI长期维持治疗，如重度食管炎（LAC和LA-D级）和有并发症的GERD患者。

3. 手术及内镜治疗重塑抗反流屏障 适应证包括：PPI治疗有效，但患者不愿意长期服药；内科治疗无效的GERD以及相关并发症；合并食管裂孔疝；不能耐受药物不良反应等。

目前最常用和成熟的抗反流手术术式是腹腔镜下胃底折叠术。术后并发症包括腹胀、吞咽困难、嗳气不畅和呼吸道感染等。研究证实，抗反流手术组的长期疗效优于药物治疗组，患者的健康相关生活质量评分和反流相关生活质量评分亦均优于后者。

GERD的内镜下治疗近年逐渐兴起，手段主要包括射频治疗、经口不切开胃底折叠术（transoral incisionless fundoplication，TIF）和抗反流黏膜切除术（anti-reflux mucosectomy，ARMS）等。其中射频治疗已在临床开展了数年，研究证实射频治疗可减少PPI用量或可停用药物，且已有长期随访资料。TIF和ARMS逐渐在临床开展，初步临床研究显现出较好的安全性和有效性，其治疗GERD的长期有效性有待进一步证实。

4. 难治性GERD的治疗 难治性GERD尚无统一的定义，可认为采用双倍剂量PPI治疗8～12周后胃灼热和（或）反流等症状无明显改善。难治性GERD表现为GERD症状对PPI治疗反应不佳。在难治性胃食管反流病患者的治疗中，明确病因非常重要。通过食管阻抗-pH监测可明确引起难治性GERD的病因，主要包括：①PPI治疗后仍存在病理性酸暴露；②PPI治疗后仍存在反流频发；③反流高敏感；④功能性食管疾病（包括功能性胃灼热、功能性胸痛）。针对不同病因需采取不同的策略进行处理。

（七）预后

胃食管反流病为良性疾病，易复发，但预后良好。大部分患者通过调整饮食、增加运动和服用抑酸药物后，症状和食管炎可得到有效缓解和愈合。对于合并有异型增生的Barrett食管患者则需要密切随访，必要时可内镜和外科处理。

典型案例3-14-1

胃食管反流病病例及分析

（曹芝君）

第二节 贲门失弛缓症

诊疗途径：

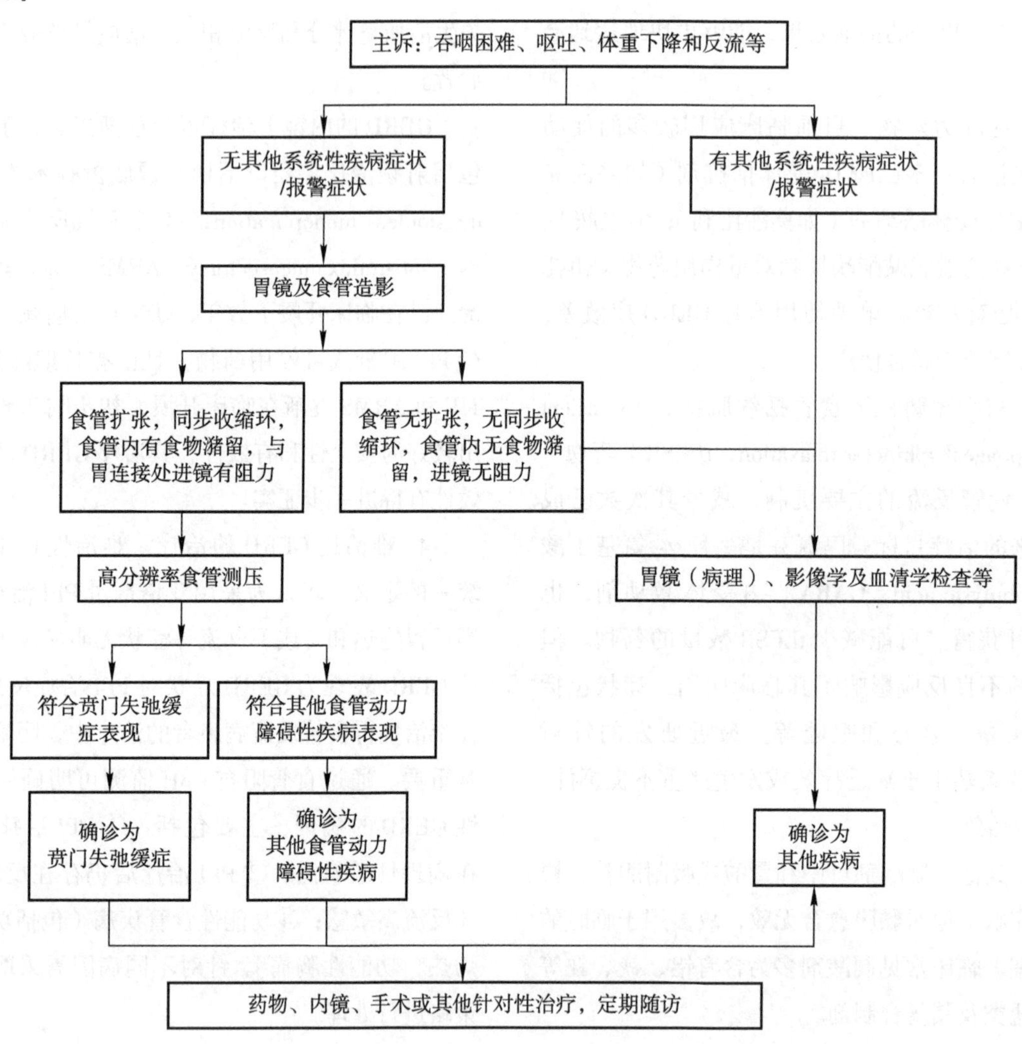

贲门失弛缓症（achalasia）是一种原因不明的以食管下括约肌（lower esophageal sphincter，LES）松弛障碍和食管体部蠕动缺失为主要特征的原发性食管动力障碍性疾病（曾被称为巨食管症或贲门痉挛）。除吞咽困难等症状影响患者生活质量以外，食物淤滞可持续刺激食管黏膜，导致炎症。久之，少数患者可发生癌变。

（一）流行病学

贲门失弛缓症是一种罕见病，发病率和患病率存在地区差异，我国流行病学资料不详。世界范围内，本病平均年发病率成年人为（0.3～1.63）/10万；16岁以下青少年和儿童发病率为0.18/10万。本病各年龄段均可发病，高峰年龄为30～60岁；成年人中，男女发病率相仿，且无种族差异。虽然本病发病率低，但患病率相对较高，为（8.7～10.8）/10万，且呈逐年增长趋势。本病患者生活质量低下，常反复、辗转就医，应给予足够重视。

（二）病因和发病机制

本病的病因尚不明确，主要有先天性、肌源性及神经源性三种学说。其中，广为接受的是神经源性学说，即，病变不在LES本身，而在于支配LES的肌间神经丛中抑制神经元减少或缺乏。关于食管神经损伤的病因及机制，以下几个方面较受重视。

1. 病毒感染　患者有食管壁肌层神经和迷走神经的退行性变；部分患者食管黏膜可检测到单纯疱疹病毒或血清中检测到水痘－带状疱疹病毒，提示本病可能与神经毒性病毒感染有关。但研究结果并不一致，并且流行病学资料亦不能提供支持病毒感染导致本病的证据。因此，病毒感染对贲门失弛缓症的作用尚需进一步研究。

2. 遗传因素　有个案报道本病存在家族聚集现象；研究发现本病和HLAⅡ类分子、血管活性肠肽受体1、KIT、IL-10启动子和IL-23受体基因的多态性之间存在相关性；敲除小鼠*nNOS*基因可以出现贲门失弛缓症特征性的LES痉挛，以上均提示遗传因素可能是本病的病因之一。但是，现有流行病学调查并未发现支持遗传因素的线索；并且*NOS*基因多态性研究并未发现本病患者与对照之间存在差异。因此，遗传因素对本病的贡献尚不明确。

3. 自身免疫因素　有研究认为，贲门失弛缓症的发病与位于环形肌和纵形肌之间的神经丛慢性非特异性炎症有关，这种炎症可能由血清中的神经元抗体引起，其本质为免疫介导的神经炎症。一系列细胞因子都可能与本病发生有关，如IL-2、IL-17、IL-22、IL-10、IL-4、IL-13、TNF-α、TGF-β等；多种炎症细胞，如淋巴细胞、单核细胞、肥大细胞、嗜酸性粒细胞等亦与本病有关；也有研究发现补体参与了本病的发病过程。虽然自身免疫越来越受到重视，但其具体机制仍远未阐明。

除原发性贲门失弛缓症以外，还有继发性者。感染性疾病（如Chagas病，即南美锥虫病）、肿瘤、遗传性疾病（如Allgrove's综合征）、神经肌肉变性以及创伤（如胃底折叠术）等均可导致继发性贲门失弛缓症的发生。

4. 病理生理学特点　食管的正常运动和LES的正常舒缩功能受中枢迷走神经、颈、胸交感神经和食管壁内肌间神经丛共同精细调节。食管壁内神经系统有两种重要神经元，一种为兴奋性神经元（即胆碱能神经元，可释放乙酰胆碱，兴奋食管平滑肌引起收缩），另一种是抑制性神经元［即非肾上腺能非胆碱能（non-adrenergic non-cholinergic，NANC）神经元］。NANC神经元主要由氮能和肽能神经元构成，氮能神经释放的NO和肽能神经释放的血管活性肠肽（vasoactive intestinal polypeptide，VIP）及降钙素基因相关肽（calcitonin gene related peptide，CGRP）等调节LES的松弛。贲门失弛缓症患者食管壁存在中度以上神经节炎症、神经元肥大和纤维变性以及神经丛炎。LES肌间神经丛组织病理改变还包括毛细血管炎、小静脉炎和纤维化。有研究认为，食管壁炎症可能导致本病患者食管及胃底部NO能神经元明显减少，并进一步使VIP减少，从而导致食管抑制性及兴奋性神经进一步失衡，LES压力升高。

（三）临床表现

贲门失弛缓症最常见的症状为进食固体或流体（食物）后出现的吞咽困难，食物反流及胸骨后疼痛或不适也比较常见。除此以外，本病患者还可以出现呼吸道症状，如咳嗽等，多为食管内容物反流导致误吸所致。

贲门失弛缓症的临床表现可受各种因素的影响。在各年龄段，吞咽困难与反流均常见，年轻患者胃灼热与胸痛的发生率较高；肥胖患者（体重指数≥30 kg/m^2）更易出现“憋闷”和呕吐；有研究发现女性患者胸痛的发生率更高，但也有不同意见。

（四）辅助检查

1. 影像学检查

（1）钡餐造影　典型表现为：食管扩张、蠕动消失，胃食管结合部狭窄呈现典型“鸟嘴征”。通过钡餐造影可以划分本病的严重程度：1级（轻度），食管直径 < 4 cm；2 级（中度），食管直径 4 ~ 6 cm；3 级（重度），食管直径 > 6 cm，甚至弯曲成 S 形（乙状结肠型）。

（2）食管排空 即直立位摄入钡剂后在 1 min 和 5 min 时测量食管内钡剂高度，可作为评价本病治疗效果的客观指标。

2. 内镜检查及病理检查 对本病不仅有诊断意义，也有重要的鉴别诊断价值。对于所有疑诊本病的患者应行内镜检查及活组织病理学检查，以排除包括胃食管反流病、嗜酸性粒细胞性食管炎和食管癌等所致的假性贲门失弛缓症。本病典型的内镜表现为：扭曲或扩张的食管；食管内有食物或液体潴留；同步收缩环以及内镜通过贲门口有阻力。我国学者根据本病内镜下表现提出 Ling 分型，用于指导制订治疗方案。

图 3-14-3
贲门失弛缓症影像及内镜表现

3. 食管测压检查 被认为是本病诊断和分型的“金标准”，推荐采用高分辨率测压（high resolution manometry，HRM）。该方法可提供完整松弛压（integrated relaxation pressure，IRP，能更真实地反映 LES 松弛功能）及远端收缩积分（distal contractile integral，DCI，描述远段食管收缩强度）等数据，可精确反映食管运动功能。疑诊本病的患者，如在内镜或食管 X 线下未发现机械性梗阻，均应行食管测压检查。根据食管动力异常芝加哥 V3.0 分类，本病可分为 3 种亚型：Ⅰ型，中位 IRP > 15 mmHg，食管 100% 失蠕动；Ⅱ型，中位 IRP > 15 mmHg，食管 100% 失蠕动，≥20% 的吞咽表现为全食管增压；Ⅲ型，中位 IRP > 15 mmHg，≥20% 的吞咽表现为期前收缩并伴 DCI > 450 mmHg. s. cm。

（五）诊断和鉴别诊断

通过典型的病史，临床表现、食管造影以及食管测压结果符合本病诊断标准可确诊贲门失弛缓症。本病吞咽困难症状并不特异，还有些患者临床表现并不典型，如仅有模糊的胸骨后不适感，或伴有呼吸道症状等，因此需要进行鉴别。

1. 食管机械性梗阻 各种原因（如食管癌）导致的食管机械性梗阻，可以表现为吞咽困难，要高度重视。食管癌多表现为进行性吞咽困难。此外，胃镜、食管造影及胸、腹部 CT 等影像学检查可以辅助鉴别。恶性肿瘤导致继发性贲门失弛缓症的危险因素包括：高龄、症状持续时间短、体重快速下降、内镜难以通过食管胃交界等。

2. 胃食管反流病 部分胃食管反流病患者可出现吞咽困难症状，此类患者可伴有反流、胃灼热等症状，胃镜可发现食管炎等表现，食管测压可发现 LES 压力降低等改变，24 h pH 联合阻抗监测可发现病理性反流证据，此外 PPIs 试验性治疗也有助于鉴别。

3. 其他食管动力障碍性疾病 某些食管动力障碍性疾病，如 Jackhammer 食管、弥漫性食管痉挛等亦可出现吞咽困难。此类疾病食管测压以及食管造影检查可表现为特异性改变，有助于鉴别。有研究认为这些食管动力障碍性疾病可转化为贲门失弛缓症，故对此类疾病应加强随访。

4. 结缔组织病 不少结缔组织病，如硬皮病、红斑狼疮、皮肌炎、淀粉样变及混合性结缔组织病，亦可出现不同程度的吞咽困难、胸痛、反流等症状。病史、临床表现、食管测压、血清学检查、胃镜及病理学检查可辅助鉴别。

5. 其他局部及全身性疾病 如咽部病变、重症肌无力等导致的吞咽困难症状也需和本病进行鉴别。贲门失弛缓症患者的胸骨后疼痛或不适症状也须警惕心、肺、纵隔疾病。详细的搜集病史、伴随症状，进行针对性查体及辅助检查有助于鉴别。

（六）治疗

1. 药物治疗 目前尚无治疗本病的特效药物。现有证据表明，药物治疗仅对轻、中度患者有效，存在不良反应，且长期疗效不佳。临床常用的药物为钙通道阻滞剂和硝酸酯类药物，多用于接受手术或内镜介入治疗前的短期对症治疗。

2. 内镜治疗

（1）内镜下气囊扩张术（endoscopic pneumatic dilation，EPD） 是治疗贲门失弛缓症的一线非手术治疗方案，其原理是在保持完整的黏膜基础上，给予适当的外力强行扩张，使LES肌纤维离断，达到松弛LES的目的。EPD短期有效率较高，但长期疗效不佳，须反复多次治疗，且存在一定的穿孔概率。对于具有心肺功能不全、凝血障碍等有出血倾向者，EPD可作为一种治疗选择或过渡性治疗手段。

（2）内镜下肉毒杆菌毒素注射（endoscopic botulinum toxin injection，EBTI） 肉毒杆菌毒素能阻断LES神经肌肉接头处突触前乙酰胆碱的释放，松弛LES。有研究认为其短期有效率达80%以上，但一年后降至30%，故需多次注射。EBTI主要用于老年，不能耐受扩张治疗或手术治疗的患者。

（3）经口内镜下肌切开术（per-oral endoscopic myotomy，POEM） 经内镜在食管黏膜下层建立人工隧道，经隧道切开LES，是近年兴起的微创治疗新技术。该技术自问世以来，普及很快，已经成为贲门失弛缓症的一线治疗方案。为了规范POEM操作，国内已经制订了POEM治疗共识意见。POEM中短期疗效确切，长期疗效报道相对较少。国内一项单中心、大样本临床研究发现POEM治疗贲门失弛缓症5年有效率为87.1%。

3. 手术治疗

（1）传统开胸或开腹肌切开术 外科手术治疗本病始于19世纪末。1913年，Heller应用食管贲门部黏膜外肌层切开术治疗贲门失弛缓症，取得较好疗效。此后，人们又在Heller术的基础上改良并附加各种抗胃食管反流术，使之逐渐完善。至今，改良Heller术仍是针对本病的一种操作简单、安全可靠、疗效满意的方法。

（2）腹腔镜肌切开术（laparoscopic heller myotomy，LHM） 随着腔镜技术的发展，传统开放手术有被微创手术替代的趋势。LHM长期效果好、复发率低、创伤小，是目前的标准术式。对于无严重系统性疾病，保守治疗无效、反复扩张后复发或食管明显扩张、迂曲，不适合扩张或POEM以及其他治疗失败者均可以行LHM治疗。

（3）机器人辅助下腹腔镜肌切开术（robotically assisted laparoscopic heller myotomy，RALHM） 近年来，随着机器人技术的发展，LHM得到进一步完善。RALHM术中并发症发生率较LHM低，但手术费用高，限制了其推广。

4. 其他治疗 祖国医学对本病有独到的见解，有人认为其属于“噎膈”“反胃”的范畴。近年来，以辨证施治为原则，中医对本病的治疗进行了很多探索，如中药、针灸等。此外，也有单位针对本病发生的病理生理学机制，进行了一些有益的探索性治疗研究，如食管顺序电起搏治疗等，但尚未应用于临床。

（七）并发症的诊断、预防和治疗

贲门失弛缓症患者随病程延长发生食管癌的风险增加；由于食管所在位置及其与气道的密切关系，部分患者可并发呼吸道反复感染、吸入性肺炎、肺脓肿等并发症。因此，定期内镜随诊及积极对症治疗是必要的。

由于现有贲门失弛缓症的治疗目的均为松弛LES，治疗后发生胃食管反流的风险不容忽视。如患者治疗后发生反流、胃灼热或吞咽困难症状再发，须警惕胃食管反流的可能，可完善相关检查，必要时行24 h pH及阻抗监测。如怀疑胃食管反流，可予PPIs治疗。

（八）预后

贲门失弛缓症的病因迄今尚不明确，目前主要通过各种方法松弛LES以缓解症状。现有研究表明，这些疗法短期疗效好，但长期疗效并不理想。因此，完善针对本病发生的病理生理学机制的治疗，并进一步深入病因研究，针对病因治疗，可能是改善本病长期预后，乃至预防本病发生的关键。

☞ 典型病例3-14-2

贲门失迟缓病例及分析

（王邦茂）

第三节 食 管 癌

诊疗路径：

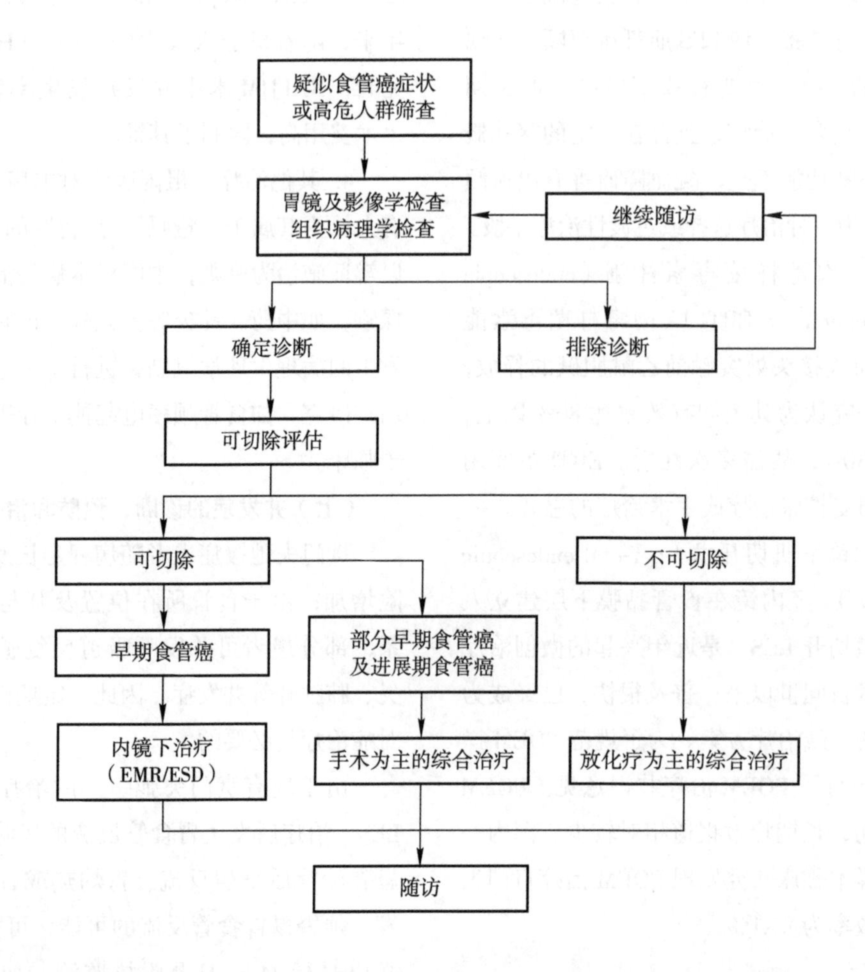

食管癌（esophagus carcinoma）起源于食管黏膜上皮的恶性肿瘤，是世界范围内常见的恶性肿瘤之一。

（一）流行病学

根据国家癌症中心2019年发布的最新统计，2015年我国食管癌发病率约17.87/10万，在我国恶性肿瘤中居第6位，病死率居第4位。我国食管癌的特点是农村发病率高于城市；男性发病率高于女性，男女发病率约2.5∶1；多发生在50岁以上的中老年人。高发区主要集中在太行山脉附近区域。其他高发区域与中原移民有关，包括四川南充、盐亭、广东汕头、福建福州等地区。我国食管癌以鳞状细胞癌（squamous-cell carcinoma）为主，占90%以上，而美国和欧洲则以腺癌（adenocarcinoma）为主，占70%左右。近年来，我国食管鳞状细胞癌的发病率有所下降，而欧美多发的腺癌则呈上升趋势。

（二）病因

1. 长期抽烟、酗酒是食管癌，尤其是食管鳞状细胞癌的主要致病因素。吸烟人群食管癌发病增加3～8倍，而饮酒者增加7～50倍，吸烟加酗酒更会协同增加食管癌的发病风险。

2. 常吃富含亚硝胺的腌制食品、霉变食品的人群。

3. 患有其他食管慢性基础疾病的人群，如慢性食管炎伴有不典型增生（特别是重度不典型增生）、贲门失弛缓症、食管憩室、食管裂孔疝和食管化学烧伤等。

4. 不良饮食习惯如长期进食高温食物、进食过快、进食粗硬食物、不按时进食等人群。

5. 口腔卫生状况不良。

6. 环境因素致饮水质量差、微量元素缺乏、维生素缺乏、蔬菜水果摄入不足等人群。

7. 有食管癌家族史的遗传易感人群。

8. 而对于食管腺癌，主要的危险因素包括胃食管反流、肥胖和巴雷特食管（Barrett esophagus）。

（三）病理组织学和分期

1. 大体病理

（1）食管癌分段 我国食管癌的病变以中段居多，其次为食管下段和上段。

（2）早期食管癌 国内较为公认的定义指①局限于黏膜层和黏膜下层的食管浸润性癌，无区域淋巴结转移；②表浅型食管癌：局限于黏膜层和黏膜下层的食管浸润性癌，有或无区域淋巴结转移，大体分型可分为隐伏型、糜烂型、斑块型和乳头型（国内分型），或隆起型、平坦型和凹陷型（巴黎分型）。

（3）进展期食管癌（浸润肌层或更深层次的食管浸润性癌） 大体分型髓质型、蕈伞型、溃疡型、缩窄型和腔内型。

2. 组织分型、分化 常见组织病理分类为鳞状细胞癌和腺癌。其他少见类型包括神经内分泌癌、腺鳞癌、黏液表皮样癌等。根据分化程度分为高分化、中分化和低分化。

（1）扩散和转移方式

1）直接蔓延 食管肿瘤由黏膜直接向深层浸润，穿透食管壁蔓延至邻近组织和器官。

2）淋巴结转移 食管黏膜下层甚至黏膜固有层内就有丰富的淋巴管网络，因而早期食管癌就有可能发生淋巴结转移。区域淋巴结转移是食管癌转移的主要方式，也是食管癌治疗后复发的最常见方式。

3）血行转移 晚期食管癌常常经血行途径转移至肝、肺、骨等处。

（2）临床和病理分期 是根据原发肿瘤浸润深度、区域淋巴结转移、远处转移、肿瘤部位、肿瘤细胞分型及分化程度等组合而做出的分期，对于治疗决策、疗效评估和预后判断等有着极其重要的作用，分期推荐使用美国癌症联合会（AJCC）TNM分期（第8版）。

拓展阅读 3-14-1
食管癌 TNM 分期 PPT

（四）临床表现

1. 症状 早期没有症状或仅有轻微症状，如异物感、进食后胸骨后不适感、烧灼感、疼痛感，咽下食物后食物下行缓慢，并有停滞感觉。进行性加重的吞咽困难是食管癌中晚期最为典型的症状。当患者出现短期内明显消瘦、吞咽梗阻、声音嘶哑、呼吸困难时常提示为食管癌晚期。肿瘤侵犯气管、主动脉或发生远处转移也会产生相应症状如发热、咳嗽、胸痛等。

2. 体征 早期及大多数食管癌患者无明显相关阳性体征；中晚期可出现明显消瘦及与转移病灶相关体征如颈部淋巴结肿大、皮下结节、肝大、胸腹腔积液体征等。

（五）辅助检查

1. 胃镜 直视下观察病灶位置、形态及大小范围；同时活检病理诊断而确诊。色素胃镜、电子染色胃镜如窄带成像技术（narrow band imaging，NBI）联合放大内镜可清楚观察食管病变微血管结构，以评估表浅食管癌的浸润深度。

2. 胸、腹部CT 用于判断进展期食管肿瘤位置、外侵程度、区域淋巴结转移情况，判断手术可切除性或指导设定放疗靶区，是目前国内进行食管癌临床分期时应用最为普遍的影像手段。

3. 超声胃镜（endoscopic ultrasound，EUS） 能清晰显示食管原发肿瘤浸润深度和临近脏器的侵犯程度及食管周围区域淋巴结转移情况，引导细针穿刺活检可以在组织病理水平确诊淋巴结转移与否。

4. 食管钡剂造影 可以显示早期食管癌黏膜细小病变，进展期表现为食管黏膜皱襞破坏，管壁僵硬或中断，活动消失，管腔局限狭窄，狭窄以上部位扩张，不规则充盈缺损或龛影；还可以明确显示食管穿孔或食管支气管瘘。

5. MRI 对食管癌肿瘤大小、浸润深度、与临近器官的关系及淋巴结转移的判断与CT相似；对于局部组织结构的显示及骨转移的判断优于CT。但是MRI扫描时间长，易受呼吸、心搏及血管搏动的影响。功能MRI（如弥散加权MRI）可以在食管癌放化疗早期尚未出现明显肿瘤大小变化之前，通过检测肿瘤组织结构变化情况而预判治疗效果，因而可用于放化疗的早期疗效评估，及时指导后续治疗方式的调整。

6. 超声检查 可以判断腹部脏器和颈部或淋巴结是否有转移。浅表淋巴结转移时超声引导下经皮穿刺活检可以有组确诊转移病灶。

7. PET-CT 可以判断病变的大小及代谢功能异常，检测食管癌区域淋巴结转移及远处转移，评估病变临床分期，指导治疗决策；可以评估术前新辅助治疗效果及预后，对于早期食管癌诊断价值有限。但目前PET-CT检查价格昂贵，难以作为常规检查方式。

胃镜直视下观察和组织活检以明确病变累及范围和病理诊断。联合其他辅助检查以对食管癌做出精确临床分期，判断治疗效果，从而指导采取个体化的临床治疗模式。

（六）诊断和鉴别诊断

出现临床疑似症状或高危人群，胃镜检查组织活检可以明确诊断，是食管癌诊断的首选方法和金标准。结合相应影像检查可以精确临床分期。食管癌需与下列疾病相鉴别。

1. 贲门失弛缓 是食管动力异常所致，主要表现为食管下括约肌（LES）不能松弛，导致食物入胃受阻。临床表现为间歇性吞咽困难、胸骨下疼痛甚至进食流质困难先于固体食物。胃镜下黏膜无明显病变，胃镜可以自由通过贲门。吞钡检查可见食管扩张，食管蠕动减弱，贲门部狭窄呈鸟喙状，局部黏膜光滑。

2. 炎性狭窄 包括化学灼伤及慢性炎症。往往有化学品摄入史。食管钡剂造影可见类似食管癌的管壁僵硬、狭窄、黏膜消失。胃镜检查可见局部肉芽或溃疡形成，有时与食管癌肉眼表现相似，活检病理可以确诊，但需警惕食管癌活检假阴性而误作炎症性病变导致漏诊。

3. 癔球症 是主观上咽底部异物感，间歇性发作，女性多见。患者在发病中多有精神因素，性格上有强迫观念，而胃镜及影像学检查无异常表现。

4. 其他 导致吞咽困难的病变如平滑肌瘤或间质瘤等食管黏膜下病变、食管裂孔疝、外压性肿瘤或组织器官病变，需超声胃镜或病理检查等手段鉴别。

（七）治疗

食管癌的治疗强调多学科诊疗模式（multidisciplinary team，MDT），由多个相关学科的医务人员共同参与评估病情，采取个体化和综合治疗的原则，即根据肿瘤分期及患者全身状况、综合手术及其他现有治疗手段、局部治疗和全身治疗相结合，在改善或保证患者生活质量前提下达到根治或控制肿瘤的目的。

1. 内镜治疗 病变局限于黏膜及黏膜下浅层且无淋巴结转移的早期食管癌可以采取内镜下黏膜切除术（endoscopic mucosal resection，EMR）或内镜黏膜下剥离术（endoscopic submucosal dissection，ESD）切除病灶。

2. 手术为主的综合治疗 对于可切除病灶，无明显外侵或淋巴结转移的进展期食管癌可以直接手术（包括传统开放手术和电视辅助胸腹腔镜微创手术）。肿瘤有外侵或邻近器官有累及可能、淋巴结转移的病灶，外科手术不易彻底切除或不能切除，还有增加肿瘤扩散和种植的危险，可以采取新辅助治疗后再评估是否行手术切除，即术前进行适量的化疗、放疗或联合放化疗，使瘤体缩小，达到肿瘤降期以及减少微小转移，提高局部切除率并降低远处转移的风险后，再行根治性手术治疗以提高长期生存率。

3. 根治性放化疗 是不可手术切除的进展期食管癌的标准治疗，也可以被认为是可切除食管癌的备选治疗方式，用于拒绝手术或不能耐受手术患者以及手术医疗条件不足地区的患者。同期放化疗治疗食管癌，既保留了食管的功能，提高了患者的生活质量，又降低了局部复发率，从而延长患者生存期。如患者高龄、身体状态差不能耐受化疗，也可以采用单纯放疗的治疗模式。

食管癌的标准化疗方案为铂类联合氟尿嘧啶或紫杉醇。随着抗癌新药的不断出现，分子靶向药物、免疫检查点抑制剂（如PD-1/PD-L1抑制剂）的开发研究并投入临床应用，使食管癌综合治疗的前景更加广阔，将手术、放疗、化疗、分子靶向、免疫检查点抑制剂治疗等手段有计划、合理地结合，发挥各自的潜能，优势互补、协同作用，期望会在食管癌治疗中带来突破。

4. 支持治疗 给无法切除或晚期终末期患者提供最佳支持治疗，可以延长生命，改善营养状态，提高总体生活质量。可以采取如食管狭窄扩张、支架置入，胃肠造瘘及静脉营养等方式；并对疼痛出血等相应症状给予对症处理。

（八）预后

因食管癌的侵袭性强，患者往往在就诊时已经是中晚期，所以总体预后较差，5年生存率约20%。据统计，出现临床症状时50%以上的患者有区域淋巴结或远处转移，30%的患者为局部晚期，仅20%的患者局部病变可以治愈。近几年采用标准的综合治疗模式使得食管癌患者的生存期明显延长，而早期食管癌治疗后5年生存率可以达到90%，因此早期诊断、早期治疗及规范化诊疗是改善食管癌预后的关键。

典型案例3-14-3
食管癌病例及分析

（叶 清）

数字课程学习

教学PPT　　自测题

第十五章

胃、十二指肠疾病

关键词

胃炎　应激性胃炎　慢性胃炎　A 型萎缩性胃炎

胃癌　消化性溃疡　功能性消化不良

胃（stomach）是消化管各部中最膨大的部分，上连食管，下续十二指肠。十二指肠（duodenum）介于胃与空肠之间。胃除有受纳食物和分泌胃液的作用外，还有内分泌功能。常见的胃十二指肠疾病包括胃炎、消化性溃疡、胃癌及功能性消化不良。

第一节 胃 炎

诊疗路径：

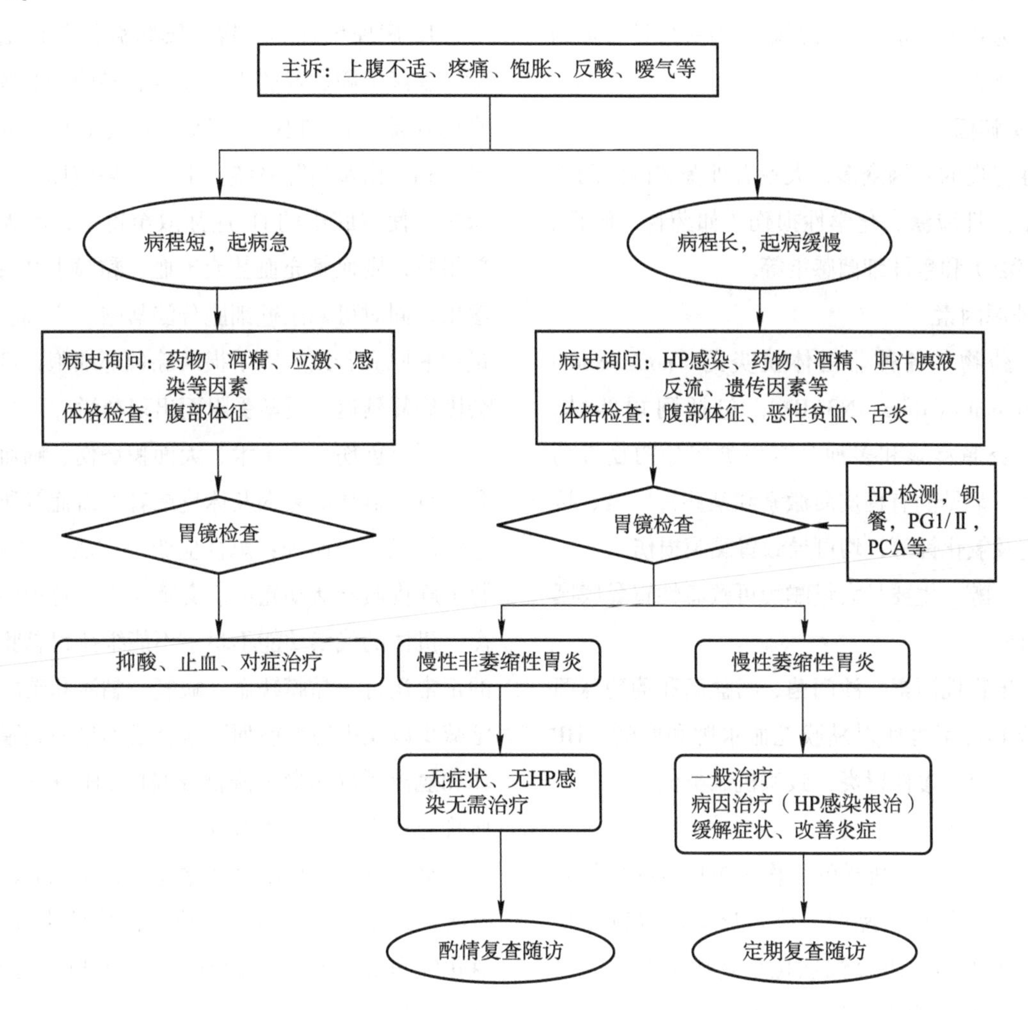

胃炎是各种病因导致的胃黏膜急性或者慢性炎症，常伴有上皮损伤和细胞再生。幽门螺杆菌（*Helicobacter pylori*，*H.pylori*，HP）的发现，使胃炎的病因学、病理生理学和治疗学发生革命性的转折。平时，我们所谈的胃病不一定是真正意义上的胃炎。因为某些患者的胃黏膜炎症细胞浸润非常轻微，却有明显的柱状上皮和血管的变化，该种情况可称为"胃病"而并非属胃炎的范畴。按临床发病的缓急和病程的长短，一般将胃炎分为急性胃炎和慢性胃炎。

一、急性胃炎

急性胃炎（acute gastritis）是由多种不同的病因引起的急性胃黏膜炎症，包括急性单纯性胃炎、急性糜烂出血性胃炎（acute erosive and hemorrhagic gastritis）、吞服腐蚀剂引起的急性腐蚀性胃炎（acute corrosive gastritis）与胃壁细菌感染所致的急性化脓性胃炎（acute phlegmonous gastritis）。其中，临床意义最大和发病率最高的是以胃黏膜糜烂、出血为主要表现的急性糜烂出血性胃炎。

（一）流行病学

迄今为止，目前国内外尚缺乏有关急性胃炎的流行病学调查。

（二）病因

急性胃炎的病因众多，大致有外源和内源两大类，包括急性应激、化学性损伤（如药物、酒精、胆汁、胰液）和急性细菌感染等。

1. 外源因素

（1）药物 各种非甾体抗炎药（nonsteroidal anti-inflammatory drug，NSAID），包括阿司匹林、消炎痛、炎痛喜康和多种含有该类成分的复方药物。另外，常见的有糖皮质激素和某些抗生素、抗肿瘤药物及氯化钾等，均可导致胃黏膜损伤。

（2）乙醇 主要是大量酗酒可致急性胃黏膜糜烂甚至出血。

（3）生物性因素 沙门菌、嗜盐菌和葡萄球菌等细菌或其毒素可使胃黏膜充血水肿和糜烂。HP感染可引起急、慢性胃炎，致病机制类似，将在慢性胃炎节中叙述。

（4）其他 某些机械性损伤（包括胃内异物或胃柿石等）可损伤胃黏膜。放射疗法可致胃黏膜受损。偶可见因吞服腐蚀性化学物质（强酸或强碱或来苏水及氯化汞、砷、磷等）引起的腐蚀性胃炎。

2. 内源因素

（1）应激因素 多种严重疾病如严重创伤、烧伤或大手术及颅脑病变和重要脏器功能衰竭等可导致胃黏膜缺血缺氧而损伤，通常称为应激性胃炎（stress-induced gastritis）。如果系脑血管病变、头颅部外伤和脑手术后引起的胃、十二指肠急性溃疡称为Cushing溃疡，而大面积烧灼伤所致溃疡称为Curling溃疡。

（2）局部血供缺乏 主要是腹腔动脉栓塞治疗后或少数因动脉硬化致胃动脉的血栓形成或栓塞引起供血不足。另外，还可见于肝硬化门静脉高压并发上消化道出血者。

（3）急性蜂窝织炎或化脓性胃炎 甚少见。

（三）发病机制

1. 病理生理学 胃黏膜防御机制包括黏膜屏障、黏液屏障、黏膜上皮修复、黏膜和黏膜下层丰富的血流、前列腺素、肽类物质（表皮生长因子等）和自由基清除系统。上述结果破坏或保护因素减少，使胃腔中的H^+逆弥散至胃壁，肥大细胞释放组胺，则血管充血甚或出血、黏膜水肿及间质液渗出，同时可刺激壁细胞分泌盐酸、主细胞分泌胃蛋白酶原。若致病因子损及腺颈部细胞，则胃黏膜会因修复延迟、更新受阻而出现糜烂。

严重创伤、大手术、大面积烧伤、脑血管意外和严重脏器功能衰竭及休克或者败血症等所致急性应激的发生机制为：急性应激→皮质－垂体前叶－肾上腺皮质轴活动亢进、交感－副交感神经系统失衡→机体的代偿功能不足→不能维持胃黏膜微循环的正常运行→黏膜缺血、缺氧→黏液和碳酸氢盐分泌减少以及内源性前列腺素合成不足→黏膜屏障破坏和氢离子反弥散→降低黏膜内pH→进一步损伤血管与黏膜→糜烂和出血。

NSAIDs通过抑制环氧合酶（cyclooxygenase，COX）致使前列腺素产生减少，黏膜缺血、缺氧。氯化钾和某些抗生素或抗肿瘤药等则可直接刺激胃黏膜引起浅表损伤。

酒精可致上皮细胞损伤和破坏，黏膜水肿、糜烂和出血。另外，幽门关闭不全、胃切除（主要是BillrothⅡ式）术后可引起十二指肠－胃反流，此时由胆汁和胰液等组成的碱性肠液中的胆盐、溶血卵磷脂、磷脂酶A和其他胰酶可破坏胃黏膜屏障，引起急性炎症。

门静脉高压可致胃黏膜毛细血管和小静脉扩张及黏膜水肿，组织学表现为只有轻度或无炎症细胞浸润，可有显性或非显性出血。

2. 病理学改变 急性胃炎的主要病理和组织学表现以胃黏膜充血水肿，表面有片状渗出物或黏液覆盖为主。黏膜皱襞上可见局限性、弥漫性陈旧性或新鲜出血与糜烂，糜烂加深可累及胃腺体。

显微镜下则可见黏膜固有层有数量不等的中性粒细胞、淋巴细胞、浆细胞和少量嗜酸性细胞浸润，可有水肿。表面的单层柱状上皮细胞和固有腺体细胞出现变性与坏死。重者黏膜下层亦有水肿和充血。

对于腐蚀性胃炎，若系长时间接触了高浓度的腐蚀剂，则胃黏膜出现凝固性坏死、糜烂和溃疡，重者可致穿孔或出血甚至腹膜炎。

另外，化脓性胃炎较少见，可表现为整个胃壁（主要是黏膜下层）炎性增厚，大量中性粒细胞浸润，黏膜坏死，可有胃壁脓性蜂窝织炎或胃壁脓肿。

（四）临床表现

1. 症状 部分患者可有上腹痛、腹胀、恶心、呕吐、嗳气及食欲不振等。如伴胃黏膜糜烂出血，则有呕血和（或）黑粪，大量出血可引起出血性休克。有时可伴有明显上腹胀气。细菌感染致者可出现腹泻，并有疼痛、吞咽困难和呼吸困难（由于喉头水肿）等症状。腐蚀性胃炎者可呕吐出血性黏液，严重者可发生食管或胃穿孔，引起胸膜炎或弥漫性腹膜炎。化脓性胃炎起病常较急，有上腹部剧痛、恶心呕吐、寒战高热，血压可下降，出现中毒性休克。

2. 体征 上腹部压痛是常见体征，尤其多见于严重疾病引起的急性胃炎出血者。腐蚀性胃炎者因口腔黏膜、食管黏膜和胃黏膜都有损害，口腔、咽喉黏膜充血、水肿和糜烂。有时化脓性胃炎者体检时出现酷似急腹症的症状。

（五）辅助检查

急性糜烂出血性胃炎的确诊有赖于急诊胃镜检查，一般应在出血后 24～48 h 内进行，可见到以多发性糜烂、浅表溃疡和出血灶为特征的急性胃黏膜病损。黏液湖或者可有新鲜或陈旧血液。一般急性应激所致的胃黏膜病损以胃体、胃底部为主，而 NSAID 或酒精所致的则以胃窦部为主。X 线钡餐检查无诊断价值。出血者需做呕吐物或大便隐血试验、红细胞计数和血红蛋白测定。感染因素引起者，需进行白细胞计数和分类检查、大便常规和培养。

（六）诊断和鉴别诊断

主要由病史和症状做出拟诊，而经胃镜检查得以确诊。但吞服腐蚀剂者禁忌胃镜检查。有长期服 NSAID、酗酒以及临床重危患者，均应考虑急性胃炎可能。对于鉴别诊断，以腹痛为主者，应通过反复询问病史而与急性胰腺炎、胆囊炎和急性阑尾炎等急腹症甚至急性心肌梗死相鉴别。

（七）治疗

1. 基础治疗 包括给以安静、禁食、补液、解痉、止吐等对症支持治疗。此后给予流质或半流质饮食。

2. 针对病因治疗 包括根除 HP、去除 NSAID 或酒精等诱因。

3. 对症处理 表现为反酸、上腹隐痛、烧灼感和嘈杂者，给予 H_2 受体拮抗剂或质子泵抑制剂。以恶心、呕吐或上腹胀闷为主者可选用多潘立酮或莫沙必利等促动力药。以痉挛性疼痛为主者，可予解痉药物进行对症处理。

有胃黏膜糜烂、出血者，可用抑制胃酸分泌的 H_2 受体拮抗剂或质子泵抑制剂外，还可同时应用胃黏膜保护剂如硫糖铝或铝碳酸镁等。对于较大量的出血则应采取综合措施进行抢救。凝血酶是有效的局部止血药，有促进创面愈合作用，大剂量时止血作用显著。内镜下止血往往可收到较好效果。

其他具体的药物请参照“慢性胃炎”一节和“消化性溃疡”章节。

（八）并发症的诊断、预防和治疗

急性胃炎的并发症包括穿孔、腹膜炎、水电解质紊乱和酸碱失衡等。为预防并发症，细菌感染者选用抗生素治疗；因过度呕吐致脱水者及时补充水和电解质，并适时检测血气分析，必要时纠正紊乱；对于穿孔或腹膜炎者，必要时则需外科治疗。

（九）预后

病因去除后，急性胃炎多在短期内恢复正常。相反，若病因长期持续存在，则可转为慢性胃炎。由于绝大多数慢性胃炎的发生与HP感染有关，而HP自发清除少见，故慢性胃炎可持续存在，但多数患者无症状。流行病学研究显示，部分HP相关性胃窦炎（< 20%）可发生十二指肠溃疡。

二、慢性胃炎

慢性胃炎（chronic gastritis）是由各种病因引起的胃黏膜慢性炎症。根据慢性胃炎新悉尼胃炎系统的分类方法和我国2017年颁布的《中国慢性胃炎共识意见》，由内镜检查结果及病理组织学变化，可将慢性胃炎分为慢性非萎缩性胃炎（即旧称的慢性浅表性胃炎）和慢性萎缩性胃炎两大基本类型，以及一些特殊类型胃炎。

（一）流行病学

由于多数慢性胃炎患者无任何症状，因此难以获得确切的患病率。HP感染为慢性胃炎的主要病因。大致上说来，估计的慢性胃炎患病率大致与当地人群中HP感染情况相平行，可能高于或略高于HP感染率。慢性胃炎人群中，慢性萎缩性胃炎的患病率一般随年龄的增加而上升，而且不同国家和地区之间存在较大差异。此差异不但与各地区HP感染率差异有关，也与感染的HP毒力基因差异、环境因素不同和遗传背景差异有关。调查研究显示，胃癌高发区的慢性萎缩性胃炎的患病率高于胃癌低发区。

（二）病因

1. 慢性非萎缩性胃炎的常见病因

（1）HP感染　是慢性非萎缩性胃炎最主要的病因，二者的关系符合Koch提出的确定病原体为感染性疾病病因的4项基本要求（Koch's postulates）。即该病原体存在于该病的患者中，病原体的分布与体内病变分布一致，清除病原体后疾病可好转，在动物模型中该病原体可诱发与人相似的疾病。研究表明，80%～95%的慢性活动性胃炎患者胃黏膜中有HP感染，5%～20%的HP阴性率反映了慢性胃炎病因的多样性；HP相关胃炎者，HP胃内分布与炎症分布一致；根除HP可使胃黏膜炎症消退，一般中性粒细胞消退较快，但淋巴细胞、浆细胞消退需要较长时间；志愿者和动物模型中已证实HP感染可引起胃炎。

HP的一般生物学特性和致病性详见专门章节。其感染引起的慢性非萎缩性胃炎中，胃窦为主的全胃炎患者胃酸分泌可增加，十二指肠溃疡发生的危险度较高；而胃体为主的全胃炎患者胃溃疡和胃癌发生的危险性增加。

（2）胆汁和其他碱性肠液反流　幽门括约肌功能不全时含胆汁和胰液的十二指肠液反流入胃，可削弱胃黏膜屏障功能，使胃黏膜遭到消化液作用，产生炎症、糜烂、出血和上皮化生等病变。

（3）其他外源因素　酗酒、服用NSAID等药物、某些刺激性食物等均可反复损伤胃黏膜。这类因素均可各自或与HP感染协同作用而引起或加重胃黏膜慢性炎症。

2. 慢性萎缩性胃炎的主要病因　1973年，Strickland将慢性萎缩性胃炎分为A、B两型。A型是胃体弥漫萎缩，导致胃酸分泌下降，影响维生素B_{12}及内因子的吸收，因此常合并恶性贫血，与自身免疫有关。B型在胃窦部，少数人可发展成胃癌，与HP感染、化学损伤（胆汁反流、非皮质激素消炎药、吸烟、酗酒等）有关，我国患者以B型居多。

攻击因子与防御修复因子失衡是慢性萎缩性胃炎发生的根本原因。具体病因与慢性非萎缩性胃炎相似。包括HP感染，长期饮浓茶、烈酒、咖啡，以及食用过热、过冷、过于粗糙的食物，可导致胃黏膜反复损伤；长期大量服用NSAIDs如阿司匹林、吲哚美辛等可抑制胃黏膜前列腺素的合成，破坏黏膜屏障；烟草中的尼古丁不仅影响胃黏膜的血液循环，还可导致幽门括约肌功能紊乱，造成胆汁反流；各种原因的胆汁反流均可破坏黏膜屏障造成胃黏膜慢性炎症改变。比较特殊的是壁细胞抗原和抗体结合形成免疫复合体，在补体参与下破坏壁细胞；胃黏膜营养因子（如胃泌素、表皮生长因子等）缺乏；心力衰竭、动脉硬化、肝硬化合并门脉高压、糖尿病、甲状腺病、慢性肾上腺皮质功能减退、尿毒症、干燥综合征、胃血流量不足以及精神因素等均可导致胃黏膜萎缩。

（三）发病机制

1. 病理生理学

（1）HP 感染　HP 感染途径为粪 – 口或口 – 口途径。其主要的生物学特性见专门章节。

HP 感染的持续存在致使腺体破坏，最终发展成为萎缩性胃炎。而感染 HP 后胃炎的严重程度则除了与细菌本身有关外，还决定于患者的机体情况和外界环境。如带有空泡毒素（vacuolating cytotoxin gene A，VacA）和细胞毒相关基因（cytotoxin associated gene A，CagA）者，胃黏膜损伤明显较重。患者的免疫应答反应、胃酸分泌情况、血型、民族和年龄差异等也影响胃黏膜的炎症程度。此外，患者的饮食情况也有一定作用。

（2）自身免疫机制　研究早已证明，以胃体萎缩为主的 A 型萎缩性胃炎患者血清中，存在壁细胞抗体（parietal cel1 anti–body，PCA）和内因子抗体（intrinsic factor antibody，IFA）。前者的抗原是壁细胞分泌小管微绒毛膜上的质子泵 H^+–K^+–ATP 酶，可破坏壁细胞而使胃酸分泌减少。而 IFA 则对抗内因子（壁细胞分泌的一种糖蛋白），使食物中的维生素 B_{12} 无法与后者结合被末端回肠吸收，最后引起维生素 B_{12} 吸收不良，甚至导致恶性贫血。IFA 具有特异性，几乎仅见于胃萎缩伴恶性贫血者。

因胃酸和内因子分泌减少或丧失造成的恶性贫血是 A 型萎缩性胃炎的终末阶段，是自身免疫性胃炎的标志。当泌酸腺完全萎缩时称为胃萎缩。

另外，近年发现 HP 感染者中也存在着自身免疫反应，其血清抗体能与宿主胃黏膜上皮以及黏液起交叉反应，如菌体 Lewis X 和 Lewis Y 抗原。

（3）外源损伤因素破坏胃黏膜屏障　碱性十二指肠液反流等，可减弱胃黏膜屏障功能。致使胃腔内 H^+ 通过损害的屏障，反弥散入胃黏膜内，使炎症不易消散。长期慢性炎症，又加重屏障功能的减退，如此恶性循环使慢性胃炎久治不愈。

（4）生理因素和胃黏膜营养因子缺乏　萎缩性变化和肠化生等皆与衰老相关，而炎症细胞浸润程度与年龄关系不大。这主要是老龄者的退行性变——胃黏膜小血管扭曲，小动脉壁玻璃样变性，管腔狭窄导致黏膜营养不良、分泌功能下降。

新近研究证明，某些胃黏膜营养因子（胃泌素、表皮生长因子等）缺乏或胃黏膜感觉神经终器（end-organ）对这些因子不敏感可引起胃黏膜萎缩。如手术后残胃炎原因之一是 G 细胞数量减少，而引起胃泌素营养作用减弱。

（5）遗传因素　萎缩性胃炎、低酸或无酸、维生素 B_{12} 吸收不良的患病率和 PCA、IFA 的阳性率很高，提示可能有遗传因素的影响。

2. 病理学　慢性胃炎病理变化是由胃黏膜损伤和修复过程所引起。病理组织学的描述包括活动性慢性炎症、萎缩和化生及异型增生等。此外，在慢性炎症过程中，胃黏膜也有反应性增生变化，如胃小凹上皮过形成、黏膜肌增厚、淋巴滤泡形成、纤维组织和腺管增生等。

图 3–15–1
慢性胃炎胃黏膜改变

拓展阅读 3–15–1
《中国慢性胃炎共识意见》2017

（四）临床表现

流行病学研究表明，多数慢性非萎缩性胃炎患者无任何症状。少数患者可有上腹痛或不适、上腹胀、早饱、嗳气、恶心等非特异性消化不良症状。某些慢性萎缩性胃炎患者可有上腹部灼痛、胀痛、钝痛或胀闷且以餐后为著，食欲不振、恶心、嗳气、便秘或腹泻等症状。部分患者可同时存在胃食管反流病和消化道动力障碍。内镜检查和胃黏膜组织学检查结果与慢性胃炎患者症状的相关分析表明，患者的症状缺乏特异性，且有无症状及严重程度与内镜所见及组织学分级并无明显相关性。

伴有胃黏膜糜烂者可有少量消化道出血，长期少量出血可引起缺铁性贫血。胃体萎缩性胃炎可出现恶性贫血，常有全身衰弱、疲软、神情淡漠、隐性黄疸，消化道症状一般较少。

慢性胃炎患者的体征多不明显，有时上腹部轻压痛，胃体胃炎严重时可有舌炎和贫血。

（五）辅助检查

1. 胃镜及活组织检查

（1）胃镜检查　随着内镜器械的长足发展，内镜观察更加清晰。内镜下观察慢性非萎缩性胃炎，在HP感染者中可见红斑（点状、片状、条状）、黏膜粗糙不平、出血点/斑、黏膜水肿及渗出等基本表现，尚可见糜烂及胆汁反流。萎缩性胃炎则主要表现为黏膜色泽白，不同程度的皱襞变平或消失。在不过度充气状态下可透见血管纹，轻度萎缩时可见模糊的血管，重度时可见明显的血管分支。内镜下肠化黏膜呈灰白色颗粒状小隆起，重者贴近观察有绒毛状变化；肠化也可以呈平坦或凹陷外观。如果喷洒亚甲蓝色素，肠化区可能出现被染上蓝色，非肠化黏膜不着色。

图 3-15-2
慢性胃炎的胃镜表现

胃黏膜血管脆性增加可致黏膜下出血，谓之壁内出血，表现为水肿或充血胃黏膜上见点状、斑状或线状出血，可多发、新鲜和陈旧性出血相混杂。如观察到黑色附着物常提示糜烂等致出血。

值得注意的是，少数HP感染性胃炎可有胃体部皱襞肥厚，甚至宽度达到5 mm以上，且在适当充气后皱襞不能展平，用活检钳将黏膜提起时，可见帐篷征（tent sign），这是与恶性浸润性病变的鉴别点之一。

视频 3-15-1
慢性萎缩性胃炎内镜表现

（2）病理组织学检查　萎缩的确诊依赖于病理组织学检查。萎缩在肉眼观察与病理检查之间的符合率仅为38%～78%，这与萎缩或肠化甚至HP的分布都是非均匀的，或者说多灶性萎缩性胃炎的胃黏膜萎缩呈灶状分布有关。内镜医师应当向病理医师提供取材部位、内镜所见和简要病史等资料。有条件时，活检可在色素内镜或电子染色放大内镜引导下进行，活检的重点部位应位于胃窦、胃角、胃体小弯侧及可疑病灶处。然而在胃镜活检取材量问题上，病理学家的要求与内镜医师出现了矛盾。从病理组织学观点来看，5块或更多则有利于组织学的准确判断；然而，就内镜医师而言，考虑安全及患者的医疗费用，主张活检取材块数和部位由内镜医师根据需要决定。活检组织在取出后尽快固定，包埋应注意方向性，一般取2～3块即可。

2. HP检测　活组织病理学检查时可同时检测HP，并可在内镜检查时多取1～2块组织作快速尿素酶检查以增加诊断的可靠性。其他检查HP的方法包括：①胃黏膜直接涂片或组织切片，然后以Gram或Giemsa或Warthin-Starry染色（经典方法），甚至HE染色；免疫组化染色则有助于检测球形HP。②细菌培养为“金标准”，需特殊培养剂和微需氧环境，培养时间3～7天，阳性率可能不高但特异性高，且可做药物敏感试验。③血清HP抗体测定，多在流行病学调查时用。④尿素呼吸试验，是一种非侵入性诊断法，口服^{13}C或^{14}C标记的尿素后，检测患者呼气中的$^{13}CO_2$或$^{14}CO_2$量，准确性高。⑤多聚酶联反应法（PCR法）能特异地检出不同来源标本中的HP。

根除HP后，应采用^{13}C或^{14}C尿素呼气试验、粪便HP抗原检测确认治疗成功。应注意，近期使用抗生素、质子泵抑制剂、铋剂等药物，因有暂时抑制HP或者尿素酶作用，会使尿素酶为基础的方法呈假阴性。

3. X线钡餐检查 主要是以很好地显示胃黏膜相的气钡双重造影。对于萎缩性胃炎，常常可见胃皱襞相对平坦和减少。但依靠X线诊断慢性胃炎的价值很低。

4. 实验室检查

（1）胃酸分泌功能测定 非萎缩性胃炎患者的胃酸分泌常正常，有时可以增高。萎缩性胃炎病变局限于胃窦时，胃酸分泌可正常或低酸，低酸是由于泌酸细胞数量减少和H^+向胃壁反弥散所致。测定基础胃液分泌量（basic acid output，BAO）及注射组织胺或五肽胃泌素后测定最大泌酸量（maximum acid output，MAO）和高峰泌酸量（peak acid output，PAO）以判断胃泌酸功能，有助于萎缩性胃炎的诊断及指导临床治疗。A型慢性萎缩性胃炎患者多无酸或低酸，B型慢性萎缩性胃炎患者可正常或低酸，往往在给予酸分泌刺激剂后，亦不见胃液和胃酸分泌。

（2）胃蛋白酶原（pepsinogen，PG）和胃泌素G17测定 在慢性胃炎患者中，胃体萎缩时血清PGI水平及PGI/II比值下降，严重时可伴餐后血清G-17水平升高；胃窦黏膜萎缩时餐后血清G-17水平下降，严重时可伴PGI水平及PGI/II比值下降；全胃萎缩者则两者均降低。因此，这两项指标可有助于判断胃黏膜有无萎缩和萎缩的部位。

日本学者发现，无症状胃癌患者采用本法检测PG 85%阳性。PGⅠ或PGⅠ/Ⅱ比值降低者，推荐进一步行胃镜检查，以检出伴有萎缩性胃炎的胃癌。该试剂盒用于诊断萎缩性胃炎和判断胃癌倾向，在欧洲国家应用多于我国。

（3）血清胃泌素测定 如果以放射免疫法检测血清胃泌素，则正常值应 < 100 pg/mL。慢性萎缩性胃炎胃体为主者，因壁细胞分泌胃酸缺乏、反馈性地G细胞分泌胃泌素增多，致胃泌素中度升高。特别是当伴有恶性贫血时，该值可达1 000 pg/mL或更高。注意此时要与胃泌素瘤相鉴别，后者是高胃酸分泌。慢性萎缩性胃炎以胃窦为主时，空腹血清胃泌素正常或降低。

（4）自身抗体 血清PCA（壁细胞抗体）和IFA（内因子抗体）阳性对诊断慢性胃体萎缩性胃炎有帮助，尽管血清IFA阳性率较低，但胃液中IFA阳性十分有助于恶性贫血的诊断。

（5）血清维生素B_{12}浓度和维生素B_{12}吸收试验 慢性胃体萎缩性胃炎时，维生素B_{12}缺乏，常低于200 ng/L。维生素B_{12}吸收试验（Schilling试验）能检测维生素B_{12}在回肠末端的吸收情况且可与回盲部疾病和严重肾功能障碍相鉴别。同时服用^{58}Co和^{57}Co（加有内因子）标记的氰钴素胶囊。此后收集24 h尿液，如两者排出率均大于10%则正常；若尿中^{58}Co排出率低于10%，而^{57}Co的排出率正常，则提示恶性贫血；而二者均降低则常常是回盲部疾病或者肾衰竭者。

（六）诊断和鉴别诊断

1. 诊断 鉴于多数慢性胃炎患者无任何症状，或即使有症状也缺乏特异性，且缺乏特异性体征，因此根据症状和体征难以做出慢性胃炎的正确诊断。慢性胃炎的确诊主要依赖于内镜检查和胃黏膜活检组织学检查，尤其是后者的诊断价值更大。

按照悉尼胃炎标准要求，完整的诊断应包括病因、部位和形态学三个方面。例如诊断为“胃窦为主慢性活动性HP胃炎”，“NSAID相关性胃炎”。当胃窦和胃体炎症程度相差2级或以上时，加上“为主”“显著”等修饰词，如“慢性（活动性）胃炎，胃窦显著”。当然这些诊断结论最好是在病理报告后给出。在实际的临床工作中，内镜医生可根据胃镜下表现给予初步诊断。病理诊断则主要根据直观模拟评分法。

图3-15-3
慢性胃炎直观模拟评分法

对于自身免疫性胃炎诊断，要予以足够的重视。因为胃体活检者甚少，或者很少开展PCA和IFA的检测，诊断该病者很少。为此，如果遇到以全身衰弱和贫血为主要表现，而上消化道症状往往不明显者，应做血清胃泌素测定和（或）胃液分析，异常者进一步做维生素 B_{12} 吸收试验，血清维生素 B_{12} 浓度测定可获确诊。注意不能仅仅凭活检组织学诊断本病，特别是在标本数少时。这是因为HP感染性胃炎后期，胃窦肠化，HP上移，胃体炎症变得显著，可与自身免疫性胃炎表现相重叠，但后者胃窦黏膜的变化很轻微。另外，淋巴细胞性胃炎也可出现类似情况，而其并无泌酸腺萎缩。

A型和B型萎缩性胃炎的特征如表3-15-1。

表3-15-1 A型和B型慢性萎缩性胃炎的鉴别

特征	A型	B型
部位		
胃窦	正常	萎缩
胃体	弥漫性萎缩	多灶性
血清胃泌素	明显升高	不定，可以降低或不变
胃酸分泌	降低	降低或正常
自身免疫抗体（内因子抗体和壁细胞抗体）阳性率	90%	10%
恶性贫血发生率	90%	10%
可能的病因	自身免疫，遗传因素	HP感染、化学损伤

2. 鉴别诊断

（1）功能性消化不良 2017年《中国慢性胃炎共识意见》认为，慢性胃炎患者可有消化不良的各种症状，且为非特异性。有消化不良症状的慢性胃炎与功能性消化不良患者在临床表现和精神心理状态上无显著差异。在慢性胃炎－消化不良症状－功能性消化不良之间有着较为错综复杂的关系。但一般说来，消化不良症状的有无和严重程度与慢性胃炎的内镜所见或组织学分级并无明显相关性。

（2）早期胃癌和胃溃疡 几种疾病的症状有重叠或类似，但胃镜及病理检查可鉴别。重要的是，如遇到黏膜糜烂，尤其是隆起性糜烂，要多取活检和及时复查，以排除早期胃癌。这是因为即使是病理组织学诊断，恐也有一定局限性。原因主要是：①胃黏膜组织学变化易受胃镜检查前夜的食物（如某些刺激性食物加重黏膜充血）性质、被检查者近日是否吸烟、胃镜操作者手法的熟练程度、患者恶心反应等诸种因素影响。②因活检是点的调查，而慢性胃炎病变程度在整个黏膜面上并非一致，要多点活检才能做出全面估计，判断治疗效果时，尽量在黏膜病变较重的区域或部位活检。如系治疗前后比较，则应在相同或相近部位活检。③病理诊断易受病理医师主观经验的影响。

（3）慢性胆囊炎与胆石症 其与慢性胃炎症状十分相似，同时并存者亦较多。诊断慢性胃炎时，要仔细询问病史，必要时行胆囊B超检查，以了解胆囊的情况。

（4）其他 慢性肝炎和慢性胰腺疾病等也可出现与慢性胃炎类似的症状，在详询病史后行必要的影像学检查和特异的实验室检查。

（七）治疗

慢性胃炎的治疗目的是缓解症状和改善胃黏膜炎症。治疗应尽可能针对病因，遵循个体化原则。消化不良症状的处理与功能性消化不良相同。无症状、HP阴性的非萎缩性胃炎无须特殊治疗。

1. 一般治疗 慢性萎缩性胃炎患者，不论其病因如何，均应戒烟、忌酒，避免使用损害胃黏膜的药物如NSAIDs等，以及避免食用对胃黏膜有刺激性的食物和饮品，饮食宜规律，少吃油炸、烟熏、腌制食物，不食腐烂变质的食物，多吃新鲜蔬菜和水果，精神上乐观，生活要规律。

2. 针对病因或发病机制的治疗

（1）根除HP 具体方法和药物参见有关专门章节。大量研究结果表明，根除HP可使胃黏膜组织学得到改善；对预防消化性溃疡和胃癌等有重要意义；对改善或消除消化不良症状具有费用－疗效比优势。

（2）保护胃黏膜 强化黏膜防卫能力，促进黏膜的修复是治疗胃黏膜损伤的重要环节之一。具有保护和增强胃黏膜防御机能或者防止胃黏膜屏障受到损害的一类药物统称为胃黏膜保护药，包括铝碳酸镁、硫糖铝、铋剂、谷氨酰胺类等药物。

（3）抑制胆汁反流 促动力药如多潘立酮可防止或减少胆汁反流；胃黏膜保护剂，特别是有结合胆酸作用的铝碳酸镁制剂，可增强胃黏膜屏障、结合胆酸，从而减轻或消除胆汁反流所致的胃黏膜损害。消胆胺可络合反流至胃内的胆盐，防止胆汁酸破坏胃黏膜屏障，方法为每次3～4 g，每日3～4次。

3. 对症处理

（1）消化不良症状的治疗 由于临床症状与慢性非萎缩性胃炎之间并不存在明确关系，因此症状治疗事实上属于功能性消化不良的经验性治疗。慢性胃炎伴胆汁反流者可应用促动力药（如多潘立酮）和（或）有结合胆酸作用的胃黏膜保护剂（如铝碳酸镁制剂）。

1）有胃黏膜糜烂和（或）以反酸、上腹痛等症状为主者，可根据病情或症状严重程度选用抗酸剂、H_2受体拮抗剂或质子泵抑制剂（proton pump inhibitor，PPI）。

2）促动力药如多潘立酮、马来酸曲美布汀、莫沙必利、盐酸伊托必利，主要用于上腹饱胀、恶心或呕吐等为主要症状者。

3）胃黏膜保护剂如硫糖铝、瑞巴派特、替普瑞酮、吉法酯等，适用于有胆汁反流、胃黏膜损害和（或）症状明显者。

4）抗抑郁药或抗焦虑治疗：可用于有明显精神因素的慢性胃炎伴消化不良症状患者，同时应予耐心解释或心理治疗。

5）助消化治疗：对于伴有腹胀、食欲缺乏等消化不良症状而无明显上述胃灼热、反酸、上腹饥饿痛症状者，可选用含有胃酶、胰酶和肠酶等复合酶制剂治疗。

6）其他对症治疗：包括解痉止痛、止吐、改善贫血等。

7）对于贫血，若为缺铁，应补充铁剂。大细胞贫血者根据维生素B_{12}或叶酸缺乏分别给予补充。

4. 中药治疗 可拓宽慢性胃炎的治疗途径。多个中成药可缓解慢性胃炎的消化不良症状，甚至可能有助于改善胃黏膜病理状况，如摩罗丹、胃复春、羔羊胃B_{12}胶囊等。但目前缺乏多中心、安慰剂对照、大样本、长期随访的临床研究证据。

5. 治疗慢性萎缩性胃炎而预防其癌变 诚然，迄今为止尚缺乏公认的、十分有效的逆转萎缩、肠化和异型增生的药物，但是一些饮食方法或药物已经显示具有良好的前景。

（1）根除HP是否可逆转胃黏膜萎缩和肠化 根除HP治疗后萎缩肠化可逆性的临床报告结果很不一致，但是根除HP后炎症的消除、萎缩甚至肠化进展停滞却是不争的事实。

（2）COX-2抑制剂的化学预防 环氧化酶（cyclooxygenase，COX）是前列腺素（prostaglandins，PGs）合成过程中的限速酶，COX-2与炎症及肿瘤的发生、发展有密切关系，并且可作为预防、治疗炎症和肿瘤的靶分子，因而具有重要的临床意义。

（3）生物活性食物成分 除了满足人体必需的营养成分外，同时具有预防疾病、增强体质或延缓衰老等生理功能的食物与膳食成分称之为生物活性食物成分。近年来的研究显示，饮食中的一些天然食物成分有一定的预防胃癌作用。

1）叶酸：一种B族维生素。主要存在于蔬菜和水果中，人体自身不能合成叶酸，必须从膳食中获取。若蔬菜和水果摄入不足，极易造成叶酸缺乏，而叶酸缺乏将导致DNA甲基化紊乱和DNA修复机制减弱，并与人类肿瘤的发生有关。具有较高叶酸水平者发生贲门癌和非贲门胃癌的概率是低叶酸含量人群的27%和33%。动物实验表明，叶酸可预防犬胃癌的发生率。随机对照的临床研究也显示，叶酸具有预防胃癌等消化道肿瘤的作用。有研究者提出，在肿瘤发展的不同阶段，叶酸可能具有双重调节作用：在正常上皮组织，叶酸缺乏可使其向肿瘤发展，适当补充叶酸则抑制其转变为肿瘤；而对进展期的肿瘤，补充叶酸则有可能促进其发展。因此，补充叶酸需严格控制其干预剂量及时间，以便安全有效地预防肿瘤而不是盲目补充叶酸。

2）维生素C：传统的亚硝胺致癌假说和其他的研究结果提示，维生素C具有预防胃癌的作用，机制之一可能与纠正由HP引起的高胺环境有关。维生素C是一种较好的抗氧化剂，能清除体内的自由基，提高机体的免疫力，对抗多种致癌物质。此外，维生素C也具有抗炎和恢复细胞间交通的作用。

3）维生素E：预防胃癌的作用目前仍有争议，且多数认为无效。

4）维生素A类衍生物：对胃癌可能有一定的预防作用。不同的维生素A衍生物对胃癌的影响不同，其最佳剂量与肿瘤抑制的相关性还需进一步实验证明。

5）茶多酚：富含茶多酚（如表没食子儿茶素没食子酸酯，简称EGCG）的绿茶有降低萎缩性胃炎发展为胃癌的危险性。饮茶可以减缓胃黏膜炎症的发生，从而降低慢性胃炎的发病。目前认为茶叶对胃癌的保护作用主要发生在那些大量饮茶者中。

6）大蒜素：可减少HP引起的萎缩性胃炎的胃癌发生率，可能与其影响代谢酶的活性及抑制肿瘤细胞增殖和诱导凋亡有关。

7）微量元素硒：对胃癌的预防有一定的作用，但过量应用（如3 200 μg/d，连续服用1年）却有一定的肝、肾毒性。其合适的剂量与疗程尚待研究。近年，有学者认为纳米硒的生物活性高且具有更高的安全性。

6. 手术问题　中年以上的慢性萎缩性胃炎患者，如在治疗或随访过程时胃镜活检病理中出现中、重度异型增生者，可在全面评估的基础上做内镜下切除术。

（八）预后

慢性萎缩性胃炎患者绝大多数病情稳定、预后良好，特别是不伴有HP持续感染者。一般认为，中、重度慢性萎缩性胃炎有一定的癌变率，其癌变率为1%～3%。在我国，城市和乡村人群胃癌的发生率和医疗条件不同。如果纯粹从疾病进展和预防角度考虑，一般认为活检有中－重度萎缩伴有肠化的萎缩性胃炎患者1年左右随访一次。不伴有肠化和上皮内瘤变的萎缩性胃炎患者可酌情内镜和病理随访；伴有低级别上皮内瘤变并证明此标本并非来自癌旁者，根据内镜和临床情况缩短至6个月左右随访一次；而高级别上皮内瘤变者需立即确认，证实后采取内镜下治疗或手术治疗。

三、特殊类型慢性胃炎

（一）疣状胃炎

疣状胃炎（verrucous gastritis）即痘疮性胃炎（varioliform gastritis）或慢性糜烂性胃炎。

1. 流行病学　有关报道较少，大致为1.22%～3.3%。

2. 病因学　至今未明，可能与免疫异常和胃酸分泌过高有关，而与HP感染的关系尚无定论。

3. 发病机制　在该病发生中，存在变态反应异常情形。其胃黏膜中有含有IgE的免疫细胞浸润（远高于萎缩性胃炎和正常胃黏膜）。另外，与高酸分泌和H^+逆弥散有关。

显微镜下可见糜烂中心覆有渗出物，周围的腺管和胃小凹上皮增生，部分再生腺管常有一定程度的异型性。黏膜肌层常增厚。其实，不少疣状胃炎同时伴有萎缩性胃炎，或者在萎缩甚至肠上皮化生的基础上有疣状变化。

4. 临床表现　多见于中壮年人群、男性较多。包括腹痛、恶心、呕吐、厌食，少数有消化道出血，体重下降，可有贫血、低蛋白血症。症状与糜烂数目多少无关。体征为上腹部压痛，可有贫血和消瘦。

5. 辅助检查　胃镜下可见特征性的疣状糜烂，多分布于幽门腺区域和移行区，少数可见于整个胃，常沿皱襞顶部呈链状排列，圆或椭圆形，直径大小不一，但多小于1.5 cm。其隆起的中央凹陷糜烂，色淡红甚或覆有黄色薄膜。有学者根据其隆起或凹陷程度分为成熟型和未成熟型。

6. 治疗　无特效治疗，有症状的患者可按溃疡病治疗，也有用激素和抗过敏药治疗的报告。

7. 预后　自然病程较长，有的几个月消退，有的持续多年。部分学者认为该病亦可成为胃癌的癌前疾病。

（二）淋巴细胞性胃炎

淋巴细胞性胃炎（lymphocytic gastritis）为一原因不明的特殊类型胃炎，其病理特征是表面上皮和胃小凹上皮中有大量上皮内淋巴细胞（intraepithelial lymphocyte，IEL）浸润。

1. 流行病学 有关报道较少，为1.22%～3.3%。

2. 病因学 本病原因不明，可能与*H. pylori*感染有关。一项多中心研究表明，*H. pylori*阳性的淋巴细胞性胃炎在根除*H. pylori*后绝大多数（95.8%）患者的胃炎得到显著改善，而服用奥美拉唑或安慰剂组仅53.8%得到改善，未改善者在根除*H. pylori*后均得到改善。此外，有乳糜泻临床表现和小肠组织学变化的患者中，胃黏膜活检显示45%有本病的组织学变化，提示该病可能与乳糜泻有关。

3. 发病机制 伴有固有膜显著的慢性炎性细胞浸润，有活动性和局灶性糜烂，或者相反只有少量慢性炎细胞浸润。

每100个上皮细胞只有25～40个淋巴细胞。诊断的界限是上皮内淋巴细胞（IEL）数每100个上皮细胞＞25个。IEL几乎都是T淋巴细胞，且90%左右是CD8阳性的T抑制细胞。胃体和胃窦都可累及，但前者明显。

4. 辅助检查 诊断主要靠胃镜和病理。通常胃镜下可有痘疹样胃炎、肥厚性淋巴细胞性胃炎（hypertrophic lymphocytic gastritis，HLG）。后者可表现为胃皱襞肥厚，缺乏Ménétrier病的组织学改变，仅有小凹轻度增生，胃体腺正常。皱襞增厚是由于黏膜下层水肿致使胶质网变形膨胀引起，可见血管充盈扩张。临床有的病例伴有体重减轻和蛋白丢失性肠病表现，少数并无异常表现。

（三）巨大胃黏膜肥厚症

巨大胃黏膜肥厚症（giant hypertrophic gastropathy）又称Ménétrier病。以胃体底巨大黏膜皱襞和低蛋白血症和水肿为特征，病因尚不清楚。

1. 病因与发病机制 是否与巨细胞病毒感染尚无定论。另外，已有若干*H. pylori*阳性的Ménétrier病患者在根除*H. pylori*后得到缓解或痊愈的报道。因此，对*H. pylori*阳性的Ménétrier病应予根除*H. pylori*治疗。

2. 辅助检查 胃镜下常可见胃底胃体部黏膜皱襞巨大、曲折迂回呈脑回状，有的呈结节状或融合性息肉状隆起，大弯侧较显著，皱襞嵴上可有多发性糜烂或溃疡。组织学特征为胃小凹增生、延长，伴明显腺体囊状扩张。黏膜层增厚而炎细胞浸润并不明显。泌酸腺主细胞和壁细胞相对减少，代之以黏液细胞化生

图3-15-4
Ménétrier病的胃镜表现

实验室检查可发现因血浆蛋白经增生的胃黏膜漏入胃腔后造成的低蛋白血症。高峰酸排量（PAO）低于10 mmol/h，但是无酸并不多见。

3. 临床表现 本病多见于50岁以上的男性，常有上腹痛、体重减轻、水肿和腹泻症状。体征无特异性，有上腹部压痛、水肿、贫血。大便隐血试验常可阳性。

4. 诊断和鉴别诊断 根据前述典型临床表现和实验室检查可诊断本病，但注意由组织学特征鉴别胃恶性淋巴瘤、弥漫浸润性胃癌、Zollinger-Ellison综合征、Cronkhite-Canada综合征和淀粉样变性鉴别。

另外，HP感染也可以引起反应性胃黏膜肥厚，但后者的黏膜增厚和小凹增生较轻，而炎症却很明显，根除HP后粗大黏膜可恢复正常。

5. 治疗 虽本病预后良好，但尚无有效药物，目前主要是对症治疗。上腹痛或有溃疡的患者，用H_2受体阻断剂或者质子泵抑制剂可改善症状和低蛋白血症。必要时行胃部分切除术可改善低蛋白血症，但有术后在切端再发病的报告。

典型案例3-15-1
急性胃炎病例及分析

（高琴琰 房静远）

第二节　消化性溃疡

诊疗路径：

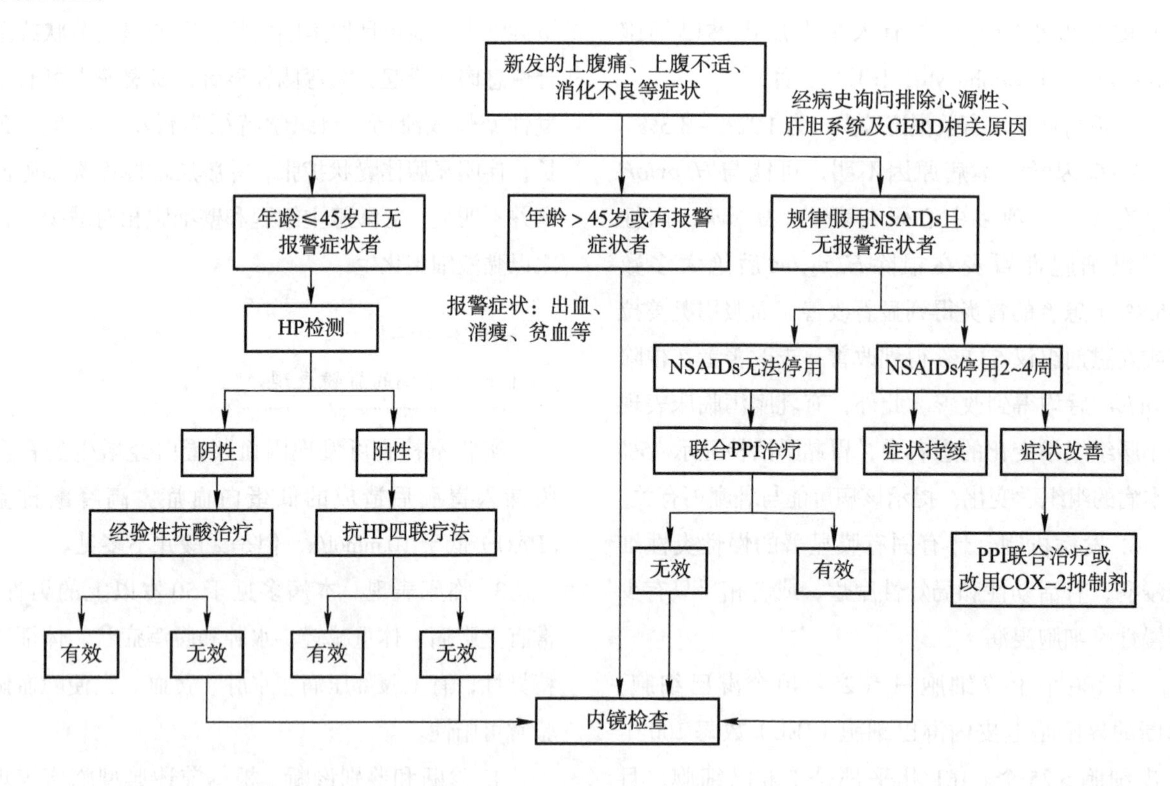

消化性溃疡（peptic ulcer，PU）主要指胃和十二指肠黏膜发生的与胃酸和胃蛋白酶消化作用有关的慢性溃疡，黏膜缺损深度穿透黏膜肌层。消化性溃疡常发生于胃、十二指肠，也可发生于食管－胃吻合口、胃－空肠吻合口或附近，或含有胃黏膜的Meckel憩室等。

（一）流行病学

PU是一种全球性常见病，男性多于女性，可发生于任何年龄段。十二指肠溃疡（duodenal ulcer，DU）多于胃溃疡（gastric ulcer，GU），两者之比约为3∶1。DU多见于青壮年，GU多见于中老年人。过去30年，随着H_2受体拮抗剂、质子泵抑制剂等药物治疗的进展，HP的人群感染率逐渐下降，PU发病率亦明显下降。近年来阿司匹林和NSAIDs药物应用增多，老年患者发病率有所增高。PU的发病率有明显的地域差异，发展中国家明显高于发达国家。

（二）病因与发病机制

PU的发生是黏膜屏障防御/修复和侵袭性因素之间不平衡的结果。

胃酸与胃蛋白酶是引起胃黏膜损伤的两种主要物质。正常人胃黏膜约有10亿壁细胞，平均每小时泌酸约22 mmol。DU患者的壁细胞总数平均为19亿，每小时泌酸约42 mmol，比正常人高1倍左右。但个体之间壁细胞数量存在很大差异。主细胞参与合成与分泌胃蛋白酶原。胃液的pH决定胃蛋白酶原是否活化为胃蛋白酶，pH为2～3时，胃蛋白酶原易被激活，继而转变为胃蛋白酶，降解蛋白质分子，对黏膜产生侵袭作用；pH>4时，胃蛋白酶失活；pH≥7时胃蛋白酶则不可逆失活并变性。

因此，胃蛋白酶活性受到胃酸制约，抑制胃酸是治疗消化性溃疡的主要措施。

胃十二指肠黏膜防御因素主要分为三层屏障：上皮前、上皮及上皮下因素。第一层上皮前屏障为黏液－碳酸氢盐屏障，将酸性环境从胃腔表面的pH1～2逐渐升高至上皮细胞表面的pH6～7，降低胃酸对上皮细胞的直接损伤。第二层上皮细胞层则通过黏液、碳酸氢盐分泌，上皮细胞离子转运通道维持细胞内pH，以及细胞间紧密连接功能而产生防御作用。上皮下的第三层防御系统，主要提供 $HCO3^-$ 以中和胃酸。除以上三层黏膜防御屏障外，前列腺素及一氧化氮也是重要的防御因子。

GU和DU同属于PU，但在发病机制上前者主要是防御/修复因素减弱，后者则以高胃酸分泌的侵袭因素增强起主导作用。但无论是GU还是DU，其最终发生均是胃酸/胃蛋白酶自身消化的结果。

PU的病因主要包括以下几方面：

1. 幽门螺杆菌（HP）　HP感染是PU的重要致病因素。大量临床研究证实，PU患者的HP检出率显著高于普通人群，根除HP有助于PU的愈合及显著降低溃疡复发。

HP为革兰阴性微需氧菌，呈弯曲螺旋状，一端带有2～6根鞭毛，仅寄居于胃上皮表面，亦可侵入细胞间隙。其致病机制尚未完全阐明，可能与以下因素有关。

（1）HP产生多种酶如尿素酶及其代谢产物氨，致其感染胃窦后局部黏膜pH升高，刺激G细胞分泌胃泌素，同时局部胃窦黏膜慢性炎症致D细胞数量减少，生长抑素分泌降低，胃泌素进一步升高，引起胃酸分泌增加；此外，HP直接作用于肠嗜铬样细胞（enterochromaffin likc cells，ECL细胞），后者释放组胺诱导泌酸增加。以上引起的胃窦部高酸分泌状态易诱发DU。

（2）HP细胞毒素相关基因（CagA）和空泡毒素基因（VagA）蛋白具有致免疫和非细胞毒特点，可导致胃黏膜细胞空泡样变性及坏死；HP的脂多糖内毒素可破坏黏膜完整性等损害局部胃黏膜防御和修复，而导致相关GU发生。

HP感染者中仅有10%～15%的个体会发生PU，说明除了细菌毒力因子，与个体防御能力、遗传易感性有关。

2. 药物　长期服用NSAIDs、糖皮质激素、氯吡格雷、双膦酸盐、西罗莫司等药物的患者易于发生PU。其中NSAIDs是导致PU的最常见药物，包括布洛芬、吲哚美辛、阿司匹林等。NSAIDs药物对胃肠道黏膜损伤的机制包括局部和系统两方面因素。前者主要通过破坏胃肠道黏膜通透屏障，降低黏膜对损伤的耐受性。后者为NSAIDs进入血液循环后与血浆白蛋白结合，抑制环氧合酶－1（cyclooxygenase-1，COX-1）活性，致内源性前列腺素合成减少，而削弱胃黏膜屏障的防御能力。口服NSAIDs的患者约30%可出现胃肠道不良反应，包括内镜下溃疡。既往有消化性溃疡史、高龄、女性、大剂量或联合应用NSAIDs、长期使用NSAIDs、合并抗凝药物及严重的多系统疾病均为高危因素。

3. 遗传易感性　部分PU患者有明显的家族史，存在遗传易感性。DU患者的直系亲属比其他人发生溃疡的危险性高3倍，但这一群集现象的主要原因为HP感染造成家庭内传播所致。

4. 其他　大量饮酒、长期吸烟、心理性应激等亦可为PU的诱因，但仍没有具体机制或确切的证据。放疗或化疗可引起胃或十二指肠溃疡。另外，PU可与其他疾病合并发生，如胃泌素瘤、克罗恩病、肝硬化等。少见的感染性疾病，如单纯疱疹病毒、结核等感染亦可累及胃或十二指肠可产生溃疡。

（三）病理

溃疡常发生在缺乏胃酸的黏膜区，多位于胃小弯近幽门部，尤其是胃窦部，胃底及胃大弯偶见。肉眼观，溃疡通常单发，呈圆形或椭圆形，直径一般在2 cm以内，但有时呈线状。溃疡边缘整齐如刀切，底部平坦，深浅不一。病变浅时仅累及黏膜下层，深者可达肌层甚至穿透浆膜层。由于胃的蠕动，溃疡于贲门侧较深，边缘高耸为潜掘状，近幽门侧较浅呈阶梯状，切面呈斜漏斗状。溃疡表面常覆以灰白或灰黄色分泌物，周围黏膜皱襞因受底部瘢痕组织的牵拉呈轮辐状，向溃疡处集中。镜下，活动期溃疡的底部由内向往分四层。①炎症层：被炎性渗出物（中性粒细胞为主的炎症细胞和渗出的纤维素）覆盖；②坏死层：由坏死细胞，组织碎片及纤维蛋白样物质构成；③肉芽组织层；④瘢痕层：瘢痕层内可见到中、小动脉由于炎症刺激出现增殖性动脉内膜炎，使动脉管壁增厚，管腔狭窄，常有血栓形成。这种改变引起局部血液循环障碍，妨碍组织再生，使溃疡不易愈合。另外，溃疡底部的神经节细胞及神经纤维常发生变形和断裂，神经纤维断端呈小球状增生（创伤性神经瘤），这种变化可能是胃溃疡患者产生疼痛症状的主要原因。

（四）临床表现

本病临床表现不一，部分患者可以无症状，或以出血、穿孔等并发症为首要症状。

1. 症状　中上腹疼痛是消化性溃疡的典型症状。约10%的NSAIDs诱导的PU没有前驱症状而直接出现出血、穿孔和梗阻等并发症。上腹痛性质可有钝痛、灼痛、胀痛、剧痛、饥饿样或抓挠样不适。特点包括：①反复周期性发作，尤以DU更为突出。发作有季节性，典型者多在季节变化时发生，如秋冬和冬春之交较冷的季节发病。②部分患者有与进餐相关的节律性上腹痛，餐后痛多见于GU患者，饥饿痛、进餐后缓解多见于DU患者。夜间痛是最具鉴别意义的症状，可见于2/3的DU患者。③腹痛可被抑酸或抗酸剂缓解。

2. 体征　PU患者最常见的异常体征是发作时剑突下、上腹部可有局限性压痛，缓解后可无明显体征。体格检查对于发现溃疡并发症极为重要。心率过快和直立位低血压提示继发于呕吐或活动性胃肠失血所造成的容量不足。剧烈的压痛、板状腹提示穿孔可能。出现振水音说明胃内有积液，提示幽门梗阻。

3. 特殊类型的溃疡

（1）复合性溃疡　指胃与十二指肠同时存在活动性溃疡，多见于男性，多数DU发生在先，患者的幽门狭窄、梗阻发生率较高。

（2）幽门管溃疡　常伴胃酸分泌过多，餐后很快发生疼痛，其程度较为剧烈而无周期性、节律性，制酸剂疗效差。易出现幽门梗阻、出血、穿孔等并发症。

（3）球后溃疡　一般指位于十二指肠降段、水平段的溃疡。常为慢性，穿孔时易穿透浆膜层进入胰腺及周围脏器。疼痛为夜间痛和背部放射痛多见。

（4）巨大溃疡　指直径>2 cm的溃疡，常见于有NSAIDs服用史及老年患者。巨大DU常位于后壁，亦发展为穿透性，周围形成较大的炎性团块，疼痛可剧烈而顽固，放射至背部，部分老年人亦可无症状。需要注意的是，GU患者的溃疡面积即使巨大，也并非都是恶性的，还是需要病理学证据。

（5）老年人溃疡　临床表现多不典型，常无症状或症状不明显，疼痛多无规律，较易出现体重减轻和贫血。常为GU，多位于高位胃体的后壁或小弯侧，溃疡常较大，直径超过2.5 cm，需与胃癌鉴别；也可发生DU。患者群中NSAIDs相关性溃疡比例较多。

（6）难治性溃疡　诊断尚无统一标准，通常指正规抗溃疡治疗（DU疗程8周，GU疗程12周）后溃疡仍未愈合，仍有腹痛、呕吐和体重减轻等症状的PU。随着质子泵抑制剂的问世及对PU发病机制的不断认识，难治性溃疡已大为减少。

（7）应激性溃疡　系指在严重烧伤、颅脑外伤和大手术、严重的急慢性内科疾病（如脓毒症、肺功能不全）等应激状态下，在胃或十二指肠、食管产生的急性黏膜糜烂和溃疡。严重烧伤引起的溃疡称为Curling溃疡；颅脑外伤、脑肿瘤或颅内神经外科手术引起的溃疡称为Cushing溃疡。

（8）Dieulafoy溃疡　多发生于胃底贲门部。仅限于黏膜肌层的浅小溃疡，但黏膜下有易破裂出血的管径较粗的小动脉，即恒径动脉。恒径动脉是一种发育异常的血管，易形成迂曲或瘤样扩张，一旦黏膜受损，血管容易破裂而引起大出血，病情凶险。

（9）Meckel 憩室溃疡　是常见的先天性回肠末段肠壁上的憩室，憩室内常含有异位组织，最多见是胃黏膜。异位组织分泌胃酸引起憩室和周围黏膜产生溃疡。

（五）辅助检查

1. 胃镜检查及活检　胃镜检查是 PU 诊断的首选方法和“金标准”，可确定溃疡部位、大小、形态、数目及分期等，结合活检病理结果作出良恶性的判断。同时可评价治疗效果，对合并出血者给予内镜下止血治疗，对合并狭窄梗阻患者给予扩张或支架治疗。

胃镜下可将溃疡分为三期：活动期（A 期），溃疡呈圆形或椭圆形，表面覆厚黄或白色苔，边缘充血水肿，呈红晕环绕。愈合期（H 期），溃疡变浅变小，表面覆薄白苔，周围充血水肿消退，可出现皱襞集中。瘢痕期（S 期），白苔消失，红色上皮覆盖溃疡，后渐变为白色上皮，皱襞消失。

图 3-15-5
消化性溃疡胃镜下分期

2. X 线钡剂造影　随着内镜技术的普及和发展，上消化道钡剂造影应用较少，但部分胃镜检查禁忌者、不愿接受胃镜检查者和没有胃镜检查条件时，仍有其临床价值（图 3-15-1 和图 3-15-2）。钡剂填充溃疡的凹陷部分所造成的龛影是诊断溃疡的直接征象，龛影周围可见透亮带或四周黏膜皱襞呈放射状向壁龛集中（表 3-15-2）。局部组织痉挛、激惹及变形等为溃疡的间接表现，特异性有限。放射学检查为 GU 者必须进一步行胃镜检查并取活检。对于较小的溃疡（直径 < 0.5 cm）、已有瘢痕形成，或是手术后患者的钡剂造影敏感度均有所下降。

表 3-15-2　胃良、恶性溃疡鉴别

鉴别点	良性溃疡	恶性溃疡
龛影位置	突出于胃腔之外	位于胃轮廓之内
龛影形态	较小呈圆形；	较大、较浅，呈半月形
龛影口部	有黏膜水肿，宽窄一致，加压时可改变形态	癌组织浸润，形成“环堤”“指压征”“尖角征”，加压状态下形态不改变
蠕动	收缩蠕动到达龛口	距龛口 1 cm 以上，蠕动消失

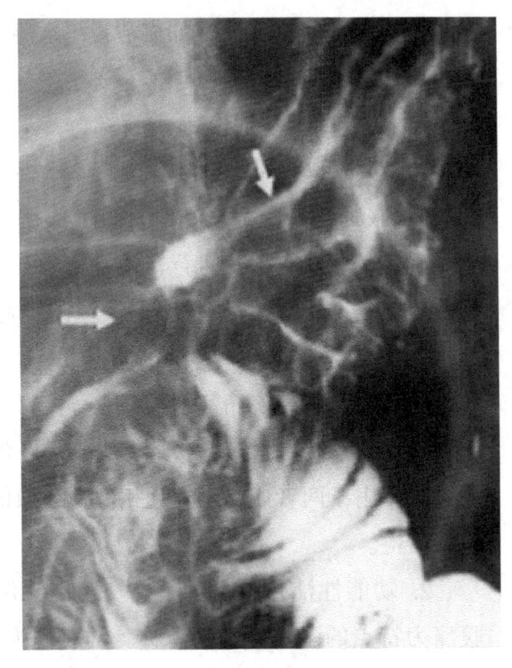

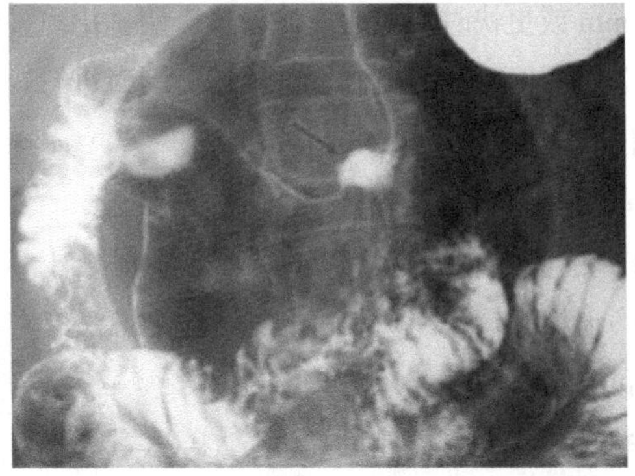

图 3-15-1　良性溃疡的上消化道钡剂造影
胃角部可见直径约 1 cm 椭圆形龛影，龛影形态规则并突出于胃轮廓以外，龛口周围可见透明水肿带（左图箭头），水肿带宽窄一致，胃壁较柔软，周围可见增粗的黏膜皱襞向病灶集中，黏膜皱襞未见明显中断征象。图片采集自上海交通大学医学院附属仁济医院放射科影像库

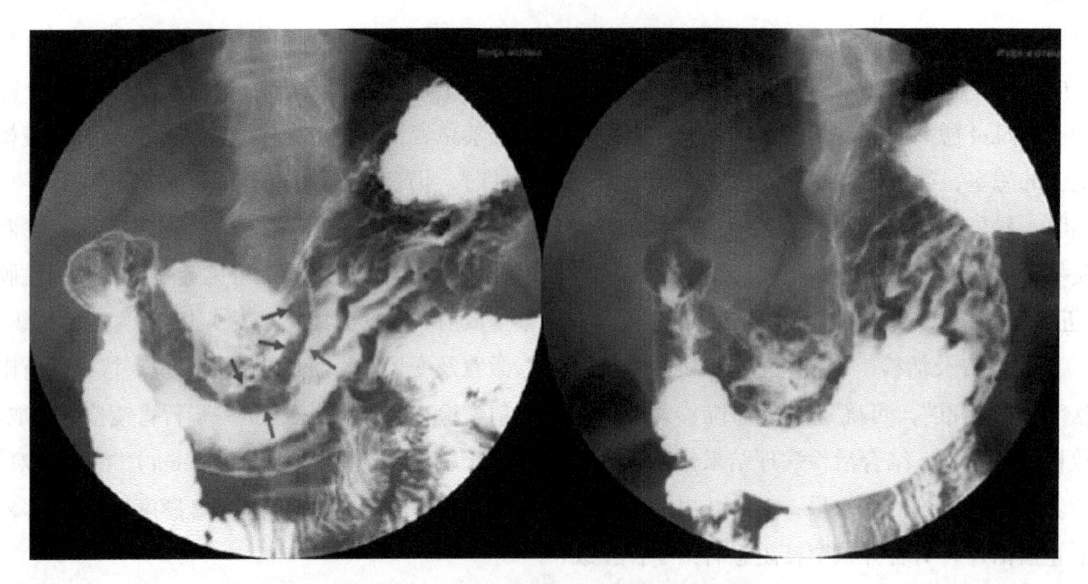

图 3-15-2 恶性溃疡的上消化道钡餐造影

胃角部可见约 4 cm 不规则巨大龛影，龛影较大较浅呈半月形，龛影位于胃腔之内，边缘不整，龛口呈结节状 / 指压状尖角样改变，龛口周围可见环堤征象，环堤形态较为固定，加压后形态无改变，龛影周围胃壁强直，向溃疡聚集的皱襞有融合、中断现象。图片采集自上海交通大学医学院附属仁济医院放射科影像库

3. CT 检查　对于穿透性溃疡或穿孔，CT 检查可发现穿孔周围组织炎症、包块、积液，对于游离气体的显示甚至优于立位腹部平片。对幽门梗阻也有鉴别诊断的意义。口服造影剂后，CT 可显示出胃壁中断、穿孔周围组织渗出、增厚等改变。

4. 血管造影　对于大量活动性出血无法进行内镜检查的患者可进行血管造影。活动性出血速度达 0.5 mL/min 或更快时，可通过血管造影明确出血点。血管造影不仅可明确出血位点，还可同时进行栓塞治疗控制出血。

5. 实验室检查

（1）HP 检测　有 PU 病史者，无论溃疡处于活动还是瘢痕期，均应考虑 HP 检测。检测方法有非侵入性和侵入性两类。

1）非侵入性方法：常用 ^{13}C- 或 ^{14}C- 尿素呼气试验（urea breath test，UBT），准确性较高，为临床检测 HP 的重要方法之一，并作为 HP 根除治疗后评价疗效的主要方法。但需注意影响检查的抗生素及抑酸药物，需停用抗生素 4 周或抑酸药物 2 周后再行检查。其他非侵入方法包括血清抗体检测、粪 HP 抗原检测，前者常用于流行病学调查，后者多用于儿童临床检测。

2）侵入性方法：主要指通过胃镜检查获得胃黏膜标本的相关检查，包括快速尿素酶试验、胃黏膜组织切片染色镜检及细菌培养、组织 PCR 技术等。前两种检查多用于临床，后两者为科研采用。

（2）其他检查　血常规、粪便隐血有助于了解溃疡有无活动出血。有些复杂性或难治性 PU 患者还需进行一些特殊实验，如血清胃泌素测定、胃酸分析或假饲。

（六）诊断和鉴别诊断

慢性病程、周期性发作、节律性上腹痛、NSAIDs 服药史等是疑诊 PU 的初步依据，内镜检查是确诊的手段。无法进行胃镜检查者，上消化道钡剂发现龛影可诊断溃疡，但溃疡的良恶性无法明确。

本病需与下列疾病鉴别：

1. 胃癌　胃镜发现胃溃疡时，需与恶性溃疡相鉴别。由于两者症状上较为相似，必须依靠病理组织活检。

2. 功能性消化不良　是指一组以无溃疡的上腹痛为特点的多重疾病的总称。常表现为上腹痛、反酸、嗳气、胃灼热、上腹饱胀、恶心、呕吐、食欲减退等。鉴别主要依靠胃镜或影像学检查。

3. 慢性胆囊炎和胆石症 疼痛与油腻饮食有关，多位于右上腹，可放射至背部，腹部B超或CT或者MRI检查可作鉴别。

4. 胃泌素瘤（Zollinger-Ellison syndrome，卓-艾综合征）是一种神经内分泌肿瘤。胃泌素由胃、上段小肠黏膜的G细胞分泌，具有促进胃酸分泌、细胞增殖、胃肠运动等作用。胃泌素瘤肿瘤往往较小，生长慢，能分泌大量胃泌素，引起多发性、不典型部位的难治性溃疡，易出现并发症，并可伴有腹泻和明显消瘦。血清胃泌素水平有助于胃泌素瘤定性诊断，增强CT或MRI扫描有助于发现肿瘤部位，生长抑素受体显像有助于80%肿瘤的定位，超声内镜及穿刺可提高诊断的敏感性和特异性。

5. 克罗恩病 可累及全消化道，孤立的位于胃的克罗恩病溃疡很少见，但有少部分可累及十二指肠，出现胃灼热、上腹痛、呕吐等症状。内镜下表现为深溃疡，难与PU溃疡区别，鉴别需借助超声胃镜、影像学、肠镜及病理检查等。

拓展阅读 3-2-2
《消化性溃疡诊断与治疗规范（2016年，西安）》

（七）治疗

PU通常采取综合性治疗措施，治疗目标为控制临床症状，促进溃疡愈合、预防复发和减少并发症。

1. 一般治疗 溃疡活动期伴并发症需卧床休息。生活避免过度紧张劳累，避免食用咖啡、浓茶等刺激性食物，戒烟酒。慎用诱发溃疡的药物。

2. 药物治疗 在HP被发现之前，PU治疗以Schwartz的名言“无酸无溃疡”为指导。自20世纪70年代以后，PU的药物治疗经历了H_2受体拮抗剂、质子泵抑制剂（PPI）和根除HP三次里程碑式的进展，尤其是根除HP已成为治疗PU的中流砥柱，进而使溃疡愈合率显著提高、显著降低并发症发生率及相应外科手术。

（1）抑制胃酸分泌

1）质子泵抑制剂（PPI）：是治疗消化性溃疡的首选药物。PPI在酸性环境下被激活，与质子泵即H^+-K^+-ATP酶结合，不可逆地抑制该酶的活性，从而阻断胃酸分泌的最后步骤。PPI可在2～3天内迅速控制症状和使溃疡愈合，是目前最有效的抑酸剂，推荐疗程为DU 4周，GU 6～8周，可使90%或以上的溃疡得到愈合。常用的种类有奥美拉唑、兰索拉唑、泮托拉唑、雷贝拉唑及艾司奥美拉唑等。

2）H_2受体拮抗剂（H_2RA）：选择性竞争结合H_2受体，长期使用不良反应少。常用药物有法莫替丁、尼扎替丁、雷尼替丁，治疗GU和DU的6周愈合率分别为80%～95%和90%～95%。

（2）根除HP治疗 HP阳性患者均应根除HP，无论发病时间长短（是否初次发病）、症状严重程度、有无干扰因素如服NSAIDs，或溃疡活动与否。根除HP目前推荐含有铋剂的四联方案，即1种PPI+1种铋剂和2种抗生素，疗程10～14天。具有杀灭HP作用的抗生素包括克拉霉素、阿莫西林、甲硝唑、替硝唑、喹诺酮类抗生素、呋喃唑酮、四环素等。由于耐药菌株的出现、抗菌药物不良反应、患者依从性差等因素，部分患者的HP根除困难，应因人而异地制订各种根除方案。

拓展阅读 3-15-3
《第五次全国幽门螺杆菌感染处理共识报告》

（3）保护胃黏膜

1）铋剂：在酸性环境下与溃疡基底面的蛋白形成蛋白-铋复合物，覆于溃疡表面，促进胃上皮细胞分泌黏液，抑制蛋白酶活性，促进前列腺素分泌，阻隔胃酸、胃蛋白酶对黏膜的侵袭损害，有利于黏膜细胞再生。铋剂还可通过包裹HP菌体，干扰HP代谢，发挥杀菌作用，用于根除HP的联合治疗，但不宜长期使用。服药后常见舌苔和粪便变黑。由于肾脏为铋的主要排泄器官，故肾功能不良者应忌用铋剂。

2）弱碱性抗酸剂：常用铝碳酸镁、硫糖铝、氢氧化铝凝胶等。这些药物可中和胃酸，起效较快，可短暂缓解疼痛，促进溃疡愈合。此外，这类药物还能促进前列腺素合成，增加黏膜血流量、刺激胃黏膜分泌 HCO_3^- 和黏液。

（4）NSAID 溃疡相关治疗　活动性溃疡者推荐停用 NSAID，采用抗溃疡药物治疗；如病情需要长期服用 NSAID，推荐同时给予 PPI 治疗。NSAID 溃疡伴 HP 感染患者何时行 HP 根除治疗尚存争议，一般认为，在接受长期 NSAID 和阿司匹林治疗前筛查并根除 HP 对患者有益。既往无 PU 病史的患者仍有必要预防 NSAID 诱发的溃疡。PPI 对有 PU 病史的患者可以有效预防 NSAID 诱发的溃疡；对有溃疡出血史者，推荐选择性 COX-2 抑制剂联合 PPI，以预防 NSAID 诱发出血性溃疡复发。

（5）溃疡复发的预防治疗　大多数患者在溃疡愈合后可以停药。但对多次复发者，要进一步查找是否存在其他病因，如使用 NSAID 药物、HP 感染、吸烟、曾有过并发症等，并尽可能消除这类危险因素。某些"根除"HP 后溃疡仍复发者，常为 HP 暂时受抑未能检出或检测方法不够可靠导致。抑酸治疗可预防溃疡复发，长期抑酸治疗的指征包括：有复发史的非 HP、非 NSAID 溃疡者、根除 HP 后溃疡仍复发者、HP 根除失败者、长期服用 NSAID 者、高龄或伴有并发症不能耐受 HP 根除治疗者等。

3. 手术治疗

（1）DU 手术适应证　①正规内科治疗无效，3 个疗程的正规抑酸药、抗 HP 药物和黏膜保护剂等，停药 4 周后内镜复查溃疡未愈合者；②出现严重并发症：急性穿孔、大出血和瘢痕性幽门梗阻；③溃疡病程漫长，症状逐步加重，发作频繁，每次发作持续时间较长，疼痛剧烈；内镜观察到溃疡深大，底部见血管或血凝块；钡餐检查示球部变形，龛影较大，有穿透至十二指肠外征象；④既往有大出血或穿孔史，近期溃疡仍为活动性，有再次发生并发症的可能。

（2）GU 外科手术适应证　①正规内科治疗 3 个月后溃疡仍不愈合；②内科治疗期间溃疡愈合后又复发；③溃疡巨大，直径 > 2.5 cm；④出现严重并发症：急性穿孔、急性大出血和幽门梗阻；⑤不能排除溃疡恶变可能。

（八）常见并发症及治疗

1. 上消化道出血　PU 的最常见并发症是上消化道出血，发生率为 20% ~ 25%，DU 发病率高于 GU。在我国，上消化道出血占非静脉曲张破裂出血病因的 50% ~ 70%，其中 5% ~ 10% 患者需要手术治疗。

（1）病因和病理生理　溃疡基底部血管因炎症而受腐蚀，血管破裂引起大出血，多为动脉性出血。大出血的十二指肠溃疡多位于球部后壁，受累血管常为胃十二指肠动脉或胰十二指肠上动脉及分支。大出血的胃溃疡多位于胃小弯侧，出血来源于胃左胃右动脉。

（2）临床表现　临床表现取决于溃疡出血的部位、速度和出血量。患者主要表现为呕血和黑便。出血量较少者可仅有黑便或大便隐血阳性；出血量大且速度快者可表现为呕吐鲜红色血，同时伴暗红血便。呕血前常有恶心，出血后伴有心悸、乏力、头晕等，如果出血更大者可有晕厥和休克症状。短期内出血量超过 800 mL 时，患者可出现烦躁不安、呼吸急促、脉搏细速、四肢湿冷和血压下降等症状。患者可出现贫血貌、面色苍白，心率加快，腹部体征不明显，腹部稍胀，因肠腔内积血刺激肠蠕动增强，肠鸣音活跃或亢进。红细胞计数、血红蛋白和血细胞比容的连续检测有助于评估出血量和出血速度。

（3）诊断与鉴别诊断　患者有溃疡病史，出现呕血或黑便，诊断并不困难。重视近期有无服用 NSAIDs 等药物及刺激性食物或饮用烈酒史。PU 大出血需与食管 - 胃底静脉曲张破裂出血、胃癌、应激性溃疡、胆道出血和贲门撕裂综合征等相鉴别。出血 24 h 内急诊内镜检查是明确出血部位和病因的首选方法，同时可判断再出血风险，内镜下可通过电凝、激光或钳夹达到止血目的。选择性动脉造影可明确出血部位和性质，同时可予栓塞或动脉内注射药物等止血措施。

（4）治疗 治疗原则是止血、补充血容量、防治失血性休克。结合病史、体检和实验室检查，尽快查明出血部位和性质，以利于病因治疗。在积极的内科治疗后，绝大部分患者的出血能够停止，仅5%～10%患者需要手术治疗。

1）补充血容量：迅速建立静脉通路，快速输注平衡盐溶液，同时进行输血配型试验。密切监测患者的神志、心率及脉搏、血压、尿量、四肢温暖情况和周围循环情况、中心静脉压监测，以判断失血量及扩容治疗的效果。若出血量大于800 mL，应补充血浆或者白蛋白。也可输注红细胞悬液或全血，维持血容比大于30%。输注的液体中晶体与胶体溶液比例以3∶1为宜。

2）胃肠减压：留置鼻胃管，生理盐水洗胃至胃液变清，并低压吸引。密切观察胃管引流液的性质和量，判断有无活动性出血。

3）急诊内镜检查：如病情稳定可在出血24 h内行胃镜检查，明确出血部位和出血原因，可行活组织检查以明确诊断。必要时可以内镜下止血。

4）抑酸和止血药物：静脉注射质子泵抑制剂，必要时给予生长抑素治疗。

5）急诊手术：对PU大出血患者均应根据年龄、症状、内科治疗的效果等综合分析，决定是否需要急诊手术。手术指征是：①出血速度快，短时间内出现休克，或6～8 h内输入800 mL血液，心率、脉搏、血压及全身情况没有改善；②在积极的内科治疗过程中出现大出血，提示溃疡侵蚀严重；③胃镜检查发现有动脉活动性出血或溃疡基底血管裸露或局部血凝块黏附等再出血风险极大者；④近期有出血、穿孔史或幽门梗阻者；⑤60岁以上患者及合并动脉硬化者，出血停止机会较少，再出血风险大且耐受性差。

手术治疗溃疡大出血的首要目标是止血，其次治疗溃疡。在积极抗休克治疗维持血流动力学稳定的情况下手术探查。术中切开胃前壁，明确出血部位。手术方式：①出血部位贯穿缝扎以止血：十二指肠后壁溃疡出血者可以切开球部前壁，贯穿缝扎溃疡止血；高龄体弱难以耐受较长时间手术者，可以行此方法止血。②胃大部切除术：溃疡出血经贯穿缝扎止血后，血流动力学趋于稳定，患者手术耐受性较好者可行胃大部切除。若行旷置溃疡的胃大部切除术，需要仔细贯穿缝扎溃疡及周围血管，确保达到止血。

2. 穿孔 当溃疡穿透胃、十二指肠浆膜层达游离腹腔时即发生穿孔，占PU并发症中的第二位。PU穿孔临床常有三种后果：①溃破入腹腔引起弥漫性腹膜炎；②穿透至周围实质性脏器，如肝、胰、脾等（穿透性溃疡）；③穿孔入空腔器官形成瘘管。DU可以穿破胆总管，形成胆瘘；GU多透至肝左叶，也有穿破入十二指肠或横结肠，形成肠瘘。

急性穿孔起病急、病情重、变化快，需要紧急处理。

（1）病因和病理生理 DU急性穿孔常发生在球部前壁，GU急性穿孔多见于胃小弯。溃疡穿孔后酸性的胃内容物及胆汁流入腹腔，引起化学性腹膜炎，壁腹膜受到化学刺激而剧烈疼痛，并引起腹腔内大量渗出。6～8 h后细菌开始繁殖，逐步形成化脓性腹膜炎，常见的细菌是大肠杆菌、链球菌。由于腹腔内大量渗出造成体液丢失，加上细菌毒素吸收，可以造成血容量不足甚至休克。DU后壁溃疡往往慢性穿透至胃肠壁外组织，可在局部导致粘连、包裹，从而形成慢性穿透性溃疡。

（2）临床表现 患者在穿孔前往往有溃疡症状加重、过度劳累或精神紧张等诱因。患者突感上腹部或剑突下剧烈疼痛，腹痛迅速蔓延至全腹。患者面色苍白，常伴有恶心呕吐，甚至出冷汗，严重者可出现血压下降。患者的临床表现与溃疡穿孔的部位、大小、时间、是饱腹穿孔还是空腹穿孔、患者年龄及全身状况密切相关。

体检时患者痛苦容貌，强迫屈曲体位，不愿移动；脸色苍白，心率加快，脉搏虚弱，四肢可能湿冷；腹部平坦或呈舟状腹，腹式呼吸减弱或消失；肠鸣音减弱或消失；叩诊可及移动性浊音，肝浊音界缩小或消失；全腹压痛，以穿孔处最明显，伴反跳痛，腹肌紧张呈板样腹。

实验室检查血白细胞计数及中性粒细胞比例升高，腹部立位X线平片或者CT可显示膈下新月形游离气体影。

（3）诊断与鉴别诊断　依据患者既往有溃疡病史，近期反复发作，症状加重，突发中上腹刀割样剧痛，体检发现腹式呼吸减弱或消失，肠鸣音减弱或消失，肝浊音界缩小或消失，移动性浊音可及，全腹压痛伴反跳痛，腹肌紧张呈板样腹，X线检查示膈下游离气体，可以明确诊断。高龄体弱患者和空腹小穿孔患者的临床表现及腹部体征可能并不典型，需结合详细病史、仔细的体检和实验室检查综合甄别。

鉴别诊断需排除下列疾病：

1）急性胆囊炎：多为右上腹阵发性绞痛，并向右肩部放射，伴畏寒发热，常有进食油腻食物史。体检右上腹局部压痛、反跳痛，可伴有肌紧张，有时可触及肿大胆囊，Murphy征阳性。如胆囊坏疽穿孔时也会引起弥漫性腹膜炎的表现，但X线检查膈下无游离气体。B超检查可提示有胆囊炎或胆囊结石。

2）急性胰腺炎：急性胰腺炎的起病一般不如溃疡急性穿孔者急剧，腹痛多位于上腹部偏左并向腰背部放射。腹痛逐步加重，腹部肌紧张程度较溃疡穿孔者轻。血清、尿和腹腔穿刺液的淀粉酶明显升高。X线检查无膈下游离气体，腹部CT和B超提示胰腺肿胀伴周围渗出。

3）急性阑尾炎：溃疡穿孔后，消化液沿右侧结肠旁沟自上腹流到右下腹，引起右下腹部疼痛及腹膜炎，易与急性阑尾炎的转移性右下腹痛相混淆。急性阑尾炎一般起病较缓，症状较轻，腹部压痛、肌紧张及反跳痛多局限于右下腹，X线检查无膈下游离气体。如急性阑尾炎出现坏疽穿孔，需详细询问病史并结合体检和实验室检查来鉴别。

（4）治疗

治疗原则是终止胃肠内容物继续进入腹腔，使急性腹膜炎好转以挽救患者。在此基础上，如病情允许且条件许可的情况下，可考虑进一步的溃疡根治处理。

1）基础治疗：禁食，持续胃肠减压，以减少胃肠内容物继续外流至腹腔；开放静脉通路，补液维持水电解质和酸碱平衡；全身应用抗生素控制感染；应用抑酸药物，如质子泵抑制剂。

2）非外科治疗：仅适用于症状轻，一般情况良好，腹部体征不明显或比较轻微而局限的空腹小穿孔患者；或穿孔时间超过24 h，腹膜炎体征已经局限并减轻者。非手术治疗不适合同时伴有出血或幽门梗阻或疑有恶变者。在基础治疗的基础上应严密观察病情变化，6～8 h后如果患者症状体征没有好转、体温升高、白细胞计数增高等病情没有好转反而加重迹象，应立即手术治疗。

3）手术治疗：急性穿孔患者绝大多数需要手术治疗。根据患者的年龄、一般状况、腹腔内炎症水肿程度、是否同时有出血、幽门梗阻或既往有无出血穿孔史，结合手术条件，可选择穿孔单纯修补术或胃大部切除术。

穿孔单纯修补术操作简单、手术时间短、并发症少。穿孔单纯修补术的适应证是：穿孔时间超过8 h，腹腔内感染严重、炎症水肿明显者；或既往无溃疡史或有溃疡史但无正规内科治疗，无出血、幽门梗阻者；有严重系统性疾患不能耐受彻底的溃疡切除手术者。穿孔修补术通常在穿孔处以不吸收线间断横向缝合数针，再以大网膜覆盖或用网膜补片修补。条件成熟的医院可以在腹腔镜下行穿孔修补术。术中吸尽脓性渗液、彻底清洗腹腔。对GU穿孔者，应取溃疡或边缘组织行病理检查或术中冰冻检查。单纯修补术后，患者必须接受正规的内科治疗，部分患者可能仍需接受手术切除溃疡。

彻底性溃疡手术：常用胃大部切除术同时解决穿孔和溃疡的问题。缺点是手术创伤大，术后并发症多。对于已有休克症状、腹腔内感染严重或合并严重基础疾病者不适合。其适应证是：溃疡穿孔在8 h以内，或尽管穿孔时间超过8 h，但腹腔污染较轻，局部炎症水肿不明显；患者有较长溃疡病史，反复发作，虽经内科正规治疗效果不佳，或在治疗期间出现急性穿孔；穿孔同时合并出血或幽门梗阻；既往有穿孔或出血史。

3. 幽门梗阻　PU合并瘢痕性幽门梗阻常见于胃窦部、胃幽门管或DU反复发作，溃疡修复过程中形成瘢痕性狭窄，常伴有痉挛和水肿。由于幽门部梗阻，食物和胃液无法通过，导致患者营养不良和水电解质紊乱及酸碱失衡。

（1）病因和病理生理　幽门梗阻可分为痉挛性、水肿性和瘢痕性。前两者经保守治疗痉挛消除、水肿消退，梗阻症状可缓解。瘢痕性幽门梗阻则需要手术治疗。幽门梗阻初期，胃蠕动增强，胃壁肌肉增厚，以克服远端的梗阻；后期胃壁肌肉张力减弱，胃腔扩张，胃酸分泌增加，胃壁水肿、糜烂。由于幽门梗阻食物和胃液无法进入小肠而出现呕吐，摄入量减少，同时丢失大量水分和电解质，出现营养不良、脱水及低钾低氯性碱中毒。

（2）临床表现　患者多有长期溃疡症状和反复发作史。主要表现为上腹部饱胀不适，进食后上腹疼痛加重，呕吐后腹胀腹痛缓解。呕吐频率及呕吐量逐步增加，呕吐物含有腐败酸臭味的宿食，不含胆汁。

体检可见患者营养不良，皮肤干燥弹性消失。上腹部隆起，可见胃型及蠕动波，晃动上腹部可闻及振水音。

（3）诊断与鉴别诊断　根据患者有溃疡病史，长期反复发作，特征性的呕吐宿食不含胆汁，及体检时胃振水音阳性，诊断多可确定。放置胃管可以吸出大量胃液，含宿食和腐败酸臭味。胃镜检查可明确是否有幽门梗阻及梗阻的原因。

溃疡瘢痕性幽门梗阻应同下列情况鉴别：

1）痉挛水肿性幽门梗阻：患者间歇性呕吐，胃扩张不明显，内科治疗后疼痛和呕吐症状好转。

2）十二指肠球部以下的梗阻性病变：患者呕吐为主，呕吐物可能含有胆汁，胃镜检查可明确诊断。

3）胃窦部或幽门处癌：从临床表现难以鉴别，胃癌患者一般无溃疡病史，近期可出现贫血、消瘦，胃镜及活组织检查可明确诊断。

（4）治疗　对于幽门梗阻者，由于胃壁水肿及水电解质酸碱失衡，需要3～7天的保守治疗，包括禁食、胃肠减压、洗胃、肠外营养支持、纠正脱水及电解质紊乱和酸碱失衡、静脉抑酸药物等。若保守治疗症状无明显缓解，则有手术指征。

手术目的首先是解除梗阻，恢复消化道通路，改善患者的营养状况，从而纠正水电解质和酸碱失衡；其次是治疗溃疡，手术前可行温盐水洗胃，以消除胃壁水肿，增强吻合口愈合。手术方式仍按溃疡病治疗原则，国内首选胃大部切除术。

4. 癌变　反复发作、病程持续时间长的GU癌变风险高，发生率为1%～3%。对于中年以上、有长期GU史、体重减轻及粪便隐血试验阳性、溃疡顽固不愈者，需胃镜结合多点活检以便明确溃疡是否癌变。DU一般不发生癌变。

（九）常见手术方式

PU外科治疗的目的是永久减少胃分泌胃酸和蛋白酶的能力，主要手术方式是胃大部切除术和迷走神经切断术。

1. 胃大部切除术　是我国目前最常用的手术方式，切除的范围包括胃远端2/3～3/4胃组织及幽门和十二指肠球部，其治愈溃疡的机制如下：①切除了胃体大部，壁细胞和主细胞明显减少，胃酸和胃蛋白酶分泌明显减少；②切除了胃窦部，减少了G细胞分泌的促胃液素，从而降低了胃酸分泌；③切除了溃疡的好发部位；④切除了溃疡本身。

消化道重建的方式有毕（Billroth）Ⅰ式、毕（Billroth）Ⅱ式、胃空肠Roux-en-Y吻合术，如图3-15-3所示。

毕Ⅰ式（图3-15-3A）是残胃与十二指肠吻合，比较符合正常的解剖生理，操作简单，术后并

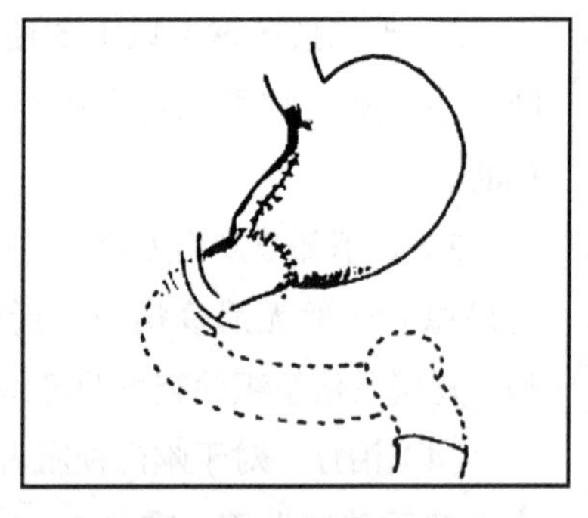

A. 毕Ⅰ式吻合

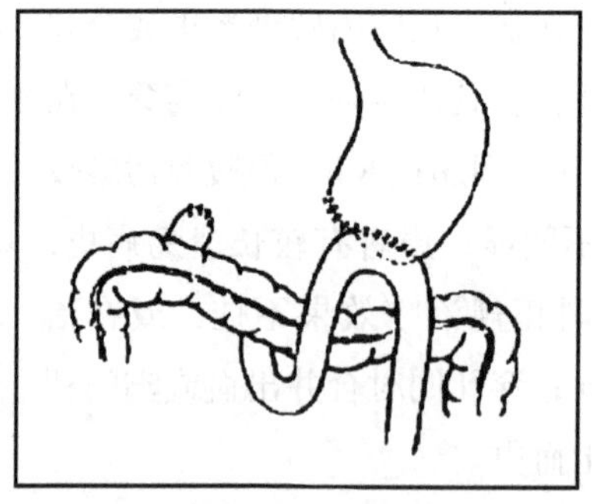

B. 毕Ⅱ式结肠前吻合

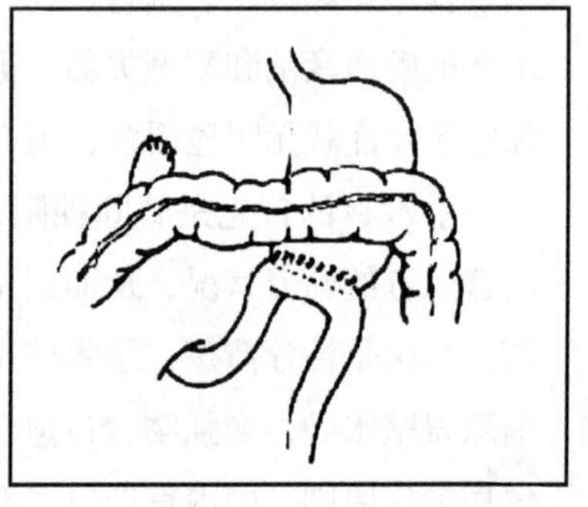

C. 毕Ⅱ式结肠后吻合

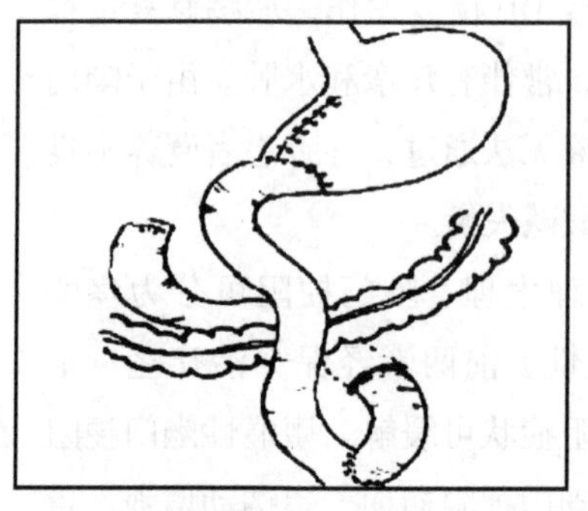

D. 胃空肠Roux-en-Y吻合

图 3-15-3　消化道重建方式

发症少，但需注意吻合口不能有张力。一般胃溃疡尽量采用该术式。

毕Ⅱ式是十二指肠断端缝闭，残胃与空肠近段做吻合，可于结肠前将空肠袢与残胃吻合（图 3-15-3B），也可以在横结肠系膜开孔，将空肠袢经开孔在结肠后与残胃做吻合（图 3-15-3C）。吻合口直径 2.5 ~ 3 cm。毕Ⅱ式可保证切除足够的胃而无吻合口的张力，但改变了原有的解剖生理状况，术后胆汁胰液反流对吻合口及残胃的刺激更明显，术后并发症的发生更多见。

胃空肠 Roux-en-Y 吻合术（图 3-15-3D）是胃大部切除后，十二指肠断端关闭，于 Treitz 韧带远方 10 ~ 15 cm 空肠横断，远断端与残胃吻合，近断端于胃空肠吻合口 45 ~ 60 cm 处做肠与肠端侧吻合。此吻合方式可防止胆汁胰液流入残胃。

2. 迷走神经切断术　该术式治疗胃十二指肠溃疡在国外应用比较广泛，通过阻断迷走神经对壁细胞的神经传导，去除神经性胃酸分泌和促胃液素分泌，以达到治疗溃疡的目的。高度选择性迷走神经切断术切断胃近端、胃底、胃体壁细胞的迷走神经，消除胃酸分泌。同时，保留胃窦部迷走神经和幽门括约肌功能，减少胆汁胰液反流，保留正常的胃容量，有利于营养吸收。该手术安全性高，是欧美国家十二指肠溃疡的首选手术方式。

（十）术后并发症

1. 术后早期并发症

（1）术后出血　包括胃肠腔内出血和腹腔内出血。胃肠腔内出血可以是胃或十二指肠残端出血，多为吻合口出血，表现为鼻胃管引流液中出现血性液体等，常发生在术后 24 ~ 48 h。胃肠腔内出血可通过冰盐水洗胃、胃管内注入止血药物、胃镜检查明确出血部位、内镜下治疗等保守措施达到止血。如出血没有明显缓解应再次手术止血。腹腔内出血常表现为腹腔引流液为血性液体，多为胃周血管或网膜血管结扎线松脱引起出血，如出血量多并引起血流动力学的改变，需要再次手术止血。

（2）术后胃瘫综合征　是胃流出道非机械性梗阻为主要征象的功能性疾病。其特征为胃排空延迟，也可见于胰腺等上腹部大手术。胃瘫通常发生在术后2～3天或流质改为半流质时。患者出现进食后上腹饱胀、恶心、呕吐、食欲下降，呕吐物多呈绿色。胃镜或X线检查表现为胃液潴留、胃无蠕动或蠕动减弱，少量造影剂可通过吻合口，无消化道机械性梗阻表现。主要与胃去神经支配有关。毕Ⅱ式后发生率较毕Ⅰ式高。通常以保守治疗为主，禁食、胃肠减压，纠正水、电解质与酸碱紊乱及贫血低蛋白血症和营养不良。胃管引流量减少、引流液由绿转黄转清是胃瘫缓解的征象。

（3）胃壁缺血坏死　在分离胃周血管时如剥离过多、过深时，易造成胃壁缺血坏死。因此，术中需注意适当保留残胃大弯侧的胃短血管。

（4）吻合口漏　是胃手术后的严重并发症，常发生在术后1周左右。与缝合技术不当、吻合口张力过大、组织血供不足、胃肠壁水肿、局部炎症、全身营养不良、低蛋白血症等因素有关。患者术后出现高热、腹痛及弥漫性腹膜炎表现，应立即手术修补和引流。如症状较轻，可予禁食、胃肠减压、营养支持、纠正水电解质紊乱及酸碱失衡、抗感染及充分引流，密切注意生命体征。

（5）十二指肠残端破裂　是发生在毕Ⅱ式吻合后的并发症，主要是十二指肠残端处理不当或输入袢梗阻造成十二指肠压力增高致十二指肠残断破裂。患者表现为突发上腹疼痛、发热、腹膜刺激症状，白细胞计数及中性粒细胞数增多，腹部穿刺或引流液浑浊伴有胆汁样液体。明确诊断后应尽早行十二指肠残端造瘘和腹腔充分引流。术后抗感染、纠正水电解质和酸碱紊乱、营养支持治疗等。

（6）术后梗阻　包括吻合口梗阻、输入袢梗阻和输出袢梗阻，后两者是毕Ⅱ式术后并发症。

1）吻合口梗阻：多由吻合口黏膜内翻过多或吻合口炎症所致，可试行内镜下水囊扩张。若保守治疗无效，需考虑手术解除梗阻。

2）输入袢梗阻：分急、慢性梗阻两种类型。急性输入袢梗阻主要因输入袢系膜悬吊过紧压迫输入袢，或输入袢过长钻入横结肠系膜与输出袢之间的孔隙形成内疝所致。临床表现为上腹部剧烈疼痛，阵发性加重，呕吐明显。急性完全性梗阻是闭袢性梗阻，呕吐物不含胆汁，不及时手术处理会致十二指肠残端破裂，危及生命。慢性不完全性梗阻多表现为餐后出现上腹胀痛，伴呕吐，呕吐物中含有胆汁而少有食物。由于胆汁胰液等潴留在输入袢，进食后消化液分泌增加，输入袢压力增高并引起肠道强烈收缩，引发喷射性呕胆。可先保守治疗，禁食、胃肠减压、营养支持等，内镜检查有助于诊断。若症状无改善，则需手术治疗。

3）输出袢梗阻：毕Ⅱ式吻合后，吻合口下方输出肠管因扭曲、粘连、外来压迫等因素造成梗阻。临床表现为上腹部饱胀、呕吐，呕吐物中含食物和胆汁。胃镜及口服碘水造影可明确梗阻部位。若保守治疗无效，应手术治疗。

2. 术后远期并发症

（1）碱性反流性胃炎　胃大部切除术幽门切除或改道，碱性的胆汁、胰液和肠液反流入胃，破坏胃黏膜屏障，引起胃的炎性改变。临床表现为上腹烧灼样疼痛，抑酸剂疗效不佳、呕吐物含胆汁、呕吐后腹痛无缓解，进食可使腹痛加重，因而摄入量减少、消瘦和贫血。抑酸治疗效果不佳，应使用胃黏膜保护剂、胃动力药和胆汁酸结合药物。如保守治疗无效，可行手术治疗，采用胃空肠Roux-en-Y吻合，减少胆汁胰液反流。

（2）倾倒综合征（dumping syndrome）　胃大部切除术后失去了幽门括约肌，食物和液体过快进入小肠，引起胃肠功能和血管舒张功能紊乱而出现的症状。倾倒综合征是胃大部切除术后常见并发症，毕Ⅱ式术后的发生率高于毕Ⅰ式。以发生时间和症状的不同分为早期和晚期两型。①早期倾倒综合征：进食半小时出现心悸、出冷汗、乏力、面色苍白等短暂血容量不足的表现，伴有恶心呕吐、腹痛腹泻等。可能与高渗性胃内容物快速进入肠道，导致肠道内渗透压增高、肠道内分泌细胞大量分泌血管活性物质有关。调整饮食结构、少食多餐、避免过甜的高渗食物，进食后可半卧位休息一会，症状较重的可用生长抑素治疗。②晚期倾倒综合征：发生在餐后 2～4 h。临床表现为头晕、面色苍白、乏力、出冷汗、脉搏细速等。可能与食物进入肠道后刺激胰岛素大量分泌，导致反应性低血糖，亦称低血糖综合征。治疗以调整饮食、减慢碳水化合物的吸收，症状重者可用生长抑素治疗。

（3）溃疡复发 多数是由于胃切除量不足或迷走神经切除不完全所致，胃大部切除术后可形成吻合口溃疡。临床表现为剑突下、左季肋部疼痛，胃镜检查能明确诊断，应行正规的内科治疗，如无效或出现并发症等应考虑手术治疗。

（4）营养性并发症 胃大部切除后胃容量减小，餐后易饱胀不适，摄入量会减少，消化吸收功能受影响，出现体重减轻和营养不良。胃大部切除后壁细胞来源的内因子减少，铁与维生素 B_{12} 吸收障碍，易出现贫血。应调节饮食结构，少食多餐，以高蛋白、低脂饮食为宜，并补充维生素、铁剂和微量元素。

（5）残胃癌 因良性疾病行胃大部切除术后 5 年以上，残胃内出现的原发癌称为残胃癌，发生率为 1%～5%，与胃酸分泌减少、胆汁反流、胃黏膜萎缩、不典型增生有关。既往有胃手术史，出现上腹疼痛不适，进食后饱胀、食欲缺乏、消瘦和贫血等，应及时行内镜检查和活检，一旦确诊且无远处转移者，应手术治疗。

（十一）预后

PU 患者一般愈合较好。有效的药物治疗可使 PU 的愈合率达到 95% 以上。青壮年患者 PU 病死率接近于零，老年患者主要死于严重的并发症，尤其是大出血和急性穿孔，但病死率＜1%。

☞ 典型案例 3-15-2
消化性溃疡病例及分析

（房静远 倪醒之 朱 炯 高琴琰 孙丹凤）

第三节 胃 癌

诊疗路径：

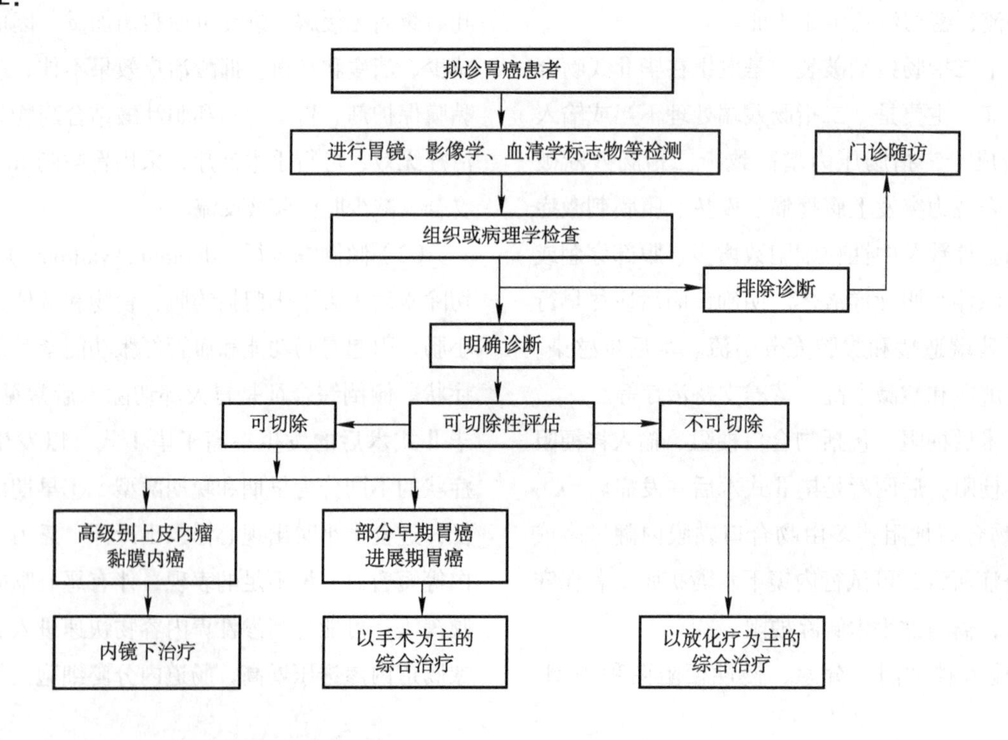

胃癌（gastric cancer）是指源于胃黏膜上皮细胞的恶性肿瘤。2017年，《中国胃癌流行病学现状》报告，2012年全球胃癌新发95.1万例，死亡72.3万例。胃癌的高发地区以日本、中国等东亚国家为主。其中，中国发病和死亡的例数均占了全球将近一半。随着卫生状况、饮食条件的改善，以及胃癌早期预防筛查的普及，近年来胃癌在世界范围内的发病率和死亡率呈现下降趋势，但对于中国而言，由于人口基数大以及人口老龄化趋势愈加明显，胃癌疾病负担依然十分严重。

（一）流行病学

据全国肿瘤登记中心最新数据估计，2015年中国胃癌新发病例约为67.9万例，胃癌死亡病例约为49.8万。全国合计和男性胃癌发病率均仅次于肺癌，位居同期恶性肿瘤发病第2位，女性胃癌发病率位居第4位。胃癌发病率随年龄的增长而增加，＜35岁处于较低水平，≥35岁快速上升，男性高于女性，农村高于城市。我国胃癌高发区比较集中在辽东半岛、华东沿海以及内陆地区宁夏、甘肃、山西和陕西。南方各省为低发区。

（二）病因

胃癌的病因迄今尚未完全阐明，大量研究资料表明胃癌的发生是多种因素综合作用的结果。

1. 环境和饮食因素　不同种族和民族的胃癌发生率、死亡率明显不同。在夏威夷，来自日本等胃癌高发区的第1代移民与其本土居民相近，但第2代即有明显下降约50%，至第3代发生胃癌的危险性与当地美国居民相当。故环境因素在胃癌发生中起重要作用。此外，火山岩地带、高泥炭土壤、水土含硝酸盐过多、微量元素比例失调或化学污染等可直接或间接经饮食途径参与胃癌的发生。

（1）亚硝胺　胃液中亚硝胺前提物质亚硝酸盐的含量与胃癌的患病率明显相关。流行病学调查提示，饮用水中该物质含量高的地区，胃癌发生率显著高于其他地区。经过特殊加工、腌制、腊制、发酵的食物中亦含有大量硝酸盐和亚硝酸盐，长期食用后，硝酸盐在胃内被细菌还原成亚硝酸盐，再与胺结合生成致癌物亚硝胺。此外，慢性胃炎及胃部分切除者胃酸分泌减少，胃内细菌繁殖，可促进亚硝酸盐类致癌物质产生，长期作用于胃黏膜将导致癌变。

（2）多环芳烃化合物　明火熏烤的食品，例如熏鱼、熏肉等食物中含有较严重的多环芳烃化合物的污染。过去冰岛居民和我国福建沿海一带有食用熏鱼等习惯，其胃癌发病率较高。

（3）其他饮食相关因素　胃癌与高盐饮食、吸烟、低蛋白饮食和较少进食新鲜蔬菜、水果有关。一些抗氧化维生素、叶酸及茶多酚等摄入较少，以及不良的饮食习惯也与胃癌的发生有一定关系。

2. 感染因素

（1）幽门螺杆菌（HP）感染　1994年WHO已经将HP感染列为胃癌的Ⅰ类致癌物。2015年HP胃炎京都全球共识意见的出台，更加确定了HP感染与胃癌的因果关系。HP感染与胃癌有共同的流行病学特点，胃癌高发区人群HP感染率高；HP抗体阳性人群发生胃癌的危险性高于阴性人群。HP致癌的机制较复杂，推测其在正常胃黏膜－慢性活动性胃炎－慢性萎缩性胃炎－肠化生－异型增生－癌变这一步骤中起引导作用，同时可释放细胞毒素和各种炎症因子等，使DNA损伤和基因突变。

（2）EB病毒（Epstein-Barr Virus）感染　EB病毒通常为潜伏感染。据文献报道，约有10%的胃癌与EB病毒感染有关，通过PCR及原位杂交技术可在多种类型的胃癌组织中检测出EB病毒感染，但发病机制目前尚不清楚。

3. 遗传因素　胃癌具有一定程度的家族聚集性，10%的胃癌患者有家族史。具有胃癌家族史者，其发病率高于正常人群的2～3倍。胃癌的遗传易感性有强、弱之分。前者多见于遗传综合征家族，例如“遗传性弥漫性胃癌”，钙黏蛋白种系基因突变携带者一生有80%的概率发生胃癌。但这些遗传综合征导致的家族性胃癌仅占1%～3%，占胃癌90%以上的散发性胃癌属弱遗传易感性。

4. 癌前变化　指某些具有恶变倾向的病变，又分为临床概念癌前状态（precancerous conditions，又称癌前疾病）和病理学概念癌前病变（precancerous lesions）。

（1）癌前疾病

1）慢性萎缩性胃炎：该病是最重要的胃癌前疾病。肠型胃癌的发病与慢性萎缩性胃炎进而发展为伴有肠化和异型增生直至胃癌直接相关（详见本章“慢性胃炎”部分）。

2）胃息肉：癌变率因息肉的种类不同，腺瘤性息肉具有较高的癌变性。结合息肉的病理学及形态学表现，一般认为直径 > 2 cm、多发性、广基者癌变率高。

3）胃溃疡：迄今多数学者认为胃溃疡有一定的癌变可能性。但胃溃疡的癌变并不在于溃疡本身，而是与其边缘部黏膜的炎症、糜烂、再生及异型增生有关。

4）残胃：残胃是指由于胃部疾病做各种胃手术的剩余胃。残胃的癌症发生率为0.3%～10.6%。残胃癌变的机制尚未完全阐明，目前认为其发病与十二指肠液反流、胆汁反流等因素有关。残胃癌的好发部位是吻合口胃侧，与毕Ⅰ式相比，毕Ⅱ式胃切除术后更易发生残胃癌。

5）巨大胃黏膜肥厚症（Mènètrier 病）与疣状胃炎（verrucous gastritis）：病例报道显示两者均与胃癌发生相关。

（2）癌前病变　是指一类容易发生癌变的胃黏膜病理组织学变化。主要包括异型增生（dysplasia）及肠化生。

1）异型增生：也称不典型增生（atypical hyperplasia）或上皮内瘤变（intraepithelial neoplasia），后者是WHO国际癌症研究协会推荐使用的术语。病理表现为胃固有腺或化生的肠上皮在不断衰亡和增殖过程中所出现的不正常分化和增殖。轻度和中度异型增生归入低级别（low grade）上皮内瘤变，重度异型增生和原位癌（carcinoma in situ）归入高级别（high grade）上皮内瘤变。

2）肠上皮化生（简称肠化生）：是指胃固有黏膜上皮包括幽门、胃底和贲门腺出现类似肠黏膜上皮的现象。肠化生有相对不成熟性，具有向胃黏膜和肠黏膜双向分化的特点。详细内容可参考慢性胃炎章节。

（三）发病机制

胃的任何部位都可以发生胃癌，胃小弯胃窦处最常见，其次是贲门部，胃体部和累及全胃者相对较少。胃癌多为单发，偶见多发。

胃癌的组织病理学分型最常用的是WHO分类和Lauren分类。WHO分类主要类型是：

1. 乳头状腺癌　最为多见，这是一类分化好的外生性癌，癌组织呈粗细不等的乳头状结构，表面被覆柱状或立方形细胞，中央由纤维血管结缔组织轴心支撑。细胞排列趋向于保持极性。

2. 管状腺癌　由不同直径扩张和分支的小管组成，

3. 黏液腺癌　由恶性上皮成分和细胞外黏液池组成，可能含有印戒细胞。

4. 低黏附性癌（包括印戒细胞癌）　肿瘤细胞呈孤立的或排列成小团块状，若肿瘤全部由印戒细胞构成称为印戒细胞癌。

5. 混合型腺癌　由腺样、乳头和印戒细胞等多个成分组合而成。

Lauren分类主要类型是肠型和弥漫型。肠型腺癌来源于肠化生的胃上皮，癌的分化程度差别很大。分化较好的多数癌细胞呈柱状并分泌黏液，常伴有钙化。弥漫型的典型改变就是革囊胃，常伴有幽门梗阻。

早期胃癌的病理组织学类型与进展期胃癌大致相似。WHO与日本胃癌研究会的分类方法结合我国的情况，把早期胃癌的组织学类型规定为：乳头状腺癌、管状腺癌（高分化及中等分化）、低分化腺癌、印戒细胞癌、黏膜腺癌、硬癌、未分癌及混合型癌。主要是以管状腺癌和乳头状腺癌为主，其次为印戒细胞癌或低分化癌。

近年胃癌分子分型体系不断完善，从Tan的基因组分型（基因组肠型和弥漫型）到Lei的分子分型（增殖型、代谢型及间充质型），直到2014年通过TCGA基因分型将胃癌分为四大类：

（1）EBV病毒阳性型 其特征包括PIK3CA频发突变、DNA超甲基化和JAK2、CD274和PDCD1LG2扩增。

（2）微卫星不稳定（MSI）型 其特征是高突变率，包括编码癌基因信号通路蛋白的激活性基因突变。

（3）基因组稳定（GS）型 该型多发生于组织学弥漫型中，由RHOA突变或THO家族GTP酶活化蛋白基因融合现象。

（4）染色体不稳定（CIN）型 其具有标志性的异倍染色体和受体络氨酸激酶原位扩增。

随着胃癌分子分型的进一步完善，传统的依据肿瘤表型特征决定治疗方案的模式可能被依据基因变化特征的模式所取代。

（四）临床表现

1. 症状 胃癌患者早期多无症状或无特异性症状，部分患者可有消化不良症状。

进展期胃癌可出现如下症状：

（1）上腹疼痛 最常见。疼痛性质可有隐痛、钝痛。多与饮食关系不定，有的可有类似消化性溃疡症状，应用抗酸或抑酸治疗有效。当肿瘤发生转移时（尤其是侵及胰腺时），则有后背等放射痛。

（2）食欲减退、消瘦及乏力 尽管非特异，但出现率较高且呈进行性加重趋势。可伴有发热、贫血和水肿等全身症状，晚期可出现恶液质。

（3）恶心与呕吐 在较早期即可出现，以餐后饱胀及恶心为主。贲门癌可出现进食时梗阻感，累及食管下段则形成吞咽困难，或者有反复打嗝和呃逆。肿瘤累及所致的幽门梗阻时可致呕吐腐败臭气味的隔夜宿食。

（4）出血和黑便 可表现为大便隐血阳性，也可出现较大量呕血及黑便。

（5）肿瘤转移致症状 包括腹水、肝大、黄疸及其他脏器转移的相应症状。临床上有时遇到首发症状为转移灶的症状，如卵巢肿块（Krukenberg瘤）、直肠结节状肿块（Blumer's shelf）、脐部肿块等。

2. 体征 早期胃癌常无明显体征，中晚期者可出现上腹深压痛，或伴轻度肌抵抗感。进展期约1/3患者可在上腹部可扪及肿块，多质地较硬和不规则及压痛。另外，可出现一些肿瘤转移后体征，如肝大、黄疸、腹水、左锁骨上淋巴结肿大（Virchow淋巴结）。

3. 并发症 胃癌的主要并发症包括出血、穿孔、梗阻、胃癌浸润与肠道形成瘘管和周围脓肿及粘连。

4. 胃癌常见转移途径

（1）直接浸润 贲门胃底癌易侵及食管下端，胃窦癌可向十二指肠浸润。胃癌突破浆膜后，易扩散至网膜、结肠、肝、胰腺等邻近器官。

（2）血行转移 发生在晚期，癌细胞进入门静脉或体循环向身体其他部位播散，形成转移灶。常见转移的器官有肝、肺、胰、骨骼等处，以肝转移为多。

（3）淋巴转移 是胃癌的主要转移途径，进展期胃癌的淋巴转移率高达70%左右，早期胃癌也可有淋巴转移。

（4）腹膜种植转移 当胃癌组织浸润至浆膜外后，肿瘤细胞脱落并种植在腹膜和脏器浆膜上，形成转移结节。例如直肠前凹或卵巢。

5. 伴癌综合征（paraneoplastic syndromes） 某些胃癌可分泌激素和具有一定生理功能的物质而引起一系列临床表现，包括反复发作的表浅性血栓静脉炎（Trousseau征）及过度色素沉着；黑棘皮症，皮肤褶皱处有过度色素沉着，尤其是双腋下；皮肌炎、膜性肾病、累及感觉和运动通路的神经肌肉病变等。

（五）辅助检查

1. 胃镜 胃镜检查结合黏膜病理活检是目前最可靠的诊断手段。

（1）早期胃癌 其定义是癌组织浸润深度限于

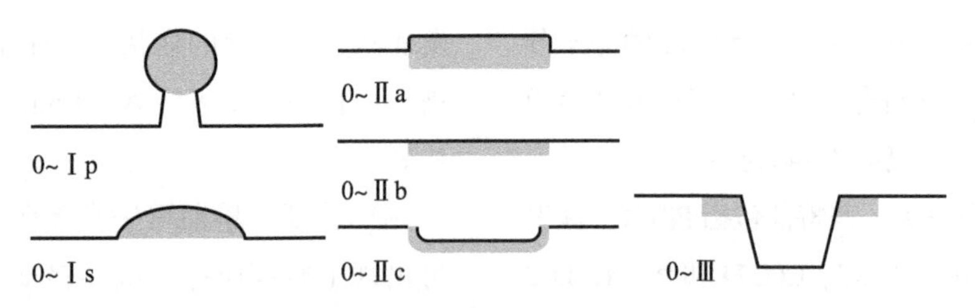

图 3-15-4 早期胃癌的巴黎分型（Gastrointest Endosc. 2003）

黏膜层或黏膜下层，无论淋巴结转移与否，也不论癌灶表面积大小。对于癌灶最大径为 5.1 ~ 10 mm 者为小胃癌（small gastric carcinoma，SGC），而小于 5 mm 者为微小胃癌（micro gastric carcinoma，MGC）。原位癌系指癌灶仅限于腺管内，未突破腺管基底膜者。如内镜活检证实为胃癌无误，但手术切除病理连续切片未发现癌者称为“一点癌”。

由于早期胃癌在胃镜下缺乏特征性，病灶小，易被忽略，需要内镜医生细致地观察，对可疑病变多点活检。

早期胃癌胃镜下分型可分为Ⅰ型即隆起型（protruded type）、Ⅱ型即表浅型（superficial type），其中有 3 个亚型分别为Ⅱa 型（浅表隆起型）Ⅱb 型（浅表平坦型）Ⅱc 型（浅表凹陷型），Ⅲ型即凹陷型（excavated type）（图 3-15-4）。另外，经常存在上述各型的不同组合。

（2）进展期胃癌　癌组织已侵入胃壁肌层、浆膜层或浆膜外，不论癌灶大小或有无转移均称为进展期胃癌。内镜下分型多沿用 Borrmann 分类方法，可分为以下 4 个类型（图 3-15-5）：

Ⅰ型（息肉样型或蕈伞型）：少见。向胃腔内生长形如菜花样隆起，中央可有糜烂与溃疡，呈息肉状，基底较宽，境界较清楚。

Ⅱ型（溃疡型）：较多见，肿瘤有较大溃疡形成，边缘隆起明显而清楚，向周围浸润不明显。

Ⅲ型（溃疡浸润型）：最多见。中心有较大溃疡，其边缘隆起，部分被浸润破坏，境界不清，癌组织在黏膜下的浸润范围超过肉眼所见的肿瘤边

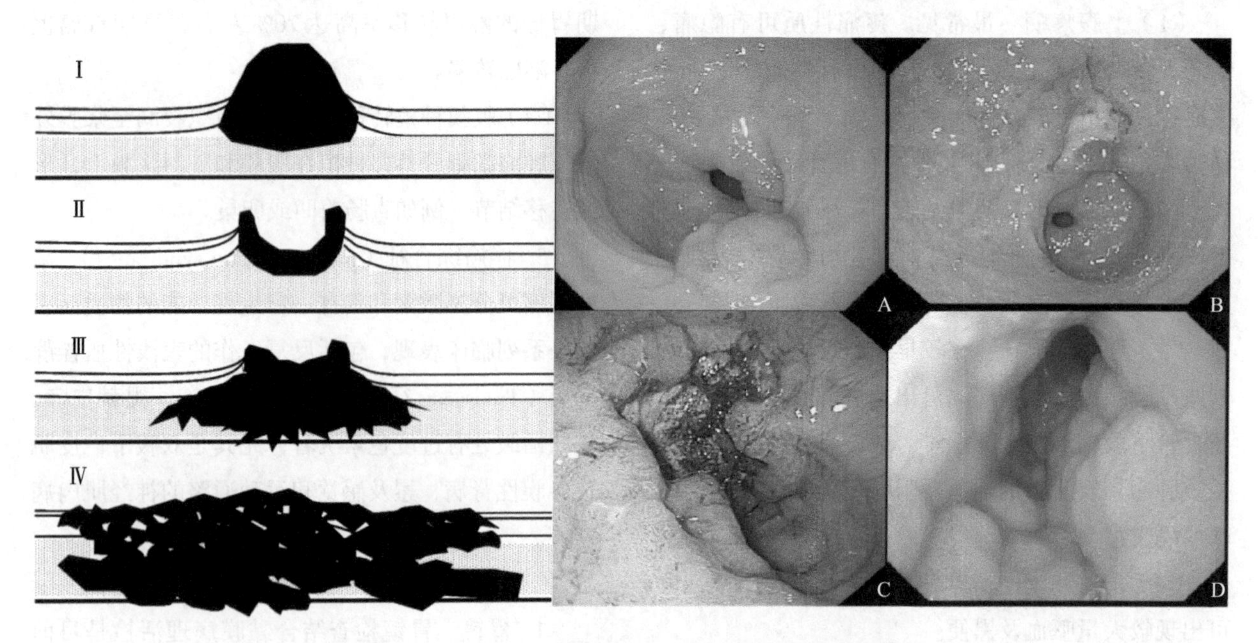

图 3-15-5 进展期胃癌 Borrmann 分类及内镜下表现

左图Ⅰ、右图 A 为Ⅰ型胃癌，左图Ⅱ、右图 B 为Ⅱ型胃癌，左图Ⅲ、右图 C 为Ⅲ型胃癌，左图Ⅳ、右图 D 为Ⅳ型胃癌，内镜图片采集自上海交通大学医学院附属仁济医院消化内镜库

界，较早侵及浆膜或淋巴结转移。

Ⅳ型（弥漫浸润型）：占10%左右。弥漫性浸润生长，边界模糊。因夹杂纤维组织增生，致胃壁增厚而僵硬，又称“皮革胃”（linitis plastica）。

2. 特殊内镜 随着内镜技术的不断革新，新型的特殊内镜可以有效提高早期胃癌的诊断率，有利于内镜医师快速识别病灶的边界、部位，然后选择恰当的部位进行靶向活检，提高检出的阳性率。例如，喷洒靛胭脂、亚甲蓝等染色剂的染色内镜，利用滤光镜形成窄带光从而显示腺体结构和血管形态改变的放大内镜联合窄带成像技术（ME-NBI），利用光谱分析技术处理的智能分光比内镜（FICE），可准确识别病变层次结构的超声内镜（EUS），利用光谱差异的自体荧光内镜（AFI），以及数字化成像的共聚焦内镜（CLE）等。

3. 实验室检查

（1）血液检查 常见贫血，约50%为缺铁性贫血，是长期失血所致；或由营养缺乏导致恶性贫血、低蛋白血症等。

（2）大便隐血试验 该试验常呈持续阳性。

（3）肿瘤标志物检测 目前临床所用胃癌标志物主要有CEA、CA19-9及CA724等，可能有助于胃癌早期预警和术后再发的预警，但特异度和灵敏度并不理想。

4. 影像学检查 用于胃癌诊断的主要影像学及相关技术如下：

（1）钡餐造影 上消化道钡餐造影可直接观察肿瘤在胃腔内浸润范围、肿瘤发生部位及胃腔狭窄程度、有无幽门梗阻等（图3-15-6），但由于不能反映病变周围的淋巴结及其他器官有无受累，且无法进行病理学检测，因此其临床应用价值有限。但通过观察胃黏膜的形态、胃壁蠕动及柔软程度可帮助诊断Ⅳ型胃癌（皮革胃）（图3-15-7）。

（2）CT 目前较广泛地应用于胃癌的术前分期，通过三维重建技术、动态静脉注射对比增强剂等应用，观察胃壁厚度、强化方式、周围脂肪间隙密度改变及淋巴结大小和有无其他脏器转移（如肝脏、卵巢、腹膜等），由此进行TNM分期（图3-15-8）。

（3）PET-CT和MRI MRI受设备、扫描技术等因素影响，目前尚不能作为胃癌患者的常规检查。但对CT检查怀疑肝转移的患者，或者对CT

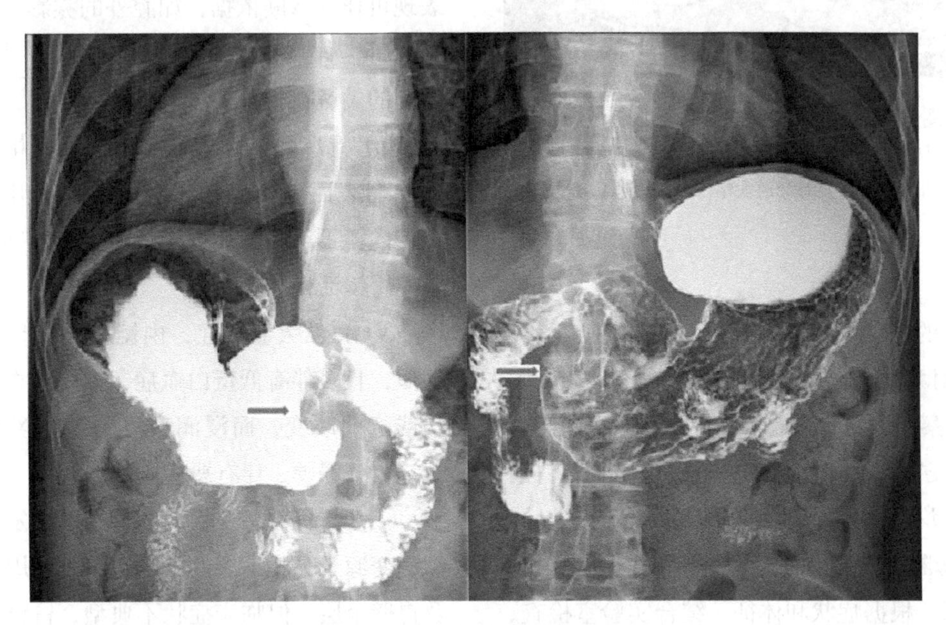

图3-15-6 Ⅰ型胃癌钡餐造影

左图为充盈像、右图为黏膜像，箭头所指可见不规则充盈缺损，周边黏膜中断、破坏，提示为Ⅰ型胃癌，图片采集自上海交通大学医学院附属仁济医院放射科影像库

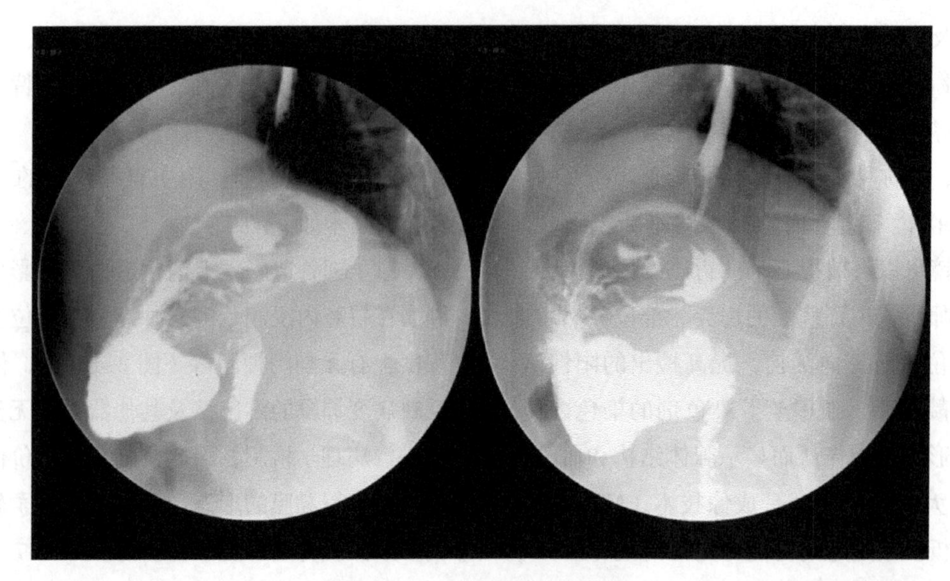

图 3-15-7 Ⅳ型胃癌钡餐造影

可见胃腔容积变小，黏膜僵直，蠕动消失，提示为Ⅳ型胃癌，图片采集自上海交通大学医学院附属仁济医院放射科影像库

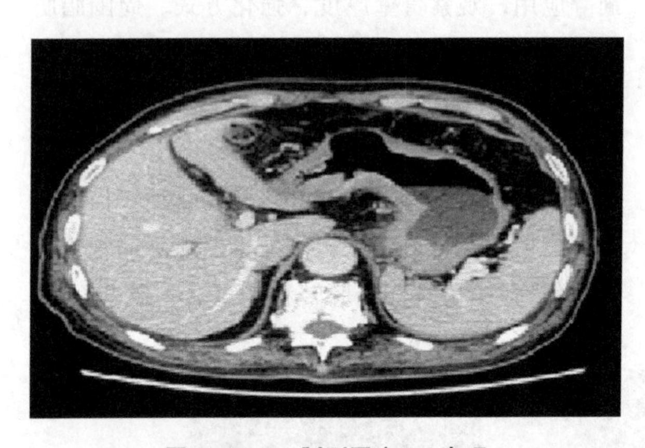

图 3-15-8 Ⅳ型胃癌 CT 表现

可见胃腔容积变小，整个胃壁弥漫性增厚、部分强化，提示为Ⅳ型胃癌，CT 图片采集自上海交通大学医学院附属仁济医院放射科影像库

造影剂过敏的患者可以考虑使用 MRI 检查。PET-CT 可达到对疾病定位、定性、定期和定量诊断，更准确地观察疾病的治疗效果，协助临床医师制订准确地治疗方案。但 PET-CT 检查费用昂贵，目前与 MRI 一样均可作为胃癌术前分期的补充手段。

（六）诊断及鉴别诊断

1. 诊断　根据症状和体征，结合实验室检查、影像学检查，最主要依据胃镜活检组织病理学可作出诊断。近年来更重视胃癌的术前分期，根据术前分期制订合理的治疗方案。

2. 鉴别诊断

（1）与胃部良性疾病的鉴别

1）胃溃疡：由于胃癌无特征性的症状和体征，特别是青年人胃癌常被误诊为胃溃疡或慢性胃炎，所以两者比较容易混淆。胃溃疡的某些典型影像学表现可作为诊断依据，如腔外的龛影、胃壁柔软可扩张等，详见本章“消化性溃疡”一节。需注意，鉴别的关键在于胃镜活检病理。

2）胃息肉：可与隆起型的胃癌相混淆。较大的腺瘤表面黏膜糜烂、溃疡出血而引起消化道出血，内镜下或临床表现疑似胃癌，鉴别诊断主要还是靠胃镜活检。

3）胃巨大皱襞症：内镜下表现与浸润型胃癌相似，且多伴有低蛋白血症，钡餐检查可见黏膜环状或弯曲改变，而浸润型胃癌黏膜多为直线形增粗、胃壁僵硬、伴有恶病质。

（2）与胃部恶性疾病的鉴别　原发性恶性淋巴瘤病变源于黏膜下层的淋巴组织可向周围扩展而累及胃壁全层，但临床症状不典型，胃镜也可以表现为弥漫性胃黏膜皱襞不规则增厚，可伴随出现溃疡。需要病理检查进行鉴别。

（七）治疗

临床上应采取综合治疗的原则，根据患者的身体状况、肿瘤的病理类型、累及的范围，合理地应用现有的治疗手段，最大限度地根治或者控制肿瘤，提高治愈率、延长患者的生存期、改善患者的生活质量。

1\. 内镜治疗　内镜下切除术已成为无淋巴结转移风险的早期胃癌患者首选的治疗方式。主要包括有内镜下黏膜切除术（endoscopic mucosal resection，EMR）或内镜黏膜下剥离术（endoscopic submucosal dissection，ESD）。内镜治疗的主要并发症包括出血和穿孔，其他还包括狭窄、气体栓塞。切除病灶之后必须进行病理学检测，一旦被评估为非治愈性切除，则需追加外科手术。

2\. 手术治疗

外科手术是治疗胃癌的主要手段，其中根治性手术是目前能够达到治愈胃癌的唯一方法，而依据患者的临床分期和全身情况选择合理的外科手术已经成为胃癌综合治疗中的重要组成部分。手术治疗可分为根治性手术和姑息性手术两种。

（1）根治性手术　其切除原则是指胃部原发病灶的整块切除以及包括可能受浸润的胃壁在内的胃部分或全部，实施规范的胃周淋巴结清扫，重建消化道，同时手术还必须遵循肿瘤外科的基本原则。

胃切除的范围依据肿瘤部位决定，关键是保证足够的切缘，早期胃癌的切缘距离肿瘤至少 2 cm；对于进展期胃癌，T_2 期以上局限型肿瘤要求 3 cm，而浸润型则要求 5 cm；若肿瘤侵犯食管，近端食管 5 cm 的切缘并非必需，但应通过冰冻病理检查以确保切缘未见肿瘤残留。胃癌根治术的淋巴结清扫则以 D（dissection）表示，根据不同胃切除类型决定胃周和伴随腹腔干具名的淋巴结清扫范围，包括 D_1、D_1+ 和 D_2（表 3-15-3）。胃癌手术根治度则以 R（residual）表示，R_0 提示无癌残留，R_1 提示组织学残留，而 R_2 则提示存在肉眼残留。

手术方式根据肿瘤部位和临床分期进行选择，不适合内镜治疗的早期胃癌可以采用胃切除范围缩小的手术方式，包括保留幽门的胃切除术、近端胃切除术等，同时缩小淋巴结清扫范围（D_1 和 D_1+）。随着腹腔镜技术和设备的发展，早期胃癌采用腹腔镜手术的数量逐年上升，并通过多中心前瞻性随机对照临床研究进一步证实了其安全性，目前腹腔镜辅助远端胃切除术已经可以作为临床Ⅰ期的常规选择的手术方式。对于进展期胃癌，D_2 淋巴结清扫的胃切除术是国际公认的标准手术方式，同时要求清扫的淋巴结数量至少 16 枚以上才能保证准确的分期和预后判断。胃的切除范围包括远端胃切除和全胃切除，前者的消化道重建可选择胃十二指肠毕Ⅰ式吻合、胃空肠吻合毕Ⅱ式或 Roux-en-Y 吻合，后者的消化道重建则常规选择食管空肠 Roux-en-Y 吻合。目前正在进行的国内多中心前瞻性随机对照临床研究已经证实进展期胃癌实施腹腔镜辅助远端

表 3-15-3　胃切除术的淋巴结清扫范围

手术方式	D_1 淋巴结清扫	D_{1+} 淋巴结清扫	D_2 淋巴结清扫
全胃切除术	No.1-7	No.1-7、8a、9、11p，如有食管浸润需追加 No.110	No.1-7、8a、9、11p、11d、12a，如有食管浸润需追加 No.19、20、110、111
远端胃切除术	No.1、3、4 sb、4d、5 ~ 7	No.1、3、4sb、4d、5 ~ 7、8a、9	No.1、3、4sb、4d、5 ~ 7、8a、9、11p、12a
近端胃切除术	No.1、2、3a、4sa、4sb、7	No.1、2、3a、4sa、4sb、7、8a、9、11p，如有食管浸润需追加 No.110	
保留幽门的胃切除术	No.1、3、4sb、4d、6、7	No.1、3、4sb、4d、6、7、8a、9	

胃切除加 D_2 淋巴结清扫的近期疗效，但长期生存结果有待公布。因此，腹腔镜手术在进展期胃癌中的应用仍然需要足够充分的循证医学证据。

近年来，机器人手术在外科领域的应用范围逐步扩大，已有部分医院成功开展机器人胃癌根治术。与传统的腹腔镜手术不同，机器人手术系统拥有更高的自由活动度和更清晰的三维立体图像，并具备手颤抖消除、动作比例设定和动作指标化等功能，从而显著提高了手术操作的稳定性、精确性和安全性。

扩大的胃癌根治术则适用于当肿瘤直接浸润临近脏器或组织，实施包括胰腺体部、尾部和脾脏在内的胃大部切除或全胃切除，或包括肝脏、结肠等浸润脏器在内的联合脏器切除术，淋巴结清扫范围超过 D_2 也被称为扩大手术。

视频 3-15-2
胃癌手术片段

（2）姑息性手术　主要是针对不可切除或转移性胃癌出现相关的梗阻、穿孔、出血等并发症时所实施的手术。包括两大类：一类指不切除原发灶的短路手术，如胃空肠吻合术、穿孔修补术或空肠造口术等；另一类则是切除原发病灶的姑息性切除术，手术并不强调切缘和淋巴结清扫。

（3）化学治疗　早期胃癌且不伴有任何转移灶者，术后一般不需要化疗。除此之外，包括新辅助化疗、术后辅助化疗和姑息性化疗。新辅助化疗可使肿瘤缩小，增加手术根治及治愈机会；术后辅助化疗方式主要包括静脉化疗、腹腔内化疗、持续性腹腔温热灌注等。对于术后复发、局部晚期不可切除、转移性胃癌患者，采用以全身姑息性化疗为主的综合治疗。

常用药物有5-氟尿嘧啶（5-FU）、卡培他滨、表阿霉素、紫杉醇、多西他赛、奥沙利铂、伊立替康等。与单一药物化疗比较，联合化疗疗效更好。

（4）其他治疗　放射治疗主要用于术后的辅助治疗，或者不可手术的局部晚期胃癌的同步放化疗，以及晚期转移性胃癌的姑息减症治疗。

靶向治疗是针对肿瘤特有靶点的药物治疗，在分子水平上作用于明确参与肿瘤发生发展的靶点，以期达到个体化、精准化的治疗。常用药物有曲妥珠单抗、雷莫芦单抗及阿帕替尼等。

免疫治疗是通过机体激发自身T淋巴细胞特异性抗肿瘤反应来抑制肿瘤的发生发展，T淋巴细胞表面存在若干免疫检查点如程序性细胞死亡蛋白1（programmed cell death-1，PD-1）和细胞毒性T淋巴细胞抗原-4（cytotoxic T lymphocyte-associated antigen-4，CTLA-4），在正常情况下抑制T细胞功能，对其进行选择性阻断可以使T细胞持续活化，进而激活或促进有效的抗肿瘤反应。

拓展阅读 3-15-4
《胃癌规范化诊疗指南》

（八）预后与预防

胃癌的预后与胃癌诊断时的病理分期、部位、组织类型、生物学行为以及治疗措施有关。早期胃癌远比进展期胃癌预后要好。然而，由于我国早期胃癌诊断率还是较低，大部分胃癌在确诊时已处于中晚期，因此5年生存率并不高，仅为35.9%左右。

我国业已开展胃癌高发地区一级预防以及以筛查为主的二级预防工作，希望通过高危人群的筛查提高胃癌的早诊率，降低胃癌的发病率和死亡率。胃癌的一级预防也称为病因预防，措施包括有①根除HP；②饮食预防：不吃或少吃熏制、油炸、烟熏、烘烤、霉变食物，避免吃富含硝酸盐和亚硝酸盐的食物，提倡低盐饮食，多吃新鲜蔬菜、水果和蛋白质丰富的食物，饮食规律、不暴饮暴食，少或不吸烟，不饮烈性酒；③积极治疗癌前疾病和癌前病变；④化学预防：目前研究主要针对补充微营养素（如维生素C、叶酸和硒制剂等）对胃癌的预防。

我国胃癌筛查目标人群的定义为年龄≥40

岁，且符合下列任意一条：①胃癌高发地区人群；② HP 感染者；③既往患有慢性萎缩性胃炎、胃溃疡、胃息肉等胃的癌前疾病；④胃癌患者一级亲属；⑤存在胃癌其他风险因素（如摄入高盐、腌制饮食、吸烟、重度饮酒等）。筛查方法包括血清学筛查（血清胃蛋白酶原、血清胃泌素 17）及胃镜筛查。

☞ 拓展阅读 3-15-5

《中国早期胃癌筛查流程专家共识意见》

☞ 典型案例 3-15-3

胃癌病例及分析

（房静远　曹　晖　高琴琰　赵恩昊　朱　炯）

第四节　功能性消化不良

诊疗路径：

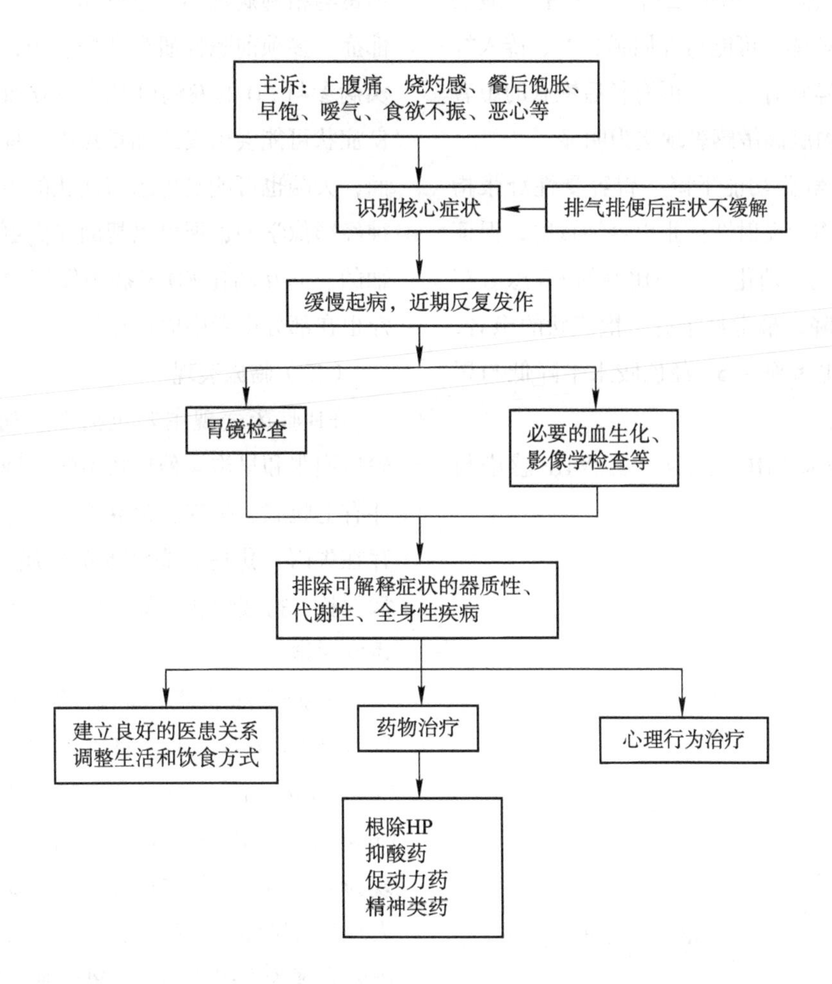

功能性消化不良（functional dyspepsia，FD）是功能性胃肠病（functional gastrointestinal diseases，FGIDs）的一种，主要由胃和十二指肠功能紊乱引起的症状，包括上腹痛、上腹烧灼感、餐后饱胀和早饱 4 项中的一种或多种，并排除引起这些症状的器质性、系统性或代谢性疾病。FD 是临床上常见的病症，以慢性、持续性或反复发作为特点，不仅影响了患者的生活质量，同时也加重了家庭经济和

社会医疗负担。

（一）病因和发病机制

FD病因和发病机制至今尚未完全阐明，有多种因素参与了FD的形成（图3-15-9）。

1. 胃十二指肠动力异常　大部分为胃排空延迟，FD患者中存在排空延迟的比例接近40%。其机制可能与肥大细胞和其他黏膜免疫细胞激活参与启动胃内食物消化和排空有关。另外，激素也可能参与影响胃排空。极少数FD患者表现为胃排空加速，可能与胃容受性下降有关。

2. 内脏高敏感　胃和十二指肠对扩张、酸及管腔内刺激的高敏感，可能与外周感受器、传入神经、中枢整合等异常有关。主诉有餐后饱胀的患者对机械性扩张的内脏高敏感表现更为明显。

3. 胃容受性舒张功能下降　胃容受性舒张指进食后胃底对食物的反射性扩张以容纳食物，保证食物在胃内得到充分消化。相当比例的FD患者存在这一功能的下降，最常见于有早饱症状的患者，有研究推测FD患者血中5-羟色胺水平降低与胃容受性受损有关。

4. 幽门螺杆菌（HP）感染　虽然HP感染与FD关系不明，但FD患者HP感染率较高，且根除HP后部分患者的消化不良症状可获得缓解，证实HP感染在FD发病中可能有一定作用。

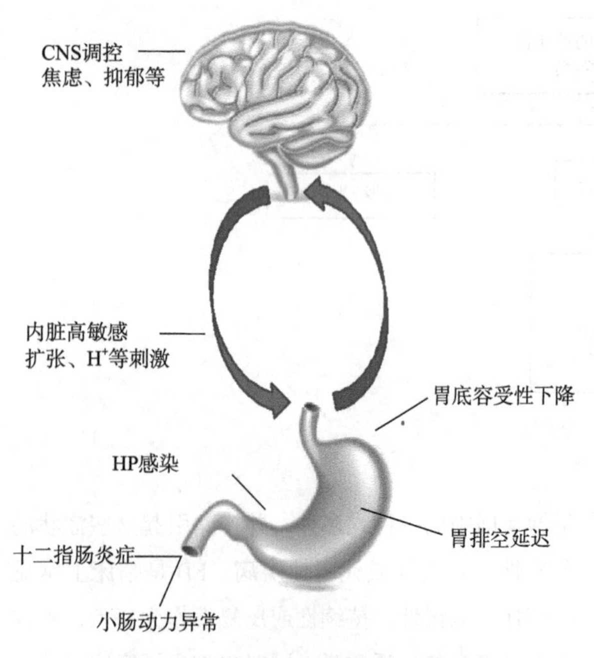

图3-15-9　功能性消化不良病因和机制

5. 十二指肠轻度炎症、黏膜通透性改变和食物过敏原　FD患者的黏膜屏障功能受损与十二指肠嗜酸性粒细胞浸润和紧密连接蛋白表达降低有关，部分患者可能存在十二指肠免疫激活。另外，摄入的食物不耐受或食物过敏亦可引起相关的免疫应答反应。

6. 社会心理因素　流行病学研究发现，消化不良与精神病理因素紧密相关，尤其是焦虑症和抑郁症。多项前瞻性研究数据表明，心理障碍和精神疾病参与FD的发病机制。一方面，长期的消化不良症状可能会引发或加重焦虑、抑郁情绪；另一方面，大脑也可能是胃肠道症状的主要驱动者。当前神经影像学的进展可以帮助我们更好地理解脑-肠轴的双向互动在FD发病中发挥的作用，而心理治疗也在部分患者中取得疗效。

（二）临床表现

FD临床表现主要包括上腹痛、上腹烧灼感、餐后饱胀和早饱4种症状中的一种或多种，可同时伴有上腹胀、嗳气、食欲不振、恶心等，部分患者存在失眠、焦虑、头痛等精神症状。起病多缓慢，病程长、持续性或反复发作，可有饮食或精神方面诱发因素。

根据临床特点，最新的罗马Ⅳ标准延续了罗马Ⅲ的分类标准，将本病分为上腹痛综合征（epigastric pain syndrome，EPS）和餐后不适综合征（postprandial distress syndrome，PDS）。EPS主要表现为上腹痛，常与进食有关，表现为餐后痛，亦可表现为饥饿痛、进食后缓解，亦可无规律性，部分患者表现为上腹烧灼感。PDS则是进食诱发的消化不良症状，主要表现为餐后饱胀和（或）早饱。餐后饱胀是指正常餐量即出现饱胀感；而早饱是指饥饿后进食，但不久即有饱腹感，导致食物摄入量明显减少。这两个亚型的临床表现可有重叠。

（三）辅助检查

FD是一个功能性疾病，其诊断主要建立在排除器质性疾病的基础上。因此，辅助检查主要用于鉴别诊断，包括胃十二指肠镜＋活检，消化道钡餐等，如有肝胆胰相关症状、生化检查或病史，可行B超、CT、MRI等影像学检查。在寄生虫感染流行区域，应进行相应的病原学检测。有条件地区可进行胃感觉运动功能检测。

值得注意的是，尽管西方国家诊治指南中推荐，仅在治疗无效或具有报警症状的患者中进行进一步检查如胃镜等，但因我国HP感染率和上消化道肿瘤患病率高，因此初诊消化不良的患者都应及时进行胃镜检查。

（四）诊断和鉴别诊断

1. 诊断　FD是排除性诊断，其诊断标准为：①有4个核心症状（上腹痛、上腹烧灼感、餐后饱胀或早饱）中的一种或多种，症状达到令人不适的程度，影响日常生活。其中，EPS诊断标准必须包括上腹痛和上腹烧灼感中的1项或2项，每周发作至少1天；PDS诊断标准必须包括餐后饱胀和早饱中的1项或2项，每周发作至少3天；②呈持续性或反复发作的慢性过程，罗马Ⅳ标准规定病程超过6个月，近3个月来症状发作；③上述症状在排气、排便后不能缓解；④排除可解释症状的器质性疾病。

2. 鉴别诊断

（1）食管、胃和十二指肠的器质性疾病或动力障碍性疾病　如胃食管反流病（GERD）、各种原因所致的慢性胃炎、消化性溃疡、胃癌等。主要通过胃镜检查相鉴别，但有时FD合并GERD或胃炎，很难区分。

（2）各种肝胆胰相关疾病　慢性肝炎、肝硬化、胆囊炎、胆囊结石、慢性胰腺炎、胰腺癌等。主要通过血检，包括肝功能、肿瘤指标等，以及影像学检查，包括超声、CT和MRI等检查相鉴别。

（3）全身性疾病引起的上消化道症状　如肾病、糖尿病、慢性心力衰竭、结缔组织病等。需进一步完善疾病相关检查以鉴别。

（4）其他功能性胃肠病　如肠易激综合征（irritable bowel syndrome，IBS），鉴别要点如表3-15-4所示。

（五）治疗

FD发病与多种因素相关，目前尚无标准治疗方案，主要是对症治疗，遵循综合治疗和个体化治疗的原则。临床上可选择的方案包括一般治疗、药物治疗和心理行为方面的治疗。与患者充分沟通，良好的医患关系是FD治疗的基础，并根据患者的具体情况采用适合的治疗方案。

1. 一般治疗　与FD患者坦诚沟通，告知其明确的诊断，安慰和指导患者，推荐良好的饮食和规

表3-15-4　FD和IBS鉴别要点

鉴别要点	功能性消化不良（FD）	肠易激综合征（IBS）
原因	胃和十二指肠功能紊乱	肠道功能紊乱
临床表现	上消化道症状 如上腹痛或饱胀感	下消化道症状 主要是排便形式改变
分型	上腹痛综合征 餐后不适综合征	腹泻型　便秘型 混合型　未定型
病程	超过半年，近3个月症状持续	超过3个月，且每周至少1次腹部不适或腹痛
主要治疗	抑酸药＋促动力药 精神类药	解痉药＋（止）泻药 心理行为治疗
微生态治疗	根除HP	加用益生菌调节肠道菌群

律的生活方式。告知其避免烟酒及使用NSAIDs类药物。

2. 药物治疗 ①根除HP感染。多项研究表明，慢性消化不良患者可从HP根除治疗中获益，目前推荐FD患者进行HP检测和治疗。②抑酸药物：多用于EPS患者。包括质子泵抑制剂（proton pump inhibitor，PPI）或H_2受体拮抗剂（H_2-RA）。可作为FD，尤其是EPS患者的首选经验性治疗药物，疗程为4～8周。③促动力药：可加速胃排空，多用于PDS患者，可选用多潘立酮、莫沙必利或伊托必利。④胃底舒张药物：胃容受性受损是FD产生的重要病理生理机制，作用于该治疗靶点的药物目前尚在研究阶段。⑤精神类药物：上述药物治疗效果不佳且患者伴随精神症状时可试用抗焦虑或抗抑郁药，应有针对性地选择，宜从小剂量开始，注意药物的不良反应。⑥中医中药：汉方草药及穴位刺激可部分改善FD症状。

3. 心理行为治疗 可作为症状严重、药物治疗无效的FD患者的补救治疗，包括催眠治疗和认知-行为治疗，但缺乏大规模临床实验的验证。

拓展阅读 3-15-6

《中国功能性消化不良专家共识意见》（2015，上海）

典型案例 3-15-4

功能性消化不良病例及分析

（高琴琰 邹天慧 陈胜良）

数字课程学习

教学PPT 自测题

第十六章

肠道疾病

关键词

机械性肠梗阻　绞窄性肠梗阻　肠套叠　肠扭转
炎症性肠病　溃疡性结肠炎　克罗恩病　小肠腺癌
小肠神经内分泌肿瘤　小肠淋巴瘤　小肠间质瘤
肠结核　结核性腹膜炎　肠易激综合征　功能性便秘
功能性腹泻　功能性腹胀　非特异性功能性肠病
慢性腹泻　渗透性腹泻　渗出性腹泻　分泌性腹泻
动力异常性腹泻　结直肠息肉　结直肠息肉病　结肠癌
直肠癌　痔　直肠肛管周围脓肿
肛瘘　肛裂　肛管及肛周恶性肿瘤

肠道包括小肠和大肠，前者由十二指肠、空肠及回肠组成，是进行消化和吸收的重要器官；后者由盲肠、阑尾、结肠、直肠和肛管5部分组成，主要功能为吸收水分、维生素和无机盐，并将食物残渣形成粪便，排出体外。肠道疾病包括肠梗阻、炎症性肠病、小肠肿瘤、肠结核和结核性腹膜炎、功能性肠病、慢性腹泻、结直肠肿瘤及肛周疾病等。

第一节 肠 梗 阻

诊疗路径：

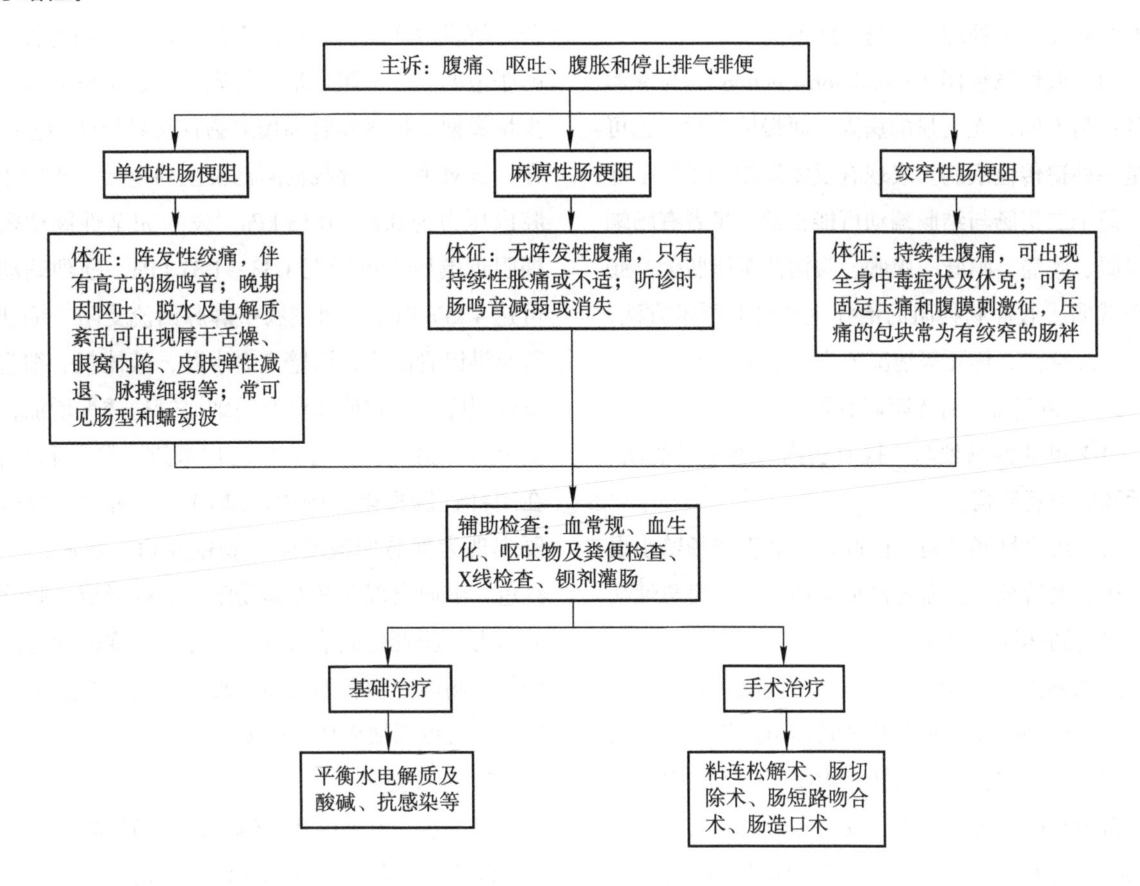

一、肠梗阻总论

任何原因引起的肠内容物通过障碍统称肠梗阻，是常见的外科急腹症之一。肠梗阻发病后，不但在肠管形态上和功能上发生改变，还可导致一系列全身性病理改变，严重时可危及患者的生命。

（一）病因和分类

1. 按梗阻发生的原因分类

（1）机械性肠梗阻 系机械性因素引起肠腔狭小或不通，致使肠内容物不能通过，是临床上最多见的类型。常见的原因包括：①肠外因素，如粘连及束带压迫、疝嵌顿、肿瘤压迫等；②肠壁因素，如肠套叠、肠扭转、肿瘤、先天性畸形等；③肠腔内因素，如蛔虫梗阻、异物、粪块或粪石堵塞等。

（2）动力性肠梗阻 是由于神经抑制或毒素刺激以致肠壁肌运动紊乱，但无器质性肠腔狭小。麻痹性肠梗阻较为常见，多发生在腹腔手术后、腹部创伤或弥漫性腹膜炎患者，由于严重的神经、体液及代谢（如低钾血症）改变所致。痉挛性肠梗阻较为少见，可在急性肠炎、肠道功能紊乱或慢性铅中毒患者中发生。有时麻痹性和痉挛性可在同一患者的不同肠段中并存，称为混合型动力性肠梗阻。

（3）血运性肠梗阻　由于肠系膜血管栓塞或血栓形成，使肠管血运障碍，肠管失去蠕动能力，肠腔虽无阻塞，但肠内容物停止运行。但是它可迅速继发肠坏死，在处理上与肠麻痹不同。

（4）假性肠梗阻（pseudo-obstruction）　与麻痹性肠梗阻不同，无明显的病因，属慢性疾病，也可能是一种遗传性疾病。表现有反复发作的肠梗阻症状，但十二指肠与结肠蠕动可能正常，患者有肠蠕动障碍、腹痛、呕吐、腹胀、腹泻甚至脂肪痢，肠鸣音减弱。假性肠梗阻的治疗主要是非手术方法，仅在并发穿孔、坏死等情况才进行手术处理。

2. 按肠壁血运有无障碍分类

（1）单纯性肠梗阻　仅有肠内容物通过受阻，而无肠管血运障碍。

（2）绞窄性肠梗阻　因肠系膜血管或肠壁小血管受压、血管栓塞或血栓形成而使相应肠段急性缺血，引起肠坏死、穿孔。

3. 按梗阻部位分类　可分为高位小肠（空肠）梗阻、低位小肠（回肠）和结肠梗阻。任何一段肠袢两端完全阻塞，如肠扭转，均属闭袢性梗阻。结肠梗阻因有回盲瓣的作用，肠内容物只能从小肠进入结肠，而不能反流，故也属于“闭袢性梗阻”。

4. 按梗阻程度分类　可分为完全性和不完全性肠梗阻。根据病程发展快慢，又分为急性和慢性肠梗阻。慢性不完全性是单纯性肠梗阻，急性完全性肠梗阻多为绞窄性。

上述分类在不断变化的病理过程中是可以互相转化的。例如，单纯性肠梗阻治疗不及时可发展为绞窄性；机械性肠梗阻如时间过久，梗阻以上的肠管由于过度扩张，可出现麻痹性肠梗阻的临床表现；慢性不完全性肠梗阻可因炎性水肿而变为急性完全性。

（二）发病机制

肠梗阻发生后，肠管局部和机体全身将出现一系列复杂的病理生理变化。

1. 局部变化　机械性肠梗阻一旦发生，梗阻近端肠蠕动增加，以克服肠内容物通过障碍。另一方面，肠腔内因气体和液体的积聚而膨胀。液体主要来自胃肠道分泌液；气体的大部分是咽下的空气，部分是由血液弥散至肠腔内及肠道内容物经细菌分解发酵产生。肠梗阻部位愈低，时间愈长，肠膨胀愈明显。梗阻远端肠管则塌陷、空虚或仅存积少量粪便。扩张肠管和塌陷肠管交界处即为梗阻所在，这对手术中寻找梗阻部位至为重要。正常小肠腔内压力为0.27～0.53 kPa，发生完全性肠梗阻时梗阻近端压力可增至1.33～1.87 kPa，强烈蠕动时可达4 kPa以上。可使肠壁静脉回流受阻，毛细血管及淋巴管淤积，肠壁充血水肿，液体氧、细胞能量代谢障碍，致使肠壁及毛细血管通透性增加，肠壁上有出血点，并有血性渗出液进入肠腔和腹腔。在闭袢性肠梗阻，肠内压增加更加明显。最初主要表现为静脉回流受阻，肠壁充血、水肿，呈暗红色，继而出现动脉血运受阻，血栓形成，肠壁失去活力，肠管变成紫黑色。加之肠壁变薄和通透性增加，肠内容物和细菌渗入腹腔，引起腹膜炎。最后，肠管可因缺血坏死而溃破穿孔。

2. 全身变化

（1）水、电解质和酸碱失衡　肠梗阻时，吸收功能障碍，胃肠道分泌的液体不能被吸收返回全身循环而积存在肠腔，同时肠壁继续有液体向肠腔内渗出，导致体液在第三间隙丢失。高位肠梗阻时导致的大量呕吐更易使患者出现脱水，同时丢失大量的胃酸和氯离子，故可引起代谢性碱中毒。低位小肠梗阻丢失大量的碱性消化液加之组织灌注不良，酸性代谢产物剧增，可引起严重的代谢性酸中毒。

（2）血容量下降　肠膨胀可影响肠壁血运，渗出大量血浆至肠腔和腹腔内，如有肠绞窄则丢失大量血浆和血液。此外，蛋白质分解增多，肝合成蛋白的能力下降等，都可助长血浆蛋白的减少和血容量下降。

（3）休克　严重的缺水、血液浓缩、血容量减少、电解质紊乱、酸碱平衡失调、细菌感染、中毒等，可引起休克。发生腹膜炎时，全身中毒尤为严重。最后可引起严重的低血容量性休克和感染性休克。

（4）呼吸和心脏功能障碍　肠膨胀时腹压增高，横膈上升，影响肺内气体交换；腹痛和腹胀可使腹式呼吸减弱；腹压增高和血容量不足可使下腔静脉回流量减少，心排出量减少。

（三）临床表现

各种不同原因引起的肠梗阻临床表现虽不同，但肠内容物不能顺利通过肠腔则是一致的，其共同的临床表现为腹痛、呕吐、腹胀和停止排气排便。但由于肠梗阻的类型、原因、病理性质、梗阻部位和程度各不相同，临床表现上各有其特点。

1. 症状

（1）腹痛　机械性肠梗阻发生时，由于梗阻部位近端强烈肠蠕动，即发生腹痛。由于肠管肌过度疲劳而呈暂时性弛缓状态，腹痛也随之消失，故机械性肠梗阻的腹痛是阵发性绞痛。腹痛的同时伴有高亢的肠鸣音；当肠腔有积气、积液时，肠鸣音呈气过水声或高调金属音，患者常自觉有气体在肠内流动，并受阻于某一部位，有时能见到肠型和肠蠕动波。如果腹痛的间歇期不断缩短，以致成为剧烈的持续性腹痛，则应该警惕可能发生绞窄性肠梗阻。

麻痹性肠梗阻的肠壁肌呈瘫痪状态，没有收缩蠕动，因此无阵发性腹痛，只有持续性胀痛或不适。听诊时肠鸣音减弱或消失。

（2）呕吐　高位梗阻患者的呕吐出现较早，呕吐较频繁，吐出物主要为胃及十二指肠内容物。低位小肠梗阻患者的呕吐出现较晚，初为胃内容物，后期的呕吐物为积蓄在肠内并经发酵、腐败呈粪样的肠内容物，呕吐呈棕褐色或血性，是肠管血运障碍的表现。麻痹性肠梗阻时，呕吐多呈溢出性。

（3）腹胀　发生在腹痛之后，其程度与梗阻部位有关。高位肠梗阻腹胀不明显，但有时可见胃型。低位肠梗阻及麻痹性肠梗阻腹胀显著，遍及全腹。在腹壁较薄的患者，常可显示梗阻以上肠管膨胀，出现肠型。结肠梗阻时，如果回盲瓣关闭良好，梗阻以上肠袢可成闭袢，则腹周膨胀显著。腹部隆起不均匀对称，是肠扭转等闭袢性肠梗阻的特点。

（4）停止排气排便　完全性肠梗阻发生后，肠内容物不能通过梗阻部位，梗阻远端的肠管处于空虚状态，临床表现为停止排气排便。但在梗阻的初期，尤其是高位肠梗阻中，梗阻部位远端积存的气体和粪便仍可排出，容易误诊为不是肠梗阻或是不完全性肠梗阻。某些绞窄性肠梗阻，如肠套叠、肠系膜血管栓塞或血栓形成，则可排出血性粪便。

2. 体征　单纯性肠梗阻早期全身情况无明显变化。晚期因呕吐、脱水及电解质紊乱可出现唇干舌燥、眼窝内陷、皮肤弹性减退、脉搏细弱等。绞窄性肠梗阻可出现全身中毒症状及休克。

在腹部视诊时，机械性肠梗阻常可见肠型和蠕动波。肠扭转时腹胀多不对称；麻痹性肠梗阻则腹胀均匀。触诊：单纯性肠梗阻因肠管膨胀，可有轻度压痛，通常无腹膜刺激征；绞窄性肠梗阻时，可有固定压痛和腹膜刺激征，压痛的包块常为有绞窄的肠袢。叩诊：绞窄性肠梗阻时，腹腔有渗液，移动性浊音可呈阳性。听诊：肠鸣音亢进，有气过水声或金属音，为机械性肠梗阻表现。麻痹性肠梗阻时，肠鸣音减弱或消失。

3. 辅助检查

（1）化验检查　单纯性肠梗阻早期变化不明显，随着病情发展，由于失水和血液浓缩，白细胞计数、血红蛋白和血细胞比容都可增高，尿比重也增高。查血气分析和血清电解质、尿素氮、肌酐的变化，可了解酸碱失衡、电解质紊乱和肾功能的状况。如高位梗阻，呕吐频繁，大量胃液丢失可出现低钾、低氯与代谢性碱中毒；在低位肠梗阻时，则可有电解质普遍降低与代谢性酸中毒。当有绞窄性肠梗阻或腹膜炎时，血常规和血生化测定指标等改变明显。呕吐物和粪便检查，有大量红细胞或隐血阳性，应考虑肠管有血运障碍。

（2）X线检查 一般在肠梗阻发生4～6 h，X线检查即显示出肠腔内气体；立位或侧卧位透视或摄片，可见气胀肠袢和液平面。由于肠梗阻的部位不同，X线片表现也各有其特点，空肠黏膜的环状皱襞在肠腔充气时呈“鱼骨刺”状；回肠扩张的肠袢多，可见阶梯状的液平面（图3-16-1和图3-16-2）。结肠胀气位于腹部周边，显示结肠袋形。钡剂灌肠可用于疑有结肠梗阻的患者，显示结肠梗阻的部位与性质。但在小肠梗阻时忌用胃肠钡剂造影，以免加重梗阻。

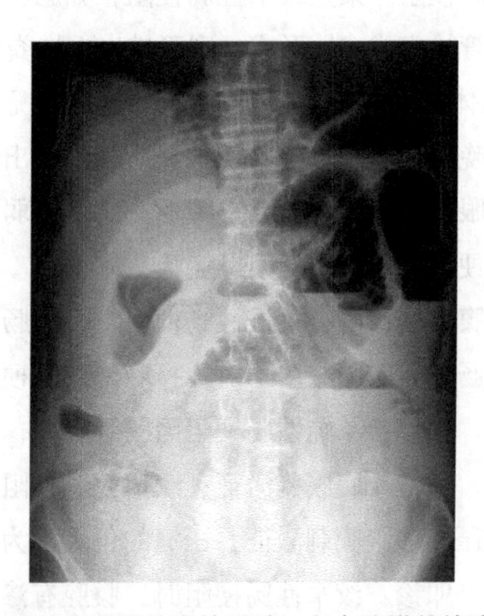

图3-16-1 回肠扩张的肠袢，多个阶梯状的液平面

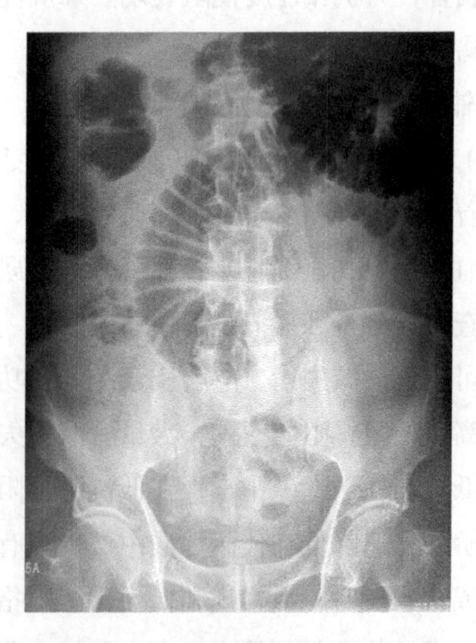

图3-16-2 回肠扩张的巨大闭袢性肠袢

图3-16-1
粘连条索导致肠梗阻，肠绞窄坏死术中照片，近段巨大肠袢与影像资料吻合

（四）诊断

首先根据肠梗阻临床表现的共同特点，确定是否为肠梗阻，然后进一步确定梗阻的类型和性质，最后明确梗阻的部位和原因。这是诊断肠梗阻不可缺少的步骤。

1. 明确是否有肠梗阻的存在 根据腹痛、呕吐、腹胀、停止自肛门排气排便四大症状和腹部可见肠型或蠕动波，肠鸣音亢进等，一般可做出诊断。但有时患者可不完全具备这些典型表现，特别是某些绞窄性肠梗阻的早期，可能与急性胃肠炎、急性胰腺炎、输尿管结石等混淆。除病史与详细的腹部检查外，化验检查与X线检查可有助于诊断。

2. 判断肠梗阻是机械性还是动力性梗阻 机械性肠梗阻是常见肠梗阻类型，早期腹胀可不显著。麻痹性肠梗阻无阵发性绞痛等肠蠕动亢进的表现，相反是肠蠕动减弱或停止，腹胀显著，肠鸣音微弱或消失。腹部X线片对鉴别诊断甚有价值，麻痹性肠梗阻显示大、小肠全部充气扩张；而机械性肠梗阻胀气限于梗阻近端的部分肠管，即使后期并发肠绞窄和麻痹，结肠也可能无显著胀气的表现。

3. 判断是单纯性还是绞窄性梗阻 单纯性还是绞窄性梗阻的判断关系到治疗方法的选择和患者的预后（表3-16-1）。有下列表现者，应考虑绞窄性肠梗阻的可能：

（1）腹痛发作急骤，初始即为持续性剧烈疼痛，或在阵发性加重之间仍有持续性疼痛，有时出现腰背部痛。

（2）病情发展迅速，早期出现休克，抗休克治疗后改善不明显。

（3）有腹膜炎表现，体温上升、脉率增快、白细胞计数增高。

（4）腹胀不对称，腹部有局部隆起或触及有压痛的肿块（孤立胀大的肠袢）。

表 3-16-1 单纯性及绞窄性肠梗阻鉴别

鉴别要点	单纯性肠梗阻	绞窄性肠梗阻
发病	较缓慢，以阵发性腹痛为主	发病急，腹痛剧烈，为持续性绞痛
腹胀	均匀全腹胀	不对称，后期出现麻痹性肠梗阻
肠鸣音	气过水音，金属音	气过水音
压痛	轻、部位不固定	固定压痛
腹膜刺激征	无	有压痛、反跳痛、肌紧张
一般情况	良好	有全身中毒症状，如脉快、发热、白细胞及中性粒细胞数升高
休克	无	中毒性休克，进行性加重
腹腔穿刺	阴性	可见血性液体或炎性渗出物
血性大便	无	可有，尤其乙状结肠或肠套叠时可频繁血便
X 线片	小肠袢扩张呈梯形排列	多见孤立、位置及形态不变的肠袢，腹部局限性密度增加等

（5）呕吐出现早而频繁，呕吐物、胃肠减压抽出液、肛门排出物为血性。腹腔穿刺抽出血性液体。

（6）腹部 X 线检查见孤立扩大的肠袢。

（7）经积极的非手术治疗，症状、体征无明显改善。

4. 判断是高位还是低位梗阻 高位小肠梗阻的呕吐发生早而频繁，腹胀不明显；低位小肠梗阻的腹胀明显，呕吐出现晚而次数少，并可吐粪样物；结肠梗阻与低位小肠梗阻的临床表现相似，因回盲瓣具有单向阀的作用形成闭袢型梗阻。X 线检查有助于鉴别，低位小肠梗阻，扩张的肠袢在腹中部，呈“阶梯状”排列，结肠梗阻时扩大的肠袢分布在腹部周围，可见结肠袋。

5. 判断是完全性还是不完全性梗阻 完全性梗阻的诊断：呕吐频繁，如为低位梗阻则有明显腹胀，停止排便、排气。X 线检查见梗阻以上肠袢明显充气扩张，梗阻以下结肠内无气体；不完全性梗阻呕吐与腹胀均较轻，X 线片所见肠袢充气扩张都较不明显，结肠内可见气体存在（表 3-16-2）。

表 3-16-2 肠梗阻程度的判断

梗阻程度	症状	X 线所见
不完全梗阻	可有少量排气，但排气后症状不缓解	结肠内可有气体
完全性梗阻	排气、排便停止，呕吐剧烈	结肠内无气体或有孤立扩张的肠袢

6. 梗阻原因的诊断 根据肠梗阻不同类型的临床表现，参考年龄、病史、体征、X 线检查。临床上粘连性肠梗阻最为常见，多发生于以往有过腹部手术、损伤或炎症史的患者。嵌顿性或绞窄性腹外疝是常见的肠梗阻原因。新生儿以肠道先天性畸形为多见，2 岁以内的小儿多为肠套叠。蛔虫团所致的肠梗阻常发生于儿童。老年人则以肿瘤及粪块堵塞为常见。

（五）治疗

肠梗阻的治疗原则是纠正因肠梗阻所引起的全身生理紊乱和解除梗阻。治疗方法的选择要根据肠梗阻的原因、性质、部位以及全身情况和病情严重程度而定。

1. 基础治疗

（1）胃肠减压 是治疗肠梗阻的主要措施之一。现多采用鼻胃管减压，先将胃内容物抽空再行持续低负压吸引。抽出的胃液应观察其性质，帮助鉴别有无绞窄及梗阻部位。对低位肠梗阻，可应用较长的小肠减压管。

（2）纠正水、电解质紊乱和酸碱失衡 应及早给予纠正，可以给予平衡盐液（乳酸钠林格液）。

添加电解质、纠正酸碱紊乱。必要时作中心静脉压监测，以防液体过多或不足。在单纯性肠梗阻的晚期或绞窄性肠梗阻，常有大量血浆和血液渗出至肠腔或腹腔，需要补充血浆和红细胞。

（3）抗感染 肠梗阻后，肠壁血液循环有障碍，肠黏膜屏障功能受损而有肠道细菌移位，或是肠腔内细菌直接穿透肠壁至腹腔内产生感染。肠腔内细菌亦可迅速繁殖。同时，膈肌升高影响肺部气体交换与分泌物排出，易发生肺部感染。因此，肠梗阻时应给予抗生素。

（4）其他治疗 腹胀可影响肺的功能，患者宜吸氧。为减轻胃肠道的膨胀可给予生长抑素或生长抑素类似物以减少胃肠液的分泌量。止痛剂的应用可能会加重肠梗阻，因此需要谨慎使用。

2. 手术治疗 手术是治疗肠梗阻的一个重要措施，手术目的是解除梗阻、去除病因，手术的方式可根据患者的情况与梗阻的部位、病因加以选择。

（1）单纯解除梗阻的手术 包括粘连松解术，肠切开去除粪石、蛔虫等，以及肠套叠或肠扭转复位术等。

（2）肠切除术 对肠管肿瘤、炎症性狭窄，或局部肠袢已经失活坏死，则应作肠切除。

对于绞窄性肠梗阻，应争取在肠坏死以前解除梗阻，恢复肠管血液循环。如解除梗阻后有下列表现，则表明肠管无法恢复，需要手术：①肠壁已呈紫黑色并已塌陷；②肠壁已失去张力和蠕动能力，肠管扩大，对刺激无收缩反应；③相应的肠系膜终末小动脉无搏动。手术中肠袢生机的判断常有困难，小段肠袢当不能肯定有无血运障碍时以切除为安全。但当有较长段肠袢尤其全小肠扭转，贸然切除将导致短肠综合征，影响患者将来的生存。可在纠正血容量不足与缺氧的同时，在肠系膜血管根部注射 1% 普鲁卡因或苄胺唑啉以缓解血管痉挛，观察 15 ~ 30 min 后如仍不能判断有无生机，可重复一次，最后确认无生机后始可考虑切除。

（3）肠短路吻合术 当梗阻的部位切除有困难，如肿瘤向周围组织广泛侵犯，或是粘连致密难以分离，但肠管无坏死征象，为解除梗阻可分离梗阻部远近端肠管作短路吻合，旷置梗阻部。但应注意旷置的肠管尤其是梗阻部的近端肠管不宜过长，以免引起盲袢综合征（blind loop syndrome）。

（4）肠造口术 肠梗阻部位的病变复杂或患者情况较差或不允许行复杂的手术，可用这类术式解除梗阻，即在梗阻近端肠管作肠造口术以减压，解除肠管高度膨胀而带来的生理紊乱。主要适用于低位肠梗阻，如急性结肠梗阻，由于回盲瓣的作用，结肠完全性梗阻时多形成闭袢性梗阻，肠腔压力很高，结肠的血液供应也不如小肠丰富，容易发生肠壁血运障碍，且结肠内细菌多，所以一期肠切除吻合常不易顺利愈合，可采用梗阻近端造口以解除梗阻。如已有肠坏死或肠肿瘤，可切除坏死或肿瘤肠段，将两断端外置作造口术，以后再行二期手术重建肠道的连续性。

拓展阅读 3-16-1
2017 WSES 粘连性小肠梗阻诊断与治疗指南

二、粘连性肠梗阻

粘连性肠梗阻是肠梗阻最常见的一种类型，其发生率占肠梗阻的 40% ~ 60%。

（一）病因和发病机制

肠粘连和腹腔内粘连带可分先天性和后天性两种。先天性者较少见，可因发育异常或胎粪性腹膜炎所致；后天性者多见，常由于腹腔内手术、炎症、创伤、出血、异物等引起。临床上以手术后所致的粘连性肠梗阻为最多。粘连性肠梗阻一般都发生在小肠，引起结肠梗阻者少见。粘连引起的肠梗阻有多种类型。

粘连性肠梗阻间歇期并无症状，当附加有其他因素时则出现症状：①如肠腔已变窄，在有腹泻炎症时肠壁水肿使变窄的肠腔完全阻塞不通；②肠腔内容物过多致肠膨胀，肠袢下垂加剧黏着部的锐角而使肠管不通；③肠蠕动增加或体位的剧烈变动，产生扭转。因此，有些患者粘连性肠梗阻的症状可反复发作，经非手术治疗后又多可缓解。而另一些患者以往并无症状，初次发作即为绞窄性肠梗阻。

（二）诊断

急性粘连性肠梗阻主要是小肠机械性梗阻的表现，患者多有腹腔手术、创伤或感染的病史。以往有慢性肠梗阻症状或多次急性发作者多为广泛粘连引起的梗阻；长期无症状而突然出现急性梗阻症状，腹痛较重，出现腹膜刺激征，应考虑粘连带、内疝或扭转等引起的绞窄性肠梗阻。手术后早期（5~7天）发生梗阻的症状，应与手术后肠麻痹恢复期的肠蠕动功能失调相鉴别。除有肠粘连外，与术后早期肠管的炎性反应有关，既有肠腔梗阻又有炎症引起的局部肠动力性障碍。

（三）预防

腹部手术时减少组织损伤，减轻组织炎症反应，预防腹腔内粘连是临床外科医师应重视的问题。粘连的形成本身是机体对损伤的一种炎症反应，是愈合机制的一部分，抑制它的发生也将影响愈合、修复。腹腔内粘连的产生除一些不可避免的因素外，尚有一些可避免的因素。如：①清除手套上的淀粉、滑石粉，不遗留线头、棉花纤维等异物于腹腔内，减少肉芽组织的产生；②减少缺血的组织，不做大块组织结扎；③注意无菌操作技术，减少炎性渗出；④保护肠浆膜面，防止损伤与干燥；⑤冲洗清除腹腔内积血、积液，必要时放置引流管；⑥及时治疗腹腔内炎性病变，防止炎症扩散。此外，术后早期活动和促进肠蠕动及早恢复，均有利于防止粘连的形成。

（四）治疗

肠梗阻的治疗原则适用于粘连性肠梗阻。治疗粘连性肠梗阻的要点：区别是单纯性还是绞窄性，是完全性还是不完全性。单纯性肠梗阻可先行非手术治疗，绞窄性和完全性则应施行手术治疗。反复发作者可根据病情行急诊或择期手术治疗。虽然手术后仍可形成粘连，仍可发生肠梗阻，但在非手术治疗难以消除梗阻粘连的情况下，手术仍是有效的方法。

手术方法应按粘连的具体情况而定：粘连带和小片粘连可施行简单的切断和粘连松解；如一组肠袢紧密粘连成团难以分离，可切除此段肠袢做一期吻合；在特殊情况下，如放射性肠炎引起的粘连性肠梗阻，可将梗阻近、远端肠侧吻合作短路手术；为实现腹内广泛分离后虽有粘连但不形成梗阻，可采取肠排列（intestinal splinting）的方法使肠袢呈有序地排列粘连，而不致有梗阻。

三、肠扭转

肠扭转（intestinal volvulus）是一段肠管甚至全部小肠及其系膜沿系膜轴扭转360°~720°。因此，肠扭转既有肠管的梗阻，更有肠系膜血液循环受阻，是肠梗阻中病情凶险、发展迅速的一类。

（一）病因

引起肠扭转的主要原因有如下三种。

1. 解剖因素　如手术后粘连、乙状结肠冗长、先天性中肠旋转不全等。

2. 物理因素　在上述解剖因素基础上，肠袢本身有一定的重量，如饱餐后肠腔内有较多不易消化的食物；肠道肿瘤；乙状结肠内存积干结粪便等，都是造成肠扭转的潜在因素。

3. 动力因素　强烈的肠蠕动或体位的突然改变，肠袢产生不同步的运动，使已有轴心固定位置且有一定重量的肠袢发生扭转。

（二）临床表现

肠扭转是闭袢型肠梗阻加绞窄性肠梗阻，发病急骤，发展迅速。起病时腹痛剧烈且无间歇期，早期即可出现休克。肠扭转的好发部位是小肠和乙状结肠，临床表现各有特点。

小肠扭转表现为突然发作剧烈腹部绞痛，常为持续性疼痛阵发性加剧。由于肠系膜受到牵拉，疼痛可放射至腰背部。呕吐频繁，腹胀以某一部位特别明显，腹部有时可扪及压痛的扩张肠袢。肠鸣音减弱，可闻及气过水声。腹部X线检查符合绞性肠梗阻的表现，有时可见空肠和回肠换位，或排列成多种形态的小跨度蜷曲肠袢等特有的征象。

乙状结肠扭转（sigmoid volvulus）多见于乙状结肠冗长、有便秘的老年人，以往可有多次腹痛发作经排气、排便后缓解的病史。患者有腹部持续胀痛，左腹部明显膨胀，可见肠型。腹部压痛及肌紧张不明显。腹部X线平片显示马蹄状巨大的双腔充气肠袢，圆顶向上；立位可见两个液平面。钡剂灌肠X线片检查见扭转部位钡剂受阻，钡影尖端呈“鸟嘴”形。

（三）治疗

肠扭转是一种较严重的机械性肠梗阻，可在短时期内发生肠绞窄、坏死。若不能得到及时正确的处理，患者将有较高的病死率。及时地手术治疗，将扭转的肠袢回转复位可降低病死率，更可减少小肠大量切除后的短肠综合征。胸袢复位后应细致观察血液循环恢复的情况，明确有坏死的肠段应切除。对有怀疑的长段肠袢应设法解除血管痉挛，观察其生机，争取保留较长的小肠。坏死的乙状结肠、盲肠可行切除，切除断端有明确良好生机的可以做一期吻合；否则，应做外置造口，以后做二期手术。乙状结肠扭转患者多有乙状结肠冗长而引起的便秘，复位后可择期行冗长结肠切除。

早期乙状结肠扭转，可在结肠镜的直视下将肛管通过扭转部进行减压，并将肛管保留2～3日。但这些治疗必须在严密观察下进行，一旦怀疑有肠绞窄，必须及时改行手术治疗。

嵌顿性腹股沟斜疝和股疝是急性肠梗阻的常见病因，容易发生肠绞窄。除肠梗阻症状外，还有腹外疝的表现。对肠梗阻患者体检时不能遗漏腹股沟部。

四、肠套叠

肠的一段套入其相连的肠管腔内称为肠套叠（intestinal intussusception），以小儿最多见，其中以2岁以下者居多。

（一）病因与类型

原发性肠套叠绝大部分发生于婴幼儿，主要是由于肠蠕动节律紊乱，而肠蠕动节律的失调可能由于食物性质的改变所致。继发性肠套叠多见于成年人，肠腔内或肠壁部器质性病变使肠蠕动节律失调，近段肠管的强力蠕动将病变连同肠管同时送入远段肠管中。

根据套入肠与被套肠部位，肠套叠分为小肠－小肠型、小肠－结肠型、结肠－结肠型，在小儿多为回结肠套叠。套叠的结构可分为三层，外层为鞘部，中层为回返层，内层为进入层，后两者合称套入部。套入部的肠系膜也随肠管进入，结果不仅发生肠腔梗阻，由于肠系膜血管受压，肠管也可以发生绞窄而坏死。

（二）临床表现

肠套叠的三大典型症状是腹痛、血便和腹部肿块。表现为突然发作剧烈的阵发性腹痛，患儿阵发哭闹不安，有安静如常的间歇期，伴有呕吐和果酱样血便。腹部触诊常可扪及腊肠形、表面光滑、稍可活动、具有压痛的肿块，常位于脐右上方；而右下腹扪诊有空虚感。随着病程的进展逐步出现腹胀等肠梗阻症状。钡剂胃肠道造影对诊断肠套叠有较高的准确率。

慢性复发性肠套叠见于成人，其发生原因常与肠息肉、肿瘤、憩室等病变有关。多呈不完全梗阻，故症状较轻，可表现为阵发性腹痛发作，而发生便血的不多见。由于套叠常可自行复位，所以发作过后检查可为阴性。

图3-16-2
成人小肠套叠术中照片

图3-16-3
成人小肠套叠术中照片，解除套叠后显示小肠肿瘤，术后病理小肠非霍奇金淋巴瘤

（三）治疗

应用空气、氧气或钡剂灌肠，不仅是诊断方

法，也是一种有效的治疗方法，适用于回盲型或结肠型的早期。一般先用 60 mmHg 空气压力，经肛管注入结肠内，在 X 线透视下明确诊断后，继续注气加压至 80 mmHg 左右，直至套叠复位。如果套叠不能复位，或病期已超过 48 h，或怀疑有肠坏死，或灌肠复位后出现腹膜刺激征及全身情况恶化，都应行手术治疗。术前应纠正脱水或休克。术中若肠无坏死，可轻柔地挤压复位；如果肠壁损伤严重或已有肠坏死者，可行肠段切除吻合术；如果患者全身情况严重，可将坏死肠管切除后两断端外置造口，以后再行二期肠吻合术。成人肠套叠多有引起套叠的病理因素，一般主张手术治疗。

五、肠系膜血管缺血性疾病

本病是一种绞窄性动力性肠梗阻，由于肠管可能在短时间内广泛坏死，术中需切除大量肠管，导致术后营养障碍，故病情较一般绞窄性机械性肠梗阻更为严重。

（一）病因与发病机制

发生于肠系膜动脉、特别是肠系膜上动脉者多于肠系膜静脉。可由下列原因引起：①肠系膜上动脉栓塞，栓子多来自心脏，如心肌梗死后的壁栓，心瓣膜病、心房纤颤、心内膜炎等，也可来自主动脉壁上的粥样斑块；②肠系膜上动脉血栓形成，大多在动脉硬化性阻塞或狭窄的基础上发生；③肠系膜上静脉血栓形成，可继发于腹腔感染、肝硬化门静脉高压致血流淤滞、高凝状态及外伤或手术造成血管损伤等。

栓子通常堵塞在肠系膜上动脉自然狭窄部，而血栓形成多发生在肠系膜上动脉有粥样硬化的近端约 1 cm 范围内。不论是栓塞或血栓形成，堵塞血管的远端分支即发生痉挛。肠黏膜不耐受缺血，急性血管闭塞 10 min 后，肠黏膜的超微结构即有明显改变，缺血 1 h 后，组织学改变即很清楚，黏膜坏死脱落，肠壁血液淤滞，出现发绀、水肿，大量富含蛋白质的液体渗至肠腔和腹腔。缺血后短时间内动脉血流恢复，小肠仍可具有活力，但将有明显的再灌注损伤。缺血持续长时间后，肠管肌与浆膜将坏死，并出现腹膜炎。患者很快因中毒、大量体液丢失及代谢性酸中毒而休克。

（二）临床表现和诊断

患者以往多有冠心病史或有心房纤颤，多数有动脉硬化表现。临床表现因血管阻塞的部位、性质和发生的缓急而各有不同。血管阻塞发生过程越急，范围越广，表现越严重。

剧烈的腹部绞痛是最开始的症状，难以用药物所缓解，可以是全腹性或局限性。早期由于肠痉挛所致，此后有肠坏死，疼痛转为持续。伴有频繁呕吐，呕吐物多为血性。部分患者有腹泻，并排出暗红色血便。患者的早期症状明显且严重，但腹部体征与其不相称，是急性肠缺血的一大特征。开始时腹软不胀，轻压痛，此后腹部逐渐膨胀，压痛明显，肠鸣音消失，出现腹膜刺激征，表明已发生肠坏死，患者很快出现休克征象。

图 3-16-4
肠系膜上动脉栓塞后出现大范围小肠坏死穿孔术中照片

图 3-16-5
肠系膜上动脉栓塞后出现大范围小肠坏死穿孔术中照片

实验室检查可见白细胞计数升高，并有血液浓缩和代谢性酸中毒表现。腹腔穿刺可抽出血性液体。腹部 X 线平片在早期仅显示肠腔中等或轻度胀气；当有肠坏死时，腹腔内有大量积液，平片显示密度增高。腹部血管成像和选择性动脉造影对本病有较高的诊断价值，不仅能帮助诊断，还可鉴别是动脉栓塞、血栓形成或血管痉挛。

（三）治疗

应及早诊断，及早治疗。治疗方法包括支持疗法和手术治疗。血管造影明确病变的性质和部位后，导管可保持在原位上给予血管扩张剂，并维持至手术后或栓塞病变治疗后，有利于提高缺血肠管的成活率。肠系膜上动脉栓塞可行栓子取除术，血栓形成则可行血栓取出或支架置入手术。如果有肠坏死则应行肠切除术，根据肠管切除的范围及切除缘的血运情况，施行一期吻合或肠断端外置造口。

☞典型案例 3-16-1

肠梗阻病例及分析

（马晋平 王颖钊）

第二节 炎症性肠病

一、概述

炎症性肠病（inflammatory bowel disease，IBD）是一组病因尚未阐明的慢性非特异性肠道炎症性疾病，包括溃疡性结肠炎（ulcerative colitis，UC）和克罗恩病（Crohn's disease，CD）。炎症性肠病呈慢性过程，病程迁延，并发症发生率高，严重影响患者的生命质量。

（一）流行病学

在不同人群、不同区域，炎症性肠病的发病率差别很大。一般来讲，发达国家发病率高于发展中国家。研究显示，溃疡性结肠炎发病率最高的北欧可高达57.9/10万人，患病率可达505/10万人；克罗恩病发病率可达29.3/10万人，患病率197.3/10万人。我国北方地区溃疡性结肠炎发病率为1.64/10万人，克罗恩病为0.13/10万人；而南方地区溃疡性结肠炎发病率为2.1/10万人，克罗恩病为1.09/10万人。目前尚无我国炎症性肠病患病率的准确数据。

（二）病因和发病机制

炎症性肠病的病因未明，一般认为与环境、遗传及肠道微生态等多因素相互作用导致肠道异常免疫失衡有关。

1. 环境因素　近几十年来，全球炎症性肠病的发病率持续增高，这一现象首先出现在经济高度发达的北美及欧洲。以往该病我国少见，近20年来逐渐增多。这一疾病谱的变化，提示环境因素发挥了重要作用。至于哪些环境因素发挥了关键作用，目前尚未明了。卫生条件改善、抗生素使用、饮食结构改变及母乳喂养减少等都可能与炎症性肠病发病有关。

2. 遗传因素　炎症性肠病发病具有遗传倾向。炎症性肠病患者的一级亲属发病率显著高于普通人群，单卵双胞显著高于双卵双胞。迄今为止，已发现200多个基因位点与炎症性肠病有关。在高加索人群中发现某些基因位点（如NOD2/CARD15）的单核苷酸多态性与炎症性肠病发病密切相关，但我国与炎症性肠病发病密切相关的基因单核苷酸位点和国外有一定差异，反映了不同种族、人群的遗传背景不同。

3. 肠道微生态　炎症性肠病患者的肠道微生态与正常人不同，表现为肠道菌群的多样性及丰度下降，某些细菌如厚壁菌和拟杆菌减少，而致病性大肠埃希菌、梭菌属增加。用转基因或敲除基因方法造成免疫缺陷的炎症性肠病动物模型必须在肠道微生物存在的前提下才发生炎症反应，抗生素治疗对某些炎症性肠病患者有效等说明肠道微生物在炎症性肠病的发生和发展中起重要作用。

4. 免疫失衡　各种因素引起Th1、Th2及Th17炎症通路激活，炎症因子（如IL-1、IL-6、IL-8、TNF-α、IL-2、IL-4、IFN-γ等）分泌增多，炎症因子/抗炎因子失衡，导致肠道黏膜持续炎症，屏障功能损伤。

炎症性肠病的发病机制可概括为：环境因素作用于遗传易感者，在肠道微生物参与下引起肠道免疫失衡，损伤肠黏膜屏障，导致肠黏膜持续炎症损伤。

二、溃疡性结肠炎

诊疗路径：

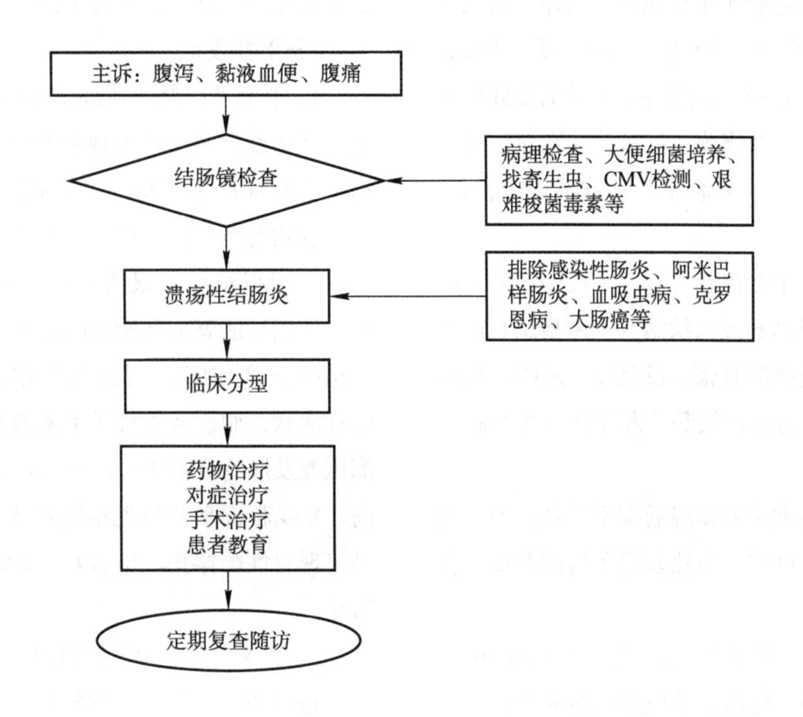

本病可发生在任何年龄，多见于20～40岁人群，亦可见于儿童或老年。男女发病率无明显差别。近年我国溃疡性结肠炎患病率明显增加，以轻中度患者占多数，但重症也不少见。

（一）病理

炎症大多数自直肠开始，逆行向乙状结肠、降结肠、横结肠升结肠发展，甚至可累及末段回肠，呈"倒灌样"。病变局限于结肠黏膜与黏膜下层，呈连续性、弥漫性分布。活动期时结肠黏膜固有层内弥漫性中性粒细胞、淋巴细胞、浆细胞、嗜酸细胞浸润，可见黏膜糜烂、溃疡及隐窝脓肿。慢性期时隐窝结构紊乱，腺体萎缩变形、排列紊乱及数目减少，杯状细胞减少，出现潘氏细胞化生及炎性息肉。

图 3-16-6
溃疡性结肠炎组织学表现（HE 染色）

由于结肠病变一般限于黏膜与黏膜下层，很少累及肌层，故结肠穿孔、瘘管或腹腔脓肿等并发症少见。部分重症患者病变可累及结肠壁全层，易发生中毒性巨结肠。表现为肠壁重度充血水肿、肠壁变薄、肠腔膨大，溃疡累及肌层乃至浆膜层，可致急性穿孔。病程时间长、病变累及范围广者恶变危险性增加。有研究提示，病程超过20年的患者发生结肠癌风险较正常人增高10～15倍。

（二）临床表现

腹泻、黏液脓血便及腹痛是溃疡性结肠炎的主要症状。病程多呈慢性经过，发作与缓解交替。少数患者症状持续并逐渐加重，也有少数患者可以长时间处于缓解状态。病情轻重与病变范围、临床分型及病期等有关。

1. 消化系统表现

（1）腹泻和黏液脓血便　是本病活动期最主要的临床表现。病情轻者每日排便2～3次，无便血或仅有少量便血。严重者每日排便次数可超过10次，呈明显黏液脓血便，甚至大量便血。有些溃疡性直肠炎患者常有便意，每日可有数次大便，但每次大便量及便血并不多，此时不能以大便次数衡量病情的轻重。

（2）腹痛　多有轻至中度腹痛，为左下腹或下腹隐痛，亦可累及全腹。常有里急后重，便后腹痛缓解。轻者可无腹痛或仅有腹部不适。严重者如并发中毒性巨结肠或炎症波及腹膜，可呈持续剧烈腹痛。

（3）其他症状　可有腹胀、食欲不振、恶心、呕吐等消化道症状。

（4）体征轻、中度患者仅有左下腹轻压痛，有时可触及痉挛的降结肠或乙状结肠。重型患者可有明显压痛。若出现腹肌紧张、反跳痛、肠鸣音减弱等体征，应注意中毒性巨结肠、肠穿孔等并发症。

2. 全身表现

（1）发热　轻度患者体温通常不升高。中、重度患者可呈低至中度热，高热多提示病情严重、存在并发症如感染等。

（2）营养不良　病情严重且持续时间长的患者可出现衰弱、消瘦、贫血、低白蛋白血症等营养不良及水与电解质平衡紊乱等表现。

3. 肠外表现　包括外周关节炎、结节性红斑、坏疽性脓皮病、巩膜外层炎、前葡萄膜炎、口腔复发性溃疡等。骶髂关节炎、强直性脊柱炎以及原发性硬化性胆管炎等，可与溃疡性结肠炎共存，但与溃疡性结肠炎本身的病情变化无关。

4. 临床分型　按其病程、程度、范围及病期进行综合分型。

（1）临床类型　①初发型：指无既往史的首次发作；②慢性复发型：临床上最多见，指缓解后再次出现症状，常表现为发作期与缓解期交替。

（2）疾病分期　分为活动期与缓解期。活动期按严重程度分为轻、中、重度。轻度指排便＜4次/d，无便血或仅有轻度便血，脉搏正常，无发热及贫血，红细胞沉降率＜20 mm/h。重度指腹泻≥6次/d，明显血便，体温＞37.8℃、脉搏＞90次/min，血红蛋白浓度低于正常值的75%，红细胞沉降率＞30 mm/h。介于轻度与重度之间者为中度。

（3）病变范围　按病变累及范围分为：①直肠炎，指炎症只累及直肠黏膜；②左半结肠炎，指炎症累及结肠脾曲以远的黏膜；③广泛结肠炎，指炎症延伸至结肠脾曲以近或全结肠。

（三）并发症

1. 中毒性巨结肠（toxic megacolon）　约5%的重症溃疡性结肠炎可出现中毒性巨结肠，此时结肠病变广泛而严重，肠壁张力减退，结肠蠕动消失，肠内容物与肠腔内气体大量积聚，导致结肠急性扩张，一般以横结肠最为严重。低钾血症、钡剂灌肠、使用抗胆碱能药物或阿片类制剂是诱发中毒性巨结肠的常见因素。表现为病情急剧恶化，出现毒血症症状，脱水及电解质平衡紊乱，出现肠型、腹部压痛及肠鸣音消失等体征。周围血白细胞显著升高。X线腹部平片可见结肠扩大，结肠袋形消失。易出现急性肠穿孔，预后差，常需要急诊外科手术治疗。

2. 癌变　多见于广泛性结肠炎、病程漫长者。病程超过20年者发生结肠癌风险较正常对照人群增高10倍以上。

3. 其他并发症　结肠大出血发生率约3%；肠穿孔多与中毒性巨结肠有关；肠梗阻少见，发生率远低于克罗恩病。

（四）辅助检查

1. 血液检查　活动期可出现贫血、周围白细胞计数增加、红细胞沉降率升高及血C反应蛋白浓度升高。怀疑合并巨细胞病毒（cytomegalovirus，CMV）感染时，可行血清CMV IgM及DNA检测。

2. 粪便检查　肉眼观常有黏液脓血，显微镜检查见红细胞和脓细胞，急性发作期可见巨噬细胞。粪钙卫蛋白浓度升高提示肠黏膜炎症处于活动期。应注意通过粪便病原学检查，排除感染性结肠炎。怀疑合并艰难梭状杆菌（*Clostridium difficile*，*C.diff*）感染时可通过细菌培养、毒素检测、谷氨酸脱氢酶抗原检测及核苷酸PCR等方法证实。

3. 结肠镜检查　是本病诊断与鉴别诊断的最重要手段。检查时，应尽可能观察全结肠及末段回肠，确定病变范围，必要时取活检。溃疡性结肠炎内镜下呈连续性、弥漫性分布，从直肠开始逆行向近端扩展。黏膜改变表现为：①黏膜血管纹理模糊、紊乱或消失、充血、水肿、易脆、出血及脓性分泌物附着；②病变明显处见弥漫性糜烂和多发性浅溃疡；③慢性病变常见黏膜粗糙，呈细颗粒状、炎性息肉及桥状黏膜，在反复溃疡愈合、瘢痕形成过程中结肠变形缩短、结肠袋变浅、变钝或消失。

图 3-16-7
溃疡性结肠炎结肠镜下表现

4. X线钡剂灌肠检查　临床上已不作为常规检查方法，但可作为结肠镜检查有禁忌证或不能完成全结肠检查时的补充。主要X线征有：①黏膜粗乱和（或）颗粒样改变；②多发性浅溃疡，表现为管壁边缘毛糙呈毛刺状或锯齿状以及可见小龛影，亦可有炎症性息肉而表现为多个小的圆或卵圆形充盈缺损；③肠管缩短，结肠袋消失，肠壁变硬，可呈铅管状。重度患者不宜做钡剂灌肠检查，以免加重病情或诱发中毒性巨结肠。

（五）诊断和鉴别诊断

根据反复发作的腹泻和黏液脓血便、腹痛、里急后重等症状，在排除慢性细菌性痢疾、阿米巴痢疾、慢性血吸虫病、肠结核等感染性结肠炎及结肠克罗恩病、缺血性肠炎、放射性肠炎等其他结肠炎症的基础上，具有上述结肠镜检查黏膜改变中至少一项及黏膜活检组织学所见可以诊断本病。一个完整的诊断应包括其临床类型、严重程度、病变范围、病情分期及并发症。

初发病例及临床表现、结肠镜改变不典型者，暂不做出诊断，须随访3～6个月，根据病情变化再做出诊断。

本病组织病理改变无特异性，各种病因均可引起类似的肠道炎症改变，故只有在认真排除各种可能有关的病因后才能做出本病诊断。溃疡性结肠炎需与下列疾病鉴别：

1. 感染性肠炎　各种细菌感染如志贺菌、沙门菌等，可引起腹泻、黏液脓血便、里急后重等症状，易与溃疡性结肠炎混淆。粪便致病菌培养可分离出致病菌，抗生素可治愈。

2. 阿米巴肠炎　病变主要侵犯右侧结肠，也可累及左侧结肠，结肠溃疡较深，边缘潜行，溃疡间的黏膜多正常。粪便或结肠镜取溃疡渗出物检查可找到溶组织阿米巴滋养体或包囊。血清抗阿米巴抗体阳性。抗阿米巴治疗有效。

3. 血吸虫病　有疫水接触史，常有肝脾大，粪便检查可发现血吸虫卵，孵化毛蚴阳性。直肠镜检查在急性期可见黏膜黄褐色颗粒，活检黏膜压片或组织病理检查可发现血吸虫卵。血清血吸虫抗体检测亦有助鉴别。

4. 克罗恩病　溃疡性结肠炎与克罗恩病的鉴别要点见表3-16-3。少数情况下，临床上会遇到局限于结肠的炎症改变，通过内镜及组织学检查仍难于鉴别溃疡性结肠炎与克罗恩病者，可诊断

表 3-16-3　溃疡性结肠炎与结肠克罗恩病的鉴别

鉴别要点	溃疡性结肠炎	结肠克罗恩病
症状	脓血便多见	脓血便较少见
病变分布	连续性	节段性
直肠受累	绝大多数	少见
肠腔狭窄	少见，中心性	多见、偏心性
溃疡及黏膜	溃疡表浅，黏膜弥漫性充血水肿、颗粒状，脆性增加	纵行溃疡、黏膜呈卵石样，病变间的黏膜正常
组织学	固有膜全层弥漫性炎症、隐窝脓肿、隐窝结构明显异常、杯状细胞减少	裂隙状溃疡、非干酪性肉芽肿、黏膜下层淋巴细胞聚集

为炎症性肠病分型待定（inflammatory bowel disease unclassified，IBDU），并进行随访。如因病情需要，手术切除全结肠后病理组织学检查仍不能鉴别者，则诊断为未定型结肠炎（indeterminate colitis）。

5. 大肠癌 便血是最常见的临床表现，多见于中年以后。直肠癌经直肠指检常可触到肿块，结肠镜及活检可确诊。须注意溃疡性结肠炎也可发生癌变。

6. 肠易激综合征 反复发作的腹痛与腹泻、便后腹痛缓解是最主要的临床表现。粪便可有黏液但无脓血，显微镜检查正常，隐血试验阴性，粪钙卫蛋白浓度正常。结肠镜检查无黏膜器质性病变证据。

7. 其他 需与其他感染性肠炎（如抗生素相关性肠炎、肠结核、真菌性肠炎等）、缺血性结肠炎、放射性肠炎、过敏性紫癜、胶原性结肠炎、结肠息肉病、结肠憩室炎及HIV感染合并的结肠炎等鉴别。

☞ 拓展阅读 3-16-2

炎症性肠病诊断与治疗的共识意见（2018年·北京）

（六）治疗

治疗目标是诱导并维持症状缓解以及黏膜愈合，防治并发症，改善患者的生命质量。在对病情进行全面评估的基础上，根据病情活动性的严重程度、病变累及的范围和疾病类型制订治疗方案。治疗过程中应根据患者对治疗的反应以及对药物的耐受情况随时调整治疗方案。决定治疗方案前应向患者详细解释方案的效益和风险，在与患者充分交流并取得合作之后实施。

1. 控制炎症反应

（1）氨基水杨酸制剂 包括5-氨基水杨酸（5-ASA）制剂和柳氮磺吡啶（SASP），用于轻、中度溃疡性结肠炎的诱导缓解及维持治疗。诱导治疗期5-ASA 3～4 g/d口服，症状缓解后相同剂量或减量维持治疗。5-ASA灌肠剂适用于病变局限在直肠、乙状结肠或左半结肠受累者，但是全结肠型患者也可以使用；栓剂适用于病变局限在直肠者。SASP疗效与5-ASA相似，但不良反应远较5-ASA多见。

（2）糖皮质激素 用于对5-ASA疗效不佳的中度患者及重度患者的首选治疗。口服泼尼松0.75～1 mg/（kg·d），重度患者也可根据具体情况先予静脉滴注，如氢化可的松200～300 mg/d或者甲泼尼龙40～60 mg/d。症状好转后再改为口服。糖皮质激素只用于活动期的诱导缓解，症状控制后应予逐渐减量至停药，不宜长期使用。减量期间加用免疫抑制剂或5-ASA维持治疗。

激素无效指相当于泼尼松0.75 mg/（kg·d）治疗超过4周，疾病仍处于活动期。激素依赖指：①虽能维持缓解，但激素治疗3个月后，泼尼松仍不能减量至10 mg/d；②在停用激素3个月内复发。

重度溃疡性结肠炎静脉使用糖皮质激素治疗无效时，可应用环孢素2～4 mg/（kg·d）静脉滴注作为转换治疗，大部分患者可取得暂时缓解而避免急症手术。生物制剂如抗肿瘤坏死因子α（TNF-α）单克隆抗体在重度溃疡性结肠炎的诱导缓解及转换治疗疗效良好。

（3）免疫抑制剂 用于5-ASA维持治疗疗效不佳、症状反复发作及激素依赖者的维持治疗。由于起效慢，不单独作为活动期诱导治疗。常用制剂有硫唑嘌呤及6-巯基嘌呤，常见不良反应是胃肠道症状及骨髓抑制，使用期间应定期监测血白细胞计数。不耐受者可选用氨甲蝶呤。维持治疗的疗程根据具体病情决定，病情严重或经常复发者通常需要长程维持治疗。维持治疗的药物选择及使用方法可参考有关指南。

（4）生物制剂 已被证实对炎症性肠病有良好疗效，可用于溃疡性结肠炎的诱导缓解及维持治疗。详见本节“克罗恩病”部分。

2. 对症治疗

（1）及时纠正水、电解质平衡紊乱 严重贫血者可输血，低白蛋白血症者应补充白蛋白。病情严重时应禁食，并给予静脉营养治疗。

（2）对腹痛、腹泻的对症治疗　慎重使用抗胆碱能药物或止泻药如地芬诺酯或洛哌丁胺。在重症患者应禁用，因有诱发中毒性巨结肠的危险。

（3）抗生素治疗对一般病例并无指征　对重症有继发感染者，应积极抗菌治疗，静脉给予广谱抗生素。艰难梭状杆菌及巨细胞病毒感染常发生于长期使用激素或免疫抑制剂的患者，导致症状复发或加重，应及时进行检测及治疗。

3. 患者管理

（1）病情较重的活动期患者应充分休息，调节好情绪，避免心理压力过大。

（2）症状明显的活动期患者可给予流质或半流饮食，病情好转后改为富营养、易消化的少渣饮食，不宜过于辛辣。注重饮食卫生，避免肠道感染性疾病。

（3）教育患者按医嘱服药及定期随访，不要擅自停药。反复病情活动者，应有长期服药的心理准备。

4. 手术治疗　紧急手术指征为：并发大出血、肠穿孔及中毒性巨结肠经积极内科治疗无效者。择期手术指征为：①并发结肠癌变；②内科治疗效果不理想、药物不良反应大而不能耐受者，或严重影响患者的生存质量者。一般采用全结肠切除加回肠肛门储袋吻合术。

（七）预后

本病呈慢性过程，大部分患者反复发作。轻度及长期缓解者预后较好。慢性持续活动或反复频繁发作者生命质量下降，但如能积极配合药物治疗或合理选择手术治疗，亦可取得较好的治疗效果。并发症有严重感染、中毒性巨结肠、老年患者预后不良等。近年由于诊治水平提高，本病患者的病死率已明显下降。病程漫长者癌变危险性增加，应注意随访。病程 10 年以上的广泛结肠炎和病程 15 年以上的左半结肠炎患者应常规行结肠镜检查，筛查是否癌变，并根据具体情况制订结肠癌监测计划。

三、克罗恩病

诊疗路径：

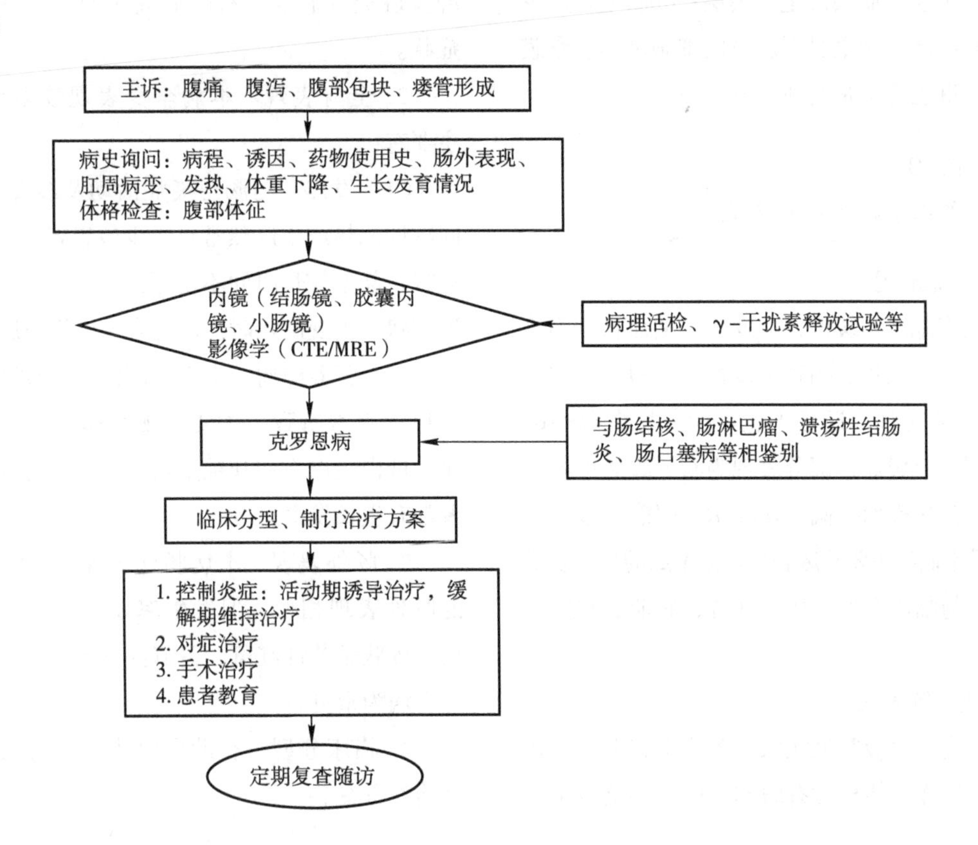

克罗恩病（CD）是一种慢性炎性肉芽肿性疾病，多见于末段回肠和邻近结肠，但从口腔至肛门各段消化道均可受累，病变呈节段性分布。以腹痛、腹泻、体重下降为主要临床表现，常有发热、疲乏等全身表现、肛周脓肿或瘘管等局部表现，以及关节、皮肤、眼、口腔黏膜等肠外损害。

青少年多见，发病高峰年龄为18～35岁，男女患病率相近。

（一）病理

1. 克罗恩病大体形态特点 ①病变呈节段性；②典型病变呈纵行溃疡及鹅卵石样外观，但早期可呈鹅口疮样溃疡；③病变累及肠壁全层，肠壁增厚变硬，肠腔狭窄。若溃疡穿孔可引起局部脓肿，穿透至其他肠段可形成内瘘，穿透至邻近器官或腹壁则形成外瘘。肠壁浆膜纤维素渗出、慢性穿孔均可引起肠粘连。

2. 克罗恩病的组织学特点 ①非干酪性肉芽肿：由类上皮细胞和多核巨细胞构成，可发生在肠壁各层和局部淋巴结；②裂隙样溃疡：呈缝隙状，可深达黏膜下层、肌层甚至浆膜层；③肠壁各层炎症：伴固有膜底部和黏膜下层淋巴细胞聚集、黏膜下层增宽、淋巴管扩张及神经节炎等。

图3-16-8
克罗恩病组织学表现（HE染色）

（二）临床表现

起病大多隐匿、缓慢，从发病早期症状至确诊有时需数月乃至数年。病程呈慢性、长短不等的活动期与缓解期交替，迁延不愈。少数患者急性起病，可表现为急腹症，部分表现为右下腹痛患者被误诊为急性阑尾炎而行阑尾切除术。腹痛、腹泻和体重下降是本病的主要临床表现。但本病的临床表现复杂多变，与临床类型、病变部位、病期及并发症有关。

1. 消化系统表现

（1）腹痛 为最常见症状。多位于右下腹或脐周，间歇性发作。体检常有腹部压痛，部位多在右下腹。出现持续性腹痛和明显压痛，提示炎症波及腹膜或腹腔内脓肿形成。

（2）腹泻 粪便多为糊状，可有血便，但次数增多及黏液脓血便通常没有溃疡性结肠炎明显。病变涉及下段结肠或肛门直肠者，可有黏液血便及里急后重。

（3）腹部包块 见于10%～20%的患者，为肠粘连、肠壁增厚、内瘘或局部脓肿形成所致。多位于右下腹，其次为脐周。

（4）瘘管形成 是克罗恩病较为常见且较为特异的临床表现，因透壁性炎症性病变穿透肠壁全层至肠外组织或器官所致。分为内瘘和外瘘，前者可通向其他肠段、肠系膜、膀胱、输尿管、阴道、腹膜后等腹腔内部；后者通向腹壁或肛周皮肤，可见外瘘口。肠段之间形成内瘘可致吸收不良而导致腹泻加重及营养不良。肠瘘通向的组织与器官因肠内容物污染可致继发性感染，形成脓肿。外瘘或通向膀胱、阴道的内瘘均可见粪便与气体排出。

（5）肛门周围病变 包括肛门周围瘘管、脓肿及肛裂等病变。有时肛周病变可为本病的首发症状。

2. 全身表现 本病全身表现较多且较明显，主要有：

（1）发热 与肠道炎症活动及继发感染有关。间歇性低热或中度热常见，少数患者以发热为主要症状，甚至较长时间不明原因发热之后才出现消化道症状。出现高热时应注意合并感染或脓肿形成。

（2）营养障碍 由慢性腹泻、食欲减退及慢性消耗等因素所致。主要表现为体重下降，可有贫血、低白蛋白血症和维生素缺乏等。青春期前发病者常有生长发育迟缓。

3. 肠外表现 本病肠外表现与溃疡性结肠炎的肠外表现相似，但发生率较高，以口腔黏膜溃疡、皮肤结节性红斑、关节炎及巩膜炎、葡萄膜炎等眼病为常见。

4. 临床分型 有助全面估计病情和预后，制订治疗方案。

（1）临床类型 依据疾病行为（B）可分为非狭窄非穿透型（B1）、狭窄型（B2）、穿透型（B3）以及伴有肛周病变（P）。各型可有交叉或互相转化。

（2）病变部位（L） 可分为回肠末段（L1）、结肠（L2）、回结肠（L3）和上消化道（L4）。

（3）严重程度 根据主要临床表现的程度及并发症计算克罗恩病活动指数（Crohn's disease activity index，CDAI），用于区分疾病活动期与缓解期、估计病情严重程度（轻、中、重）和评定疗效。

（三）并发症

肠梗阻最常见，其次是腹腔脓肿，偶可并发急性穿孔或大量便血。炎症迁延不愈者癌变风险增加。

（四）辅助检查

1. 实验室检查 详见本章第一节。

2. 内镜 应作为克罗恩病的常规首选检查，镜检应达末端回肠。镜下一般表现为节段性、非对称性的各种黏膜炎症，其中具有特征性的表现为节段性病变、纵行溃疡和卵石样外观。胶囊内镜适用于怀疑小肠克罗恩病者，检查前应先排除肠腔狭窄，以免增加胶囊滞留的风险。小肠镜适用于病变累及小肠，其他检查手段难以确诊、特别是需要取组织学活检者。

图 3-16-9
克罗恩病结肠镜下表现

3. 影像学 CT或磁共振肠道显像（CT/MR enterography，CTE/MRE）可反映肠壁的炎症改变、病变分布的部位和范围、狭窄的存在、肠腔外并发症如瘘管形成、腹腔脓肿或蜂窝织炎等，可作为小肠克罗恩病的常规检查。活动期克罗恩病典型的CTE表现为肠壁明显增厚、肠黏膜明显强化伴有肠壁分层改变，黏膜内环和浆膜外环明显强化，呈“靶征”或“双晕征”；肠系膜血管增多、扩张、扭曲，呈“木梳征”。相应系膜脂肪密度增高、模糊，肠系膜淋巴结肿大等（图 3-16-3）。

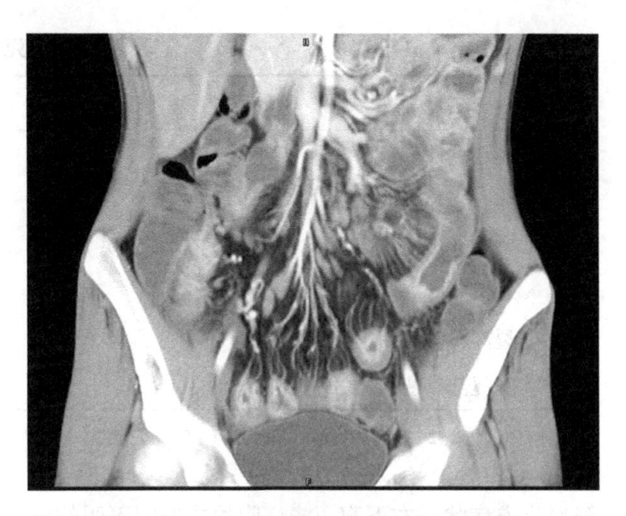

图 3-16-3 克罗恩病 CT 小肠造影（CTE）

增强后静脉期冠状位可见回肠多节段肠壁增厚，肠壁分层状强化，呈“靶环征”，肠系膜缘血管充血呈“梳样征”

MRE 诊断克罗恩病的效能与 CTE 相近，但无电离辐射，适应于儿童、孕妇及需要反复检查的患者。盆腔磁共振有助于确定肛周病变的位置和范围、了解瘘管类型及其与周围组织的解剖关系。

胃肠钡剂造影及钡剂灌肠检查阳性率比较低，已被内镜及 CTE/MRE 所代替。对于条件有限的单位仍可作为克罗恩病的检查手段。可见肠黏膜皱襞粗乱、纵行性溃疡或裂沟、鹅卵石征、假息肉、多发性狭窄或肠壁僵硬、瘘管形成、肠管假憩室样扩张等征象，病变呈节段性分布特性。

腹部超声检查对发现瘘管、脓肿和炎性包块具有一定价值，可用于指导腹腔脓肿的穿刺引流。

（五）诊断和鉴别诊断

对慢性起病，反复腹痛、腹泻、体重下降，特别是伴有肠梗阻、腹部压痛、腹部包块、肠瘘、肛周病变、发热等表现者，临床上应考虑本病。世界卫生组织提出的克罗恩病诊断要点见表 3-16-4。对初诊的不典型病例，应通过随访观察，逐渐明确诊断。

克罗恩病需与各种肠道感染性或非感染性炎症疾病及肠道肿瘤鉴别；急性发作时须除外阑尾炎；慢性过程中常需与肠结核、肠淋巴瘤进行鉴别；病变仅累及结肠者应与溃疡性结肠炎进行鉴别。

1. 肠结核 临床特点包括：①中青年患者，有肠外结核如肺结核证据；②有腹痛、腹泻、便秘

表 3-16-4 克罗恩病诊断要点

	病变表现	临床	影像	内镜	活检	切除标本
1	非连续性或节段性病变		+	+		+
2	卵石样黏膜或纵行溃疡		+	+		+
3	全壁性炎性反应改变	+（腹块）	+（狭窄）	+（狭窄）		+
4	非干酪性肉芽肿				+	+
5	裂沟、瘘管	+	+			+
6	肛门部病变	+			+	+

具有上述 1、2、3 者为疑诊；再加上 4、5、6 三者之一可确诊；具备第 4 项者，只要再加上 1、2、3 三者之二亦可确诊

等消化道症状，右下腹压痛、腹块或原因不明的肠梗阻并伴有发热、盗汗等结核毒血症状；③X 线钡剂检查发现跳跃征、溃疡、肠管变形和肠腔狭窄等征象；④结肠镜检查发现主要位于回盲部的环状溃疡、炎症息肉或肠腔狭窄；⑤结核菌素试验强阳性或 γ- 干扰素释放试验强阳性。如肠黏膜病理活检发现干酪性肉芽肿，具诊断意义；活检组织中找到抗酸杆菌有助诊断。对高度怀疑肠结核的病例，如抗结核治疗数周内症状明显改善，2～3 个月后肠镜检查病变明显好转或溃疡愈合，支持肠结核的临床诊断。

2. 肠淋巴瘤 临床表现为非特异性的胃肠道症状，如发热、腹痛、腹部包块、体重下降、肠梗阻、消化道出血等较为多见，与克罗恩病鉴别有一定困难。如 X 线检查见一肠段内广泛侵蚀、呈较大的指压痕或充盈缺损，超声或 CT 检查肠壁明显增厚、腹腔淋巴结肿大，需要排除淋巴瘤。多数淋巴瘤患者病情呈进行性加重。有时需要多次肠镜下活检，必要时手术探查以获得病理确诊。

3. 溃疡性结肠炎 鉴别要点见本章第一节表 3-16-3。

4. 急性阑尾炎 急性起病，常有转移性右下腹痛，压痛限于麦氏点，血常规检查白细胞计数增高更为显著，可资鉴别。值得注意的是，常有克罗恩病被误诊为阑尾炎而行阑尾切除术。

5. 其他 如血吸虫病、阿米巴肠炎、其他感染性肠炎（耶尔森菌、空肠弯曲菌、艰难梭菌等感染）、贝赫切特病、药物性肠病（如 NSAIDs 所致）、嗜酸性粒细胞性肠炎、缺血性肠炎、放射性肠炎、胶原性结肠炎、各种肠道恶性肿瘤以及各种原因引起的肠梗阻，在鉴别诊断中均需考虑。

（六）治疗

克罗恩病治疗目标为诱导和维持缓解，预防并发症，改善生命质量。治疗的关键环节是黏膜愈合。通常需要药物维持治疗以预防复发。

治疗方案的选择应建立在对病情进行全面评估的基础上，根据病情的严重程度、病变范围和疾病类型、复发频率、既往对治疗药物的反应、肠外表现等制订治疗方案。决定治疗方案前应向患者详细解释方案的效益和风险，在取得患者合作后实施，并根据患者对治疗的反应以及对药物的耐受情况及时调整治疗方案。

1. 控制炎症反应

（1）活动期的诱导缓解

1）氨基水杨酸类：对克罗恩病疗效不确切，仅用于病变局限在回肠末段或结肠的轻症患者。如症状不能控制或疾病进展应及时改用其他治疗方法。

2）糖皮质激素：对控制疾病活动有较好的疗效，适用于各型中至重度患者以及对 5-ASA 无效的轻度患者。对激素无效或依赖（见本章第一节），应加用免疫抑制剂。病变局限在回肠末端、回盲部或升结肠的轻中度患者可考虑使用局部作用的激素布地奈德，口服剂量每次 3 mg，每日 3 次。

3）免疫抑制剂：硫唑嘌呤或巯嘌呤适用于激素治疗无效或对激素依赖的患者，标准剂量为硫唑嘌呤1.5～2.5 mg/（kg·d）或巯嘌呤0.75～1.5 mg/（kg·d），该类药物治疗2～3个月以上才能达最大效果。不良反应主要是白细胞减少等骨髓抑制表现，应用时应严密监测。NUDT15基因变异与嘌呤类药物诱导的骨髓抑制显著相关，有条件的单位使用前可行该基因检测，有变异的患者应减低剂量或避免使用。对硫唑嘌呤或巯嘌呤不耐受者可试换用甲氨蝶呤。

4）抗生素：主要用于并发感染的治疗，如合并腹腔脓肿或肛周脓肿的治疗，在充分引流的前提下使用抗生素。常用的抗生素有硝基咪唑类及喹诺酮类药物，也可根据药敏选用抗生素。

5）生物制剂：近年针对炎症性肠病炎症通路的各种生物制剂在治疗炎症性肠病取得良好疗效。抗TNF-α的单克隆抗体如英夫利昔（infliximab）及阿达木（adalimumab）对传统治疗无效的活动性克罗恩病有效，可用于克罗恩病的诱导缓解与维持治疗。其他生物制剂如阻断淋巴细胞迁移的维得利单抗（vedolizumab）及拮抗IL-12/IL-23与受体结合的乌司奴单抗（ustekinumab）也被证实有良好疗效。

拓展阅读3-16-3

抗肿瘤坏死因子α单克隆抗体治疗炎症性肠病专家共识（2017）

6）全肠内营养：对于常规药物治疗效果欠佳或不能耐受者，特别是青少年患者，全肠内要素饮食对控制症状、降低炎症反应有帮助。

拓展阅读3-16-4

炎症性肠病营养支持治疗专家共识（第二版）

（2）缓解期的维持治疗　5-ASA仅用于症状轻、病变局限且5-ASA诱导治疗有效的维持治疗。硫唑嘌呤或巯嘌呤是常用的维持治疗药物，剂量与活动期相同。使用抗TNF-α单抗取得缓解者，推荐继续使用以维持缓解，也可在病情缓解后改用免疫抑制剂维持治疗。维持缓解治疗时间目前尚无定论，应根据具体情况决定。一般认为治疗后内镜下黏膜愈合、炎症指标如血C反应蛋白或粪钙卫蛋白降至正常、影像学肠壁结构恢复正常者复发率比较低。即使缓解后停药，也需定期随访观察。

2. 对症治疗　纠正水、电解质平衡紊乱；贫血者可输血，低蛋白血症者输注人血清白蛋白，重症患者酌用要素饮食及营养支持治疗。全肠内要素饮食除营养支持外还有助于诱导缓解。

腹痛、腹泻必要时可酌情使用抗胆碱能药物或止泻药，合并感染者静脉途径给予广谱抗生素。

3. 手术治疗　通常适用于并发症，包括肠梗阻、腹腔脓肿、急性穿孔、不能控制的大量出血及癌变。瘘管的治疗比较复杂，需内外科医生密切配合，根据具体情况决定个体化的治疗方法，包括内科治疗与手术治疗。对于病变局限且已经切除者，术后可定期随访。大多数患者需使用药物预防复发，常用药物为硫唑嘌呤或巯嘌呤。对易于复发的高危患者可考虑使用抗TNF-α的单克隆抗体。预防用药推荐在术后2周开始，持续时间依具体情况而定，通常需要长期使用。

4. 患者教育　让患者了解本病的基本知识与自然病情，与医护人员共同制订符合患者实际情况的个体化治疗方案，对提高患者依从性有帮助。教育患者必须戒烟，按医嘱服药及定期随访，不要擅自停药。

（七）预后

本病经治疗可好转，小部分患者可长期处于缓解期。但多数患者反复发作，迁延不愈，其中不少患者在其病程中因出现并发症而需手术治疗。

典型病例3-16-2

炎症性肠病病例及分析

（陈旻湖）

第三节 小肠肿瘤

诊疗路径：

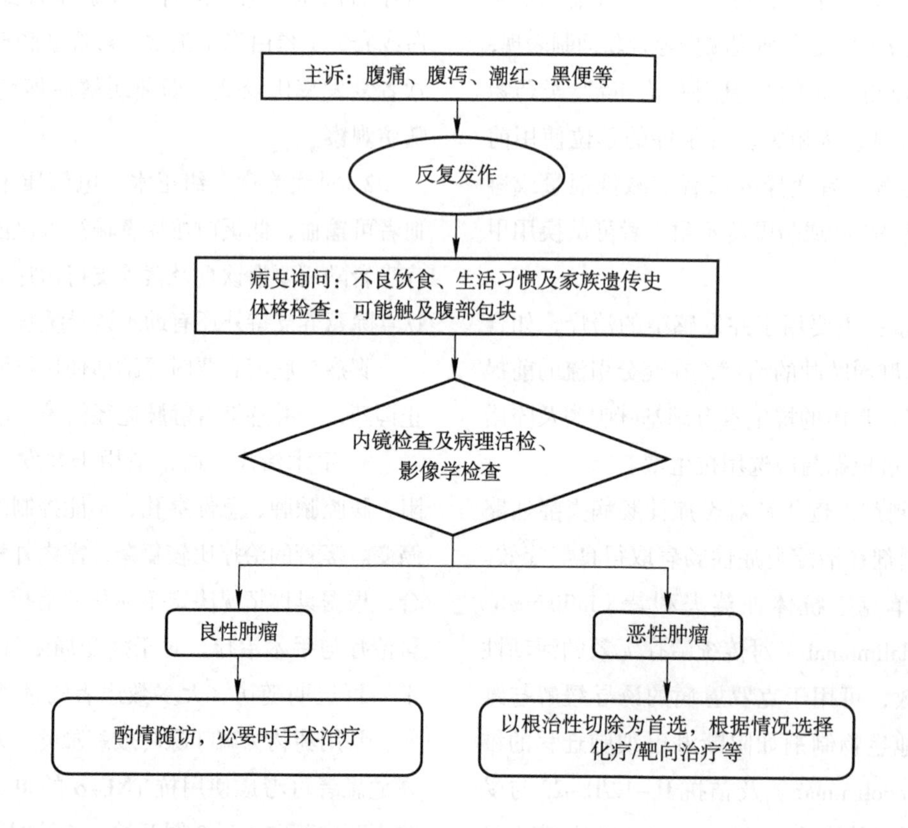

小肠肿瘤包括原发于十二指肠和空回肠的良恶性肿瘤，占胃肠道肿瘤的不到2%。组织学类型上有超过40种小肠肿瘤分别来源于小肠的上皮和间质成分。小肠最常见的良性肿瘤类型为腺瘤、平滑肌瘤、脂肪瘤和血管淋巴管瘤。原发小肠的恶性肿瘤常见类型为腺癌、神经内分泌肿瘤、淋巴瘤和间质瘤。

（一）流行病学

小肠良性肿瘤的发病率不详。小肠恶性肿瘤的发病率为0.3/10万～2/10万。自1970年以来，小肠腺癌和小肠神经内分泌肿瘤的发病率显著上升，特别是小肠神经内分泌肿瘤。在西方国家，小肠腺癌、神经内分泌肿瘤、淋巴瘤和间质瘤的占比分别为37%、37%、17.3%、8.4%。就小肠恶性肿瘤的好发部位而言，腺癌常见于十二指肠，但克罗恩病相关小肠腺癌则好发于回肠，神经内分泌肿瘤和淋巴瘤常见于回肠，间质瘤则好发于空肠。

（二）病因

小肠恶性肿瘤的高危因素可能包括某些不良饮食及生活习惯，例如吸烟、饮酒、高脂高蛋白低纤维饮食等。此外，家族性腺瘤性息肉病、Peutz-Jeghers综合征、遗传性非息肉性结直肠癌（林奇综合征）、克罗恩病、乳糜泻、1型多发性神经纤维瘤病等疾病患者发生小肠恶性肿瘤的风险会显著上升。由于小肠恶性肿瘤所包括种类众多，每种特定肿瘤各有其不同的分子发病机制。例如腺瘤性息肉基因（adenomatous polyposis coli，APC）和错配修复基因的胚系突变或缺失可能与小肠腺癌发病相关；PI3K/Akt/mTOR信号通路异常激活、染色质重构的异常则可能与小肠神经内分泌肿瘤发病相关；小肠间质瘤的分子发病机制最为明确，大多数病例具有c-kit或血小板源性生长因子受体α多肽（platelet derived growth factor receptor alpha，PDGFRA）2个受体酪氨酸激酶基因的活化突变，异常激活了其下游信号通路，从而导致肿瘤发生。

（三）病理学

1. 腺瘤和息肉

（1）十二指肠腺腺瘤（Brunner's gland adenoma） 也称为Brunner's瘤或息肉状错构瘤，是一种罕见的良性增生性病变，恶性类型很少。由十二指肠Brunner's腺引起，占十二指肠良性肿瘤的10.6%。病变最常见的位置是十二指肠后壁靠近其第一部分和第二部分的交界处。单发，呈息肉状，有蒂，大小不等，直径0.5 cm左右。镜下为大量分化成熟Brunner's腺的增生，可分为弥漫性增生，结节性增生和腺瘤性增生伴或不伴糜烂或溃疡。该疾病是正常组织的异常混合，包括Brunner's腺、导管、脂肪组织和淋巴组织，因此也称为错构瘤或结节性增生，而不是真正的肿瘤。

（2）炎性纤维样息肉 小肠局部黏膜炎性病变所导致的息肉样改变。大小不一，表面黏膜常有溃疡形成，镜下病变由小的血管和梭形细胞构成，梭形细胞环绕新生的毛细血管呈漩涡状样或洋葱皮样排列，伴有嗜酸性粒细胞浸润。

（3）Peutz-Jeghers（P-J息肉）综合征 以黏膜皮肤色素沉着伴有胃肠道错构瘤性息肉为特点，是一种常染色体显性遗传性疾病。息肉最常发生在小肠，尤其是空肠，一般都是多发性息肉，大小不一，小息肉长几毫米、无蒂，大息肉有蒂、形似大肠腺瘤，可引起肠梗阻或肠套叠。镜下由黏膜肌层的肌纤维增生形成树枝样结构，被覆消化道正常黏膜上皮和固有腺。一般极少发生癌变，但是可合并消化道其他部位的恶性肿瘤。

（4）腺瘤 典型的腺瘤直径为0.3～10 cm，可以带蒂或无蒂。根据其结构，腺瘤可分为管状腺瘤、绒毛状腺瘤和管状绒毛状腺瘤。直径>2 cm的腺瘤发展成腺癌的风险较大。这些腺瘤多年后可能出现APC、SMAD4、KRAS、P53及DNA错配修复基因的联合突变。十二指肠和壶腹区腺瘤易发生癌变，尤其是壶腹区绒毛状腺瘤癌变率>80%。

2. 小肠癌 原发性小肠癌非常罕见，绝大多数出现在壶腹区，可因胆管或胰管的梗阻使患者表现出症状。小肠癌大体常呈环形可引起肠腔狭窄，少数为息肉、乳头或结节状。组织学类型中腺癌最常见，少数表现为小细胞癌或肉瘤样癌或混合癌。

3. 神经内分泌肿瘤 小肠黏膜或黏膜下层神经内分泌细胞造成的恶性肿瘤。神经内分泌肿瘤分为两类：神经内分泌瘤（NET）和神经内分泌癌（NEC）。NET的神经内分泌细胞分化良好，NEC的分化差。小肠主要是以高分化的肿瘤为主，体积较小，质实，表面黏膜可坏死形成溃疡。镜下为大小一致的多角形细胞或柱状细胞，细胞排列呈巢团状，也可呈小梁状或腺管状。瘤细胞可侵犯神经鞘或周围淋巴管和血管。肿瘤周围常可见肥大的平滑肌纤维，间质组织增生。嗜银反应阳性，银颗粒位于核下部与基底膜之间。电镜下可观察到形态不规则，大小不一的神经分泌颗粒，直径约300 nm。

4. 小肠间充质肿瘤

（1）胃肠道间质瘤（GIST） 小肠GIST大小不一，可以是肠壁内的小结节，也可呈有蒂或哑铃状巨大肿块，向肠壁外突起，肿瘤可囊性变和出血。光镜下不同的细胞形态可按一定的比例组成肿瘤实体，分为梭形细胞型、上皮样细胞型、梭形和上皮样细胞混合型。瘤细胞排列结构多样，核分裂象低，异型性少见。肿瘤间质常出现黏液样基质及玻璃样变性，甚至可出现钙化，部分肿瘤组织可伴有或多或少的炎症细胞浸润。分子检测小肠GIST往往存在Kit激活性突变，其中Kit外显子9中Ay502-503重复，是其特征性变化。

（2）平滑肌肉瘤 起源于小肠壁的平滑肌组织，发病率仅次于小肠腺癌和恶性淋巴瘤。好发于回肠，起初是壁内肿瘤，以后突向肠腔，呈结节状生长，边界清楚，多数有完整的包膜。质软、易碎，个别有蒂。切面呈灰白或灰红色，亦可见到编织状纤维束。镜下形态与胃平滑肌肉瘤相同。

（3）其他肉瘤 包括透明细胞肉瘤、血管肉瘤、炎性肌纤维母细胞瘤、纤维瘤病等。

5. 小肠淋巴瘤

（1）B细胞淋巴瘤 包括黏膜相关淋巴组织（MALT）淋巴瘤、免疫增生性小肠疾病（IPSID）、套细胞淋巴瘤、Burkitt和Burkitt样淋巴瘤以及与淋巴结内相当的其他低度/高度恶性淋巴瘤。最常见的是弥漫大B淋巴瘤（diffuse large B cell lymphoma，DLBCL）和MALT淋巴瘤，病理特征与结内淋巴瘤相同。IPSID是小肠独有的MALT淋巴瘤，组织学特征与低度恶性MALT淋巴瘤非常相似，区别在于IPSID有特征性的近端小肠和肠系膜淋巴结的浆细胞弥漫性浸润，在患者的血清中可见α-链的聚集。根据浆细胞的分化程度，IPSID分为三期：A期淋巴浆细胞浸润限于黏膜及肠系膜淋巴结；B期黏膜结节状浸润至黏膜肌层以下，细胞有轻度异型性；C期有大的肿块形成，瘤细胞转化成DLBCL，镜下可见大量免疫母细胞和浆细胞，核分裂增加，细胞异型性明显。

（2）T细胞淋巴瘤 主要包括肠病型T细胞淋巴瘤（EATL）和不伴肠病的其他罕见类型T细胞淋巴瘤。小肠T细胞淋巴瘤80%都是EATL，好发部位是空肠及近端回肠。该类型侵袭性强，患者病死率高，预后差。大体表现为多发性病灶，可见多个溃疡或黏膜外生性肿块，病灶之间的肠段黏膜皱襞可增厚。镜下瘤细胞形态多样，异型性明显，可见多核瘤巨细胞。瘤组织内有大量炎症细胞，类似于分化不良的大细胞淋巴瘤。CD56通常为阴性。

（四）临床表现

小肠肿瘤早期缺乏典型临床表现，当肿瘤体积较大时会出现各种消化道症状（表3-16-5）。

1. 腹痛 小肠肿瘤最常见的症状，常表现为隐痛或胀痛。当并发肠梗阻时，疼痛程度剧烈并常伴有放射性疼痛。

2. 消化道出血 常表现为反复、间断性的柏油样便或血便。如长期小量出血未被察觉，患者会出现慢性贫血症状。

3. 肠梗阻 由于肿瘤引起的管腔狭窄或是压迫邻近肠管所致，大多数患者表现为反复发作的慢性肠梗阻。但当出现肠套叠或肠扭转后，可引起急性肠梗阻。

4. 腹部肿块 小肠肿块的主要特点是肿块的活动度大，位置常不固定。其他症状还有腹泻、黄疸、消化道穿孔、体重下降，以及以腹泻、潮红为典型症状的类癌综合征。

表3-16-5 小肠肿瘤的主要临床表现

症状	良性肿瘤	恶性肿瘤
腹痛	最常见症状	最常见症状，1/3患者发展为部分或完全性肠梗阻
肠套叠	引起成年人肠套叠的最常见原因，脂肪瘤是主要原因	少见，多由间质瘤导致
隐性消化道出血	见于25%~50%病例	见于高达50%的病例
显性消化道出血	罕见	间质瘤是引起显性出血最常见的肿瘤类型
体重下降	非常罕见	见于高达50%的病例，淋巴瘤最严重
可触及的腹部肿块	罕见	见于约40%的病例
穿孔	非常罕见	见于约10%的病例，几乎都为淋巴瘤或间质瘤
黄疸	少数发生于良性壶腹周围肿瘤	发生于约80%的恶性壶腹周围肿瘤
潮红	罕见	发生于伴有类癌综合征的小肠神经内分泌肿瘤
腹泻	非常罕见	常见于淋巴瘤及伴有类癌综合征的小肠神经内分泌肿瘤

5. 类癌综合征 是部分小肠神经内分泌肿瘤较特异的临床表现。由于肿瘤所分泌的多种肽类和胺类激素如组胺、激肽、5-羟色胺、前列腺素等进入体循环，引起以发作性腹痛、腹泻、皮肤潮红、心脏瓣膜病、毛细血管扩张、喘息、糙皮病等临床表现的综合征，严重时可以出现威胁生命的类癌危象。类癌综合征多发生于肿瘤出现肝转移后，所分泌的激素不能被肝脏灭活而大量进入体循环，从而导致各种激素相关症状。

（五）辅助检查

1. 内镜检查

（1）胃镜和十二指肠镜 可以重点检查十二指肠球部到降段（包括壶腹部）这个范围的小肠肿瘤，和超声胃镜配合可以显示肿瘤侵及的肠管层次和深度，有助于判定肿瘤的分期。

（2）气囊辅助式小肠镜 包括单气囊和双气囊电子小肠镜，可经口和经肛门两个途径对小肠进行检查，具有良好的直观可视性和操作可控性，可对小肠肿瘤进行病理活检，并对部分小肠肿瘤导致的出血给予内镜下治疗。小肠镜可作为小肠肿瘤的理想检查方法，其阳性诊断率为38%～75%。

（3）胶囊内镜 胶囊内镜是目前对小肠疾病诊断特异度和敏感度很高的检查手段，其整体诊断准确率可高达90%以上。胶囊内镜可以对整个小肠进行检查，具有可视性、无创性、安全性，并可对病变进行定位等特有优势。但该检查也存在一定的局限性，如对肿瘤不能进行病理活检，不能应用于梗阻或肠腔狭窄等情况。

2. 影像学检查

（1）X线小肠钡剂造影 主要包括小肠灌肠和口服钡剂追踪技术。但该检查存在很多局限性，如对小病灶的敏感度较低，不能判断肿瘤浸润的层次和深度，不能观察肠管外的情况等。

（2）超声 主要包括经腹超声和经肠道内窥镜超声两种方法。经腹超声小肠肿瘤常见的表现有“假肾征”和“靶环征”等。但因小肠蠕动和肠内容物的干扰，导致超声图像不清晰，检查假阳性率和假阴性率较高。同时，彩色多普勒超声可显示肠壁异常血运，有助于判断肿块的性质。肠道内窥镜超声可清晰显示小肠肿瘤侵及的肠管层次和深度，有助于判定肿瘤的分期，尤其可为黏膜下及肠外肿物提供可靠的诊断依据，但目前仅应用于胃、十二指肠及直肠的肿瘤。

（3）CT 多层螺旋CT小肠造影（CTE）检查在小肠肿瘤的诊断具有重要的价值，在临床的应用日益广泛。CTE通过使用造影剂使小肠肠腔适度充盈后，结合静脉造影剂来判断肠壁及系膜的血运情况，有助于判断肿瘤的部位、大小、浸润深度和病变范围，尤其对早期的小肠肿瘤有很好的诊断敏感性和特异性，可准确进行病灶定位。同时，可以准确评价肠腔外的情况，包括准确判断是否存在肠系膜淋巴结转移及其他部位实质脏器转移等。

（4）MRI 由于肠管具有形态不定及随意运动等特点，常导致普通的MRI质量受到很大影响，使MRI在诊断小肠肿瘤的应用上一直存在很大争议。MRI小肠造影（MRE）技术大大提高了小肠病变的MRI诊断水平。MRE检查需抑制小肠蠕动，结合MRI与小肠造影两种检查的优势，利用肠壁和肠腔内造影剂产生的差异信号，可清晰地显示病灶形态与肠管厚度。

（5）血管造影 对于血供丰富的肿瘤有较高的诊断价值，肠系膜上动脉造影可以清晰显示肠系膜上动脉的走行及分支，有助于判断小肠肿瘤的血供来源，特别在小肠肿瘤导致消化道出血的诊断中，对出血部位的定位和定性诊断有重要作用。

（6）正电子发射计算机断层显像（PET-CT） 常规^{18}F-FDG-PET-CT检查对小肠恶性肿瘤的诊断准确率可达90%以上，尤其是对于小肠淋巴瘤和腺癌。^{18}F-FDG-PET-CT最大标准摄取值（SUVmax）与小肠间质瘤的危险等级以及小肠神经内分泌肿瘤的分级具有相关性。近年来新发展的采用^{68}Ga标记生长抑素类似物的PET/CT扫描（^{68}Ga-SSA-PET/CT）对小肠神经内分泌肿瘤具有极高的灵敏度和特异度。PET-CT对小肠肿瘤远处转移灶的诊断也有很大价值。

（六）诊断和鉴别诊断

当临床出现以下情况时需要考虑小肠肿瘤：①反复发作的、无法解释的腹部痉挛性疼痛；②反复发作的腹泻和潮红；③肠道梗阻间断发作，特别是无炎症性肠病或腹部手术史的；④反复发作的梗阻性黄疸；⑤成年人的肠套叠；⑥不明原因的消化道出血。结合各种内镜和影像学检查以及最终的病理检查，小肠肿瘤大多可以获得明确诊断。

1. 小肠良性肿瘤的鉴别诊断

（1）小肠腺瘤　腺瘤包括息肉样腺瘤和Brunner's腺腺瘤。约25%的良性小肠肿瘤是息肉样腺瘤。它们可能表现为一个单独的息肉样病变或者乳头绒毛状腺瘤，后者较为少见。Peutz-Jeghers综合征的患者可能发生布满小肠的多发息肉样肿瘤。这些息肉常常是错构瘤（幼年性息肉），转变为恶性的可能性较低。Brunner's腺腺瘤并不是真正的肿瘤，而是黏膜下层十二指肠腺体的肥大或增生，通常是在内镜检查时被偶然发现。

（2）平滑肌瘤　占小肠良性肿瘤的25%～30%，空肠最多见。起源于小肠的平滑肌成分，多位于肠壁内，也可以腔外生长。壁内肿瘤可以影响到黏膜，黏膜溃疡可能会引起不同程度的肠道出血。挛缩性或间断性的腹痛较常见，偶见肠套叠。

（3）小肠脂肪瘤　占小肠良性肿瘤的10%～20%，最常见于远端回肠。脂肪瘤常位于肠壁内，多无症状。临床发现的病例50%是以肠套叠就诊。

（4）血管瘤与淋巴管瘤　约占小肠良性肿瘤的10%。以空肠最多见，其次为回肠，60%为多发。血管瘤常引起小肠出血，严重的淋巴管瘤则可导致低蛋白血症。血管或淋巴管造影是评估此类疾病的最佳检查。

2. 小肠恶性肿瘤的诊断

（1）腺癌　是最常见的小肠原发肿瘤，多发于远端十二指肠和近端空肠，在这两个位置容易发生溃疡，引起出血和梗阻。克罗恩病相关小肠腺癌则常发生于回肠。腺癌与慢性十二指肠溃疡或克罗恩病有时在放射影像学上很难区分，主要通过内镜下活检进行诊断。

（2）神经内分泌肿瘤　小肠神经内分泌肿瘤好发于远端回肠，十二指肠较少见。大部分十二指肠神经内分泌肿瘤为无功能的，患者通常无明显临床症状，多在上消化道内镜检查时发现，10%左右的十二指肠神经内分泌肿瘤患者可出现Zollinger-Ellison综合征、类癌综合征等功能性症状。约20%的患者肿瘤发生于壶腹部，可引起腹痛、梗阻性黄疸、胰腺炎和消化道出血等症状。空回肠神经内分泌肿瘤好发于远端回肠，可多发，通常在寻找转移性肿瘤的原发灶或体检时偶然发现。主要症状为腹痛、恶心、呕吐、腹泻、体重下降、乏力等，甚至出现消化道出血。消化道症状主要与小肠动力障碍、肠梗阻、肠系膜缺血等有关。另外，即使原发肿瘤较小，肿瘤激素分泌所导致的广泛性系膜反应性纤维化也可导致小肠部分或完全梗阻及肠系膜缺血。类癌综合征在空回肠神经内分泌肿瘤中较为常见，95%的肝转移患者可出现。

（3）淋巴瘤　原发性小肠淋巴瘤绝大多数为非霍奇金淋巴瘤；病理上多为弥漫的大细胞肿瘤，B细胞来源占多数，也有部分T细胞来源。从空肠、回肠到十二指肠，小肠淋巴瘤的发病率依次降低。小肠淋巴瘤在部分有特定病史的患者中患病风险升高，这类病史包括乳糜泻、先天性免疫缺陷综合征、器官移植、自身免疫病或获得性免疫缺陷综合征（AIDS）引起的免疫功能降低。小肠淋巴瘤常见的临床表现为腹痛、低热、体重下降、腹部肿块、部分患者可出现小肠梗阻或出血。临床上诊断原发性小肠淋巴瘤需满足以下条件：病变只累及小肠及其区域淋巴结；无可扪及的浅表淋巴肿大；肝脾无累及；胸片、CT未发现纵隔淋巴结肿大，及外周血涂片和骨髓穿刺、骨髓活检中都没有淋巴瘤存在的证据。

（4）间质瘤　小肠间质瘤占所有胃肠间质瘤的20%～30%，小肠全段皆可发生，好发于空肠，其次是回肠和十二指肠。肿瘤起源于固有肌层，可向肠腔内生长也可向腔外生长。小肠间质瘤常见临床症状包括腹痛、消化道出血、肠梗阻、肠套叠和穿孔。病理检测显示大部分肿瘤细胞呈梭形细胞型，少部分呈上皮细胞型或混合型。免疫组化检测显示 CD117 和 DOG1 阳性，基因检测显示大多数肿瘤具有 c-kit 或 *PDGFRA* 基因突变。

（七）治疗

1. 小肠良性肿瘤　腺瘤、平滑肌瘤和脂肪瘤体积较小，没有导致出血、肠梗阻和肠套叠等并发症时，可以选择定期随访或者内镜下切除病灶。如果肿瘤体积较大，或者已经导致了上述肠道并发症，则需要外科手术切除肿瘤，必要时还需切除肿瘤所在部分肠段。血管和淋巴管瘤通常仅在肿瘤导致消化道出血时才需要手术治疗，切除病变所在的肠段达到止血目的。

2. 小肠恶性肿瘤

（1）手术治疗　是根治小肠恶性肿瘤最有效的方式。术式的选择主要根据肿瘤的位置、大小以及与周围脏器的关系进行判定。手术需遵循以下几个原则：①一旦确诊为恶性肿瘤后，应尽可能选择根治性手术，切除范围包括肿瘤在内的上下 10～15 cm 的肠段，并切除所属系膜及区域淋巴结，如病变累及邻近器官者应行联合脏器切除术。②对于病变性质不能明确的病例，需要进行术中冰冻病理切片检查；术中不能明确病理且肿块较大者，需按恶性肿瘤进行根治切除。③如肿瘤位于末段回肠，手术方式应选择右半结肠切除术。④如肿瘤位于十二指肠，手术方式应根据肿瘤所处部位及进展程度进行选择。当肿瘤位于十二指肠乳头上部、乳头周围区域或乳头下部侵及胰头时，多数需选择胰头十二指肠切除术；当肿瘤位于十二指肠乳头下方，尤其是十二指肠水平部和升部的肿瘤，可选择十二指肠节段性切除术，主要适用于未侵及周围脏器界限清晰的小癌灶，以及身体状态差、难以耐受大手术的患者。⑤对于病期较晚，无法进行根治性手术切除者，可以选择姑息性手术切除。对于该类患者，主要的治疗目的是预防或缓解患者的梗阻或出血等症状。因此，需严格把握手术的切除范围，在缓解症状的前提下，尽量减少手术的创伤。⑥小肠间质瘤的淋巴转移率＜6%，对于该类患者，除非明确有淋巴结转移，否则不建议进行常规行区域淋巴结清扫。⑦小肠神经内分泌肿瘤的术式选择需要根据肿瘤的大小而定，对于直径＜1 cm 的肿瘤，可选择局部切除手术；但如果肿物较大，需进行彻底的根治手术治疗。⑧小肠淋巴瘤除具有肿瘤本身危害性外，还常伴发严重的并发症，如肠梗阻、肠套叠和消化道出血等。因此，在治疗上应争取彻底切除原发病灶，将病变小肠连同系膜区域淋巴结一并切除。

（2）化疗　目前没有证据支持小肠腺癌根治术后可以从辅助治疗中获益，因此不推荐术后辅助化疗。不可切除的晚期小肠腺癌，可以参照大肠腺癌的化疗方案，采用 5-FU 联合奥沙利铂或者伊立替康（FOLFOX 或者 FOLFIRI）的联合化疗方案。小肠淋巴瘤切除术后应行化疗，常用化疗方案有 COP、CHOP、BACOP 等。小肠神经内分泌肿瘤和间质瘤均对化疗不敏感。

（3）分子靶向药物和生物治疗　治疗小肠间质瘤的一线分子靶向药物是甲磺酸伊马替尼。该药是一种酪氨酸激酶抑制剂，用于治疗不可切除和（或）发生转移的 CD117 阳性间质瘤患者，也用于间质瘤手术切除后具有明显复发风险患者的辅助治疗。伊马替尼治疗后进展的患者，可换用舒尼替尼二线治疗。利妥昔单抗用于临床治疗非霍奇金淋巴瘤。小肠神经内分泌肿瘤可以使用的药物包括生物治疗药物长效奥曲肽或兰瑞肽，对于分化良好、分级低（WHO 2019 版分级为 G1/G2）的小肠神经内分泌肿瘤可以同时发挥抗肿瘤和抗分泌作用，既控制肿瘤生长，也可以控制类癌综合征相关症状。此外，哺乳动物雷帕霉素靶蛋白（mammalian target of rapamycin，mTOR）抑制剂依维莫司也是用于分化良好、分级低（WHO 2019 版分级为 G1/G2）的小肠神经内分泌肿瘤抗肿瘤治疗的靶向药物。

（陈　洁　沈炜炜）

第四节 肠结核和结核性腹膜炎

诊疗路径：

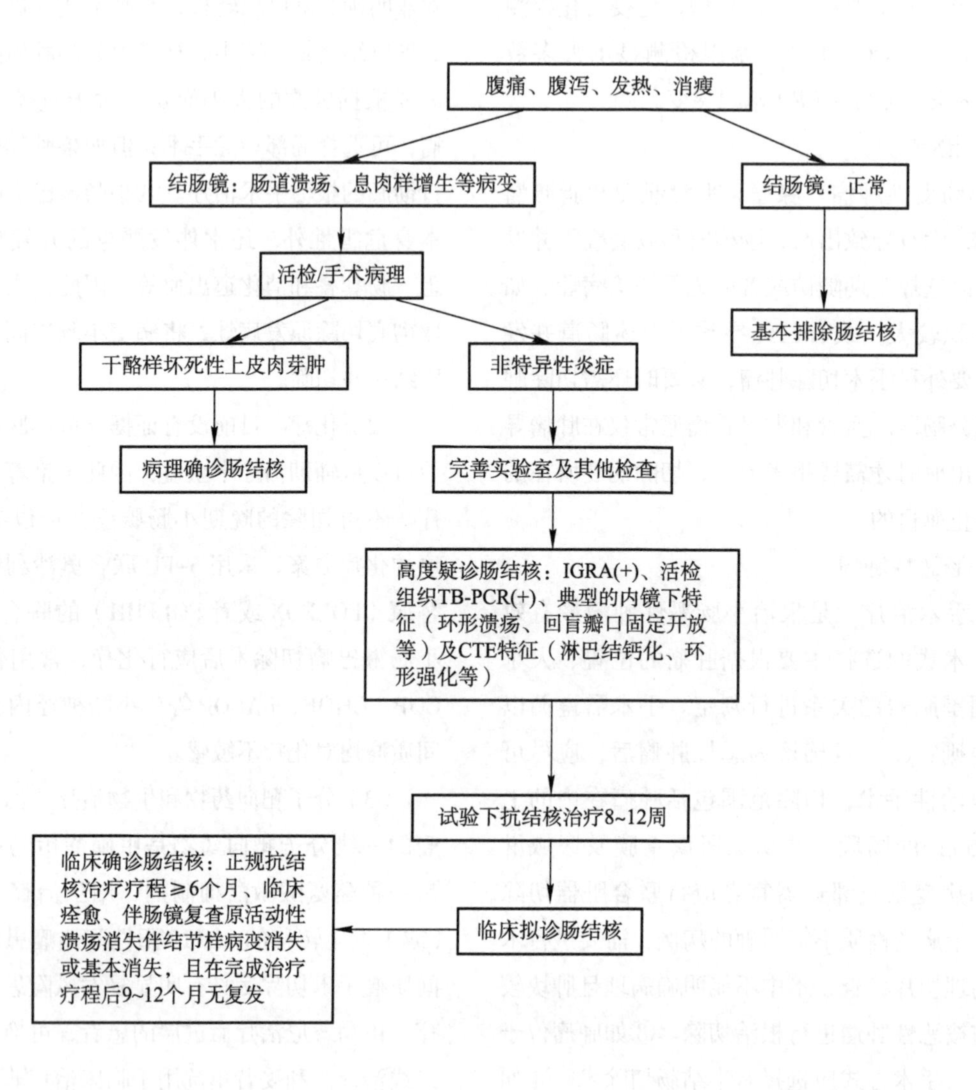

结核病是慢性传染性疾病，其危害性一直被视为是传染病中的首位，目前全球已有超过20亿人感染结核菌。中国近40年来对结核病的防治投入了巨大的力量，建立了遍布全国各地的结核病防治网络，在防治上虽然取得了很大的成绩，但疫情依然不容乐观。据2008年WHO数据显示，全球22个结核病高发国家，多来自亚洲（59%）及非洲（26%）。我国是世界人口大国，结核病年发病患者数约100万，占全球的11%，结核患者数仅次于印度位居世界第二位。尽管肠结核、结核性腹膜炎/胸膜炎等肺外结核的流行病学状况尚无较明确的数据，伴随着结核病卷土重来的趋势，肺外结核（如肠结核等）对人们健康的影响不容忽视。

一、肠结核

肠结核（intestinal tuberculosis，ITB）是结核分枝杆菌侵犯肠道引起的慢性特异性感染，90%以上由人型结核分枝杆菌引起，多继发于肠外结核，如肺结核。尽管ITB发病率仍不清楚，鉴于肺结核目前在我国仍常见，在临床上对本病须继续提高警惕。ITB于各年龄段均可发病，男女均可见。

（一）病因与感染途径

引起肠结核的病原菌主要是人型结核杆菌，少数地区可有因饮用未经严格消毒的乳制品而感染牛型结核分枝杆菌。感染途径可经口、血行播散或邻近器官结核的波及。经口感染是最主要的肠结核感染方式。开放性肺结核，尤其是空洞型肺结核患者常会吞咽自身含有结核分枝杆菌的痰液，而胃酸不能将其灭活，病菌抵达肠道后定植致病，可发生于胃肠道任何部位，但以回盲部最为常见，可能与含病菌的肠内容物在回盲部停留时间较长、回盲部具有丰富的淋巴组织是结核分枝杆菌好侵犯的部位等因素有关。经血行播散侵犯肠道者多见于粟粒型肺结核患者。此外，还可由腹腔内结核病灶如输卵管结核等直接蔓延而致。

（二）发病机制

结核分枝标杆菌定植于肠道后是否发病取决于人体免疫和病菌毒力相互作用的结果，当进入肠道的致病菌数量较多、毒力大，或人体免疫功能下降，或肠黏膜屏障功能受损时，肠结核才会发病。

（三）病理特点和分型

肠结核最常见累及部位为回盲部（回盲瓣及临近的回肠末端及结肠），该部位淋巴组织丰富，到达该处的结核杆菌与可沿肠管淋巴系统进入绒毛内中央淋巴管，进而引起黏膜炎症。结核分枝杆菌还可侵入肠壁的集合淋巴组织和孤立的淋巴滤泡，形成结核结节。结核分枝杆菌可侵犯消化道所有部位，但食管、胃、十二指肠、空肠等上消化道及直肠受累较少见。

依据人体对结核杆菌的免疫反应程度不同，肠结核可表现出不同的病理特征，按大体病理改变，可分为以下三型。

1. 溃疡型　当感染致病菌菌量多、毒力大、机体抵抗力低时，病变多表现为渗出坏死。肠壁集合淋巴组织和淋巴滤泡首先受累及，发生充血、水肿及渗出等病变，并可形成结核结节，因常有闭塞性动脉内膜炎，结节中心因缺血发生干酪样坏死，随后形成大小不等、深浅不一的溃疡。感染肠道的结核分枝杆菌常沿淋巴系统蔓延，而肠壁淋巴管呈现为绕肠管周径分布的特点，故结核分枝杆菌所致的肠道病变多绕肠管周径发展，形成环形分布的溃疡，修复后则形成环状狭窄。由于渗出病变常呈慢性发展，易与周围组织发生粘连，极少发生急性肠穿孔，因慢性穿孔形成腹腔脓肿或肠瘘亦远较克罗恩病少见，且由于闭塞性动脉内膜炎的形成，亦较少发生肠道大出血。但在病变修复过程中，大量纤维组织增生和瘢痕形成可导致肠管变形和狭窄。

图3-16-10
肠结核结肠镜下表现

2. 增殖型　当感染的致病菌菌量少、毒力较低、机体抵抗力相对较高时，病变多局限于回盲部，表现为结核性肉芽肿和纤维组织增生，致病变肠壁增厚变硬，并可形成息肉样或瘤样肿块突入肠腔，使肠腔变窄，引起肠梗阻。

3. 混合型　或称为溃疡增生型肠结核，大体标本中上述两种病理表现可同时存在。实际上，上述病理分型并非绝对，同一患者在不同的疾病时期可出现不同的病理类型，不同的病理类型在一定条件下可以互相转变。

（四）临床表现

肠结核起病多较为缓慢，早期无或仅有轻微症状，随病程进展可出现如下表现。

1. 消化道症状

（1）腹痛　多位于右下腹，与回盲部受累有关，亦常有上腹或脐周疼痛，系回盲部病变引起的牵涉痛，但体检时压痛点仍位于右下腹。性质多为持续性隐痛或钝痛，发生肠梗阻时可为阵发性绞痛，多于进食后发作或加重，可伴有腹胀、肠鸣、肠型、肛门停止排气排便等。

（2）腹泻或便秘　腹泻常见于溃疡型肠结核，因病变累及范围及严重度不同，腹泻次数自数次至十余次不等，糊状或水样，可带黏液，但肉眼血便较为少见。便秘多见于增殖型肠结核。部分患者可出现腹泻与便秘交替，多为继发于病变所致的肠道功能紊乱。少见直肠受累，受累时可有里急后重排便不净感。

（3）腹部包块 主要见于增殖型肠结核，多位于右下腹，较固定，中等质地，多有轻至中度压痛。包块为明显增殖病变组织，或病变肠道与周围组织或肿大淋巴结粘连形成的团块，或同时合并有肠系膜淋巴结结核所致。

2. 全身症状 结核毒血症状，如午后低热、盗汗、乏力、食欲缺乏、消瘦等消耗症状，多见于溃疡型肠结核患者。随病情进展可出现营养不良的表现，如贫血、低蛋白血症、维生素缺乏等。增殖型肠结核多无或仅有轻微的全身症状，全身情况一般比较好。

3. 肠外结核的表现 肺结核是最常见的肠外结核，此外还可有结核性腹膜炎、肠系膜淋巴结结核等，分别表现为相应部位受累的症状体征。

4. 并发症 肠梗阻为最常见的并发症，少见慢性肠穿孔、腹腔脓肿，偶有急性肠穿孔、肠瘘、消化道大出血等并发症。

（五）实验室及其他辅助检查

1. 实验室检查

（1）常规检查 溃疡型肠结核患者可有轻、中度贫血，无并发症时白细胞计数多正常。疾病活动时红细胞沉降率多增快，C反应蛋白可升高，该两项指标可作为判断疾病活动的参考。粪隐血试验可呈阳性，可有少量白细胞和红细胞。

（2）结核分枝杆菌相关检查

1）痰涂片找结核杆菌：伴开放性肺结核时可呈阳性。

2）粪找结核杆菌：阳性率不高，浓缩法找结核杆菌或结核杆菌培养偶可获阳性结果，但只有在痰菌阴性时才对诊断肠结核有价值。

3）结核菌素皮肤试验（TST或PPD皮试）：阳性提示结核感染可能，但无法区分潜伏结核（LTBI）和活动性结核。结核菌素皮肤试验结果受卡介苗接种的影响，并与非结核分枝杆菌（NTM）抗原存在交叉反应，判断时需考虑上述因素，通常以皮试硬结≥10 mm判为阳性；对免疫抑制宿主，如HIV感染者、服用等同剂量泼尼松≥15 mg/d并持续大于1个月或使用抗-TNFs制剂等的患者，皮试硬结直径≥5 mm即可认定为阳性。此外，如在患者随访过程中发生结核菌素测试转换，即在2年期间增加了10 mm或以上（不论其年龄），均认为存在LTBI。

图3-16-11
PPD试验

4）γ-干扰素释放试验（IGRAs）：包括T细胞酶联免疫吸附技术（quantiFERON-TBGold，QFT）和T细胞酶联免疫斑点技术（T cell enzyme-linked immuno-spot assay，T-SPOT.TB），由于不受卡介苗接种和环境分枝杆菌的影响，筛查结核灵敏度和特异度均高于传统的结核菌素皮肤试验，尤其是T-SPOT.TB对结核感染有较高的阴性预测值，超过90%。

5）肠镜活检/手术标本：结核分枝杆菌PCR（TB-PCR）检测TB-PCR技术诊断ITB的特异度接近100%，遗憾的是灵敏度欠满意（研究结果差异较大，为20%～80%），且检测技术要求较高，使之未能发挥较好的临床诊断作用。

2. 结肠镜检查 病变多位于回盲部及回末，直肠较少受累，累及肠段常少于4个节段。内镜下表现依不同病变类型而异，常见多种病变特点同时存在。最具特征性的内镜下表现为环形溃疡，是沿肠管周径呈环形分布，由多个小溃疡汇集而成，形成“鼠咬样”外观，但仅见于20%左右的患者。回盲瓣口固定开放呈“鱼嘴样”外观亦为肠结核较为特征性的表现。其他常见表现还有黏膜充血、糜烂、不规则溃疡、阿弗他溃疡、结节样增生及炎性假息肉等。

图 3-16-12
肠结核内镜下表现

3. 病理组织学检查 活检或手术标本显微镜下见到典型干酪样坏死性上皮肉芽肿或结核杆菌培养阳性对肠结核具确诊价值，遗憾的是阳性率极低。抗酸染色阳性亦是诊断肠结核的重要依据，但存在与TB-PCR类似的问题，特异度报道可高达100%，但灵敏度较低。

图 3-16-13
干酪样坏死上皮肉芽肿

图 3-16-14
抗酸染色

4. 影像学检查 传统的X线钡剂造影可显示肠管边缘不规则，溃疡时可见龛影，病变区不规则收缩可致该区不易被钡剂充盈而形成“激惹征”或“跳跃征”，病程较长、病变较重时肠管壁僵硬狭窄，结肠袋消失。近年随着诊疗技术的不断发展，传统的钡剂造影已让位于CT或MR小肠造影（CTE/MRE），除可更为清晰地显示上述X线片下的征象外，尚可发现提示肠结核的其他一些征象如淋巴结环形强化（图3-16-4A）、钙化等，尤其是当发现克罗恩病的典型征象如小肠节段性病变和靶征（图3-16-4B）、梳状征（图3-16-4C、D）等，对排除肠结核具有重要价值。

5. 腹腔镜检查 少数情况下对诊断不明确者可行腹腔镜检查，病变肠管和腹膜上见粟粒样结节，活检组织学显示干酪样坏死有助于确诊。

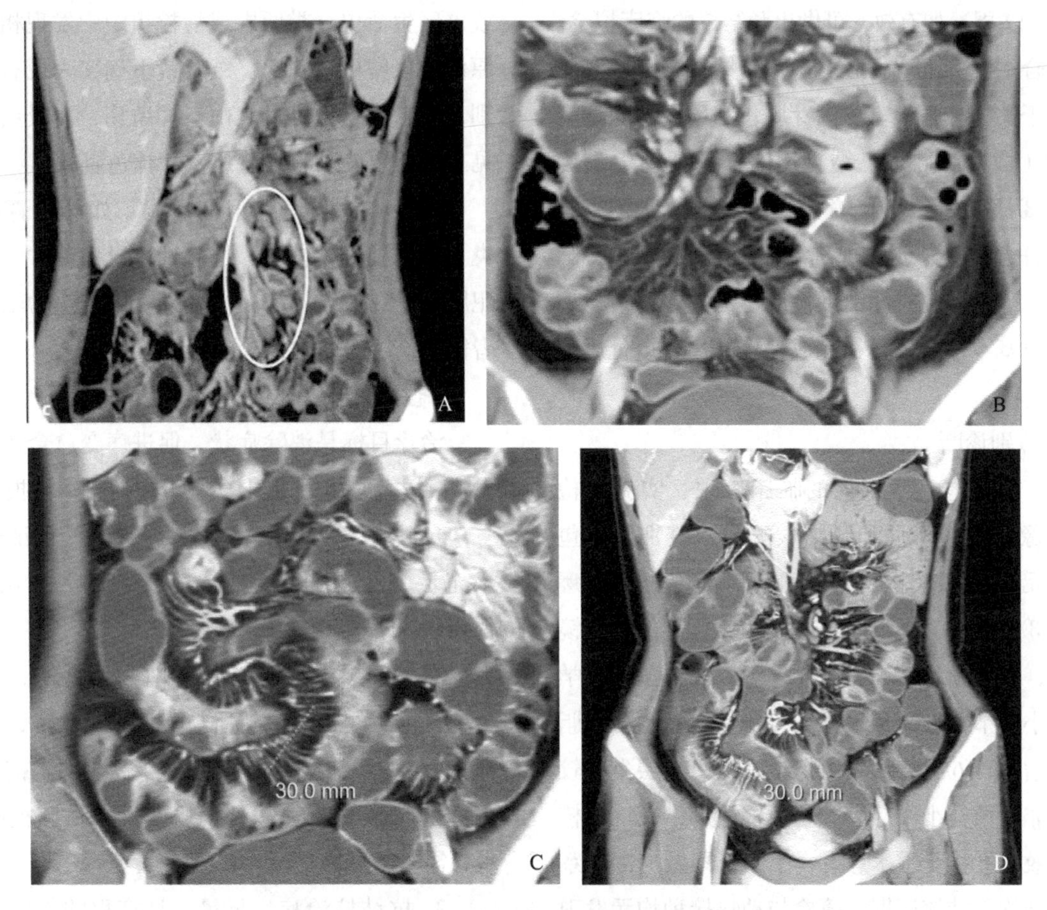

图 3-16-4 肠结核及克罗恩病的影像学特征

A. 淋巴结环形坏死；B. 靶征；C、D. 梳状征；B、C、D均可见肠道病变呈节段性

图 3-16-15
肠结核腹腔镜下表现粟粒样结节

6. 试验性抗结核治疗 通常采用规范的四联抗结核方案，治疗后2~3个月复查肠镜，如溃疡消失或明显好转，伴炎症性结节样病变消失或明显好转，可评定为试验治疗有效、肠结核可能性大，应继续完成规范抗结核治疗9~12个月，否则应评定为试验治疗无效，考虑其他疾病可能。

（六）诊断及鉴别诊断

1. 诊断 中青年患者出现腹痛、腹泻、发热、消瘦症状，肠镜检查发现肠道溃疡、息肉样增生等病变，尤其是当合并有肠外结核且主要是肺结核时，应高度注意肠结核可能，需进一步完善综合上述实验室及辅助检查以明确诊断。当完善相关检查仍难以确诊但高度疑诊时，可考虑行试验性抗结核治疗8~12周；如有效，可做出肠结核的临床拟诊。

符合下列标准之一者可确诊肠结核：①肠黏膜活检见干酪样坏死性上皮肉芽肿；②手术切除病变肠段和（或）腹腔淋巴结见干酪样坏死性上皮肉芽肿；③病变组织细菌培养或动物接种证实有结核分枝杆菌生长；④正规抗结核疗程≥6个月，临床痊愈，伴肠镜复查原活动性溃疡消失伴结节样病变消失或基本消失，且在完成疗程9~12个月后无复发。

2. 鉴别诊断

（1）克罗恩病 本病的临床表现、实验室检查、影像及内镜所见和肠结核酷似，鉴别要点包括：①无活动性肠外结核；②肛周病变、肠内外瘘常见；③肠道受累超过4个节段；④典型的结肠镜下特征，纵行溃疡、铺路石样外观；⑤典型影像学特征，小肠节段性受累、靶征、梳状征、肠系膜脂肪间隙增宽；⑥典型病理组织学特征，全层炎、较疏松的非干酪样小肉芽肿、裂隙样溃疡；⑦抗结核治疗无效；⑧接受手术患者，手术标本及周围肠系膜淋巴结均无结核证据，镜检与动物接种均无发现结核分枝杆菌。

（2）结肠癌 发病年龄较肠核患者大，多在40岁以上。无结核毒血症状，病情进行性加重，常有血便、贫血，肠梗阻较常见。实验室检查癌胚抗原阳性有助诊断。常见X线检查征象为钡剂充盈缺损。肠镜检查常可窥见肿瘤，病理活检阳性可确诊。

（3）淋巴瘤 可出现类似于肠结核的发热、腹痛、腹泻、消瘦的症状，内镜下所见亦可与肠结核相似，病理组织学检查加免疫组化或基因重排是诊断肠道淋巴瘤的重要手段。临床上出现高热持续不退，消耗症状明显，尤其是诊断性抗结核无效，需高度怀疑肠道淋巴瘤，如一次活检未能确诊，建议采用多次、多点、大块活检，有助于提高诊断阳性率。

（4）寄生虫感染 阿米巴病或血吸虫病可形成肉芽肿病变，需注意鉴别。需仔细询问既往感染史或疫区生活史，粪便中或活检组织中发现相应的病原体或虫卵可以确诊。结肠镜下病变表现有助于鉴别，阿米巴感染可见火山口样溃疡，血吸虫感染可见虫卵所致的黏膜浅溃疡及黄棕色颗粒。

（5）其他肠道感染性疾病 如耶尔森杆菌肠炎、非典型分支杆菌、性病性淋巴肉芽肿、梅毒侵犯肠道、肠放线菌病亦需鉴别。以发热为主要表现者需与伤寒等发热性疾病鉴别。

（七）治疗

治疗目标是消除症状、促进病变愈合及防治并发症，注意防止肠道出现不可逆的毁损性损伤。

1. 一般治疗 休息与营养支持，保证热量摄入充足，可加强患者抵抗力，是治疗成功的基本保障。

2. 对症支持治疗 腹泻时采用低渣、低脂饮食，严重时纠正水电解质与酸碱平衡紊乱，注意补充维生素。无腹泻患者建议给予高蛋白食谱。腹痛可用抗胆碱能药物，对腹痛严重存在肠梗阻的患者，需行胃肠减压。

3. 抗结核治疗 足量、足疗程的规范治疗是防止结核耐药以致治疗失败的重要策略。抗结核化学药物的选择、用法、疗程详见“肺结核”章节。治疗建议采用四联抗结核方案，疗程 9～12 个月。用药过程中定期监测血常规、肝功能及药物的其他不良事件。

4. 手术治疗　发生并发症药物治疗无效时需手术治疗，适应证如完全性肠梗阻、肠穿孔、无法闭合的瘘管、消化道大出血。诊断困难时亦可考虑剖腹探查。

（八）预后

早期诊断、规范治疗，肠结核多可治愈，故一般预后较好。

（九）预防

着重预防肠外结核，尤其是肺结核的早诊早治。肺结核患者不可吞咽痰液，应保持大便畅通。提倡公筷进餐，不饮未经灭菌处理的新鲜牛奶。

二、结核性腹膜炎

结核性腹膜炎（tuberculous peritonitis）是由结核分枝杆菌引起的慢性弥漫性腹膜炎症。本病可见于任何年龄，20～40 岁为高发年龄段，女性较多见，男女比例约 1∶2。

（一）病因和发病机制

本病由结核分枝杆菌感染所致，当人体对结核分枝杆菌处于变态反应状态时，腹膜受结核菌感染易引起渗液，产生腹腔积液。多继发于肺结核或体内其他部位结核病。结核分枝杆菌感染腹膜的途径以腹腔内的结核病灶直接蔓延为主，肠系膜淋巴结结核、输卵管结核、肠结核等为常见的原发病灶。少数病例由血行播散引起，可伴随有活动性肺结核（原发感染或粟粒性肺结核）、关节、骨、睾丸结核，并可伴结核性多浆膜炎、结核性脑膜炎等。

（二）病理特点和分型

根据本病的病理特点，可分为渗出、粘连、干酪三型，以前两型为多见。在疾病发展过程中，上述两种或三种类型的病变可并存，称为混合型。

1. 渗出型　本型结核性腹膜炎的主要病理改变为腹腔积液。腹膜失去原有的光泽，表现充血、水肿，表面覆有纤维蛋白渗出物，常可见多量黄白色或灰白色细小结节，可融合成较大的结节或斑块。腹腔内浆液纤维蛋白渗出物积聚形成少量至中等量腹水，多呈草黄色，有时可呈淡红色，偶见乳糜腹水。

2. 粘连型　腹腔内大量纤维组织增生，致肠袢粘连，并常与其他脏器紧密缠结在一起，腹膜、肠系膜、大网膜常增厚变硬，形成团块。上述改变使肠管易受压迫或束缚而出现肠梗阻。本型常由渗出型在腹水吸收后逐渐形成，但也可因起病隐袭，病变发展缓慢，病理变化始终以粘连为主。

图 3-16-6
粘连性结核性腹膜炎

3. 干酪型　以干酪样坏死病变为主，常有肉芽组织增生及大量纤维组织形成腹膜增厚。肠管、大网膜、肠系膜或腹腔内其他脏器之间相互粘连，其间可有渗液，形成多量分隔成小房状的结核性脓肿，常有干酪样坏死的肠系膜淋巴结参与其中。小房状结核脓肿可向腹壁、肠管、腹腔或阴道穿破而形成窦道或瘘管，经久不愈。本型多由渗出型或粘连型演变而来，是本病的重型，并发症常见。

（三）临床表现

结核性腹膜炎的临床表现因病理类型及机体反应性的不同而异。一般起病缓慢，早期症状较轻；少数起病急骤，以急性腹痛或骤起高热为主要表现；偶有起病隐袭，无明显症状，在行与本病无关的腹部手术时，被意外发现。

1. 全身症状　结核毒血症常见，主要是午后低或中度热、面色潮红与盗汗，约 1/3 患者有弛张热，少数可呈稽留热。明显毒血症如高热等，主要见于渗出型、干酪型结核性腹膜炎，或伴有粟粒型肺结核、干酪样肺炎等严重结核病的患者。本病后期患者有营养不良，表现为消瘦、水肿、贫血、舌炎、口角炎等。

2. 消化道症状

（1）腹痛　早期不明显，以后可出现持续性隐痛或钝痛，也可始终没有腹痛。疼痛部位不定，当并发肠梗阻时，出现阵发性绞痛。偶可表现为急腹症，系因肠系膜淋巴结结核或腹腔内其他结核的干酪样坏死病灶溃破引起，也可由肠结核急性穿孔所致。

（2）腹泻 常见，一般每日不超过3～4次，多为糊状便。腹泻主要由腹膜炎所致的肠功能紊乱所致，偶可由伴有的溃疡型肠结核或干酪样坏死病变引起的肠内瘘等引起，有时可与便秘交替出现。

（3）腹部包块 多见于粘连型或干酪型结核性腹膜炎，常位于脐周，也可见于其他部位。多由增厚的大网膜、肿大的肠系膜淋巴结、粘连成团的肠管或干酪样坏死脓性物积聚而成，大小不一，边缘不整，表面不平，有时呈结节感，活动度小。

3. 腹部触诊 腹壁柔韧感，系腹膜受到轻微刺激或有慢性炎症的表现，是结核性腹膜炎的常见体征。腹部压痛一般轻微，少数压痛明显，且有反跳痛，并可扪及大小不等的不规则包块，常见于干酪型结核性腹膜炎。

4. 腹腔积液 少量至中量多见，少量腹水在临床检查中不易察出，因此必须认真检查。中等量以上腹水常有腹胀感，移动性浊音阳性。

5. 并发症 肠梗阻最为常见，多发生在粘连型。瘘管形成一般多见于干酪型，肠瘘往往同时有腹腔脓肿形成，少见可有腹壁瘘、阴道瘘、膀胱瘘等。

6. 其他 同时存在结核原发病灶者，可有结核原发病灶相应的临床表现及相关检查表现。

（四）实验室和辅助检查

1. 常规检查 病程较长而有活动性病变的患者有轻度至中度贫血。白细胞计数多正常，有腹腔结核病灶急性扩散或在干酪型患者的白细胞计数可增高。病变活动时红细胞沉降率增快，C反应蛋白可升高，病变趋于静止时逐渐正常。

2. 结核菌素皮肤试验（TST或PPD皮试）及γ-干扰素释放试验（IGRAs） 参见“肠结核”部分。

3. 腹水检查 腹腔穿刺抽液检查鉴定腹水性质对诊断结核性腹膜炎有重要价值。本病腹水一般为草黄色、透明或混浊液体，少数为淡红色或深褐色血性液体，偶见乳糜性，静置后可自然形成凝块。比重一般超过1.018，白细胞计数超过500×10^6/L，以淋巴细胞为主，蛋白质定量>30 g/L；但有时因低白蛋白血症，腹水蛋白含量减少，检测血清-腹水白蛋白梯度有助诊断。本病腹水腺苷脱氨酶（ADA）活性常增高>45 U/mL，有一定特异性。鉴别诊断时腹水细菌培养阴性有助于排除细菌性腹膜炎，腹水细胞学检查用以排除癌性腹水，宜作为常规检查。腹水结核分枝杆菌培养阳性率很低。

4. 腹部B型超声检查 可发现少量腹水，并可进行腹腔穿刺抽液定位。对腹部包块性质鉴别有一定帮助。

5. X线或腹部CT检查 腹部X线平片或腹部CT平扫有时可见到钙化影，发现肠系膜淋巴结等部位有钙化灶可助于诊断结核性腹膜炎。胃肠X线钡餐检查或肠道CT显像（CTE）可发现肠粘连、肠结核、肠瘘、肠腔外肿块等征象，对本病诊断有辅助价值。

6. 腹腔镜或自然腔道内镜手术（natural orifice translumenal endoscopic surgery，NOTES） 对诊断有困难者具一定的确诊价值，适用于有游离腹水的患者。镜子进入腹腔后可窥见腹膜、网膜、内脏表面有散在或集聚的灰白色结节，浆膜失去正常光泽，呈混浊粗糙。活组织检查发现干酪样坏死病变有确诊价值。腹腔有广泛粘连者禁忌实施该检查。

图3-16-13
活组织检查发现干酪样坏死病变

（五）诊断及鉴别诊断

1. 诊断 有以下情况应考虑本病：中青年患者，有结核病史，伴有其他器官结核病证据；长期发热原因不明，伴有腹痛、腹胀、腹水、腹壁柔韧感或腹部包块；腹水为渗出液性质，以淋巴细胞为主，普通细菌培养阴性；X线胃肠钡餐或CTE检查发现肠粘连等征象；PPD试验呈强阳性或IGRAs试验阳性。

典型病例可作出临床诊断，抗结核治疗（2周以上）有效可确诊。不典型病例可行腹腔镜或NOTES检查并作活检者，符合结核改变可确诊。有广泛腹腔粘连禁忌行腹腔镜及NOTES检查者，需结合B超、CT等检查排除肿瘤，有手术指征者可以剖腹探查。

2. 鉴别诊断

（1）以腹水为主要表现者

1）癌性腹水：包括恶性肿瘤腹膜转移癌、恶性淋巴瘤、腹膜间皮瘤等。当肿瘤原发灶隐蔽以广泛腹膜转移为主要表现时，与结核性腹水鉴别较困难。癌性腹水以血性较多见，细胞学检查如果方法得当，阳性率较高且假阳性少，如腹水找到癌细胞，腹膜转移癌可确诊。可同时通过B超、CT、内镜等检查寻找肿瘤原发灶（一般以肝胆、胰、胃肠道及卵巢癌肿常见）。原发性肝癌或肝转移癌、恶性淋巴瘤在未有腹膜转移时，腹水细胞学检查为阴性，此时主要靠B超、CT、PET-CT等检查寻找原发灶。对经上述无创性检查仍无法鉴别者，腹腔镜检查有助于明确诊断。

2）肝硬化腹水：腹水为漏出液，常伴失代偿期肝硬化典型表现，鉴别无困难。当肝硬化腹水合并细菌感染（原发性细菌性腹膜炎）时，腹水为渗出液，通常腹水白细胞数$>0.5\times10^9$/L，多形核细胞$>50\%$，腹水普通细菌培养阳性，结合腹水检查特征及失代偿期肝硬化典型表现可以鉴别。但肝硬化腹水合并结核性腹膜炎时容易漏诊，此时不易与原发性细菌性腹膜炎鉴别，如患者腹水白细胞计数升高但以淋巴细胞为主，普通细菌培养阴性，特别是有结核病史、接触史或伴其他器官结核病灶，应注意肝硬化合并结核性腹膜炎的可能，必要时行腹腔镜检查。

3）其他疾病引起的腹水：如心源性、肾源性、营养不良性、Meigs综合征、Budd-Chiari综合征等，腹水性质常为漏出液，与结核性腹水易鉴别。结缔组织病引起的腹腔积液常为渗出液，与结核性腹水性质相似，需结合风湿免疫检查及结缔组织病的其他临床表现加以鉴别。

（2）以腹部包块为主要表现者　应与腹部肿瘤及克罗恩病等鉴别。

（3）以发热为主要表现者　以发热为主要症状而腹部症状、体征不明显时，需与引起发热的其他感染性疾病、风湿免疫系统疾病及各种恶性肿瘤鉴别。

（4）以急性腹痛为主要表现者　结核干酪样坏死灶溃破可引起急性腹膜炎，合并肠梗阻时亦可发生急性腹痛，此时应与常见外科急腹症鉴别。注意询问病史，包括结核病史、接触史、结核毒血症表现等，仔细寻找腹膜外结核病灶，尽量完善相关检查寻找可能引起外科急腹症的证据，如消化道穿孔、梗阻，腹腔脏器破裂等，尽可能避免误诊导致剖腹探查。

（六）治疗

治疗的关键是及早给予方案合理、足疗程的抗结核化学药物治疗，以达到治愈、避免复发和防止并发症的目的。注意休息、加强营养，增强机体抵抗力是重要的辅助治疗措施。

1. 抗结核化学药物治疗　抗结核化学药物的选择、用法、疗程详见“肺结核”。建议采用四联抗结核方案，疗程9~12个月。在结核性腹膜炎的治疗中，尤其是渗出型病例，用药后腹水消退及症状消失常较快发生。对粘连型或干酪型病例，由于腹腔大量纤维增生，药物不易进入病灶达到有效治疗浓度，病变不易控制，必要时宜考虑加强抗结核化疗的联合应用及适当延长抗结核的疗程。

2. 腹水的治疗　如有大量腹水，应予适当放腹水，可减轻症状，并减少腹腔内粘连发生。

3. 手术治疗　适应证：①完全性肠梗阻或不全性肠梗阻经内科治疗无效；②急性肠穿孔；③腹腔脓肿经穿刺引流及抗结核化疗未见好转；④肠瘘经抗结核化疗及营养支持治疗未能闭合；⑤完善检查后仍难以诊断，不能排除外科急腹症时，可考虑剖腹探查。

（七）预防

结核病的预防措施参见“肺结核”章节。对原发于肺、肠、肠系膜淋巴结、输卵管等结核病的早期诊断与积极治疗是预防本病的重要措施。

典型病例 3-16-3

肠结核和结肠性腹膜炎病例及分析

（何 瑶）

第五节 功能性肠病

功能性肠病（functional bowel disorders，FBDs）是指症状源于中、下消化道的非器质性病变引起的一组慢性肠道疾病，主要症状或体征包括腹痛、腹胀、腹部膨胀和排便习惯异常。排便习惯异常包括便秘、腹泻或便秘腹泻交替。按发病特点可将功能性肠病分为肠易激综合征（irritable bowel syndrome，IBS）、功能性便秘（functional constipation，FC）、功能性腹泻（functional diarrhea，FDr）、功能性腹胀/腹部膨胀（functional abdominal bloating/distension，FAB/D）及非特异性功能性肠病（unspecified FBD，U-FBD）5种不同类型。虽然功能性肠病可被分为不同的类型，但彼此间仍有明显的重叠现象，甚至在某些情况下难以明确区分其为某种特定的类型。

一、肠易激综合征

诊疗路径：

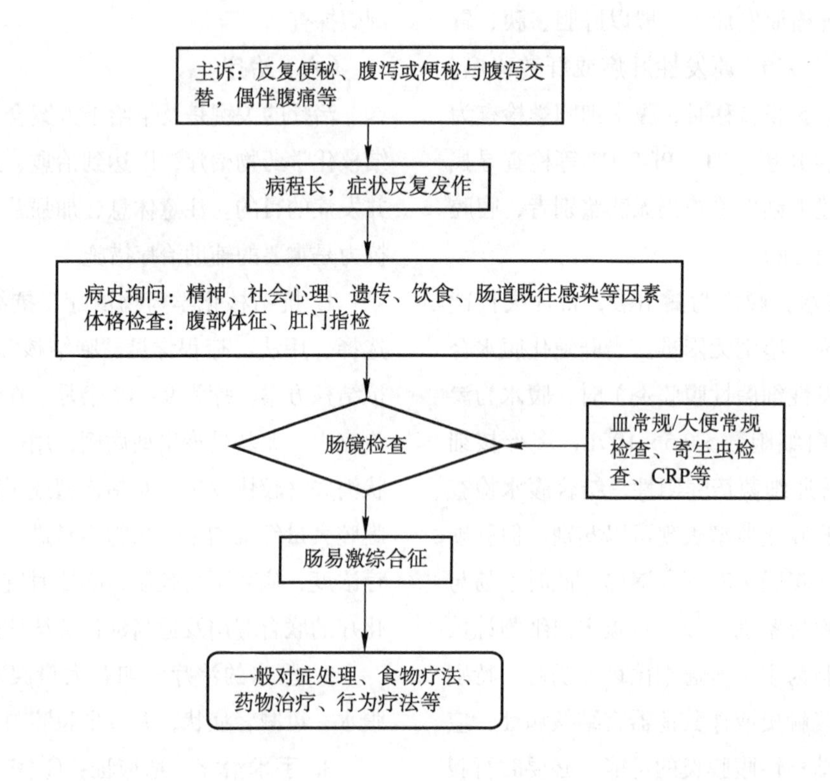

肠易激综合征（IBS）主要表现为反复发作的腹痛，与排便相关或伴随排便习惯改变。典型的排便习惯异常可表现为便秘、腹泻，或便秘与腹泻交替，同时可伴有腹胀/腹部膨胀的症状。

根据排便习惯改变的主要表现将IBS分为3个主要亚型：IBS便秘型（irritable bowel syndrome

with predominant constipation，IBS-C）、IBS腹泻型（irritable bowel syndrome with predominant diarrhea，IBS-D）和IBS混合型（irritable bowel syndrome with mixed bowel habits，IBS-M）。我国以腹泻型IBS居多。

（一）流行病学

不同国家之间，由于调查人群、IBS的定义标准、调查方法的不同，IBS的患病率和发病率随之不同。在我国IBS的患病率为1%～16%。女性患病率高于男性，年轻人群比50岁以上人群更易受疾病影响。

（二）病因与发病机制

IBS的确切病因目前还未完全清楚。但是，目前一致认为IBS是具有多种因素和多种发病机制的疾病，可能的病因与生理病理学特征如下：

1. 肠道运动障碍　IBS-D患者肠道传输加速而IBS-C患者传输变慢。核素显像技术和不透射线标志物方法研究结果提示，IBS患者可能存在广泛的胃肠道运动异常。

2. 内脏高敏感　IBS存在内脏高敏感性，可能是由于内脏传入通路敏感性增加或内脏传入信号中枢放大所引起。引起痛觉过敏和警觉过度的多种因素都会增加IBS的内脏感觉。

3. 感染后IBS　细菌性胃肠炎感染后12个月发展为IBS的风险较正常人升高6.4倍，而24～36个月降至3.9倍。肠道感染后发生的IBS称为感染后肠易激综合征（post-infectious irritable bowel syndrome，PI-IBS）。胃肠炎是目前已知的导致IBS发病的最强危险因素之一。

4. 肠道通透性异常　口服探针分泌试验发现IBS患者的肠道通透性异常，主要见于PI-IBS。可能导致肠道通透性异常的因素包括食物成分如麦胶、免疫异常和心理因素。

5. 食物不耐受　IBS较正常人摄入脂肪较多而碳水化合物较少。水果、洋葱、牛奶、小麦、豆类和高脂食物可引起IBS症状加重。

6. 心理社会因素　IBS与心理障碍有关，尤其是对那些就诊的患者，心理社会因素会影响到诊疗结果。不论就诊状态如何，IBS常伴随更多精神性疾病、睡眠障碍、情感脆弱和对环境的过度反应。

（三）临床症状

1. 症状　IBS往往起病隐匿，症状反复发作。几乎所有患者有反复发作的腹痛，与排便相关，便后腹痛可明显改善。排便频率改变和粪便性状改变。腹泻型IBS排便次数增多，一般为每日3～5次，粪便多成糊状或稀水样，一般很少有患者每日排便次数达十余次，可有黏液，但无脓血。便秘型IBS患者伴有排便困难，粪便干、量少，粪便形状可呈干球样、腊肠样，表面可附有黏液。少数患者是反复便秘与腹泻交替。常伴有腹胀、胀气、饱胀、排气增加、排便不尽感或急迫感。部分患者还会有失眠、焦虑、抑郁等精神症状。

2. 体征　IBS患者一般无明显体征，部分患者可在相应部位有压痛。

（四）辅助检查

几乎每例腹痛和排便习惯异常的患者都应检查全血细胞计数和C反应蛋白（C-reactive protein，CRP）。对经验性治疗无效的IBS-D和IBS-M患者应行乳糜泻血清学检查。如果血清学检查结果阳性或临床高度怀疑乳糜泻，则应行上消化道内镜检查并行十二指肠活检，活检也可以确诊与IBS症状相似的热带口炎性腹泻。粪便细菌、寄生虫和虫卵检查对以腹泻为主要症状的患者有一定意义。对所有大于50岁患者需行结肠镜筛查。

（五）诊断和鉴别诊断

目前通常采用罗马Ⅳ诊断标准：反复发作的腹痛，近3个月内平均发作至少每周1日，伴有以下2项或2项以上：①与排便相关；②伴有排便频率的改变；③伴有粪便性状（外观）改变。诊断前症状出现至少6个月，近3个月符合以上诊断标准。

对于鉴别诊断，腹痛为主者应与引起腹痛的疾病相鉴别；腹泻为主者应与引起腹泻的疾病相鉴别；便秘为主者应与引起便秘的疾病相鉴别。对于存在结直肠癌阳性家族史、直肠出血、体重降低和贫血等一种或多种下消化道报警征象的患者应警惕器质性疾病。

（六）治疗

1. 一般治疗 IBS患者症状的类型和严重程度以及社会心理问题的相关状况决定了治疗策略。识别患者主要和（或）最受困扰的症状，考虑到患者的性格、近期生活应激、焦虑和抑郁情况，对患者进行安抚、教育以及让患者参与治疗决策中，提高患者的满意度和疗效。

2. 饮食和生活方式的调整 限制膳食纤维的补充和避免高脂/油腻食物或者含乳糖食物，多食用去麦胶和低可酵解的低聚糖、双糖、单糖和多元醇（fermentable，oligo-，di-，mono-saccharides and polyols，FODMAP）等饮食调节，以及适度至剧烈的运动、改善睡眠卫生、减压等生活方式的调整，可以对某些症状较轻的IBS患者达到治疗目的。

3. 对症支持治疗

（1）药物治疗 对于IBS-D患者，μ-阿片受体激动剂如洛哌丁胺、艾沙度林，胆汁酸螯合剂如考来烯胺、考来维仑、考来替泊以及$5\text{-}HT_3$受体拮抗剂如阿洛司琼、雷莫司琼、昂丹司琼有一定疗效。对于IBS-C患者，聚乙二醇缓泻剂，鲁比前列酮、利那洛肽等促分泌剂，$5\text{-}HT_4$受体激动剂普芦卡必利等，均有一定促排便作用。另外，抗胆碱能药或平滑肌松弛剂等解痉剂以及阿米替林、地昔帕明等抗抑郁药对腹痛症状重的患者有缓解腹痛效果。

（2）微生态和免疫调节 IBS患者服用双歧杆菌、利福昔明、色甘酸二钠以及酮替芬等可通过调节肠道菌群及肠内免疫来达到缓解腹痛、腹胀、腹泻等临床症状的目的。

（3）心理疗法 对于症状严重而顽固，经前述治疗方法无效的患者可考虑心理疗法来辅助或增强疗效，包括认知行为疗法、催眠疗法、心理动力学疗法以及放松疗法。

（七）预后

IBS是一种良性功能性肠病，症状可反复或者间歇性发作，会对患者的生活质量造成一定的影响，但一般不会严重影响全身情况。

二、功能性便秘

诊疗路径：

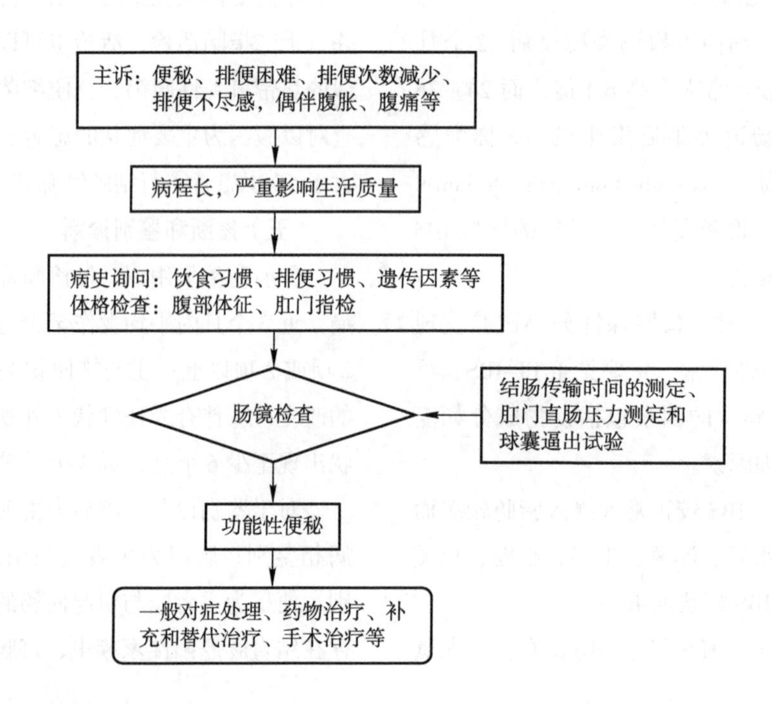

功能性便秘（FC）主要表现为排便困难、排便次数减少或排便不尽感，且不符合IBS的诊断标准，尽管患者可能存在腹痛和（或）腹胀症状，但这些表现和IBS诊断标准不符。根据病理生理改变，功能性便秘可分为正常传输型便秘（normal transit constipation，NTC）、慢传输型便秘（slow transit constipation，STC）、排便障碍型便秘和混合型便秘。

（一）流行病学

近期研究表明，目前FC的全球发病率约为10.1%。

（二）病因与发病机制

女性、年龄增长、社会经济地位低是FC的主要危险因素，其中女性为最强的危险因素。在青春期之前，便秘的发病率性别差异并不一致。FC与遗传学、生活方式有关。

1. 遗传学　FC具有家族聚集性，但从家族聚集性到发现基因方面的关联很困难，因为FC的表型没有很强的特征性，或是因为多种发病机制可能引起相同的便秘表型。FC家族聚集的机制包括饮食、肠道微生态、吸收、分泌、动力以及生活习性和信仰。

2. 肠道动力障碍　慢传输型便秘患者常存在结肠动力障碍，主要包括结肠高幅度推进性收缩活动减少、幅度降低，对进餐或药物（如比沙可啶、新斯的明）刺激的收缩反应降低以及非推进性蠕动或逆推进性蠕动活动明显增加，从而阻碍结肠排空。这种结肠动力障碍主要与肠神经损、Cajal细胞减少等有关。

3. 盆底肌群功能障碍和排便推进力不足　排便障碍型便秘患者在用力排便过程中的直肠内压力明显降低，提示其直肠推进力不足，而肛门内残留压明显增高，提示其排便阻力增加。另排便障碍型便秘患者多数存在腹部、肛门直肠和盆底肌群的协调障碍，导致粪便排出过程中阻力增加，从而阻碍排便。

4. 内脏敏感性改变　正常传输型便秘患者常存在直肠顺应性增加、直肠敏感性下降，或者两者同时存在。

5. 生活方式　FC通常开始于儿童。儿童便秘的危险因素与成人相似，可能是因为饮食、行为习惯在很早的时候就已经形成。高纤维素摄入及定期锻炼可显著降低便秘的风险。另外，液体摄入减少也是发生便秘的一个危险因素。

（三）临床表现

排便费力、排干球粪或硬粪、排便不尽感是大多数FC患者的症状。多数患者有腹部不适、腹胀、肛门直肠梗阻/堵塞感，每周排便次数少于3次，或者需手法辅助排便。

（四）辅助检查

FC的确诊主要依赖于临床病史，必要时可进行结肠镜检查、结肠传输时间的测定、肛门直肠压力测定和球囊逼出试验辅助诊断。

（五）诊断和鉴别诊断

1. FC的诊断步骤　需要进行以下5个循序渐进的步骤：①临床病史；②体格检查；③尽量少的实验室检查；④结肠镜或其他检查（有条件时可在特定病例中进行）；⑤特殊的检查用以评估便秘的病理生理机制（在必要且有条件时进行）。

2. FC的诊断标准　诊断前症状出现至少6个月，近3个月符合以下诊断标准。

（1）必须包括下列2项或2项以上：①1/4以上的排便感到费力；②1/4以上的排便为干球粪或硬粪；③1/4以上的排便有不尽感；④1/4以上的排便有肛门直肠梗阻/堵塞感；⑤1/4以上的排便需要手法辅助（如用手指协助排便、盆底支持）；⑥每周自发排便少于3次。

（2）不用泻剂时很少出现稀粪。

（3）不符合肠易激综合征的诊断标准。

FC要注意与机械性梗阻、药物和系统性疾病引起的继发性便秘相鉴别，尤其是当患者新出现便秘症状时更应注意。

（六）治疗

1. 一般措施　提出令患者放心的诊断，同时提供健康教育、解除顾虑，是疾病处理的基石，尤其是对那些担心便秘会对身体产生危害或者怀疑存在潜在威胁生命的疾病的患者。另外，嘱患者增加膳食纤维和水的摄入、增加运动等生活方式的调整及建立良好的排便习惯也非常重要。

2. 药物治疗　若饮食和生活方式的调整无效，则可酌情选用泻药、促动力药辅助通便治疗。

（1）泻药　通过刺激肠道水和电解质的分泌、减少吸收、增加肠腔内渗透压来发挥导泻作用。一般分为渗透性泻剂（如甘露醇、乳果糖）、盐类泻剂（如柠檬酸镁、硫酸镁、磷酸钠、碳酸氢二钠）、刺激性泻剂（如比沙可啶、匹可硫酸钠、鼠李皮、芦荟素、番泻叶），刺激性泻药不建议长期使用。

（2）促动力药　常用的药物有莫沙必利、伊托必利，通过促进胃肠平滑肌蠕动，促进小肠和大肠的运转来缓解便秘症状，可长期间歇使用。

3. 替代治疗　西梅干、大麻种子提取物及益生菌等对治疗 FC 有一定疗效。

4. 手术　对极少数便秘症状严重、对药物治疗无效的结肠无力患者来说，次全结肠切除术并回肠－结肠吻合术是一种治疗选择。但因手术治疗后并发症较常见，包括小肠梗阻（约 1/3 患者出现）、腹泻、大便失禁和便秘复发，且无法明显改善除排便频率以外的其他症状包括腹胀、腹痛等，因此手术治疗仅适用于那些其他非手术治疗方法均无效且胃和小肠运动功能正常的患者。

三、功能性腹泻

诊疗路径：

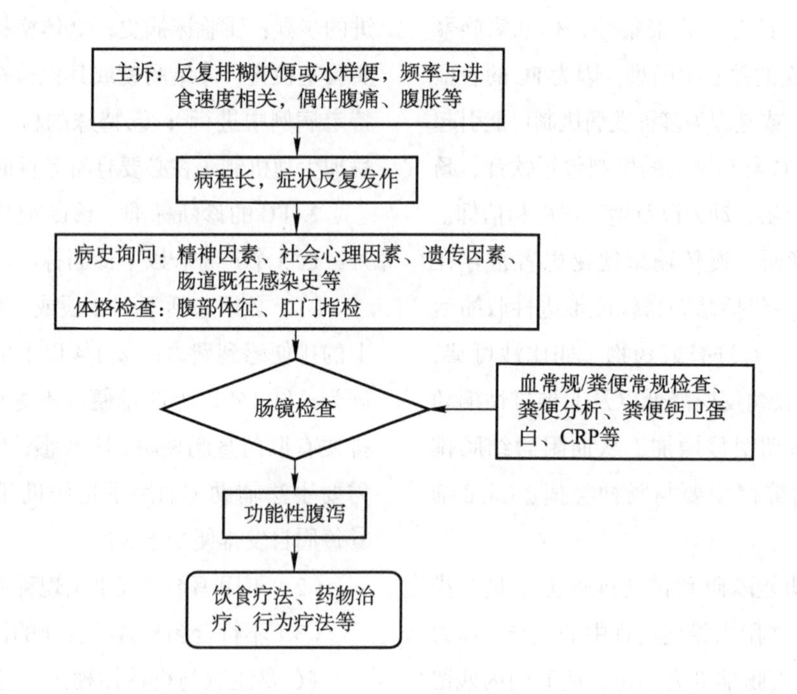

功能性腹泻（FDr）主要表现为反复排糊状便或水样便。尽管 FDr 患者可有腹痛和（或）腹胀，但不是其主要症状，且不符合肠易激综合征的诊断标准。

（一）流行病学

有关 FDr 发病率和患病率的研究很少，部分原因是该病很难与 IBS-D 区别。采用病例配对对照研究的方法，FDr 的发病率估计每年 5/10 万，而既往的感染性胃肠炎是一个重要的因素。

（二）病因

没有单一的发病机制能解释每位 FDr 患者的病因。正如其他的功能性肠病，有多种机制在本病中起作用，包括胃肠动力改变、脑－肠轴异常、遗传和环境因素、肠道既往感染史、社会心理因素以及其他因素。

（三）临床表现

FDr的主要临床表现是反复腹泻，粪便为糊状粪或水样粪，偶有患者伴有不明显的腹痛或腹部不适。

（四）辅助检查

所有慢性腹泻患者应该进行全血细胞分析和C反应蛋白检查。临床上考虑患者有甲状腺功能亢进症可能时应进行甲状腺指标的检查。在经验疗法失败后，应行乳糜泻血清学检查（当抗体检测为阳性或临床上高度怀疑乳糜泻时，可以考虑胃镜检查和十二指肠活检）；在感染性腹泻高发地区，需进行粪便分析（细菌、寄生虫和虫卵）。当临床上高度怀疑炎症可能性较大时，需检测粪便钙卫蛋白。尤其对在有急性发作病史的患者，需排除贾第鞭毛虫感染和热带口炎性腹泻。以下情况可考虑结肠镜检查：经验治疗失败、有报警征象、对50岁以上人群的筛查。结肠镜检查时，应在升结肠和降结肠进行随机活检，以排除显微镜下结肠炎。

（五）诊断和鉴别诊断

FDr的诊断应该基于以下3个重要方面：临床病史、体格检查、诊断性检查。

诊断标准：25%以上排便为松散粪或水样粪，且不伴有明显的腹痛或腹胀不适。

诊断前症状出现至少6个月，近3个月符合以上诊断标准；应排除符合腹泻型肠易激综合征（IBS-D）诊断标准的患者；应注意与引起腹泻的其他疾病相鉴别，如肠道感染引起的腹泻、炎症性肠病、乳糜泻等，辅助检查有助于诊断和鉴别诊断。

（六）治疗

1. 饮食　详细的日常饮食情况和日记对识别潜在的诱发症状的食物至关重要。临床医生经常利用特定的饮食建议，或为治疗IBS症状设计特殊的食物对患者进行饮食辅导，但是这些方法尚需要在FDr患者中得到验证。

2. 药物治疗

（1）阿片类药物　洛哌丁胺可减慢小肠传输，从而增加小肠对水和离子的吸收，减少腹泻。同时，洛哌丁胺还有可能改善肛门括约肌的张力。

（2）胆汁螯合剂　考来烯胺能改善胆汁吸收不良患者的腹泻症状，对胆汁吸收正常的患者也有效。

四、功能性腹胀/腹部膨胀

诊疗路径：

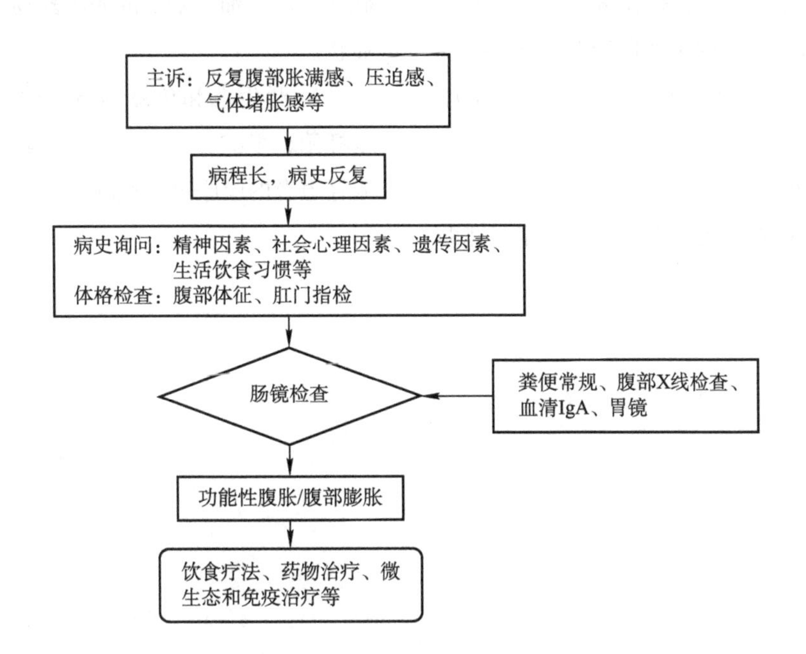

功能性腹胀/腹部膨胀（FAB/D）是指反复发作的腹部胀满感、压迫感或气体堵胀感（功能性腹胀）和（或）可观测到腹围增大（功能性腹部膨胀）。诊断FAB/D应不符合其他功能性肠病诊断的标准，尽管本病患者可能与其他功能性肠病共存，但较少发生排便习惯异常（便秘或者腹泻），偶有轻度的腹痛（通常是在腹部膨胀最为严重时发生），但是后面这些症状在频率和程度上均较主要症状为轻。

（一）流行病学

腹胀是普通人群和其他功能性胃肠病（functional gastrointestinal disorders，FGIDs）患者经常报告的症状。目前，尚无大宗的前瞻性研究来评估功能性腹胀的发病率。

（二）病因

单纯的腹胀（腹胀但无腹部膨胀）与直肠高敏感性相关；和单纯的腹胀相比，腹胀伴有腹部膨胀与结肠传输时间延长相关。此外，腹胀患者夜间腹围缩小、排气困难表明经肛门排气减少可能是腹胀的原因。

（三）临床表现

典型的FAB/D一般会反复出现腹胀和（或）腹部膨胀，平均每周至少1日。多数患者白天腹胀/腹部膨胀症状加重，尤其是在进食后，但是夜间休息后症状可减轻。一些患者还伴有轻度腹痛及轻微的排便异常，症状无腹胀和（或）腹部膨胀突出。

（四）辅助检查

对腹胀的辅助检查尚无参考指南。可用于辅助的诊断性检查也不多。腹部X线检查可以用来评估肠梗阻的可能性。血清IgA和抗组织转谷氨酰胺酶抗体可以用来诊断乳糜泻。如果临床高度怀疑乳糜泻，应该进行胃镜和十二指肠黏膜活检。

（五）诊断和鉴别诊断

FAB/D的诊断基于以下3个方面：①临床病史；②体格检查；③诊断性检查未发现器质性胃肠道病变的依据。

诊断标准：必须包括下列2项：①反复出现的腹胀和（或）腹部膨胀，平均至少每周1日；腹胀和（或）腹部膨胀较其他症状突出。②不符合肠易激综合征、功能性便秘、功能性腹泻或者餐后不适综合征的诊断标准。

诊断前症状出现至少6个月，近3个月符合诊断标准；腹胀可伴有轻度腹痛以及轻微的排便异常。

临床上FAB/D应注意与其他器质性肠道病变引起的腹胀、腹部膨胀相鉴别，如肠道肿瘤、肠梗阻等，必要时需借助辅助检查明确诊断。

（六）治疗

1. 饮食疗法　低FODMAP饮食及去麦胶饮食可使部分腹胀患者的症状得到改善。

2. 药物治疗　鲁比前列酮、利那洛肽、二甲硅油、薄荷油、新斯的明等药物可缓解患者的腹胀症状。

3. 微生态和免疫调节剂治疗　益生菌（如双歧杆菌、嗜酸乳杆菌）及抗生素（如利福昔明）能减轻患者的腹胀严重程度。

五、非特异性功能性肠病

诊疗路径：

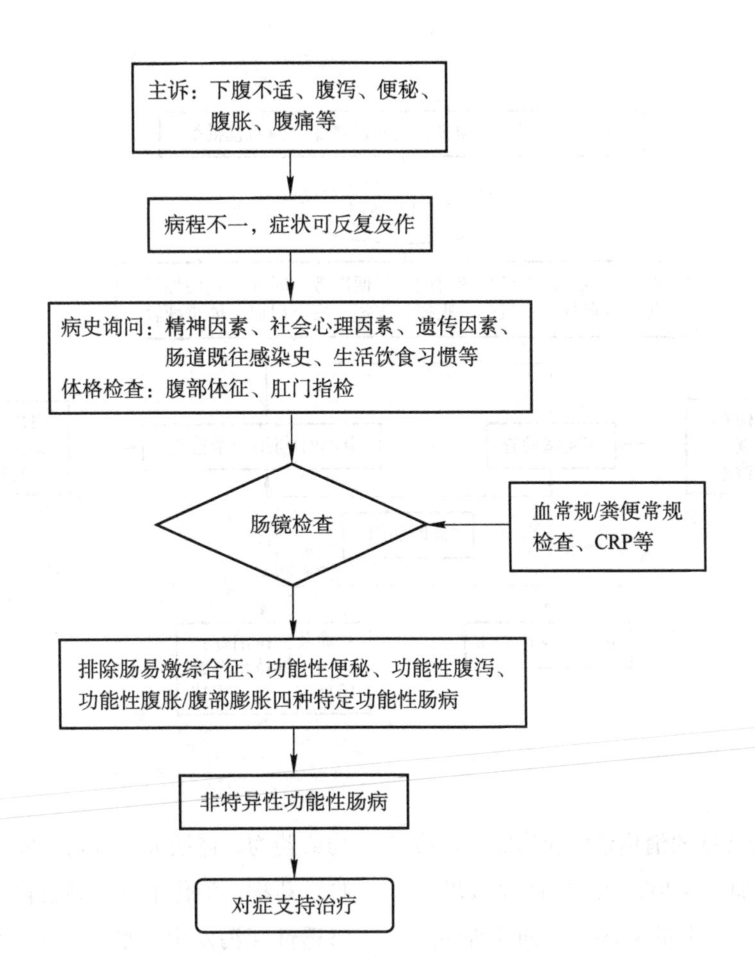

临床上，部分患者的症状可能达不到肠易激综合征、功能性便秘、功能性腹泻、功能性腹胀 / 腹部膨胀四种特定功能性肠病任何一种的诊断标准，在这种情况下，患者可归类于非特异性功能性肠病（U–FBD）。

U–FBD 的诊断标准：肠道症状不能归咎于器质性疾病，也不符合肠易激综合征、功能性便秘、功能性腹泻、功能性腹胀 / 腹部膨胀的诊断标准。

诊断前症状出现至少 6 个月，近 3 个月符合以上诊断标准。

临床上对 U–FBD 的治疗主要是对症支持治疗。

典型案例 3–16–4

功能性肠病病例及分析

（熊理守　罗　梅）

第六节 慢性腹泻

诊疗路径：

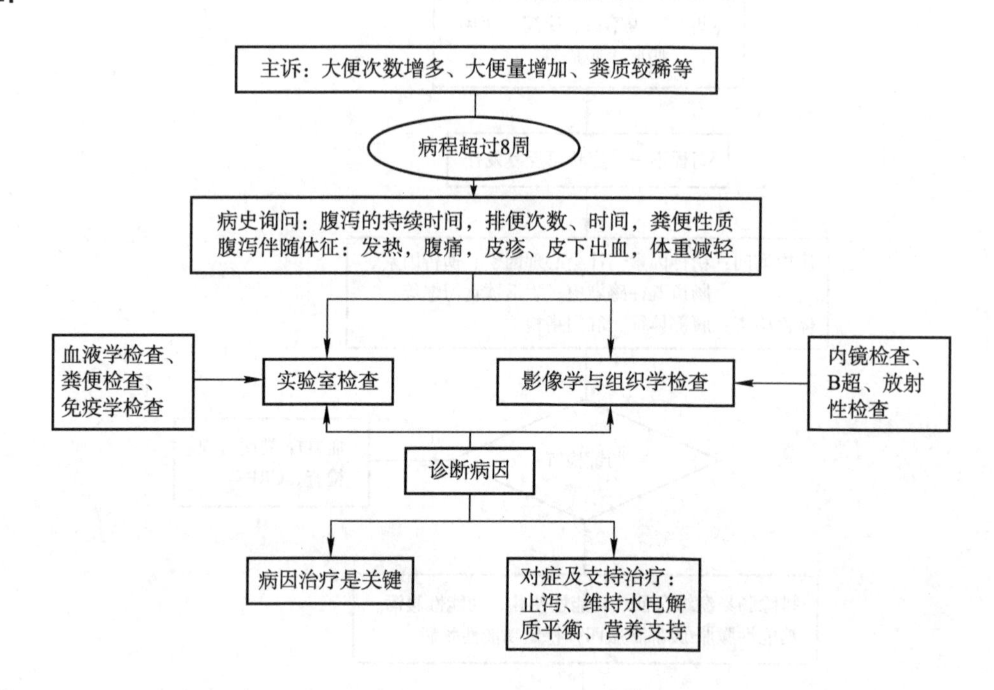

慢性腹泻是比较常见的消化系统疾病之一。腹泻指每日大便量增加（>200 g），每日次数增多（>3次），粪质较稀（含水量>85%），而病程超过8周者为慢性腹泻，较急性腹泻相比，慢性腹泻病因和机制较为复杂，能引起机体长时间营养不良、水电解质失衡。据报道，目前慢性腹泻的发生率为3%～5%，在老年患者比例可能高达7%～14%。但诸如肠易激、肛门括约肌失禁及肠运动过快所致腹泻症状与病理性慢性腹泻在鉴别上存在一定难度，需临床干预的慢性腹泻发病率应低于上述水平。

（一）发病机制

正常人每日摄入液体总量1～2 L，分泌的消化道液（唾液、胃液、胆汁、胰液及肠液）5～7 L，其中99%的消化道液从肠道再吸收以保证机体水、电解质平衡，约200 mL经粪便排出。

慢性腹泻的发病机制：

1. 渗透性腹泻　由于肠腔内存在大量高渗食物或药物，体液大量进入肠腔所致。摄入难吸收食物、药物，消化不良、黏膜转运机制障碍均可导致渗透性腹泻发生。禁食后腹泻可停止或显著减轻。食物中双糖或单糖转运机制障碍，或者脂肪蛋白质消化吸收不良所致肠腔内渗透压明显升高，引发水被动转运至肠腔内而引起腹泻，常见包括先天乳糖酶缺乏症、慢性肝胆胰疾病所致消化不良、降血糖药物服用等。

2. 渗出性腹泻　肠道黏膜炎症所致肠内炎性渗出引发渗透压升高；同时肠黏膜损伤后水、电解质重吸收功能受损；炎症介质可刺激肠分泌及肠蠕动增加。渗出性腹泻可分为感染性及非感染性。感染性炎症包括慢性细菌、病毒、寄生虫、真菌等感染，如肠结核、肠阿米巴感染、细菌性痢疾；非感染性炎症可包括自身免疫病、炎症性肠病、肿瘤、放射线、营养不良等。

渗出性腹泻的特点是粪便含有渗出液和血液，

结肠尤其是左半结肠炎症多有肉眼黏液脓便，出血及脓血便往往提示有黏膜溃疡或糜烂。

3. 分泌性腹泻 由于肠道黏膜受到刺激，其分泌量严重超过吸收的液体量而导致腹泻；包含分泌功能增强、吸收减弱或两者并存，均可引起水和电解质经肠道分泌增加。分泌性腹泻：包括肠毒素性腹泻，如霍乱弧菌、致病性大肠杆菌及食物中毒性腹泻，检查可见肠壁内环磷酸腺苷增多；神经内分泌性腹泻：神经内分泌性肿瘤使肠道分泌量异常增多引起的腹泻，如类癌综合征、胃泌素瘤、血管活性肠肽瘤（VIP瘤）、甲状腺髓样瘤等。另外，回肠切除术后由于胆盐吸收障碍也可刺激肠黏膜分泌增加引起长期腹泻的症状。

4. 动力异常性腹泻 肠道蠕动过快，肠内容物与黏膜接触时间过短，影响水、电解质吸收引发腹泻。该型腹泻大便较稀，无渗出，可伴腹痛、肠蠕动亢进。此类型腹泻常见疾病有肠易激综合征、糖尿病、甲状腺功能亢进症、尿毒症及胃大部切除术后倾倒综合征、类癌综合征等。

5. 其他类型 慢性肠系膜血管缺血可表现为水样泻。此外，白塞病、嗜酸性肉芽肿性血管炎、长期抗生素所致肠道菌群紊乱等均可引起慢性腹泻症状。

（二）病因

1. 胃肠疾病 萎缩性胃炎、胃癌、胃切除术后、炎症性肠病、肠易激综合征、肠结核、慢性菌痢、肠菌群失调、结肠息肉、结肠癌、慢性阿米巴结肠炎、放射性肠炎、类癌、Whipple病及血吸虫病。

2. 肝胆、胰腺疾病 慢性肝炎、肝硬化、梗阻性黄疸、慢性胰腺炎、肝癌、胆管癌、胰腺癌、胺前体摄取及脱羧细胞肿瘤等。

3. 全身疾病 甲状腺功能亢进症、尿毒症、糖尿病、混合性风湿免疫疾病、动脉粥样硬化、结节性多动脉炎、系统性红斑狼疮、过敏反应等。

（三）诊断及鉴别诊断

慢性腹泻原发疾病或病因须从病史、症状、体征、实验室检查中获得依据，诊断原则如下。

1. 病史 询问病史应注意患者近期的生活习惯和日常环境有无改变，注意腹泻的持续时间，排便次数、时间；若为发作性腹泻，了解发作的诱因、发病情况，长期腹泻需注意排除肿瘤。粪便性质上，大便量多且无血可能提示小肠病变；有泡沫或脂肪滴，恶臭伴不消化食物多为胰腺疾病；排便频繁、量少、有血及黏液，病变多在结直肠，可排除功能性腹泻；每日粪便量超过1 000 mL考虑分泌性腹泻，如血管活性肠肽瘤、结肠绒毛腺瘤。询问病史也应了解群体发病史及地区家族发病情况，排除流行病学及家族遗传病。

2. 腹泻伴随症状及体征

（1）发热 多见于感染性疾病，如慢性菌痢、肠结核；也可见于肠道恶性淋巴瘤、炎症性肠病急性期等。

（2）腹痛 疼痛部位及按压痛对病因鉴别具有提示意义。上腹部疼痛提示食管、胃、十二指肠疾病；右上腹疼痛或Murphy征示肝胆系统疾病；脐周及右下腹痛提示小肠、盲肠病变；左下腹疼痛、里急后重提示结直肠疾病；排便前疼痛，便后缓解多提示肠易激综合征。

（3）皮疹、皮下出血 多提示过敏性紫癜、尿毒症、糙皮病等。

（4）体重减轻 多提示小肠类型疾病、肠结核、胃肠肿瘤、慢性胰腺炎。

（5）腹泻与便秘交替 提示可能有肠结核、结肠癌、肠易激综合征、不全性肠梗阻、结肠憩室等疾病。

（6）关节痛或关节肿胀 多提示炎症性肠病、系统性红斑狼疮、肠结核、Whipple病等。

（7）皮肤结节性红斑、多形红斑 对诊断克罗恩病及溃疡性结肠炎有一定帮助。此外，非器质性疾病或功能性腹泻一般不影响睡眠，若腹泻症状妨碍夜间睡眠则提示器质性疾病。

3. 实验室检查

（1）血液学检查 红细胞沉降率、血红蛋白、白细胞及其分类、白蛋白水平明确有无贫血及感染、营养不良；电解质、肝功能及肾功能检查、维生素 B_{12}、叶酸、铁蛋白及转铁蛋白、C-反应蛋白对慢性腹泻的病因诊断十分重要。此外，甲状腺功能、肾上腺功能等相关激素检测可明确由甲亢、肾上腺皮质功能减退引发的腹泻，缺铁性贫血提示可能是小肠疾病。

（2）粪便检查　常用检查包括大便隐血实验，粪便白细胞、脂肪颗粒检查，寄生虫及虫卵、细菌培养，以及抗酸染色等。其余检测手段包括粪便钙卫蛋白检测可明确肠道炎症水平，可用于肠易激综合征与炎症性肠病的鉴别。

（3）免疫学检查　对于原虫性感染如鞭毛虫及阿米巴原虫感染，粪便酶联免疫吸附测定可达到病原学较高的检测水平。此外，对于艰难梭菌感染引起慢性腹泻目前推荐二联法进行检测，即通过谷氨酰胺脱氢酶免疫分析法（EIA）检测艰难梭菌毒素，也可采用 PCR 方法进行检测。另外，HIV 病毒感染也可致慢性腹泻，并且由于 HIV 感染后免疫功能低下造成病原体长期感染同样可引发慢性腹泻，在鉴别诊断中需排除通过血清学抗体检查排除 HIV 感染的可能。

4. 影像学与组织学检查

（1）内镜检查　对于引发慢性腹泻消化道疾病诊断及鉴别诊断具有重要意义。结肠镜检查及组织活检对于下消化道肿瘤、炎症性病变具有重要检查价值；小肠镜可观察十二指肠及空肠病变；ERCP 可进行胆道及胰管探查明确病因及进行治疗；胶囊内镜也在小肠疾病诊断中发挥一定的作用。利用内镜可进行黏膜、息肉、新生物的组织学活检，有助于明确寄生虫感染、乳糜泻、炎症性肠病、肠结核、肿瘤等诊断。

（2）B 超　是肝胆胰疾病诊断的最常用方法之一。

（3）放射性检查　包括腹部平片、CT、磁共振、选择性血管造影、钡餐及钡灌肠。这些也是观察胃肠道肿瘤、动力的有效手段之一。

（四）治疗

慢性腹泻治疗关键是积极对因治疗，根据临床症状严重程度予以对症支持治疗。

1. 病因治疗　明确感染性腹泻与非感染性腹泻。感染性腹泻选用合适抗生素针对病原体治疗，对于肠道菌群紊乱引发的慢性腹泻抗生素选择应慎重。非感染性慢性腹泻应针对原发疾病进行治疗，诸如乳糖不耐受症及麦胶性乳糜泻剔除食物中乳糖或麦胶类成分可以得到改善。炎症性肠病、自身免疫病可通过适当治疗诱导缓解腹泻症状。消化系统息肉、腺瘤及肿瘤可进行内镜及手术干预治疗原发病。

2. 对症及支持治疗

（1）对于症状严重或影响日常生活的非感染性腹泻，可适当予以止泻药物治疗提高患者生活质量。与急性腹泻按需服用不同，止泻药物诸如洛派丁胺、地芬诺酯在慢性腹泻的治疗中可按照小剂量定时餐前服用；若无法控制，可选择从小剂量开始使用强效止泻剂可待因、吗啡、阿片酊等药物。生长抑素及其类似物不常规治疗腹泻，但可在有些阿片类药物无效情况下尝试使用。

（2）关键是治疗腹泻引发的水、电解质紊乱、酸碱失衡，必要时可口服及静脉补液。值得注意的是，诸如铋剂等肠道吸附剂虽可改善大便性状，但可能无法减轻机体水、电解质的丢失。

（3）对于长期或重度营养不良者，应给予营养支持。补充氨基酸及维生素可在一定程度上修复黏膜上皮，减轻渗透性及渗出性腹泻，对减缓肠道炎症有一定的效果。

（曾志荣）

第七节 结直肠肿瘤

一、结直肠息肉及息肉病

诊疗路径：

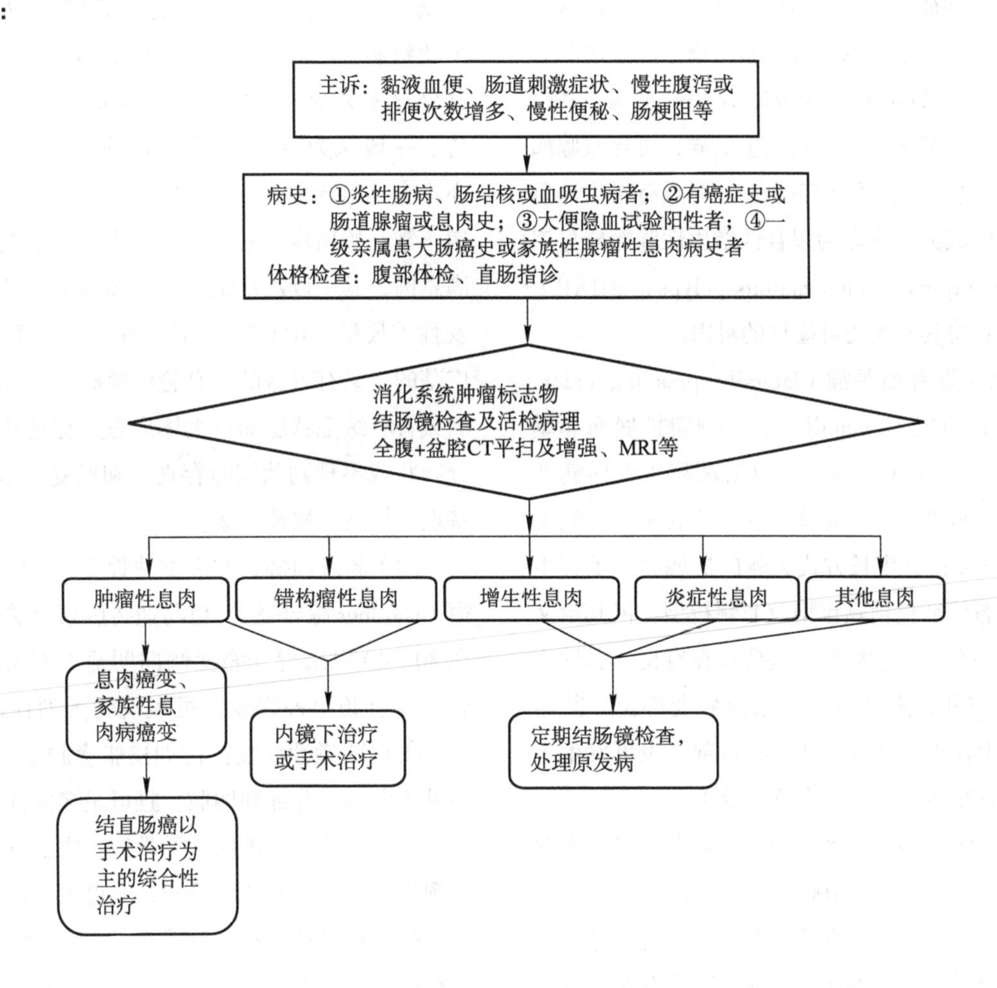

结直肠息肉（colorectal polyps）是指结直肠黏膜上的隆起性病变，在未确定病理性质前统称为息肉，可以有蒂，也可以是广基无蒂。息肉可以发生在结直肠的任何部位，但多见于乙状结肠及直肠。结直肠息肉的重要性在于其与结直肠癌关系密切。临床上超过 80% 的结、直肠癌都来自腺瘤性息肉恶变，及时内镜摘除或手术切除结直肠息肉可以使个体患结直肠癌的风险降低 70%～90%。因此，正确认识并处理结直肠息肉具有重要的临床意义。

小的结直肠息肉症状常不明显，可表现为反复发作的腹痛和肠道出血。不少患者往往在因并发肠套叠等引起注意，或在手术中或结肠镜体检中才被发现。病理上有许多种息肉，数量上可分为单发和多发，形态上可分为有蒂和广基；可以是腺瘤，也可以是炎症刺激引起的增生和修复性反应，或是局部黏膜的增生和肥厚。

（一）结直肠息肉的相关定义及其诊断标准

1. 结直肠腺瘤/结直肠上皮内瘤变　根据 WHO 关于结直肠肿瘤定义的新阐述，结直肠腺瘤也称为结直肠上皮内瘤变，指结直肠黏膜上皮具有组织结构和细胞学上的异型性，但这种异型性改变未突破黏膜肌层，一旦突破黏膜肌层进入黏膜下层，则为结直肠癌。

2. 锯齿状腺瘤（serrated adenoma，SA） 是最近被逐渐认识的一类独特的结直肠腺瘤新类型，其组织学形态特征为合并有增生性息肉样的锯齿状腺体及腺瘤样异型增生的上皮细胞。增生性息肉和管状腺瘤起源于共同的基底细胞，增生性息肉在其生长过程中，受某些因素影响发生变异，可导致腺瘤样变，此种息肉在组织形态学上同时具有增生性息肉和腺瘤的成分，命名为混合性增生性腺瘤样息肉（mixed hyperplastic adenomatous polyps，MHAP），已有研究者将其归类为肿瘤性的息肉。

3. 侧向发育型肿瘤（laterally spreading tumor，LST） 是指直径 10 mm 以上、呈侧向扩展而非垂直生长的一类表浅型病变，包括颗粒集簇样病变及非颗粒型病变。这一定义存在三个含义：①病变直径 > 10 mm；②生长方式为侧向扩展而非垂直生长；③形态特征包括颗粒型及非颗粒型。依其定义看来，这是个形态学概念，病变存在有良、恶性之分。除此之外，定义中并未限定病变部位，其实 LST 易发生在直肠及升结肠、回盲部，也可发生于消化道其他部位（如胃、食管等处）。

4. 结直肠息肉病（综合征） 是指一组以多发性结直肠息肉（数目 > 100 枚）为特征、与结直肠癌发病密切相关、多具有遗传背景的结直肠息肉疾病，许多合并有结肠外病变，并可以伴有对其他多种肿瘤的易感倾向。包括家族性腺瘤性息肉病、幼年性息肉病、Peutz-Jeghers 息肉病等。目前选择对 APC、MUTYH、MMR 进行基因检测，大多可做出相应的遗传性诊断。

（1）色素沉着息肉综合征（Peutz-Jeghers 综合征） 以青少年多见，常有家族史，可癌变，属于错构瘤一类。多发性息肉可出现在全部消化道，以小肠为最多见，占 64%。在口唇及其周围口腔黏膜、手掌、足趾或手指上有色素沉着，呈黑斑，也可为棕黄色斑。此病由于范围广泛，无法手术根治，当并发肠道大出血或肠套叠时可做部分肠切除术。

（2）家族性肠息肉病（familial intestinal polyposis） 又称家族性腺瘤性息肉病（familial adenomatous polyposis，FAP），是一种常染色体显性遗传性疾病，由 5 号染色体长臂上的 APC 基因突变致病。FAP 的下一代中约 50% 有受罹的危险，其外显率为 95%；另 50% 未受罹的子女将不再遗传。一般认为 40 岁尚未出现腺瘤，虽有家族史，亦不会再出现腺瘤。FAP 的特点是婴幼儿期并无息肉，常开始出现于青年时期，表现为结直肠内常布满息肉，其中以乙状结肠和直肠多见，息肉具有多发性（数量 > 100 个）、多形性（大小不等；既有广基的，又有带蒂的；有管状腺瘤，也有绒毛状腺瘤或管状绒毛状腺瘤；大体形态上有光滑的，也有分叶状或不规则状同时存在）和癌变率 100% 三大特点，但极少累及小肠。

（3）肠息肉病合并多发性骨瘤和多发性软组织瘤（Gardner 综合征） 也与遗传因素有关，此病多在 30 ~ 40 岁出现，癌变倾向明显。有 1/4 ~ 1/3 的患者伴有肠道外表现，可表现为下列任何一种情况。①皮肤囊性病变：例如皮脂囊肿或皮样囊肿，多见于面部、背部和四肢，且可呈多发性，可发生在儿童期或腺瘤出现前。②骨瘤：主要发生在面骨和颅骨，常是硬的牙质骨瘤，亦可发生在长骨，表现为隐匿性良性骨瘤。在高达 3/4 的病例中，下颌骨有多发性小骨瘤，这种骨瘤的存在常是发生腺瘤的一个预兆。③纤维组织肿瘤：如间皮瘤，可出现于前腹壁、腹腔内或肩胛部，以女性多见。间皮瘤不会转移，但可呈扩张性生长，引起肠梗阻、输尿管压迫等并发症，间皮瘤的发生率为 4% ~ 12%，以往最常发生在结肠手术后，但亦可发生在未做出家族性腺瘤性息肉病诊断之前。④家族性腺瘤性息肉病：胃十二指肠息肉的发生率较高。在 1/2 的息肉病患者中可见胃底腺息肉病，这是一种非肿瘤性病变，在胃底部可出现几百个广基息肉，长径几毫米大小，含有囊状扩张的胃底腺，并无上皮间变。

但这种病变也可发生在非息肉病患者。另外，在大多息肉病患者中发现有多发性十二指肠腺瘤，在十二指肠降部和水平部中，包括 Vater 壶腹，可多达 50 个腺瘤，并以直径 3～5 mm 的息肉多见，呈不规则状，常位于黏膜皱襞上。需注意的是，貌似正常的十二指肠黏膜在组织学检查中可见腺瘤性改变。⑤十二指肠或壶腹周围癌：发病率在息肉病患者中可高达 10%，为一般人群的 100 倍，约 40% 的患者具有同时性多发性腺瘤，是结直肠癌手术后常见的死亡原因之一。⑥甲状腺乳头状癌：几乎都发生在女性患者中，女性息肉病患者发生甲状腺癌的危险性为一般人群的 100～160 倍。⑦先天性视网膜色素上皮肥大（congenital hypertrophy of retinal pigmented epithelium，CHRPE）：是一种双侧多发性病变，应用 4 个以上双侧病变作标准，息肉病患者中 60%～80% 属阳性，诊断特异度几乎达 100%。初步资料显示，在 CHRPE 阳性的家属中，CHRPE 作为息肉病的一种标志，其预测价值达 100%。⑧牙齿畸形：可出现在 17% 的息肉病患者中，其中 1% 有多余齿，9% 有阻生齿，这些情况均比正常人群的发生率高。Gardner 综合征的治疗原则与家族性息肉病相同；对肠道外伴发的肿瘤，其处理原则与有同样肿瘤而无肠息肉病者相同。

（4）Turcot 综合征　当家族性腺瘤性息肉病患者同时伴有中枢神经系统恶性肿瘤时，即称为 Turcot 综合征，但决非结直肠癌的脑部转移。但不论何者，预后都较差。

（5）与结直肠癌相关的癌前病变　是一类具有结直肠癌易发倾向的疾病，主要是结直肠腺瘤、非腺瘤性结直肠息肉病和炎性肠病。

（6）结直肠癌的癌前病变　是一组织学概念，包括畸形腺窝灶（aberrant crypt foci）和结直肠腺瘤（上皮内瘤变）两大类。

（二）病理及其分类

1. 按息肉数目分类　按息肉数目为单个或多个分为单发性息肉和多发性息肉，大小可自直径数毫米到数厘米，有蒂或无蒂。多发性腺瘤性息肉如数目多于 100 枚称之为息肉病。

2. 按形态学分类　按传统息肉可分为有蒂（基底细窄、游离）和广基（基底较宽）两种。有蒂息肉惯常在内镜中予以摘除，广基腺瘤往往需经手术予以切除。

3. 按组织学分类　病理学将结直肠息肉分为肿瘤性息肉和非肿瘤性息肉（表 3-16-6）。

表 3-16-6　结直肠息肉的分类

分类	单发	多发
肿瘤性	管状腺瘤	家族性结肠腺瘤病
	绒毛状腺瘤	Gardner 综合征
	管状绒毛状腺瘤	Turcot 综合征
错构瘤性	幼年性息肉	幼年性息肉病
	Peutz-Jeghers 息肉	Peutz-Jeghers 综合征
炎症性	炎性息肉	假息肉病
	血吸虫卵性息肉	多发性血吸虫卵性息肉
	良性淋病样息肉	良性淋病样息肉病
化生性	化生性（增生性）息肉	化生性（增生性）息肉病
其他	黏膜肥大性赘生物	

（1）肿瘤性息肉　是结直肠黏膜上皮细胞增生的真性肿瘤，包括腺瘤性息肉（又称腺瘤）、锯齿状腺瘤、侧向发育型肿瘤、家族性肠息肉病、Gardner 综合征等类型。

1）腺瘤性息肉（adenomatous polyp，又称腺瘤）：是最为常见的一种息肉组织学类型，多为单个、带蒂，多数直径 1 cm 左右，如迅速增大，发生不典型增生时可能癌变。按腺瘤的外观形态可将腺瘤可分为三种：隆起性腺瘤（elevated adenoma）、扁平腺瘤（flat adenoma）和凹陷性腺瘤（depressed adenoma）。

腺瘤组织学上常分为管状腺瘤、绒毛状腺瘤和管状绒毛状腺瘤（或称为混合腺瘤）三种类型。腺瘤在病理切片中除可见管状腺体结构外，还常伴乳头状成分，亦即绒毛状成分，根据组织学中两种不同结构成分所占比例决定腺瘤的性质。1981年，我国第一次大肠癌病理会议上建议统一标准为：绒毛状成分<20%者属管状腺瘤，>80%者为绒毛状腺瘤，介于20%~80%之间者则属混合腺瘤。此外，由于同一腺瘤不同部位绒毛状成分的比例不同，不同部位活组织切片时的腺瘤性质与整个腺瘤摘除后病理检查结果常可不一致。由于标准不同，故虽然管状腺瘤是三种腺瘤中最常见的一种，但其发生率却差异颇大。

① 管状腺瘤（tubular adenoma）：此型最多，约占80%，管状结构>80%，绒毛状成分<20%。可以有蒂或呈广基无蒂，但有蒂的比广基型多见。腺瘤的蒂是正常的黏膜延伸，内含纤维、血管，并无腺瘤结构，故当腺瘤发生癌变成为原位癌或局灶癌或黏膜内癌时，极少侵及其蒂或基底。腺瘤大小不一，从几毫米至几厘米，一般腺瘤越大，癌变率越大。当腺瘤直径>2 cm时，约半数发生癌变。在组织学上，腺瘤可仅呈轻度腺体增生，即腺体数量增多，但其上皮细胞的大小、形状、细胞核的位置、染色深浅以及杯状细胞数等均无异常。亦可表现为除腺体数量增多外，尚伴有上皮细胞形态与染色的不同程度改变和核分裂。当腺细胞呈现明显的多形性以及间质浸润时，称之为重度不典型增生或癌变。由于癌变常起自腺瘤某一部分，活组织检查时可因未取到癌变部分组织而呈阴性结果，并不能完全排除癌变的可能。唯有当整个腺瘤取下作连续切片、病理检查时，才能最后确定有无癌变。当癌变局限在腺瘤内时，称为腺瘤癌变或原位癌，仅当癌变穿透黏膜肌层或浸润黏膜下层时才称为浸润型癌。

② 绒毛状腺瘤（villous adenoma）：又称乳头状腺瘤（papillary adenoma），绒毛状结构大于80%；其发病率仅为管状腺瘤的1/10，好发于直肠和乙状结肠。临床所见绝大多数为广基型，呈绒毛状或粗颗粒状隆起，伴有宽广的基底，有时可侵占周径的大部分，其表面可覆盖一层黏液，质地较管状腺瘤为软。绒毛状腺瘤是一种癌变倾向极大的腺瘤，但对其癌变率的报道却差异极大。原因有二：其一，对腺瘤分类的标准不统一，绒毛状腺瘤的标准不同，当然癌变率就无法一致；其二，绒毛状腺瘤癌变往往发生于某一局部，并非整个腺瘤同时癌变，因此除非对每个腺瘤常规做连续切片，否则遗漏是难免的。这是一种癌变倾向极大的腺瘤，一般癌变率为40%，故被认为是一种癌前病变。按最新规定，未浸润至黏膜下层者统称为高级别上皮内瘤变，不称为癌。

③ 管状绒毛状腺瘤（tubular villous adenoma）：是指绒毛状腺瘤成分介于20%~80%之间的腺瘤，在组织学上兼具有管状腺瘤与绒毛状腺瘤的特征，并随两种腺瘤成分比例的变异而有所不同。其恶变率介于管状腺瘤与绒毛状腺瘤之间，各家报道恶变率差异极大，原因就在绒毛状腺瘤所占比例的不同。管状腺瘤通常为带蒂息肉，绒毛状腺瘤大多无蒂。根据息肉的大小和组织学类型可判断其癌变率，一般直径<1 cm的息肉癌变率<5%，直径>2 cm的息肉癌变率>50%。

2）锯齿状腺瘤（serrated adenoma，SA）：是指同时具有增生性息肉的锯齿状结构和传统腺瘤异型性上皮特征的一种新的腺瘤类型。Hawkins提出可能存在"增生性息肉（hyperplastic polyp，HP）-锯齿状腺瘤（SA）-癌"这样一条结直肠癌发生的新途径。SA的发生率较低，主要分布在盲肠、直肠和乙状结肠，多单发，直径多为5~10 mm；黏膜内癌的发生率达10%，可能是一种具有独特形态学特征的变异类型腺瘤。推测SA可能来源于分化更成熟细胞的瘤性转化。2000年，WHO消化系统肿瘤分类中正式将SA作为一种单独的类型列入结直肠肿瘤，定为继管状、绒毛状和管状绒毛状3型之后的第4种类型腺瘤，提出其形态和增生性息肉的锯齿状结构一样，但上皮有异型增生。2003年，Torlakovic等对孤立性SA进行了形态学分类，并提出广基锯齿状腺瘤（sessile serrated adenoma，SSA）不应被忽视，是散发性微卫星不稳定癌的前期病变，其中3年恶变率达10%，5年恶变率达45%。2005年Snover对锯齿状病变作了进一步的分类，包括：①增生性息肉（HP）；②传统锯齿状腺瘤（traditional serrated adenoma，TSA）；③广基（无蒂）锯齿状腺瘤（SSA）；④混合型锯齿状腺瘤息肉。

2010年，WHO消化系统肿瘤分类中把SA定义为：一组以上皮锯齿状结构为特征的病变，包括HP、SSA/P、TSA，其中HP根据黏液类型又分为微小泡状型（microvesicular HP，MVHP）、杯状细胞型（goblet cell rich HP，GCHP）、黏液缺乏型（mucin poor HP，MPHP）；SSA/P根据细胞异型性分为不伴细胞异型增生型及伴有细胞异型增生型。

SA按大体形态分为息肉型和表浅型；按蒂部情况分为有蒂、亚蒂及无蒂SA；按腺体开口（pit）类型（工藤分型）分为Ⅰ~Ⅴ型SA；按组织病理学形态分为Ⅰ型及Ⅱ型或单纯型及混合型SA。值得注意的是SA中的一个亚型，即无蒂锯齿状腺瘤（SSA），其特征为相对较大、组织结构不典型及位于近端结肠，有较高的细胞增殖指数、MGMT表达丢失、BRAF突变常见于SSA和散发性微卫星不稳定性高表型（MSI-H）结直肠癌。此外，SA尚可发生于炎症性肠病、增生性息肉病、家族性腺性息肉病、Cronkhite-Canada综合征等，并且已有锯齿状腺瘤性息肉病的病例报道。

3）侧向发育型肿瘤（LST）：1993年由日本医学家工藤进英首先提出，这类疾病的发病特点主要是沿黏膜面侧向表浅生长，极少向肠壁深层垂直生长。近年来随着研究的不断深入，还发现有非颗粒型病变存在，包括扁平隆起型及假凹陷型，这两类病变无颗粒分布，且表面平坦，然而具备LST的其他特点。

目前认为LST具有以下特点：①病变直径>10 mm，侧向扩展而非垂直生长；②具有比腺瘤性息肉更高的恶性潜能；③多发生在直肠、乙状结肠和盲肠。

（2）非肿瘤性息肉

1）增生性息肉：以在直肠和乙状结肠更多见；这种息肉一般很小，直径很少超过1 cm，表现为黏膜表面的一个小滴状凸起，表面光滑，基底较宽。组织学上呈黏膜肥厚、增生，结构基本正常，腺管可稍延长，并呈囊状扩张趋势。一般较少发生癌变。

2）错构瘤性息肉：包括Cowden综合征、幼年性息肉、Peutz-Jeghers综合征。

① Cowden综合征（Cowden's syndrome）：又称多发性错构瘤综合征，是一种少见的遗传性疾病。特征为胃肠道多发性息肉，伴有面部小丘疹、肢端角化病和口腔黏膜乳突样病变。发病年龄为13~65岁，以25岁前多见，男女之比为1∶1.5。本综合征合并其他恶性肿瘤的发生率高达40%，主要为乳腺癌、甲状腺癌等。

② 幼年性息肉（juvenile polyp）：较为少见，属结直肠黏膜上皮的错构瘤。主要发生于儿童，尤以5岁左右为最多。但它并非先天性，可发生于任何年龄，只是以小儿多见。息肉好发于直肠和乙状结肠，多数发生在距肛缘5 cm以内的直肠内。息肉多呈圆球形或椭圆形，鲜红、粉红或暗红色，表面光滑，如继发感染可呈现粗糙颗粒状或分叶状。息肉平均直径为1 cm左右，多数有蒂。在组织学上，息肉蒂为正常大肠黏膜，当转为息肉时，大肠黏膜上皮即转为慢性肉芽组织，由大量结缔组织、血管组织、单核和嗜酸性细胞浸润，其中还有许多黏液腺增生和含有黏液囊肿组成。因此，从组织学上看，这不是肿瘤，而是正常组织的异常组合，故称为错构瘤。一般认为错构瘤不会恶变，但最近国内报道亦有发生恶变者。在青少年，急性多发性息肉至少增加10%的患癌症的潜在风险，高达50%的病例肿瘤抑制基因SMAD4发生突变。

③ Peutz-Jeghers综合征：是一种常染色体显性遗传综合征，通常合并肠道息肉和颊黏膜、手掌、足趾或手指上色素沉着。该疾病与肿瘤抑制基因丝氨酸和（或）苏氨酸激酶11（STK11）基因缺陷有关，这使胃肠道恶性肿瘤的发生率有所增加。同时肠外恶性肿瘤的风险也相应增加，其中包括乳

腺、卵巢、宫颈、输卵管、甲状腺、肺脏、胆囊、胆管、胰腺和睾丸的恶性肿瘤等。

3）炎性息肉：主要继发于溃疡性结肠炎、克罗恩病、血吸虫病、阿米巴痢疾、肠结核等疾病之后形成的肉芽肿，也称假性息肉。此类息肉常为多发，较小，息肉无蒂，表面光滑，直径<0.5 cm，炎症控制后息肉可消失；若持续受慢性炎症刺激，则有癌变的可能，但癌变机会少。炎性息肉的一般症状不明显，主要表现为肠炎的症状，如腹泻、黏液便、黏液血便，临床可通过内镜检查及病理检查确诊。

4）淋巴聚集性息肉：病因不明，有人认为与机体免疫缺陷有关，主要是结直肠黏膜下大量淋巴细胞及淋巴滤泡增生，称为淋巴滤泡增生症，系非上皮性息肉，不恶变。

（三）结直肠息肉与癌变有关的因素

1. 结直肠腺瘤性息肉与结直肠癌的关系　腺瘤之所以作为一种类型从息肉中分出来，除了组织学上与其他息肉不同之外，更重要的是临床上具有癌变这一特点。亦即所谓“腺瘤－癌”序列的概念，虽然对这一概念尚存在分歧，多数学者认为腺癌来自腺瘤，但也有认为癌在开始时就是癌（de-novo），并非从腺瘤演变而来，然而腺瘤与癌之间的密切关系却是毋庸置疑的。大量资料显示，结直肠腺瘤与结直肠癌在性别、年龄与发病率上基本相同，均在中年以后高发，男女之比均约为3∶2；在相同年龄组中，腺瘤患者癌的发生率明显比非腺瘤患者高，而且结直肠癌患者伴发腺瘤者屡见不鲜，常在癌肿附近发现伴有小腺瘤；结直肠癌合并腺瘤患者在施行根治性切除后发生第2个肠癌（异时性多源发癌）的概率远高于不合并腺瘤者。此外，在家族性结肠腺瘤病患者中癌变率极高。临床上，经常可发现腺瘤有不同程度的不典型增生直至癌变和癌肿切片中有腺瘤组织残留，而且腺瘤组织残留的概率随癌肿浸润深度而降低，说明随着癌肿的发展不断破坏，替代了腺瘤组织。这些情况均有力地支持了“腺瘤－癌”序列的概念。另一方面，临床上和尸解中均可看到直径仅为2～3 mm的肿瘤，显微镜下全部为癌组织，并无腺瘤组织痕迹，可以表明癌肿的发生并未经历腺瘤阶段，癌肿是原发性的。两种观点相持不下，只是说明临床上两种情况确实都存在。否定腺瘤癌变一概认为癌肿都是原发的是片面的，同样认为癌肿都是由腺瘤演变而来的也不全面。

2. 结直肠息肉的癌变规律　结直肠肿瘤性息肉具有恶变潜能，但并非所有腺瘤都会癌变。腺瘤可以存在并保持较长时间不变或生长很慢，偶尔也有自行消退，但往往又会再生。腺瘤癌变的规律虽尚未完全阐明，但也不是完全没有规律。腺瘤发展到癌一般需要5～20年，而且癌变率与腺瘤的大小、数目、病理类型、部位，以及患者年龄性别相关。直径<1 cm的单纯管状腺瘤很常见，一般不恶变；但其中少数将获得额外的基因突变，使之生长发展为进展性腺瘤（advanced adenomas）。进展性腺瘤是指瘤径≥1 cm，或含有适量绒毛成分，或高级别上皮内瘤变的腺瘤。目前对结直肠癌的主要控制措施就是在进展性腺瘤癌变前发现并将其切除。另外，以下被认为是结直肠息肉与癌变有关的因素：①息肉大小：癌变机会随体积增大而增加，瘤径<10 mm、10～20 mm和>20 mm的癌变率分别为0%～3%、2%～11%和10%～50%。②息肉数目：数目越多，越密布，癌变率越高。有统计表明，息肉数<3枚，癌变率为12.5%～29.7%，息肉数≥3枚，癌变率增至66.7%；多发性息肉、家族性息肉病癌变率达100%。③息肉外形：广基腺瘤的癌变率比有蒂腺瘤高（10.2%比4.5%），而且广基腺瘤发展为浸润型癌的机会也比有蒂腺瘤为高，因为有蒂腺瘤癌变罕有侵入其蒂部者。但亦有人认为形态学上的差异还是由于广基腺瘤中以绒毛状腺瘤居多之故。④病理类型：资料表明，腺瘤的绒毛成分越多，越易恶变，即恶变率依次为绒毛状腺瘤、管状绒毛状腺瘤（或称混合性腺瘤）和管状腺瘤；另外，锯齿状腺瘤和侧向发育型肿瘤也是容易癌变的息肉。⑤细胞间变的程度：按Morson的

分类，将细胞间变分为轻、中、重度三个等级，属重度间变者癌变率最高，被视为癌前病变。

非肿瘤性息肉以往被认为是良性病变，很少或不可能发展成结直肠癌。但近年研究表明，增生性息肉和管状腺瘤起源于共同的基底细胞，增生性息肉腺瘤样变的癌变率与管状腺瘤相同，为4%～11%。错构瘤性息肉癌变率较少，为2%～3%，10%的息肉随患者年龄长大会自行脱落。而炎症性息肉继发于结直肠各种炎症性疾病，并非真性息肉，故称假息肉。

（四）临床表现

大多数结直肠息肉的患者无临床症状，特别是小息肉，当发生并发症（如肠梗阻、肠套叠等）时才引起注意，或系在结肠镜检查或X线钡剂灌肠造影时无意中发现，或在手术中才被发现。

结直肠息肉出现症状时可表现如下。①便血：临床上最常见的症状为便血，呈间断性。根据腺瘤部位，便血可呈鲜红色或暗红色，或仅粪便隐血阳性，多数与粪便不混，布于粪便表面。出血量一般不多，偶见引起下消化道大出血；出血量多者为鲜血或血块。当腺瘤位置较高，长期慢性少量出血时，可引起贫血。②肠道刺激症状：腹泻或排便次数增多，若并发感染或溃疡时可出现黏液血便、里急后重等直肠刺激症状。③出现肠梗阻及肠套叠等可有腹部绞痛，以盲肠息肉多见。

息肉若位置低，排便时可脱出肛门外，呈鲜红色，樱桃状，便后多能自行回缩，有的需反复手法帮助回纳。

西方国家锯齿状腺瘤患者的平均年龄较大（63.4～68岁），我国患者较西方国家年轻约10岁。性别比相近，以男性患者居多（1.57∶1）。锯齿状腺瘤好发于左半结肠，54%～91%分布于乙状结肠及直肠。锯齿状腺瘤的临床症状无特殊，可表现为大便习惯性改变、大便潜血阳性、腹痛、有大肠息肉史或肿瘤家族史等。

在多发性腺瘤或腺瘤较大时，还可产生腹痛、便秘、腹泻等排便习惯改变症状。偶尔蒂细长的腺瘤可发生蒂部扭转、坏死而自行脱落。

炎性息肉主要表现为原发疾病如溃疡性结肠炎、肠结核、克罗恩病及血吸虫病等的症状，炎性息肉乃原发疾病的表现之一。

幼年性息肉大多发生于10岁以下，以错构瘤性幼年性息肉多见。在临床上主要表现为便血和息肉自肛门内脱出两大症状。便血多呈鲜红色，布于粪便表面或系便后滴血，与粪便不相混，出血量不多，酷似内痔出血。便后息肉自肛门内脱出则常见于用力排便时，便后即自行回缩入肛门内。个别位于结肠内的息肉还可引起肠套叠。

Peutz-Jeghers综合征（黑斑息肉综合征）是一种伴有皮肤黏膜色素沉着的胃肠道多发性息肉病。临床表现有两部分，即色素沉着和息肉。儿时即有色素沉着，口唇皮肤颊部黏膜为多，直径<5 mm，不高出皮面，其中皮肤色素沉着可随年龄增长消退，黏膜色素沉着终身存在。息肉多发于小肠，大小不一，灰红或灰白，质软，由正常黏膜构成，其间有平滑肌束（考虑黏膜肌层过度增生所致）。

家族性肠息肉病因在结直肠内满布大小不一的息肉，其临床表现可分为两大部分，一是息肉所致肠道症状，二是肠道外病变表现。肠道症状在两性的受罹率基本相等，临床上息肉病可分为三期，即临床前期、腺瘤期与癌肿期。腺瘤诊断时的中位年龄为16.5岁。腺瘤期又可再分为隐匿期和有症状期，最初出现的症状为出血、腹泻、黏液便，少数患者甚至发生肠梗阻、穿孔或严重贫血、恶病质，引起营养不良，低蛋白血症等并发症时才就诊。患者最初症状出现的中位年龄为29岁，诊断息肉病的中位年龄为33岁。癌肿期是指从诊断结直肠癌至死于结直肠癌。结直肠癌患者的中位诊断年龄为36岁，中位死亡年龄则为40岁。肠道外病变表现为上述Gardner综合征和Turcot综合征。

（五）诊断与鉴别诊断

1. 结直肠息肉诊断　一般通过直肠指检、结肠镜检查和气钡灌肠双重对比造影，明确诊断并无困难。重要的是应认识结直肠腺瘤多发性或与癌肿并存者并不少见，临床检查时切勿因在某一段结肠或直肠内发现病变后，忽视全面的结肠检查，必要时应做钡灌肠、CT和（或）MRI检查帮助诊断。超声内镜检查根据腺管开口类型可初步判断腺瘤或癌，也可在普通内镜观察病变基础上，了解消化道管壁各层次的组织学影像特征和周围邻近脏器的超声影像，同时也更清楚地了解癌浸润范围、层次与深度以及淋巴结肿大情况，对指导肿瘤临床分期以及进一步治疗具有重要的作用。

2. 结直肠侧向发育型肿瘤（LST）的诊断 以直径≥10 mm、生长方式侧向扩展而非垂直生长为其特点。该病内镜下主要表现为黏膜局限性色泽变化，如淡红、褪色，以及局部易出血、血管透见像消失、变形等。如内镜下发现上述病变，可行黏膜抬举实验、空气变形实验、染色放大内镜及超声内镜检查等进一步了解LST的病变浸润程度。

3. Peutz-Jeghers综合征的诊断 胃肠道气钡双重对比造影、钡灌肠等检查可显示多发性息肉，胃镜、小肠镜、结肠镜可以进一步观察并对这些部位息肉进行活检。符合下列条件之一者即可诊断Peutz-Jeghers综合征：①≥3个Peutz-Jeghers息肉；②任何数量的Peutz-Jeghers息肉并有家族史；③特征性皮肤黏膜色素沉着并有家族史；④任何数量的Peutz-Jeghers息肉伴有特征性皮肤黏膜色素沉着。

4. 家族性息肉病（FAP）的诊断 诊断标准必须符合下列条件之一：①腺瘤数>100个；②具有遗传倾向的（家族史）患者，腺瘤数>20个者。诊断的主要方法为结肠镜检查，对了解病变范围、决定手术方案，结肠镜检查是必不可少的检查。对肠镜发现的息肉，尤其疑有恶变者，均应作组织学检查，以确定其性质。对20岁以上的患者应进一步作胃镜检查，以了解胃十二指肠内有无息肉，未发现息肉者可每隔5年检查1次，有腺瘤的患者则视其间变程度每1～2年复查1次。对疑有腹腔内间皮瘤的患者应作CT扫描，但无需常规作腹部CT来排除无症状的间皮瘤。鉴于CHRPE具有高度诊断敏感性和特异性，故现应常规将眼底镜检查列为临床上未罹患此病的第一代亲属的辅助检查。此外，检测APC基因，有助于FAP诊断。

5. 结直肠息肉的鉴别诊断 其组织学分类的鉴别诊断非常重要，有助于制订治疗方案和判断息肉恶变的倾向，这需要肛门指检和内镜检查时结直肠息肉的病理活检。

绒毛状腺瘤在临床上主要表现为便频、便血、排便不尽感和黏液便，这些症状可同时存在，或只有其中一或两个，常易被误当做慢性肠炎或痢疾。有出血的结直肠息肉患者易被误诊为痔出血，有肛门肿物脱出肛门口的息肉患者也易误诊为痔块脱垂。由于结直肠息肉和结直肠癌在临床上没有明显不同的表现，均有结直肠肿物，多数情况下通过肛门指检和内镜检查活检都可做出明确诊断，少数情况难以判断，则需要多次内镜活检，并做钡剂灌肠、CT和（或）MRI检查等，综合各种辅助检查结果进行分析并做出良性、恶性病变的诊断，以便进一步治疗。

（六）治疗

结直肠息肉的治疗首先需要在内镜下根据息肉的大小、基底和形态判断病变性质，再进行息肉摘除或病理活检，以确定息肉良性、恶性病变的诊断，然后进行相应的内镜手术或外科手术治疗，切除标本（包括基底）应常规送病理检查。2017年2月，欧洲胃肠道内镜学会（ESGE）发布了结直肠息肉切除术和内镜下黏膜切除术指南，推荐除了高度确信为增生性的直肠和直肠乙状结肠小息肉（直径≤5 mm）以外，所有结直肠息肉均应切除，并对切除的息肉均做病理检查。通过干预结直肠息肉的自然疾病史，可以减少甚至避免结直肠癌的发生。这种治疗方案目前已经达成共识，采用的方法也在不断改进，主要有内镜下治疗、手术治疗和药物治疗。

结直肠息肉的治疗原则：有蒂者内镜下可摘除或圈套蒂切除，直径≥2 cm的广基腺瘤性息肉或有癌变，多采用腹腔镜下或开腹肠段切除。中下段直肠的息肉，可经肛门或肛门镜下微创手术切除，要求切缘距腺瘤 1 cm 以上。

1. 内镜下息肉切除　常用的内镜下息肉切除术主要有勒除器息肉切除术（SS）、内镜下黏膜切除术（EMR）、分次 EMR（pEMR）、内镜黏膜下剥离术（ESD）、内镜下息肉电灼或冷冻术等。内镜治疗为目前常用的方法，主要针对一些单发带蒂息肉，包括腺瘤样或者绒毛状息肉，而部分无蒂息肉也可通过黏膜下注水或者葡萄糖肾上腺素切除，绝大部分错构瘤样息肉也可通过内镜下治疗。常用方法为镜下套扎或者电切。此外，微波、氩离子凝固术、激光治疗等切除手段也见于文献报道。对于较大的息肉或者无蒂息肉，内镜联合腹腔镜治疗也取得了较好的效果。所有息肉在内镜下摘除后应根据病理情况决定是否进一步治疗，肿瘤细胞局限于黏膜而未发生转移，伴有细胞异常增生，应称为异型性，这种情况将息肉完整切除即可有效地避免癌变。如果见侵袭性癌细胞，并穿透黏膜层，且组织学分型为低分化，或者淋巴管中查到癌细胞的，那么转移或者复发的机会大于 10%，有必要行广泛切除。

2. 手术切除

（1）经肛门切除　位置较低的息肉，用肛门镜或扩肛器扩开肛门，在蒂部切断取出，残端贯穿缝扎。广基息肉应切除包括息肉周围的黏膜，缝合创面。绒毛状腺瘤，切缘距腺瘤缘不少于 1 cm。

（2）肛门镜下显微手术切除　适用于直肠上段的腺瘤。经肛插入显微手术用肛门镜，通过电视屏幕，镜下切除息肉。

（3）开腹手术切除　适用于内镜下难以切除、位置较高的癌变息肉，或直径 > 2 cm 的广基息肉。

二、结肠癌

诊疗路径：

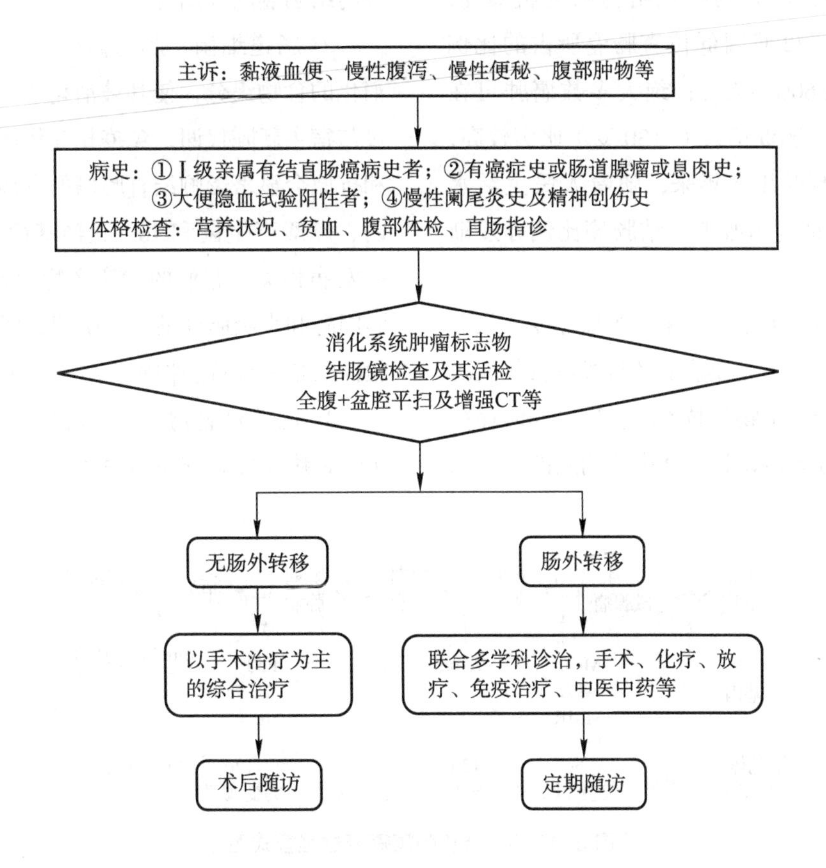

全国肿瘤登记中心负责全国肿瘤登记数据收集、质量控制、汇总、分析及发布工作。2018 年 2 月，国家癌症中心发布了最新一期的全国癌症统计数据，本次报告发布数据为全国肿瘤登记中心收集汇总全国肿瘤登记处 2014 年登记资料。2014 年，中国男性、女性恶性肿瘤中结直肠癌发病率分别排第四位、第三位，大城市发病率是小城市的 2 倍。

近年来，我国的结肠癌（colon cancer）发病率呈明显上升且有多于直肠癌的趋势，尤其是经济发展较快的城市和地区，发病年龄逐渐老龄化，目前以 50～60 岁者居多。好发部位依次是乙状结肠、盲肠、升结肠、降结肠和横结肠。

（一）流行病学与病因

结肠癌（colon cancer）是胃肠道中常见的恶性肿瘤，我国以 41～65 岁人群发病率高。近 20 年来尤其在大城市，发病率明显上升，且部分地区有结肠癌多于直肠癌者。

流行病学方面，中国人患结直肠癌与西方人比较有三个特点：①直肠癌比结肠癌发病率高，为（1.5～2）：1。②我国低位直肠癌所占的比例高，占直肠癌的 60%～75%；绝大多数癌肿可在直肠指诊时触及。③青年人（<30 岁）比例较高，占 12%～15%。但近几十年来，随着人民生活水平的提高及饮食结构的改变，结肠癌比例亦逐渐增多。

从病因看半数以上结肠癌来自腺瘤癌变，从形态学上可见到增生、腺瘤及癌变各阶段以及相应的染色体改变。随分子生物学技术的发展，同时存在的不同基因表达亦渐被认识，从中明确癌的发生和发展是一个多步骤、多阶段及多基因参与的细胞遗传学疾病（图 3-16-5）。

从腺瘤到癌的演变过程需经历 10～15 年。在此癌变过程中，遗传突变包括原癌基因激活（*κ-ras*、*c-myc*、*EGFR*）、抑癌基因失活（*APC*、*DCC*、*P53*）、错配修复基因突变（*MLH1*、*MSH2*、*MSH6*、*PMS1*、*PMS2*）及基因过度表达（*PTGS2*、*CD44*）。例如：*APC* 基因失活致杂合性缺失，*APC*/β-catenin 通路启动促成腺瘤进程；错配修复基因突变致基因不稳定，可出现遗传性非息肉病结肠癌（hereditary non-polyposis colon cancer，HNPCC）综合征。

结肠癌病因虽未明确，但其相关的高危因素逐渐被认识，主要因素如下。

1. 不良的生活习惯 不健康的饮食方式，包括高脂肪、高蛋白、高热量饮食，缺乏新鲜蔬菜及纤维素制品等；久坐不动、缺乏适度的体力活动者容易患结直肠癌。阳光照射较少、维生素 D 缺乏也与结肠癌的发病有关。

2. 肠道细菌 肠道微生物厌氧发酵未被完全消化的食物组分，使其被消化道吸收。肠道菌群通过与宿主新陈代谢、免疫相互作用产生的代谢产物和抗原会显著影响结直肠癌的发病。例如乙醛产生菌、硫酸产生菌和 7α- 脱羟基菌可能与结直肠癌的发病相关，它们的代谢产物包括乙醛、硫化氢、胆固醇和次级胆汁酸等会引起结肠炎和肿瘤。次级胆汁酸是一种致癌物质，与结肠癌的发生相关。

3. 化学致癌物 结直肠癌的发生显然与某些化学致癌物质有密切的关系。除上述胆汁酸和胆固

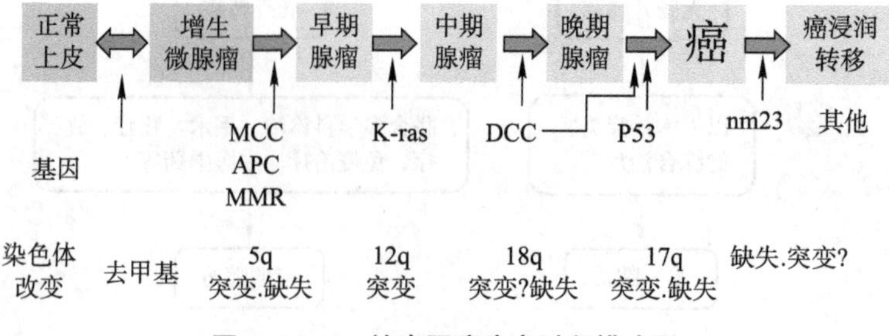

图 3-16-5 结直肠癌癌变过程模式图

醇的代谢产物外，亚硝胺是导致肠癌发生最强烈的致癌物质。动物实验显示亚硝胺类化合物是诱发胃肠道癌肿的重要物质，与食管癌、胃癌和结直肠癌的发生均有密切关系。亚硝酸盐与二级或三级胺在胃内酸性环境中可形成亚硝酸盐化合物。如有细菌存在，即使在中性环境中亦能合成亚硝胺。油煎和烘烤的食品也具有致癌作用。事实是亚硝酸盐和亚硝胺广泛存在于食物（如蔬菜）和唾液中，而二级或三级胺还存在于经亚硝酸盐处理的肉类和鱼类中。

在化学致癌物质中，还有一个应予重视的是香烟，已知有种肼类化合物 DMH 在实验动物中可诱发结肠癌，DMH 是众所周知的致癌剂，如给大鼠每周皮下注射 DMH 10 mg/kg，20 周后即可诱发结肠肿瘤。此外，香烟还含有苯并芘，这是另一种致癌物质。总之，吸烟对结直肠癌的发生是一危险因素。

4. 钼和硒等微量元素缺乏　Janson 等报道在美国土壤中缺钼和缺硒最显著的地区，结直肠癌的发病率也最高。因为钼是植物硝酸还原酶的重要组成部分，土壤缺钼可导致硝酸盐在农作物内积聚，从而使食物中可形成亚硝胺的亚硝酸盐和硝酸盐含量显著增高。

一般所谓的活化作用也就是氧化过程，钼是一种抗氧化剂。食物缺钼必将导致体内缺钼，从而使抗氧化作用减弱，这样一方面摄入食物中亚硝酸盐和硝酸盐的含量增加，另一方面阻止致癌物质活化的抗氧化剂又减少。这样就为结直肠癌的发生提供了条件。

硒对人体来说是一种微量元素，但却是一种强抗氧化剂，它的主要作用在于抑制过氧化反应。因为过氧化反应使致癌原黏附于细胞脱氧核糖核酸（DNA）上，引起 DNA 的损害。缺硒后，抗体不能抑制过氧化反应，也就无法抵御致癌原带来的危害。

5. 癌前病变的存在　结肠腺瘤、溃疡性结肠炎以及结肠血吸虫病肉芽肿，与结肠癌发病有密切关系。大约 80% 的结肠癌起源于腺瘤性息肉，腺瘤发展为癌肿的平均时间约为 10 年（详见第一节）。溃疡性结肠炎是一种非特异性炎症，也是公认的一种癌前病变。溃疡性结肠炎病程越长，癌变率越高。有研究显示 3%～5% 的患者发生癌变，发病 10 年后每 10 年增加 10%～20% 的癌变率。也有学者认为，结肠血吸虫病肉芽肿与结直肠癌相关，血吸虫卵长期存积于结直肠黏膜上，慢性炎症、反复的溃疡形成和修复导致黏膜的肉芽肿形成，继之发生癌变。

6. 遗传易感性　在结肠癌的发病中也具有重要地位，一代亲属有 1 例大肠癌，患肠癌风险增加 3 倍；有 2 例大肠癌，风险增加 9 倍。遗传性非息肉性结肠癌的错配修复基因突变携带者的家庭成员，应视为结肠癌的一组高危人群。家族性肠息肉病已被公认为一种遗传性的癌前病变。

（二）病理与分型

1. 形态学分类

（1）早期结肠癌可分为三型　①息肉隆起型（Ⅰ型），可分为有蒂型（Ⅰp）和广基型（Ⅰs）两种，此型多属黏膜内癌（M 癌）；②扁平隆起型（Ⅱa 型），形似盘状，此型多属黏膜下癌（SMV 癌）；③扁平隆起溃病型（Ⅱa+Ⅱc 型），亦有称为Ⅲ型，呈小盘状隆起，中央凹陷为一浅表溃疡，此型亦系黏膜下层癌。

（2）根据肿瘤的大体形态可分为三型　①隆起型：肿瘤向肠腔内生长，好发于右侧结肠，特别是盲肠。通常肿瘤生长到一定程度才有临床表现，主要表现为腹部包块。②浸润型：沿肠壁浸润，好发于左半结肠，由于左半结肠肠腔较细，容易引起肠腔狭窄和肠梗阻。③溃疡型：向肠壁深层生长并向周围浸润，是结肠癌常见类型。

（3）根据肿瘤的组织学形态分类　①乳头状腺癌；②管状腺癌；③黏液腺癌：大片黏液湖形成；④印戒细胞癌；⑤未分化癌；⑥腺鳞癌；⑦鳞状细胞癌：肛门附近。以高分化管状腺癌和乳头状腺癌最为多见。结直肠癌可以在一个肿瘤中出现 2 种或

2种以上的组织类型，且分化程度并非完全一致，这是结直肠癌的组织学特征。

2. 临床病理分期 根据肿瘤局部浸润扩散范围，有无区域淋巴结转移以及有无远处脏器转移三项指标来划分，其重要性在于为判断病情发展阶段，并决定治疗方案以及估计预后提供依据。目前常用的分期方法有两种：Dukes分期和国际TNM分期，后者较为常用。

（1）结肠癌的分期普遍采用Dukes分期 ①A期：癌仅局限于肠壁内。又分为三个亚期，即A_0期，癌局限于黏膜内；A_1期，穿透黏膜达黏膜下层；A_2期，累及黏膜肌层但未穿透浆膜。②B期：癌穿透肠壁，侵犯邻近组织结构或器官，但尚无淋巴结转移。③C期：癌穿透肠壁且有淋巴结转移。又分为两个亚期，即C_1期，淋巴结转移限于结肠壁和结肠旁淋巴结；C_2期，肠系膜淋巴结，包括系膜根部淋巴结转移。④D期：远处器官如肝、肺、骨、脑等发生转移或腹腔转移，或广泛侵及邻近脏器而无法切除或形成冰冻盆腔；远处淋巴结如锁骨上淋巴结或腹主动脉旁淋巴结有转移。

（2）临床病理TNM分期（根据NCCN结肠癌指南2021.V2版）

T：原发肿瘤

T_x：原发肿瘤无法评估

T_0：无肿瘤证据

T_{is}：原位癌、上皮内癌，未侵犯黏膜固有层

T_{1a}：侵犯黏膜固有层、黏膜肌层

T_{1b}：侵犯黏膜下层

T_2：侵犯肌层

T_3：侵犯浆膜下组织，但未侵犯脏腹膜或临近结构

T_{4a}：侵犯浆膜（脏腹膜）

T_{4b}：侵犯临近结构

N：区域淋巴结

N_x：区域淋巴结无法评估

N_0：未发现淋巴结转移

N_1：转移1～3枚

N_{1a}：转移1枚

N_{1b}：转移2～3枚

N_{1c}：浆膜下、肠系膜、无腹膜覆盖结肠/直肠周围内有肿瘤种植，无区域淋巴结转移

N_2：转移＞3枚

N_{2a}：转移4～6枚

N_{2b}：转移＞6枚

M：远处转移

M_0：无远处转移

M_1：有远处转移

M_{1a}：远处转移局限单一器官或部位

M_{1b}：远处转移超过一个器官或腹膜转移

结直肠癌的TNM分期（表3-16-7）基本能够客观反映其预后。国外资料显示：Ⅰ期患者的5年生存率为93%，Ⅱ期为80%，Ⅲ期为60%，Ⅳ期为8%。中国的地区医疗水平有一定差距，因而预后差别也较大。

TNM分期与Dukes、MAC分期的关系如表3-16-8所示。

表3-16-7 临床病理TNM分期

分期	TNM分期
Ⅰ期	$T_1N_0M_0$；$T_2N_0M_0$
Ⅱ期	$T_3N_0M_0$；$T_4N_0M_0$
Ⅲ期	$T_xN_1M_0$；$T_xN_2M_0$
Ⅳ期	$T_xN_xM_1$

（三）扩散途径

1. 直接浸润 结直肠癌向三个方向浸润扩散，即肠壁深层、环状浸润和沿纵轴浸润。结肠癌沿纵轴浸润一般局限在5～8 cm，直肠癌向纵轴浸润发生较少，这是目前保肛术的手术适应证适当放宽的病理学依据。对结肠癌一般要求手术切缘距肿瘤边缘10 cm以上，而直肠癌根治术时要求切缘距肿瘤下缘2 cm以上已足够。肿瘤的水平环形浸润一般较慢，浸润肠壁1/4周径约需6个月，浸润肠壁一圈需1.5～2年。直接浸润可穿透浆膜层侵入临近

表 3-16-8 TNM 分期与 Dukes、MAC 分期的关系

期别	TNM			Dukes	MAC
	T	N	M		
0	Tis	N_0	M_0	-	-
Ⅰ	T_1	N_0	M_0	A	A
	T_2	N_0	M_0	A	B_1
ⅡA	T_3	N_0	M_0	B	B_2
ⅡB	T_{4a}	N_0	M_0	B	B_2
ⅡC	T_{4b}	N_0	M_0	B	B_3
ⅢA	$T_1 \sim T_2$	N_1/N_{1c}	M_0	C	C_1
	T_1	N_{2a}	M_0	C	C_1
ⅢB	$T_3 \sim T_{4a}$	N_1/N_{1c}	M_0	C	C_2
	$T_2 \sim T_3$	N_{2a}	M_0	C	C_1/C_2
	$T_1 \sim T_2$	N_{2b}	M_0	C	C_1
ⅢC	T_{4a}	N_{2a}	M_0	C	C_2
	$T_3 \sim T_{4a}$	N_{2b}	M_0	C	C_2
	T_{4b}	$N_1 \sim N_2$	M_0	C	C_3
ⅣA	任何 T	任何 N	M_{1a}	-	-
ⅣB	任何 T	任何 N	M_{1b}	-	-

脏器如肝、肾、子宫、膀胱等。横结肠癌可侵犯胃壁，甚至形成内瘘。

2. 淋巴转移　为结直肠癌主要转移途径。结肠的淋巴结分为四组：①结肠上组淋巴结，位于肠壁，常沿肠脂垂分布；②结肠旁组淋巴结，沿边缘血管弓和从弓上发出的短直终末血管排列；③中间组淋巴结，分布于边缘血管弓和结肠血管根部之间；④中央组淋巴结，位于肠系膜上、下动脉根部的周围，前者汇合升、横结肠的淋巴引流，后者汇合降、乙状结肠的淋巴引流，再引流至腹主动脉周围的腹腔淋巴结。通常淋巴转移呈逐级扩散。

3. 血行转移　可以通过淋巴转移经胸导管入血播散，也可直接侵犯血管引起转移。多数情况下癌肿侵入静脉后经门静脉转移至肝，其次为肺、骨和脑等。结直肠癌手术时有 10%～20% 的病例已发生肝转移。结直肠癌致肠梗阻和手术时的挤压，易造成血行转移。

4. 种植转移　最常见为大网膜结节和肿瘤周围壁腹膜的散在砂粒状结节。在卵巢种植生长的继发性肿瘤，称 Krukenberg 肿瘤。腹腔内种植播散后产生腹水。

（四）临床表现

结肠癌早期常无特殊症状，进展后主要有下列症状：

1. 排便习惯与粪便性状的改变　常为最早出现的症状。多表现为排便次数增加、腹泻、便秘和粪便中带血、脓液和黏液。

2. 腹痛　也是早期症状之一，常为定位不确切的持续性隐痛，或仅为腹部不适或饱胀感，出现肠梗阻时则腹痛加重或为阵发性绞痛。

3. 腹部肿块　多为瘤体本身，有时可能为梗阻近侧肠腔内的积粪。肿块大多坚硬，呈结节状。如为横结肠和乙状结肠癌可有一定活动度。如癌肿穿透并发感染，肿块固定，且可有明显压痛。

4. 肠梗阻症状　一般属结肠癌中晚期症状，多表现为慢性低位性不完全性肠梗阻，主要表现是腹胀和便秘，腹部胀痛或阵发性绞痛。当发生完全梗阻时，症状加剧。左侧结肠癌有时可以急性完全性肠梗阻为首发症状。

5. 全身症状　由于慢性失血、癌肿溃烂、感染、毒素吸收等，患者可出现贫血、消瘦、乏力、低热等。病程晚期患者可出现肝大、黄疸、水肿、腹水、直肠前凹肿块、锁骨上淋巴结肿大及恶病质等。

由于癌肿病理类型和部位的不同，临床表现也有区别。一般右半结肠癌以全身症状、贫血、腹部肿块为主要表现，左半结肠癌以肠梗阻、便秘、腹泻、便血等症状为显著。

（五）诊断

对临床医师来说，面对越来越多的结肠癌病例，其首要任务是尽早做出诊断，以期尽早进行积极有效的治疗，提高患者的生存率。但现状是从出现症状至明确诊断，平均 60% 的患者需历时 6 个

月以上。鉴于早期患者常无症状或症状极轻微，易被患者和初诊医师忽视，故文献报道各组病例中早期病例仅占2%~17%。

结肠癌早期症状多不明显，易被忽视。凡40岁以上有以下任一表现者均应被列为高危人群：Ⅰ级亲属有结直肠癌病史者；有癌症史或肠道腺瘤或息肉史；大便隐血试验阳性者。以下5种表现具有2项以上者也应被列为高危人群：黏液血便、慢性腹泻、慢性便秘、慢性阑尾炎史及精神创伤史。对此组高危人群，行结肠镜检查或X线钡剂灌肠或气钡双重对比造影检查，不难明确诊断。超声和CT扫描检查对于了解腹部肿块和肿大淋巴结，发现肝内有无转移等均有帮助。约45%的结肠癌患者血清癌胚抗原（CEA）升高，该指标用于术后判断预后和复发更有价值。

1. 识别并警觉早期症状　鉴于癌肿部位不同，临床症状各异，故对具有下列任何一组症状的患者都必须予以进一步检查：①原因不明的贫血、乏力、消瘦、食欲减退或发热；②出现便血或黏液血便；③排便习惯改变，便频或排便不尽感；④沿结肠部位腹部隐痛不适；⑤发现沿结肠部位有肿块。

2. 对具有可疑症状的患者应有步骤地进行检查

（1）直肠指检　应列为常规检查的首要项目。因为从总体来看，目前我国结直肠癌中直肠癌仍居多数，而直肠癌中75%位于直肠指检可及范围内。另外，通过直肠指检也可以发现盆底是否有种植性转移结节。即使直肠指检未扪及肿瘤，但指套染有血性粪便，也应高度怀疑结肠癌的可能，是一个具有重要诊断意义的阳性发现。

（2）结肠镜检查　是诊断结肠癌最主要、最有力的有效检查手段。其可以直接观察到病灶，了解其大小、范围、形态、单发或多发，最后还能通过活组织检查明确病变性质。但结肠镜检查仍有一定的缺陷或不足，不但在检查过程中会给患者带来不适或腹痛等症状，还会造成肠穿孔或出血等并发症，有检查的盲点而造成漏诊；在少数患者中由于肠痉挛使进镜困难，或因肿瘤引起肠腔狭窄前进受阻，但肠镜下又看不到肿瘤，从而造成假阴性的结果。另外，肉眼中貌似恶性或不能确定者，活组织检查结果为良性，给人以假安全感。因此，肠镜检查结果如能确定诊断固然价值很大，但如结果否定恶性而症状可疑时，则尚应进一步做气钡双重对比灌肠造影检查或再次复查肠镜。此外，结肠镜检查还有一个缺点，就是对病变的定位较差。

（3）X线钡剂灌肠或气钡双重对比造影检查　是诊断结肠癌较常用而有效的检查方法，目前已逐渐被结肠镜检查所取代。采用稀钡和空气灌肠双重对比的检查方法有利于显示结肠内较小的病变，其清晰度远优于单纯钡剂灌肠检查。大体形态不同的癌肿在X线片中可呈现不同的形状，由于癌肿首先破坏黏膜，继之浸润肠壁，因而X线片上共同显示黏膜紊乱、黏膜纹中断、肠壁僵硬、边缘不规则和结肠袋消失。隆起型癌肿常表现为肠腔一侧的充盈缺损；溃疡型癌肿则表现为肠壁不规则并有龛影，其周围较透明；浸润型癌肿当还局限于肠壁一侧时则表现为此侧肠壁的收缩，当癌肿已浸润肠壁一圈时，则可见环状或短管状狭窄。但不论何种类型癌肿，当侵及肠腔周径一圈时均可出现肠腔变细、狭窄，甚至钡剂通过受阻。一般结肠癌侵犯肠管的长度较短，不超过10 cm。在X线片中，黏膜从正常变为破坏较为突然。

结肠癌与良性腺瘤在X线片中的区别主要在于后者不破坏黏膜结构，亦无浸润，故同样充盈缺损其表面光滑，边缘整齐，结肠袋存在，肠腔亦无狭窄。气钡造影的最大缺点是对所见病变不能定性。

（4）血清肿瘤标志物测定　理想的肿瘤标志物应该是存在于体液特别是血液中，容易被检测，具有敏感度高、准确度高、特异度高的特点，但目前还没有一种单一的理想肿瘤标志物可用于结直肠癌的筛查和诊断。结直肠癌常见的肿瘤标志物有癌胚抗原（carcino-embryonic antigen，CEA）、糖类抗原125（CA125）、糖类抗原15-3（CA15-3）、糖类抗原19–9（CA19–9）、糖类抗原72–4（CA72–4）、甲胎蛋白（alpha fetoprotein，AFP）等。CEA是结直肠癌临床上应用最广泛的一种细胞膜糖蛋白，在结直肠癌和其他组织中均可检测到此种抗原。它在结直肠癌和其他非胃肠道癌肿时均可升高。总体而言，结肠癌时血清CEA值高于正常者仍为数不多，其与癌肿的侵袭范围呈正相关，主要对术后复发的监测和预后的判断有帮助。但CEA作为早期结直肠癌的诊断价值不高。血清CEA水平与肿瘤分期呈正相关关系，Ⅰ、Ⅱ、Ⅲ、Ⅳ期患者的血清CEA阳性率分别为25%、45%、75%和85%左右。CEA主要用于监测复发，但对术前不伴有CEA升高的结直肠癌患者术后监测复发亦无重要意义。CA125是从上皮性卵巢癌抗原检测出可被单克隆抗体OC125结合的一种糖蛋白，其他非卵巢恶性肿瘤也有一定的阳性率，如宫颈癌、宫体癌、子宫内膜癌为43%，胰腺癌为50%，胃癌为47%，结直肠癌为34%，肺癌为41%，乳腺癌为40%。在许多良性和恶性胸、腹水中发现CA125升高。CA15–3属2株单克隆抗体识别的糖类抗原，分别来源于乳汁脂肪酸和乳腺细胞癌细胞，是一种与乳腺癌等恶性肿瘤相关的抗原，乳腺癌初期的敏感度为60%，乳腺癌晚期的敏感度为80%；其他恶性肿瘤也有一定的阳性率，如肺癌、结肠癌、胰腺癌、卵巢癌、子宫颈癌、原发性肝癌等。以上这些肿瘤标志物测定适用于结直肠癌患者术后的常规监测手段，有助于早期发现肿瘤的复发和转移。

（5）B超检查　并不是诊断结肠癌的主要手段，仅在腹部扪及肿块时对判断肿块属实质性或非实质性病变有帮助。因为肿块周围均为肠管，肠腔反射常使实质性的图像不能正确地反映出来，故阴性结果并不可靠。但结肠癌时腹部B超检查对判断肝脏有无转移有一定价值，特别是超声造影检查，故应列为术前常规检查的内容之一。此外，目前已有一种在内镜中可用的B超探头，可判断肿瘤的浸润深度甚至局部淋巴结转移情况，对术前病期判断有很大帮助。

（6）CT扫描检查　对于了解腹部肿块和肿大淋巴结，发现肝内、肺部有无转移等均有帮助，应作为结直肠癌的常规检查项目。主要适应证有：①当B超显示肝内有占位病变时，肝脏CT扫描有助于精确判断转移病变的大小、数目、部位，是否有可能手术切除；对CT检查不能确定是否有肝转移者，应做肝脏的MRI或超声造影检查。②临床检查结肠肿瘤活动度降低时，为了解癌肿对周围结构或器官有无浸润，判断手术切除的可能性和风险。③血液肿瘤标志物检测明显升高者，例如CEA、CA19–9、AFP等，应做腹部CT扫描。④作为结肠癌术后复查和随访的检查方法，有助于了解手术后肿瘤有无肝、肺、腹腔等部位转移，吻合口有无复发等情况。

（7）全身正电子发射计算机断层显像（PET–CT）、骨扫描和（或）MRI成像检查　PET–CT的独特作用是以代谢显像和定量分析为基础，应用组成人体主要元素的短半衰期核素如^{11}C、^{13}N、^{15}O、^{18}F等正电子核素为示踪剂，不仅可快速获得多层面断层影像、三维定量结果以及三维全身扫描，而且还可以从分子水平动态观察到代谢物或药物在人体内的生理生化变化，用以研究人体生理、生化、化学递质、受体乃至基因改变。近年来，PET–CT在诊断和指导治疗肿瘤方面已显示出独特的优越性，可以帮助发现恶性肿瘤及其转移灶。由于费用昂贵，不推荐结直肠癌患者常规行全身PET–CT检查，目前主要用于：帮助判断转移灶的范围及有无肝外等远处转移灶（转移灶潜在可手术切除）；判断远处转移灶的特点（尤其是与CT联合时）；用于普通CT未发现复发病灶而CEA水平升高的患者。伴有骨痛或头痛、恶心、呕吐的患者，需行全身骨扫描或颅脑CT/MRI检查，以明确是否合并骨/脑转移。

（8）肿瘤分子生物学检测　对结直肠癌的分子病理诊断十分重要，有助于诊断（如林奇综合征等）、判断预后、估计治疗效果，并有助于选择合适的靶向药物治疗和（或）免疫治疗。其包括：①RAS、BRAF基因检测；②微卫星不稳定性

（MSI）或错配修复（MMR）检测；③ DNA 倍体测定；④癌基因及抑癌基因检查。

3. 诊断要点 综合临床表现和辅助检查，结直肠癌患者诊断要点如下。

（1）右半结肠癌的诊断要点 ①不明原因的贫血和乏力；②消化不良；③持续性右侧腹部隐痛不适；④右侧腹部可扪及肿块；⑤粪便隐血试验阳性；⑥血清 CEA 值高；⑦结肠镜检查看到具有特征性的病变，并病理活检结果；⑧气钡灌肠造影可见特征性 X 线表现；⑨ CT、MRI 或 PET-CT 等检查有助于了解癌肿及其与周围组织关系，有无肝、肺等远处转移，肿瘤是否可以根治性切除。

（2）左半结肠癌的诊断要点 ①排便习惯改变，便频、便秘或二者交替；②血便或黏液血便；③结肠梗阻性症状，包括进行性排便困难、便秘和腹部胀痛；④血清 CEA 值高；⑤结肠镜或乙状结肠镜检查看到具有特征性的病变，并病理活检结果；⑥气钡双重对比灌肠造影 X 线片中显示特征性病变；⑦ CT、MRI 或 PET-CT 等检查有助于了解癌肿及其与周围组织关系，有无肝、肺等远处转移，肿瘤是否可以根治性切除。

（六）治疗

治疗原则：目前手术切除仍是治疗结肠癌最主要而有效的方法。

1. 手术治疗

（1）术前准备 患者术前必须进行全面检查，以了解浸润范围和有无远处转移，包括腹部肿块、腹水、肝脏肿大，有无结肠梗阻、左锁骨上或腹股沟淋巴结肿大等。胸部摄片有无肺部转移，以及检查盆腔有无转移。同时应全面了解重要脏器的功能，包括心、肺、肝、肾功能和凝血机制，有无糖尿病、贫血、营养不良等情况，以便判断有无手术禁忌证和估计手术的风险有多大。根据全面检查结果和加速康复外科理念，术前应尽可能纠正或优化各种存在的失衡和基础疾病，以提高手术安全性。此外，在精神上应鼓励患者，使其明确手术与各种治疗措施的必要性，去除恐惧心理，树立战胜疾病的信心和对医师的信任，更好地配合治疗，以期获得较好的疗效。

肠道准备是结直肠切除手术前极为重要的一个部分，是保证手术后吻合口一期愈合的关键，主要包括口服泻药与肠道抗生素肠道准备两部分。

（2）根治性切除术 适用于结肠癌可以切除且无远处转移者。切除范围包括癌肿所在肠袢及其系膜和区域淋巴结（图 3-16-6）。可以采取微创手术（达芬奇机器人、腹腔镜或内镜辅助下手术）和传统开腹手术。术式有以下几种：

1）内镜下治疗：对于早期黏膜结肠癌可行内镜下切除；对于晚期的癌肿可内镜下放置支架，解除或缓解结肠的狭窄和梗阻。

2）右半结肠癌根治术：适用于盲肠至结肠肝曲的癌肿（图 3-16-6A）。对于盲肠、升结肠癌，

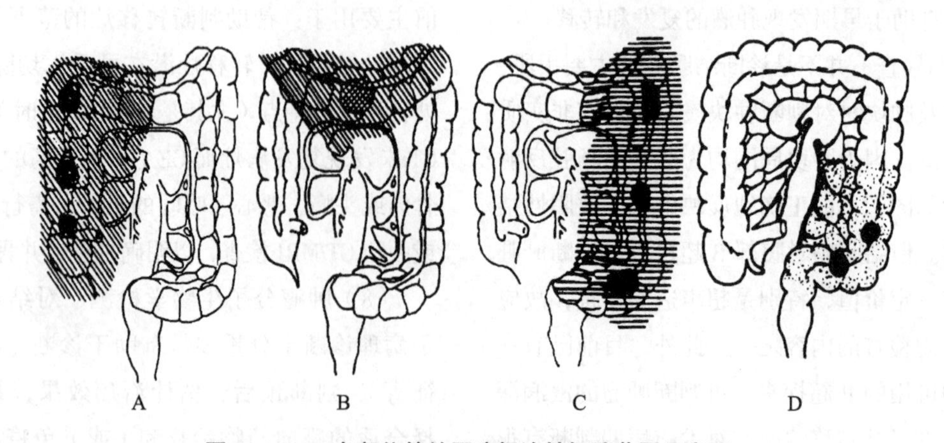

图 3-16-6 各部位的结肠癌根治性切除范围示意图

A：右半结肠癌根治术；B：横结肠癌根治术；C：左半结肠癌根治术；D：乙状结肠癌根治术

切除范围为右半横结肠至末端 15 ~ 20 cm 的回肠，作回肠与横结肠左半端端吻合或端侧吻合，也可侧侧吻合。结肠肝曲的癌肿则需切除横结肠以及胃网膜右动脉组的淋巴结。

3）横结肠癌根治术：适用于横结肠癌（图 3-16-6B）。切除范围包括肝曲和脾曲的全部横结肠，以及胃结肠韧带的淋巴结组，行升、降结肠端端吻合、侧侧吻合或端侧吻合术。横结肠癌亦可行扩大的右半结肠切除、回肠与降结肠吻合术。

4）左半结肠癌根治术：适用于结肠脾曲和降结肠癌（图 3-16-6C）。切除范围包括横结肠左半、降结肠，并根据降结肠癌位置的高低切除乙状结肠部分或全部，行横结肠与乙状结肠或直肠端端吻合、侧侧吻合或端侧吻合术。

5）乙状结肠癌根治术：适用于乙状结肠癌（图 3-16-6D）。须切除整段乙状结肠，并根据癌肿位置的高低切除降结肠或部分直肠，行降结肠与直肠端端吻合术。

6）结肠癌并发急性肠梗阻的手术：经术前准备后，早期施行手术。右半结肠癌行右半结肠癌根治术，如患者情况不许可时，则先做盲肠造口解除梗阻，2 ~ 3 周后行二期根治性切除。左半结肠癌并发急性肠梗阻时，也可手术切除，条件允许时可一期吻合。若粪便较多可行术中灌洗后予以吻合。若肠管扩张、水肿明显，可行肿瘤切除、远端封闭、近端造口（即 Hartmann 手术），这样会更加安全，将封闭的远断端固定在造口周围并做好记录，以便在回纳造口手术时容易寻找。

7）结肠癌穿孔的处理：结肠癌并发穿孔大多发生在急性梗阻后，少数亦可发生在癌肿穿透肠壁后溃破。不论其发生的机制属哪一种，都是极其严重的临床情况，急性梗阻时发生的穿孔大多发生在盲肠，由于肠腔内压力过高导致局部肠壁缺血、坏死而穿孔，此时将有大量粪性肠内容物进入腹腔，产生弥漫性粪性腹膜炎，并迅速出现感染性休克。因此感染和中毒将成为威胁患者生命的两大因素。癌肿溃破性穿孔除粪汁污染腹腔外，尚有大量癌细胞的腹腔播散、种植。因此，即使闯过感染和中毒关，预后仍然不佳。在处理上首先强调一旦明确诊断即应急诊手术，同时加强全身支持和抗生素治疗。手术原则为不论哪一类穿孔，都应争取一期切除癌肿，右半结肠癌引起穿孔者可一期吻合，左半结肠癌并发穿孔者切除后，宜近侧断端造口。对癌肿溃破而不作切除的病例，结肠造口宜尽量选在肿瘤近端肠管，并清除造口远端肠腔内粪便，以免术后粪便随肠蠕动不断进入腹腔。

8）部分晚期的癌肿治疗：对原发癌肿尚能切除，但已有远处转移且转移病变为单发的病例，在患者可以耐受手术的情况下首先应争取尽量切除原发肿瘤，同时一期或分期切除转移灶；如转移灶为多发，则应先进行化疗，待病灶控制的情况下争取同期手术切除原发癌肿及转移灶，仍可取得积极的治疗效果。当前对肝转移的切除，在综合治疗的配合下趋向更为积极的态度。

（3）姑息性切除手术　对癌肿已有远处转移，但原发癌肿尚可切除者，应争取做癌肿肠袢切除，然后行结直肠吻合或结肠造口，以解除梗阻和排血、黏液便症状。

（4）短路手术或减状手术　对局部癌肿确已无法切除的病例，为防止梗阻或解除梗阻，首选内转流术，即短路手术（癌肿的远、近段肠袢侧侧吻合术）；对无法作内转流术的病例，则可行减状手术（即在癌肿的近段结肠肠袢或回肠末端行双腔造口术）。

2. 化学治疗（简称化疗）　结直肠癌是常见的消化道恶性肿瘤之一。近年来其发病率逐年上升，以每年平均 4.2% 的速度递增。有资料显示，超过 50% 的结直肠癌患者在诊断时已经发展为Ⅲ期或Ⅳ期，这些患者中大部分首诊时手术往往已不是最佳的治疗手段，一期手术根治率及术后生存率比较低，可予化疗为主的综合性治疗。目前术后辅助化疗的方案比较统一，各个指南对于辅助化疗的适应证有很明确的规定。化疗配合根治性手术，可提高 5 年生存率。

（1）术后辅助性化疗　对于结肠癌肿瘤T4期、肿瘤周围淋巴血管侵犯、淋巴结活检数不足（<12个者），建议术后常规行辅助化疗。随着给药方法和途径的改变，生物调节剂的应用、药物结构的改变和新药的开发，化疗在进一步提高疗效、防止复发、延长生存时间及改善生活质量等方面发挥了显著作用，因而化疗目前已成为结肠癌综合治疗中不容轻视的一个重要手段。一线联合化疗药物的组成主要有三个方案：① FOLFOX方案；② XELOX方案；③ Mayo Clinic方案。

（2）新辅助化疗　是在手术治疗前先采用化疗。其目的主要通过化疗后使肿瘤缩小，使手术易于切除，尤其对于一些不可切除的肿瘤经化疗后变为可切除，降低术后复发率，对进展期结直肠癌手术切除率及患者术后生存率有明显提高。新辅助化疗的作用主要表现在以下几点：①通过术前的化疗可以不同程度地控制和（或）减小肿瘤原发灶，减轻肿瘤负荷，降低临床分期，使肿瘤体积缩小，更易于手术切除，即使不能切除的肿瘤变为可切除，提高手术治愈率，减少复发率。②控制微小及潜在的转移灶，减少术中播散及术后转移复发机会，可以清除增殖活跃易发生转移的癌细胞，清除肝内的微小转移灶。③术前化疗作为有效的药敏筛选试验，通过对化疗后患者的放射学检查及病理学检查，选择有效的方案及药物剂量作为术后化疗的首选。④新辅助化疗作为肿瘤发生后首次受到化疗药物的杀伤，不受手术瘢痕对血管改变的影响，效果优于术后化疗。⑤对于伴有肝转移的患者，使不可切除的患者变为可切除，并且减少肝脏的切除范围，最大限度地保留肝体积。《NCCN结直肠癌治疗指南》对结直肠癌特别是直肠癌的术前新辅助治疗限定在术前分期局部T_3以上和不论局部浸润程度但淋巴结转移N_1的患者，通常对于进展期的直肠癌新辅助化疗均用于这类患者。

5-氟尿嘧啶联合亚叶酸钙应用于结直肠癌的化疗方案已作为国际的首选方案。MOSIC试验证实奥沙利铂联合5-氟尿嘧啶及亚叶酸钙方案可使结直肠癌术后复发转移和死亡风险较5-氟尿嘧啶和亚叶酸钙方案降低23%；开普拓、奥沙利铂及5-氟尿嘧啶在治疗结直肠癌中的有效性，促使人们对三药联合应用进行了大量的研究，三药联合化疗方案作为一线治疗转移性结直肠癌的临床病例总结显示，6个疗程后肝脏转移灶缩小了70%。

（3）转移性结肠癌的化疗　化疗给转移性结直肠癌患者延长了生存时间。自2008年发现抗EGFR通道的关键基因KRAS至今，转移性结直肠癌的治疗真正地走上了个体化治疗的时代，平均生存时间也由单纯化疗的20个月生存期提高了近10个月的绝对生存时间。

（4）结肠癌的转化化疗　转化治疗是指通过化疗、放疗、靶向治疗、免疫治疗等，将不可切除的肿瘤，转变为可以做到R_0切除，延长肿瘤无进展生存期和患者的总体生存率，提高患者的生活质量。大多数转移性结肠癌无手术切除指证。局限于肝脏的转移性结肠癌侵及了重要的结构，除非能够实现肿瘤退缩，否则无法手术切除。因此，在严格筛选的病例中，通过化疗使肿瘤缩小以创造手术切除的条件。但是，肝或肺有多发转移灶的患者很难通过化疗实现R_0切除，这是因为仅仅通过化疗就能完全清除转移残留病灶的可能性微乎其微，因此这类患者不宜行转化治疗。经过严格筛选的病例，若患者对转化治疗的反应良好，才可以实现将不可手术切除的转移性结肠癌转化为可手术切除。转化治疗可选用任何一种有效的化疗方案，这是因为转化治疗的目的并不是彻底清除微小病灶而是为了实现肉眼可见转移灶的肿瘤缩小。应用靶向治疗药物也可提高转化治疗的效果。

因此，对初始不可手术切除的转移性结肠癌患者制订化疗方案时，应在化疗开始2个月后行手术指征的再评估，并且对于那些评估后继续接受化疗的患者每2个月均要行手术指征再评估。已报道的化疗相关风险包括行含奥沙利铂或伊立替康化疗方案可能引发的肝脂肪细胞变性、脂肪性肝炎。因此，为了减少肝毒性，当患者具备手术切除条件时应尽早实施手术。

（5）靶向药物化疗　结肠癌治疗的靶向药物，用于临床主要有两种：①一种是作用于肿瘤细胞表面的EGFR受体的单克隆抗体，使用前需进行基因检测，如果κ-ras基因是野生型，联合化疗可以明显提高疗效；如果κ-ras是突变型，效果反而不如单独化疗，所以κ-ras基因检测作为爱必妥是否有效的生物标志。②另一种是作用于肿瘤血管内皮的表皮生长因子（VEGF），与化疗药物联合使用以后，一方面增加肿瘤血管的通透性，使化疗药物能够顺利通过，杀灭肿瘤细胞；另一方面使一些紊乱的肿瘤血管缩小和闭塞。两种靶向药物作用的靶点不同，分别与化疗药物联合以后可以产生很好的效果，特别是对晚期结肠癌的治疗可供选用。最近出现了一些新的靶向药物，如瑞戈非尼、安罗替尼等也可用于结肠癌的治疗。

3. 免疫治疗　生物细胞免疫疗法是通过提取肿瘤自身外周血中的单个核细胞，在GMP超洁净实验室中进行诱导、分化和增殖而扩增成DC/CIK细胞，然后再回输给患者的治疗过程。对林奇综合征或MSI-H（或DNA错配修复基因）的结肠癌患者可以给予PD-1免疫治疗。

4. 中医中药治疗　可作为辅助及支持结肠癌的治疗方法。

三、直肠癌

诊疗路径：

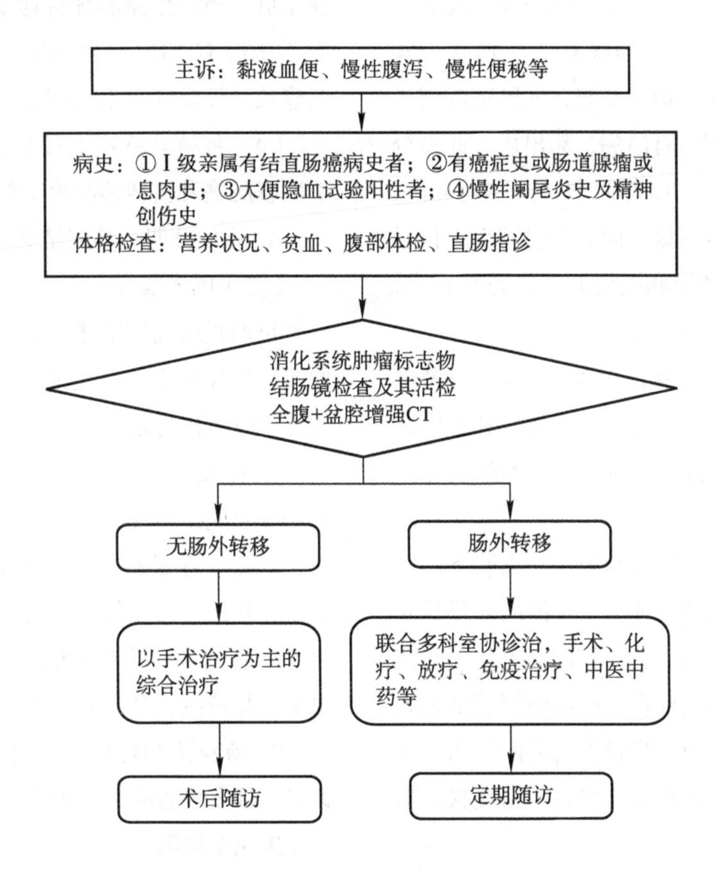

直肠癌（carcinoma of rectum）是发生在乙状结肠直肠交界处至齿状线之间的癌，较常见。在流行病学方面，与西方人比较，中国直肠癌与结肠癌的流行病学相类似。但近几十年来，随着人民生活水平的提高及饮食结构的改变，直肠癌病例亦逐渐增多。上段直肠癌的细胞生物学行为与结肠癌相似，根治性切除术后患者的5年生存率与结肠癌也相近，中低位直肠癌在40%左右。

（一）病因与病理

1. 病因　尚不明确，但已知与下列因素有关。①直肠慢性炎症刺激：如血吸虫病、溃疡性结肠炎患者发病率较高。②癌前病变：息肉病的恶变倾向已是肯定的事实，如家族性息肉病和绒毛状腺瘤癌变率最高。③高蛋白、高脂肪、少纤维素膳食：脂肪、肉食使胆汁分泌增加和肠道内细菌组成的改变，胆酸、胆盐生成增多，被肠道厌氧菌分解为不饱和的多环羟、甲基胆蒽等致癌物质。少纤维素食物在肠道停留时间长，所含致癌物质与肠黏膜接触时间也长。④遗传因素：抑癌基因突变和遗传不稳定性导致大肠癌的易感人群。

2. 病理

（1）大体分型　分为溃疡型、肿块型、浸润型三型。①溃疡型：多见，占50%以上。形状为圆形或卵圆形，中心凹陷，边缘凸起，向肠壁深层生长并向周围浸润。早期可有溃疡，易出血，此型分化程度较低，转移较早。②隆起型：向腔内突出，肿块增大时表面可产生溃疡，向周围浸润少，预后较好。③浸润型：癌肿沿肠壁浸润，使肠腔狭窄，分化程度低，转移早而预后差。

（2）组织学分类　腺癌占75%～85%；黏液腺癌占10%～20%；未分化癌易侵入小血管和淋巴管而预后最差；其他有印戒细胞癌、鳞状细胞癌等。

3. 扩散途径

（1）直接浸润　系癌肿沿黏膜层和黏膜下层向深层浸润，并可沿肠管的纵轴上下及沿肠壁环状蔓延，扩散的范围大小与癌的恶性程度有关。癌肿在肠壁内扩展，环绕肠腔蔓延多，而沿肠管长轴扩展者少；下段直肠癌由于缺乏浆膜层的屏障作用，易向四周浸润，侵入附近脏器如前列腺、精囊腺、阴道、子宫等。

（2）淋巴转移　为主要扩散途径。直肠的淋巴引流有3个方向。①向上引流：由肠上、肠旁淋巴结至系膜内淋巴结，然后沿直肠上动脉旁、肠系膜下动脉旁淋巴结达腹主动脉旁淋巴结，最后汇入胸导管，这是直肠最主要的淋巴引流途径。②向侧方引流：为沿直肠侧韧带中淋巴结至髂内淋巴结和闭孔淋巴结。③向下引流：穿过盆底肛提肌和坐骨直肠窝淋巴结引流至腹股沟淋巴结和髂外淋巴结。腹膜返折以上的直肠癌主要向上方转移，极少发生逆行性转移，除非在向上方引流的淋巴结发生癌性转移且流出道受阻时才会发生向侧方和下方的转移。腹膜返折以下的直肠癌的淋巴引流主要方向仍然是向上方引流，但可以同时有侧方的转移。齿状线周围的癌肿才可能出现3个方向的转移，因此理论上讲，齿状线周围的癌（非原位癌）才是腹会阴联合切除术的绝对适应证。晚期可远距离转移至锁骨上淋巴结。

（3）血行转移　可经肠系膜下静脉、门静脉转移至肝，也可由髂静脉转移至肺、骨和脑等。直肠癌手术时有10%～15%的病例已发生肝转移；直肠癌致肠梗阻和手术时挤压，易造成血行转移。

（4）种植转移：上段直肠癌可发生种植转移，下段直肠癌种植转移的机会较小。

4. 病理分期　参照结肠癌（本章第二节）。

（二）临床表现

早期直肠癌的临床特征主要为排便习惯改变和便血，但往往不被人重视。至癌肿增大，发生溃疡或感染时可出现较明显的症状。

1. 排便失常　便意频繁，排便习惯改变，有肛门下坠感，里急后重、排便不尽感等；大便变细、变扁。待癌肿表面破溃继发感染时，大便表面带血、黏液或脓血便。切勿误认为肠炎或痢疾。晚期有下腹痛。症状出现的频率依次为便血、便频、便细、黏液便、肛门痛、里急后重和便秘。

2. 肠腔狭窄症状　癌肿可使肠腔狭窄，出现腹胀、阵发性腹痛、肠鸣音亢进、排便困难。晚期可发生完全梗阻。

3. 其他　癌肿侵犯周围组织器官，可出现相应症状，如排尿困难、尿频、尿痛等；女性如侵犯阴道后壁可出现阴道流血；侵犯骶前神经可出现骶尾部剧烈持续性疼痛。肝转移者可出现肝大、腹水、黄疸、贫血、消瘦，甚至恶病质等表现。

（三）诊断

关键是对大便习惯改变和便血患者应予高度重视，认真鉴别，进一步检查排除癌肿的可能性。为了早期诊断直肠癌，必须重视高危人群筛查、直肠指诊、肛门镜或乙状结肠镜检查。大便潜血检查是普查或对高危人群进行初步筛查的手段，阳性者再作进一步检查。

1. 病史　应特别注意询问患者有无排便习惯改变（如腹泻、便秘及排便困难等）、大便形状的改变（如便条的大小、形状、软硬，有无脓、血、黏液等）、有无疼痛或下坠感。有无尿痛或排尿困难，有无肠梗阻症状出现。同时注意有无直肠腺瘤、溃疡性结肠炎、血吸虫病史，有无直肠癌家族史。

2. 直肠指诊　简便、易行、较为准确可靠，是诊断直肠癌最重要的方法。直肠癌大多数位于直肠的中下段，约70%的患者仅靠指诊即可发现。还可扪及判断肿块部位、大小、浸润程度、与周围的组织关系、有无盆底结节等。

3. 内镜检查　包括直肠镜、乙状结肠镜及结肠镜检查。直肠指诊后应在直视下取活组织做病理检查，以确定肿块性质。已明确直肠癌在手术前必须行结肠镜检查，因为结直肠癌有5%～10%为同源性多发癌。位于直肠中上段癌肿，当手指无法触到时宜采用乙状结肠镜或结肠镜检查，并取活组织送病理检查。

4. 影像学检查　包括结直肠气钡灌肠造影、内镜检查、腔内超声或超声内镜检查、CT及MRI检查，除了了解肿瘤的部位、大小、有无淋巴结肿大、与周围组织关系等，尚可用来排除结直肠多发性肿瘤及远处转移。

（1）钡剂灌肠　是结直肠癌的重要检查方法，对低位直肠癌的诊断意义不大，用以排除结直肠多发癌和息肉病。目前有被结肠镜检查所取代的趋势。

（2）腔内超声或超声内镜检查　可探测癌肿浸润肠壁的深度及有无侵犯临近脏器，肠周淋巴结有无肿大。在直肠、肛管癌的术前分期中有重要意义。

（3）CT扫描　是术前常用的检查方法，可以了解癌肿的部位、大小、与周围组织或脏器（膀胱、前列腺、子宫、阴道、输尿管等）的关系，有无肝、肺转移，有无腹主动脉旁淋巴结转移或腹膜转移等情况。对直肠癌的诊断、分期、有无淋巴结转移或远处转移，以及向外侵犯的判断有重要意义。

（4）MRI检查　在判断直肠肛管癌浸润扩散范围、正确分期以及术后复发的鉴别诊断方面较CT优越。

（5）腹部超声检查或超声造影检查　由于结直肠癌手术时有10%～15%同时存在肝转移，所以腹部超声检查或CT检查应列为常规，超声造影检查有助于肝、脾转移灶的发现和诊断。

（6）PET-CT检查：针对病程较长、肿瘤固定的患者，为排除远处转移及评价手术价值时，有条件者可进行PET-CT检查，以排除远处转移。其可发现肿瘤以外的高代谢区域，从而帮助制订治疗方案。

5. 肿瘤标志物　详见本节“二、结肠癌”。

6. 肿瘤分子生物学检测　详见本节“二、结肠癌”。

7. 其他检查　低位直肠癌伴有腹股沟淋巴结肿大时，应行淋巴结活检。癌肿位于直肠前壁的女性患者应做阴道检查及双合诊检查。男性患者有泌尿系症状时应行膀胱镜检查。

（四）治疗

根治性手术是目前直肠癌的主要治疗方法，化疗和放疗等予以辅助治疗，加强手术治疗的效果。

1. 手术治疗　分为根治性切除、姑息性切除和减状手术。根治性切除的手术原则包括将癌肿和足够长的远近端肠段（近切缘距癌肿至少10 cm，远切缘距离癌肿至少5 cm，分化好的癌肿远端可只切2~3 cm）及有关的全直肠系膜和淋巴结，以及可能被侵犯的周围组织整块切除。直肠系膜是指在中下段直肠的后方和两侧包裹着直肠的、形成半圆形1.5~2 cm厚的结缔组织，内富含淋巴、血管以及脂肪组织，是直肠癌最早侵犯、转移的地方。直肠癌根治性切除手术是直视下完整地锐性切除直肠及其系膜，并保证切缘肿瘤阴性，可有效地降低局部复发率至3%~7%，并提高长期生存率。作为中低位直肠癌的手术“金标准”，根治性切除手术的原则为：①直视下锐性解剖直肠系膜周围盆筋膜壁层和脏层之间的无血管界面；②切除标本的直肠系膜完整无撕裂，或在肿瘤下缘5 cm切断直肠系膜；③辨认及保护性功能及膀胱功能所依赖的自主神经；④增加保肛手术，减少永久性造口；⑤低位吻合重建，通常用吻合器加结肠贮带与直肠或肛管吻合。癌肿侵及周围脏器、组织（如子宫、膀胱或阴道后壁等）时可一并切除。孤立性肝转移可作相应肝叶切除。

如不能进行根治性切除时，亦可进行姑息性切除或减状手术，使症状得到缓解。如伴发能切除的肝转移癌应同时切除肝转移癌。

手术方式的选择根据癌肿所在部位、大小、活动度、细胞分化程度以及术前的排便控制能力等因素综合判断。最近大量的临床病理学研究提示，直肠癌向远端肠壁浸润的范围较结肠癌小，只有不到3%的直肠癌向远端浸润超过2 cm。这是选择手术方式的重要依据。

（1）根治性切除手术　对无远处淋巴结转移或脏器转移且无其他禁忌者，应尽早施行直肠癌根治术。施行直肠癌根治术的同时，要充分考虑患者的生活质量，术中尽量避免损伤盆腔自主神经，保护排尿功能和性功能。可采取微创手术（包括达芬奇机器人、腹腔镜或内镜手术）或传统开腹手术，具体手术方式如下（图3-16-7）。

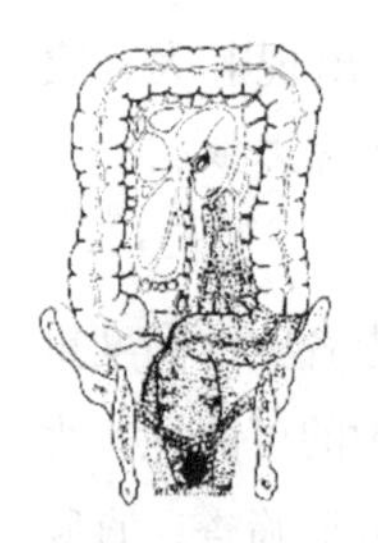

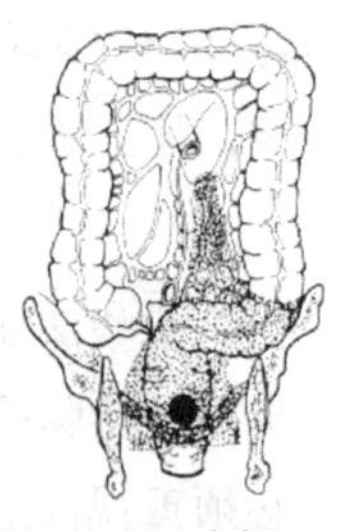

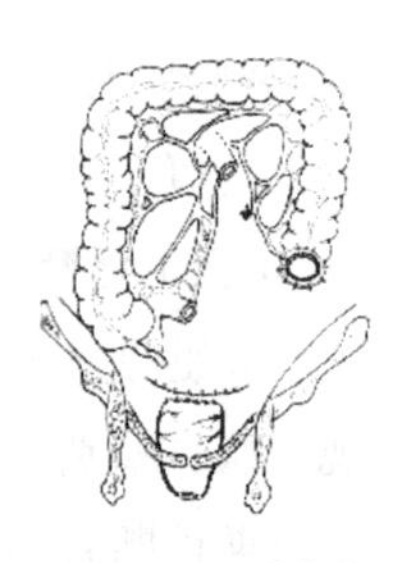

图3-16-7　常见的直肠癌根治性手术切除范围示意图

1）局部切除术：经肛门直肠癌的局部切除术包括单纯经肛门切除、经阴道切除、经肛门括约肌间切除、骶后径路局部切除和经骶骨切除等方式，以经肛门局部切除术和骶后径路局部切除术较为常用。适用于早期直肠癌（$T_1N_0M_0$），其经肛门切除必须满足如下要求：①侵犯肠周径 < 30%；②肿瘤直径 < 3 cm；③切缘阴性（距离肿瘤 > 3 mm）；④肿瘤活动、不固定（直肠指诊）；⑤距肛缘8 cm以内；⑥仅适用于T_{is}、T_1肿瘤（直肠腔内超声）；⑦内镜下切除的息肉，伴癌浸润，或病理学不确定；⑧无血管淋巴管浸润（LVI）或神经浸润；⑨高－中分化腺癌；⑩治疗前影像学检查无淋巴结肿大的证据。对于部分进展期直肠癌但无法耐受开腹手术者，也可经肛门行姑息性肿瘤切除手术。目前已有研究结果表明，对于部分低位早期直肠癌，行局部切除手术后在局部复发、生存率等远期疗效方面与行根治性前切除术无明显差异，而具有低并发症发生率、控便能力好等优点。

局部切除术后有以下因素之一，推荐行根治性切除手术（不要行扩大切除）；如拒绝或无法手术者，建议术后放疗。包括：①术后病理分期为T_2（侵犯固有肌层）；②肿瘤最大径 > 4 cm；③肿瘤占肠周大于1/3者；④低分化腺癌；⑤神经侵犯或脉管瘤栓；⑥切缘阳性或肿瘤距切缘 < 3 mm。

2）腹会阴直肠癌根治术（Miles手术）：适用于腹膜返折以下、邻近齿状线的直肠下段癌。切除范围包括乙状结肠下部及其系膜、全部直肠及其全直肠系膜、肠系膜下动脉及其区域淋巴结、肛提肌、坐骨直肠窝内组织、肛管和肛周3~5 cm的皮肤。乙状结肠近端拉出左下腹做永久性乙状结肠单腔造口。目前，也有利用股薄肌或臀大肌代替括约肌行原位肛门成形术，但疗效尚有待肯定。

3）经腹直肠前切除术（直肠低位骶前切除术、Dixon手术）：是目前应用最多的直肠癌根治术，此术式保留足够的直肠，在腹内与乙状结肠行对端吻合。适用于距肛门5 cm以上的直肠癌，亦有更近距离的直肠癌行Dixon手术，可保留正常肛门，但原则上是以根治性切除为前提，要求远切缘距离癌肿下缘2 cm以上。直肠癌根治术曾将Dixon手术改良成多种术式，如各种拖出式吻合，但由于吻合器能完成直肠、肛管任何位置的吻合，各种改良术式已较少采用。双吻合器吻合法的应用，使许多中、低位直肠癌患者避免了人工肛门。在术后的一段时间内患者出现便次增多，排便控制功能较差。由于吻合口位于齿状线附近，推荐低位吻合、超低位吻合后行临时性横结肠或回肠造口。采用J形结肠贮袋与直肠下段或肛管吻合，近期内亦可以改善控便功能，减少排便次数。是否制备J形结肠贮袋，主要是根据残留的直肠长度而定。

4）经腹直肠癌切除、近端乙状结肠造口、远端封闭手术（Hartmann手术）：适用于年老、体弱等原因不能行Miles手术或因急性梗阻不宜行Dixon手术的患者。

5）直肠癌扩大根治术：直肠癌侵犯子宫时，可一并切除子宫，称为后盆腔脏器清扫；直肠癌侵犯膀胱，行直肠、膀胱和子宫（女性）切除时，称为全盆腔清扫。

（2）姑息性切除手术　如癌肿局部浸润严重或转移广泛而无法根治时，为了缓解症状，减轻患者痛苦，可将癌肿肠段做局部切除，缝闭直肠远切端，做乙状结肠造口。

（3）减状手术　直肠癌局部晚期时，为了解除梗阻，可以仅做乙状结肠双腔造口，使粪便改道。术后辅以放疗、介入治疗及化疗等综合治疗。

2. 化疗　结直肠癌的辅助化疗均以氟尿嘧啶为基础用药，详见本节“二、结肠癌”。

直肠癌的新辅助放化疗：T_3、T_4期直肠癌行新辅助放化疗得到众多医疗中心的认同。直肠癌在术前行直线加速器适型放疗2 Gy/次，5次/周，总剂量46 Gy，同时辅以氟尿嘧啶为基础的化疗，如FOLFOX 6方案、MAYO方案2～3个月，术后再辅以化疗。术前放化疗能使直肠癌体积缩小，达到降期作用，从而提高手术切除率及降低局部复发率。多中心、随机、大样本资料显示新辅助放化疗对直肠癌的治疗是有益的。大量文献报道，新辅助化疗也可使肿瘤降期，提高手术切除率。对目前尚无条件行放射治疗的地区，可慎重选择使用。

强烈推荐在Ⅲ、Ⅳ期结直肠癌患者中应用辅助化疗、新辅助化疗；而在中低位、中晚期直肠癌建议新辅助放化疗，大多数文献报道在Ⅱ期患者中也可获益，Ⅰ期结直肠癌患者不建议使用辅助化疗。

3. 放射治疗　作为手术切除的辅助疗法有提高疗效的作用。术前放疗可以提高手术切除率，降低患者的术后局部复发率。术后放疗仅适用于局部晚期直肠癌患者。病理证实有淋巴结转移，癌肿已明显浸润至直肠周围组织（$\geq T_3$）且术前未经放疗的患者，以及术后局部复发的患者，可用术后放疗以降低复发率或控制局部复发的肿瘤。

4. 其他治疗　可采用生物治疗、免疫治疗、靶向治疗、基因治疗及中药治疗等。靶向治疗已显现出较好的临床效果，如κ-ras基因野生型患者应用西妥昔单抗可增加化疗效果。低位直肠癌形成肠腔狭窄且不能手术者，可用电灼、液氮冷冻和激光凝固、烧灼等部治疗或放置金属支架，以改善症状。

肛管癌多为鳞癌，是Miles手术的适应证。施行根治术时，若腹股沟淋巴结已证实有转移须同时清扫已转移的两侧腹股沟淋巴结。如无转移，术后亦应在双侧腹股沟区施行预防性放疗。最近大量文献报道，肛管鳞癌局部切除联合放化疗可达到与Miles手术相同的治疗效果。

☞ 典型病例3-16-5

结肠癌病例及分析

（陈创奇）

第八节 肛周疾病

解剖学与外科学对肛管的定义是不一致的。解剖学肛管是指齿状线至齿状线下方1.2～1.5 cm处（肛缘）。这段管状结构长度约1.5 cm。外科学肛管是指肛管直肠环至齿状线下方1.2～1.5 cm处。这段管状结构实际上是直肠柱区+解剖学肛管，直肠柱区长1.5～2.0 cm，故外科学肛管长3.0～3.5 cm。肛肠外科疾病如痔、肛瘘等大多在这段区域内发生。直肠系膜是指在中下段直肠的后方和两侧包裹着直肠的、形成半圈1.5～2.0 cm厚的结缔组织，内含动静脉、淋巴组织及大量的脂肪组织，上自第3骶椎前方，下达盆膈。肛垫（anal cushions）指直肠下端的唇状组织，位于自齿状线上约1.5 cm的直肠柱区的一环形海绵状组织带，是诱发排便的感觉中心。肛垫由窦状静脉、胶原纤维、弹力纤维和平滑肌组成，是人体正常组织结构，在协助关闭肛门和肛门的括约功能中起重要作用。痔患者肛垫内静脉丛的静脉壁无病理性损害，属正常的生理性扩张。

一、痔

诊疗路径：

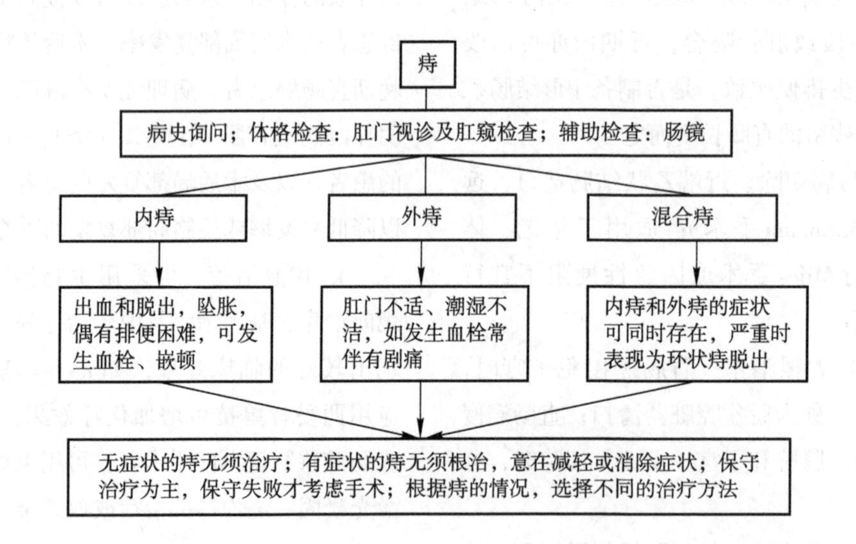

（一）病因和分类

传统概念认为痔是直肠下段黏膜下和肛管皮肤下的静脉丛淤血、扩张和屈曲所形成的静脉团（表3-16-9）。该理论不能解释的是曲张的静脉是不会自愈的，如下肢静脉曲张、食管静脉曲张，而痔是可以自愈的。更重要的是，组织学证实痔静脉

表3-16-9 静脉曲张学说与肛垫下移学说的对比

比较点	静脉曲张学说	肛垫下移学说
血管	各种原因引起回流静脉压力升高而致痔静脉扩张屈曲形成的静脉团	动静脉吻合管开放，而致肛垫静脉丛扩张，肛垫下移的同时加重静脉迂曲，脆性增加
支持结构	未提及	Treitz肌、Park's韧带退化、变性，导致肛垫下移
黏膜	未提及	ATZ上皮：有精细的辨别觉，是诱发便意反射的中心

壁无病理性损害，表明痔静脉扩张非病理现象。痔静脉“淤血”无科学根据：首先，实验证明痔静脉只能流向体循环，不能流向门静脉；其次，门静脉高压患者痔的发病率并不高。现代概念认为痔是肛垫的病理性肥大和移位。

痔可分为内痔、外痔及混合痔（图 3-16-8）。内痔是肛垫的支持结构、血管丛及动静脉吻合发生的病理性改变和移位。外痔是齿状线远侧皮下血管丛扩张、血流淤滞、血栓形成或组织增生。根据组织病理学特点，外痔可分为结缔组织性、炎性外痔，血栓性外痔是皮下静脉丛炎性血栓形成。混合痔是内痔和相应部位的外痔血管丛的相互融合。

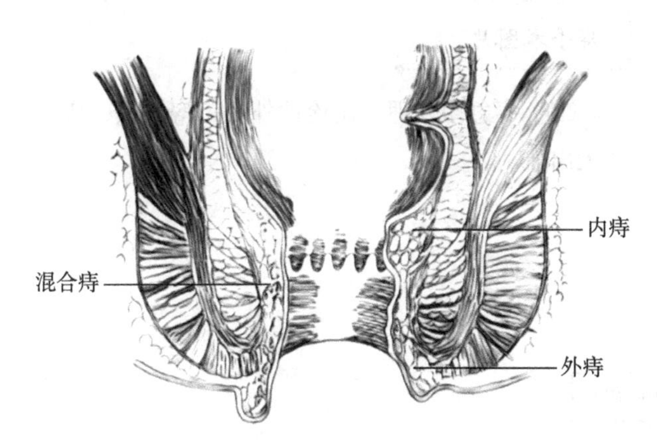

图 3-16-8 痔的分类

（二）临床表现

1. 内痔 主要临床表现是便血、痔脱出、肛门坠胀、疼痛和肛周瘙痒。出现血栓形成和嵌顿则有剧烈疼痛，可伴有排便障碍和反射性排尿困难。内痔分为 4 度。Ⅰ度：便时带血、滴血或喷射状出血，便后出血可自行停止，无痔脱出。Ⅱ度：常有便血；排便时有痔脱出，便后可自行还纳。Ⅲ度：偶有便血；排便或久站、咳嗽、劳累、负重时痔脱出，用手可还纳。Ⅳ度：有便血；痔脱出不能还纳或还纳后又很快脱出。

2. 外痔 位于齿状线下方，表面为肛管皮肤所覆盖，实际上是齿状线下肛管的皮赘。主要临床表现是肛门不适、潮湿不洁、瘙痒，如发生血栓可伴有剧痛。

3. 混合痔 主要临床表现是内痔和外痔的症状可同时存在，严重时脱出的痔块在肛门部呈梅花瓣状，称为环状痔。

图 3-16-17
混合痔

（三）诊断方法

依据病史和体检、肛管直肠指检、肛门镜检及蹲位检查，参照痔的临床表现和内痔分度做出诊断。如有可疑应进一步检查，排除结直肠、肛管的良、恶性肿瘤及炎性疾病。

（四）诊断和鉴别诊断

痔的诊断：血栓性外痔是在肛周出现暗紫色的肿物，表面皮肤水肿、质硬、压痛明显；可以通过脱出的痔观察其大小、数目和部位；肛门指诊对于痔的诊断意义不大，但是可以排除直肠内的其他病变；肛门镜检查可以确诊。

痔的鉴别诊断包括直肠癌、直肠息肉和直肠脱垂等。

（五）治疗

治疗目的：消除肛垫脱垂的原因，如便秘；治疗中尽量保护肛垫的功能；主要针对痔并发症的治疗，如脱出、水肿、出血、溃烂、嵌顿。

治疗原则：无症状的痔无须治疗，不能见痔就治；有症状的痔无须根治，旨在减轻或消除症状；保守治疗为主，保守失败才考虑手术；根据痔的情况，选择不同的治疗方法。

1. 一般治疗 改善饮食、保持大便通畅、注意肛门周围清洁和坐浴等对各类痔的治疗都是有效的。药物治疗是痔治疗的重要方法，Ⅰ、Ⅱ度内痔患者应首选药物治疗。

2. 全身药物治疗 常用药物草木樨流浸液片、银杏叶萃取物等，可减轻内痔急性期症状。消炎镇痛药能缓解血栓性内外痔所导致的疼痛。

（1）硬化剂注射疗法 黏膜下层硬化剂注射是常用治疗内痔的有效方法，主要适用于Ⅰ、Ⅱ度内痔，近期疗效显著。并发症包括局部疼痛、肛门部烧灼感、组织坏死溃疡、痔血栓形成、黏膜下脓肿与硬结等。外痔及妊娠期痔应禁用。

（2）胶圈套扎疗法 适用于各度内痔和混合痔的内痔部分，尤其是Ⅱ、Ⅲ度内痔伴有出血和脱出者。套扎部位在齿状线上区域，利用胶圈的弹力对痔根部进行套扎，阻断内痔血供，使其缺血、坏死、脱落，可取得良好疗效。并发症包括肛门不适和坠胀、疼痛、迟发性出血、溃疡、感染等。

3. 局部治疗 包括栓剂、乳膏、洗剂。含有角莱酸黏膜修复保护和润滑成分的栓剂、乳膏对痔具有较好的治疗作用。含有类固醇衍生物的药物可在急性期缓解症状，但不应长期使用。

4. 手术治疗

（1）适应证 内痔已发展至Ⅲ、Ⅳ度，或Ⅱ度内痔伴出血严重者；急性嵌顿性痔、坏死性痔、混合痔以及症状和体征显著的外痔；非手术治疗无效且无手术禁忌证者。

（2）痔切除术 原则上将痔核完全或部分切除，常用手术方式：外剥内扎创面开放式（Milligan-Morgan）手术、环形痔切除术。

（3）痔上黏膜环切钉合术（procedure for prolapsed hemorrhoid，PPH） 用吻合器经肛门环形切除部分直肠黏膜和黏膜下组织。适用于环状脱垂的Ⅲ、Ⅳ度内痔和反复出血的Ⅱ度内痔。该术式疗效确切，相对微创，术后肛门更加美观，近20年来已成为治疗痔的主流术式。应注意防治出血、肛门狭窄、感染、直肠阴道瘘（女性患者）等并发症。

图3-16-18
痔手术图片

（4）痔急诊处理 血栓性外痔；痔嵌顿；痔合并大出血。

二、直肠肛管周围脓肿

诊疗路径：

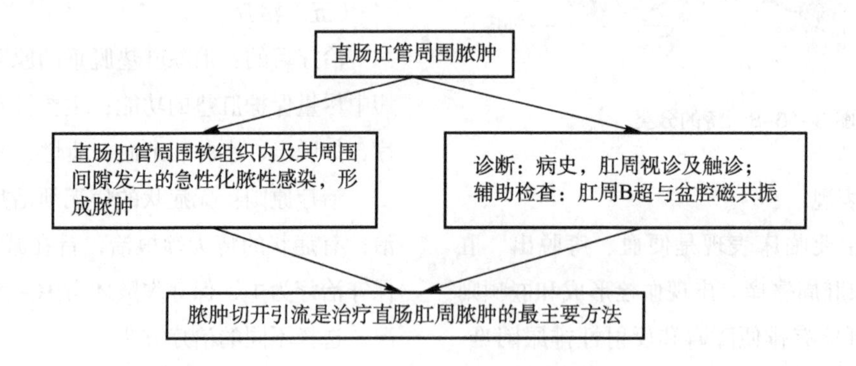

直肠肛管周围脓肿是直肠肛管周围软组织内及其周围间隙发生的急性化脓性感染，形成脓肿。脓肿破溃或切开后，常常形成肛瘘。

（一）临床表现

1. 肛门后方或侧方皮下部脓肿 肛周持续性疼痛，全身感染症状不明显。局部红肿，有硬节和压痛，脓肿成熟有波动感，穿刺可抽出脓液。

2. 坐骨肛管间隙脓肿 由肛腺感染经外括约肌向外扩散至坐骨肛管间隙而形成。患者会有持续性胀痛或跳痛，排便或行走时加重；明显的全身感染症状；局部有红肿；深压痛和波动感，穿刺有脓液。

3. 骨盆直肠间隙脓肿 又称骨盆直肠窝脓肿，由其他肛周脓肿穿破肛提肌进入此间隙引起。全身感染症状较重而局部症状不明显，如寒战、高热、乏力等；局部表现为直肠下坠，排便不尽感，常伴有排尿困难；直肠指检时可触及包块，有压痛和波动感（CT、B超可协诊）；穿刺抽出脓液可

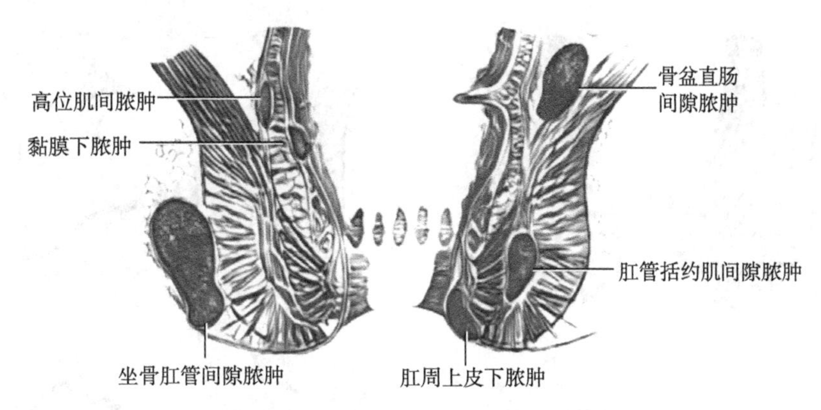

图 3-16-9 直肠肛管周围脓肿的位置

以确诊。

4. 其他 肛管括约肌间隙脓肿，直肠壁内脓肿等（图 3-16-9）。

（二）治疗

未形成脓肿时非手术治疗为主，形成脓肿后切开引流。

1. 非手术治疗 应用抗生素控制感染；温水坐浴；局部理疗；口服缓泻剂或液状石蜡，减轻排便时的疼痛。

2. 手术治疗 手术方式根据脓肿的部位而定。但要求引流的切口要够大，引流的位置要低，以保证引流彻底。

三、肛瘘

诊疗路径：

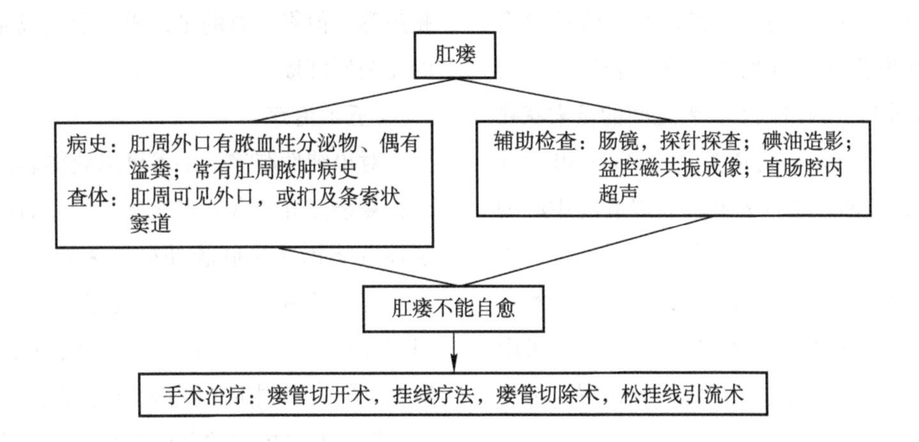

肛瘘是肛门周围的肉芽肿性管道，由内口、瘘管和外口三部分组成。因瘘管的高低分为高位肛瘘和低位肛瘘；因瘘管和瘘口的多少可分为单纯性肛瘘和复杂性肛瘘。肛瘘常常是由于肛周脓肿破溃或切开引流后所形成，经久不愈或反复发作是其临床特点。

（一）分类

肛瘘包括肛管括约肌间型、经肛管括约肌型、肛管括约肌上型和肛管括约肌外型（图 3-16-10）。

（二）病因

肛周脓肿切开引流、破溃；少见病因肠结核、外伤、肿瘤、炎症性肠病。

（三）流行病学

肛瘘是常见病，在中国占肛肠疾病患者数的 1.6%～3.6%，发病高峰为 20～40 岁，男性高于女性，男女之比约为 5∶1。

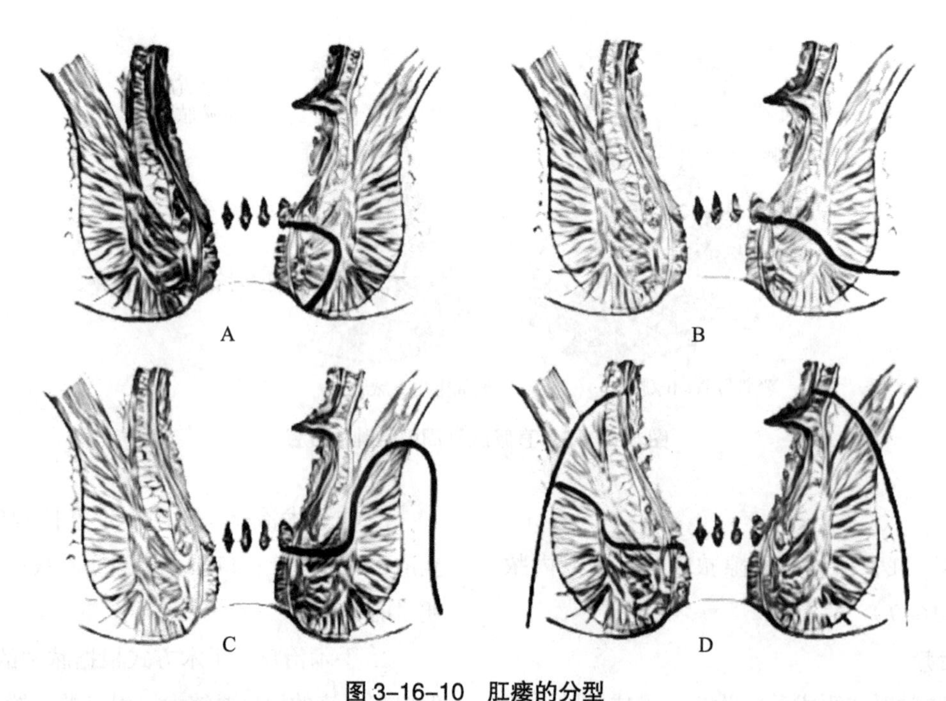

图 3-16-10 肛瘘的分型

A. 肛管括约肌间型；B. 经肛管括约肌型；C. 肛管括约肌上型；D. 肛管括约肌外型

（四）临床表现与诊断

外口常有血性或脓性分泌物；高位肛瘘，外口可有排气、排粪；肛周刺激症状；肛瘘假性愈合后，导致脓肿发作时，有急性感染的表现；肛门检查可以发现外口、内口以及二者之间的条索状瘘管。根据预测肛瘘开口与窦道关系的 Goodsall 规律（图 3-16-11），判断肛瘘内外开口，以肛门中心划一横线，若外口在横线前方，瘘管往往是直型，内口常在附近的肛窦上；若外口在横线后方，瘘管往往是弯型，内口常在肛管的后正中处。必要时可用探针或外口注射美兰的方法，确定内口位置。辅助

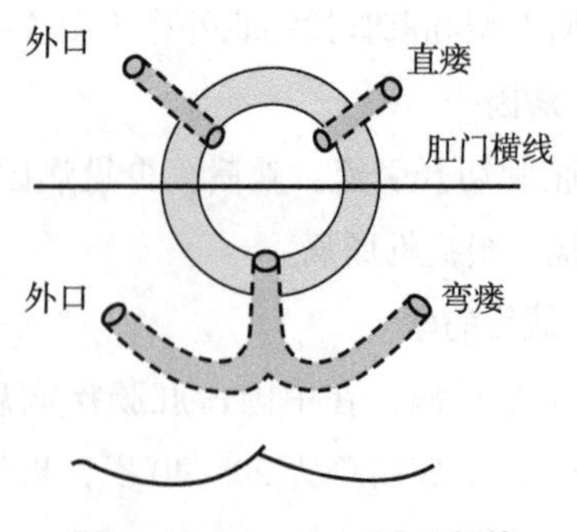

图 3-16-11 Goodsall 规律

检查包括：肛门镜检、肠镜检查、探针探查、瘘管造影、盆腔磁共振成像（图 3-16-12）、直肠腔内超声等。值得注意的是，需特别重视克罗恩病并发的复杂型肛瘘。

（五）治疗

对单纯性肛瘘，手术可以获得非常好的临床效果；复杂性肛瘘常有多次反复治疗的病史。高位复杂性肛瘘仍然是肛肠外科临床较难处理的疾病之一，复发率在 10% 左右。对于急性肛周脓肿，一期切开并挂线引流可同时治疗脓肿和肛瘘。明确肛瘘是肛门直肠周围脓肿慢性期的概念，争取在脓肿急性期在明确内口的基础上行一期根治术，可以缩短治疗时间，减少患者痛苦。

1. 手术原则 切开或切除上皮化瘘管；保护肛门功能。

2. 手术选择

（1）瘘管切开术 适用于低位单纯性肛瘘，找到内外口，将瘘管组织切开并敞开，用刮匙清洁创面，使之易于生长。

（2）挂线疗法 适用于距离肛缘 3～5 cm 以内

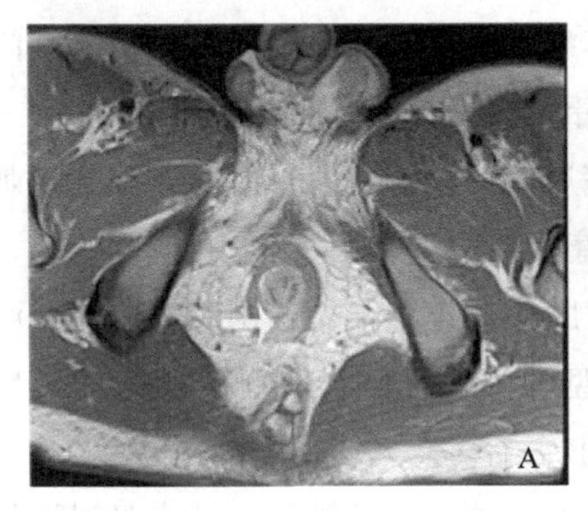
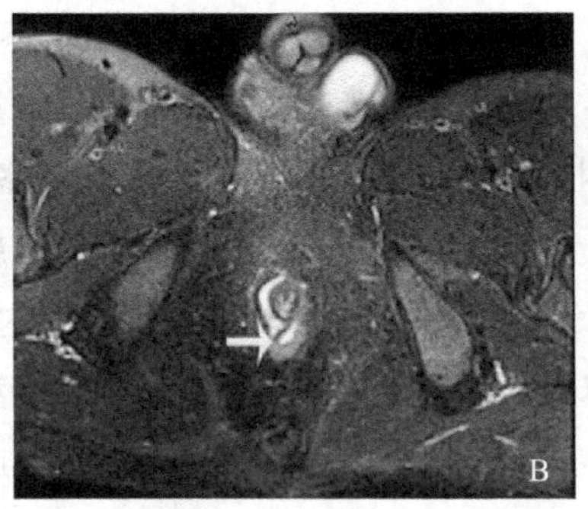
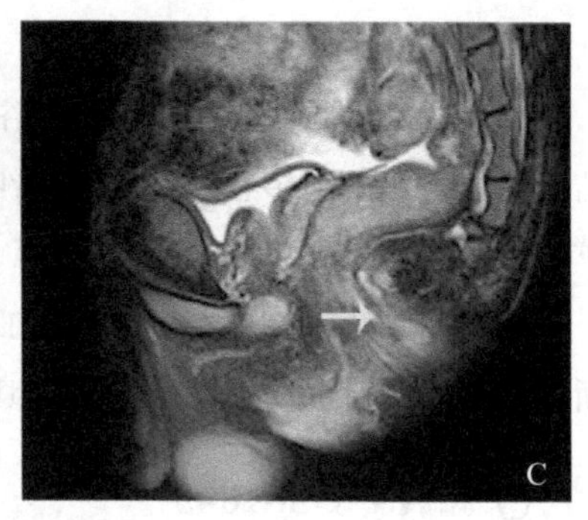

图 3-16-12 磁共振显示截石位 5—6 点可见瘘管内口

A. T_1WI 轴位；B. T_2WI 轴位；C. T_2WI 矢状位

有内、外口的低位或高位单纯性肛瘘，或作为复杂性肛瘘切开或切除的补充治疗。该疗法是利用橡皮筋收缩切割功能，缓慢切开瘘管；同时，被切断组织周围因炎症反应的纤维化使切断的肌肉与周围组织粘连，这样肛管直肠环被切断后不会因为肌肉回缩而导致肛门失禁。挂线收紧前瘘管上皮化组织要刮除干净。该方法简单易行，效果好，术后不用换药。

（3）肛瘘切除术 适用于低位单纯性肛瘘。将瘘管及纤维组织切除，创面完善止血后敞开，如果创面太大可部分缝合。

（4）松挂线引流 复发的复杂性肛瘘、特别是克罗恩病并发的肛瘘的手术治疗要特别慎重，不要一味追求瘘管根治，反复的瘘管切除或挂线都会损伤肛门括约肌而导致肛门失禁。“带瘘生存”是一种安全有效的选择，可以采用非破坏性的松挂线引流控制肛周感染。

图 3-16-19
肛瘘术中图片

图 3-16-20
克罗恩病患者复杂肛瘘松挂线引流术

四、肛裂

诊疗路径：

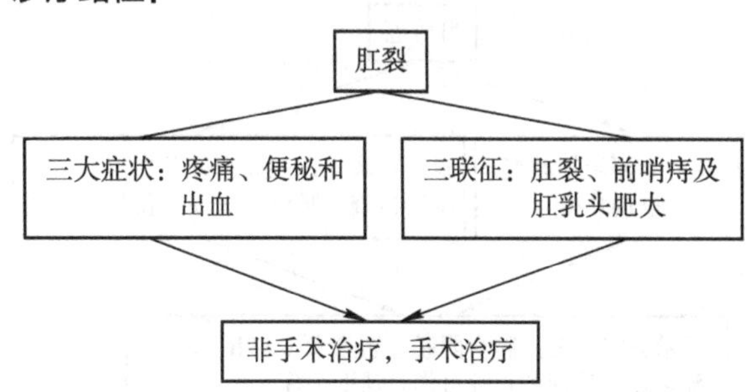

肛裂是齿状线下肛管皮肤层裂伤后形成的小溃疡，方向与肛管纵轴平行，长 0.5 ~ 1.0 cm，呈梭形或椭圆形，多位于后正中线（图 3-16-13）。

（一）临床表现和诊断

主要临床表现为疼痛、便秘和出血，肛裂疼痛有典型的周期性。肛门检查肛裂三联征：肛裂、前哨痔、肛乳头肥大。

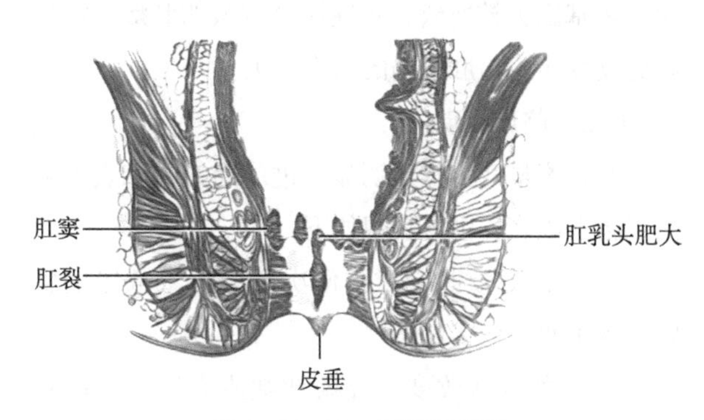

图 3-16-13 肛裂示意图

（二）治疗

1. 非手术治疗　便后温水坐浴，保持局部清洁；口服缓泻剂，多食纤维食物，纠正便秘；肛门扩张术。

2. 手术治疗　肛裂切除术；肛管内括约肌切断术，该术式有肛门失禁风险，应慎用。

☞ 拓展阅读 3-16-5

肛裂临床实践指南（美国结直肠外科学会，2017）

五、肛管癌

诊疗路径：

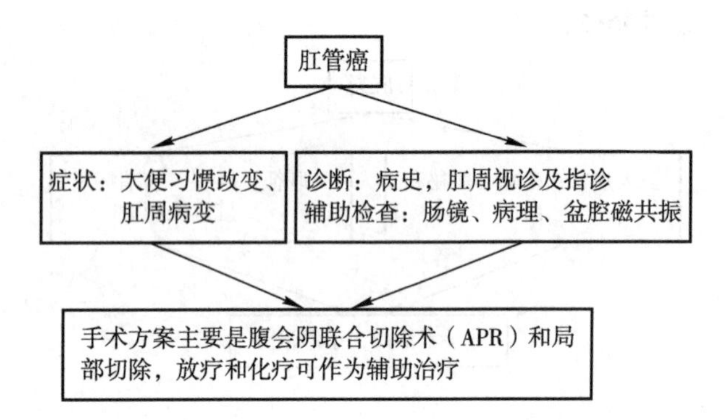

肛管和肛管周围肿瘤在临床上较为少见，在结、直肠肿瘤中所占比例不足2%。肛管癌的发生率约是肛门周围癌的3倍，女性多见；肛门周围癌男性更为多见。肛管癌的诊断主要依靠肛管直肠指检及活检。

（一）病因

肛管癌的病因尚未明了，研究表明是多因素作用下多基因失控所致，长期慢性刺激如肛瘘、湿疣和免疫性疾患与肛管癌的发生相关。

（二）临床表现

肛管癌早期症状不明显，进展期的临床表现类似直肠下段癌，主要表现如下。

1. 大便习惯改变　排便次数增加，常伴里急后重或排便不尽感。

2. 大便性状改变　粪条变细或变形，常带有黏液或脓血。

3. 肛门疼痛　是肛管癌主要特征，初时肛门不适，逐渐加重以致持续疼痛，便后更明显。

4. 肛门瘙痒伴分泌物　由于肛管癌分泌物刺激肛周皮肤，患者肛门瘙痒；分泌物伴腥臭味。

5. 肛管内肿块　直肠指检或用肛窥器检查可见肛管内溃疡型肿块或息肉样、蕈状肿块，也有呈浸润型肿块伴肛管缩窄。

6. 腹股沟淋巴肿大　可触及一侧或双侧腹股沟淋巴结肿大，多个，质韧实，或带有疼痛。

（三）诊断

1. 肛管癌的诊断　主要依靠肛管直肠指检及活检。早期行直肠指检容易发现病灶。组织活检是明确诊断的主要依据，可分为肛管鳞癌与腺癌。盆腔MRI、肛管内超声检查及肿大淋巴结细胞学穿刺活检有助于判断肿瘤的分期。肝脏超声、胸腹部CT检查可排除远处转移。

2. 肛周Paget病　是罕见的乳房外Paget病（extramammary Paget's disease，EMPD）。发生于乳腺外皮肤的上皮内腺癌，好发于50～80岁的白种人。最常见于外阴，也可见于肛周皮肤。皮肤病变轻微，表现为鳞状红斑，因此经常被误诊为湿疹或皮炎。确诊依赖于病理活检，显示与乳腺Paget病一致的组织学变化。

（四）治疗

根据具体情况，对T_2～T_4病变，特别是腹股沟淋巴结阳性的患者可选择以手术为主，辅以局部放疗和（或）5-氟尿嘧啶为基础的化疗。

1. 手术方案　肛门癌的主要手术方式是经腹会阴联合术（abdominal perineal resection，APR），切除范围包括乙状结肠远端，直肠下动脉及其区域淋巴结，直肠及其系膜、肛提肌、坐骨直肠窝内脂肪组织、肛管及肛门周围3～5 cm皮肤，会阴部行一期缝合，腹部做永久性结肠造口。对分化良好的T_1N_0病变可考虑局部切除，要确保切缘阴性。为了保肛，怀疑切缘有残留时可以加做局部放疗。

2. 放疗　肛门部鳞状细胞癌和基底细胞癌对放射线较为敏感。根据患者的全身情况及肿瘤的局部情况，可选择新辅助放疗和术后辅助放疗。术前应用可提高切除率，术后应用则可减少复发，提高疗效。

3. 化疗　可清除手术或放疗无法清除的亚临床转移灶，同时增加组织对放疗的敏感性。联合化疗和放疗同时应用可明显降低远处转移的发生率。

☞ 拓展阅读 3-16-6

直肠癌肿瘤学临床实践指南（NCCN，2018）

（宋新明）

数字课程学习

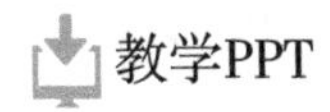

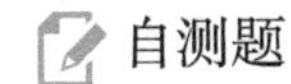

教学PPT　　自测题

第十七章

阑尾疾病

关键词

急性阑尾炎　　慢性阑尾炎　　阑尾肿瘤

阑尾（appendix）直径一般为0.4～0.8 mm，长度变异范围相对较大（2～20 cm），平均长度为7 cm。阑尾一般位于盲肠的结肠带汇合处，由于盲肠的发育不同会引起阑尾的位置差异。阑尾的位置并不是始终固定于右下腹，即髂前上棘与脐连线的中外1/3［麦氏（McBurney）点］，其位置变异较大，约2/3位于盲肠后内方，1/3位于盆腔入口和髂窝，少部分位于盲肠下、盲肠前，极少数进入腹膜后或盲肠浆膜下层。阑尾尖端的位置决定了患者腹痛、肌紧张及压痛的部位，阑尾尖端的指向有6种类型，包括回肠前位、盆位、盲肠后位、盲肠下位、盲肠外侧位、回肠后位。阑尾具有吸收水分和电解质功能，阑尾壁内富含淋巴组织，产生淋巴细胞和抗体，有一定的抗感染作用。

第一节　急性阑尾炎

诊疗路径：

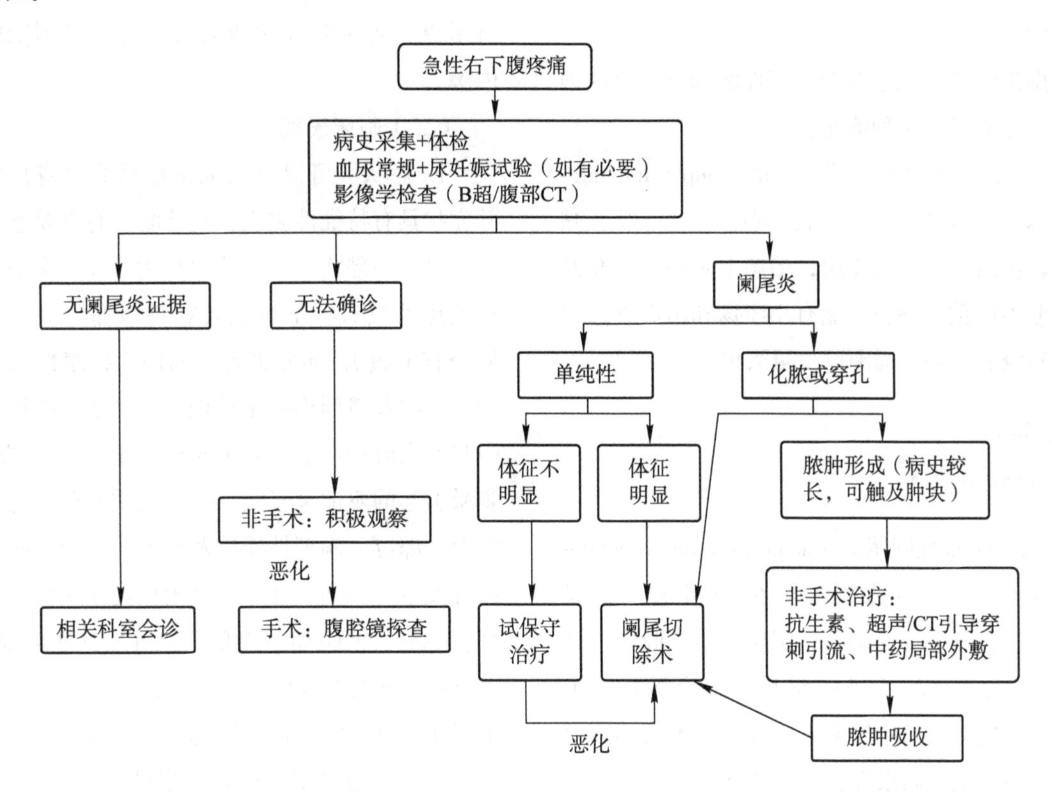

急性阑尾炎（acute appendicitis）是最常见的腹部外科疾病，在各年龄段都可发病（包括妊娠期）；以青少年多见；男性多于女性，男女之比为（1.3～3）：1；人群发病率约1：1 000。

1886年，Reginald Fitz首先描述了阑尾是引起右下腹炎症的器官。1889年，Chester McBurney首次描述了阑尾炎在穿孔前的典型临床特点为转移性腹痛，并把痛点定位在脐与右髂前上棘连线上。20世纪40年代，青霉素（penicillin）的广泛使用使得阑尾炎患者的病死率显著下降。

（一）病因与发病机制

阑尾腔的梗阻是阑尾发生急性炎症的重要原因，而阑尾的解剖结构特点决定了阑尾容易发生阻塞。阑尾管腔细长，内含许多微生物，当阑尾腔内进入粪石或阑尾内淋巴组织增生（特别是青少年急性上呼吸道感染、扁桃体发炎）时，会导致阑尾管腔的闭襻性梗阻，加上阑尾黏膜不断分泌黏液，进而腔内压力升高，阑尾缺血，黏膜溃疡、坏死甚至穿孔，产生腹膜炎、菌血症、脓毒性休克，可导致门静脉炎、肝脓肿、腹腔多发脓肿形成。由阑尾粪石引起的阑尾腔梗阻是最常见的原因，还有其他因素包括寄生虫、蔬菜、种子、阑尾肿瘤、阑尾息肉、阑尾结核、阑尾扭曲等。

阑尾炎的致病菌多数为厌氧菌和革兰氏阴性杆菌，包括大肠埃希菌、消化链球菌、脆弱类杆菌、假单胞菌。

根据阑尾炎组织学改变和病理解剖学，急性阑尾炎可以分成以下4种情况。

1. 急性单纯性阑尾炎（acute simple appendicitis） 阑尾炎发病数小时后，阑尾炎症一般从黏膜开始逐步向外累及浆膜层，形态上阑尾浆膜充血水肿，但不严重，黏膜可能有小溃疡和出血点，中性粒细胞浸润，阑尾周围可少量渗出。

图3-17-1
急性单纯性阑尾炎

2. 急性化脓性阑尾炎（acute purulent appendicitis） 阑尾炎进一步发展，阑尾显著肿胀，浆膜高度充血，黏膜溃疡面增大，阑尾各层和腔内可有脓性分泌物，形成小脓肿，浆膜表面有脓性渗出物，阑尾壁内有大量中性粒细胞浸润。阑尾周围形成脓液，临床上有局限性腹膜炎体征。

图3-17-2
急性化脓性阑尾炎

3. 急性坏疽性阑尾炎（acute gangrenous appendicitis） 多见于儿童和老年人，是急性阑尾炎中最严重的类型。阑尾炎症进一步加剧，阑尾管腔严重阻塞或粪石直接压迫阑尾局部，阑尾血供受阻，阑尾黏膜糜烂脱落、阑尾壁缺血坏死，阑尾可部分或全部坏死，浆膜呈暗红色或黑紫色，合并出现穿孔、血性脓液，形成脓肿、弥漫性腹膜炎，严重感染导致中毒性休克表现。

图3-17-3
急性坏疽性阑尾炎

4. 阑尾周围脓肿（periappendiceal abscess） 当急性阑尾炎化脓出现穿孔或坏死时，大网膜可转移至右下腹部，将阑尾包裹，并与附近的小肠、腹膜粘连形成炎性包块或脓肿，包裹成功时临床体征表现为局限性腹膜炎，如果包裹不成功，感染扩大进一步发展变成弥漫性腹膜炎，脓肿较大时需要进行引流，否则脓肿破溃后可能会引起周围脏器的内瘘。

（二）临床表现

1. 症状 可以分为局部症状和全身症状。局部症状具有特征性表现，对诊断具有重要意义。

（1）局部症状 主要表现为腹痛，多数急性阑尾炎患者具有特征性的转移性腹痛（左上腹→脐周→右下腹），部分患者发病即为持续性右下腹疼痛。上腹及脐周疼痛是早期炎症刺激内脏传入神经引起的内脏神经痛。右下腹疼痛是由于局部腹膜炎刺激引起的躯体神经痛。疼痛性质和程度与阑尾的病因、部位、病理性质以及患者的年龄、病情轻重都有关系。早期急性单纯性阑尾炎症状较轻，多为轻度隐痛，梗阻加重出现明显阵发性胀痛或绞痛，可以伴有恶心甚至呕吐、发热甚至腹泻，当阑尾发生穿孔后可以突然症状缓解，疼痛减轻，容易误认为好转，但患者很快出现局限性或弥漫性腹膜炎，疼痛从右下腹局部疼痛发展成全腹部疼痛。当阑尾处于盲肠后位、腹膜后位、妊娠子宫后位时，患者腹痛不明显，而是出现腰痛。需要注意的是，老年人对疼痛敏感度下降，反应欠佳，患者的临床表现不能客观上反映出病情的严重程度。

（2）全身症状 早期多为低热、乏力，还有部分患者有胃肠道症状，如恶心、呕吐、食欲缺乏等表现，持续时间短暂，经过抗菌消炎治疗后多数都能缓解。严重的可以出现麻痹性肠梗阻如腹胀、肛门停止排气排便等。少部分患者加重出现感染性休克表现，甚至出现脏器功能衰竭，特别是老年高龄患者。

2. 体征

（1）右下腹压痛　右下腹麦氏（McBurney）点固定性压痛是临床诊断阑尾炎的最重要的诊断依据。即使阑尾炎早期腹痛位置不在右下腹时，麦氏点也会出现压痛，有时触诊需要通过深压（老年、高龄、反应差的患者）或轻压（腹膜炎患者）来判断。当病情进展腹痛范围扩大时，压痛最剧点仍可作为评估阑尾位置的方法。

（2）腹膜刺激征　以肌紧张、反跳痛、肠鸣音减弱或消失为表现的腹膜炎出现时，腹膜受到局部炎症的刺激反应，往往提示阑尾炎已经发展成化脓性、坏疽性甚至穿孔，在临床上具有重要的诊断价值和意义。阑尾位置较浅、位于盲肠前位时，反跳痛相对比较明显；阑尾较深、位于盲肠后位时，反跳痛相对较弱。需要注意的是，老年人反跳痛有时会表现不明显。

（3）急性阑尾炎疼痛试验

1）结肠充气试验（Rovsing 征）：患者取仰卧位，深压患者的左下腹降结肠处，结肠内气体可以传回至盲肠和阑尾，引起右下腹阑尾处疼痛，即为阳性。

2）腰大肌试验：患者取左侧卧位，右腿伸直并后伸时，若阑尾位于腰大肌前方、盲肠后位或腹膜后位，就会引起右下腹阑尾处疼痛，即为阳性。

3）闭孔内肌试验：患者取仰卧位，屈曲右髋、右大腿后向内旋转，若阑尾靠近闭孔内肌，会引起右下腹阑尾处疼痛，即为阳性。

4）直肠指诊：指诊时直肠右前有触痛，阑尾可能位于盆腔或炎症累及盆腔。

（三）辅助检查

1. 实验室检查　绝大多数阑尾炎患者的外周血白细胞计数会增加，中性粒细胞百分比和 C 反应蛋白水平也会升高。需要注意的是，老年患者和免疫抑制患者的实验室检测指标不一定会升高，反而有下降可能，有时白细胞计数下降提示病情加重可能。尿常规一般无异常，如有明显血尿或大量白细胞，则提示泌尿系统疾病可能。育龄期女性有停经史且尿妊娠试验阳性者，需进一步排除异位妊娠等妇产科疾病。

2. 影像学检查及其他检查

（1）超声检查　简单、快速、无创、经济，是急性阑尾炎优选的辅助诊断方法。直径 6 mm 以上充血水肿的低回声管状结构且横切面呈现同心圆的靶样征，是急性阑尾炎的典型超声影像。同时，超声还可提示阑尾周围积液、脓肿等情况，并能用于发现阑尾肿瘤、异位妊娠、泌尿系结石等。需要注意的是，超声未见明显阑尾情况时，不能排除阑尾炎可能，需要进一步检查。

（2）CT 检查　可明确阑尾的粗细、位置、粪石、肿瘤、周围脓肿等情况（图 3-17-1），敏感性优于超声，且同时能检查腹腔内其余脏器情况，以便排除相关疾病。目前 CT 越来越成为急性阑尾炎诊断的重要影像学检查手段之一。

（3）腹部 X 线平片　一般急性阑尾炎不需要进行腹部 X 线检查。当发生阑尾穿孔、弥漫性腹膜炎、肠梗阻等并发症时，X 线片有一定的临床价值。

（4）腹腔镜检查　并非常规的检查手段，但当诊断不明确、难以鉴别或腹膜炎进行性加重时，及时实施腹腔镜检查有助于尽早确诊，并同时行阑尾

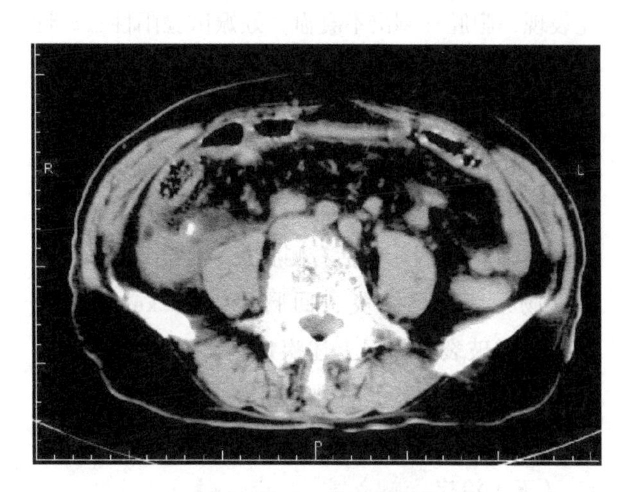

图 3-17-1　急性阑尾炎
阑尾增粗，管腔内可见粪石

切除术或引流手术。

（四）诊断和鉴别诊断

急性阑尾炎一般根据临床症状、体征和实验室检查来进行诊断，包括特征性的转移性腹痛或右下腹痛、麦氏点压痛、外周血白细胞计数升高等。对于一些不典型的急性阑尾炎，则需结合影像学和其他检查方法进一步明确。

在诊断急性阑尾炎的同时也需要和其他常见的急腹症进行鉴别，包括下列疾病。

1. 消化道穿孔 包括胃十二指肠穿孔和回肠末段穿孔，都是常见的普外科急腹症，穿孔后消化液可沿右结肠旁沟流至右下腹，引起可疑的转移性右下腹疼痛。但前者一般有溃疡病史，上腹突然出现疼痛，立位腹部平片多数有膈下游离气体影；后者穿孔多见于克罗恩患者，穿孔后有腹膜炎体征，感染中毒症状相比急性阑尾炎更重。

2. 右侧输尿管结石 以突发右侧腰部阵发性绞痛为主，可伴有右侧腰背部和（或）会阴部放射性疼痛，右下腹体征较轻，但右侧肾区叩击痛可为阳性，尿常规往往可见大量红细胞，超声检查容易确诊。

3. 妇科疾病 包括右侧异位妊娠破裂、急性盆腔炎和右侧卵巢囊肿蒂扭转等疾病，其中异位妊娠破裂多发生于育龄期女性，有停经史，可有阴道不规则流血，异位妊娠破裂出血后可有失血性休克表现，腹腔穿刺出不凝血，妊娠试验阳性；急性盆腔炎无特征性转移性腹痛病史，可伴有腰痛，腹部压痛点较低，后穹隆穿刺有脓性液体；卵巢囊肿蒂扭转起病急骤且疼痛剧烈，腹部可扪及压痛性肿块，超声容易确诊。

4. 其他疾病 包括右侧肺炎、胆道系统疾病、急性肠系膜淋巴结炎、回肠炎、Meckel 憩室炎孔、胆囊破裂等，但上述疾病大多可以通过病史询问、仔细体格检查并结合相关辅助检查来进行鉴别诊断。

（五）治疗

急性阑尾炎以手术治疗为主，但需要掌握手术时机和手术方法，仍需重视非手术治疗的重要性。

1. 手术治疗 对于单纯性急性阑尾炎，建议行阑尾切除术；对于化脓性 / 坏疽性阑尾炎，术中应仔细清除脓液，注意保护切口，避免发生腹腔感染，行一期缝合。如脓肿扩大且无局限趋势，无法行一期切除者可先切开脓肿引流，3～6 个月后再行二期阑尾切除术。对于合并穿孔者应尽早手术治疗，吸除腹腔脓液，切除阑尾，大量生理盐水冲洗并放置腹腔引流管。

微视频 3-17-1
阑尾切除术

2. 非手术治疗 急性单纯性阑尾炎早期患者的症状和体征较轻，血常规、C 反应蛋白水平升高不明显，可以考虑非手术治疗。非手术治疗主要以抗生素治疗为主，需选择覆盖革兰氏阴性杆菌和厌氧菌的抗生素。而在非手术治疗过程中，若病情持续加重，需及时考虑手术。

3. 阑尾切除术后并发症 包括出血、切口感染、粘连性肠梗阻、阑尾残株炎、粪瘘等。腹腔镜阑尾切除术的成熟开展，使得这些并发症发生率大大降低。

典型案例 3-17-1
急性阑尾炎病例及分析

第二节 特殊类型阑尾炎

一、妊娠期急性阑尾炎

妊娠各个时期均可发生急性阑尾炎，发病率为 0.05%～0.10%，尤以妊娠前 6 个月居多。随着胎儿生长发育、子宫增大，孕妇的大网膜不容易覆盖、包裹阑尾，因此妊娠期急性阑尾炎发展较快，容易出现阑尾坏疽、穿孔甚至腹膜炎。如果炎症累及子宫浆膜层，可刺激子宫收缩，可导致早产或流产。阑尾的位置随着子宫的大小而变化，向上、向外移位，压痛部位也会随之上移。为了防止流产和后期阑尾炎复发，发生于妊娠早中期的急性阑尾炎建议尽早手术治疗；如果妊娠已接近预产期，可以先行腹膜外剖宫产手术，再切开腹膜行阑尾切除术。

二、小儿急性阑尾炎

小儿急性阑尾炎是小儿常见的急腹症，尽管发病率较成人低，但是其发病特点与成人有所不同。由于小儿的大网膜发育不全，无法发挥保护作用，导致小儿急性阑尾炎病情发展快，容易发生坏疽、穿孔，弥漫性腹膜炎的发生率较高，病死率相对较高。腹痛是小儿急性阑尾炎的主要症状，在婴幼儿则表现为哭闹不安，且时常在早期出现高热，有时还伴有寒战、惊厥、感染性休克表现，实验室检查往往白细胞计数明显升高。小儿急性阑尾炎一经明确诊断，应及时手术治疗，避免腹膜炎和休克发生。

三、老年急性阑尾炎

老年急性阑尾炎尽管发病率不高，但并发症发生率和病死率相对较高。由于阑尾组织萎缩，淋巴滤泡退化，抵抗力下降，容易发生坏疽、穿孔甚至脓肿形成。同时，老年人的大网膜萎缩，所以阑尾穿孔后引起的腹膜炎不容易被局限，容易发生弥漫性腹膜炎。因老年人反应能力欠佳，对疼痛感觉较为迟钝，所以腹痛症状不典型，发热也不明显，容易忽视病情；加之老年人常伴有高血压、冠心病、糖尿病、肾功能不全等合并症，使病情趋于复杂，一经明确诊断，应排除手术禁忌后尽早手术治疗。

四、异位阑尾炎

随着出生阑尾多数会下降到右侧髂窝内，当胚胎发育出现异常时，阑尾可出现于腹腔内任何位置。异位阑尾发生急性炎症时，临床诊断会有一定困难，不同位置会有不同的临床表现，手术时也不容易寻找阑尾。如果阑尾位于右上腹，腹痛表现和急性胆囊炎相似，如果阑尾位于盲肠后位，腹痛往往不明显，而是表现为腰痛。异位阑尾炎治疗以手术为主，阑尾位置沿结肠带进行寻找，腹腔镜手术在异位阑尾炎的手术治疗中较传统开腹手术的优势更为明显。

第三节 慢性阑尾炎

慢性阑尾炎是因多种因素而形成的长期持续性阑尾的炎性病变，分为原发性和继发性。前者发病隐匿，症状发展慢，病程较长；后者是阑尾急性炎症发作后经过非手术治疗缓解后形成慢性炎性改变。临床表现主要为慢性右下腹不适或隐痛，症状相对模糊，压痛不明显，气钡灌肠造影检查对慢性阑尾炎诊断有很大帮助，手术是慢性阑尾炎治疗的有效手段。

第四节 阑尾肿瘤

阑尾肿瘤较为罕见，多数是偶然发现，不少病例是通过阑尾切除术后的常规病理检查得以诊断。阑尾肿瘤多数是良性肿瘤，如阑尾黏液囊肿，少部分为恶性肿瘤，如阑尾类癌、阑尾腺癌、阑尾假黏液瘤。

一、阑尾黏液囊肿

阑尾黏液囊肿是阑尾根部梗阻后阑尾黏膜增生分泌黏液所形成的囊肿，并非真性肿瘤。临床表现和慢性阑尾炎相似，如果阑尾腔内伴发感染，可表现为急性阑尾炎。治疗宜手术切除阑尾。

二、阑尾恶性肿瘤

（一）阑尾类癌

阑尾类癌是阑尾最常见的恶性肿瘤，也是消化道类癌中最常见的一种，属于神经内分泌肿瘤，也称为嗜银细胞癌。多数位于阑尾头部，淋巴转移率很低，肿瘤生长缓慢，阑尾腔梗阻发生炎症后与急性阑尾炎难以鉴别，因此多数是手术中或术后意外发现。阑尾类癌的手术方式根据肿瘤大小、侵犯程度、病理分级、淋巴结转移情况来决定。对于肿瘤直径＜1 cm、局限于阑尾的类癌，行阑尾切除术即可；对于肿瘤直径＞2 cm、突破浆膜、伴有淋巴结转移或病理明确为神经内分泌癌者，需要行右半结肠切除术。

（二）阑尾腺癌

阑尾腺癌较罕见，发病者多为中老年人，早期较难发现，多数患者发现时已属晚期，常可扪及右下腹包块。女性患者的阑尾腺癌容易累及卵巢，所以根治性手术不仅需要右半结肠切除，还需加卵巢切除。

（三）阑尾假黏液瘤

阑尾假黏液瘤是真性肿瘤，术中不容易与阑尾黏液瘤相区别。前者具有恶性肿瘤特性，容易发生腹腔种植转移，种植腹膜后会形成腹膜假黏液瘤，较少发生肝脏或淋巴结转移，治疗需手术彻底切除。对于局部种植的组织器官需要予以切除；对于广泛种植的病例，需要加以肿瘤细胞减灭术（cytoreductive surgery，CRS）联合腹腔热灌注化疗（hyperthermic intraperitoneal chemotherapy，HIPEC）、腹腔药物灌注化疗、全身化疗等。

（龚渭华）

数字课程学习

教学PPT　　自测题

第十八章

肝　病

关键词

病毒性肝炎	急性肝炎	慢性肝炎
抗病毒治疗	肝脂肪变性	代谢综合征
非酒精性脂肪性肝炎	自身免疫性肝病	自身免疫性肝炎
原发性胆汁性胆管炎	原发性硬化性胆管炎	药物性肝病
R 值	RUCAM 评分系统	肝硬化
肝性脑病	门静脉高压	脾大
腹水	门 - 体侧支循环	肝脓肿
细菌性肝脓肿	阿米巴性肝脓肿	原发性肝癌
AFP	肝切除	肝移植
肝衰竭	免疫抑制剂	

肝是人体最大的腺体及消化腺，接受来自肝动脉和肝门静脉的双重血供注入。肝不仅参与机体中蛋白质、脂类、糖类和维生素等物质的合成、转化与分解，还参与激素、药物等物质的转化和解毒。常见的肝疾病有病毒性肝炎、自身免疫性肝病、药物性肝病、肝硬化、门静脉高压症、肝脓肿、原发性肝癌等，而作为终末期肝病有效的治疗手段，肝移植也越来越多地被开展。

第一节　病毒性肝炎

诊疗路径：

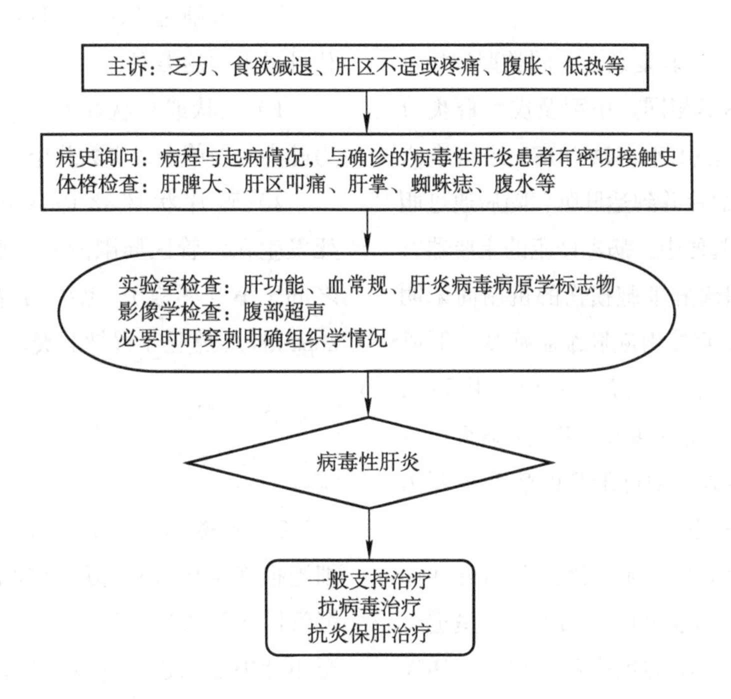

病毒性肝炎（viral hepatitis）是由多种肝炎病毒（包括甲型、乙型、丙型、丁型和戊型等）引起的以肝细胞变性、坏死为主的炎症性病变，是法定乙类传染病，具有传染性强、传播途径复杂、流行面广泛、发病率高等特点。临床上主要表现为乏力、食欲减退、恶心、呕吐、肝大及肝功能损害，也可出现黄疸和发热。

2017 年 WHO 统计报告称全球估计有 2.57 亿人感染乙型肝炎病毒，7 100 万人感染丙肝病毒。全球每年约有 88.7 万人死于乙型肝炎病毒感染相关疾病。在我国的肝硬化和原发性肝细胞癌患者中，由乙型肝炎病毒感染所致者分别为 77% 和 84%。

甲型、戊型肝炎通常急性起病，大多数在 6 个月内痊愈，极少发生急性重型肝炎，一般不引起携带者状态，也不导致慢性肝炎。乙型、丙型和丁型肝炎既可急性起病，也可发展为慢性肝炎，甚至进展为肝硬化和肝癌。

（一）病原学

病毒性肝炎的病原学分型，目前已被公认的有甲、乙、丙、丁、戊五种肝炎病毒，分别写作 HAV、HBV、HCV、HDV、HEV，除乙型肝炎病毒为 DNA 病毒外，其余均为 RNA 病毒。其中由于 HDV 是一种复制缺陷型 RNA 病毒，它必须借助 HBsAg 的包裹才能成为感染性病毒颗粒。故 HDV 必须与 HBV 同时感染，或者在 HBV 携带状态的基础上再感染。

（二）传播途径

HAV 与 HEV 主要通过粪 – 口途径传播。食物和水源污染可引起暴发流行，生活密切接触可引起散发病例。

HBV 和 HCV 都可通过血液和母婴垂直感染途径、日常生活密切接触以及医源性途径传播，其中围产期的母婴传播是我国 HBV 慢性感染的主要传播方式，而血液传播是 HCV 慢性感染的主要传播方式。

（三）发病机制

病毒性肝炎发病机制较复杂，不同类型的病毒引起疾病的机制也不尽相同。甲型及戊型肝炎分别由 HAV 和 HEV 感染引起，HAV/HEV 经口进入体内后，经肠道进入血流并到达肝脏，随后通过胆汁排入肠道并出现在粪便中。病毒侵犯的主要器官是肝脏。HAV 感染引起肝细胞损伤的机制尚未明确，一般认为 HAV 不直接引起肝细胞病变，肝脏损害是 HAV 感染肝细胞的免疫病理反应所引起的；戊型肝炎早期肝脏的炎症主要由 HEV 感染直接致细胞病变，而在病毒清除期肝细胞的病变主要由 HEV 诱导的免疫反应引起。

HBV 感染后病毒本身并无直接的细胞毒性作用，而是经单核 / 巨噬细胞吞噬、加工、递呈进而激活的免疫反应诱发肝脏的免疫病理损伤。HCV 与 HBV 具有不同的生物学特性，其可在复制过程中直接损伤肝细胞，但同时也可诱导免疫病理损伤。

（四）基本病理变化

无论何种类型的肝炎，其基本的病理变化相同，都以肝脏汇管区及其周围不同程度的炎症坏死和纤维化为特点。

1. 肝细胞变性

（1）肝细胞水变性　肝细胞损伤后细胞内水分增多，表现为细胞肿胀，胞质疏松呈网状，半透明，称为胞质疏松化。肝细胞进一步肿胀可致细胞呈球形，胞质几乎完全透明，称为气球样变（ballooning degeneration）。

图 3-18-1
肝细胞变性、坏死

（2）肝细胞脂肪变　在 HE 染色的切片上可见脂肪空泡。肝细胞脂肪变常见于丙型肝炎。

（3）毛玻璃样肝细胞　一些 HBV 携带者和慢性肝炎患者的肝细胞体积增大，胞质内充满嗜酸性颗粒状物质，不透明似毛玻璃，这种细胞称为毛玻璃样肝细胞。

2. 肝细胞坏死和凋亡

（1）肝细胞坏死　根据肝细胞坏死的范围，坏死可呈不同的类型。

1）点状或灶状坏死（spotty or focal necrosis）为肝小叶内单个或少数几个肝细胞的坏死。

2）碎片状坏死（piecemeal necrosis）指坏死发生在汇管区周围的肝细胞和有炎症的汇管区之间（小叶界板），也称为界面性肝炎（interface hepatitis），常见于慢性肝炎。

图 3-18-2
碎片状坏死

3）桥接坏死（bridging necrosis）严重的肝细胞损伤可导致相邻肝小叶的肝细胞坏死，形成汇管区至汇管区、汇管区至小叶中心或小叶中心至小叶中心的连续的肝细胞坏死带，常见于慢性肝炎。

4）亚大块坏死（submassive necrosis）指累及肝小叶全部或大部的融合性溶解坏死，多见于急性重型肝炎中的亚急性肝坏死。

5）大块坏死（massive necrosis）大部分肝大片融合性溶解坏死，见于急性重型肝炎中的急性肝坏死。

（2）肝细胞凋亡　为单个肝细胞的死亡。此时胞膜皱缩、胞质变红（嗜酸性变），核固缩、碎裂甚至消失，最后剩下均一红染的圆形小体，称为嗜酸性小体（councilman body）。

（3）炎细胞浸润　病毒性肝炎时，在汇管区或小叶内坏死区可出现多少不等的淋巴细胞和单核细胞，有时也可出现浆细胞和中性粒细胞等。凋亡的肝细胞一般不引起炎症反应。

（4）肝细胞再生及纤维组织增生

1）肝细胞再生：肝细胞坏死后邻近肝细胞均可再生以修复受损的组织。坏死后若肝小叶网状支架完整，则再生的肝细胞可沿着网状支架延伸，恢复正常结构；若肝细胞坏死广泛，肝小叶网状支架塌陷，则再生的肝细胞形成结构紊乱的肝细胞团而不能恢复原来的肝小叶结构。再生的肝细胞体积较大，核大深染，核分裂象增多，常见双核。

2）纤维组织增生：主要由肝星形细胞参与形成。在肝损伤时星形细胞可演化成肌成纤维细胞样细胞，合成胶原纤维。长期大量的纤维组织增生可导致肝纤维化及肝硬化。

（五）临床病理类型及特点

1. 病毒携带者状态（virus carrier state）是指患者感染 HBV、HCV 或 HDV 后，体内病毒抗原阳性，但无明显的进行性肝细胞损害。因此，临床上无明显症状出现或仅表现为亚临床症状。

2. 急性肝炎（acute hepatitis）分为急性黄疸型肝炎和急性无黄疸型肝炎，潜伏期为 15～45 天，平均 25 天，总病程 2～4 个月。

（1）黄疸前期　有畏寒、发热、乏力、食欲不振、恶心、厌油、腹部不适、肝区痛、尿色逐渐加深，本期平均持续 5～7 天。

（2）黄疸期　热退，巩膜、皮肤黄染，黄疸出现而自觉症状有所好转，肝大伴压痛、叩击痛，部分患者轻度脾大，本期 2～6 周。

（3）恢复期　黄疸逐渐消退，症状减轻以至消失，肝脾恢复正常，肝功能逐渐恢复，本期持续 2 周至 4 个月，平均 1 个月。

3. 慢性肝炎　既往有乙型、丙型、丁型肝炎或 HBsAg 携带史或急性肝炎病程超过 6 个月，而目前仍有肝炎症状、体征及肝功能异常者，可以诊断为慢性肝炎（chronic hepatitis）。典型慢性肝炎的早期症状轻微且缺乏特异性，呈波动性间歇性，甚至多年没有任何症状。最常见的就是容易疲劳、胃部不适（偶有患者出现恶心）、腹胀、黄疸、尿色深。依据病情轻重，可以将慢性肝炎分为轻、中、重度，病理变化特点见表 3-18-1。

（1）轻度　病情较轻，症状不明显或虽有症状和体征，但生化指标仅 1～2 项轻度异常者。

（2）中度　症状、体征居于轻度和重度之间者，肝功能有异常改变。

（3）重度　有明显或持续的肝炎症状，如乏力、食欲缺乏、腹胀等，可伴有肝病面容、肝掌、蜘蛛痣或肝脾肿大，而排除其他原因且无门脉高压症者。实验室检查中白蛋白≤32 g/L，胆红素 > 85.5 μmol/L，凝血酶原活动度 60%～40%，3 项检测中有 1 项符合者，即可诊断为慢性肝炎重度。

4. 重型肝炎（severe hepatitis）以大量肝细胞坏死为主要特点，临床起病急，病变发展急剧，很快出现肝衰竭，病死率高。根据病理组织学特征和病情发展速度，重型肝炎可分为四类。

（1）急性肝衰竭　起病急，发病 2 周内出现以Ⅱ度以上肝性脑病为特征的肝衰竭症状。发病多有诱因。本型病死率高，病程不超过 3 周。

（2）亚急性肝衰竭　起病较急，发病 15 天～26 周内出现肝衰竭症状。晚期可有难治性并发症，如脑水肿、消化道大出血、严重感染、电解质紊乱及酸碱平衡失调。本型病程较长，常超过 3 周至数月，容易转化为慢性肝炎或肝硬化。

表 3-18-1　不同程度慢性肝炎的病变特点

严重程度	肝细胞	纤维化	小叶结构
轻度	点灶状、偶尔轻度碎片状坏死	汇管区周围	完整
中度	灶状、中度碎片状、桥接坏死	桥接性纤维化	大部分保存
重度	重度碎片、大范围桥接坏死；肝细胞不规律再生	小叶周边及小叶内纤维条索连接	被纤维间隔分割

（3）慢加急性肝衰竭 是在慢性肝病基础上出现的急性肝功能失代偿。

（4）慢性肝衰竭 是在肝硬化基础上，肝功能进行性减退导致的以腹水或门脉高压、凝血功能障碍和肝性脑病等为主要表现的慢性肝功能失代偿。

（六）肝炎病毒学标志物

目前多用免疫学、酶学及分子生物学方法作病原检测。肝组织免疫组化和免疫电镜有助于病原分型。

1. 甲型肝炎 血清抗 -HAV IgM 阳性可确诊为 HAV 近期感染，抗 -HAV IgG 阳性提示既往感染且已有免疫力。

2. 乙型肝炎

（1）HBsAg 阳性 提示 HBV 目前处于感染阶段。抗 -HBs 为免疫保护性抗体，阳性提示已产生对 HBV 的免疫力。

（2）HBeAg 阳性 为 HBV 活跃复制及传染性强的指标。被检血清从 HBeAg 阳性转变为抗 -HBe 阳性，表示疾病有缓解感染性减弱。

（3）抗 -HBc 阳性 为 HBV 感染的标志。抗 -HBc IgM 阳性，提示处于感染早期，体内有病毒复制。

3. 丙型肝炎 抗 -HCV 为 HCV 感染标记，不是保护性抗体。血清 HCV-RNA 阳性示病毒活跃复制具有传染性。

4. 丁型肝炎 HDAg 仅在血中出现数天，随之出现 IgM 型抗 -HD、慢性 HDV 感染抗 -HD IgG 持续升高，自血清中检出 HDV-RNA 则是更直接、更特异的诊断方法。

5. 戊型肝炎 急性肝炎患者血清中检出抗 -HEV IgM 抗体，恢复期血清中 IgG 抗体滴度很低。抗 -HEV IgG 在血清中持续时间短于 1 年，故抗 -HEV IgM、抗 -HEV IgG 均可作为 HEV 近期感染的指标。

（七）治疗

病毒性肝炎治疗主要是对慢性肝炎和重型肝炎的治疗，采用适当休息、合理饮食、抗病毒治疗和抗炎保肝治疗相结合等综合治疗。

1. 一般治疗 患者按病情适当休息、合理饮食。重型肝炎时绝对卧床，尽量减少饮食中蛋白质，保证热量、维生素，可输人血白蛋白或新鲜血浆，维持水电解质平稳。

2. 抗病毒治疗 急性肝炎一般不用抗病毒治疗。仅在急性丙型肝炎时提倡早期应用干扰素防止慢性化，而慢性病毒性肝炎需要抗病毒治疗。治疗药物主要包括聚乙二醇干扰素 α 和核苷（酸）类似物。近年来直接抗病毒药物（DAA）因其疗效短、高效、可耐受的优点，使得丙型肝炎的治愈成为可能。

（1）聚乙二醇干扰素 α 用于治疗慢性乙型肝炎和丙型肝炎患者。Peg-IFNα 是在普通干扰素分子上交联大分子聚乙二醇而形成的长效干扰素 α，每周 1 次皮下注射，标准疗程 48 周。丙型肝炎还需加用利巴韦林。需要注意的是，干扰素被禁止用于失代偿期肝硬化。

（2）核苷（酸）类似物 用于治疗慢性乙型肝炎及乙型肝炎肝硬化患者。该类药物可分为嘧啶类似物拉米夫定、替比夫定和嘌呤类似物恩替卡韦、阿德福韦酯、替诺福韦。其特点为抗病毒作用强，不良反应少，口服用药方便，患者依从性好。但由于其不能抑制 HBV 前基因组 DNA 和 mRNA 的合成，只有通过长期持续抑制病毒复制才能达到阻止或延缓疾病进展的目的。核苷（酸）类药物疗程至少 1 年，但长期应用核苷类药物治疗，可使 HBV 发生变异而产生耐药性，尤其是拉米夫定，故应定期检测 HBV-DNA 和肝功能，及早发现病毒突变及耐药的出现，以制订新的抗病毒治疗方案。

☞ 拓展阅读 3-18-1

《慢性乙型肝炎防治指南（2019 年版）》（中华医学会感染病学分会，中华医学会肝病学分会）

☞ 拓展阅读 3-18-2

《丙型肝炎防治指南（2019 年版）》（中华医学会感染病学分会，中华医学会肝病学分会）

> ☞拓展阅读 3-18-3
> 《丙型肝炎治疗共识》（APASL）

3. 抗炎保肝治疗　此类药物具有非特异性抗炎、抗氧化、改善肝功能、促进肝细胞再生、增强肝脏解毒功能等作用机制。常用药物有甘草酸类制剂、多烯磷脂酰胆碱、谷胱甘肽、N-乙酰半胱氨酸、S-腺苷蛋氨酸、熊去氧胆酸和传统中药等。

（马　雄　施明霞）

第二节　脂肪性肝病

诊疗路径：

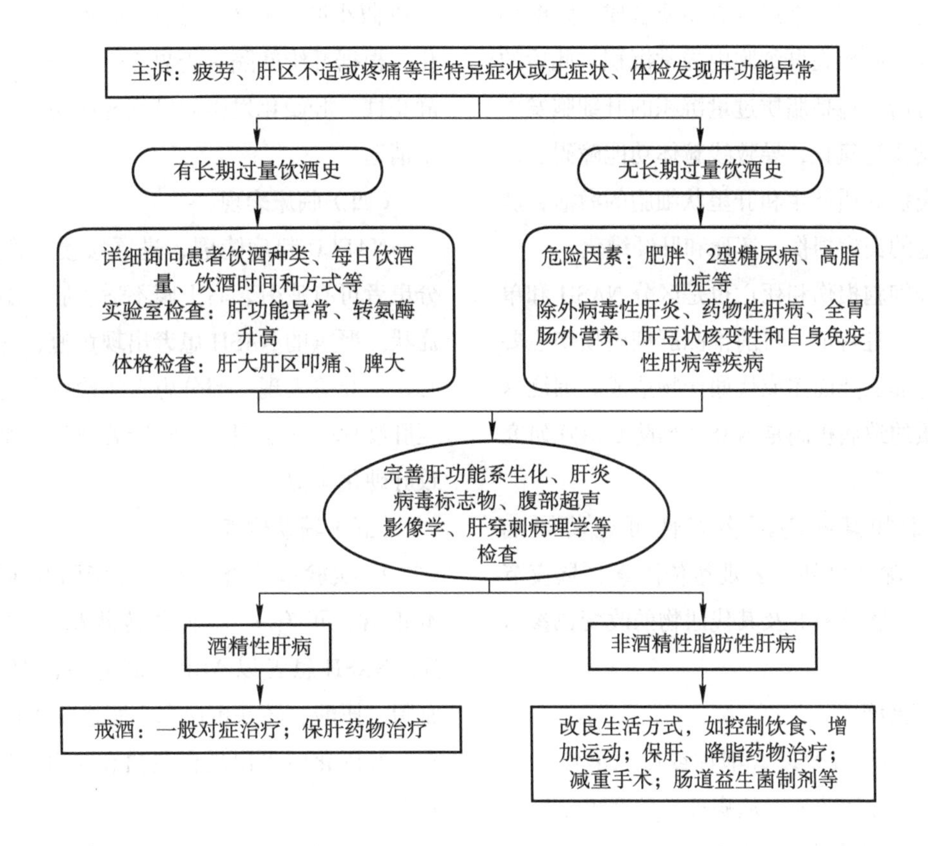

一、非酒精性脂肪性肝病

非酒精性脂肪性肝病（non-alcoholic fatty liver disease，NAFLD）是除外了酒精和其他明确肝损害因素所致的以肝脏脂肪变性为主要特征的临床病理综合征，学界目前视其为一种与胰岛素抵抗（insulin resistance，IR）和遗传易感密切相关的代谢应激性肝脏损伤。NAFLD的疾病谱包括非酒精性单纯性脂肪肝、非酒精性脂肪性肝炎（non-alcoholic steatohepatitis，NASH），以及相关的肝纤维化、肝硬化和肝细胞癌。

（一）流行病学

大量流行病学研究表明，NAFLD已成为一种呈现全球化趋势的常见慢性肝病。随着肥胖及其相关代谢紊乱的增多，近10年来包括我国在内的亚太地区NAFLD患病率增长迅速。

（二）病因和发病机制

NAFLD病因较多，发病机制复杂，目前尚未完全明确。已确认的NAFLD危险因素包括：富含饱和脂肪酸和果糖的高热量膳食结构、多坐少动的生活方式、胰岛素抵抗、代谢综合征及其组分（肥胖、高血压、血脂紊乱和2型糖尿病）。多囊卵巢综合征、甲状腺功能减退、阻塞性睡眠呼吸暂停等亦是其可能的危险因素。

“多重打击”学说大致概括了NAFLD的发病机制。“首次打击”为肥胖、2型糖尿病、高脂血症等伴随的胰岛素抵抗，造成肝脏脂质合成、降解和分泌失衡，导致脂质在肝细胞内异常沉积。此后的多次“附加打击”包括脂质过量沉积的肝细胞发生氧化应激、脂质过氧化，导致线粒体功能障碍、内质网应激、炎症介质产生和肝星状细胞的激活，从而产生肝细胞的炎症损伤、坏死和肝纤维化。

同时，肝细胞损伤和死亡也是区分NASH和单纯性脂肪肝的关键特征，目前推测肝细胞损伤主要由有毒性的甘油三酯前体或代谢产物造成。围绕这些脂毒性物质的致病机制是NASH预防及治疗研究的焦点。

遗传因素如某些基因多态性可显著影响NAFLD发病。除此之外，表观遗传因素、昼夜节律、免疫调控、肠道菌群及其代谢物的改变也参与发病机制中。

（三）病理组织学

NAFLD的病理改变以大泡性或以大泡性为主的肝细胞脂肪变性为特征。从病理学角度可根据肝内脂肪变、炎症和纤维化的程度，将NAFLD分为单纯性脂肪肝和脂肪性肝炎，后者可进展为肝纤维化、肝硬化甚至肝癌。

1. 单纯性脂肪肝　肝小叶内>30%的肝细胞发生脂肪变，以大泡性脂肪变性为主，根据脂肪变性在肝脏累及的范围可分为轻、中、重三型。一般不伴有肝细胞变性坏死、炎症及纤维化。

2. 脂肪性肝炎和纤维化　腺泡3区出现肝细胞气球样变，腺泡点灶状坏死，门管区炎症和（或）门管区周围炎症。腺泡3区出现窦周/细胞周纤维化，可扩展到门管区及其周围，出现局灶性或广泛的桥接纤维化。

图3-18-3
肝细胞气球样变和炎性浸润

图3-18-4
脂肪性纤维化

3. 脂肪性肝硬化　肝小叶结构严重破坏，代之以假小叶形成和广泛纤维化，为小结节性肝硬化。根据纤维间隔有否界面性肝炎，分为活动性和静止性。肝硬化发生后肝细胞脂肪变可减轻甚至完全消退。

（四）临床表现

NAFLD起病隐匿，进展缓慢，常无症状。部分患者可有疲劳、右上腹不适、肝区隐痛等非特异症状。严重的NASH患者出现黄疸、食欲缺乏、恶心、呕吐等表现。部分患者体检可发现肝大。发展至肝硬化失代偿期后，临床表现与其他各种病因所致肝硬化类似。

（五）辅助检查

1. 实验室检查　单纯性脂肪肝血清转氨酶基本正常，可有γ-谷氨酰转肽酶（γ-GT）轻度升高。NASH患者以ALT升高为主，部分患者存在血脂、尿酸、转铁蛋白和空腹血糖受损或糖耐量异常。肝硬化时可出现白蛋白和凝血酶原时间（PT）异常。

2. 影像学检查　超声检查是诊断脂肪性肝病的重要手段，诊断脂肪性肝病的准确率高达80%左右。超声在脂肪组织传播出现显著衰减，因而可判定脂肪变性程度。CT平扫肝脏密度普遍降低，肝/脾CT平扫密度比值<1可明确脂肪性肝病诊断，同时这一参数也可评估脂肪性肝病严重程度。无创定量肝脏脂肪可采用质子磁共振波谱。

3. 病理学检查　肝活检是确诊NAFLD的“金标准”，对鉴别局灶性脂肪性肝病与肝肿瘤、某些罕见病如血色病、糖原贮积病乃至于判断疾病预后均具有重要价值。

（六）诊断和评估

1. 临床诊断标准 满足下列①～⑤项，且具备⑥或⑦项中任何一项者即可诊断为NAFLD。①有危险因素如肥胖、2型糖尿病、高脂血症等；②无饮酒史或饮酒折合乙醇量男性每周＜140 g，女性每周＜70 g；③除外病毒性肝炎、药物性肝病、全胃肠外营养、肝豆状核变性和自身免疫性肝病等可导致脂肪肝的特定疾病；④除原发疾病的临床表现外，可有乏力、肝区隐痛、肝脾大等症状及体征；⑤血清转氨酶或γ-GT、转铁蛋白升高；⑥符合脂肪性肝病的影像学诊断标准；⑦肝组织学改变符合脂肪性肝病的病理学诊断标准。

2. 评估 NAFLD的评估包括定量肝脂肪变和纤维化程度，判断有无代谢和心血管危险因素及并发症，评估有无肝脏炎症损伤以及是否合并其他类别的肝病。

（七）预防和治疗

由于NAFLD可视为肥胖和代谢综合征的肝脏表现，且大多数患者处于单纯性脂肪肝阶段，其首要治疗目标为改善肥胖和胰岛素抵抗，预防和治疗代谢综合征、2型糖尿病及相关的并发症，达到延长患者寿命、改善生活质量的同时减轻疾病负担；次要目标为减少肝脏脂肪沉积，避免"附加打击"相关因素而导致NASH甚至慢加急性肝衰竭。对于已有NASH及纤维化者应力求阻止疾病进展，减少肝硬化及肝细胞癌的发生。

1. 病因治疗 针对原发病如糖尿病、高脂血症等的治疗和对危险因素予以规避和处理，对多数单纯性脂肪肝和脂肪性肝炎可起效。改良生活方式如控制饮食、增加运动，是治疗肥胖相关NAFLD的最佳措施，一定程度减重可缓解肝脂肪变甚至改善肝脏生化和组织学异常。注意纠正营养失衡、戒酒和防止药物滥用均可规避附加打击以免肝脏损伤加重。

2. 药物治疗 单纯性脂肪肝一般无须药物治疗。NASH患者可选用多烯磷脂酰胆碱、维生素E、还原型谷胱甘肽来减轻肝脏脂质过氧化。合并2型糖尿病的NAFLD患者可加用胰岛素受体增敏剂如二甲双胍、噻唑烷二酮类药物。伴高血脂的NAFLD患者可加用降脂药物，但需监测肝功能，必要时联用保肝药物。肠道益生菌制剂可调节能量代谢并可减少肠道来源的内毒素。进展至肝硬化者的治疗参见本章第五节。

3. 其他治疗 减肥手术可最大程度减重，并可长时间维持理想体重。若NASH患者伴有严重代谢综合征可行粪菌移植治疗。对NASH导致的肝硬化失代偿期、肝细胞癌等终末期肝病经评估和管理后可行肝移植手术治疗。

（八）转归和预后

单纯性脂肪肝经积极处理可完全恢复。发展至脂肪性肝炎者如能尽早发现和治疗，大多能够逆转。部分脂肪性肝炎将进展至肝硬化，其预后与病毒性肝炎后肝硬化、酒精性肝硬化类似。

拓展阅读 3-18-4

《非酒精性脂肪性肝病诊疗指南（2010）》

二、酒精性肝病

酒精性肝病（alcoholic liver disease，ALD）是由于长期大量饮酒所致的慢性肝病。病程早期为酒精性脂肪肝，可进展至酒精性肝炎和相关肝纤维化、肝硬化。严重酗酒可引起广泛肝细胞坏死甚至肝功能衰竭。本病在西方国家十分常见，我国尚缺乏全国性的酒精性肝病流行病学资料，地区性流行病学调查结果显示，我国成人的ALD患病率为4%～6%。

（一）病因和发病机制

1. 危险因素

（1）饮酒量及时间 短时间内反复大量饮酒可导致酒精性肝炎，每天摄入80 g酒精达8～10年以上常可发展为酒精性肝硬化。

（2）遗传易感因素 我国汉族人群ALD易感基因乙醇脱氢酶（ADH）2、ADH3和乙醛脱氢酶（ALDH）2的等位基因频率以及基因型分布与西方国家有一定区别，可能是我国酒精依赖和ALD的发病率低于西方国家的原因之一，其他具体遗传标志尚未明确。

（3）性别 饮酒量相同情况下女性比男性易患酒精性肝病。

（4）其他肝病 HBV和HCV感染可增加ALD发生的危险性，并可使酒精性肝损害加重。

（5）营养状况 ALD患者的病死率上升与营养不良程度相关，缺乏维生素A或维生素E也可加重ALD患者的肝脏损伤。

2. 发病机制

（1）酒精的代谢物乙醛可与机体蛋白质结合成复合物，后者对肝细胞有直接损伤效应，也可以诱导自身免疫反应的新抗原，使肝细胞遭到免疫攻击。

（2）肝内酒精代谢大量耗氧，使得小叶中央区发生缺氧；肝细胞微粒体中酒精氧化途径产生活性氧导致肝损伤。

（3）酒精代谢过程消耗辅酶Ⅰ（NAD）而使还原型辅酶Ⅰ（NADH）增加，导致相关肝内生化反应的紊乱，一定程度上促进了肝脂肪变和高脂血症的发生、发展。

（4）酒精依赖患者内环境的酒精浓度过高使得肝内血管收缩、血流减少、血流动力学紊乱、氧供减少，同时因为酒精代谢氧耗增加，进一步加重低氧血症，形成恶性循环。

（二）病理组织学

ALD的病理学改变主要为大泡性或大泡性为主伴小泡性的混合性肝细胞脂肪变性。依据病变肝组织是否伴有炎症反应和纤维化，可分为酒精性脂肪肝、酒精性肝炎、酒精性肝纤维化和酒精性肝硬化。

1. 酒精性脂肪肝 酒精引起的肝脏损害首先表现为肝细胞脂肪变性，病程最初散在分布在小叶中央区，疾病进展则呈弥漫分布。依据脂肪变分布范围可分为轻、中和重度。肝细胞无炎症、坏死，小叶结构完整。

2. 酒精性肝炎、肝纤维化 肝细胞坏死、炎细胞浸润、小叶中央区的肝细胞内出现酒精性透明小体（Mallory小体）为酒精性肝炎的特征，重者有融合性坏死和（或）桥接坏死。窦周/细胞周纤维化和中央静脉周围纤维化，可扩展到门管区，中央静脉周围硬化性玻璃样坏死，局灶性或广泛的门管区星芒状纤维化，严重者出现局灶性或广泛的桥接纤维化。

3. 酒精性肝硬化 肝小叶结构严重破坏，有假小叶形成和广泛的纤维化，肝脏大体呈现小结节性肝硬化。依据纤维间隔是否存在界面性肝炎，分为活动性和静止性。

（三）临床表现

ALD患者临床表现因饮酒情况、对酒精的敏感性以及肝组织损伤程度不同而有明显差异。酒精性脂肪肝早期一般无症状，部分可有疲劳乏力、食欲缺乏、右上腹不适，少数体检可及肝大。

酒精性肝炎症状与组织学损伤程度相关。短期反复大量饮酒后可有全身乏力、食欲缺乏、恶心、呕吐、肝区疼痛等症状；体征可有低热、黄疸、肝大并有压痛。严重者可表现为急性肝衰竭症状和体征。

酒精性肝硬化临床表现与其他原因引起的肝硬化相似，可伴有其他脏器酒精中毒的表现如慢性胰腺炎、精神神经症状等。

（四）辅助检查

1. 实验室检查 酒精性脂肪肝可有血清AST、ALT轻度升高。酒精性肝炎AST升高比ALT升高明显，AST常高于ALT的2倍，但AST和ALT值很少超过500 IU/L，否则应排除是否合并有其他病因引起的肝损害。γ-GT、总胆红素（TB）、PT和平均红细胞容积（MCV）等指标也可有不同程度的改变，一并检测有助于诊断。

2. 影像学检查 与非酒精性脂肪性肝病类似。

3. 病理学检查 肝活检对确诊ALD及分期分级、判断疾病预后具有重要意义。

（五）诊断和鉴别诊断

ALD的诊断应根据饮酒史、临床表现、实验室及其他检查进行综合分析，必要时可行肝活检病理学检查。其中饮酒史是诊断的必要依据，应详细询问患者饮酒种类、每日饮酒量、饮酒时间和方式等。我国关于ALD病史方面的诊断标准为：长期饮酒史，一般大于5年，折合酒精量男性超过40 g/d，女性超过20 g/d；或短期（2周内）有大量饮酒史，折合酒精量 > 80 g/d。

本病应与非酒精性脂肪性肝病、病毒性肝炎、药物性肝病、自身免疫性肝病等其他肝病进行鉴别诊断。肝炎病毒感染与酒精在肝脏损伤中起到协同作用，慢性乙型肝炎或丙型肝炎患者饮酒易发生ALD，ALD患者对病毒性肝炎易感性亦增加。

（六）治疗

1. 病因治疗　主要为戒酒，这是治疗ALD的关键。ALD患者戒酒4～6周后脂肪肝可出现减轻。完全戒酒可使轻、中度的酒精性肝炎的症状体征、肝脏生化甚至组织学异常得到缓解，显著提高肝纤维化及肝硬化患者的生存率。

2. 营养支持　酒精依赖患者常伴有继发性的营养不良。因而ALD患者需提供营养支持，戒酒的同时给予高热量、优质蛋白、低脂肪饮食，补充维生素B、C、K及叶酸等。

3. 药物治疗　多烯磷脂酰胆碱可减少肝窦内皮细胞和肝细胞损伤坏死，缓解脂质过氧化，减轻肝脂肪变、炎症和纤维化。美他多辛等可改善酒精中毒症状。糖皮质激素用于治疗ALD目前存在争议，但对重症酒精性肝炎可缓解症状，改善生化指标。

4. 其他治疗　终末期酒精性肝硬化可考虑肝移植，术前应严格管理，包括戒酒3～6个月，并保证其他脏器不存在严重酒精性损害。

（七）转归和预后

早期酒精性脂肪肝预后良好，戒酒后可部分恢复。酒精性肝炎患者及时戒酒和积极治疗后大多亦可恢复。若未戒酒和及时处理，酒精性脂肪肝可直接或经酒精性肝炎阶段发展为酒精性肝硬化。

☞ 拓展阅读 3-18-5

《2018年美国胃肠病学院酒精性肝病诊治临床指南》推荐意见

☞ 典型案例 3-18-1

皮肤、巩膜发黄1年，双下肢水肿伴腹胀20天

☞ 典型案例 3-18-2

非酒精性脂肪肝病例及分析

☞ 典型案例 3-18-3

酒精性肝病病例及分析

（马雄　黄冰源）

第三节 自身免疫性肝病

诊疗路径：

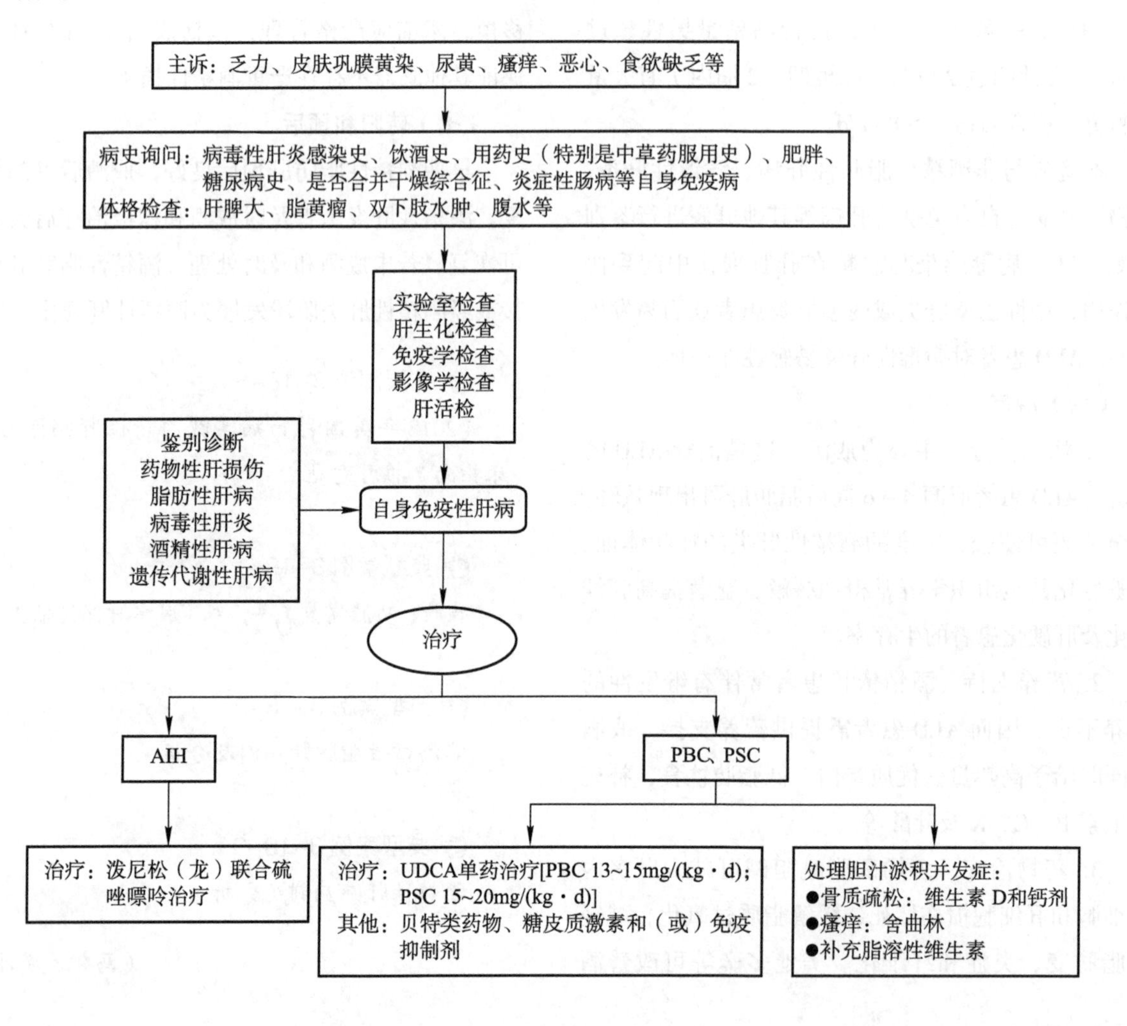

自身免疫性肝病以循环中出现自身抗体、肝组织学炎症表现和免疫球蛋白水平升高为特点，这组疾病主要包括自身免疫性肝炎、原发性胆汁性胆管炎、原发性硬化性胆管炎。早期诊断和治疗可显著改善患者预后，提高生活质量。

一、自身免疫性肝炎

自身免疫性肝炎（autoimmune hepatitis，AIH）是一种针对肝细胞的自身免疫反应介导的肝脏实质炎症，以血清自身抗体阳性、高免疫球蛋白G（immunoglobulin G，IgG）和（或）γ-球蛋白血症、肝组织学存在中、重度界面性肝炎为特点，不经治疗干预常可致肝硬化、肝衰竭。AIH临床表现多样，一般表现为慢性隐匿起病，但也有急性发作，甚至引起急性肝衰竭。免疫抑制剂治疗可显著改善生化指标和临床症状，甚至能逆转肝纤维化。随着自身抗体和肝组织病理检查的广泛开展，我国AIH检出率逐年增加。

（一）流行病学

女性易患AIH，男女比例约为1∶4。AIH呈全球性分布，可发生于任何年龄段，但大部分患者年龄>40岁。我国开展的一项全国范围内的回顾性调查发现，AIH的峰值年龄为51岁，89%为女性患者。北欧白人的平均年发病率为（1.07～1.9）/10万，患病率为16.9/10万；而阿拉斯加居民的患病率可高达42.9/10万；亚太地区的患病率为（4～24.5）/10万，年发病率为（0.67～2）/10万。

（二）病因和发病机制

AIH是由于缺乏自身免疫耐受而引起，病因和发病机制尚未完全明确，是遗传易感、诱发因素、分子模拟、自身抗原应答、免疫调节功能缺陷等因素相互作用的结果。

（三）临床表现

AIH的临床表现多样，大多数患者起病隐匿，一般表现为慢性肝病。最常见的症状包括嗜睡、乏力、全身不适等。体检可发现肝大、脾大、腹水等体征，偶见周围性水肿。约1/3患者诊断时已存在肝硬化表现，少数患者以食管－胃底静脉曲张破裂出血引起的呕血、黑便为首发症状。10%～20%的患者无明显症状，仅在体检时意外发现血清氨基转移酶水平升高。这些无症状患者进展至肝硬化的危险性与有症状患者相近。AIH可在女性妊娠期或产后首次发病，早期诊断和及时处理对于母婴安全非常重要。约25%的患者表现为急性发作，甚至可进展至急性肝衰竭。部分患者病情可呈波动性或间歇性发作，临床和生物化学异常可自行缓解，甚至在一段时间内完全恢复，但之后又会复燃。这种情况需引起高度重视，因为这些患者的肝组织学仍表现为慢性炎症的持续活动，不及时处理可进展至肝纤维化。AIH常合并其他器官或系统性自身免疫病，如桥本氏甲状腺炎、炎症性肠病、类风湿关节炎、干燥综合征、银屑病及系统性红斑狼疮等。

（四）辅助检查

1. 血清生物化学指标　典型异常主要表现为肝细胞损伤型改变，血清ALT和AST水平升高，而ALP和GGT水平正常或轻微升高。病情严重或急性发作时血清总胆红素水平可显著升高。

2. 免疫学检查

（1）自身抗体　AIH可根据自身抗体的不同分为两型：抗核抗体（antinuclear antibodies，ANA）和（或）抗平滑肌抗体（anti-smooth muscle antibodies，ASMA），或抗可溶性肝抗原/肝胰抗原抗体（anti-soluble liver antigen/liver pancreas antigen，抗SLA/LP）阳性者为1型AIH。ANA和ASMA为非器官组织特异性自身抗体，在高滴度阳性时支持AIH诊断，低滴度阳性可见于各种肝病甚至正常人。抗肝肾微粒体抗体-1型（anti-liver/kidney microsomal 1 antibody，LKM-1）和（或）抗肝细胞溶质抗原-1型（antibody to liver cytosol 1，LC-1）阳性者为2型AIH。此外，对常规自身抗体阴性却仍疑诊AIH的患者，建议检测其他自身抗体如：非典型核周型抗中性粒细胞胞质抗体（atypical perinuclear anti-neutrophilic cytoplasmic antibodies，pANCA）和抗去唾液酸糖蛋白受体抗体（antibodies against asialoglycoprotein receptor，ASGPR）等。

（2）血清免疫球蛋白　血清免疫球蛋白G和（或）γ－球蛋白升高是AIH特征性的血清免疫学改变之一。血清IgG水平可反映肝内炎症活动程度，经免疫抑制治疗后可逐渐恢复正常。因此，该项指标不仅有助于AIH的诊断，而且对检测治疗应答具有重要参考价值，在初诊和治疗随访过程中应常规检测。

（3）肝组织学检查　AIH的病理组织学表现多样，可为急性也可为慢性，纤维化程度也不尽相同，其病变本质是肝细胞损伤。主要病理特点有：界面性肝炎、淋巴－浆细胞浸润、肝细胞呈玫瑰花环排列以及淋巴细胞进入肝细胞的组织学表现。

（五）诊断和鉴别诊断

1. 诊断　由于AIH缺乏特异性临床表现和生化指标，因此其临床诊断仍存在一定困难。国际自身免疫性肝炎学组（International Autoimmune Hepatitis Group，IAIHG）分别于1993年和1999年制定并更新了AIH的描述性诊断标准和诊断积分系统。虽然该积分系统对诊断AIH具有良好的敏感性和特异性，但包括13个主要临床组分，共29项计分等级，过于复杂的体系使之难以在临床实践中全面推广。有鉴于此，2008年IAIHG提出了AIH的简化诊断标准，其初衷是制订一种更适合日常临床工作的积分系统，从而区别于主要用于科研的传统诊断积分系统。为便于区分，现将1999年更新的系统称为复杂诊断积分系统（表3-18-2），2008年的称为简化诊断积分系统（表3-18-3）。

表3-18-2 IAIHG 1999年修正的AIH复杂诊断积分系统 *

参数 / 临床特征	计分	参数 / 临床特征	计分
女性	+2	药物史	
		阳性	−4
ALP（正常上限倍数）：AST（或ALT）（正常上限倍数）的比值		阴性	+1
<1.5	+2		
1.5～3.0	0	平均酒精摄入量	
>3.0	−2	<25 g/d	+2
		>60 g/d	−2
血清γ-球蛋白或IgG与正常值的比值			
>2.0	+3	肝组织学检查	
1.5～2.0	+2	界面性肝炎	+3
1.0～1.5	+1	主要为淋巴－浆细胞浸润	+1
<1.0	0	肝细胞呈玫瑰花环样改变	+1
		无上述表现	−5
ANA、SMA或LKM-1滴度		胆管改变	−3
>1∶80	+3	其他改变	−3
1∶80	+2		
1∶40	+1	其他免疫病	+2
<1∶40	0		
		其他可用的参数	
AMA阳性	−4	其他特异性自身抗体（SLA/LP，LC-1，ASGPR，pANCA）阳性	+2
		HLA-DR3或DR4	+1
肝炎病毒标志物		对治疗的反应	
阳性	−3	完全	+2
阴性	+3	复发	+3
总积分的解释			
治疗前		治疗后	
明确的AIH	≥16	明确的AIH	≥18
可能的AIH	10～15	可能的AIH	12～17

注：*摘自Alvarez F，Berg PA，Bianchi FB，et al. J Hepatol，1999，31：929-938.

ALP，碱性磷酸酶；AST，天门冬氨酸氨基转移酶；ALT，丙氨酸氨基转移酶；IgG，免疫球蛋白G；ANA，抗核抗体；SMA，抗平滑肌抗体；LKM-1，抗肝肾微粒体Ⅰ型抗体；AMA，抗线粒体抗体；SLA，抗可溶性肝抗原；LC-1，抗肝细胞质Ⅰ型抗体；ASGPR，抗去唾液酸糖蛋白受体抗体；pANCA，核周型抗中性粒细胞质抗体；HLA，人类白细胞抗原

表 3-18-3　简化 AIH 诊断积分系统 *

变量	标准	分值	备注
ANA 或 ASMA	≥1∶40	1 分	相当于我国常用的 ANA 1∶100 的最低滴度
ANA 或 ASMA LKM-1 SLA 阳性	≥1∶80 ≥1∶40 阳性	2 分	多项同时出现时最多 2 分
IgG	> 正常值上限 > 1.10 倍正常值上限	1 分 2 分	
肝组织学	符合 AIH 典型 AIH 表现	1 分 2 分	界面性肝炎、汇管区和小叶内淋巴 - 浆细胞浸润、肝细胞玫瑰样花环及穿入现象被认为是特征性肝组织学改变，4 项中具备 3 项为典型表现
排除病毒性肝炎	是	2 分 = 6 分：AIH 可能 ≥7 分：确诊 AIH	

注：* 摘自 Hennes EM，Zeniya M，Czaja AJ，et al. Hepatology，2008，48：169-176.

2. 鉴别诊断　ANA 和 ASMA 等自身抗体缺乏疾病特异性，低滴度的自身抗体也可见于其他多种肝内外疾病如病毒性肝炎、非酒精性脂肪性肝病、Wilson 病等肝病以及系统性红斑狼疮、类风湿性关节炎等自身免疫性疾病。因此，需进行仔细的鉴别诊断（表 3-18-4）。

（六）治疗

AIH 治疗的总体目标是获得肝组织学缓解、防止肝纤维化和肝功能衰竭，延长患者生存期。临床上可行的治疗目标是获得完全生物化学指标缓解，即血清氨基转移酶（ALT/AST）和 IgG 水平均恢复正常。

1. 治疗指征　所有活动性 AIH 患者应接受免疫抑制治疗，并可根据疾病活动度调整治疗方案和药物剂量。中度以上炎症活动者，即血清氨基转移酶水平 > 3 ×（正常值上限）ULN、IgG > 1.5 × ULN；急性 AIH，即 ALT 和（或）AST > 10 × ULN，甚至重症［伴出凝血异常：国际标准化比率（INR）>

表 3-18-4　AIH 的鉴别诊断

疾病	临床表现和实验室检查	病理学表现
HCV 感染	血清 ANA 可低滴度阳性或 LKM-1 阳性，IgG 水平轻度升高；抗 -HCV 抗体和 HCV RNA 阳性	肝细胞脂肪变性、淋巴滤泡形成、肉芽肿形成
药物性肝损伤	药物史明确，停用药物后好转；血清氨基转移酶水平升高和（或）胆汁淤积表现	汇管区中性粒细胞和嗜酸粒细胞浸润、肝细胞大泡脂肪变性、肝细胞胆汁淤积，纤维化程度一般较轻（低于 S2）
非酒精性脂肪性肝病	1/3 患者血清 ANA 可低滴度阳性，血清氨基转移酶轻度升高，胰岛素抵抗表现	肝细胞呈大泡脂肪变性、肝窦纤维化、汇管区炎症较轻
Wilson 病	血清 ANA 可阳性，血清铜蓝蛋白低，24 h 尿铜升高，可有角膜色素环（K-F 环）阳性	存在肝细胞脂肪变性、空泡状核形成、汇管区炎症，可伴界面炎，可有大量铜沉着

1.5］应及时启动免疫抑制治疗，以免出现急性肝衰竭。对于轻微炎症活动（血清氨基转移酶水平 $<3\times$ ULN、IgG $<1.5\times$ ULN）的老年（>65岁）患者需平衡免疫抑制治疗的益处和风险作个体化处理。暂不启动免疫抑制治疗者需严密观察，如患者出现明显的临床症状或出现明显炎症活动可进行治疗。从肝组织学角度判断，存在中度以上界面性肝炎是治疗的重要指征。桥接性坏死、多小叶坏死或塌陷性坏死、中央静脉周围炎等特点提示急性或重症AIH，需及时启动免疫抑制治疗。

2. 治疗方案　一般优先推荐泼尼松（龙）和硫唑嘌呤联合治疗方案，联合治疗可显著减少泼尼松（龙）剂量及其不良反应。泼尼松（龙）可快速诱导症状缓解、血清氨基转移酶和IgG水平恢复正常，而硫唑嘌呤需6～8周才能发挥最佳免疫抑制效果，多用于维持缓解。硫唑嘌呤最常见的不良反应是血细胞减少，可能与红细胞内巯基嘌呤甲基转移酶（thiopurine methyltransferase，TPMT）活性低有关。因此，加用硫唑嘌呤的患者需严密监测血常规变化，特别是用药的前3个月。如发生血白细胞快速下降或白细胞计数 $<3.5\times10^9$/L需紧急停用硫唑嘌呤。

泼尼松（龙）单药治疗时初始剂量一般选择40～60 mg/d，并于4周内逐渐减量至15～20 mg/d。初始剂量可结合患者症状、血清氨基转移酶和IgG水平特别是肝组织学炎症程度进行合理选择。单药治疗适用于合并血细胞减少、巯基嘌呤甲基转移酶功能缺陷、妊娠或拟妊娠、并发恶性肿瘤的AIH患者。此外，患者如出现终末期肝病或急性肝衰竭等情况需考虑进行肝移植术。

☞ 拓展阅读 3-18-6
《自身免疫性肝炎诊断和治疗共识（2015）》

二、原发性胆汁性胆管炎

原发性胆汁性胆管炎（primary biliary cholangitis，PBC）旧称原发性胆汁性肝硬化（primary biliary cirrhosis）是一种慢性、自身免疫性、进行性的胆汁淤积性肝病，以病理上肝内小胆管破坏，血清学抗线粒体抗体（AMA）阳性为特征，常见于中年女性，最终可进展至肝衰竭或需行肝移植。乏力和瘙痒是PBC最常见的症状。熊去氧胆酸（UDCA）是PBC目前唯一的一线治疗药物，可有效改善生化指标、延缓组织学进展及肝硬化失代偿症状出现。随着抗线粒体抗体检测的普及和UDCA的临床应用，越来越多的PBC患者在非肝硬化阶段得到确诊。2015年，美国肝病年会等会议上表决正式将原发性胆汁性肝硬化更名为原发性胆汁性胆管炎。

（一）流行病学

2000年，美国一项研究表明，PBC的发病率为2.7/10万，其中女性为4.5/10万，而男性为0.7/10万。来自欧洲的研究显示，PBC的年发病率为（0.4～5.8）/10万，年患病率为（0.5～3.9）/10万。来自中国广州的8 126例年度体检人群的PBC流行病学研究发现，104例检测到AMA和（或）ANA阳性，其中35人检测到AMA阳性，79人检测到ANA阳性；PBC的患病率可达到49.2/10万，年龄>40岁中年女性的PBC患病率高达155.8/10万。

（二）病因和发病机制

PBC的发病机制至今尚未完全阐明，普遍认为是环境因素作用于遗传易感性个体，引起肝内小胆管特异性损伤。血清AMA抗体阳性、自身反应性T细胞、B细胞增多、PBC胆管细胞特异性凋亡等多种免疫反应参与PBC的发病。已提出的假设是，PBC胆管上皮细胞独特的凋亡特点使其特有的细胞内自身抗原暴露，诱导天然免疫和适应性免疫共同作用，从而导致肝脏组织特异性免疫损伤。

（三）临床表现

大多数PBC早期患者无明显临床症状。约1/3的患者可长期无任何临床症状，但大多数无症状患者会在5年内出现症状。乏力和皮肤瘙痒是最常见的临床症状，随着疾病的进展以及合并其他自身免疫性疾病，可出现胆汁淤积症相关、门脉高压症相关和自身免疫性疾病相关的临床表现。黄疸发生与瘙痒的发生不完全一致。黄疸通常发生在疾病进展期，提示不良预后。发生黄疸时可并发脂溶性维生素缺乏、吸收不良、脂肪泻和体重降低，偶尔可见夜盲症。脂黄瘤主要发生于眼周（称黄斑瘤），但亦常发生于手掌（常疼痛）、臀部和足跟。与其他慢性胆汁淤积症成年患者相比，PBC患者发生脂黄瘤更为常见。此类患者常伴有高胆固醇血症。

（四）辅助检查

1. 血清生物化学指标　碱性磷酸酶（ALP）是本病最突出的生化异常，96%的患者可有ALP升高，通常较正常水平升高2～10倍，亦可见于疾病早期及无症状患者。血清γ-谷氨酰转移酶（GGT）亦可升高，但易受酒精、药物及肥胖等因素的影响。谷丙转氨酶（ALT）和谷草转氨酶（AST）通常为正常或轻至中度升高，一般不超过5倍正常值上限。如果患者的血清转氨酶水平明显升高，则需进一步检查以除外其他病因。胆红素也可升高，常发生于疾病进展期。疾病进展期可出现肝脏合成功能障碍，表现为白蛋白降低、PT时间延长。对于PT时间延长的患者，需要排除因脂溶性维生素（维生素K）吸收障碍引起的因素。

2. 免疫学检查

（1）自身抗体　血清抗线粒体抗体（antimitochondrial antibody，AMA）和抗线粒体2型抗体（AMA-M2）是诊断PBC的高度特异性指标，尤其是AMA-M2亚型的阳性率为90%～95%，但AMA的滴度高低与疾病严重程度无关。AMA的靶点在线粒体内膜上2-氧酸脱氢酶家族的酶系，包括PDC-E2、BCOADC-E2和OADC-E2。AMA阳性也可见于其他疾病，如AIH患者或其他病因所致的急性肝衰竭（通常一过性阳性）。此外，AMA阳性还可见于慢性丙型肝炎、系统性硬化病、特发性血小板减少性紫癜、肺结核、麻风、淋巴瘤等疾病。

有研究表明，除AMA阳性以外，大约50%的PBC患者抗核抗体（ANA）阳性，在AMA呈阴性时可作为诊断的另一重要标志。对PBC较特异的抗核抗体包括抗Sp100、抗Gp210、抗P62、抗核板素B受体；在AMA阴性的PBC患者中，约85%有一种或一种以上的抗体阳性，常见的抗Sp100、抗Gp210具有较高的特异性。

（2）血清免疫球蛋白　血清IgM升高是原发性胆汁性胆管炎的免疫学特征之一，可有2～5倍正常值上限的升高。但需指出，IgM升高也可见于其他自身免疫性或感染性疾病。

3. 肝组织学检查　PBC是因炎症细胞浸润肝内胆管分支而引起的进行性损害的改变。病变主要累及小叶间胆管，特征性改变为显著的慢性非化脓性破坏性胆管炎、胆管缺失及慢性胆汁淤积造成的肝硬化。早期以小胆管（直径40～80 μm）变性为特点，可出现胆管上皮水肿、形态大小不规则、浓缩、个别细胞假复层等。损伤的胆管周围常伴有淋巴细胞浸润甚至淋巴滤泡性形成。胆管上皮被破坏后磷脂样物质渗出，吸引周围组织细胞吞噬及上皮样细胞聚集，可形成肉芽肿。

（五）诊断和鉴别诊断

1. 诊断　①有提示胆汁淤积的证据，即ALP＞2倍正常值上限或GGT＞5倍正常值上限；②血清抗线粒体抗体（AMA）/AMA-M2阳性；③肝活组织病理学检查有特征性胆管损害。

以上3项中两项符合者可确诊。

2. 鉴别诊断

（1）药物性胆汁淤积　患者通常有药物或化学物质接触史，常表现为急性起病。在急性胆汁淤积性肝炎中，肝活检显示淤胆，扩张的小胆管内胆栓形成，汇管区内有稠密的多形核细胞、单核细胞、嗜酸性细胞浸润。慢性药物性肝损伤（DILI）也有报道，可发生于急性胆汁淤积后数月，类似于PBC；但AMA检查通常阴性，肝活检见不到特征性的病理变化。预后通常良好。口服避孕药物后也可发生类似的胆汁淤积性损害。停止服用药物后肝功能化验恢复正常，不转化成慢性肝病，组织病理显示胆汁淤积的特征而汇管区内无炎症变化。

（2）妊娠期肝内胆汁淤积　通常发生于妊娠的中、晚期，通常出现瘙痒，黄疸出现于妊娠的后期，常见血清学胆汁酸升高。症状持续于怀孕期间，分娩2～4周后缓解，不遗留长期后遗症。这种情况可以反复发生，可家族发病，可与口服避孕药有关。病因可能与胆管对雌激素的敏感性增加有关，治疗用熊去氧胆酸（UDCA）。

（3）原发性硬化性胆管炎 发生于青年男性，常出现胆汁淤积症和炎症性肠病。其特征为胆道系统弥漫性炎症和纤维化导致胆管变形，并常有多处狭窄。病情呈进行性发展，最终导致胆管阻塞、胆汁性肝硬化和肝衰竭。胆管造影可见肝内外胆管多发性狭窄与扩张、串珠样改变。目前尚无满意的治疗。

（4）胆道梗阻 在成人，继发性胆汁性肝硬化最常见的原因是手术后胆道狭窄或胆道结石，通常伴有感染性胆管炎。通过手术或内镜尽早解除胆道狭窄是预防继发性胆汁性肝硬化最重要的措施。解除压迫可以改善预后，即便患者已形成肝硬化，否则将导致终末期肝病变。

（5）良性遗传性复发性胆汁淤积症 是一种少见的综合征，反复发作瘙痒和黄疸。在发作期ALP水平升高，肝活检显示胆汁淤积的特点，但是胆管造影正常，病情会自动缓解。本病不会发展成肝硬化，预后良好。

（6）遗传性胆汁淤积性高结合胆红素血症 以进行性家族性肝内胆汁淤积（PFIC）最常见。PFIC因病因不同可分为3种类型，基因检测是较为有效的诊断方法。

（六）治疗

1. 基础治疗 熊去氧胆酸（ursodeoxycholic acid，UDCA）是目前唯一被国际指南均推荐用于治疗PBC的药物。多项大型随机对照研究及荟萃分析结果表明，UDCA［13～15 mg/（kg·d）］可改善生化和肝组织学表现，进而有益于PBC患者的预后转归。

2. 难治性PBC的药物治疗 尽管UDCA是目前治疗PBC最有效的药物，但仍有高达40%的患者对UDCA治疗反应不佳，大部分为进展期患者。针对UDCA治疗应答不佳的患者，目前尚无统一治疗方案。虽然贝特类药物、布地奈德、免疫抑制剂、奥贝胆酸（obeticholic acid，OCA）等可能有效，但仍需进一步研究证实。对于终末期PBC患者，肝移植是唯一有效的治疗方式。

3. 并发症的处理

（1）瘙痒 阴离子交换树脂考来烯胺是治疗胆汁淤积性疾病所致皮肤瘙痒的一线药物。早餐前后服用该药物最有效，因为这时用于结合的胆汁的量最多。服用时和任何其他药物之间应间隔至少4 h。利福平是一种酶诱导性抗生素，对瘙痒有改善作用，可作为患者不能耐受考来烯胺不良反应的二线用药。

（2）乏力 目前对于乏力尚无特异性治疗药物。尽管多种药物被尝试用于乏力的治疗，包括UDCA、氟西汀、秋水仙碱、甲氨蝶呤、昂丹司琼等，但是仅有莫达非尼可能有效。

（3）干燥综合征 对所有PBC患者应询问是否有眼干、口干、吞咽困难和妇女的阴道干燥症状，如果症状存在，应予以治疗。治疗措施包括：停止吸烟、饮酒，避免引起口干的药物如阿托品等，勤漱口，减少龋齿和口腔继发感染的可能。对于干眼症患者首选人工泪液。环孢霉素A眼膏是批准用于干眼症的处方药物，随机对照临床试验显示可明显增加泪液产生量。对于药物难治的病例，可行阻塞鼻泪管并联合应用人工泪液。

（4）门静脉高压症 处理方法同其他类型的肝硬化。建议患者确诊肝硬化时即应筛查有无食管静脉曲张。如发现存在静脉曲张，应采取措施预防出血。PBC患者可在发展为肝硬化时出现窦前性门静脉高压，而且β受体阻滞剂对此种类型的门静脉高压的疗效有待证实。

（5）骨质疏松 PBC患者发生代谢性骨病（如骨量减少及骨质疏松等）的机制复杂，涉及脂溶性维生素吸收障碍、胆汁淤积对骨代谢的直接影响等诸多因素。PBC患者骨折发生率比普通人群高2倍。因此，对每位PBC患者均需考虑骨质疏松的预防及治疗。美国肝病学会建议明确PBC诊断后即应检测骨密度，以后每2年随访一次。建议患者戒烟、戒酒、增加锻炼、补充钙及维生素D预防骨质疏松。

（6）脂溶性维生素缺乏　脂溶性维生素吸收障碍常见于进展期PBC患者。对于维生素A、E、K缺乏的患者，应根据病情及实验室指标给予适当的补充。

拓展阅读 3-18-7

《原发性胆汁性肝硬化（又名原发性胆汁性胆管炎）诊断和治疗共识（2015）》

三、原发性硬化性胆管炎

原发性硬化性胆管炎（primary sclerosing cholangitis，PSC）是一种病因不明的慢性进展性胆汁淤积性肝病。病变以胆管弥漫性炎症和纤维化为特征，导致肝内、外胆管的多灶性狭窄。PSC发病隐匿，患者早期常无明显症状，但进行性胆管梗阻和胆道炎症可致肝硬化和肝衰竭。至今尚无有效药物可提高患者的存活率。对于合并终末期肝病、反复发作的胆管炎或者胆管高级别上皮内瘤变者，肝移植是唯一明确有效的治疗手段。

（一）流行病学

PSC属于罕见病，北美和欧洲人群的患病率为（6～16.2）/10万，发病率为（0.9～1.3）/10万。亚洲和南欧国家报道的患病率及发病率相对偏低。PSC好发于男性，男女之比约为2∶1；可发生于任何年龄，确诊疾病的中位年龄约为40岁。30%～80%的PSC患者合并炎症性肠病（IBD），其中大部分为溃疡性结肠炎（UC）。另外，PSC患者胆管和结直肠恶性肿瘤的发病率较普通人群明显升高，3.3%～36.4%的PSC患者会发展为胆管癌。

（二）病因和发病机制

迄今为止，PSC的发病机制尚不明确。目前存在多种假说来解释本病的发生发展，如“肠漏”假说、肠道淋巴细胞归巢假说、毒性胆汁假说等，但这些理论均不能完全阐释PSC的病理生理机制。研究者们普遍认为PSC是遗传易感者在环境因素作用下发生的。

（三）临床表现

PSC临床表现多样，可起病隐匿，15%～50%的患者确诊时无症状，仅在体检时因发现ALP升高而确诊，或因IBD及其他疾病进行肝功能筛查时确诊；出现慢性胆汁淤积者大多已有胆道狭窄或肝硬化。患者出现症状时，最常见的为上腹疼痛、瘙痒、黄疸，最常见的体征为肝大和脾大。发生胆管狭窄时可有继发性细菌性胆管炎，表现为上腹痛、发热、黄疸，晚期有消瘦、腹水、食管－胃底静脉曲张及肝性脑病等肝硬化表现。同时，PSC可伴有与免疫相关疾病，如硬化性甲状腺炎、红斑狼疮、风湿性关节炎及腹膜后纤维硬化等。

（四）辅助检查

1. 血清生物化学指标　PSC的血清生化异常主要表现为胆汁淤积，通常伴有ALP、GGT水平升高，但无明确诊断标准的临界值。ALP波动范围很广，部分患者在病程中可维持在正常水平。有研究认为，ALP低水平与PSC预后较好存在一定相关性。血清转氨酶通常正常，有些患者也可升高2～3倍正常上限。若转氨酶水平显著升高，需考虑存在急性胆道梗阻或自身免疫性肝炎重叠的可能。病程初期胆红素和白蛋白常处于正常范围内，随着疾病进展可能会出现异常，晚期可有低蛋白血症及凝血功能障碍。

2. 免疫学检查

（1）自身抗体　超过一半的PSC患者血清中可检测出多种自身抗体，包括抗核抗体（ANA）、抗中性粒细胞胞质抗体（pANCA）、抗平滑肌抗体（SMA）、抗内皮细胞抗体、抗磷脂抗体等，其中pANCA分别在33%～85%的PSC和40%～87% UC患者中阳性。但上述抗体一般为低效价阳性，且对PSC均无诊断价值。PSC特异性的自身抗体目前尚未发现。

（2）血清免疫球蛋白　约30%的患者可出现

高 γ-球蛋白血症，约50%的患者可伴有免疫球蛋白G（IgG）或IgM水平的轻至中度升高，但免疫球蛋白异常及其治疗过程中的转归对预后并无明确提示意义。

3. 影像学检查 胆道成像对于PSC诊断的确立至关重要，以往经内镜逆行胰胆管造影（endoscopic retrograde cholangiopancreatography，ERCP）被认为是诊断PSC的"金标准"，尤其是对诊断肝外胆管及一级肝内胆管等大胆管型PSC意义较大。PSC典型的影像学表现为肝内外胆管多灶性、短节段性、环形狭窄，胆管壁僵硬缺乏弹性似铅管样，狭窄上端的胆管可扩张呈串珠样表现，进展期患者可显示长段狭窄和胆管囊状或憩室样扩张，当肝内胆管广泛受累时，可表现为枯树枝样改变。ERCP为有创检查，有发生多种严重并发症的可能，如胰腺炎、细菌性胆管炎、穿孔、出血等。对于可疑PSC患者，过去10年中磁共振胰胆管成像（magnetic resonance cholangiopancreatography，MRCP）已逐渐取代了ERCP检查。MRCP属于非侵入性检查，具有经济、无放射性、无创等优势。高质量MRCP显示胆道系统梗阻的准确性与ERCP相当，已成为目前首选影像学检查方法。PSC的MRCP表现主要为局限或弥漫性胆管狭窄，狭窄的胆管在MRCP上显影不佳，表现为胆管多处不连续或呈"虚线"状，病变较重时可出现狭窄段融合，小胆管闭塞导致肝内胆管分支减少；其余较大胆管狭窄，僵硬似"枯树枝"状，称"剪枝征"。肝外胆管病变主要表现为胆管粗细不均，边缘毛糙欠光滑。

4. 肝组织学检查 PSC的诊断主要依赖影像学，肝活检对于诊断PSC并非必须。基本组织学改变是中等或大胆管周围"洋葱皮样"的管周纤维化伴随胆管上皮变性、萎缩最终被透明的瘢痕组织取代，上述病变加上小叶间胆管数目减少，对PSC具有诊断意义。由于病变主要累及大胆管，肝穿活检诊断率不到40%。小胆管型PSC仅累及小胆管，表现为小叶间胆管被瘢痕组织代替，肝活检单纯出现小胆管周围纤维化仍需警惕PSC。

（五）诊断和鉴别诊断

1. 诊断 由于PSC自然史的高度变异性及缺乏特异性诊断标志物，PSC严格的诊断标准尚未建立。2015年我国共识推荐诊断标准为：①患者存在胆汁淤积的临床表现及生化学改变；②胆道成像具备PSC典型的影像学特征；③除外其他因素引起的胆汁淤积。若胆道成像未见明显异常发现，但其他原因不能解释的PSC疑诊者，需肝活检进一步确诊或除外小胆管型PSC。

2. 鉴别诊断 主要与继发性硬化性胆管炎相鉴别。继发性硬化性胆管炎是一组临床特征与PSC相似，但病因明确的疾病。常见病因包括胆总管结石、胆道手术创伤、反复发作的化脓性胆管炎、肿瘤性疾病（胆总管癌、肝细胞癌侵及胆管、壶腹部癌、胆总管旁淋巴结转移压迫）、胰腺疾病（胰腺癌、胰腺囊肿和慢性胰腺炎）、肝胆管寄生虫、IgG4相关性硬化性胆管炎（IgG4-SC）等。特别是PSC患者既往有手术或同时患有胆道疾病或肝胆管肿瘤时，两者的鉴别诊断很有难度。仔细询问病史资料和病程中是否伴有IBD对于鉴别尤为重要。另外还需与其他胆汁淤积性疾病鉴别，如PBC、AIH、药物性肝损伤、慢性活动性肝炎、酒精性肝病等。特别是有些不典型的PSC，血清ALP水平仅轻度升高，而转氨酶水平却明显升高，易被误诊为AIH。

（六）治疗

目前为止，国际PSC诊疗指南仍未提出推荐的药物治疗方案，内镜治疗对改善患者胆汁淤积症状有一定帮助，肝移植手术仍是终末期PSC患者唯一有效的治疗方式。由于PSC的发病机制并未完全阐明，目前有多种治疗药物，包括熊去氧胆酸（UDCA）、抗生素、免疫抑制剂以及调脂药、益生菌等。PSC患者肝内外大胆管的狭窄扩张发生率高达50%，因此内镜下扩张或联合支架植入以改善患者胆汁流、缓解症状是常用的治疗方法。肝移植是终末期PSC患者的唯一有效治疗方案。对于PSC

推荐最佳的肝移植时机难度较大，因为这一疾病的病程、发生肝胆系统恶性肿瘤、胆道系统细菌感染以及炎症性肠病累及等情况在患者间的变异度较大。研究认为，相较于病毒性和酒精性肝病，PSC等自身免疫性肝病进行肝移植的预后更佳。随着手术技巧和术后管理水平的提高，肝移植术后早期病死率显著下降，越来越多的研究报道了患者行肝移植术后胆道狭窄和PSC复发以及再移植的情况。

☞ 拓展阅读 3-18-8
《原发性硬化性胆管炎诊断和治疗专家共识（2015）》

☞ 典型案例 3-18-4
自身免疫性肝病病例及分析

（马　雄　王绮夏）

第四节　药物性肝病

诊疗路径：

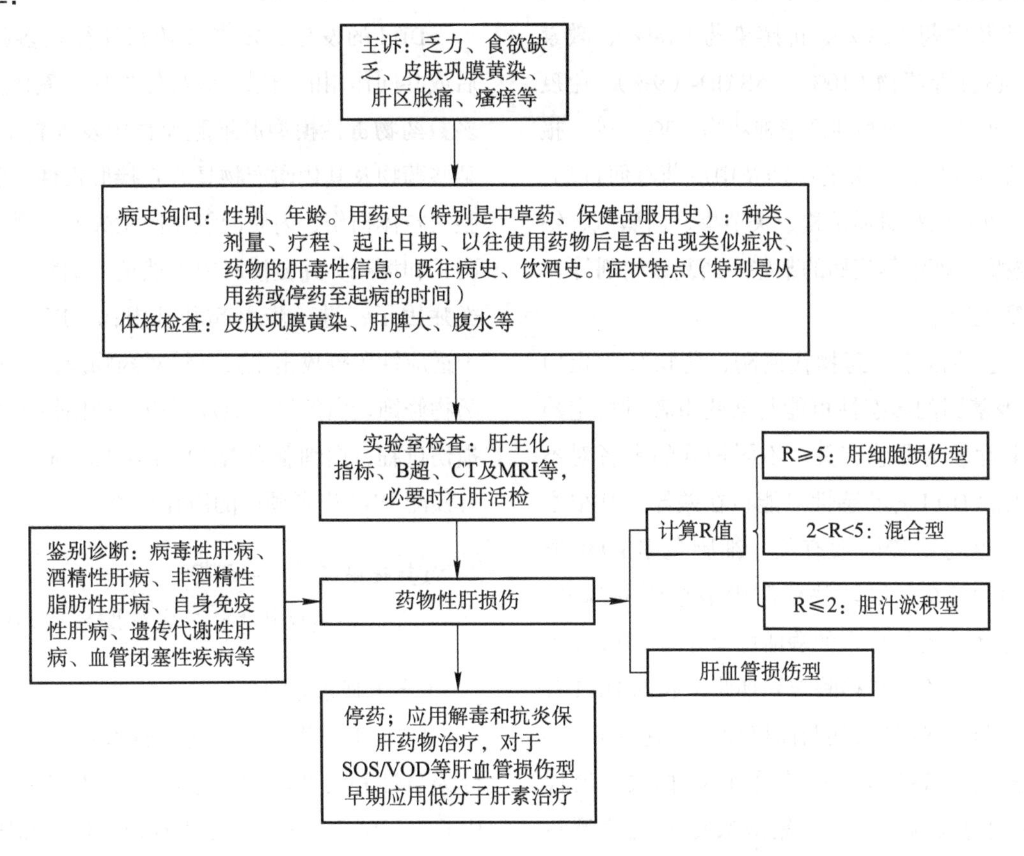

药物性肝病（drug induced liver injury，DILI）是指由一种或多种化学药物、生物制剂、中药及中成药制剂、保健品、膳食补充剂或其代谢产物乃至辅料等所诱发的肝损伤。我国人口基数大、临床药物种类繁多、人群不规范用药现象普遍，DILI是临床诊疗中不容忽视的重要疾病。随着医务人员和公众对药物安全性问题的认识加深，DILI的发病率呈逐年升高的趋势。

☞ 典型案例（附分析）3-18-5
乏力、食欲缺乏1月，尿黄1周

（一）危险因素

1. 药物因素 已知全球有 1 100 多种上市药物具有潜在肝毒性，常见的包括非甾体抗炎药（NSAIDs）、抗感染药物（含抗结核药物）、抗肿瘤药物、中枢神经系统用药、心血管系统用药、代谢性疾病用药、激素类药物、某些生物制剂、中药及中成药制剂、保健品、膳食补充剂等。不同药物可导致相同类型肝损伤，同一种药物在不同人群中也可以导致不同类型的肝损伤。其中，对乙酰氨基酚（acetaminophen，APAP）是引起 DILI 导致的急性肝衰竭最主要的原因。国内报道急性 DILI 约占急性肝损伤住院比例的 20%，并呈逐年上升的趋势，相关药物涉及中药（23%）、抗感染药（18%）、激素（18%）、心血管药物（10%）、NSAIDs（9%）、免疫抑制剂（5%）、镇静和神经精神药物（3%）等。报道较多的与肝损伤相关的中药及中成药有何首乌、土三七，以及治疗骨质疏松、关节炎、白癜风、银屑病、湿疹、痤疮等疾病的某些中药复方制剂等。

2. 宿主因素

（1）遗传因素 药物代谢酶、药物转运蛋白及 HLA 等基因的多态性可能与某些患者对特定药物的肝毒性较为易感有关。不同种族的患者对不同药物引起 DILI 的易感性可能存在差异，其根本原因可能也与遗传因素有关。细胞色素 P450 酶系（CYP450）是肝脏药物代谢中最重要的酶系，CYP450 基因多态性导致的酶活性差异与 DILI 发生密切相关。N- 乙酰转移酶与异烟肼引起的 DILI 有关；谷胱甘肽 -S- 转移酶与曲格列酮、克拉维酸 - 阿莫西林以及 NSAIDs 等引起的 DILI 相关；硫代嘌呤 -S- 甲基转移酶与 6- 巯基嘌呤和硫唑嘌呤引起的 DILI 有关。此外，研究表明跨膜转运蛋白 ABCB11、ABCB4 和 *ABCC2* 基因突变与 DILI 相关。

（2）年龄 高龄可能是 DILI 易感因素，这可能与高龄患者处方量增加、药物服用情况更加复杂有关。

（3）性别 女性可能对 DILI 表现出更高的易感性，尤其是由中药、中成药、保健品、膳食补充剂等引起的肝损伤，且女性 DILI 更容易呈现慢性自身免疫性肝炎的特点。

（4）妊娠 妊娠期 DILI 常见可疑药物有甲基多巴、肼苯达嗪、抗生素、丙硫氧嘧啶及抗逆转录病毒药物等。丙硫氧嘧啶可导致孕妇发生爆发性肝炎，病死率极高。

（5）基础疾病 有慢性肝病基础的患者易发生 DILI，且一旦发生 DILI，出现肝衰竭甚至死亡的风险更高。此外，糖尿病是 DILI 严重程度的独立危险因素。HIV 感染是 DILI 易感因素。尚不清楚普通肥胖人群发生 DILI 的风险是否增加。

（二）发病机制

DILI 的发生、发展及转归往往是多种机制先后或共同作用的结果。线粒体损伤、氧化应激在大多数药物毒性模型肝细胞死亡中发挥着主要作用。某些药物及其代谢产物具有直接肝毒性，引起肝细胞线粒体损伤、内质网氧化应激失衡，诱导肝细胞凋亡和坏死，并激活肝内天然免疫细胞，释放大量炎症因子，进一步引起肝脏损伤。DILI 发生过程中适应性免疫攻击主要是针对药物及其代谢产物或药物修饰蛋白的异常免疫反应。辅助性 T 细胞参与损伤过程，白细胞介素 22（interleukin-22，IL-22）有预测 DILI 患者预后的潜在价值。

☞ 拓展阅读 3-18-9
EASL 药物性肝损临床实践指南（2019）

（三）临床分型

1. 基于病程分类 药物性肝病基于病程可以分为急性和慢性两类。急性 DILI 占绝大多数，其中 6% ~ 20% 可发展为慢性 DILI。目前临床上多采用 2010 年美国 DILIN 提出的慢性 DILI 定义，是指 DILI 发生 6 个月后，血清 ALT、AST、ALP 及 TBil 仍持续异常，或存在门静脉高压或慢性肝损伤的影像学和组织学证据。

2. 基于受损靶细胞分类 DILI 基于受损靶细胞可分为肝细胞损伤型、胆汁淤积型、混合型和肝血管损伤型 DILI。其临床分型主要依据 ALT、

ALP和R值进行判断。其中R=（ALT实测值/ALT ULN）/（ALP实测值/ALP ULN）。

（1）肝细胞损伤型　临床表现类似病毒性肝炎，血清ALT水平显著升高，其诊断标准为ALT≥3 ULN且R≥5。组织学表现为肝细胞坏死、脂肪变性伴汇管区嗜酸性粒细胞、淋巴细胞浸润。

（2）胆汁淤积型　主要表现为黄疸和瘙痒，以ALP升高为主，其诊断标准为ALP≥2 ULN且R≤2。组织学特征主要为毛细胆管型胆汁淤积，胆管上皮损伤甚至出现胆管消失。

（3）混合型　临床和病理兼有肝细胞损伤和淤胆的表现，ALT≥3 ULN，ALP≥2 ULN，且2＜R＜5。

（4）肝血管损伤型　大剂量放化疗及土三七等可引起肝窦和肝脏终末小静脉的内皮细胞损伤，导致肝窦阻塞综合征/肝小静脉闭塞病（SOS/VOD）。其他特殊类型DILI也应引起注意，包括紫癜性肝病、布加综合征、特发性门静脉高压症、多结节性再生性增生等。

（四）实验室及辅助检查

1. 实验室检查　血清ALT、ALP、GGT和TBil等生化指标改变是诊断DILI以及评估肝损伤程度的重要指标。其中，通过计算ALT和ALP升高的幅度和R值可初步判断DILI的类型。

2. 影像学检查　超声、CT或MRI检查对于鉴别肝硬化、肝占位性病变、脂肪肝和肝血管病变有重要价值。影像学对SOS/VOD的诊断有较大价值。CT平扫见肝大，增强的门脉期可见地图状改变（肝脏密度不均匀、呈斑片状）、肝静脉显示不清、腹水等。

3. 肝组织活检　经临床和实验室检查仍不能确诊DILI，尤其在自身免疫性肝炎无法排除时应考虑肝组织活检。肝组织活检可进一步排除由于其他肝胆疾病所造成的肝损伤，有助于明确诊断和评估肝损程度。

（五）诊断和鉴别诊断

当前，DILI的诊断属于排他性诊断。主要依据用药史、停用药物后的恢复情况、再用药时反应、实验室检查有肝细胞损伤和（或）胆汁淤积的证据，并排除病毒性肝炎、非酒精性脂肪性肝病、酒精性肝病、自身免疫性肝病及其他遗传代谢性因素（Wilson病、血色并及α1-抗胰蛋白酶缺乏症等）引起的肝损伤。

当临床诊断有困难时，可采用国际上常用的RUCAM评分系统诊断（表3-18-5）。

（六）治疗

DILI的首要治疗措施是及时停用导致肝损伤的可疑药物。应充分权衡停药后引起原发病进展和继续用药导致肝损伤加重的风险，尽量避免再次使用可疑药物及同类药物。轻度DILI在停药后多可短期内自行恢复。对于重度DILI患者，应卧床休息，进行对症支持治疗，并应用具有解毒和抗炎保肝的药物。

还原型谷胱甘肽可以通过抗氧化、清除自由基减轻肝损伤。重型患者可应用N-乙酰半胱氨酸治疗。甘草类药物如异甘草酸镁有抗炎保肝的作用，可用于治疗ALT明显升高的急性肝细胞损伤型或混合型DILI。胆汁淤积型DILI可使用熊去氧胆酸或S-腺苷蛋氨酸治疗。糖皮质激素应用于DILI治疗时应充分权衡治疗获益和潜在风险。

对于出现肝性脑病和严重凝血功能障碍以及失代偿性肝硬化的患者，可考虑肝移植。

（七）预后及预防

多数患者及时停药后预后良好，少数患者肝损严重或病情迁延不愈，预后较差。对于DILI的风险管理应该引起足够重视。医药公司应对药物肝毒性在说明书中给予警示，并在上市后严密监测不良反应，及时上报。医护人员应积极开展遗传学检测，实行个体化用药；遵循临床指南合理用药，并且在用药期间定期进行肝脏生化学检测；加强安全用药的公众健康教育，特别是要消除中药、中成药、保健品及膳食补充剂无肝毒性的错误认识。

（马　雄　张　珺）

表 3-18-5 RUCAM 评分系统

药物：______ 初始 ALT：______ 初始 ALP：______ R 值 =（ALT/ULN）/（AST/ULN）= ______

肝损伤类型：肝细胞型（R≥5），胆汁淤积型（R≤2），混合型（2 < R < 5）

	肝细胞型		胆汁淤积型或混合型		评分
1. 药物治疗与发生肝损伤的时间关系					
	初次用药	再次用药	初次用药	再次用药	
从用药开始	5 ~ 90 日	1 ~ 15 日	5 ~ 90 日	1 ~ 90 日	+2
	< 5 日或 > 90 日	> 15 日	< 5 日或 > 90 日	> 90 日	+1
从停药开始	≤15 日	≤15 日	≤30 日	≤30 日	+1
注：若肝损伤反应出现在开始服药前，或停药后 > 15 日（肝细胞损伤型）或 > 30 日（胆汁淤积型），应考虑肝损伤与药物无关，不继续进行后续评分					
2. 停药反应	ALT 在峰值和 ULN 之间的变化		ALP 或 TBil 在峰值与 ULN 间的变化		
停药后	8 日内下降≥50%		/		+3
	30 日内下降≥50%		180 日内下降≥50%		+2
	/		180 日内下降≤50%		+1
	无资料或 30 日后下降≥50%		不变、上升或无资料		0
	30 日后下降 < 50% 或再次升高		/		−2
3. 危险因素					
饮酒或妊娠	有				+1
	无				0
年龄	≥55 岁				+1
	< 55 岁				0
4. 伴随用药					
无伴随用药，或无资料，或伴随用药与发病时间不相合					0
伴随用药肝毒性不明，但与发病时间符合					−1
伴随用药已知有肝毒性，且与发病时间符合					−2
伴随用药的肝损伤证据明确（如再用药反应呈阳性，或与肝损伤明确相关）					−3
5. 除外其他肝损病因					
第Ⅰ组（6 种病因）：急性甲型肝炎；HBV 感染；HCV 感染；胆道梗阻；乙醇中毒；2 周内有低血压、休克或肝脏缺血史 第Ⅱ组（2 类病因）：合并自身免疫性肝炎、脓毒症、慢性乙型或丙型肝炎、原发性胆汁性胆管炎或原发性硬化性胆管炎等基础疾病；急性 CMV、EBV 或 HSV 感染			排除组Ⅰ和组Ⅱ中的所有病因		+2
			排除组Ⅰ中的所有病因		+1
			排除组Ⅰ中的 4 种或 5 种病因		0
			排除组Ⅰ中的病因少于 4 种		−2
			非药物性因素高度可能		−3
6. 药物既往肝损伤信息					
药物肝脏毒性已在说明书中已注明					+2
药物肝脏毒性未在说明书中标明，但既往有报道					+1
药物肝脏毒性未知					0
7. 再用药反应					
阳性	再次单用该药后 ALT 升高 2 倍		再次单用该药后 ALP 或 TBil 升高 2 倍		+3
可疑阳性	再次联用该药和曾同时应用的其他药物后 ALT 升高 2 倍		再次联用该药和曾同时应用的其他药物后 ALP 或 TBil 升高 2 倍		+1
阴性	再次单用该药后 ALT 升高，但低于 ULN		再次单用该药后 ALP 或 TBil 升高，但低于 ULN		−2
8. 总分意义判定：> 8 分，极可能；6 ~ 8 分，很可能有关；3 ~ 5 分，可能有关；1 ~ 2 分，可能无关；≤0 分，排除 DILI 诊断					

第五节　肝硬化及其并发症

诊疗路径：

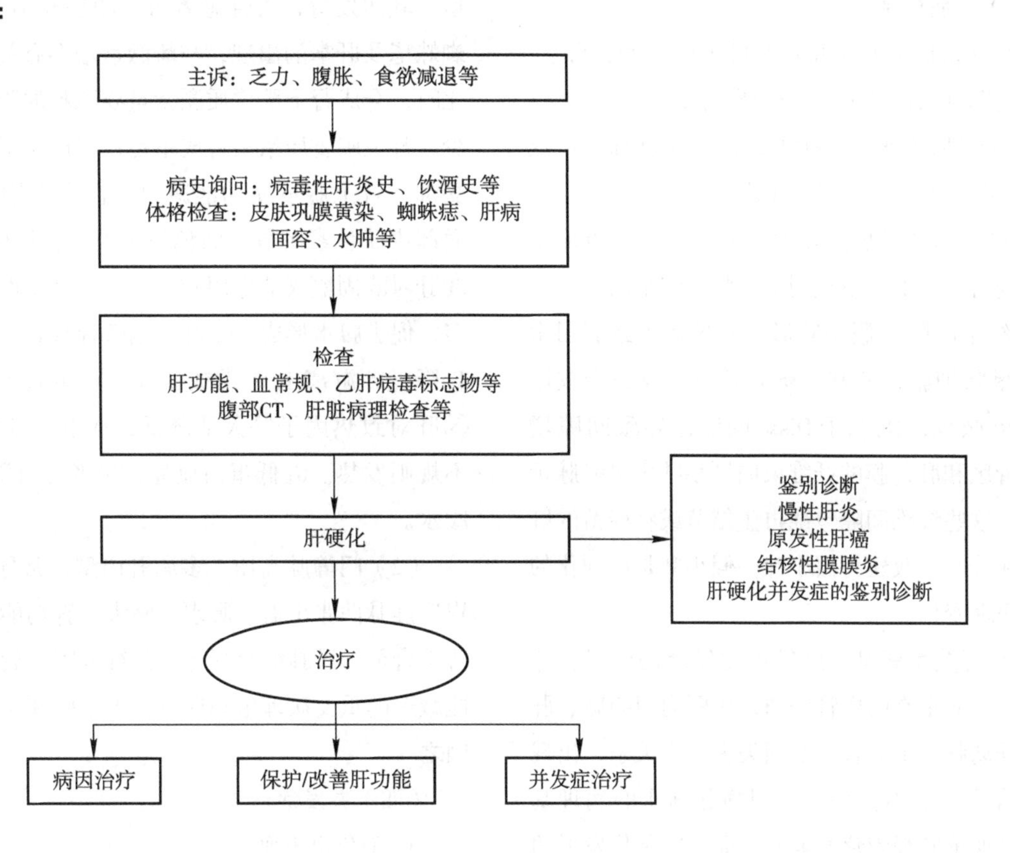

肝硬化（liver cirrhosis）是一种由不同病因长期作用于肝脏引起的慢性、进行性、弥漫性病变的终末阶段肝病。肝硬化是在肝细胞广泛坏死基础上产生肝脏纤维组织弥漫性增生，并形成再生结节和假小叶，导致肝小叶正常结构和血液供应遭到破坏。代偿期无明显症状，失代偿期以门静脉高压和肝功能减退为临床特征，患者常因并发食管－胃底静脉曲张出血、肝性脑病、感染、肝肾综合征、门静脉血栓等多器官功能衰竭而死亡。

（一）病因

1. 病毒性肝炎　HBV、HCV 和 HDV 感染引起的肝炎均可进展为肝硬化。我国的肝硬化患者有一半以上是由 HBV 感染引起。

2. 慢性酒精性肝病　在欧美国家，慢性酒精中毒为肝硬化最常见的原因，而在我国较为少见，但近年来有升高趋势。

3. 非酒精性脂肪性肝病　危险因素有肥胖、糖尿病、高甘油三酯血症等。

4. 胆汁淤积　任何原因引起的肝内、外胆道梗阻、持续胆汁淤积，皆可发展为胆汁性肝硬化。

5. 药物或毒物　长期服用对肝有损害的药物或长期反复接触化学毒物等，均可引起药物性或中毒性肝炎，最后演变为肝硬化。

6. 寄生虫感染　血吸虫感染在我国南方依然存在，血吸虫卵在门静脉分支中堆积，造成嗜酸性粒细胞浸润、纤维组织增生，导致窦前区门静脉高压，在此基础上发展为血吸虫性肝硬化。

7. 遗传和代谢性疾病　由于遗传或先天性酶

缺陷，某些代谢产物沉积于肝，引起肝细胞坏死和结缔组织增生，主要有铜代谢紊乱、血色病、α1-抗胰蛋白酶缺乏症等。

（二）发病机制

肝硬化发展的基本特征是肝细胞坏死、再生、肝纤维化和肝内血管增殖、循环紊乱。

1. 肝细胞坏死　致病因素作用使肝细胞广泛变性、坏死、肝小叶纤维支架塌陷。

2. 再生结节形成　残存的肝细胞不沿着原有支架排列再生，形成不规则结节状肝细胞团。

3. 纤维间隔及假小叶形成　炎症等致病因素激活肝星状细胞，使其增殖和移行，胶原合成增加、降解减少，沉积于Disse间隙，导致间隙增宽。汇管区和肝包膜的纤维束向肝小叶中央静脉延伸扩展，这些纤维间隔包饶再生结节或将残留的肝小叶重新分割，改建为假小叶。假小叶是肝硬化的特征性病理变化。

4. 血管关系紊乱　肝纤维化发展的同时，伴有显著的、非正常的血管增殖，使肝内门静脉、肝静脉、肝动脉三个血管系之间失去正常关系，出现交通吻合支。这不仅是形成门静脉高压的病理基础，也是加重肝细胞营养障碍、促进肝硬化发展的重要机制。

（三）临床表现

1. 代偿期　大部分代偿期肝硬化患者无症状或症状较轻，常在影像学或组织学检查时发现。其他患者可有腹部不适、乏力、食欲减退、消化不良等症状。

2. 失代偿期

（1）肝功能减退期

1）消化吸收不良：为最常见症状，多表现为食欲减退、恶心、厌食、腹胀等。

2）营养不良：一般表现为体重下降、乏力、精神不振等。

3）黄疸：一般表现为皮肤、巩膜黄染、尿色深。

4）出血和贫血：凝血功能障碍常表现为鼻腔、牙龈出血及皮肤黏膜瘀点、瘀斑和消化道出血等。

5）内分泌失调：肝是多种激素转化、降解的重要器官。①肝硬化患者性激素代谢紊乱，常见雌激素增多、雄激素减少。男性患者可有性功能减退、乳房发育，女性患者可有闭经及不孕等表现。蜘蛛痣及肝掌的出现，与雌激素增多有关。②肝硬化时，合成肾上腺皮质激素重要原料的胆固醇酯减少，肾上腺皮质激素合成不足；促皮质素释放因子受抑，肾上腺皮质功能减退，促黑素增加，患者面部皮肤色素沉着、面色晦暗无光，称肝病面容。③肝对醛固酮灭活作用减弱，导致继发性醛固酮增多，促进腹水形成。④肝硬化患者血清总T_3、游离T_3降低，游离T_4正常或偏高；严重者T_4也降低。⑤肝对致热因子等灭活降低，或继发性感染可致不规则发热。⑥低蛋白血症：患者常有下肢水肿、腹水。

（2）门静脉高压　多属肝内型，常导致食管－胃底静脉曲张出血、腹水、脾大、脾功能亢进、肝肾综合征、肝肺综合征等，是继病因之后推动肝功能减退的重要病理生理环节，也是肝硬化的主要死因之一。

（四）并发症

1. 消化道出血

（1）食管－胃底静脉曲张出血　为最常见的并发症。临床表现为突发大量呕血或柏油样便，严重者致出血性休克。门静脉高压是导致曲张静脉出血的主要原因。

（2）消化性溃疡和急性出血性糜烂性胃炎　门静脉高压使胃黏膜静脉回流缓慢，胃十二指肠的屏障功能受损，易于发生胃十二指肠溃疡甚至出血。

（3）门静脉高压性胃肠病　胃黏膜下的动－静脉交通支广泛开放，胃黏膜毛细血管扩张。多为反复或持续少量呕血及黑便。

2. 胆石症　肝硬化患者胆石症发病率约为30%，胆囊及肝外胆管结石较常见。

3. 感染

（1）自发性细菌性腹膜炎（spontaneous peritonitis，SBP）是在肝硬化基础上发生的腹腔感染，是指无明确腹腔内病变来源的情况下发生的腹膜炎，是病原微生物侵入腹腔，造成明显损害引起的感染性疾病，也是肝硬化等终末期肝病患者的常见并发症。由于腹水是细菌的良好培养基，肝硬化患者出现腹水后容易导致本病，致病菌多为来自肠道的革兰氏阴性杆菌。

（2）胆道感染　胆囊及肝外胆管结石所致的胆道梗阻常伴发感染，患者常有腹痛、发热、黄疸等。

（3）肺部、肠道及尿路感染　致病菌以革兰氏阴性杆菌常见。

4. 门静脉血栓或海绵样变　门静脉血栓发生率约10%，如血栓缓慢形成，可无明显临床症状。如突然发生急性完全性阻塞，可出现剧烈腹痛、腹胀、便血及休克；脾迅速增大可伴腹水迅速增加。

门静脉海绵样变（cavernous transformation of the portal vein，CTPV）是指肝门部后肝内门静脉分支部分或完全慢性阻塞后，门静脉主干狭窄、萎缩甚至消失，在门静脉周围形成细小迂曲的网状血管。

5. 肝肾综合征　患者肾无实质性病变，由于严重门静脉高压，内脏高动力循环使体循环血流量明显减少，多种扩血管物质不能被肝脏灭活，引起体循环血管床扩张，肾脏血流不足，因此出现肾衰竭。

（1）临床表现　为自发性少尿或无尿、氮质血症、稀释性低钠血症、尿钠减少。

（2）诊断标准　①肝硬化合并腹水；②急进型血肌酐在2周内升至2倍基线值或＞226 μmol/L，缓进型血肌酐＞113 μmol/L；③停用利尿剂至少2天以上，并经白蛋白扩容后，血肌酐没有改善；④排除休克；⑤近期未使用肾毒性药物或扩血管药物；⑥排除肾实质疾病。

6. 肝肺综合征　在肝硬化基础上，排除原有心肺疾患后，出现呼吸困难、发绀和杵状指（趾）。这与肺内血管扩张和动脉血氧合功能障碍有关，预后较差。

7. 电解质和酸碱平衡紊乱　长期钠摄入不足、利尿、大量放腹水、继发性醛固酮增多均是导致电解质紊乱的常见原因。常表现为低钠、低钾、低氯与代谢性碱中毒，容易诱发肝性脑病。

8. 原发性肝癌　肝硬化特别是病毒性肝炎肝硬化和酒精性肝硬化发生肝细胞肝癌的危险性明显增加。

9. 肝性脑病（hepatic encephalopathy）是由严重肝病或门－体分流引起的，以代谢紊乱为基础，中枢神经系统功能失调的综合征，临床表现轻者仅有轻微的智力减退，严重者出现意识障碍、行为异常及昏迷。肝性脑病是肝硬化最严重的并发症，也是最常见的死亡原因。

（1）病因　肝性脑病的发病机制至今尚未完全阐明，目前仍以氨中毒学说为核心，同时炎症介质学说及其他毒性物质的作用也日益受到重视。肝硬化门静脉高压时，肝细胞功能障碍对氨等毒性物质的解毒功能降低，同时门静脉与腔静脉间侧支循环形成，使大量肠道吸收入血的氨等有毒性物质经门静脉，绕过肝，直接流入体循环并进入脑组织，这是肝硬化肝性脑病的主要病理生理特点。

（2）诱因　肝性脑病最常见的诱发因素是感染，尤以腹腔感染最为重要。此外，消化道出血、大量排钾性利尿、大量放腹水、高蛋白饮食、低血容量、催眠镇静药、麻醉药、便秘等也是肝性脑病的常见诱因。TIPS后肝性脑病的发生率增加，这与术前肝功储备状态、有无肝性脑病病史、支架类型及直径等因素有关。

（3）临床表现　肝性脑病是一个从认知功能正常、意识完整到昏迷的连续性表现。其临床过程分为5期（表3-18-6）。

拓展阅读 3-18-10

中华医学会肝病学分会《肝硬化肝性脑病诊疗指南》（2018）

表 3-18-6 肝性脑病临床分期

分期	别称	临床表现
0 期	潜伏期	无行为、性格的异常，无神经系统病理征，脑电图正常，只在心理测试或智力测试时有轻微异常
1 期	前驱期	轻度性格改变和精神异常，如焦虑、欣快、激动、淡漠、睡眠倒错、健忘等，可有扑翼样震颤；脑电图多属正常
2 期	昏迷前期	嗜睡、行为异常、言语不清、书写障碍及定向力障碍；有腱反射亢进、肌张力增高、踝阵挛及 Babinski 征阳性等神经体征，有扑翼样震颤；脑电图有特征性异常
3 期	昏睡期	昏睡，但可唤醒，醒时尚能应答，常有神志不清或幻觉，各种神经体征持续或加重，有扑翼样震颤、肌张力高、腱反射亢进、椎体束征阳性；脑电图有异常波形
4 期	昏迷期	昏迷，不能唤醒；患者不能合作而无法引出扑翼样震颤；浅昏迷时腱反射和肌张力仍亢进，深昏迷时各种反射消失、肌张力降低；脑电图明显异常

（五）诊断及鉴别诊断

1. 肝硬化诊断

（1）肝硬化诊断的主要依据

1）病史：存在可能引起肝硬化的病因。

2）症状体征：包括前述肝功能减退及门静脉压增高的临床表现。

3）肝功能检查：反映肝细胞受损、胆红素代谢障碍、肝合成功能降低等方面的实验室检查。

4）影像学检查：B 超、CT、MRI 有助于本病诊断。

（2）病因诊断 明确肝硬化的病因对于估计患者预后及制订治疗方案密切相关。

（3）病理诊断 肝活组织检查可明确诊断及病理分类，特别在有引起肝硬化的病因暴露史，又有肝脾大但无其他临床表现、肝功能试验正常的代偿期患者，肝活检常可明确诊断。

（4）肝功能评估 如表 3-18-7 所示。

2. 鉴别诊断

（1）引起腹水和腹部膨隆的疾病 需与结核性腹膜炎、腹腔内肿瘤、肾病综合征、缩窄性心包炎、巨大卵巢囊肿等鉴别。

（2）肝大 应除外原发性肝癌、慢性肝炎、血吸虫病、血液病等。

表 3-18-7 肝功能 Child-Pugh 评分

临床生化指标	分数		
	1	2	3
肝性脑病（期）	无	1～2	3～4
腹水	无	少	多
胆红素（μmol/L）	<34	34～51	>51
白蛋白（g/L）	>35	28～35	<28
PT（>对照秒）	<4	4～6	>6

总分：A 级≤6 分，B 级 7～9 分，C 级≥10 分

（3）肝硬化并发症

1）上消化道出血：应与消化性溃疡、糜烂出血性胃炎等鉴别。

2）肝性脑病等：应与低血糖、尿毒症等鉴别。

3）肝肾综合征：应与慢性肾小球肾炎、急性肾小管坏死等鉴别。

4）肝肺综合征：应与肺部感染、哮喘等鉴别。

（六）治疗

肝硬化治疗应该是综合性的，并且是有针对性的。对于代偿期患者，治疗旨在延缓肝功能失代偿、预防肝细胞肝癌，争取逆转病变；对于失代偿期患者，则以改善肝功能、治疗并发症、延缓或减少对肝移植的需求为目标。

1. 保护和改善肝功能

（1）去除或减轻病因　抗肝炎病毒治疗及针对其他病因治疗。

（2）慎用损伤肝脏的药物　避免使用不必要、疗效不明确的药物，减轻肝脏代谢负担。

（3）维持肠内营养　肠内营养是机体获得能量的最好方式。肝硬化患者常有消化不良，应进食易于消化的食物，以碳水化合物为主，蛋白质摄入量以患者可耐受为宜，同时辅以多种维生素，可给予胰酶助消化。

（4）保护肝细胞　常见保护肝细胞的药物有多烯磷脂酰胆碱、水飞蓟宾、还原性谷胱甘肽及甘草酸二铵等。

2. 腹水的治疗

（1）限制水、钠摄入　氯化钠摄入宜＜2.0 g/d，入水量＜1 000 mg/d，如有低钠血症，则应限制在500 ml 以内。

（2）利尿　常联合使用保钾及排钾利尿剂，即螺内酯联合呋塞米。利尿效果不满意时，应酌情配合静脉输注白蛋白。利尿速度不宜过快，以免诱发肝性脑病、肝肾综合征等。

（3）经颈静脉肝内门腔分流术（transjugular intrahepatic portosystemic shunt，TIPS）是在肝内门静脉属支与肝静脉间置入特殊的金属支架，建立肝内门体分流，降低门静脉压力，减少或消除由于门静脉高压所致的腹腔积液和食管－胃底静脉曲张出血。研究显示，TIPS 不仅降低门静脉压力、缓解腹水，而且能改善尿钠排泄和肾功能。但 TIPS 后肝性脑病发生率为 25%～50%，60 岁以上者风险更高。TIPS 会增加心脏前负荷，既往有心脏病的患者容易诱发心力衰竭。因此，肝性脑病、心肺疾病、肝衰竭、脓毒血症被认为是 TIPS 的绝对禁忌。

（4）排放腹腔积液加输注白蛋白　适用于不具备 TIPS 技术，对 TIPS 禁忌及失去 TIPS 机会时顽固性腹水的姑息性治疗。国外指南建议，一般每放腹腔积液 1 000 mL，补充白蛋白 6～8 g 可以防治大量放腹水后循环功能障碍，提高患者的生存率。

（5）自发性细菌性腹膜炎　确诊后应立即开始经验性抗生素治疗。一般选用肝毒性小、主要针对革兰氏阴性杆菌病兼顾革兰氏阳性球菌的抗生素，并根据治疗反应和药敏结果进行调整。潜在肾毒性抗生素（即氨基糖苷类）不应用作经验性治疗。

3. 食管－胃底静脉曲张出血的治疗和预防　关于食管－胃底静脉曲张出血的治疗和预防，将在“门静脉高压症”一节详细讨论。

4. 肝性脑病的治疗和预防　肝性脑病是终末期肝病患者的主要死因之一，早期识别、及时治疗是改善肝性脑病预后的关键。肝性脑病的治疗依赖于其严重程度分层管理。治疗原则包括及时清除诱因、尽快将急性神经精神异常恢复到基线状态、一级预防及二级预防。

（1）及早识别及去除肝性脑病的诱因

1）预防和控制感染。

2）纠正电解质和酸碱平衡紊乱。

3）改善肠内微生态，减少肠内氮源性毒物的生产和吸收。①止血和清除肠道积血：乳果糖口服导泻，生理盐水或弱酸液清洁灌肠。②防治便秘：可给予乳果糖，以保证每日排软便 1～2 次。同时，乳果糖在结肠内可被分解为乳酸、乙酸而降低肠道 pH。肠道酸化后对产尿素酶的细菌生成不利。③口服抗生素：口服利福昔明可以抑制肠道细菌过度繁殖，减少产氨细菌的数量，减少肠道氨的产生与吸收，从而减轻肝性脑病症状，预防肝性脑病的发生。④微生态制剂：包括益生菌、益生元和合生元等，可以促进对宿主有益的细菌菌株生长，并抑制有害菌群如产脲酶菌的繁殖；改善肠上皮细胞的营养状态、降低肠黏膜通透性，减少细菌易位，减轻内毒素血症并改善高动力循环；还可减轻肝细胞的炎症和氧化应激，从而增加肝脏的氨清除。

4）慎用镇静药及损伤肝功能的药物。

（2）营养支持　传统观点对于肝性脑病患者采取的是严格的限蛋白质饮食。近年发现，80.3% 的肝硬化患者普遍存在营养不良，且长时间过度限制蛋白质饮食可造成肌肉群减少，更容易出现肝性脑病。现在普遍认同的观点是，合理饮食及营养补充（每日进食早餐，给予适量蛋白）有助于提高患者生活质量，避免肝性脑病复发。

（3）促进体内氨的代谢　L-鸟氨酸-L-天冬氨酸是一种鸟氨酸与天冬氨酸的混合制剂，其中鸟氨酸能增加氨基甲酰磷酸合成酶、鸟氨酸氨基甲酰转移酶的活性，也可通过鸟氨酸循环合成尿素而降低血氨水平。天冬氨酸可促进谷氨酰胺合成酶的活性，促进脑、肾利用和消耗氨以合成谷氨酸、谷氨酰胺而降低血氨水平。研究表明，鸟氨酸-L-天冬氨酸可明显降低患者空腹血氨和餐后血氨水平，改善肝性脑病的分级及神经心理学测试结果，缩短患者的住院时间，并提高其生活质量。

（4）调节神经递质

1）氟马西尼：拮抗内源性苯二氮䓬所致的神经抑制，对部分3～4期患者具有促醒作用。

2）支链氨基酸：是一种以亮氨酸、异亮氨酸、缬氨酸等为主的复合氨基酸，竞争性抑制芳香族氨基酸进入大脑，减少假性神经递质的形成。

5. 其他并发症的治疗

（1）胆石症　应以内科保守治疗为主，尤其是肝功能Child-Pugh C级者，应尽量避免手术。

（2）门静脉血栓　包括抗凝、溶栓、TIPS等治疗手段。

（3）肝肾综合征　一旦确诊，患者应及时接受血管收缩药物，并联合白蛋白输注。合理使用血管收缩药物以抵抗内脏动脉血管扩张，改善肾灌注。TIPS有助于减少缓进型转变为急进型，肝移植可同时缓解这两型肝肾综合征。

（4）肝肺综合征　长期氧疗仍然是严重低氧血症患者最常推荐的症状治疗方法。吸氧机高压氧舱治疗适用于轻型、早期患者，可以增加肺泡内氧浓度和压力，有助于氧弥散。肝移植可逆转血管扩张，使氧分压、氧饱和度及肺血管阻力明显改善。

（5）脾功能亢进　以部分脾动脉栓塞和TIPS治疗为主。

6. 肝移植　是对终末期肝硬化治疗的最佳选择，掌握手术时机及尽可能充分做好术前准备可提高手术存活率。

各种原因引起的终末期肝硬化，CHild-Pugh评分＞8分，并有以下一种情况者均可成为肝移植候选人：①不能控制的门脉高压性出血；②发生过自发性腹膜炎；③反复发作性肝性脑病；④顽固性腹水；⑤不可逆的影响生存质量的肝外表现如肝肺综合征、顽固性瘙痒等。

拓展阅读3-18-11

EASL临床实践指南：失代偿性肝硬化患者的管理（2018）

（七）预后

肝硬化的预后与病因、肝功能代偿程度及并发症有关。CHild-Pugh评分与预后密切相关，1年和2年的估计生存率分别为CHild-Pugh A级100%、85%，B级80%、60%，C级45%、35%。

（马　雄　李　尤）

第六节　门静脉高压症

诊疗路径：

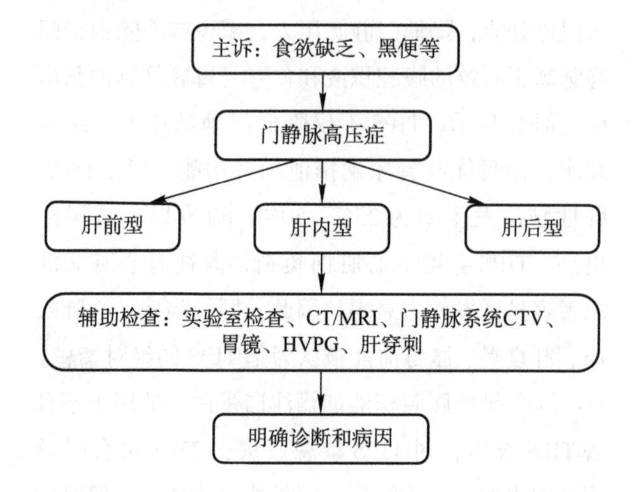

门静脉高压症（portal hypertension，PHT）是指各种原因致门静脉系统血流受阻和（或）血流量增加后使门静脉系统压力升高引起的一组表现复杂的临床症候群。它的病理基础是门静脉压力的病理性增加，一般指门脉压梯度（portal pressure gradient，PPG）即门静脉和下腔静脉之间的压力差增加超过正常上限值5 mmHg（正常门静脉压为1～5 mmHg）。门静脉高压症是慢性肝病最常见而且致命的并发症，主要表现有脾大、门腔静脉侧支循环形成和开放、腹水，常伴发曲张静脉破裂出血、脾功能亢进、肝功能失代偿、肾功能不全、门体脑病和自发性细菌性腹膜炎等。

典型案例（附分析）3-18-6
间断上腹隐痛，食欲缺乏8年，黑便伴头晕6 h

（一）门脉高压症的成因

门静脉高压症分为肝前型（门静脉主干及其属支）、肝内型和肝后型（肝静脉和下腔静脉）。在肝内型，按病理形态的不同又分为窦前性、窦性和窦后性（表3-18-8）。

门静脉高压症最常见的病因是肝硬化，其次是肝血吸虫病，其他病因占不到10%。在我国，由于乙肝患者及乙肝病毒携带者众多，乙肝后肝硬化成为门静脉高压最常见病因。

1. 肝前型门静脉高压症　较少见，发病率<5%。其门静脉压力的增加是由于门静脉入肝之前梗阻而引起，多见于年轻患者。

（1）门静脉血栓形成　是肝前型门静脉高压最常见的病因。成人病因不明确，可能与腹腔感染、腹部外伤、怀孕或其他可能引起高凝状态的疾病有关；幼儿患者常有脐炎或脐导管术的病史。

（2）脾静脉血栓形成　孤立的脾静脉血栓形成的主要原因是慢性胰腺炎或胰腺癌，有时也与腹膜后感染和腹膜后纤维化有关。

（3）先天性门静脉狭窄　儿童患者多见，狭窄可发生在门静脉的任何部位，以肝门和中段最常见。

（4）门静脉外部受压　门静脉或脾静脉受外来肿瘤或假性胰腺囊肿压迫致门脉高压形成。

（5）门静脉系统的动静脉瘘　动静脉瘘可位于肝内或肝外，为先天性或腹部外伤引起，可导致门

表3-18-8　门静脉高压症的病因

分型	病因	分型	病因
肝前型	门静脉血栓		结核病
	脾静脉血栓		淀粉样变性病
	先天性门静脉狭窄		Rendu-Osler病
	门静脉外部受压		血液病的肝浸润
	动静脉瘘		妊娠期急性脂肪肝
肝内型	肝炎肝硬化		肝细胞性肝癌
	酒精性肝硬化		慢性活动性肝炎
	血吸虫病		α_1-抗胰蛋白酶缺乏
	急性和暴发性病毒性肝炎		慢性胆道梗阻
	原发性胆汁性肝硬化		Wilson病
	药物、化学品等的不良反应	肝后型	缩窄性心包炎
	特发性门静脉高压		三尖瓣疾病
	结节性再生性增生		布-加综合征
	多囊性疾病		下腔静脉先天畸形或栓塞

静脉高压、腹水、脾静脉曲张等改变。

（6）脾大 患白血病、淋巴瘤、红细胞增多症等血液病时，由于门静脉血流增多所致脾大可产生门静脉高压症的并发症。

2. 肝内型门静脉高压 为我国门静脉高压症最常见的类型，发病率占90%以上。按病理形态分为窦前性、窦性和窦后性三类，有些疾病可同时引起几个不同部位的损害。

（1）肝炎肝硬化 是窦性和窦后性最常见的病因。特别是HBV和HCV的感染，在我国由以HBV感染导致的肝硬化最为常见。

（2）血吸虫病 为窦前阻塞的常见病因，在我国长江流域多见。虫卵沉积在小门静脉分支引起肉芽肿反应，致其纤维化和管腔闭合，表现为没有肝细胞损伤的门静脉高压症。

（3）原发性胆汁性胆管炎或硬化性胆管炎 该病初期，门静脉高压症的发生与小门静脉受损致窦前性门静脉高压症有关，随着疾病的进展，出现门管纤维化，增加了窦性门脉高压症成分。

（4）药物、化学品、酒精等的不良反应 许多药物和化学品与非硬化性门静脉高压症的发生相关，其中以砷最常见，其他如氯乙烯、甲磺酸丁二醇二酯等。

（5）特发性门静脉高压症 其病因尚不清楚，可能与毒物接触史、感染等有关。有人认为特发性门静脉高压症和原因不明性门静脉血栓是同一疾病的不同部分。

（6）其他 如骨髓增生性疾病、结节再生性增生、孕期急性脂肪肝等也可致肝内型门静脉高压症形成。

3. 肝后型门静脉高压症 发病率1%左右，下腔静脉闭塞性疾病、缩窄性心包炎、慢性右心衰，三尖瓣功能不全等为其中常见原因。

（二）发病机制

1. 门静脉血流血管阻力增加 肝内血管机械阻力增加的原因包括假小叶形成、门静脉或肝静脉内血栓形成等；肝内血管舒缩因子比例失调以及肝血管床对内源性血管收缩因子敏感性增加，是肝内血管动力性阻力增加的原因。

2. 内脏血管舒张、血容量增加和高动力循环 门静脉高压时，一方面由于肝脏对促血管生成因子清除率降低，另一方面胰腺胰高血糖素分泌增加，通过双机制促使内脏血管生长，常伴有典型的外周血管扩张和体循环高动力综合征。

（三）临床表现

门静脉高压症除其特征性表现外，还应包括肝脏原发疾病的表现，原发疾病的特殊表现有助于病因诊断。

1. 一般性表现

（1）症状 食欲减退、恶性、呕吐；腹泻或便秘；腹痛、腹胀；反流性食管炎等。

（2）体征 面色晦暗、贫血状慢性病容；黄疸；发热；水肿；肝脏肿大；肝掌、蜘蛛痣及毛细血管扩张；男性睾丸发育和睾丸萎缩；女性性腺变化。

2. 特征性变现

（1）脾大 是本病的主要表现之一，也是临床最早发现的体征，被认为是诊断门静脉高压症的必备条件；脾功能亢进表现为白细胞计数减少、增生性贫血和血小板数量降低。

（2）腹水 可突然或逐渐发生。前者常有诱因，如上消化道大出血，此时肝功能多迅速恶化，血浆白蛋白明显下降，去除诱因后腹水较易消除。后者常无明显诱因，数月后发现腹水并持续增加，如果原发病不得到根本治疗则很难消除。

（3）门体侧支循环的建立和开放 是门静脉高压症的独特表现，其最常见、最严重的表现是食管－胃底静脉曲张破裂出血；另外，可出现门体分流性脑病、腹壁脐周静脉曲张等。

（四）辅助检查

1. 实验室检查

（1）血常规 血红蛋白降低、红细胞比容降低常提示持续失血或贫血；全血细胞数量减少提示脾功能亢进。

（2）凝血功能 凝血酶原时间延长或国际标准化比值（INR）延长提示肝脏合成功能障碍，肝细胞损伤严重。

（3）肝功能 肝酶活性升高提示肝细胞损伤；血清胆红素升高程度和肝脏功能受损程度相关；白蛋白水平降低，球蛋白水平增高，甚至两者的比例倒置；碱性磷酸酶及转肽酶与胆管受损、胆汁淤积相关。

（4）血清标志物 病毒性肝炎抗原、抗体检测，病毒DNA、RNA水平检测，以及抗核抗体、抗线粒体抗体、α-抗胰蛋白酶水平检测等，为找出门静脉高压症的病因提供了线索。

2. 其他检查

（1）超声检查 是一种首选的初步手段，可以显示门静脉系统及其主要侧支循环系统，可对肝脏形态学及门脉高压时门静脉血流状态进行评价和测定。

（2）内镜检查 上消化道内镜检查对怀疑门静脉高压的患者是必需的，其可清晰地显示食管静脉曲张程度、范围及特点，同时能显示是否有胃底血管曲张及门脉高压性胃病。

图3-18-5
门静脉高压胃镜表现

（3）上消化道造影 通常用于不能进行内镜检查者。门脉高压时，其可显示主动脉弓以下食管黏膜呈虫蚀样或串珠样充盈缺损。

（4）CT检查 可清晰显示肝及脾形态变化（图3-18-1）。CT血管造影（CTA）可显示门静脉系统有无扩张、血栓及各侧支血管的形态变化。

（5）MRI检查 可以同CT一样清晰显示肝外形、腹水、脾大、门静脉及其属支情况。通过MRI血管造影（MRA）可以更清晰地了解肝内外门静脉血管的变化。

（6）门静脉压力测定 门静脉压力梯度（PPG）超过阈值10 mmHg可出现静脉曲张，超过阈值12 mmHg出现并发症，PPG值介于6～10 mmHg时，处于门静脉高压的亚临床期。肝静脉导管术可以测量肝静脉楔压和自由肝静脉压，两者之差为肝静脉压力差（hepatic venous pressure gradient，HVPG），是首选的估计门静脉压力的技术。

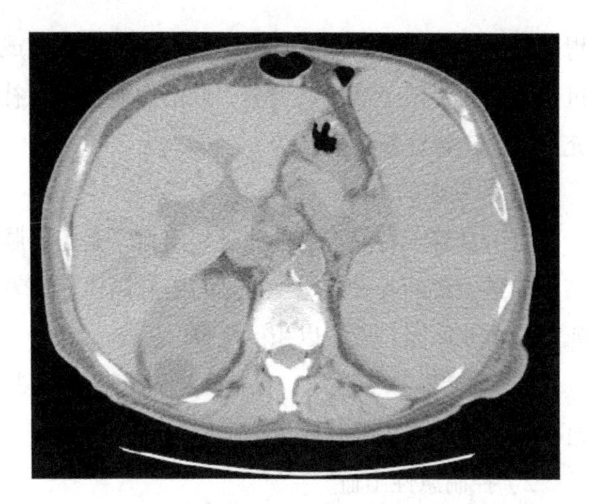

图3-18-1 CT下肝硬化门脉高压症患者的肝脾表现

（7）肝穿刺 超声引导下或腹腔镜直视下肝穿刺，取肝组织做病理检查，对门静脉高压症明确病因有重要价值。

（五）临床诊断

门静脉高压症的确诊需通过测量门静脉和下腔静脉之间的压力差，其超过正常上限5 mmHg即可诊断门静脉高压，临床上常根据患者的临床表现。除确诊为门脉高压症外，还需进一步判定造成门脉高压的原发病因，评估门脉高压的严重程度、肝脏病变的严重程度。

（六）鉴别诊断

除对肝硬化的病因鉴别外，主要是针对特征性临床表现如脾脏肿大、消化道出血及腹水的鉴别，必要时做肝活检明确病因。

（七）治疗方案

对门静脉高压症的治疗主要涉及尽早的病因治疗、一般对症治疗、预防并发症治疗，以及并发症出现后的治疗。

1. 病因治疗 如病毒性肝炎应尽早适时进行抗病毒治疗，血吸虫患者抗血吸虫治疗。尽早消除或控制病因是减少门静脉高压症发生的根本。

2. 一般对症治疗 患者应注意休息，予高热量易消化的食物，避免坚硬粗糙、辛辣食物对食管胃黏膜造成的伤害，严禁饮酒。对于出现并发症或进食不足者，给予静脉高营养；低蛋白血症静脉补充蛋白质、输注新鲜血浆等。

3. 并发症的治疗

（1）食管－胃底静脉曲张破裂出血 是门静脉高压症最主要的并发症之一，是门静脉高压症患者死亡的主要原因，应予以积极抢救。

1）重症监护：卧床、保持气道通畅、补充凝血因子、迅速建立静脉通道，密切监测生命体征。

2）控制急性出血

① 血管活性药物：一旦怀疑食管胃底静脉破裂出血，应立即静脉给予下列缩血管药物，诊断明确后继续用 3～5 d。常用药物有 14 肽生长抑素，首剂 250 μg 静脉推注，继以 250 μg/h 持续静脉滴注；其同类药物 8 肽（奥曲肽），首剂 100 μg 静脉推注，继以 25～50 μg/h 持续静脉滴注，必要时剂量加倍；特利加压素静脉注射，1～2 mg，每 6～8 h 1 次；垂体后叶素（VP）0.4 U/min 静脉滴注。VP 不良反应多，有腹痛、血压升高、心绞痛等，有心血管疾病者禁用。

② 气囊压迫术：常用于药物止血失败者，为进一步内镜治疗创造条件。压迫时间不宜 > 24 h，否则易导致黏膜糜烂。

③ 内镜治疗：血流动力学稳定者应立即做急诊内镜检查。如果仅有食管静脉曲张，还在活动性出血者，应予以内镜下注射硬化剂止血；如果已无活动性出血，可用皮圈进行套扎。

④ 急诊手术：上述急症治疗后仍出血不止，患者肝脏储备功能胃 Child–PughA 级者可行断流术。

⑤ 介入治疗：上述患者如无手术条件可行经颈静脉肝内门体分流术（TIPS），作为挽救生命的措施。

3）预防再出血

① 内镜治疗：首选套扎，套扎后较小的曲张静脉可用硬化剂注射。

② 药物治疗：非选择性 β 受体阻滞剂，常用药物有普萘洛尔，通过收缩内脏血管、降低门静脉血流量而降低门静脉压力；联合扩血管药物 5–单硝酸异山梨醇，通过降低门脉阻力增加其降低门静脉压力的效果，疗效优于单用普萘洛尔。近期报道卡维地洛 6.25～12.5 mg/d 的疗效优于普萘洛尔。

③ 外科减压：如果患者为代偿期或 Child A 级肝硬化伴脾功能亢进，在药物或内镜治疗失效时也可考虑做分流术或断流术。

④ TIPS：用于药物、内镜治疗失败且反复出血的 Child–Pugh A 级或 B 级患者。HVPG > 20 mmHg 患者的出血，不易被药物和内镜治疗控制，应在早期行 TIPS。

⑤ 肝移植：终末期肝病伴食管静脉反复出血是肝移植的适应证。

（2）腹水 见第四部分第五章第五节肝硬化及其并发症治疗。

（八）预防

门静脉高压症的一级预防是针对病因的治疗，可以阻止各种慢性肝病发展为肝硬化。

（马 雄 刘巧燕）

第七节 肝 脓 肿

诊疗路径：

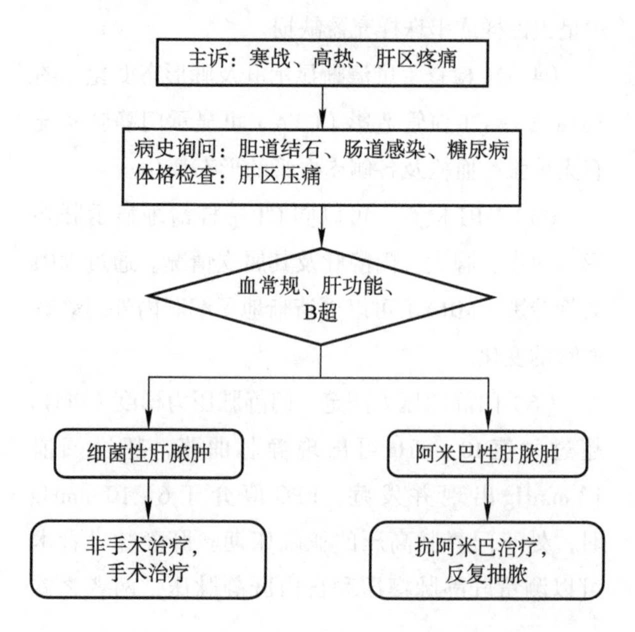

肝脓肿是细菌、真菌或溶组织阿米巴原虫等多种病原微生物引起的肝实质内单发或多发的化脓性病变，临床上以细菌性肝脓肿和阿米巴性肝脓肿最为常见。二者均可表现为发热、肝区疼痛、肝大，但在病因、临床表现和治疗等方面有所不同。

一、细菌性肝脓肿

（一）病因

细菌性肝脓肿是指由化脓性细菌侵入肝脏形成的肝内化脓性感染灶。发病年龄多见于50～70岁。肝脏有门静脉和肝动脉双重血液供应，由于胆道系统和肠道相通，因而增加了肝内感染的可能性。随着免疫抑制患者数量的增加，机会性感染引起肝脓肿的比例也在不断升高。

细菌侵入肝内的途径有：

1. 胆道　胆道蛔虫症、胆管结石等并发化脓性胆管炎时，细菌沿胆管上行，是引起细菌性肝脓肿的主要原因。也与手术、内镜或放射学方法治疗肝胆系统疾病有关，如胆胰恶性疾病中胆管支架植入术。也可发生于硬化性胆管炎和先天性胆道畸形。

2. 肝动脉　体内任何部位发生化脓性病变，细菌均可经肝动脉侵入肝，如化脓性骨髓炎、中耳炎、痈等。

3. 门静脉　门静脉毒血症可继发于盆腔或胃肠道感染，导致门静脉炎或者门静脉脓毒性栓塞，如坏疽性阑尾炎、痔核感染、菌痢、炎症性肠病等，细菌可经门静脉进入肝内。

此外，肝毗邻感染病灶的细菌可循淋巴系统侵入。在开放性肝损伤时，细菌可随致伤异物、破裂的小胆管或创口直接侵入肝脏而引发脓肿。有一些原因不明的称之为隐源性肝脓肿，可能与肝内已存在的隐匿病变有关。在机体抵抗力减低时，病原菌在肝内繁殖而成为肝脓肿，有报道隐源性肝脓肿约25%伴有糖尿病。细菌性肝脓肿70%～83%发生于肝右叶，这与门静脉分支走向有关。左叶者占10%～16%；左右叶均有脓肿者占6%～14%。脓肿多单发且大；多发者较少且小。

（二）病原学

致病菌以革兰氏阴性菌最多见，其中2/3为大肠埃希菌。革兰氏阳性菌以金黄色葡萄球菌最常见，感染常为混合性。胆管源性或门脉系统播散者以大肠杆菌为最常见，其次为厌氧性链球菌。肝动脉播散或者“隐源性”者，以葡萄球菌尤其是金黄色葡萄球菌为常见。

（三）临床表现

一般起病比较急，主要表现为寒战、高热，肝区疼痛，全身症状。常见的合并症有糖尿病、胆道疾病、恶性疾病或免疫抑制状态。

1. 寒战、高热　是最常见的症状。体温可达39～40℃，热型为弛张热，伴有大量出汗、脉率增加等感染中毒症状。

2. 肝区疼痛　呈持续性钝痛或胀痛，系肝大引起肝包膜急性膨胀所致。若炎症刺激横膈或向胸部扩散，亦可出现右肩放射痛或胸痛等。

3. 全身症状　主要表现为恶心、呕吐、乏力、食欲减退等。因肝脓肿对机体的营养消耗大，患者可在短期内出现重病消瘦面容。

（四）体征

肝区压痛和肝大最为常见。右下胸部和肝区可有叩击痛，增大的肝有压痛。如脓肿在肝前下缘比较表浅部位时，可伴有右上腹肌紧张和局部明显压痛；脓肿巨大时，右季肋部或上腹部饱满，局部皮肤可出现红肿、皮温升高，甚至局限性隆起。肝脓肿严重时或并发胆道梗阻者，可出现黄疸。

（五）辅助检查

实验室检查白细胞计数和中性粒细胞百分比明显升高，部分患者有贫血。大部分患者有红细胞沉降率增快，部分患者可出现肝功能异常。抽吸脓液培养的阳性率达70%～90%。X线检查有时可见肝阴影增大，右侧横膈抬高，可伴有反应性胸膜炎或胸腔积液。B超可作为首选的检查方法，脓肿早期病灶为不均匀、边界不清楚的低回声区，周围组织水肿可产生较宽的声圈。脓肿液化后可见内部液性无回声暗区，内可见分隔，脓肿壁厚呈强回声，内壁不光滑，病变后方回声增强，超声造影表现为病灶周边及分隔增强，表现为“黑洞征”。B超可明确脓肿部位、大小，其诊断符合率在96%以上。CT平扫呈圆形或卵圆形低密度区、病灶边缘多数模糊或部分清晰、密度不均，脓液密度稍高于水，低于正常肝实质，部分病灶内可见气泡。脓肿壁呈稍高于脓腔但低于正常肝的环形带。增强扫描后脓肿壁可呈单环、双环甚至三环。脓肿壁呈密度不规则的环状强化，而脓液不强化，称“环月征”或“日晕征”。多房脓肿示单个或多个分隔，分隔多有强化，呈蜂窝样改变。MRI可在T_1加权像呈圆形或卵圆形低信号，T_2加权像脓腔呈高信号。

（六）诊断

根据感染的病史，临床表现为寒战高热、肝区疼痛、肝大，以及B超或影像学检查结果，即可诊断本病。必要时可在肝区压痛最剧烈处或超声引导下施行诊断性穿刺予以确诊。

（七）鉴别诊断

本病主要与阿米巴性肝脓肿及包虫病肝脓肿鉴别（表3-18-9），其他需要鉴别的疾病有膈下脓肿、肝内胆管结石合并感染、肝癌等。

1. 阿米巴性肝脓肿　常有阿米巴痢疾病史，起病缓慢，病程较长，病情较轻，少见明显毒血症，脓液似巧克力，一般无细菌，但常可见阿米巴滋养体，大便亦可检测出阿米巴滋养体；抗阿米巴治疗有效。

2. 包虫性肝脓肿　常继发于包虫囊肿内感染，可有过敏症状，全身中毒症状较轻，脓肿通常单发伴钙化，脓液为黄色糊状，与包虫内囊皮混合。包虫试验阳性，抗包虫药物治疗部分有效。

3. 右膈下脓肿　常有溃疡病穿孔、阑尾穿孔等腹膜炎史，或发生于腹部手术后。通常全身症状略轻于细菌性肝脓肿，但右肩牵涉痛较明显，深吸气时尤重。X线检查右膈下横膈升高，膈肌运动受限。仔细的超声检查可鉴别肝内或肝外脓肿。

4. 肝内胆管结石合并感染　较难鉴别，但通常其临床症状较轻，超声检查有助于肝内结石的诊断。

5. 伴癌性高热的肝癌　早期细菌性肝脓肿尚未完全液化者，有时需与伴癌性高热的肝癌作鉴

表3-18-9　不同原因肝脓肿鉴别诊断要点

诊断要点	细菌性肝脓肿	阿米巴性肝脓肿	包虫性肝脓肿
病史	常继发于胆道感染或其他全身细菌性感染	有阿米巴痢疾病史	常继发于包虫囊肿内感染
症状	起病急骤，全身中毒症状明显	起病较缓慢、病程较长	起病缓慢、病程长，可有过敏症状，全身中毒症状较轻
体征	肝大不明显，多无局限性隆起	肝大显著，可有局限性隆起	右肋缘略鼓出或上腹部右局限性隆起
脓肿	较小，常为多发性，边缘不规则	较大，多数为单发性，圆形或椭圆形	通常较大，多为单发伴钙化
脓液	多为黄白色脓液，涂片和培养有细菌	呈巧克力色，无臭味，可找到阿米巴滋养体	多为黄色糊状，与包虫内囊皮混合
血象	白细胞计数和中性粒细胞百分比均明显升高	嗜酸性粒细胞计数可增加	嗜酸性粒细胞及中性粒细胞均可升高，包虫试验阳性
血清学	细菌培养阳性	若无混合感染，细菌培养阴性	细菌培养可呈阳性，多为混合感染
粪便检查	无特殊发现	部分患者可找到阿米巴滋养体	无特殊发现
诊断性治疗		抗阿米巴药物治疗有效	抗包虫病药物治疗部分有效

别。通常肝癌引起的肿瘤热多无寒战，常有肝炎、肝硬化背景，可伴有AFP升高，超声可见有明显边界、有包膜的实质性包块。其他定位诊断方法亦有助于鉴别。

6. 右下肺炎 亦可出现与肝脓肿相似的症状，但通过胸部X线与肝脏超声检查不难鉴别。

（八）并发症

细菌性肝脓肿如得不到及时、有效的治疗，脓肿可向肝内或邻近脏器浸润引起相应的并发症，如肝脓肿穿破胆道；右肝脓肿向膈下间隙穿破可形成膈下脓肿；穿破膈肌而形成脓胸，甚至支气管胸膜瘘；脓肿同时穿破胆道，则形成支气管胆瘘。左肝脓肿可穿入心包发生心包积脓，严重者可引起心脏压塞。脓肿可溃入腹腔而形成腹膜炎。有少数病例，脓肿穿破入胃、大肠，甚至门静脉、下腔静脉；若脓肿同时穿破门静脉和胆道，大量血液经胆道进入十二指肠而表现为上消化道出血。

（九）治疗

1. 非手术治疗 对急性期肝局限性炎症，脓肿尚未形成或多发性小脓肿，应行非手术治疗。

（1）积极治疗原发病灶。

（2）应用抗生素。未明确致病菌前，先根据肝脓肿的常见病原菌选用能覆盖革兰氏阳性菌及革兰氏阴性菌的广谱抗生素，该病多合并厌氧菌感染，应加用抗厌氧菌药物。根据细菌培养和药敏试验及时调整用药。遵循足量、全程的用药原则，防止耐药菌株的产生。

（3）加强全身对症支持治疗，给予充分营养和能量，纠正水、电解质紊乱。对合并糖尿病的患者应及时控制血糖。

（4）单个较大的脓肿可在B超引导下经皮肝穿刺引流并反复冲洗后注入抗生素。B超下穿刺可多次进行，必要时介入置管引流，待每日引流量 < 50 mL或脓腔直径 < 2 cm后即可考虑拔管。多数肝脓肿可经非手术疗法治愈。

2. 手术治疗

（1）脓肿切开引流 适用于较大脓肿估计有穿破可能或已穿破引起腹膜炎、脓胸者，或胆源性肝脓肿需同时处理胆道疾病者；或慢性肝脓肿非手术治疗难以奏效者。脓肿切开有经腹腔和腹膜外两种途径。近年来由于B超引导下穿刺引流的应用，经腹膜外脓肿切开引流已较少应用。

（2）肝叶、段切除术 适用于慢性厚壁肝脓肿和脓肿切开引流后脓肿壁不塌陷、留有无效腔或窦道长期不愈，胆瘘或存在肝内胆管结石合并左外叶多发性肝脓肿等其他肝疾病需要切除累积的肝叶或段。

二、阿米巴性肝脓肿

阿米巴性肝脓肿是肠道阿米巴感染的并发症，绝大多数单发，临床表现与细菌性肝脓肿相似。治疗上首先考虑非手术治疗，以抗阿米巴药物、反复穿刺抽脓以及全身支持疗法为主。大多数可获得良好疗效。手术治疗原则与细菌性肝脓肿基本相同。

（马 雄 姜 畔）

第八节　原发性肝癌

诊疗路径：

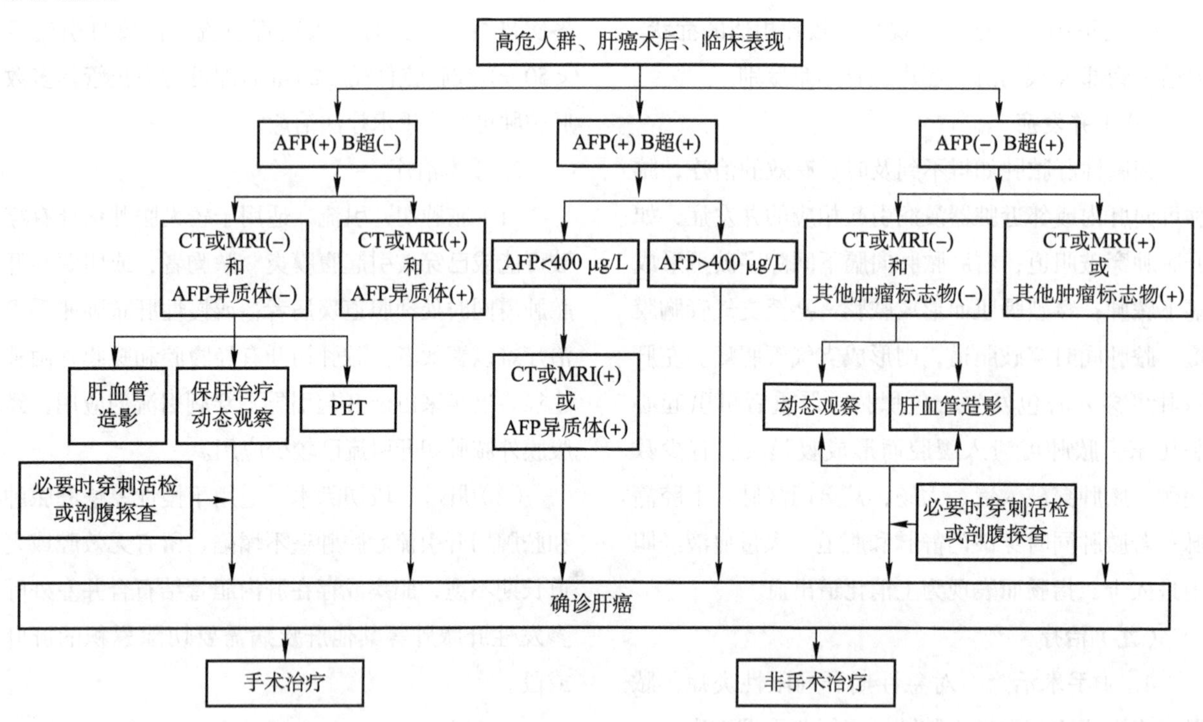

原发性肝癌（primary hepatic carcinoma，PHC）是我国常见的恶性肿瘤，发病率居肿瘤的第四位，严重威胁着我国人民的生命和健康。原发性肝癌可分为源于肝细胞的肝细胞癌（hepatocellular carcinoma，HCC）和源于胆管上皮的胆管细胞癌（cholangiocarcinoma），以及两者混合型肝癌，其中HCC最常见，占90%以上。本节主要论述肝细胞癌。

（一）流行病学

原发性肝癌是世界范围内最常见的10种恶性肿瘤之一。就全球而言，在各种肿瘤致死原因中，肝癌在男性列第5位，女性列第8位。但肝癌的发病有着明显的地区性，其中东南亚、非洲撒哈拉以南、西太平洋地区、南非及中非等国家和地区是肝癌的高发区。在我国，东南地区高于西北地区，沿海高于内陆，沿海岛屿和江河海口高于沿海其他地区。原发性肝癌可发生于任何年龄，男性比女性多见，为（2~6）：1；越是肝癌高发地区，患者中位年龄越低。

（二）病因

目前认为肝癌发病有多因素，发病机制复杂，受环境和遗传双重因素影响。在我国，乙型肝炎病毒（HBV）感染是肝癌发生的主要致病因素，其他危险因素包括黄曲霉素、饮水污染等。

1. 肝硬化　不同病因的肝硬化都可能进展成肝癌，肝细胞的发育不良可能是中间步骤。在我国，有高达90%以上的肝癌合并肝硬化。肝硬化发展成肝癌的过程大致是：肝细胞变性坏死后，间质结缔组织增生，纤维间隔形成，残留肝细胞结节状增生（假小叶形成）。反复的肝细胞损伤和增生过程中，增生的肝细胞可能发生间变或癌变，损害越重，增生越明显，癌变率越高。

2. 病毒性肝炎

（1）乙型肝炎病毒（HBV）　在全世界范围内，HBV感染占肝癌致病因素中的80.0%以上，尤其是在东亚和非洲地区。目前，具体致癌机制不明，主要包括病毒DNA整合入肝细胞基因组后可激活一系列癌基因；HBV持续感染引起的炎症、坏死及再生本身可能使某些癌基因激活，并改变肝细胞遗传的稳定性，导致细胞突变率增加。一般认为HBV致癌循着急性肝炎→慢性肝炎→肝硬化→肝癌这一过程。

（2）丙型肝炎病毒（HCV）　在日本、意大利和西班牙，HCV是肝癌最常见的致病因素。与HBV的致病过程相比，HCV并不与宿主的基因整合，但可能与诱发慢性肝炎和肝硬化致病有关。

（3）黄曲霉素（aflatoxin，AF）　主要是黄曲霉素B1（AFB1）。在非洲和亚洲，长期暴露于黄曲霉素污染的环境中是发生肝癌的重要因素，且HBV与AFB1在肝癌的发病机制中有协同作用。

（4）其他因素　其他遗传代谢性疾病包括血色病、α_1抗胰蛋白酶缺乏症、Ⅰ型遗传性酪氨酸血症、Ⅰ型糖原贮存症伴发肝癌的发生率增高。此外，还有寄生虫、营养、饮酒、肥胖、糖尿病、非酒精性脂肪肝、遗传等与人类肝癌的关系，尚在研究中。

（三）病理组织学

1. 按病理形态　分为巨块型、结节性和弥漫型。

2. 按肿瘤大小　新的分类为微小肝癌（直径≤2 cm）、小肝癌（>2 cm，≤5 cm）、大肝癌（>5 cm，≤10 cm）和巨大肝癌（>10 cm）。

3. 按组织学类型　分为肝细胞癌、胆管细胞癌和混合型三类，其中肝细胞癌最多见，占91.5%；其次是胆管细胞癌，占5.5%；混合型占3.0%。

4. 按癌细胞分化程度　分为四级：Ⅰ级为高度分化；Ⅱ、Ⅲ级为中度分化；Ⅳ级为低度分化。一般以中分化多见。

肝癌在发展过程中很容易侵犯门静脉分支，形成门静脉癌栓，引起肝内播散；也可通过血液及淋巴途径向肝外转移至肺、骨、肾、肾上腺及脑等，以肺转移多见；也可直接侵犯结肠、胃等临近脏器及横膈，或发生腹腔种植转移。

（四）临床表现

1. 症状　本病早期缺乏典型的临床表现，如下症状往往为中、晚期肝癌的临床表现。

（1）肝区疼痛　多为持续性隐痛、胀痛或刺痛，以夜间或劳累后加重。疼痛系肿瘤迅速生长使肝被膜紧张所致。肝区疼痛部位与病变部位有密切关系，若肿瘤位于膈顶靠后，疼痛可放射至肩部或腰背部。如突发剧烈腹痛，有腹膜刺激征等急腹症表现时，可能为肝癌结节破裂可能。

（2）全身及消化道症状　主要表现为食欲减退、腹胀、恶心、呕吐、腹泻等，由于这些症状缺乏特异性，常不引起注意。晚期患者可出现贫血、黄疸、腹水及恶病质等。

（3）发热　多为37.5～38℃，个别可高达39℃。发热呈弛张热，抗生素往往治疗无效，而内服吲哚美辛常可退热。发热原因尚不清楚，可能与癌组织出血、坏死，毒素吸收，或癌肿压迫胆管发生胆管炎有关。

（4）癌旁表现（paracarcinoma manifestations）　主要有低血糖、红细胞增多症、高血钙和高胆固醇症；其他可有皮肤卟啉病、女性化、类癌综合征、肥大性骨关节病、高血压、甲状腺功能亢进和皮肌炎等。

（5）其他症状　如发生肝外转移者，可表现为相应部位的症状，如咯血、呼吸困难、呕血、骨痛、偏瘫等。

2. 体征　早期常无明显阳性体征，中晚期主要表现为类似肝硬化体征。

（1）肝大　为中晚期肝癌常见体征，肝呈不对称肿大，质地较硬，边缘不规则，表面有大小不等结节或肿块，可随呼吸上下移动。如肿块位于右肝顶部，可见右膈抬高，叩诊时肝浊音区升高。有时出现胸水。

（2）黄疸 多见于弥漫型肝癌或胆管细胞癌。常由于肿瘤侵犯肝内主要胆管，或肝门部肿瘤压迫，或肝门外转移淋巴结压迫肝外胆管所致。癌肿破入肝内较大胆管，可引起胆道出血、胆绞痛、黄疸等。肝脏广泛受损可引起肝细胞性黄疸。

（3）腹水 呈草黄色或血性。多由于肝硬化或门静脉癌栓引起的门静脉高压症，也可有肝静脉或腔静脉癌栓形成以及腹膜受浸润。癌肿破溃可引起血性腹水。

此外，合并肝硬化者常有肝掌、蜘蛛痣、男性乳房增大、脾大、腹壁静脉曲张、食管胃底静脉曲张以及下肢水肿等。

（五）诊断与鉴别诊断

1. 诊断 肝癌的诊断遵循两个原则。第一个原则是早期诊断。早期肝癌常无明显症状或体征，或临床表现缺乏特异性，因此必须加强肝癌的筛查工作，筛查的对象主要为"高危人群"，主要包括具有HBV和（或）HCV感染、长期酗酒、非酒精脂肪性肝炎、食用被黄曲霉毒素污染食物、各种原因引起的肝硬化以及有肝癌家族史等的人群，尤其是年龄40岁以上的男性风险更大。另一个原则是全面，包括定性诊断和定位诊断。即了解肝癌的位置、大小、有无转移灶，以及与肝内外主要血管和胆管的解剖关系等。前者确立肝癌的诊断，后者指导肝癌的治疗。

（1）肝癌血清标志物

1）甲胎蛋白（α-fetoprotein，AFP）：是当前诊断肝癌常用而又重要的标志物。诊断标准：血清AFP≥400 ng/mL，且排除妊娠、慢性肝炎或活动性肝炎、肝硬化、睾丸或卵巢胚胎性肿瘤等，即可考虑肝癌诊断。约30.0%的肝癌患者AFP并不高，此时检测AFP异质体，若为阳性，有助于提高诊断率。

2）其他血清标志物：异常凝血酶原（PIVKA-Ⅱ）在原发性肝癌中诊断阳性率为55%～75%，敏感性与AFP相同。DCP在AFP阴性肝癌中阳性率可达60%以上，有助于AFP阴性肝癌的诊断。其他血清碱性磷酸酶（ALP）、γ-谷氨酰转肽酶（GGT）、岩藻糖苷酶（AFU）等可能升高，但缺乏诊断特异性。

（2）影像学诊断

1）超声检查：超声可显示肿瘤的部位、数目、大小、形态及肝静脉或门静脉内有无癌栓等，诊断符合率可达90%左右。它具有无创伤、操作简便和在短期内可以重复检查等优点，是目前首选的肝癌诊断方法。通过超声造影可提高肝癌的诊断率，并可发现直径1.0 cm左右的微小癌。

2）CT检查：对肝癌诊断符合率达90%以上，可检出直径1 cm左右的早期肝癌。CT可明确肿瘤的位置、数目、大小、与周围血管和脏器的关系，对后续治疗管理有关键价值。应用CT加肝动脉造影（CTA），有时能显示直径仅2 mm的微小肝癌。

3）MRI检查：对肝良、恶性肿瘤，尤其是血管瘤的鉴别诊断可优于CT，且可作肝静脉、门、腔静脉及胆道重建，有助于发现这些管腔内有无癌栓。结合肝细胞特异性对比剂（Gd-EOB-DTPA）的应用，可提高直径≤1.0 cm肝癌的检出率。

4）选择性动脉造影：对于富血管小肝癌有重要的诊断价值，其分辨率低限约0.5 cm。由于具有创伤性和价格昂贵等缺点，只有在上述各项检查均不能确诊时才考虑采用。

5）肝穿刺活组织检查：B超或CT引导下的肝穿刺活检有助于获得病理诊断，但可能出现假阴性，且肿瘤破裂、出血及癌细胞扩散可能，对诊断困难者可行此项检查；如不能排除血管瘤，应禁止采用。对位于肝脏表面的肿瘤、存在腹膜和肝外转移可能的患者，可行腹腔镜检查。

2. 鉴别诊断

（1）转移性肝癌 此类患者的病情通常发展较缓慢，AFP检查大多为阴性，多无肝炎或肝硬化病史。多数患者有其他脏器原发癌的相应表现或手术史。部分患者血中癌胚抗原（CEA）升高，有助于鉴别诊断。

（2）肝硬化 通常肝硬化患者的病史较长，多有肝炎史。影像学检查可显示为肝占位性病变，尤其是伴有AFP阳性或低度升高时，很难与肝癌相鉴别，应予以注意。

（3）肝良性肿瘤　通常病情发展慢，病程长，患者全身情况好，常不伴有肝硬化。常见有肝海绵状血管瘤、肝腺瘤、局灶性结节性增生等，可借助AFP检查、CT、MRI等鉴别诊断。

（4）邻近器官的肿瘤　如胃、胰腺、胆囊、右肾及右肾上腺等器官的肿瘤，可在上腹部乃至肝区出现肿块。AFP检测、超声、CT、MRI等检查有助于鉴别诊断。少数病例需经剖腹探查才能明确诊断。

（六）肝癌临床分期

肝癌的分期对于预后的评估、合理治疗方案的选择至关重要。影响肝癌患者预后的因素很多，包括肿瘤因素、患者一般情况及肝功能情况。依据我国的实践积累，推荐下述肝癌分期方案（图3-18-2）：包括：Ⅰa、Ⅰb、Ⅱa、Ⅱb、Ⅲa、Ⅲb、Ⅳ期。

目前国际上常采用巴塞罗那分期标准（BCLC），已被美国肝病协会（AASLD）作为HCC管理指南。分期标准如图3-18-3所示。

（七）治疗

1. 手术治疗　是肝癌患者获得长期生存的最重要手段，包括肝切除术和肝移植术。

（1）肝切除　是我国肝癌治疗首选的治疗方式。总体上，肝癌切除后患者的5年生存率为30%～40%，微小肝癌切除术后5年生存率为70%～90%，小肝癌切除术后5年生存率约75%。肝切除基本原则包括：①彻底性，即完整切除肿瘤，切缘无残留肿瘤；②安全性，即保留有足够功能肝

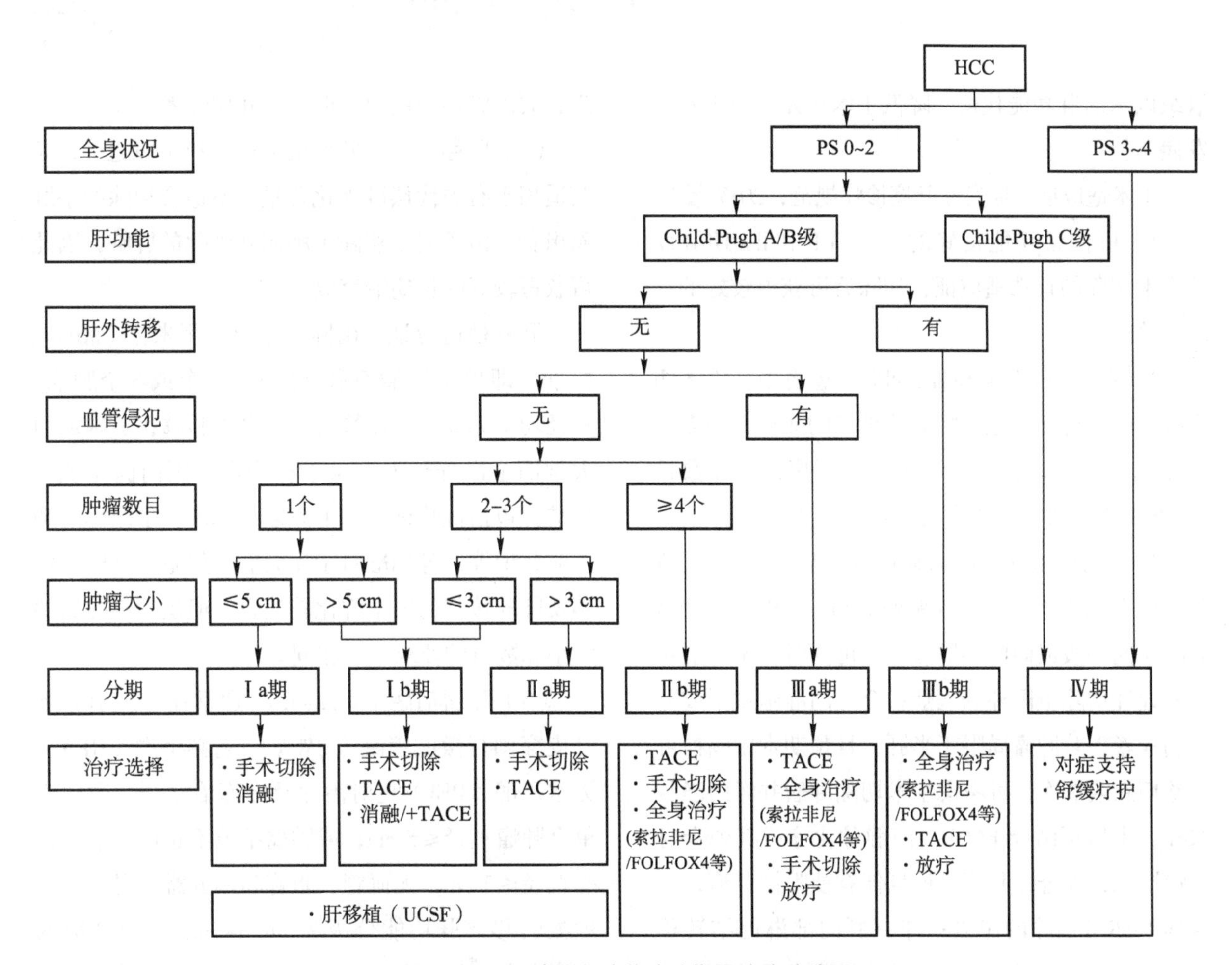

图3-18-2　我国肝癌临床分期及治疗路线图

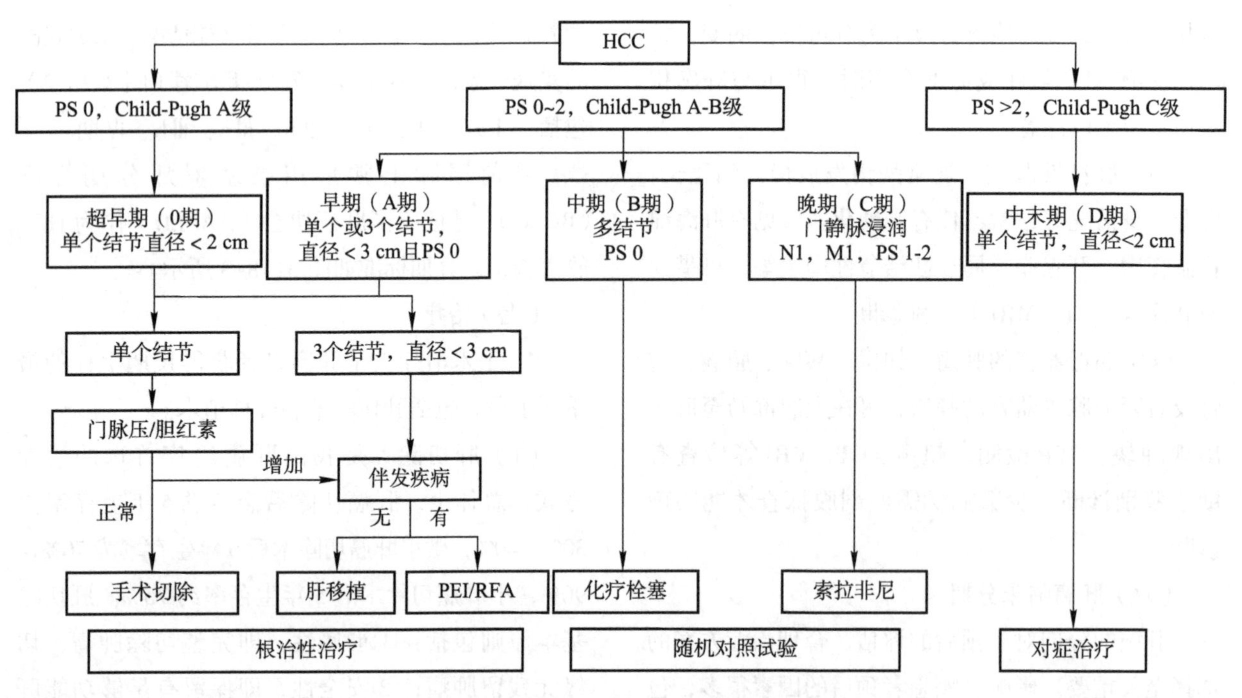

图 3-18-3 BCLC 临床分期及治疗路线图

组织以术后肝功能代偿，降低手术病死率及手术并发症。

手术适应证（原发性肝癌诊疗规范，2017 版）：

1）肝储备功能良好的Ⅰa、Ⅰb 和Ⅱa 期肝癌是手术切除的首选适应证，切除后可获得较好的远期疗效。

2）在部分Ⅱb 期和Ⅲa 期肝癌患者中，手术切除有可能获得比其他治疗方式更好的效果，但需更为谨慎的术前评估。对于多发性肝癌，肿瘤数目≤3 枚的多发性肝癌患者可能从手术获益。

3）对于其他Ⅱb 期和Ⅲa 期肝癌，如有以下情况也可考虑手术切除，如肿瘤数目＞3 枚，但肿瘤局限在同一段或同侧半肝者，或可同时行术中射频消融处理切除范围外的病灶；合并门静脉主干或分支癌栓者，若肿瘤局限于半肝，且预期术中癌栓可完整切除或取净，可考虑手术切除肿瘤并经门静脉取栓，术后再结合 TACE、门静脉化疗或其他全身治疗措施；如合并胆管癌栓且伴有梗阻性黄疸，肝内病灶亦可切除的患者；伴有肝门部淋巴结转移者，切除肿瘤的同时行淋巴结清扫或术后外放射治疗；周围脏器受侵犯，但可一并切除者。

（2）肝移植 是肝癌根治性治疗手段之一，尤其适用于有失代偿肝硬化背景、不适合切除的小肝癌患者。由于完全切除了肿瘤和硬化的肝脏，因此可获得较好的长期治疗效果。

肝移植适应证，国际上主要采用米兰（Milan）标准，即单个肿瘤直径＜5 cm，2 个或 3 个肿瘤，直径均＜3 cm，无血管侵犯或肝外转移；美国加州大学旧金山分校（UCSF）标准等。国内尚无统一标准，包括杭州标准、上海复旦标准、华西标准和三亚共识等，各标准对于无大血管侵犯、淋巴结转移及肝外转移的要求都比较一致，但是对于肿瘤的大小和数目的要求不尽相同。

（3）肿瘤消融（ablation） 通常在超声引导下经皮穿刺行微波消融（MWA）、射频消融（RFA）、无水乙醇（PEI）注射治疗及冷冻治疗等。适用于单个肿瘤直径≤5 cm；或肿瘤结节不超过 3 个、肿瘤直径≤3 cm；无血管、胆管和邻近器官侵犯以及远处转移，肝功能分级为 Child-Pugh A 或 B 级的肝癌患者。具有安全、简便、创伤小、疗效确切的特点，使一些不耐受手术切除的肝癌患者亦可获得根治的机会。

（4）经肝动脉化疗栓塞（TACE）　是肝癌非手术治疗的最常用方法之一，用于治疗不可切除的或作为肝切除术后的辅助治疗，有一定的姑息治疗效果。常用药物有氟尿嘧啶、丝裂霉素、顺铂、卡铂、表柔比星等；常用栓塞剂为碘化油。

（5）放疗　多属于姑息性放疗，适用于肿瘤较局限、无远处广泛转移而又不适宜手术切除者，或手术切除后肝断面有残癌或手术切除后复发者，也可采用放疗为主的综合治疗。

（6）全身治疗　对于没有禁忌证的晚期肝癌患者，全身治疗可以减轻肿瘤负荷，改善肿瘤相关症状，提高生活质量，延长生存时间。

1）分子靶向药物　索拉非尼是唯一获得批准治疗晚期肝癌的分子靶向药物。临床试验已证明索拉非尼对于不同国家地区、不同肝病背景的晚期肝癌都具有一定的生存获益。

2）系统化疗　目前推荐含奥沙利铂的FOLFOX4方案在整体反应率、疾病控制率、生存期方面优于传统化疗药物阿霉素，且耐受性和安全性较好。在我国被批准用于治疗不适合手术切除或局部治疗的局部晚期和转移性肝癌。

3）免疫治疗　肝癌免疫治疗主要包括免疫调节剂［干扰素α、胸腺肽α1（胸腺法新）等］、免疫检查点阻断剂（CTLA-4阻断剂、PD-1/PD-L1阻断剂等）、肿瘤疫苗（树突细胞疫苗等）、细胞免疫治疗（细胞因子诱导的杀伤细胞，即CIK）。

4）中医药　可改善症状，提高机体的抵抗力，减轻放化疗不良反应，提高生活质量。

（7）肝癌并发症的处理　常见并发症有癌结节破裂出血。如全身情况较好、病变局限，在技术条件具备的情况下，可行急诊肝切除治疗。如病情较重，条件不允许，可做肝动脉结扎或肝动脉栓塞术，同时做射频、微波或冷冻治疗，以延长患者生命。

拓展阅读 3-18-12
NCCN肝癌临床实践指南（2020）

拓展阅读 3-18-13
中国临床肿瘤学会（CSCO）原发性肝癌诊疗指南（2018.V1）

典型案例 3-18-7
肝癌病例及分析

（夏　强　薛　峰）

第九节 肝 移 植

诊疗路径：

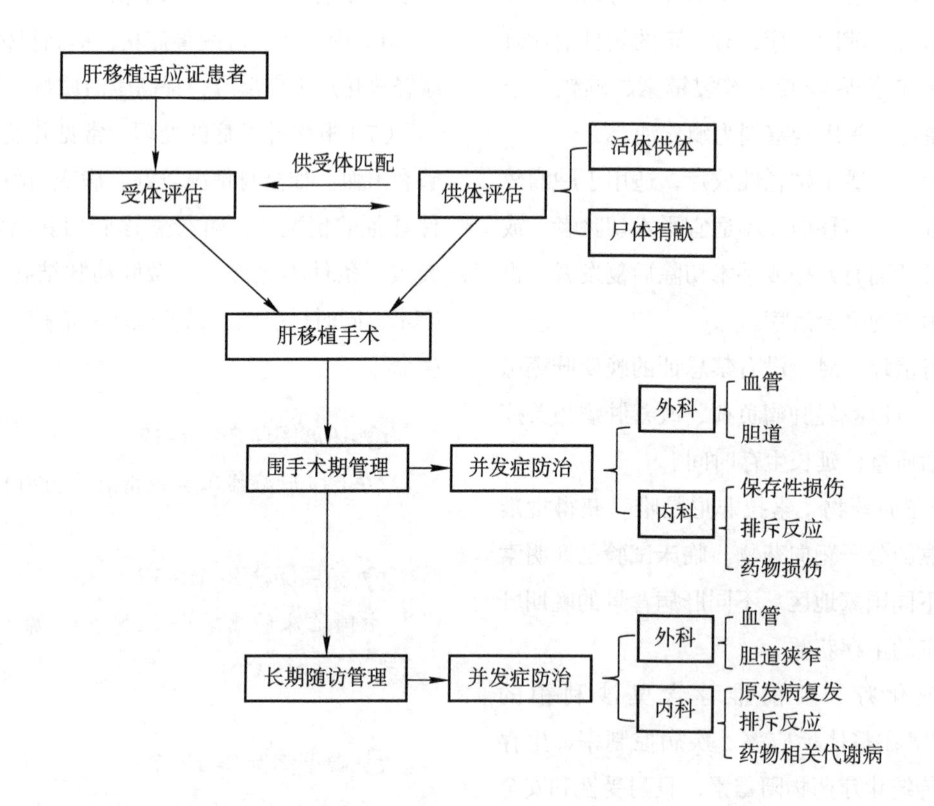

1963年，肝移植之父美国外科医生Starzl教授施行了第一例人体肝移植；1979年，英国科学家Calne教授率先将环孢素应用于肝移植免疫抑制治疗；1989年新型免疫抑制剂FK506应用于临床。这些重要突破进展彻底改变了肝移植徘徊不前的局面，成为肝移植史上重要的里程碑。随着外科操作技术的提高、新型免疫抑制剂的开发应用、器官获取的有效维护和术后合理的移植管理，肝移植已经成为终末期肝病最有效的治疗手段。

（一）适应证和禁忌证

原则上，所有急慢性肝病导致的不可逆、致死性终末期肝病，对药物等其他治疗难以奏效时，都应考虑肝移植。近十几年，来随着外科技术的成熟，移植免疫的进展，有效的预防和控制感染措施，肝移植的适应证也在不断扩大。成人肝移植的主要适应证是不同病因引起的肝硬化，儿童则多见为胆汁淤积性肝病、遗传代谢性疾病及暴发性肝衰竭（表3-18-10）。

肝移植的绝对禁忌证主要包括：获得性免疫缺乏综合征（AIDS）；难以戒除的酗酒或精神性药物滥用者；严重的晚期心脏或肺部等脏器器质性病变；解剖异常影响肝移植；暴发性肝衰竭颅内压（intracranial pressure，ICP）>50 mm Hg或脑灌注压（cerebral perfusion pressure，CPP）<40 mm Hg；血管肉瘤；难以控制的精神病；难以控制的脓毒症。相对禁忌证：受者为高龄患者；有活动性病毒复制的乙型肝炎患者；肝脏肿瘤；门静脉栓塞者；复杂腹部手术的既往史；既往精神病史等。

（二）供者评估和器官分配

移植供肝有两大类来源：去世后的捐献供体和

表 3-18-10 肝移植适应证

成人	儿童
(1)良性终末期肝病 肝炎后肝硬化、酒精性肝硬化、原发性胆汁性肝硬化、继发性胆汁性肝硬化、隐源性肝硬化、原发性硬化性胆管炎、自身免疫性肝炎、非酒精性脂肪性肝炎、药物性肝炎 (2)暴发性肝衰竭 急性病毒性肝炎、药物中毒(如对乙酰氨基酚、中草药等)、妊娠期急性脂肪肝 (3)肿瘤性疾病 巨大肝血管瘤、无远处转移的进展期肝癌(满足 Milan 标准或 UCSF 标准)	(1)胆汁淤积性肝病 胆道闭锁、Alagille 综合征、进行性家族性肝内胆汁淤积症、原发性硬化性胆管炎等 (2)遗传代谢性疾病 1)合并器质性肝损伤：Wilson's 病、Ⅰ型酪氨酸血症、糖原累积症、α1-抗胰蛋白酶酶缺乏症、囊性纤维化、尼曼匹克病、胆汁酸合成障碍、线粒体病等 2)无器质性肝损伤：尿素循环障碍性疾病、家族性淀粉样多发性神经病变、原发性高草酸尿症、Crigler-Najjar 综合征、枫糖尿症、纯合子家族性高胆固醇血症等 (3)暴发性肝衰竭 (4)肝脏肿瘤 肝母细胞瘤、肝细胞肝癌、婴儿型肝脏血管内皮瘤等

活体供体。我国公民去世后的器官捐献可分为三类：国际标准化脑死亡器官捐献、国际标准化心死亡器官捐献，以及中国脑心双死亡标准器官捐献。活体器官捐献在多数国家仅适用于有血缘关系的亲属之间，因此又称为亲体肝移植。供体的医学评估主要有以下关键点：供者临床表现不影响器官功能；移植后器官功能应正常；供者器官无任何传染风险，包括癌症和感染性疾病。

供肝匹配的首要条件是 ABO 血型相同或相容，供-受体身材匹配，两者体重相差在 15% 以内。在美国，移植器官由美国器官资源共享网络(United Network for Organ Sharing，UNOS)根据病情的严重程度进行管理分配。而中国器官移植事业也在逐步完善，器官分配主要遵循区域优先原则和综合评定原则。综合评定原则包括：病情危重优先原则；儿童优先原则；血型相同优先原则；等待顺序优先原则；器官捐献者直系亲属优先原则。

(三)受体评估

受体的术前评估团队应涵盖所有相关学科，包括移植外科、肝病科、营养科、感染科、重症医学科、麻醉科、精神医学科等。如若为儿童肝移植，参与评估的各学科医疗成员还应擅长儿科疾病的临床诊疗。对终末期肝病的严重程度评估，成人肝病患者及年满 12 周岁的儿童患者适用于终末期肝病模型(model for end-stage liver disease，MELD)评分标准；小于 12 周岁的儿童患者适用于儿童终末期肝病(pediatric end-stage liver disease，PELD)评分标准。儿童患者移植前还需要对心肺功能、肾脏功能、营养状况、神经认知、发育等情况进行综合评估。

(四)器官的获取与保存

热缺血损伤与供器官质量密切相关，而热缺血时间是衡量热缺血损伤最直接的标志。目前热缺血时间普遍定义为从功能性热缺血(收缩压至少持续 2 min 低于 50 mmHg，或血红蛋白氧饱和度低于 70%)开始直至冷保存液开始灌洗的时间间隔。一般认为供肝热缺血时间须少于 30 min，供肾热缺血时间须少于 60 min。供器官获取一般采用基于原位冷灌注的快速腹部器官获取技术，特点是降温迅速可靠，主要步骤为在器官表面冷却的同时行主动脉插管，然后采用 2~4℃保存液进行器官灌洗。供肝的保存效果直接影响供肝的质量，威斯康星大学保存液(University of Wisconsin solution，UW 液)和组氨酸-色氨酸-酮戊二酸盐液(histidinetryptophan-ketoglutarate solution，HTK液）是目前国际上应用最广泛的器官冷保存液。

（五）肝移植术式

1. 原位肝移植 按照供肝的静脉与受体下腔静脉的吻合方式不同，可分为经典原位肝移植和背驮式肝移植。经典原位肝移植的切除范围包括病肝和肝后下腔静脉，然后以带有肝后下腔静脉的供肝在受体位缝合，对各脉管系统及胆道进行端端吻合予以重建。而背驮式肝移植则在切除受体病肝时保留其肝后下腔静脉，将供肝上下腔静脉与受体下腔静脉以一定方式吻合，形似受体下腔静脉背着供肝而得名。经典原位肝移植与背驮式肝移植等其他术式相比，其优点是其重建模式符合生理状态，较少形成湍流和流出道梗阻。而背驮式肝移植亦有其优点，患者术中血流动力学更稳定，无须术中行门体分流或体外转流，可减少手术难度、节约手术时间。

2. 劈离式肝移植 是基于肝是功能性分段器官的理论，将完整的尸体供肝分割成2个或2个以上的解剖功能单位，并分别移植给不同受者，达到“一肝两受”或“一肝多受”的目的。劈离式肝移植不仅是拓展尸体供肝池和缓解供肝短缺的重要方法之一，而且能缩短受者等待时间以获得更满意的移植效果。

3. 活体肝移植 是解决供肝短缺的重要手段，常应用于儿童肝移植。活体肝移植的术式主要包括：①左外叶；②扩大左外叶，即左外叶加部分Ⅳ段，带或不带肝中静脉；③左半肝；④右半肝（不带肝中静脉的Ⅴ、Ⅵ、Ⅶ、Ⅷ段）；⑤扩大右半肝，即带肝中静脉的右半肝移植。与其他手术类型相比，活体肝移植主要优势有：①供肝具有良好功能；②更短的冷、热缺血时间，最小的灌注损伤；③能够掌握手术时机。

（六）常见术后并发症

1. 血管并发症

（1）动脉并发症 最常见的动脉并发症为肝动脉血栓，常引起缺血性胆道并发症，后者是术后移植物失功的主要原因之一。

（2）门静脉并发症 主要包括门静脉血栓和门静脉狭窄。门静脉血栓成为肝移植术后的严重并发症。术后早期的门静脉血栓形成可导致急性肝功能恶化，后期的门静脉血栓因侧支循环的建立通常以门脉高压症状为主要表现。门静脉狭窄常发生于门静脉吻合口处，多与吻合缝线收缩过紧、门静脉扭曲或成角等技术性因素有关。

（3）流出道梗阻 包括下腔静脉梗阻、肝静脉回流障碍、架桥血管回流障碍等。梗阻的发生常与流出道狭窄、扭曲成角、血栓形成等因素有关。

2. 胆道并发症

（1）胆瘘 主要包括胆道吻合口瘘与肝切面胆瘘，一般发生在术后早期，在部分肝移植中的发生率高于全肝移植。

（2）胆道狭窄 包括吻合口狭窄与非吻合口狭窄，可行超声或MRCP予以诊断。相较于胆管-空肠吻合，胆管端端吻合术后胆道狭窄发生风险较高。

3. 排斥反应

（1）急性排斥反应 是最常见的排斥反应类型，大多发生在移植后3个月内，以术后7~14天最为多见。术后血清转氨酶、总胆红素、碱性磷酸酶和（或）γ-谷氨酰转移酶升高伴免疫抑制剂浓度偏低常提示急性排斥反应，必要时需行肝穿刺活检予以明确。

（2）慢性排斥反应 是影响移植物长期生存的重要因素之一，部分反复治疗无效者需再次接受肝移植。

（3）移植物抗宿主病（graft-versus-host disease，GVHD） 肝移植术后GVHD较罕见，但致死率很高，临床表现为不明原因发热、腹泻、皮疹、白细胞减少等。结合特征性临床表现、皮肤组织病理学表现、嵌合体检测等有助于诊断的建立。

4. 感染性并发症

（1）巨细胞病毒（cytomegalovirus，CMV）感染 肝移植术后最常见的感染类型之一，可致移植肝 CMV 肝炎并累及多个器官。临床表现无特异性，可出现发热、乏力、白细胞减少、转氨酶升高等症状。

（2）EB 病毒（Epstein-Barr virus，EBV）感染与移植后淋巴增殖性疾病（posttransplant lymphoproliferative disorder，PTLD） 对于大多数 PTLD，EBV 感染在其发病上起着关键性作用。PTLD 在移植术后 1 年内较常见，且多见于 5 岁以内患儿，其在儿童肝移植术后的发病率约为 3%，病死率高达 12%～60%。

（3）乙型肝炎病毒（HBV）感染 可分为 HBV 再感染和新发 HBV 感染，前者主要见于原为乙肝患者的受体，HBV 再感染可导致病毒性肝炎和肝癌的复发，而新发 HBV 感染主要见于接受乙肝核心抗体阳性（抗 HBc+）供肝胆自身抗 HBc 为阴性的患儿。

（4）真菌感染 术后真菌感染可见于各种类型的肝移植，严重的侵袭性真菌感染甚至会危及患者生命。

5. 原发性移植物无功能 常表现为肝移植术后数小时或数日内（一般不超过 2 周）严重的肝功能异常，多与供肝质量差、缺血再灌注损伤、冷缺血时间过长等因素有关，是肝移植术后最严重的并发症。再次肝移植是唯一的治疗选择。

（七）术后管理和免疫抑制治疗

术后管理对移植患者的生存至关重要。肝移植术后应立即将患者转送重症监护室（intensive care unit，ICU），并用人工呼吸机支持 24～48 h，患者要隔离保护，持续监测心电图、氧饱和度、中心静脉压、动脉压、肺楔压等。在免疫抑制治疗上，各中心免疫治疗方案不尽相同，但均首选以钙调磷酸酶抑制剂（calcineurin inhibitor，CNI）类药物为基础、联合糖皮质激素的免疫抑制方案，常用免疫抑制剂见表 3-18-11。免疫抑制剂的使用，虽然大大减少了急性排斥反应，但可能提高感染的风险。同时，还要重视肝移植术后营养支持和血糖控制，离院患者定期随访等，术后管理是一个全面综合的过程，需要医患双方共同配合。

（八）预后

关于成人肝移植，许多大型单中心研究和注册登记的数据显示，成人择期首次肝移植的一年存活率述 90% 左右。欧洲肝移植注册登记的数据报道，

表 3-18-11 肝移植术后常用免疫抑制剂

药物	作用机制	监测	毒性反应
环孢霉素	钙调磷酸酶抑制剂：抑制 IL-2 依赖的 T 细胞活化	血药浓度	肾毒性、神经毒性、高脂血症、高血压、多毛症
他克莫司	和环孢霉素相似	血药浓度	肾毒性、神经毒性、糖尿病
泼尼松	细胞因子抑制剂（IL-1、IL-2、IL-6、TNF、和 IFN-γ）	无	高血压、糖尿病、肥胖、骨质疏松、感染、抑郁、精神病
硫唑嘌呤	通过干扰嘌呤合成抑制 T 细胞和 B 细胞增殖	白细胞计数	骨髓抑制、肝毒性
霉酚酸酯	通过干扰嘌呤合成选择性抑制 T 细胞和 B 细胞增殖	白细胞计数	腹泻、骨髓抑制
西罗莫司	抑制 T 细胞活化和增殖	血药浓度	中性粒细胞减少、血小板减少、高脂血症
鼠 CD3 单抗	封闭 T 细胞 CD3 受体，阻止抗原对其刺激	CD3 阳性细胞计数	细胞因子释放综合征、肺水肿、感染
巴利昔单抗	通过定向拮抗 IL-2 受体，阻断激活的 T 细胞增殖	无	超敏反应

成人肝移植术后5年存活率为66%。相比之下，急性肝衰竭患者接受肝移植的预后较差，1年生存率约70%。儿童肝移植的生存率则更高，术后5年的生存率为80%，总体预后优于成人肝移植受者。绝大多数肝移植受者术后均有较高的生活质量，但依然需要长期服用免疫抑制剂，部分患者会发生免疫抑制剂肾毒性和其他不良反应。

拓展阅读 3-18-14
中国肝癌肝移植临床实践指南（2018）

（夏 强 薛 峰）

数字课程学习

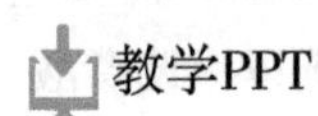

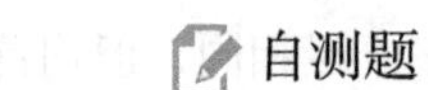

第十九章

胆道疾病

关键词

胆石症　胆囊结石　肝内胆管结石　胆囊炎

急性化脓性胆管炎　Charcot 三联征　胆囊癌

胆管癌

胆道系统起源于肝内的毛细胆管，分为肝内和肝外两部分，终末端与胰管汇合后开口于十二指肠乳头。肝内胆管包括肝段胆管、肝叶胆管和肝内左、右肝管，肝外胆管包括肝外左、右肝管和肝总管、胆囊、胆囊管、胆总管。胆道系统的生理功能主要是胆汁的生成与分泌，而胆汁能促进胆固醇和脂溶性维生素的吸收、保护肠黏膜、抑制肠道内致病菌生长繁殖、刺激胰脂肪酶的分泌和活化。而胆囊的生理功能主要为储存、浓缩和排出胆汁。

第一节　胆道疾病的特殊检查方法

胆道疾病的诊断离不开一系列的检查方法，这些方法主要分为无创与有创两大类。

一、无创检查手段

（一）超声检查

1. 腹部彩超　该检查手段在胆囊结石、胆囊炎、胆道肿瘤、胆道蛔虫、胆道畸形及黄疸的鉴别诊断中有重要的价值，是诊断胆道系统疾病的首选、无创便捷、经济准确的有效方法。该方法对胆囊结石诊断准确率可达 95%～98%；对胆囊息肉样病变，彩超可正确诊断 89% 的胆固醇息肉、81% 的恶性息肉和 50% 的腺瘤；另外，超声检查诊断急性胆囊炎的敏感度和特异度分别为 88% 和 80%；但是超声对胆囊癌的诊断价值有限，特异度只有 38%。检查时常规取仰卧位，左侧卧位有利于显示胆囊颈及肝外胆管；半坐位用于胆囊位置较高者。在进行超声检查胆囊时，需空腹 8 h 以上，前一天晚餐宜进清淡素食。此外，超声检查应在钡餐造影和内镜检查之前或钡餐检查 3 日之后进行，以免影响检查效果。腹部超声作为最常规的检查手段，是目前筛选胆道疾病的首选方法，特别是对于胆囊疾病的检查更具准确性，还可在检查过程中改变体位以判断是否为胆囊结石。但由于易受肠管气体干扰，对于胆管疾病，特别是中下段胆管疾病的检出影响较大。同时，目前常规的经皮经肝胆管引流术（PTBD）也都是在超声引导下完成的，术中超声也常常能更进一步发现肝脏深部的病变，可引导手术操作，指导取石，判断病变侵犯情况（图 3-19-1）。

2. 超声造影（contrast-enhanced ultrasound，CEUS）　已广泛用于评估胆囊及胆管疾病的检查。CEUS 一般可用于以下临床情况：①区分无增强的胆泥和碎片与增强的肿瘤；②检测肿瘤对周围结构的浸润。目前，对于胆囊癌及胆囊炎并发症的检测应用较大，胆囊癌在动脉相通常呈高增强，在静脉相呈低增强，胆泥无增强。除了对胆囊癌进行诊断之外，CEUS 还可以检测周围肝实质的浸润或肝转移瘤。在胆囊炎患者中，胆囊壁的中断提示胆囊穿孔。也可采用 CEUS 寻找邻近肝实质有无脓肿形成。在评估胆管细胞癌时，CEUS 也有一定的作用，其能够确定肿瘤浸润的深度，并能够检测周围组织有无受累（图 3-19-2）。

（二）腹部 X 线平片检查

约 15% 的胆囊结石可在腹部平片上显影。因其显示率较低，一般不作为常规检查手段。

1. 口服法胆囊造影　口服碘番酸经肠道吸收后进入肝脏并随胆汁排入胆囊，含有造影剂的胆汁浓缩后使胆囊在 X 线下显影；脂肪餐后可观察胆囊的收缩情况。由于该检查结果受多种因素影响，故近年来已逐渐被超声波检查所替代。

2. 静脉法胆道造影（intravenous cholangiography，IVC）　造影剂经静脉输入体内后随肝脏分泌的胆汁排入胆道，可使胆道在 X 线下显影。该方法受多种因素影响因而显影率较低，现已基本被核素胆道造影、内镜逆行胰胆管造影、经皮肝穿刺胆管造影等方法所取代。

3. 术中或术后胆道造影　行胆道手术时，可经胆囊管插管至胆总管作胆道造影，用于在术中明确胆管走行、有无胆管变异、有无胆管损伤。术后拔除 T 管前，应常规行 T 管造影，用于了解胆道有无残余结石、狭窄、异物，了解胆总管下端或胆肠吻合口通畅与否。目前术后经 T 管造影仍应用广泛，是 T 管拔除前判断胆管有无病变是否通畅的重

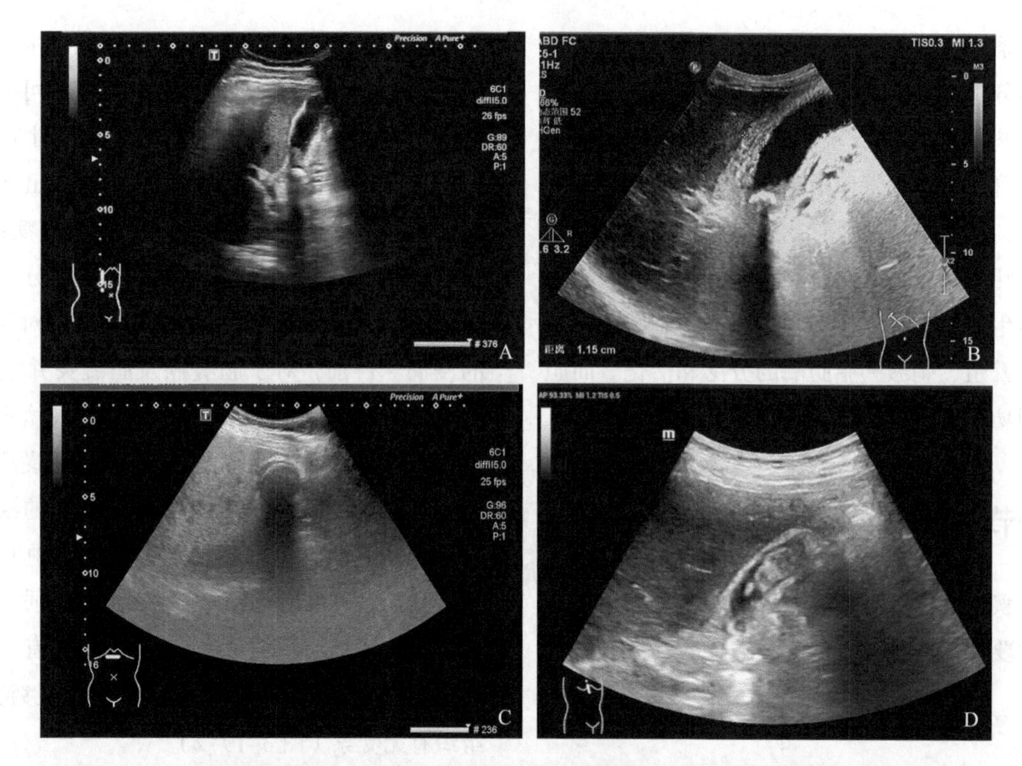

图 3-19-1 胆囊颈部结石、胆囊炎、瓷化胆囊、胆囊癌的超声图像（克氏外科学 19th）

A. 胆囊颈部结石超声表现：胆囊颈部强光团伴声影；B. 胆囊炎超声表现：胆囊外形改变、胆囊壁增厚、水肿；C. 瓷化胆囊超声表现：胆囊壁呈半月形、曲线状或散在的强回声斑，后伴声影；D. 胆囊癌超声表现：胆囊癌于超声中多为弱回声或中等回声

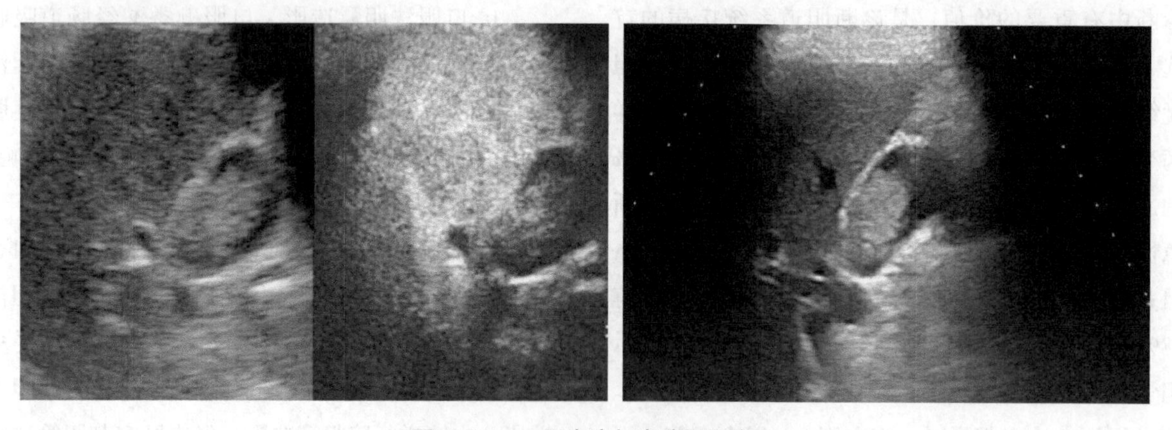

图 3-19-2 胆囊癌超声造影图像

胆囊癌在动脉相通常呈高增强，在静脉相呈低增强

要检查手段，但需注意注入造影剂时应缓慢，同时还应警惕造影剂过敏的现象发生。

（三）CT 检查

1. 增强 CT　因密度分辨率高及其断层显像的特点，对胆道及胰胆道系统病变显示较为清晰，在临床上应用广泛，诊断价值较大，对胆管内高密度结石的诊断准确率较高，对低密度结石的显示明显受限，对梗阻性黄疸及其梗阻部位诊断的准确率达 80%～97%，对恶性梗阻性黄疸的诊断和指导手术方式的选择有较高的价值。CT 对十二指肠壶腹周围肿瘤的显示与 CT 机器性能和扫描技术密切相关，并有赖于充分的胃肠道准备。对于胰头癌，

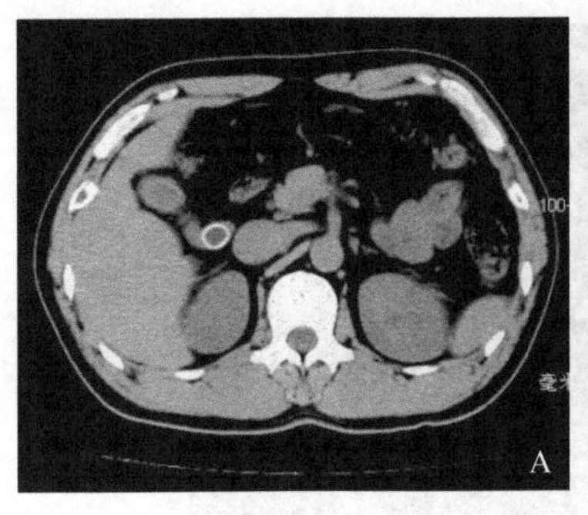
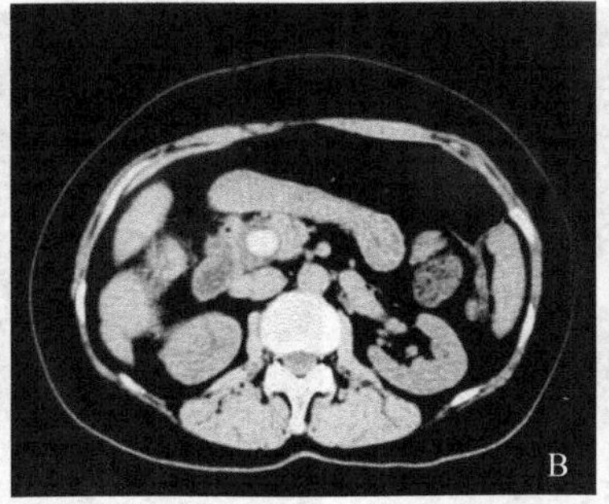
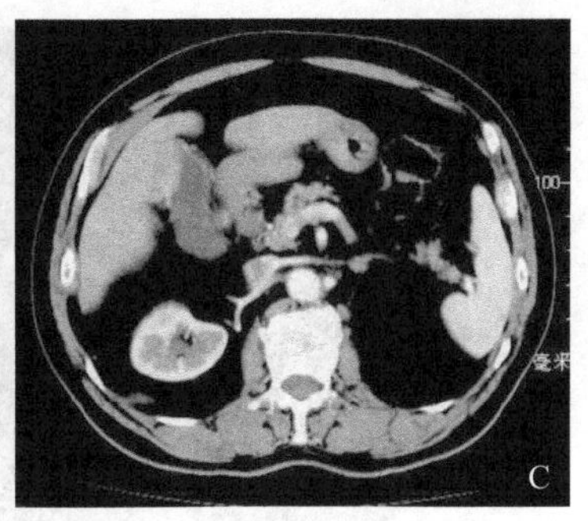

图 3-19-3　胆囊结石、胆管结石、胆囊癌的 CT 图像

A. 胆囊结石病例，胆囊见高密度影；B. 胆管结石病例，胆管内见高密度影；
C. 肿块型胆囊癌病例，图像特点为平扫期突入胆囊腔内的软组织影

CT 有定位和定性诊断的参考价值，可判定梗阻部位是否在胆总管胰头段内。另外，CT 可直接显示胆管外肿瘤浸润或淋巴结转移情况，胰管扩张和胰外组织转移侵犯的情况，并可在 CT 引导下进行经皮穿刺活检（图 3-19-3）。

2. 血管 CT　针对胆道系统周围动静脉的 CT 检查，多用于对胆道肿瘤侵犯范围的评估，通过突出显影的腹腔干动脉系统、肝静脉系统及门静脉系统，可清晰地显示胆道肿瘤的部位、血供以及与重要血管之间的毗邻关系，明确肿瘤侵犯范围，测定肝脏各段体积，从而在术前能精准地进行肿瘤评估，是胆道肿瘤可切除性评估体系的重要组成部分。

图 3-19-1
肝门胆管 MT 伴肝内胆管轻度扩张

（四）磁共振检查

1. 磁共振胆胰管成像（magnetic resonance cholangiopancreatography，MRCP）　该技术是近年来快速发展起来的一种非损伤性静水成像显示胰胆管的新技术，能反映胆管树的全貌，可清楚显示肝内、外胆管的解剖结构和胆管的形态，较准确地对胆系疾病进行分析诊断，比超声、CT、ERCP 或 PTC 提供更多的影像信息。其图像由不同组织在磁共振过程中发生的共振信号来决定。单用 MRI 诊断胆道系统疾病无特异性。MRCP 可显示整个胆道系统的影像，提供较详细的解剖信息。对先天性胆管囊状扩张症及肿瘤或结石导致的梗阻性黄疸诊断具有特别重要的价值。具有无创、胆道成像完整等优点，可替代 PTC 和 ERCP 的诊断作用。MRCP 的缺点在于难以反映胆道系统的功能（图 3-19-4）。

2. 普美显 MRCP　普美显是一种临床上常用的肝胆特异性对比剂，它不仅具有一般对比剂的显影功能，同时也能够特异性被肝细胞摄取，并通过胆道系统排泄，故在注射普美显后，磁共振的肝胆延迟期可出现胆道强化。普美显 MRCP 能够通过肝摄取分数、肝增强率、肝胆信号强度、肝细胞吸收指数等指标无创地定量评估肝脏功能。由于胆道肿瘤往往涉及大范围肝脏切除，通过普美显 MRCP 的肝功能评估能为手术方式提供指导。因此，它也是胆道肿瘤可切除性评估体系的重要组成部分（图 3-19-5）。

（五）三维数字重建技术

基于 MRCP 及 CT 的影像数据信息，通过影像分析系统进行三维重建，可更加清晰直观地显示胆道树、动脉树、静脉树、门脉树，以及肿瘤与各脉管之间的关系，从而指导手术入路，实时融合手术过程。

图 3-19-2
肿瘤三维重建示例，基于 CT 及 MR 数据构建的三维数字重建模型

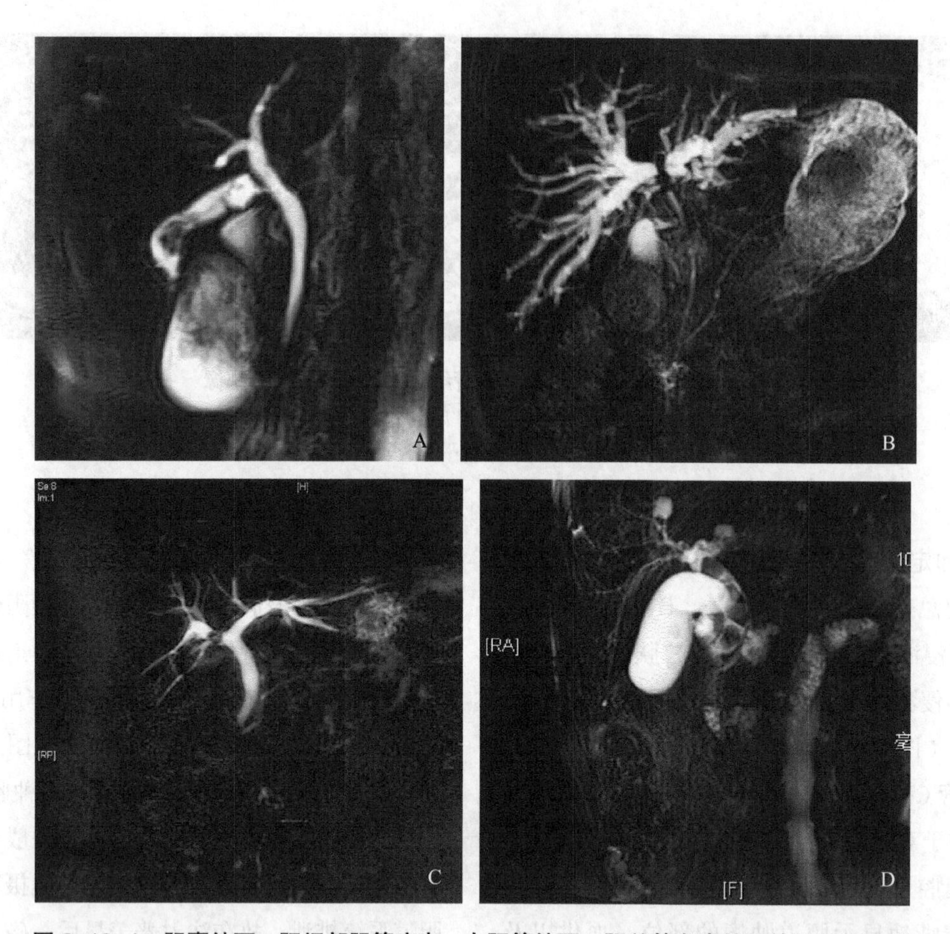

图 3-19-4 胆囊结石、肝门部胆管病变、右肝管结石、胆总管多发结石的 MRCP 图像

A. 胆囊结石，胆囊内可见多个低密度影；B. 肝门部胆管病变，左右肝管汇合处可见充盈缺损灶；C. 右肝管结石，右肝管内可见充盈缺损灶；D. 胆总管多发结石，胆总管扩张，胆管内可见多个充盈缺损灶（图片源自上海交通大学医学院附属仁济医院）

（六）PET 检查

1. PET-CT 利用良性细胞和恶性细胞对 FDG（^{18}F 脱氧葡萄糖）代谢不同而成像不同，用于全身检查，鉴别良性病变或恶性病变，以便确定或调整治疗方案。可用于诊断胆道系统肿瘤，以及判断是否存在其他部位的远处转移。其价格昂贵，多用于肿瘤患者的全身检查、手术前评估或术后复查。

图 3-19-3
胆囊癌的 PET-CT 图像

2. PET-MRI 是将 PET 的分子成像功能与 MRI 卓越的软组织对比功能结合起来的一种新技术，包括同机融合 PET-MRI 和异机融合 PET-MRI。它可以对在组织中扩散的疾病细胞进行成像。该系统可以分别收集 PET 和 MRI 影像，融合了 PET 对病灶的敏感检测优势和 MRI 的多序列成像优势。其目前在临床上的运用与 PET-CT 类似，常用于全身检查，鉴别良性病变或恶性病变及肿瘤分期，由于 MRCP 对胆道树的清晰显像，在胆道疾病中更为常用。

图 3-19-4
胆囊癌的 PET-MRI 图像

3. 胆道核素显像 放射性核素肝胆显像可动态、无创性地观察肝胆系统病变、代谢功能和胆道通畅情况。其原理是当静脉注射肝胆显像剂被肝细胞选择性摄取、分泌时，其随血流到达肝脏后迅速分布于肝组织中，继而经过胆道系统排入肠道。该

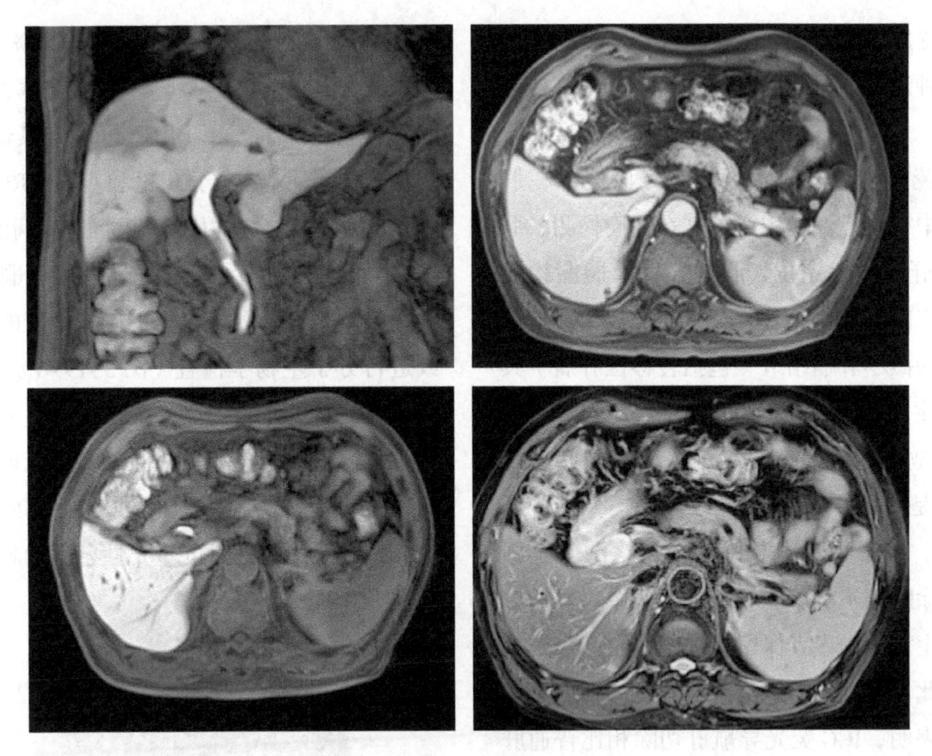

图 3-19-5　普美显 MRCP

在通过普美显对比剂后，胆管腔内的狭窄与肿瘤累及情况显像更加清晰

方法临床适应证广泛，包括急性胆囊炎、慢性胆囊炎、急性胆道梗阻、不完全性胆道梗阻、Oddi 括约肌功能障碍、胆道闭锁、胆汁漏、胆管支架效果评价、胃肠胆汁反流、胆汁引流的并发症、肝移植并发症、肝肿瘤鉴别诊断和肝部分切除后的残留肝功能预测等。其中，急性胆囊炎是肝胆核素显像的最常用适应证。^{99}TC^{m}-HIDA 肝胆动态显像对于急性胆囊炎的诊断灵敏度为 95%～98%，特异度为 90%。慢性结石性胆囊炎的患者临床症状为反复发作的胆绞痛，通常经超声确诊。当发现胆石症时，患者通常会行胆囊切除。这些患者很少进行放射性核素肝胆显像。当临床怀疑腹痛可能不是由于胆囊内的结石造成时，会建议患者行肝胆显像来获得胆囊排胆分数（gallbladder ejection fraction，GBEF）。GBEF 正常时不太可能是慢性胆囊炎，此时临床会考虑无症状的胆石症且患者的腹痛症状是由其他原因造成的。完全胆道梗阻是手术急症，多由肿瘤或者胆石症引起。胆道梗阻时胆管内压力增高、胆汁流量减少、胆管扩张，通常梗阻发生后 24～72 h 才能在解剖影像（超声、CT、MRI）上看到扩张的胆管。但肝胆核素显像可以反映肝胆的病理生理改变，会在梗阻后即刻发现异常。同时，核素显像可以用来鉴别胆道梗阻和原发肝功能不全。肠道显影延迟并且没有胆管滞留提示肝功能不全而不是胆道梗阻。对于不完全梗阻，胆道排泄延缓是肝胆核素显像中最具有诊断意义的现象。研究表明，在诊断不完全性胆道梗阻时，核素显像优于超声，^{99}Tc^{m}-HIDA 核素显像灵敏度为 98%，而超声的灵敏度为 78%，二者特异度相似，均为 85%～86%。

（七）吲哚菁绿相关技术

1. 吲哚菁绿（indocyanine green，ICG）肝功能定量实验　ICG 是一种水溶性花青染料，在近红外光激发下可发出荧光。由于其并不参与肝肠循环，不经肾排泄，因此可以通过血液中的 ICG 滞留率来判断肝的排泄功能，其结果取决于肝功能细胞群数量和肝血流情况，受到肝血流和胆汁排泄的影响。目前 ICG 肝功能定量实验主要是观察第 15 min 时的 ICG 滞留率，用以判断肝功能，从而为胆道肿瘤患者是否耐受肝脏大范围切除提供评估。目前已作为高位胆道肿瘤术前可切除性评估体系的常规检查手段。

2. ICG荧光成像技术 近年来，该技术在肝胆外科手术中得到广泛应用，尤其在肿瘤检测、肝切缘界定、肝段染色定位、胆道显像及胆漏检测等方面具有广阔的运用。分子荧光成像技术在检测肝表面潜在的微小肿瘤结节（包括转移性肿瘤）具有高度敏感性，相比术前影像和术中超声在显示肝包膜附近的微小病变具有明显优势。肿瘤完全切除率（R0）是判断手术疗效的标准之一。在普通肝切除术中，肉眼很难判断肿瘤与切缘的安全距离，安全切除距离不够可能导致肿瘤残余。另一方面，外科医生需要为患者保留足够的残余肝来维持肝功能。因此，准确的切除范围对患者的预后至关重要。研究表明，ICG荧光导航肝切除相比普通肝切除具有更高的R0切除率。此外，术中常规胆道造影由于耗时，辐射暴露且本身易损伤胆管，临床上褒贬不一。ICG在机体内的唯一排泄途径是经胆道排泄的特点意味其可以作为术中胆道显影的新方法，用于显影肝外胆管以减少医源性胆管损伤，或识别术中胆漏。研究表明，术后利用ICG成像的实验组比仅进行胆漏试验的对照组拥有更低的胆漏发生率，并且还拥有更低的伤口感染率和腹水发生率。

二、有创检查手段

（一）内镜检查

1. 内镜逆行性胰胆管造影（endoscopic retrograde cholangiopancreatography，ERCP） 该方法主要用于诊断胆道及胰腺疾病，取活体组织、收集十二指肠液、胆汁和胰液做理化及细胞学检查，取出胆道结石。其适应证主要有：①胆道疾病伴有黄疸；②疑为胆源性胰腺炎、胆胰或壶腹部肿瘤；③胆胰先天性异常；④可经内镜治疗的胆管及胰腺疾病，如Oddi括约肌切开术等。ERCP现已广泛应用于部分胆道疾病和低位胆道梗阻的病因诊断，对胆总管结石的诊断准确率为92.1%～94.6%，肝内胆管显影率为86.6%，诊断符合率为96.6%。对胆道恶性肿瘤而言，ERCP可确定其部位及分型，病因诊断率明显优于B超和CT；ERCP已成为除手术与病理学检查以外诊断胆道疾病的重要手段，ERCP可同时行组织活检、脱落细胞刷检来辅助诊断，收集胆汁和胰液以帮助确定病变的组织学诊断或进行分子生物学检查（图3-19-6）。但在临床应用中须注意的是，因其可能出现严重并发症，如穿孔、出血、胰腺炎等，故能用其他无创技术诊断的胆道疾病不要轻易选择单纯诊断性ERCP。近年，十二指肠镜治疗技术的重要性已远远超过单纯的诊断性ERCP。

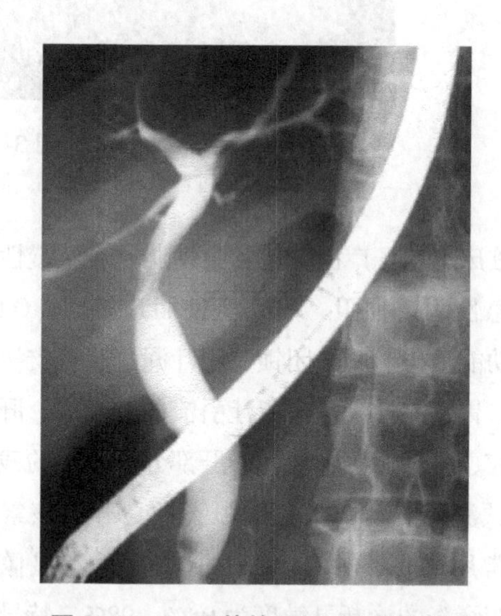

图3-19-6 胆管的ERCP胆道造影

2. 超声内镜（EUS） 在20世纪80年代早期，超声内镜的研发克服了经腹超声对胃肠道壁及腹膜后腔成像的局限性。超声内镜的优势之一是可以直接将换能器靠于腔面，最大限度地减少换能器与靶向组织之间的脂肪组织和气体，从而显示胰管及其实质的高清图像，可补充内镜下逆行胰胆管造影（ERCP）对导管显像的不足，经胃腔内对胆道疾病进行超声检查，对胆道疾病的鉴别、肿瘤浸润深度、周围淋巴结肿大等均有帮助，特别是对于胆胰管汇合部病变的检查更有价值（图3-19-7）。

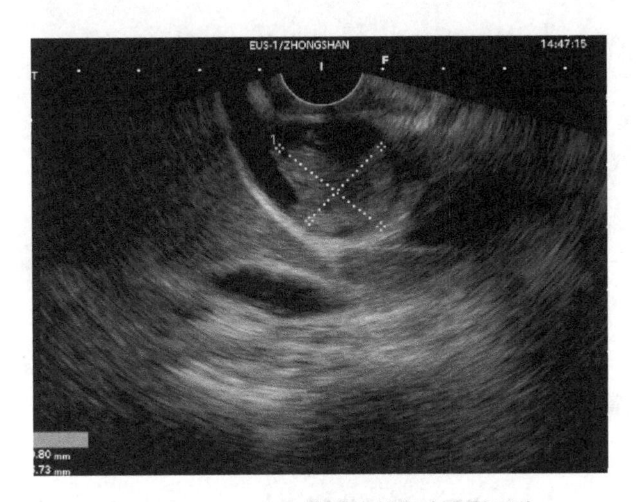

图 3-19-7　远端胆管肿物的超声内镜影像

胆管内可见强回声影

3. 胆道镜　作为胆道系统专用内镜检查手段，胆道镜广泛应用于各类胆管疾病，经胆管腔内直接观察胆管，术中观察可帮助判断胆管走行、胆汁性状、有无胆管狭窄或肿瘤、有无结石、Oddi 括约肌功能情况，同时还能经胆道镜进行取石、碎石、活检、扩张等操作。术后也建议在 T 管窦道牢固后常规经 T 管窦道置入胆道镜观察胆管情况，了解有无残余病变，Oddi 括约肌功能，并可进行取石碎石或活检等相关操作。目前还可通过经皮经肝的方式逐步扩张窦道，从而置入胆道镜对肝内胆管进行胆道镜检查与治疗（percutaneous transhepatic choledochoscopy，PTCS）。

图 3-19-5
正常胆管壁以及胆管内结石的胆道镜检查图像

4. Spyglass 系统　又称 Spyglass 直视系统（Spyglass direct visualization system，SDVS），全称为经口胆道子镜光纤直视系统，可在光纤镜直视下观察胰胆管内结构，行直视下活检、碎石等治疗。Spyglass 的适应证包括：①取石困难的胆管结石。包括乳头周围憩室、胃大部切除术后、大结石（直径≥1.5 cm）、结石数量较多、结石远端胆管狭窄、肝内胆管结石以及铸型结石等情况。②不明原因的胆管狭窄。Spyglass 可进入胆道管腔内，直视下定位狭窄部位的胆管并取活检，灵敏度、准确率较高，可提高病理学诊断准确率，但也有较高的阴性率。③胆道其他疾病，如肝移植术后胆管狭窄，通过 Spyglass 引导导丝进入胆管，此外其可旋转 4 个方向，优于只有两个方向转向的胆道子母镜系统。如急性胆囊炎，以往需要外科手术或经皮胆囊穿刺引流，Spyglass 可帮助术者行胆囊管插管，然后经十二指肠乳头行胆囊引流，分别放置支架和鼻胆囊引流管，避免创伤较大的治疗措施。在 Spyglass 辅助胆囊管插管的同时也可以通过此方法结合液电碎石或激光碎石进行胆囊管结石取石。对于 Roux-en-Y 吻合术后的患者，用十二指肠镜行 ERCP 治疗风险系数相对较高，可经口通过小肠镜引导 Spyglass 行 ERCP 来减少并发症。Spyglass 系统的应用大大提高了诊断的准确率，相对于以往的胆道镜有不可替代的优势；但是 Spyglass 系统也有不足之处：因其图像传导是通过光导纤维，所以图像质量相对于电子内镜图像稍差，并且在操作过程中会不可避免地出现光导纤维的损伤，使图像质量进一步下降。

（二）介入检查

经皮经肝穿刺胆道造影（percutaneous transhepatic cholangiography，PTC）是指在 X 线透视或 B 超引导下，利用特制穿刺针经皮肤经肝穿刺将造影剂直接注入肝内胆管，显示整个胆道系统，以便判断梗阻的部位和原因，多适用于高位胆道梗阻。该法为有创检查，有发生胆汁漏、出血、胆道感染等并发症的风险，故术前应做充分的检查和准备，术后注意观察是否有相关并发症发生。同时通过造影管，还可进行胆管引流（PTBD），放置支架或球囊扩张治疗胆管梗阻或狭窄性病变。其缺点在于难以了解梗阻或狭窄下方胆道情况，特别是在高位梗阻，左右肝管分离的情况下，PTC 检查仅能显示一侧胆管情况且进行引流，而无法对另一侧胆管进行造影和引流，可能需再次于对侧行 PTC（图 3-19-8）。

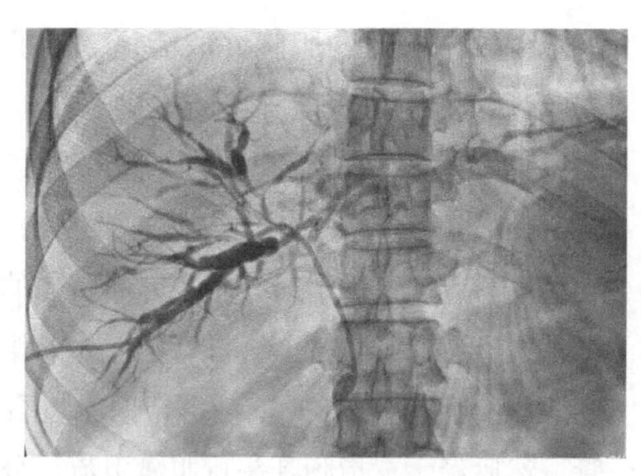
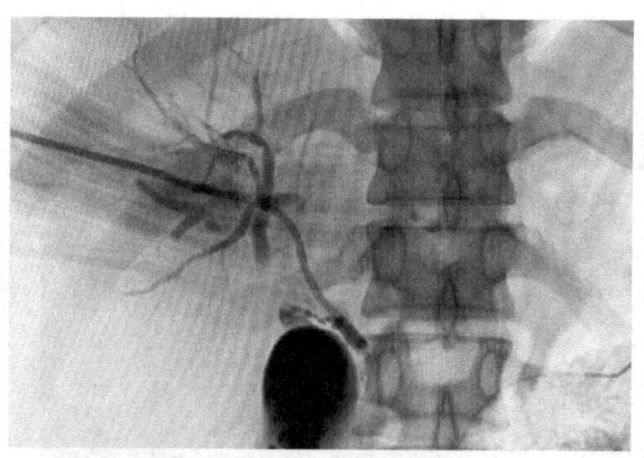

图 3-19-8 肝门部胆管梗阻的 PTC 图像

第二节 胆道畸形

诊疗路径：

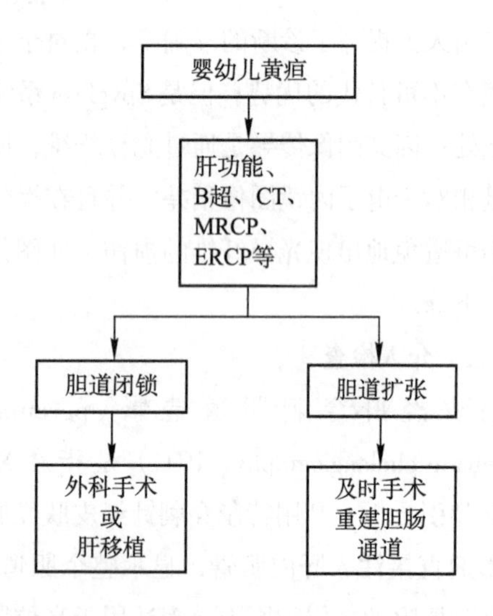

一、胆道闭锁

胆道闭锁（biliary atresia，BA）是婴儿期常见的严重肝胆疾病之一，至少占新生儿长期阻塞性黄疸的半数，其发病率为 1∶8 000～1∶14 000，东方民族发病率较高，男女比例约为 1∶2。以肝内外胆管进行性炎症和纤维化为主要临床特征，早期诊断困难，晚期会出现胆汁性肝硬化、门静脉高压、肝衰竭等并发症。早期诊断并争取 60 日龄内行 Kasai 手术，可明显提高其胆汁排出率及患儿存活率。

（一）病因与发病机制

目前认为胆道闭锁的发病受多种因素影响，但病因是单因素还是多因素，目前还无定论。主要有以下几种学说：

1. 胆道发育异常学说　在肝内胆道的形成过程中，Notch2 与其配体 Jag-1 诱导胆道前体细胞在门静脉周围形成细胞板，在门静脉周围基质的接触诱导下发育为胆道上皮细胞，并在 Notch 下游分子 SOX9、HES1、HNF1β 等共同作用下由基质面向肝细胞面形成肝内胆管管腔。I 型胆道闭锁即胆道闭锁脾脏畸形综合征（biliary atresia splenic malformation，BASM），患儿常有 Notch 通路异常，90% 患儿表现为 Jag-1 突变。近年来的研究发现，肝内胆道的发育，还受到 TGFB、WNT 和 FGF 通路的调节。

2. 免疫学说　无论单发胆道闭锁触发因素为何，其下游途径都是异常的免疫应答。在单发型胆道闭锁病理标本中，胆管上皮周围可见明显的 $CD4^+$、$CD8^+$ 淋巴细胞浸润，患儿胆道上皮及血清中 IgG、IgM 升高，都提示细胞免疫在胆道闭锁发病中起主要作用。

3. 病毒感染学说　胆道闭锁患儿中母孕期及产后婴儿持续感染病毒的比例较正常患儿高，说明病毒感染可能是胆道闭锁的发病因素之一。病毒蛋白 NSP4 诱导 INF-γ 介导 $CD8^+$ 细胞依赖的炎症反应导致肝外胆管破坏，可能是胆道闭锁的重要发病环节。

（二）临床表现

根据近端胆道梗阻的位置分为三型：Ⅰ型胆道闭锁，为胆总管闭锁；Ⅱ型，为肝总管闭锁；Ⅲ型，为肝门部左、右肝管闭锁，占所有病例的90%以上。前两型为可治型，可以直接行肝外胆道肠吻合术。

胆道闭锁的典型病例在生后1～2周内大多数并无异常，粪便色泽正常，往往被家长和医生视作正常婴儿。黄疸一般在2～3周后逐渐显露，有些病例的黄疸最初出现于生后最初几天，易被误诊为生理性黄疸。往往是患儿出生后黄疸延迟消退（足月儿大于2周，早产儿大于3周），或消退后再次出现，并持续加重。粪便颜色逐渐变浅，变成棕黄、淡黄、米色至成为无胆汁陶土样灰白色，尿色加深至浓茶色，将尿布染成深黄色，而引起家长重视。在病程较晚期时，粪便偶可现淡黄色，这是因为胆色素在血液中浓度增高，少量胆色素经肠黏膜进入肠腔掺入粪便所致。

个别病例可发生杵状指，或伴有发绀。肝大，质地坚硬。脾在早期很少扪及，如在最初几周内扪及肿大的脾，可能是随着疾病发展而导致的门静脉高压，并逐渐出现腹部膨隆，腹壁静脉曲张等表现。

在疾病初期，婴儿全身情况可能无严重异常，但可有不同程度的营养不良，身长和体重不足。由于血清胆汁酸增加，婴儿时常显得兴奋和不安。疾病后期，由于脂溶性维生素吸收障碍导致营养不良及生长发育迟缓。

伴发畸形：胆道闭锁伴脾脏发育异常综合征、十二指肠前门静脉、奇静脉引流的下腔静脉缺失、非典型肝动脉、内脏转位、肠旋转不良、双叶右肺、心脏和胰腺畸形、腹腔内脏转位等。

（三）辅助检查与诊断

1. 血液肝功能检查　血清总胆红素水平升高，可≥300 mg/mL，直接胆红素占总胆红素50%以上时，应怀疑胆道闭锁。谷氨酰转移酶（γ-glutamyl transpeptidase，γ-GT）峰值可高于300IU/L，呈迅速增高或持续增高状态。其他肝功能检查指标均无特异性，无鉴别意义。

2. 超声检查　可用于胆道闭锁早期筛查，胆囊形态不规则、囊壁僵硬而毛糙、厚度不均，收缩功能改变可作为筛查指标。如果胆囊形态不规则，胆囊不可见或者长度<1.5 cm，或胆囊囊壁僵硬而毛糙、厚度不均，胆囊收缩率在20%以下，则认为胆囊发育异常。若胆囊呈条索状或无囊腔，进食前后胆囊体积没有明显变化，对胆道闭锁筛查有提示作用。

3. 放射性核素肝胆动态显像　胆囊或肠道中无放射性核素显影，可考虑胆管梗阻。缺点：其他胆汁淤积性疾病亦可造成该结果，假阳性率较高。

4. 磁共振胰胆管成像（MRCP）　结合薄层扫描各角度观察均未见肝外胆管显示，或见到不连续肝外胆管结构应考虑胆管梗阻，但假阳性率较高。

5. 十二指肠引流液检查　对十二指肠液进行胆红素测定以判断胆管梗阻。缺点是有创，假阳性率高，故临床上较少应用。

6. 内镜逆行胰胆管造影　在直视下纤维十二指肠镜通过十二指肠乳头插入胆管进行造影，显示肝外胆管系统则排除胆道闭锁。小于3个月的婴儿较难操作并可诱发胰腺炎和胆管炎。

7. 肝组织病理检查　应在婴儿出生后6周内进行，取样方式分为术前肝活检和术中肝活检。胆道闭锁患儿肝组织切片镜下可见：胆管增生、胆栓形成、胆汁淤积、汇管区炎症细胞浸润、汇管区纤维化及桥接坏死、胆管板发育异常等。肝活检对鉴别诊断胆管发育不良、遗传代谢性肝病及其他胆汁淤积性疾病有比较重要的意义，可作为胆道闭锁的辅助诊断及鉴别诊断的方法。

8. 腹腔镜探查及术中胆管造影　对胆汁淤积的患儿，常规检查不能确诊时应尽早进行探查。手术探查可直接观察肝脏淤胆情况、肝被膜下血流及胆囊。可将胆囊置管造影，观察肝外胆管及肠内有无显影，因为近端胆汁过于黏稠堵塞胆管可造成假阳性，所以不显影也不能轻易诊断胆道闭锁，可以通过反复冲洗或加压注射造影剂或选择胆总管远端临时阻断造影，避免误诊。若胆囊瘪小或仅有胆囊痕迹，无法注入造影剂，应解剖肝门直接观察有无肝管。

（四）治疗

1. 外科治疗 一旦高度怀疑胆道闭锁，应行腹腔镜探查、术中胆道造影明确诊断，并进行外科干预。Ⅰ、Ⅱ型可直接行肝外胆道肠吻合术。Kasai肝门空肠吻合术是Ⅲ型目前采用的标准术式。Kasai手术的关键是要彻底剪除肝门纤维块，此时操作应尽量在手术放大镜下进行。剪除断面的侧面达左右门静脉入肝实质处，纵向达门静脉分支上缘水平，切除肝门纤维块的深度是此手术成功的关键性因素。过浅可能未达到适宜的肝内小胆管，过深损伤肝实质则会影响胆肠吻合处的愈合，切除肝门纤维块时深面保留肝包膜；其次，对于剪除创面的止血慎用电凝，特别是左右边界处，推荐止血材料及压迫止血。

接受Kasai手术后，并不能完全治愈，目前在我国有60%~70%的患儿最终需要肝移植。肝移植的适应证包括：诊断的时机太晚，婴儿出生已经超过90天，Kasai手术的成功率比较低；肝硬化程度已经太严重，合并有很严重的门静脉高压症或严重的肝功能异常；在实行Kasai手术后无法成功引流胆汁，手术后3个月内患儿黄疸指数无法回到正常值，出现严重的并发症。

2. 术后药物治疗

（1）激素：术后使用糖皮质激素可以提高毛细胆管膜的电解质转运，刺激胆汁流量，抑制炎症和免疫过程，从而提高术后早期退黄率。但激素对患儿生存率及最终肝移植需求的影响尚不确定。少数患儿服用后会出现一些不良反应，如消化道出血和穿孔。

（2）抗生素：胆-肠通道中的肠道微生物的迁移及长期用激素使患儿免疫力下降，增加胆管炎的发生风险，术后需预防性应用抗生素。术后使用三代头孢抗感染，先静脉滴注不短于2周，后改口服3~6个月。

（3）利胆药：熊去氧胆酸可以减少肝脏有毒胆汁酸产生，加速毒性胆汁酸代谢，并抑制细胞毒性T细胞扩增及HLA抗原的提呈，从而改善肝胆汁酸代谢及缓解免疫损伤。降低肝转氨酶及谷氨酰转肽酶水平，并缓解瘙痒症状。推荐口服熊去氧胆酸，术后进食开始服用，一般维持6~24个月。

（五）预后

Kasai手术不能治愈胆道闭锁，70%以上的患儿病变将继续进展，表现为肝硬化和门静脉高压。虽然进展速率各不相同，但反复发生的胆管炎将会加速这一进程。尽管如此，据粗略估计，80%的Kasai手术成功患儿在不需要肝移植的情况下可活到10岁。肝移植的患儿预后良好，移植后10年生存率为73%，整体生存率为86%。

二、胆管扩张症

胆管扩张症（biliary dilatation，BD）是较为常见的先天性胆道畸形，以往认为是一种局限于胆总管的病变，因此称为先天性胆总管囊肿。1723年Vater报道首例，1852年Douglas对其症状学和病理学特征进行了详细描述。一个多世纪以来，随着对本病的认识逐渐加深，近年通过胆道造影发现扩张病变可以发生在肝内、肝外胆道的任何部位，根据其部位、形态、数目等有多种类型，临床表现亦有不同。本病在亚洲地区发病率较高，可发生在任何年龄，从新生儿到老年均有报道，但75%的病例在10岁前发病而得到诊断。

（一）病因与发病机制

有关胆管扩张症的病因学说众多，至今尚未定论。多数认为是先天性疾病，也有学说认为有获得性因素参与形成，主要有三种观点。

1. 先天性异常学说 认为在胚胎发育早期，原始胆管细胞增殖为一索状实体，以后再逐渐贯通。若某部分上皮细胞过度增殖，则在空泡化再贯通时过度空泡化形成扩张。有些学者认为胆管扩张症的形成需先天性和获得性因素共同参与，如继发于胰腺炎或壶腹部炎症的胆总管末端梗阻及随之发生的胆总管内压力增高，最终导致胆总管扩张的产生。

2. 胰胆管合流异常（pancreaticobiliary maljunction，PBM）学说 由于胚胎时期胆总管和主胰管未能正常分离，两者交接处距 Vater 壶腹部较远，形成胆胰管共同通道过长，并且主胰管与胆总管的汇合角度近乎直角相交。因此，胆胰管汇合部不在十二指肠乳头，而在十二指肠肠壁外，局部无括约肌存在，从而失去括约肌功能，致使胆汁和胰液互相反流。当胰液分泌过多而压力增高超过胆道分泌的压力时，胰液就会反流入胆道系统，产生反复发作的慢性炎症，导致胆管黏膜破坏和管壁纤维变性，最终由于胆管的末端梗阻和胆管内压力增高，使胆管发生扩张。

3. 病毒感染学说 认为胆道闭锁、新生儿肝炎和胆管扩张症是同一病因，是肝胆系炎症感染的结果。在病毒感染后，肝发生巨细胞变性，胆管上皮损坏，导致管腔闭塞（胆道闭锁）或管壁薄弱（胆管扩张）。

此外，Caroli 病是一种罕见的常染色体隐性遗传病，由位于染色体 6p12 的 *PKHD1* 基因变异所致。Caroli 病分为两种类型：①单纯性肝内胆管扩张型，仅在扩张的胆管壁上有纤维组织增生，有 50% 以上的患者合并肾囊性病变或髓质海绵状肾。②静脉周围纤维化型，除肝内的胆管节段性扩张外，常伴有肝先天性纤维化，从门静脉间隙到肝小叶周围均有广泛纤维增生，甚至可导致肝硬化及门静脉高压症，称为 Caroli 综合征。

（二）临床表现

仅有 20% 的患儿可表现经典的三联征，包括黄疸、右上腹包块和腹痛，但 85% 的患儿会表现至少上述 2 种症状。年龄 < 12 个月的患儿一般表现为梗阻性黄疸和腹部包块，年龄大一些的患儿会有腹痛、发热、恶心呕吐及黄疸等症状。

Caroli 于 1958 年首先描述了肝内末梢胆管多发性囊状扩张的病例，因此先天性肝内胆管扩张症又称为 Caroli 病，属于囊性纤维性病变。本病以肝内胆管扩张和胆汁淤积所导致的小胆管炎症和结石为其病理和临床特征。由于临床症状不典型，可起病于任何年龄，主要表现为反复发作右上腹痛、发热和黄疸。在发作时肝脏明显肿大，待感染控制后随着症状好转，肝脏常会较快缩小。起病初期常被诊断为胆囊炎或肝脓肿。若合并有先天性肝纤维化或肝外胆管扩张症等其他纤维性病变，则症状更为复杂，时常不能做出诊断，往往要等外科处理后才能确诊。近年来，由于超声造影和胆道造影技术等诊断方法的应用，可以获得肝内病变的正确诊断，但往往也将其他原因压迫所致的继发性胆道扩张包括在内，导致 Caroli 病的概念出现混乱。

1. 胆管扩张症的分型方法 较多，可根据发生部位、数量和年龄等分型。根据发生部位可分为肝内型和肝外型，根据数量可分为单发性和多发型或局限型和弥漫型，根据年龄可分为婴幼儿型和成人型。目前国际上常用的是 Todani 分型。近年我国董家鸿等应用数字医学技术，结合大量的病例，提出了新的分型方法。

（1）Todani 分型 Ⅰ型为胆总管扩张（最常见，占 BD 的 70%～90%），分为 3 个亚型：Ⅰa 型，胆总管囊状扩张；Ⅰb 型，胆总管局限性扩张；Ⅰc 型，肝外胆管弥漫性梭状扩张。Ⅱ型为胆总管憩室样扩张（占胆管扩张症的 2%～5%）。Ⅲ型为胆总管十二指肠壁内段扩张（占胆管扩张症的 4%），又称为胆总管末端囊肿。Ⅳ型为胆管多性扩张（占胆管扩张症的 10%～20%），分为 2 个亚型：Ⅳa 型，肝内外胆管多发性囊状扩张；Ⅳb 型，仅肝外胆管多发性囊状扩张。Ⅴ型为肝内胆管单发或多发性囊状扩张（占胆管扩张症的 1%），又称为 Caroli 病。

图 3-19-6
Todani 分型示意图

（2）董氏分型 鉴于 Todani 分型未能区分肝内胆管扩张类型，对肝外胆管扩张的分型也易混淆。董家鸿等根据病变胆管的部位和范围、并发的肝脏病变以及手术方式选择，提出了一种新的分型方法，简称董氏分型。该方法将肝外胆管扩张化繁为简，将肝内胆管扩张进一步细化，对手术治疗选择手术方式有指导意义。A型为周围肝管型肝内胆管扩张，分为2个亚型：A1型，病变局限于部分肝段；A2型，病变弥漫分布于全肝。B型为中央肝管型肝内胆管扩张，分为2个亚型：B1型，单侧肝叶中央肝管扩张；B2型，病变同时累及双侧肝叶主肝管及左、右肝管汇合部。C型为肝外胆管型胆管扩张，分为2个亚型：C1型，病变未累及胰腺段胆管；C2型，病变累及胰腺段胆管。D型为肝内外胆管型胆管扩张，分为2个亚型：D1型，病变累及2级及2级以下中央肝管：D2型，病变累及3级及3级以上中央肝管。

图3-19-7
董氏分型示意图

2. 胆管扩张症的并发症 较多，常见的有以下几种。

（1）胆道结石 是胆管扩张症最常见的并发症，其中12.7%为胆囊结石，65.8%为胆总管结石，21.6%为肝内胆管结石。

（2）胰腺炎 10.5%～56.0%的胆管扩张症患者合并急性胰腺炎。因此，临床上对不典型的“急性胰腺炎”，尤其是反复发作的胰腺炎、胆道感染的鉴别诊断均应考虑到胆管扩张症。

（3）胆道癌变 ①发生率随患者年龄增大而递增：年龄<10岁为0～0.7%，10～20岁为6.8%，21～40岁为15.0%，41～70岁为26.0%，>70岁达45.5%。②不同部位癌变发生率：肝外胆管为50.0%～62.0%，胆囊为38.0%～46.0%，肝内胆管为2.5%，肝、胰分别为0.7%。

（三）辅助检查

1. 实验室检查 无特异性指标。实验室检查主要用于评估并发症。血尿淀粉酶的测定，在腹痛发作时应视为常规检查，有助于诊断，可提示有伴发胰腺炎的可能，或提示有胆胰合流，反流入胆管的高浓度胰淀粉酶经毛细胆管直接进入血液而导致高胰淀粉酶血症。白细胞计数、C-反应蛋白和降钙素原水平用于判断患者全身炎症反应程度。肿瘤标志物CA199和CEA的升高有助于胆管扩张症癌变的诊断。

2. 影像学检查 主要有以下几种影像学检查方法。

（1）彩色多普勒超声检查 主要表现为胆总管或肝内胆管出现局限性或节段性扩张的无回声区。多呈椭圆形或梭形，病变胆管近端胆管一般无扩张，胆囊受压、推移。缺点是不能清楚显示胆总管下段、胰胆合流共同管及胰管的微细结构。超声内镜经十二指肠球部和降部直接扫描肝门部及胆总管下段，可清楚显示胰胆合流部及病变胆管。

（2）多排螺旋CT检查 能很好地显示病变胆管的大小、形态和范围，并能显示其与周围结构的关系、是否存在并发症，但其胆管显示效果差于MRCP检查。增强CT检查见胆管壁起源的结节不规则强化，为诊断胆管扩张症癌变的重要依据。

（3）磁共振胰胆管成像（MRCP） 具有无创、灵敏度高（70%～100%）和特异度高（90%～100%）等优势，可清楚、立体显示胆管树全貌和胰胆合流部异常，是目前诊断胆管扩张症最有价值的方法，不足之处是部分病例的胆胰合流异常显示不佳。

（4）胆道造影检查 MRCP检查表现不典型，但高度怀疑胆管扩张症时，应行经内镜胰胆管成像（ERCP）检查，并可同时内镜鼻胆管引流术。胆道造影检查同样能清楚显示肝内胆管结构，也可同时行经皮肝穿刺胆道引流术。这两种检查均为有创性。术中行胆道造影联合胆道镜检查、肝内胆管及胆总管远端探查，可提高诊断准确率，有效减少术后并发症。

（5）术中胆道镜检查 观察胰胆合流共同管、胰管及肝内胆管，可直接了解胰胆管系统有无解剖变异、结石和狭窄，有助于更加安全、准确地切除病变胆管，同时清除胆道结石。

（四）诊断

本病的诊断可根据幼时开始间歇性出现的 3 个症状，即腹痛、腹块和黄疸来考虑。若症状反复出现，则诊断可能性大为增加。囊状形病变以腹块为主，发病年龄较早，通过扪诊腹块结合超声可以做出诊断。梭状型病变以腹痛为主，除超声外，还需 ERCP 检查才能正确诊断。除相应的临床症状外，还需要影像学和实验室检查结果为患者病情评估、治疗方案制订及外科手术方式选择提供依据。

（五）治疗

1. 发作期的治疗　采取禁食 2～3 天，以减少胆汁和胰液的分泌，缓解胆管内压力。应用解痉剂以缓解疼痛，抗生素应用 3～5 天以预防和控制感染，以及相应的对症治疗，常能达到缓解症状的目的。鉴于其频繁的发作和各种并发症，应及时进行手术治疗。

（1）治疗原则　切除病变胆管，处理继发病变，重建胆肠通路。

（2）治疗时机　中华医学会外科学分会胆道学组 2017 版《胆管扩张症诊断与治疗指南》推荐，胆管扩张症一旦确诊，应按照本指南制订的治疗原则尽早行手术治疗，降低胆道癌变率；暂不能行手术治疗者建议每 6 个月定期随访观察。

（3）治疗方式　建议基于胆管扩张症董氏分型，设计治疗方案和选择手术方式（表 3-19-1）。

1）胆汁引流术：合并急性化脓性炎症、严重阻塞性黄疸及病变胆管穿孔等紧急情况，且无法耐受复杂手术的患者可通过介入或手术行暂时性胆汁外引流术。待患者全身情况改善后再行手术治疗。

2）胆囊切除术：肝外胆管扩张患者多合并有胆囊肿大，且其胆囊癌变率较高，以及 P-C 型 PBM（主胰管呈锐角汇入胆总管型胰胆合流部异常），因其癌变率较高，建议预防性切除胆囊。

3）病变肝外胆管切除术：对病变胆管壁薄、炎症不明显，门静脉周围炎症轻，组织粘连不重的患者，可行病变胆管切除 + 胆管空肠吻合术。

4）胆管空肠吻合术：重建胆肠通路的标准手术方式是胆管空肠 Roux-en-Y 吻合术。

表 3-19-1　基于董氏分型的胆管扩张症手术方式选择

<table>
<tr><th>董氏分型</th><th>Todani 分型</th><th>受累范围</th><th>治疗方式</th></tr>
<tr><td>A1 型</td><td rowspan="4">Ⅴ型（Garoli 病）</td><td>部分肝段周围肝管</td><td>受累肝段切除术</td></tr>
<tr><td>A2 型</td><td>全肝周围肝管</td><td>肝移植</td></tr>
<tr><td>B1 型</td><td>单侧肝叶中央肝管</td><td>受累肝叶或肝段切除术</td></tr>
<tr><td>B2 型</td><td>双侧肝叶中央肝管</td><td>（1）累及 2 级及 2 级以下胆管时，行胆囊切除 + 病变肝外胆管节段性切除 + 胆管空肠吻合术
（2）累及 3 级或 3 级以上肝管时，行胆囊切除 + 肝外胆管及病变肝段切除 + 胆管空肠吻合术</td></tr>
<tr><td>C1 型</td><td rowspan="2">Ⅰ、Ⅱ、Ⅳb 型</td><td>肝外胆管（胰腺段未受累）</td><td>胆囊切除 + 扩张肝外胆管切除 + 胆管空肠吻合术</td></tr>
<tr><td>C2 型</td><td>肝外胆管（胰腺段受累）</td><td>胆囊切除 + 肝外扩张胆管切除 + 胆管空肠吻合术：
（1）对胆总管垂直汇入主胰管（C-P）型胰胆管合流异常，完整切除至病变胆管末端
（2）对主胰管呈锐角汇入胆总管（P-C）型胰胆管合流异常，保留胰管汇入点远端胆管</td></tr>
<tr><td>D1 型</td><td rowspan="2">Ⅳa 型</td><td>2 级及 2 级以下中央肝管</td><td rowspan="2">（1）行胆囊、肝门部扩张胆管、肝外病变胆管切除 + 胆管空肠吻合术
（2）行胆囊、受累肝段切除、肝外病变胆管切除 + 胆管空肠吻合术</td></tr>
<tr><td>D2 型</td><td>3 级及 3 级以上中央肝管</td></tr>
</table>

5）肝切除术：对累及肝内胆管的胆管扩张症需行引流肝段或肝叶切除术。肝切除术方式取决于扩张肝胆管分布部位、范围、并发肝病变及剩余肝功能。肝切除术前应充分评估剩余功能性肝体积，若不足，可适当保留柱状扩张的肝管及其引流的肝段。

6）胰十二指肠切除术：合并病变胆总管下段癌变或合并肿块性慢性胰腺炎引起梗阻性黄疸等，可行胰十二指肠切除术。

7）对肝外胆管扩张症患者，应切除胆囊和病变胆管，并行近端胆管空肠吻合术；对病变胆管应在不损伤近端正常胆管和远端胰管汇合部的前提下做到最大化切除；对切除困难的患者，可行保留病变胆管后壁的内膜剥除术，以降低手术风险。

8）肝移植：病变累及全肝（Caroli 病）即董氏分型的 A2 型，并发严重肝纤维化和门静脉高压症，可行肝移植。A、B、C、D2 型并发肝内或肝门部胆管癌，行常规手术无法根治且无肝外转移，也可行肝移植，但需把握好适应证。

9）腹腔镜手术：对适当选择的胆管扩张症患者。行腹腔镜手术创伤小、术后恢复快、疗效与行开腹手术相似。但全腹腔镜或达芬奇机器人手术系统下行病变胆管切除 + 胆道重建术有一定难度，应在腹腔镜或达芬奇机器人手术系统手术经验丰富的专科中心开展。

尽早完整切除病变胆管、重建胆肠通路是预防胆管扩张症癌变的最有效方法。胆管扩张症癌变术前诊断非常困难，术中漏诊也常有发生。术中发现胆囊壁增厚或腔内有肉芽及乳头状突起包块、病变胆管腔内见较多胶冻样物质或坏死组织时，应及时行术中快速冷冻切片病理学检查，排除癌变可能。对已确诊的胆管扩张症癌变患者，应按胆管癌治疗原则处理。

2. 手术并发症的预防 常见术后早期并发症有胆肠吻合口漏、腹腔积液或脓肿、急性腹膜炎、胰瘘、急性胰腺炎、急性胆管炎、肠粘连、肠梗阻、切口感染、上消化道出血、肝衰竭和多器官衰竭。术后远期并发症发生率为 25.0%，主要有胆肠吻合口狭窄、胆管结石形成、胰腺炎、肝衰竭和癌变。

（1）胆肠吻合口狭窄的预防 近端应在尽可能切净病变胆管基础上行胆管空肠 Roux-en-Y 吻合术。若近端肝管不扩张，可在近端肝管汇入处保留少许囊壁组织（3～5 mm），呈喇叭口样，以利于行吻合术。

（2）胰瘘的预防 董氏分型 C2 和 D 型的主要手术并发症。发生胰瘘的主要原因是胰管损伤、胰腺组织损伤和胆总管残端瘘。解剖分离胰腺段病变胆管时需仔细操作，避免损伤胰管及胰腺组织，离断、结扎胆总管下端或剥离病变胆管内黏膜时避免损伤胰管开口。

（六）随访

建议患者术后半年内每 3 个月、半年后每 6 个月复查血常规、肝功能、血清淀粉酶、肿瘤标志物（CA199、CEA 等）及腹部彩色多普勒超声、CT、MRI 等影像学检查。

第三节 胆 石 症

诊疗路径：

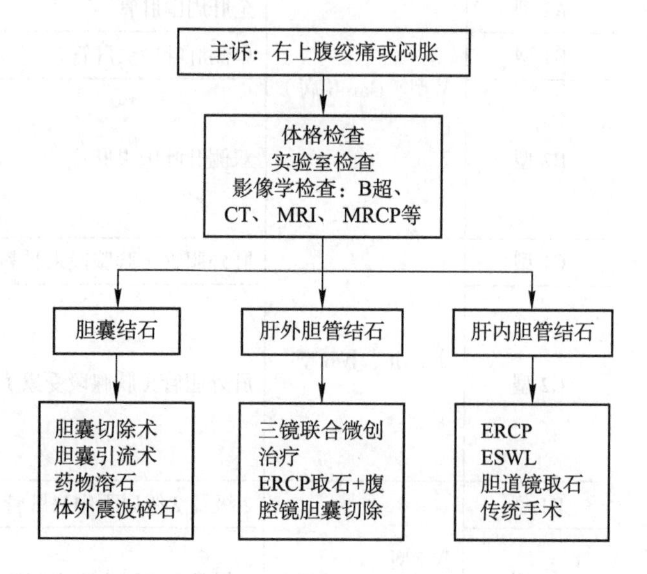

一、概述

胆石症是最常见的胆道系统疾病，近20年来发病率明显上升，2015年的调查显示我国人群的发病率为9%～10%，自然人群发病率为7.8%，占良性胆囊疾病的74%，其中女性患者较男性多2～3倍。20世纪50年代，原发性胆管结石约占半数，随着人民生活水平提高和生活方式的西化，20世纪80年代胆囊结石的发生率明显提高，占据主导地位。1992年调查发现，胆囊结石占79.9%，而原发胆管结石和肝内胆管结石的发生率分别下降至6.1%和14%。

我国地域辽阔，胆石发生的部位和性质等方面也有很大的区别。胆囊结石大多为胆固醇性结石，胆管和肝内胆管结石多数为胆色素钙结石。胆石最主要的成分有胆固醇、胆色素（结合性或未结合性）和钙（以胆红素钙、碳酸钙和磷酸钙形式存在），还有钠、钾、磷、铜、铁和镁等金属离子。此外，还有脂肪酸、甘油三酯、磷脂、多糖类和蛋白质等有机成分。按其所含成分的不同，一般将结石分为三种类型：①胆固醇结石：以胆固醇为主，占80%以上。多呈圆形或椭圆形，表面光滑或呈结节状；淡灰黄色，质硬，切面有放射状结晶条纹。胆固醇结石常常是单发的结石或多发的，往往在胆囊内形成。X线片常不显影。②胆色素结石：由未结合胆红素和不同数量的有机物和少量钙盐组成，一般含胆固醇量少于25%，在X线片上不显影。寄生虫卵、细菌和脱落的上皮细胞常组成结石的核心。胆色素结石可分为两种，一种是呈块状或泥沙样的结石，棕黄色或棕黑色，质软而脆。呈块状的结石，大小不一，小如砂粒，大的直径可达5 cm，多发生在胆总管或肝内胆管内。另一种呈不规则形，质地较硬，呈黑色或暗绿色结石，或称黑色素结石。这种结石多数发生在胆囊内，X线也能透过。③混合结石：约占胆结石的1/3，是由胆固醇、胆红素和钙盐等混合组成，一般胆固醇含量不少于70%。多数发生在胆囊内，常为多发性，呈多面形或圆形，表面光滑或稍粗糙，淡黄色或棕黄色。直径一般不超过2 cm，切面呈多层环状形结构。由于其所含成分不同，各层的色泽不同，钙盐呈白色，胆固醇呈淡黄色，胆红素呈棕黄色。如含钙较多，X线片上有时可显影。

通常把胆石症的常见危险因素总结为5F，即female（女性）、forty（大于40岁）、fertile（多产）、fat（肥胖）和family（家族史）。具体来讲，胆石病的危险因素分为3个方面。①环境因素：主要表现在饮食方面，长期食用高脂、高蛋白、高热量食物，生活方式西化，不进食早餐，都可促进胆石形成。增加可溶性食物纤维的摄入，增加植物蛋白和坚果的摄入，增加多单不饱和脂肪和单不饱和脂肪的摄入，适度饮用咖啡、抗坏血酸和他汀类药物，与胆石症患病风险降低有关；运动是预防胆石的保护性因素。②自身因素：成年女性、肥胖、多产、体重骤减（胃大部切除术或减肥手术患者）以及高血脂或高甘油三酯血症（相关研究表明，高胆固醇血症与胆石症的发生联系不大）、肝硬化、糖尿病、高胆红素血症、胆囊动力下降、克罗恩病、溶血相关疾病以及自身体力活动水平降低都可以导致胆石症发生率明显升高。③遗传因素：目前胆石症是多基因遗传病被大家认可，对胆石症家族史的研究表明，遗传因素在胆石症的发生中具有重要作用。研究者对胆石症患者的171名一级亲属和200名年龄匹配的对照者实施了口服胆囊造影。一级亲属组的胆石症发生率是对照组的2倍多：20.5% *vs* 9%。一项更近期的研究运用超声检查评估了105例胆石症患者的330名一级亲属，结果发现一级亲属中胆石症的发病率为15.5%，而匹配对照者仅为3.6%。在这两项研究中，女性亲属的发病风险均更高。研究显示，*NPC1LC*、*CYP7A1*、*HMGCR*等基因的突变与胆石症之间存在着联系。

胆结石主要分胆固醇结石、胆色素结石和混合结石，其中80%以上都是胆固醇结石。20世纪60年代后，对胆汁的理化性质和成分的测定和分析提出胆汁胆固醇的微胶粒学说和胆红素的β-葡糖醛酸酶学说，分别构筑了胆固醇性结石和胆色素性结石形成机制的基石，代表学者分别为Small-Admirand和Maki。胆道动力学改变、胆汁成分改变以及胆道感染是形成胆石的主要因素，往往是三者综合作用的结果，不同类型的结石在其形成过程中常是某一因素起主导作用，如胆汁中胆固醇的过饱和、胆囊动力学障碍、蛋白质或者病原体造成的胆汁不稳定。

（一）胆固醇结石

胆汁热力学平衡体系的破坏、胆汁成核动力学稳态的紊乱以及胆道运动功能的异常是胆囊胆固醇结石形成的重要因素，其中胆汁成分的改变（胆汁热力学失衡）是成石的基础，促－抑成核体系的改变是成石的关键，而胆道运动的紊乱则是胆石形成的重要条件。

1. 胆汁成分的改变 正常胆汁是一种由胆盐、卵磷脂、胆固醇按一定比例组成的混合微胶粒溶液。胆固醇分子几乎不溶于水，在胆汁中溶解依赖于胆汁酸和磷脂形成的分子聚集物，称为混合脂类微胶粒和胆固醇磷脂泡。早在1968年，Admirand和Small就报道用“微胶粒学说”三角坐标图来表示胆汁中胆盐、卵磷脂、胆固醇三者的关系，并描绘出一条不同浓度的胆盐、磷脂混合液中胆固醇最大溶解度的极限线。胆汁中的胆固醇超过胆汁酸盐和卵磷脂微胶粒的溶解能力，是胆固醇结石形成的基础。任何因素促使胆汁中胆固醇浓度的增加，或胆盐成分的减少，均可影响胆汁的微胶粒状态，造成胆固醇呈过饱和结晶析出。肝脏分泌胆固醇过多是主要因素，目前研究认为与胆囊黏膜ABCG5/G8表达上调有关。而ABCB4转运体基因的突变会造成其功能缺陷，导致胆汁中磷脂酰胆碱浓度的降低，诱发胆结石形成。

正常情况人体内胆汁酸是恒定的，储备量为3～5 g，而胆石症患者胆汁酸只是正常的1/3～1/2，胆汁酸池的相对稳定性被破坏，易造成胆固醇过饱和。研究证明，胆盐/卵磷脂的比例影响胆固醇的溶解度，当胆盐与卵磷脂比例为（2～3）：1时胆固醇的溶解度达到最大。因此，三者保持适当的比例有着非常重要的意义。

2. 促成核和抑成核平衡破坏 胆石形成的关键是胆固醇成核。胆汁中胆固醇过饱和从微胶粒相转至单层泡相，在诸如促成核因子与金属离子配伍产生的能量提供亚稳相跃迁势垒的能量等影响下形成复合泡，此种形式泡因不稳定而融合，进一步形成胆固醇单水结晶（CMC）的过程称为成核。泡的聚集、融合、结晶及成核是胆石形成的关键步骤。

肝分泌的胆汁通常是过饱和的，但胆固醇结石很少在肝胆管内生成，正常人胆汁有40%～80%的过饱和胆汁未形成结石，解释其原因是胆汁中存在促成核/抑成核因子。正常人胆汁中两种因子处于平衡状态，当两者失平衡时会诱发结石的形成，这些成核因子大多为糖蛋白。目前发现的促成核蛋白包括黏蛋白、免疫球蛋白、a-酸性糖蛋白、黏蛋白、磷脂酶C和泡蛋白等；抑成核蛋白包括AP0-A1、结晶结合蛋白、120kd糖蛋白、15kd蛋白质等。

3. 胆道运动功能异常 胆囊收缩功能障碍在胆石病胆固醇结石形成过程中起重要作用。其中胆囊收缩素（CCK）受体的改变是胆石病胆囊收缩损害的重要致病环节。除了胆汁的成分改变因素外，胆囊收缩功能障碍在胆固醇结石形成中也起到一定的作用。如胃大部切除术后胆石病发生率增高可能与迷走神经切断有关。低脂低蛋白的饮食能够通过松弛括约肌和减少CCK的释放，增加胆汁的淤积和细菌感染。

4. 其他 近年在胆固醇性结石中发现了丰富的细菌DNA，表明感染也可能成为胆固醇结石的形成原因，肠道菌群的失调影响胆红素代谢的肠肝循环致胆结石的形成。此外，胆石症是多基因遗传病，HMG-CoA还原酶、高密度脂蛋白、载脂蛋白E、7α-羟化酶等胆固醇代谢基因的多态性对胆固醇形成有重要影响。

（二）胆色素结石

溶血、慢性细菌感染和寄生虫感染常被认为是胆色素结石的主要危险因素。胆色素结石是由于胆汁中非结合胆红素含量的增高，并与钙离子结合产生胆红素钙颗粒，在黏液物质的凝集作用下形成结石。日本Maki在1966年提出的细菌性酶解学说，认为在胆道感染时或蛔虫等寄生虫进入胆道后，胆道中的细菌（主要是大肠埃希菌）在胆汁中大量繁殖，它所产生的β-葡糖醛酸酶可使结合胆红素双葡萄糖醛酸酯分解出非结合性胆红素，后者的羟基与钙离子结合即形成水溶性胆红素钙，并以蛔虫卵、细菌和脱落上皮等为核心，逐渐沉积成胆色素钙结石。正常情况下，胆汁中有葡糖醛酸1、4内脂，能抑制β-葡糖醛酸酶的活性，保护结合胆红素不被分解。但当大肠埃希菌释放β-葡糖醛酸酶超过葡糖醛酸1、4内脂的抑制能力时，这种保护作用就消失。有研究显示，脂多糖能够通过时间依赖性和剂量依赖性诱导肝细胞和肝内胆管上皮细胞上调pkc/nf-κb/c-myc的信号级联通路，进而增加内源性β-葡萄糖醛酸酶的合成。胆红素钙是由胆红素和多种金属离子形成的螯合型胆红素盐，并以高分子聚合物的形式存在于胆汁中。目前已能确定该产物的钙含量变动在3%~12%。这种高分子聚合的胆红素钙在胆汁的特定条件下，其胆红素和钙两者离子浓度的乘积是一个常数（Ksp），若高于该常数便产生沉淀，低于该常数则部分溶解。直至两者离子浓度的乘积重新达到其Ksp值为止。此外，胆盐的浓度也与胆色素结石的形成有一定的关系。胆汁酸既能与钙离子结合又能与未结合胆红素结合到微胶粒中，使两者离子溶度的乘积降低，从而抑制胆红素钙的沉淀及结石的形成。胆汁酸对游离胆红素有助溶作用。因此，胆盐浓度的下降，如肝硬化时，胆红素就容易沉积。而胆汁中糖蛋白黏液物质能促使沉积的胆红素凝集形成结石。

二、胆囊结石

（一）病因与发病机制

结石在胆囊内形成后，可刺激胆囊黏膜，不仅可引起胆囊的慢性炎症，而且当结石嵌顿在胆囊颈部或胆囊管后，还可以引起继发感染，导致胆囊的急性炎症。结石对胆囊黏膜的慢性刺激，是导致胆囊癌形成的主要因素之一，有报道称此种胆囊癌的发生率可达1%~2%。长期临床观察发现，胆囊癌和胆囊结石密切相关，有40%~100%的胆囊癌患者合并有胆囊结石；Ekbom等的前瞻性研究也说明，因胆道结石行胆囊切除术（有的行胆总管切开取石术）10年或者更长时间后，胆道癌的发病率显著下降；从胆囊结石方面分析，胆囊结石患者有1%~3%合并胆囊癌，老年女性患者20年累积发病危险为0.13%~1.5%。张学斌等对379例胆囊结石及胆囊炎切除的连续标本的病理形态进行了深入研究，认为黏膜癌变和结石的慢性刺激有关，结石的存在是导致黏膜变性和损伤反复修复的重要始动因素和原因。

（二）临床表现

每年有2%~4%的胆石症患者出现症状，最常见为右上腹胆绞痛，往往与进食油腻食物有关。急性症状的发作期与间歇期反复交替是胆囊结石患者常见的临床过程。一项纳入305例胆石患者的研究发现，70%有胆绞痛史的患者在2年内症状复发。胆囊结石的症状取决于结石的大小和部位，以及有无阻塞和炎症等。约有50%的胆囊结石患者终身无症状，即无症状性胆囊结石。而且胆石症患者还有很多非典型症状，包括：嗳气、餐后饱胀感、早饱、反流、腹部膨隆感或者腹胀感、上腹或胸骨后烧灼感、恶心或呕吐、胸痛以及非特异性腹痛。较大的胆囊结石可引起中上腹或右上腹闷胀不适，嗳气和畏食油腻食物等消化不良症状。较小的结石常于饱餐、进食油腻食物后，或夜间平卧后，结石阻塞胆囊管而引起胆绞痛和急性胆囊炎。由于胆囊的收缩，较小的结石由胆囊管进入胆总管而发生梗阻性黄疸，部分结石又可由胆道进入十二指肠，或停留在胆管内成为继发性胆管结石。结石长期阻塞胆囊管或瘢痕粘连致完全阻塞而不发生感染，形成胆囊积液，体检可触及无明显压痛的肿大胆囊。间歇期胆囊结石患者一般无特殊体征或仅有右上腹轻度压痛。当急性感染时，墨菲征常阳性，进而出现中上腹及右上腹压痛、肌紧张，可扪及肿大而压痛明显的胆囊。胆石病的一般并发症包括急性胆囊炎、胆总管结石伴梗阻（伴或不伴急性胆管炎），以及胆石性胰腺炎；而胆石症一些罕见的并发症包括胆囊癌、胆石性肠梗阻和 Mirizzi 综合征。

（三）辅助检查与诊断

彩超是诊断胆结石的首选检查，显示胆囊内移动的光团及其后方的声影。一项系统评价估计超声检查的敏感度为 84%（95% *CI*：76%～99%），特异度为 99%（95% *CI*：97%～100%）。极少数情况下，含有胆石的胆囊瘢痕化和挛缩可导致胆囊腔不显影，其特异度为 96%，但这也应考虑胆囊癌的可能性。有急性发作史的胆囊结石，一般根据临床表现不难做出诊断。但如无急性发作史，诊断则主要依靠彩超等辅助检查。除彩超外，口服胆囊造影可示胆囊内结石形成的充盈缺损影；MRCP 可以显示胆囊内充盈缺损和胆道是否扩张等。腹部 X 线摄影和腹部 CT 的敏感性不及超声，仅有 10% 的胆石含有足够钙质使其能充分不透光而显影，CT 发现胆石的敏感度为 55%～80%。除此之外，超声内镜也可识别腹部超声漏诊的小结石，其检测胆石的敏感度高于经腹超声，尤其是患者肥胖或有其他解剖问题限制经腹超声胆囊显像时；超声内镜检测胆石病的敏感度和特异度分别为 96% 和 86%。

（四）治疗

1. 胆囊切除术　是治疗症状性胆囊结石最确切的方法，治疗效果肯定。胆囊切除首选腹腔镜胆囊切除术（laparoscopic cholecystectomy，LC），具有住院时间短、痛苦小、康复快和瘢痕小等优点。随着腔镜技术的日趋成熟和广泛应用，对于急诊、萎缩胆囊和肝硬化胆石症也逐步开展 LC，我们建议术前行 MRCP，了解胆囊三角结构和胆道结构变异，尽量减少胆管损伤等并发症。

对于急性胆囊炎手术时机的选择，建议急性发作 3 天内可行 LC 术。一项 RCT 研究证实炎症早期 LC 手术并发症和中转开腹率并不增加，但是发作 7～45 天后行 LC 的并发症是早期 LC 的 2～3 倍，因而不建议在此期间内进行手术。如果急性胆囊炎保守治疗成功，建议炎症消退后 6 周再行胆囊切除。2019 年的一项回顾性研究显示，急性胆囊炎发作 3 天内和发作 3～14 天的患者其手术的整体并发症没有显著统计学差异，但后者在住院时间和估计出血量方面有所增加。2018 年的另一项回顾性研究显示，72 h 以内和 72 h至6 周的患者，其预后没有差异，但都不如 6 周后的治疗效果。

图 3-19-8
慢性胆囊炎切除标本

图 3-19-9
急性胆囊炎病理图片

图 3-19-10
慢性胆囊炎病理图片

图 3-19-11
正常胆囊病理图片

胆囊结石有同时存在继发性胆管结石的可能，因此有下列指征时应在术中探查胆总管。探查指征包括：①胆总管已发现结石；②术前有胆管炎、黄疸和胆源性胰腺炎表现；③术中胆管造影显示有胆管结石；④胆囊内为细小结石，伴有胆总管扩张直径＞12 mm。

2. 胆囊引流术　对于合并症很多、条件困难的需急症手术老年患者，胆囊引流术是首选的急诊救急处理措施，最简便是经皮肝胆囊穿刺置管引流术（percutaneous transhepatic gallbladder drainage，PTGBD），具有方便、不需全麻和可在床旁实施等优点。对于年老体弱、不能耐受全麻及手术、伴其他脏器功能障碍的患者，PTGBD 的价值较高。

（1）适应证　包括：①急性化脓性胆囊炎患者，尤其适用于高龄、合并有严重的全身性疾病不能耐受全身麻醉、外科手术的患者；②胆总管梗阻、急性化脓性胆管炎伴有胆囊扩张者；③肿瘤引起的胆总管梗阻性黄疸患者的术前减黄或晚期不能手术者的减黄治疗；④胆源性胰腺炎伴有胆总管梗阻患者的胆管引流；⑤其他原因引起的胆总管梗阻的减黄治疗。

（2）优点 ①迅速解除胆囊梗阻，缓解胆囊炎症；②操作方便、创伤小，患者易接受；③可降低手术打击给患者带来的心肺衰竭风险，且术后发生胆瘘者较少，病死率较急诊手术低；④穿刺置管后，感染胆汁引流出体外，中毒症状缓解，可防止胆囊坏疽、穿孔，而胆囊腔内压力降低后嵌顿于胆囊管口的结石多可落回至胆囊腔内，疼痛症状也会减轻，可有效治疗急性化脓性胆囊炎，同时避免急诊手术带来的巨大风险；⑤方便引流出的胆汁做细菌培养及药敏试验，可针对性应用敏感抗生素。韩国的一项回顾性研究显示：急性复杂胆囊炎患者PTGBD后急性胆囊炎症状得到早期缓解，从而能够对胆总管状态进行充分的评估和治疗。此外，能够对潜在的关键疾病进行充分的评估和管理，从而降低了高危患者的病死率和发病率。

（3）不足 PTGBD不能达到根治目的，长时间置管又会加重逆行感染，且穿刺部位皮肤红肿灼痛，甚至合并湿疹。因此，待胆囊炎症减退后需尽早拔除引流管。

等待2个月后胆囊炎症消退，患者身体条件恢复良好，其他基础疾病控制良好以后可择期行LC。

3. 药物溶石 排石胆酸类药物如熊去氧胆酸、鹅去氧胆酸是国内外公认的溶解胆固醇结石的药物，但由于鹅去氧胆酸有许多不良反应，目前仅使用熊去氧胆酸（UDCA）。胆汁酸的治疗机制是：通过减少胆道中的胆固醇分泌，增加胆道中胆汁酸浓度来降低胆汁的胆固醇饱和指数。此外，现已发现UDCA可抑制胆道分泌胆固醇、减少肠道吸收胆固醇、增加肝脏胆汁分泌并促进胆囊排空，还发现胆汁酸可改善胆囊肌肉的收缩力并减少胆囊壁炎症。胆汁酸的所有这些特性共同作用可以溶解纯胆固醇性结石。目前溶石药物的治疗目的是预防胆道结石复发，同时还要降低症状严重程度和并发症风险。对已经形成结石的溶石效果很差。UDCA给药剂量通常是10～14 mg/（kg·d）。口服药物溶石或T管灌注溶石（如甲基叔丁醚等）对中国人的胆石溶石疗效极差，基本被摒弃不用。

中国传统草药、针灸等亦具有利胆排石的功效，但是排石过程可造成急性胆管炎、胰腺炎等并发症，而且疗效不确定，因此不积极推荐。

4. 体外震波碎石（extracorporeal shock wave lithotripsy，ESWL） 曾作为非手术治疗的典范在临床应用，但结石复发率高，而且不良反应发生率高，其中包括胆绞痛发作，当产生的胆石碎块开始经由胆道系统进入十二指肠时，即出现这种不良反应，目前临床已经不建议使用。另外，对比研究已经发现，ESWL联合口服胆汁酸治疗并未显著优于单用口服胆汁酸治疗。Cesmeli对经体外冲击波碎石治疗后结石已消失的322例平均随访35个月，结石复发率为49.9%。Porticasa报道5年复发率达50%。

微视频3-19-1
腹腔镜胆囊切除术

三、肝外胆管结石

（一）病因与发病机制

胆管结石分为原发性和继发性两种。原发性胆管结石是指原发于胆道系统（包括肝内、外胆管）内的结石，大多为含有多量胆色素钙的胆色素性结石。继发性胆管结石是指原发于胆囊内的结石通过扩大的胆囊管下降，停留在胆总管而形成的结石，此类结石的形状和性质多与胆囊内的结石相同。多数呈多面形的胆固醇混合结石。继发胆道感染时，结石的外层带有胆红素钙沉着。 在胆石症患者中，15%～20%的胆石症患者存在胆总管结石。大多数胆石形成于胆囊，然后通过胆囊管进入胆总管。胆囊看似正常的患者也可发生胆总管结石，此类患者在胆总管结石患者中约占10%。此外，大约5%已接受胆囊切除术的患者存在结石残留或复发。过往的研究表明，胆囊结石患者继发胆管结石的发生率为6%～19.5%，并随患者年龄的增长而有增高趋势。据估计，5%～20%的胆石患者会在胆囊切除术时发现胆总管结石，发病率随年龄增长而增加。大部分胆石症患者无症状，且终身如此。在偶然发现的（无症状性）胆石症患者中，15%～25%的患者在随访10～15年后出现症状。1970年，Havard报道40岁以下的胆囊切除患者有继发性胆总管结石的占6.5%，而70～80岁者占42%，80岁以上者可高达50%。2016年的报道显示，胆囊切除术患者中的胆管结石有3%～22%。而根据Alexander等的研究，美国约10%的胆囊切除术患者患有胆管结石，其中继发性占到绝大多数。而在日本，大约有15%的胆囊结石患者同时患有胆管结石。肝胆管病理改变的程度与结石的部位、范围、梗阻程度、病程长短以及有无继发性感染的发生密切相关。结石造成的胆管梗阻一般是不完全和间断性的。梗阻近侧的胆管可有不同程度的扩张和管壁增厚，一般较少影响肝脏组织。梗阻近侧的胆管内常有胆汁淤积，极易继发革兰氏阴性杆菌感染。在壶腹部的结石比较容易造成胆管完全梗阻，此时，如发生胆管感染，病情可迅速发展，产生胆管内高压。胆管中的脓液和细菌毒素可逆流而上，突破肝毛细胆管进入血液循环，导致所谓梗阻性化脓性胆管炎，严重时患者常因中毒性休克而死亡。梗阻和感染均可造成肝细胞损害；肝细胞坏死，胆管周围有纤维组织增生，最后形成胆汁性肝硬化。胆总管结石影响胰管时，可继发急性胰腺炎，即胆源性胰腺炎。因此，胆总管结石治疗时需要格外注意识别和处理并发症，胆石病的并发症包括急性胆囊炎、胆总管结石伴梗阻（伴或不伴急性胆管炎），以及胆石性胰腺炎。罕见并发症包括胆石性肠梗阻、Mirizzi综合征和胆囊癌。

（二）临床表现

胆总管结石的典型临床表现为反复发作的胆绞痛、寒战高热和黄疸，即Charcot三联征。一般出现疼痛的患者比典型的胆绞痛更为典型（通常在6 h内缓解，也更为持久）常有不少患者缺乏完整的三联征表现。多数患者有剑突下偏右突发性绞痛，可放射至右肩背部；少数患者可完全无痛，仅感上腹闷胀不适。约2/3的患者继急性腹痛发作后出现寒战和高热，同时白细胞计数明显增高。一般继腹痛后12～24 h即出现黄疸，黄疸为梗阻性，并有波动性的特点，此时腹痛常已缓解。偶尔黄疸也可为少数胆总管结石患者唯一的临床表现。黄疸时常有尿色变深、粪色变浅以及皮肤瘙痒等。体检时，胆总管结石患者通常会在上腹或右上腹部有压痛和肌紧张，胆囊常不能扪及。病程较长的患者可扪及肿大的肝脏和脾脏，肝脏质地较硬。胆总管结石的患者中也有一部分表现为没有明显症状的类群，被称为无症状胆石症患者。无症状性胆石患者发生并发症的风险似乎低于有症状的胆石患者。但是一旦出现并发症，则其他（往往更严重）并发症的发生风险约为每年30%。

（三）辅助检查与诊断

依据有典型的Charcot三联征者，特别以往有胆囊结石病史者，胆总管结石的诊断一般并不困难。如仅表现为三联症中的1个或2个症状者，常需要借助于一些辅助检查方法以明确诊断。无黄疸的患者可做静脉胆道造影，能显示胆管内结石影和扩张的胆管。在鉴别诊断中，黄疸患者须与胆胰肿瘤或肝内胆汁淤积症所致的梗阻性黄疸，以及肝病或肝炎等所致的肝细胞性黄疸作鉴别。在肿瘤（如胰头癌或壶腹癌）阻塞胆管时，黄疸一般呈进行性加深，体检时常可扪及肿大和无压痛的胆囊，并常有恶病质表现。而肝病或肝炎引起的黄疸，一般较淡，并且不伴有腹部绞痛史，肝功能试验常有明显异常。肝内胆汁淤积症一般也无腹痛史，可能有服用特殊药物史。后两种疾病的B超检查均显示胆囊和胆管无扩张现象；而胆管结石所致的胆管梗阻，除有胆绞痛外，尚有典型的波动性黄疸史。如无感染时，肝功能一般在正常范围内。胆总管结石存在时，推荐采用超声检查。超声检测胆总管结石的汇总敏感度是73%，特异度是91%。对于胆总管结石，超声检查可以减少不必要的MRCP，其特异度高于MRCP。除此之外，一般应用ERCP诊断和治疗疑似胆总管结石的患者。ERCP诊断胆总管结石的敏感度为80%～93%、特异度为99%～100%。然而，ERCP是创伤性操作，需要专业技术，且会导致并发症，如胰腺炎、出血和穿孔。因此，目前ERCP只用于胆总管结石的高危患者，尤其是有胆管炎证据或其他影像学检查证实有结石的患者。在诊断困难时，应用胆道造影、CT、ERCP、MRCP以及核素肝胆显像图等检查，常有助于鉴别诊断。

（四）治疗

胆总管结石的主要疗法是通过内镜或手术取出胆总管结石，识别并治疗胆总管结石的并发症也很重要，如急性胰腺炎和急性胆管炎。取石的方法取决于发现结石的时间，如果在胆囊切除术之前或之后发现结石，应通过ERCP取出结石；术中发现胆总管结石时，治疗措施包括术中ERCP、术中胆总管探查（经腹腔镜或开腹）以及术后ERCP。由于胆总管结石是明确的手术指征，所以在处理胆总管结石的时候一般首选手术治疗。手术治疗的原则是胆管内的结石要彻底清除干净，建立通畅的胆汁引流。

随着微创技术的成熟，胆总管结石的手术除了传统的开腹胆总管切开取石外，目前采用腹腔镜、胆道镜和十二指肠镜三镜联合的胆总管结石微创治疗在临床中的应用逐渐增多，手术方式主要有腹腔镜胆囊切除加胆道探查取石术（laparoscopic common bile duct exploration，laparoscopic cholecystectomy，LCBDE + LC）和先行ERCP取出胆总管结石后再行腹腔镜胆囊切除（ERCP+LC）（即所谓的“二步法”）。二步法需要两次不同的手术过程，患者需经受两次痛苦，胆总管取石需要行Oddi括约肌切开，增加了手术风险，再行LC时有胆囊结石再次掉入胆总管的可能。另外，Oddi括约肌切开后易引起反复的肠液反流，增加感染机会和促进胆管结石复发。内镜下括约肌切开术后的长期并发症包括胆石复发、乳头狭窄和胆管炎，发生率为6%～24%。

LCBDE+LC可以用腹腔镜一次性切除胆囊和胆总管探查取石，这样就更能体现微创的优势，保存了Oddi括约肌的功能，减少手术的风险和减轻患者的痛苦，缩短住院时间。在操作过程中要注意：腹腔镜胆总管探查胆总管直径至少0.8 cm，方便胆道镜取石和避免胆管缝合后狭窄；胆总管结石嵌顿或者结石巨大者，需要液电碎石或者激光碎石，然后通过胆道镜网篮取出；急性炎症期，胆管壁充血明显，切开胆管出血多，使手术困难。此时可考虑ERCP取石，若取石困难则鼻胆管或置内支架引流，待炎症消退后择期LCBDE+LC。

胆管结石取尽后，胆道镜检确认无残余结石，若胆道镜检不能确定或可疑者，可通过T管进行术中胆管造影，确认后置T管引流。术后T管引流4周，待患者的黄疸消退，全身和胆管局部感染控制，经T管胆管造影证实胆管内无残余结石和夹管后胆汁排泄畅通，即可拔除T管。胆管残留结石和复发结石一直是胆总管结石手术治疗后常见的问题，术中通过胆道镜检至关重要，需要细心和耐心，即使术中已尽量清除结石，但术后仍有很高的结石复发率。对于胆管结石较多，取尽后仍可能有泥沙样细小结石残留者，建议术后口服溶石利胆药物3～6月。术中胆管造影诊断胆总管结石的敏感度为59%～100%、特异度为93%～100%，但是在实际操作中，术中胆管造影对操作人员的依赖性很高，且可能无法对胆囊严重发炎或胆囊管细小或发炎的患者实施。

目前药物灌注溶石基本摒弃不用。中草药利胆排石和总攻疗法等对治疗胆管结石疗效亦不确定。

典型案例3-19-1
急性梗阻性化脓性胆管炎病例及分析

四、肝内胆管结石

（一）病因与发病机制

肝内胆管结石病是指发生于左右肝管汇合部以

上的结石，特指始发于肝内胆管系统的结石，不包括胆囊内排降并上移至肝内胆管的结石，也不包括继发于损伤性胆管狭窄、胆管囊肿、胆管解剖变异等其他胆道疾病所致胆汁淤滞和胆道炎症后形成的肝胆管结石。20 世纪 60、70 年代，肝内胆管结石是我国胆道系统的常见病多发病，在华南、西南、长江流域及东南沿海等广大区域尤为多见。由于其病变复杂、复发率高且常引起严重的并发症，此病成为我国良性胆道疾病死亡的重要原因。现在虽然胆囊结石的发病率明显增加，肝内胆管结石的发生率下降，但是此变化在一些内地省份却不是那样显著。例如，广西壮族自治区在 10 年中（1981—1991 年），胆囊结石的相对发病率只从 12.7% 上升至 19.8%，而胆管结石也只从 55.2% 下降至 41.8%。肝内胆管结石约占原发性胆管结石的 38%。我国的肝内胆管结石患病率在 1981—2004 年一直维持在 2.4%～2.6%，大多数以胆色素结石为主。肝内胆管结石多数合并有肝外胆管结石。研究显示，亚洲人群的肝内胆管结石发病率高于欧美人群。中国、韩国和日本的发病率为 2%～25%，而西方国家的肝内胆管结石发病率大约在 0.6%～1.3%。研究人员认为，肝内胆管结石的发病和寄生虫的感染（尤其是华支睾吸虫）有关，这在亚洲国家得到了普遍的证实。

（二）临床表现

肝内胆管结石的临床表现很不典型。在病程间歇期可无症状，或仅表现为上腹轻度不适。但在急性期，则可出现急性化脓性胆管炎的症状，或不同程度的 Charcot 三联征，多数可能是合并的肝外胆管结石所造成。在无合并肝外胆管结石的患者中，当一侧或一叶的肝内胆管结石造成半肝或某一肝段的肝内胆管梗阻并继发感染时，可出现畏寒、发热等全身感染症状，甚至在出现精神症状和休克等急性重症胆管炎的表现时，患者仍可无明显的腹痛和黄疸。体检时可扪及肝脏不对称性肿大和压痛，常易误诊为肝脓肿或肝炎。这种周期性的间歇发作是肝内胆管结石的特征性临床表现。

（三）辅助检查与诊断

肝内胆管结石的诊断除根据上述临床表现外，结合手术病史和 MRCP 等辅助检查的结果可明确诊断。MRCP 胆管成像能清楚地显示胆管树的图像，了解肝内外胆管的情况。B 超检查虽不能帮助了解结石分布等详细情况，但在诊断肝内胆管结石仍有 80% 的准确率，其最大优点是方法简便且为无损伤性检查，故目前常作为肝内胆管结石的首选诊断方法。CT 平扫常能显示扩张的肝内胆管和密度较高的结石影，以及结石的部位和数量，对决定治疗方案很有帮助。最后，可以通过手术探查来诊断，即在手术中仔细探查肝内胆管，这是肝内胆管结石最可靠的诊断方法。

此外，3D 重建技术对于复杂的肝内胆管结石手术具有重要意义，CT 三维重建更准确地诊断病理形态学。传统的成像技术（CT、超声、MRI）能够准确识别肝内结石，但识别胆管狭窄的能力不足。临床研究证实，CT 三维重建的结石清除率高于传统成像技术。

根据结石在肝内的分布、相应肝管和肝脏的病变程度以及合并肝外胆管结石的情况不同，肝内胆管结石分为 2 个主要类型和 1 个附加型（董氏分型）。

Ⅰ型：区域型，结石沿肝内胆管树局限性分布于 1 个或几个肝段内，常合并病变区段肝管的狭窄及受累肝段的萎缩。临床表现可为静止型、梗阻型或胆管炎型。

Ⅱ：弥漫型，结石遍布双侧肝叶胆管内，根据肝实质病变情况，又分为 3 种亚型。

Ⅱa 型：弥漫型，不伴有明显的肝实质纤维化和萎缩。

Ⅱb 型：弥漫型，伴有区域性肝实质纤维化和萎缩，通常合并萎缩肝脏区段主肝管的狭窄。

Ⅱc 型：弥漫型，伴有肝实质广泛性纤维化而形成继发性胆汁性肝硬化和门静脉高压症，通常伴有左右肝管或汇合部以下胆管的严重狭窄。

E 型：附加型，指合并肝外胆管结石。

Ea：Oddi 括约肌功能正常。

Eb：Oddi 括约肌松弛。

Ec：Oddi 括约肌狭窄。

也有根据病理阶段的不同将肝内胆管结石分为四型。

Ⅰ型：原发型，既往无胆道手术史。

Ⅱ型：炎症性，既往有胆道手术史或胆管炎。

Ⅲ型：肿块形成型，肝内胆管结石合并肝肿块。

Ⅳ型：末端型，伴有继发性胆汁性肝硬化和门脉高压。

（四）治疗

肝内胆管结石的治疗目前仍以手术治疗为主，但远期疗效欠佳。然而，有研究显示，传统的胆管切开结石治疗的比例逐年下降，而非手术治疗（包括 ERCP、ESWL、经皮经肝胆道镜取石和 UDCA 治疗）的数量逐渐上升。但是后者的结石复发率明显高于前者。一项日本的调查显示，手术治疗的比例从 64.1%（1998 年）下降至 28.9%（2011 年），而非手术治疗则 23.4% 上升到 66.7%。手术治疗原则是：去除病灶，取尽结石，矫正狭窄，通畅引流，防止复发。肝内胆管结石的治疗根据疾病进展不同阶段采取不同的策略，初期多采用以切开取石或胆道镜取石（包括经皮胆道镜）为主的治疗，而肝脏病灶伴有纤维化萎缩则需要肝切除；当发展到重度胆汁性肝硬化、门静脉高压时，肝移植术可能是唯一选择。具体手术方式有以下几种：

1. 胆管切开取石术　是治疗肝胆管结石的基本手段。急性胆道感染和重症病例行单纯胆道取石引流手术，旨在控制胆道感染、通畅引流以挽救患者生命，必要时为二期确定性手术做准备。

择期手术前应明确结石的部位和多少，术中通过切开肝门部胆管、肝胆管或经肝实质切开肝内胆管，进一步了解胆道结石的部位、数量、胆管狭窄梗阻及胆管下端的通畅情况，取尽结石解除狭窄。经肝外胆管途径盲目的器械取石是肝胆管结石手术后高结石残留率的重要原因。充分切开肝门部狭窄的胆管，必要时切开二级肝管，可在直视下取出主要肝管的结石，结合胆道镜直视下取石；必要时可结合术中胆道造影和术中 B 超，能有效地清除肝管内结石，显著降低结石残留率。研究显示，胆管切开取石术的结石清除率大约在 78%。

2. 肝部分切除术　切除病变肝段以最大限度地清除含有结石、狭窄及扩张胆管的病灶，是治疗肝内胆管结石的最有效手段。肝部分切除术的方法包括腹腔镜和常规开腹。

（1）手术适应证　包括Ⅰ型及Ⅱb 型肝胆管结石。对于区域型结石，切除含结石的肝段或肝叶；对于弥漫型结石，切除局限于肝段或肝叶的区域性毁损病灶。需切除的区域性毁损病变主要包括：萎缩的肝叶或肝段；难以取净的多发性结石；难以纠治的肝管狭窄或囊性扩张；合并慢性肝脓肿；合并肝内胆管癌。

（2）肝胆管结石的肝切除范围　主要取决于结石分布及毁损性病变范围。肝胆管结石的病变范围是沿病变胆管树呈节段性分布的，因此其肝叶切除要求以肝段、肝叶为单位做规则性切除，以完整切除病变胆管树及所引流的肝脏区域。这是取得优良疗效的基本条件和关键。无论是针对区域型肝内胆管结石时病变肝段或弥漫型肝内胆管结石时毁损性病灶，肝脏切除范围不够，遗留病变，常是术后并发症及症状复发的根源。

已有大量的研究比较腔镜下肝切除术和常规肝切除术的优劣：两者在结石复发率和结石残余方面没有明显差异，而在估计出血量、术后并发症、住院时间及肠功能恢复时间方面则是腔镜具有优势。

3. 肝门部胆管狭窄修复重建术　由于肝门部胆管狭窄病变类型比较复杂，常需结合多种手术方法进行治疗。处理肝门部胆管狭窄的手术方法主要有以下 3 类。

（1）胆管狭窄成形、空肠 Roux-en-Y 吻合术　适用于肝内病灶和上游肝管狭窄已去除的肝门部胆管狭窄病例。在充分切开肝门部狭窄胆管并进行原位整形的基础上，以 Roux-en-Y 空肠袢与胆管切口侧－侧吻合修复胆管缺损。对有结石残留或复发可能的病例，可将空肠袢残端顺位埋置于皮下作为术后取石的通路。但胆肠吻合术废除了Oddi括约肌对胆系的控制功能，在上游肝管狭窄未纠正和肝内结石未取净的情况下行不恰当的胆肠内引流可引发或加重胆道感染等严重并发症。

（2）胆管狭窄成形、游离空肠段吻合术 适用于肝内病灶和上游肝管狭窄已去除，尚有结石残留或有结石复发可能而胆管下端通畅的病例。充分切开肝门部胆管狭窄并进行原位整形，截取长度适当的游离空肠段，用其输出端与胆管切口进行端－侧吻合，修复胆管壁的缺损，将其输入端关闭并顺位埋置于皮下，作为日后用胆道镜清除残留或复发结石的通路。

（3）胆管狭窄成形、组织补片修复术 适用于肝内病灶及上游肝管狭窄已去除，结石已取尽且无复发可能，而只存在肝门部胆管轻度狭窄的病例。充分切开狭窄段及其两端的胆管，切除瘢痕化的胆管组织，缝合肝胆管瓣形成胆管的后壁，胆管前壁的缺损用带血运的肝圆韧带瓣、胆囊瓣、胃瓣、空肠瓣或其他自体组织补片修复。

（4）肝空肠－十二指肠通路环（HJDA）改良胆道重建 对于有双侧病变、肝外胆管系统未扩张或广泛肝内狭窄的肝内胆管结石患者，肝空肠造口术（HJ）完成后，Roux环的游离端以侧对侧方式与十二指肠第一部分吻合。

（5）经皮经肝胆道镜治疗（percutaneous transhepatic cholangioscopy，PTCS） 肝内胆管结石由于病变复杂，结石不容易取尽或者结石复发，常需进行多次胆道手术。多次反复的胆道手术，使后续手术越来越困难，有时解剖肝门都举步维艰，术中出血多，也增加了手术风险。PTCS是指先行经皮经肝胆管引流（PTCD），然后再行PTCD窦道扩张术，待窦道被扩张至能容纳3 mm胆道镜进入胆管时，再行胆道镜检查和治疗、取石。此技术具有简单、安全、有效、微创易重复等优点，是目前微创治疗复杂性肝胆结石的有效方法。

也有使用经皮胆道镜引导下的激光碎石术的报道。对于一部分患者，其肝内胆管结石累及的肝脏体积较小，且没有胆道狭窄。常规的肝脏部分切除术损伤较大，可以在PTCS引导下，用激光碎石借助导管取出或者将石头推入空肠。该方法创伤小、时间快，相较于其他内窥镜具有巨大的优势。此外，也有报道直接经口胆道镜联合电液碎石术治疗原发性严重肝内胆管结石的报道。以及联合泌尿外科采用超小型经皮肝内胆管切开术治疗双叶多发性肝内胆管结石。

（6）肝移植术 适合于肝和胆管系统均已发生弥漫性不可逆损害和功能衰竭的Ⅱc型肝胆管结石。

（五）预后

肝内胆管结石严重程度分级可用于评估患者预后。日本的一项研究将肝内胆管癌、肝硬化、年龄≥65岁、黄疸发生时间≥1周作为预测因素（前两者为主要，后两者为次要），将肝内胆管结石分为3级。

1级：无主要或次要因素。

2级：有1个或两个次要因素，无主要因素。

3级：有主要因素。

3级的生存时间显著低于2级，而2级则低于1级。

拓展阅读 3-19-1

2016年日本胃肠病学会胆石症循证临床实践指南推荐意见

第四节 胆道系统感染

诊疗路径：

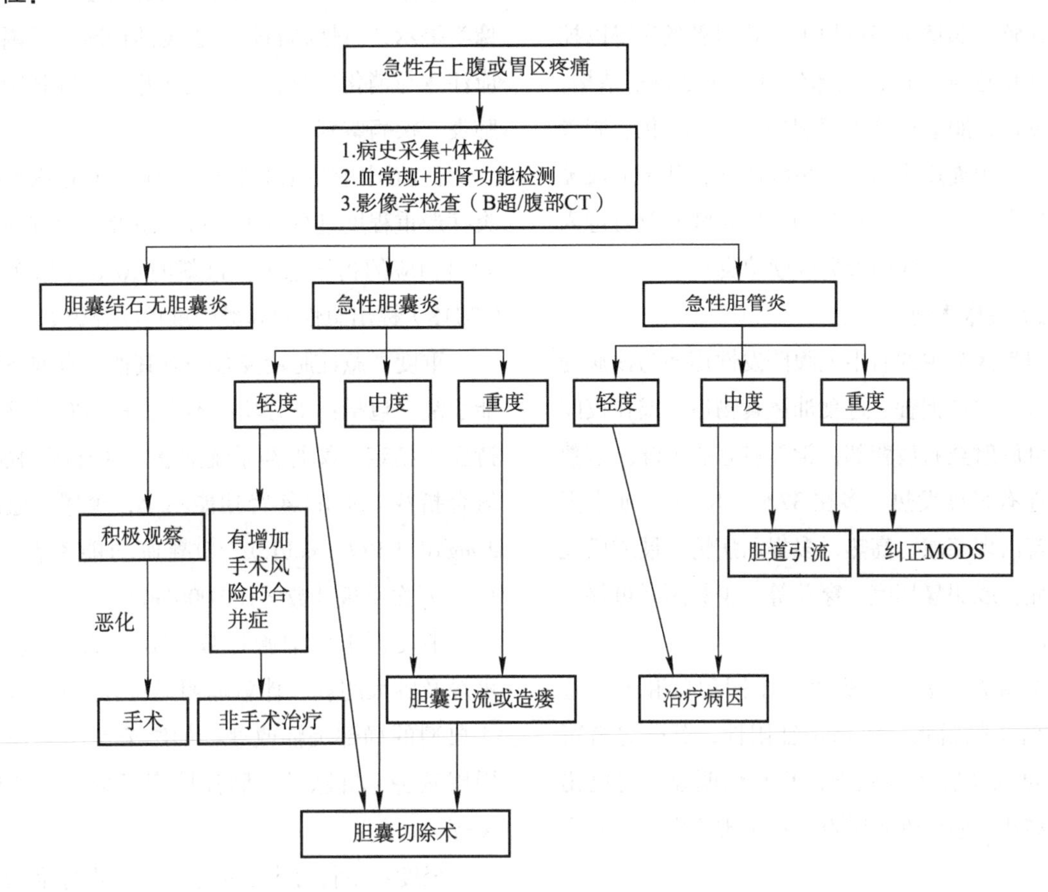

胆道系统感染临床上极为常见，按发病部位可分为胆囊炎和胆管炎。按病程发展又可分为急性、亚急性和慢性炎症。胆道系统感染多与胆石症互为因果，胆石症可引起胆道梗阻和继发胆道感染，胆道感染的反复发作又是胆石形成的重要危险因素之一。另外，免疫相关性胆道感染作为一类少见的特殊类型胆道感染，已逐步进入人们的视野，相应的诊疗指南也在制订中。

一、急性结石性胆囊炎

（一）病因与发病机制

急性结石性胆囊炎的致病原因主要为结石致胆囊管梗阻，造成局部黏膜糜烂和水肿，引起胆囊急性炎症。致病菌多以革兰氏阴性杆菌为主，最常见的为大肠埃希菌，其他的还有肺炎克雷伯菌、铜绿假单胞菌、鲍曼不动杆菌等。厌氧菌感染同样极为常见，多数患者存在混合感染。其他可能的病因有：胆囊内胆汁潴留浓缩，高浓度胆汁酸盐损伤胆囊黏膜致胆囊炎症；消化道细菌或胰液经乳头反流至胆囊导致胆囊炎症。

胆囊炎症初期仅在胆囊黏膜层产生炎症，黏膜充血水肿，渗出增加，称为急性单纯性胆囊炎。若病情未控制，炎症波及胆囊壁全层，囊壁增厚，浆膜面也有纤维素性渗出，进展为急性化脓性胆囊炎。若病情仍未控制，胆囊内压力持续升高，胆囊壁张力增高，胆囊积脓，引起胆囊壁缺血坏疽，成为急性坏疽性胆囊炎。坏死的胆囊壁常发生穿孔，导致胆汁性腹膜炎，如穿孔至邻近脏器中，如十二指肠、胃、结肠等，可形成胆囊内瘘，此时胆囊内脓性胆汁可经内瘘口得到引流，炎症可得到控制与缓解。在整个病情进展过程中，若胆囊炎症得以控制，炎症可逐渐消退，大部分组织恢复原来结构，如反复发作，胆囊壁纤维组织增生、瘢痕化、胆囊黏膜消失，胆囊逐步呈慢性炎症改变，甚至形成萎缩性胆囊炎。急性胆囊炎时胆囊内脓液有时可进入胆管或胰管内，引起胆管炎或胰腺炎。

（二）临床表现

以胆囊区为主的右中上腹阵发性疼痛为该病的典型表现，常在饱餐、进食油腻食物后，或在夜间发作，可放射至右肩背部，常伴有恶心呕吐。多数患者可伴有轻度发热，多在 37.5～38.5℃，通常无寒战，若出现寒战、高热，多提示病情进展或已发生并发症，或胆囊坏疽、穿孔等。少数患者可伴有轻度黄疸。

体格检查：右中上腹可有不同程度和不同范围的压痛及肌紧张、Murphy 征阳性，部分患者可在右上腹触及肿大的胆囊，且触痛明显。若已出现胆囊穿孔、胆汁性腹膜炎，可出现弥漫性腹膜炎表现。

（三）辅助检查

1. 实验室检查　炎症指标多呈升高变化。以中性粒细胞升高为主的白细胞计数升高，一般在（10～15）$\times 10^9$/L，C 反应蛋白升高，在病情进展时，降钙素原也可升高。肝功能常提示存在轻度肝损伤，胆红素及转氨酶轻度升高。部分患者血淀粉酶可升高。

2. 影像学检查　目前腹部超声仍然是首选的检查手段，可显示胆囊肿大，胆囊壁增厚，以及胆囊内的结石。其对于急性胆囊炎的诊断敏感度及特异度在 80%～85%。CT 及 MRI 对急性胆囊炎的诊断也有指导意义。CT 能显示胆囊内阳性结石的位置，胆囊肿大，胆囊壁增厚及周围渗出情况；MRI 还能明确胆道树的走行，判断有无胆道变异，对于排除胆管性病变、指导手术方式、避免术中胆道造影均有帮助。

（四）诊断与鉴别诊断

根据典型的临床表现，结合炎症指标升高及影像学提示，急性结石性胆囊炎的诊断多无困难。但应注意与消化道穿孔、急性胰腺炎、肝脓肿、右侧肺炎等疾病鉴别。

目前国内外胆道感染相关研究及指南均推荐对炎症严重程度进行分级，可对患者治疗方案及预后做出相应的指导意见。最新的 2018 年版东京指南（TG18）提出急性胆囊炎严重程度分级如下。

重度：急性胆囊炎合并有其他器官或系统的功能紊乱。包括：①心功能不全，需血管活性药物维持血压稳定；②神经系统症状；③呼吸功能不全，氧合指数 < 300；④肾功能不全，少尿，血肌酐 > 2 mg/dL（177 μmol/L）；⑤凝血功能紊乱，INR > 1.5；⑥血小板计数 < 100 000/mL。

中度：①白细胞计数 > 18 $\times 10^9$/L；②右上腹可触及肿大胆囊，伴触痛明显；③病程超过 72 h；④典型的局部炎症改变，如结节性胆囊炎、胆囊周围脓肿、肝脓肿、胆汁性腹膜炎、气肿性胆囊炎等。

轻度：不符合中度和重度胆囊炎标准的急性胆囊炎。

（五）治疗

急性结石性胆囊炎的最终治疗是手术切除胆囊。但是在不同时期和不同情况下，也可考虑抗感染及支持治疗，或胆囊引流等方式控制炎症和症状，待病情控制后择期行手术切除。目前推荐对患者全身情况做出评估，并结合胆囊炎炎症严重程度，指导治疗方案的制订。

1. 抗感染及支持治疗　对于大多数急性胆囊炎患者，不管其是否接受急诊或早期的手术治疗，均应进行抗感染及全身支持治疗，既可作为治疗手段，也可作为术前准备方法，包括禁食、抗菌药物的应用、解痉镇痛、纠正水电解质平衡等。而在此期间，应密切观察病情变化，若病情进展，或出现胆囊坏疽、穿孔、胆汁性腹膜炎等情况，应考虑急诊手术治疗。结合细菌谱，抗感染药物的应用应覆盖革兰氏阴性杆菌及厌氧菌，同时应根据病情变化及药敏结果随时调整治疗方案。

2 手术治疗　仍然是急性胆囊炎首先考虑的治疗方式。目前对于急性结石性胆囊炎的手术时机仍无明确的标准，一般需结合炎症严重程度及患者一般情况，综合评估选择是否急诊手术或早期手术，或经抗感染治疗待病情稳定后延期手术。目前腹腔镜胆囊切除术已经成为急性胆囊炎手术治疗的首选术式，其手术创伤小、恢复快，但对于局部粘连致密，周围组织水肿，胆囊三角解剖不清，特别是存在胆道系统变异的情况下，操作困难，应仔细解剖，避免损伤胆管及邻近重要的组织结构。在必要时应及时中转开腹，不能将中转开腹看作手术失败。强烈推荐有条件时完善 MRI 以了解胆道是否存在变异。另一种手术治疗的方式是胆囊造瘘术，主要应用于一些全身情况极差，难以耐受手术麻醉创伤的患者，或者胆囊与周围组织粘连，解剖不清而导致胆囊切除手术极度困难时。其目的是通过较小的手术方式通畅引流胆囊内炎性胆汁，使患者度过危险期，待病情稳定后，一般在造瘘术后 3 月左右，再次行胆囊切除手术以根除病灶。

3. 胆囊引流　对于高危的急性胆囊炎患者，经全面评估后考虑手术治疗可能存在较大预后不佳的可能时，也可选择先行胆囊引流，待病情控制后择期行手术切除。上面提到的术中评估后行胆囊造瘘术即为最早应用的一种胆囊引流方式。目前经皮经肝胆囊穿刺引流（PTGBD）是临床推荐的标准引流方式，还有内镜下经乳头的胆囊引流（ETGBD）、内镜下鼻胆管胆囊引流（ENGBD）、超声内镜引导下的胆囊引流（EUS-GBD）等多种方式均可考虑。

二、急性非结石性胆囊炎

急性非结石性胆囊炎是指胆囊有明显急性炎症而其内未见结石存在。临床较为少见，近年来发现其发病率有所增高。

（一）病因与发病机制

常发生于手术、严重创伤、烧伤、全身感染、恶性肿瘤或其他危重患者中，目前认为其可能与低血压或低血流灌注导致胆囊缺血、全肠外营养应用后胆汁淤积和菌群易位等多种因素有关。

本病病理发展与急性结石性胆囊炎相同，如未及时治疗，病情常发展迅速，且胆囊坏死或穿孔发生率较高。病理学多可见多发动脉闭塞和轻度甚至无静脉充盈。

（二）临床表现

急性非结石性胆囊炎多无特异性症状，与结石性胆囊炎类似，但其表现常被原发疾病或术后疼痛等掩盖，易造成误诊或漏诊。提高对本病的警惕性是早期诊断的关键，凡危重患者、手术后或长期使用完全肠外营养患者等，出现右上腹痛、不明原因发热时应考虑本病的可能性。

（三）诊断与鉴别诊断

本病的辅助检查和诊断方法与急性结石性胆囊炎相同。腹部超声、CT、MRI 均可提示胆囊炎症，有助于本病的诊断。

（四）治疗

目前认为急性非结石性胆囊炎易发展为胆囊坏疽、积脓或穿孔，病死率较高。故一经诊断，均应考虑手术治疗，或根据患者情况选择胆囊引流。对于病情较轻者，可考虑在严密观察下进行积极的抗感染及支持治疗，一旦病情变化，仍应考虑手术或引流。

> 拓展阅读 3-19-2
> 2018 东京指南——急性胆道感染的初步处理和急性胆管炎的处理流程

三、慢性胆囊炎

绝大多数有症状的慢性胆囊炎患者胆囊内存在结石，通常只要有结石存在均可视为慢性胆囊炎。

（一）病因与发病机制

慢性胆囊炎多为急性胆囊炎多次发作的结果或

因结石长期反复刺激使胆囊黏膜呈不同程度炎性细胞浸润，纤维组织增生，胆囊壁增厚，黏膜萎缩，与周围组织粘连等慢性炎症表现。胆囊也可萎缩变小。当胆囊管完全梗阻时可造成胆囊积水。胆囊较大结石压迫胆囊壁，可逐步形成胆囊内瘘。胆囊慢性炎症使黏膜上皮反复损伤再生修复上皮异型化，是癌变的重要因素。

（二）临床表现

常不典型，多数患者有胆绞痛病史，偶尔出现消化道症状，有右上腹及肩背部的隐痛不适。但较少出现发热、黄疸等症状。体格检查时右上腹胆囊区可有轻压痛，Murphy 征可阳性。

（三）诊断

腹部超声即可发现胆囊萎缩，胆囊壁增厚，胆囊收缩功能减弱甚至消失。CT 及 MRI 也可帮助本病诊断。

（四）治疗

对于伴有胆囊结石的慢性胆囊炎均应行手术治疗。腹腔镜胆囊切除术仍是“金标准”，但不应盲目，对于胆囊萎缩的患者仍应适时中转开腹手术，并常规行术中快速病理检查以排除恶变的可能。

四、急性梗阻性化脓性胆管炎

急性梗阻性化脓性胆管炎（acute obstructive suppurative cholangitis，AOSC）是细菌感染引起的胆道系统的急性炎症，合并有胆道梗阻的病理改变；若梗阻未能得到及时解除，病情进一步发展，则可发生急性梗阻性化脓性胆管炎。

（一）病因与发病机制

急性梗阻性化脓性胆管炎是外科急腹症中病死率较高的一种疾病，最为常见的病因是胆管结石，还可继发于胆管良性或恶性狭窄、胆管支架置入、经导管胆管内造影或 ERCP 术、胆道蛔虫症、原发性硬化性胆管炎等。

本病最基本的病理改变是胆管完全性梗阻和胆管内化脓性炎症改变。在正常情况下，经肠道门静脉系统进入肝内的少量细菌可直接被肝脏的单核－吞噬系统所吞噬，会通过正常的胆汁排放清除胆汁中的细菌。而当胆道梗阻时，胆汁中的细菌则会繁殖而导致炎症发生。在胆道梗阻后，胆管内的压力不断增高，梗阻近端的胆管逐渐扩张，管壁增厚，胆管黏膜充血水肿，炎性细胞浸润。在胆管高压的作用下，肝充血肿大，肝细胞肿胀，肝内小胆管及其周围的肝实质细胞发生炎性改变，胆管内胆汁淤积，肝细胞大片坏死，形成肝内多发小脓肿，胆管也可因感染化脓造成黏膜糜烂、坏死、溃疡和胆道出血。胆管内高压造成肝内毛细胆管破溃，脓性胆汁经肝内血窦进入血液循环，造成菌血症及败血症。在后期，可出现神经精神症状、感染性休克、肝肾衰竭或弥散性血管内凝血等一系列病理生理变化。即使手术解除了胆管高压，但病理改变已经发生在肝实质和胆管仍会留下损伤，这也是本症的严重所在。

（二）临床表现

本病发病急骤，病情进展迅猛。最为常见的临床表现为腹痛、黄疸和寒战发热，即 Charcot 三联征。但一般临床上同时出现三种表现的较少。腹痛一般位于剑突下或右上腹，呈持续性，多存在进食油腻食物等诱因。大多数患者可出现较为明显的黄疸，但若仅为一侧肝内胆管梗阻所致的胆管炎症则黄疸指标多在正常范围。在起病初期即可出现寒战高热，甚至部分患者以高热为首发症状，体温可超过 40℃。当患者病情进展，可出现神经系统受抑制、休克等表现，即为 Reynolds 五联征，这常常提示患者已发生败血症和感染性休克，是病情危重的重要变现。

体格检查：右中上腹可有不同程度和不同范围的压痛及肌紧张，可有肝区叩痛，有时可触及肿大的胆囊。

（三）辅助检查

1\. 实验室检查　炎症指标多呈升高变化。以中性粒细胞升高为主的白细胞升高，C- 反应蛋白升高，降钙素原升高，部分危重患者可出现血小板降低。肝功能常提示存在梗阻性黄疸以及不同程度的肝损伤。部分患者可发现凝血功能异常，水电解质紊乱等。

2. 影像学检查 腹部超声及CT检查仍是诊断急性胆管炎的首选检查手段。腹部超声可了解胆管扩张及狭窄情况，并对结石检出率有较高的特异性，但常常受肠道气体的干扰，目前荟萃分析显示腹部超声对于急性胆管炎诊断的特异度高达100%，但敏感度仅为38%。而CT检查则不受气体干扰，能清晰显示胆管扩张狭窄情况，但胆管结石在CT中的敏感度取决于结石成分。临床上对于疑诊为急性胆管炎的患者，仍首选CT检查，因其检查范围可达整个腹盆腔，有助于疾病的鉴别诊断。MRCP是一种无创的检查方式，对于判断胆管扩张狭窄的性质、胆道系统的走行均有较大的帮助。

（四）诊断与鉴别诊断

根据典型的临床表现，结合炎症指标升高、梗阻性黄疸及影像学提示胆管扩张，急性胆管炎的诊断多无困难。目前国内外胆道感染相关研究及指南均推荐对炎症严重程度进行分级，可对患者治疗方案及预后做出相应的指导意见。最新的2018年版东京指南（TG18）提出急性胆管炎严重程度分级如下。

1. 重度 急性胆管炎合并有其他器官或系统的功能紊乱。包括：①心功能不全，需血管活性药物维持血压稳定；②神经系统症状；③呼吸功能不全，氧合指数 < 300；④肾功能不全，少尿，血肌酐 > 2 mg/dl（177 μmol/L）；⑤凝血功能紊乱，INR > 1.5；⑥血小板计数 < 100 000/mL。

2. 中度 ①白细胞计数 > 12×10^9/L或 < 4×10^9/L；②高热，≥39℃；③高龄，≥75岁；④高胆红素血症，总胆红素≥5 mg/dl；⑤低蛋白血症，白蛋白 < 正常值下限 ×0.7。

3. 轻度 不符合中度和重度胆管炎标准的急性胆管炎。

（五）治疗

治疗原则是解除胆管梗阻并通畅引流。在不同时期和不同情况下，考虑抗感染及支持治疗，或胆管引流等方式控制炎症和症状。目前推荐对患者全身情况作出评估，并结合胆管炎炎症严重程度，指导治疗方案的制订。

1. 抗感染及支持治疗 对于大多数急性胆管炎患者，不管其是否接受胆管引流，均应进行抗感染及全身支持治疗，其既可作为治疗手段，也可作为准备工作方法，包括禁食、抗菌药物的应用、解痉镇痛、纠正休克及水电解质平衡、保肝利胆等。在此期间，应密切观察病情变化。结合细菌谱，抗感染药物的应用应覆盖革兰氏阴性杆菌及厌氧菌，同时应根据病情变化及药敏结果随时调整治疗方案。

2. 手术治疗 目的在于解除胆道梗阻，通畅胆汁引流，通常采用胆总管切开减压、T管引流术。需注意的是，减压部位应在梗阻的近端，注意肝内胆管的引流通畅。视患者病情，手术应力求简单有效，在条件允许的情况下可切除胆囊和去除胆管内结石。待患者病情稳定后可经T管进行胆道造影，全面了解胆道情况后可行胆道镜检查取石或活检以明确病因或去除病因。

3. 非手术的胆管引流 随着内镜及介入技术的进步，目前ERCP或PTBD也成为极为有效的胆管引流方式，有内镜下胆道支架置入、内镜下鼻胆管置入、经皮经肝胆管置管引流等。由于这类引流方式创伤小，引流通畅，已逐步成为急性胆管炎所推荐的重要治疗手段。但需警惕出血、穿孔等相关治疗并发症的发生；若引流失败，仍应考虑手术引流。

五、特殊类型的胆道感染：免疫相关性胆管炎

（一）原发性硬化性胆管炎

原发性硬化性胆管炎（primary sclerosing cholangitis，PSC）是一种慢性进行性胆汁淤积性肝胆疾病。多表现为肝内外胆管串珠样改变和狭窄形成，导致反复胆管梗阻和胆管炎发作，最终出现胆汁性肝硬化、门静脉高压和肝衰竭而死亡，预后差。

1. 病因与发病机制 PSC的病因至今仍不清

晰，可能与遗传和自身免疫因素相关。目前有研究表明PSC发病与人类白细胞抗原（HLA）分子有密切联系，且因其与炎症性肠病的高相关性，自身免疫因素可能在其中也发挥重要作用。约2/3的PSC患者合并有炎症性肠病，男性占60%～70%，年龄多在30～40岁。

PSC可累及各个肝内外胆管，多表现为肝外胆管壁明显增厚纤维化及管腔狭窄。组织学上以胆管黏膜下的炎症细胞浸润和纤维化为特征，并不累及胆管黏膜，随着炎性细胞浸润与纤维组织增生、胆汁淤滞，最终出现胆汁性肝硬化，门静脉高压。

2. 临床表现　PSC主要表现为慢性进行性胆管梗阻及胆管炎，常间歇性发作，也可长期无临床症状。有时会出现瘙痒和进行性加重的黄疸，有时可伴消化道出血，这可能与多数患者合并有炎症性肠病或存在门静脉高压有关。疾病晚期可出现腹水、昏迷等。

3. 辅助检查

（1）实验室检查　肝功能多提示胆汁淤积，其碱性磷酸酶及谷氨酰转移酶明显升高，谷丙转氨酶及谷草转氨酶多仅中度升高，血清胆红素及白蛋白水平多在正常范围。但随着病情的进展，总胆红素多出现升高，并以直接胆红素为主，呈梗阻性黄疸表现，而白蛋白水平多降低。免疫指标中多数患者IgM水平升高，抗线粒体抗体（AMA）多为阴性。部分患者的抗平滑肌抗体（ASMA）、抗核抗体（ANA）以及抗中性粒细胞胞浆抗体（ANCA）可呈阳性。

（2）影像学检查　腹部超声多表现为胆管管腔明显狭窄、均匀性，一般为4 mm。在局限型或节段型患者中，可见胆管不规则扩张，胆管壁明显增厚，可达4～5 mm。无结石及肿瘤声像。MRCP多表现为肝内、外胆管弥漫性不规则的多发性狭窄，其中左右肝管汇合处狭窄较为多见，也最为严重，胆管分支僵硬变细或呈轻度扩张改变，类似枯树枝样，胆管可呈短段环状狭窄，狭窄后扩张呈串珠样改变，胆管黏膜光滑。其在影像学中有时难以与硬化性胆管癌相区别。

4. 诊断与鉴别诊断　一般依据提示胆汁淤积的血生化结果以及胆道影像学提示肝内、外胆管多发性狭窄，既可单纯累及肝内胆管或肝外胆管，也可二者均累及。同时还应排除明确病因所致的继发性硬化性胆管炎可能。肝组织活检可有助于明确诊断，其特征性改变为管周“洋葱皮”样的纤维化征象，但很少被发现。

PSC主要需与IgG4相关性硬化性胆管炎、继发性硬化性胆管炎、胆管癌、自身免疫性肝炎、原发性胆汁性肝硬化等相鉴别。但临床鉴别诊断均困难，甚至有些硬化性胆管癌在病理学上都可能不易鉴别。

5. 治疗　本病目前仍缺乏有效的治疗方法。

（1）药物治疗　目前尚无确定的药物治疗方案。熊去氧胆酸目前是在药物治疗中被探讨最为广泛的一种药物，但至今同样未得到统一的结论，多数医生使用20 mg/（kg·d）剂量来治疗。免疫抑制剂也已被广泛应用，如糖皮质激素，其理论上不仅能抑制炎症反应，减轻胆管壁纤维化，而且具有直接利胆、减轻黄疸的作用，但并未获得任何临床证据。

（2）内镜治疗　目的主要是缓解症状，改善生化功能。对于影像学检查明确的胆管狭窄的主要部位，应通过ERCP进行细胞学和组织学检查，以排除胆管癌的诊断。运用球囊扩张术对主要狭窄部位进行扩张，一般扩张后不需要常规放置支架，但对于重度狭窄者可短期放置支架进行过渡。

（3）肝移植术　是治疗失代偿期肝硬化有确切疗效的方法。在缺乏有效治疗的情况下可以考虑该方案，是治疗终末期病变的最好办法，但有一定的复发率。

（二）免疫球蛋白G4相关性硬化性胆管炎

免疫球蛋白G4相关性硬化性胆管炎（IgG4-related sclerosing cholangitis，IgG4-SC）作为IgG4相关性疾病之一，是一种特殊类型的硬化性胆管炎。表现为大量IgG4阳性浆细胞浸润和广泛纤维化，胆管壁呈环状均匀增厚，其对激素治疗反应佳，预后相对较好。

1. 病因与发病机制　本病仍属少见，发病率尚不明确，但有逐渐增多的趋势。本病常见于老年男性，可伴随有其他胆管外器官的病变，目前发现本病还可累及胰腺、胆囊、肝、后腹膜、纵隔、肾、肺、胃肠、泪腺及唾液腺等多种器官，其中以累及胰腺的自身免疫性胰腺炎最为常见。

IgG4-SC的病变范围也可累及肝内外胆管的各个部位，尤其是胆总管下段与肝门部胆管，其受累胆管管壁明显环状均匀增厚，纤维化及管腔狭窄，可见胆管壁的IgG4阳性浆细胞大量浸润和严重纤维化，病变主要位于胆管壁黏膜下层，其特征是闭塞性静脉炎和胆管炎伴有胆管周围轮辐状纤维化，而相应动脉不受累。

2. 临床表现　梗阻性黄疸是其最常见的临床表现，黄疸程度多为轻中度，且进展较慢，可伴有上腹痛，偶有腹胀及腹泻，而发热、剧烈的上腹痛和急性胆管炎、胰腺炎发作少见。对于伴有胆管外器官病变的患者，可出现相关器官轻中度炎症表现。

体格检查：多数无特异性腹部体征，部分患者可有右中上腹轻压痛。

3. 辅助检查

（1）实验室检查　肝功能多提示为梗阻性黄疸，表现为血清胆红素及碱性磷酸酶水平明显升高。炎症指标多为正常，可有中性粒细胞轻度增多。血清IgG4水平升高是IgG4-SC最具特征性的变化，目前将IgG4≥135 mg/dl作为IgG4-SC诊断标准之一，当血清IgG4水平高于正常值上限2倍时，其诊断IgG4-SC的特异度高达97%，敏感度为50%。但其并不是IgG4-SC诊断的“金标准”，因为在少数恶性肿瘤病例中也会发现IgG4水平升高，如部分胆胰恶性肿瘤或原发性硬化性胆管炎患者。自身免疫性抗体检测中，部分患者抗核抗体（ANA）阳性，而抗线粒体抗体（AMA）、抗平滑肌抗体（ASMA）、抗中性粒细胞胞浆抗体（ANCA）阳性率极低。

（2）影像学检查　最常见的影像学表现为胆管狭窄和胆管壁增厚。狭窄位于胆总管下段较为常见，也可见于肝内胆管、肝门部胆管或多发狭窄，可呈弥漫性或局限性。

4. 诊断与鉴别诊断　目前国内多采用2012年日本学者提出的IgG4-SC的临床诊断标准，主要包含了4个方面：①典型的胆管影像学表现；②血清IgG4水平升高；③其他胆管外器官受累；④典型的组织病理学表现。由于在临床上难以取到有效的胆管病理结果，通常还将激素治疗有效作为附加的诊断标准。

IgG4-SC常常合并有其他器官受累，以自身免疫性胰腺炎最为常见，还可累及泪腺及唾液腺、后腹膜、胆囊、肝、纵隔、肾、肺、胃肠等。因此，临床上应注意其他器官的炎症表现，其有助于IgG4-SC诊断。

极为重要的是，由于IgG4-SC对激素治疗效果显著，无须行手术治疗。因此在临床上必须排除恶性肿瘤的可能，甚至有少数IgG4-SC合并胆管癌病例更应谨慎处理，以免延误恶性肿瘤的治疗。同时还应排除明确病因导致的继发性硬化性胆管炎，如胆管结石、胆管癌、胆管损伤、手术相关、先天畸形、AIDS相关性因素等。

5. 治疗　IgG4-SC对于激素治疗效果显著，但在激素治疗前必须明确排除恶性肿瘤可能，除了延误恶性肿瘤的治疗外，激素的应用还可能会使肿瘤进展。因此临床影像学的典型表现或血清IgG4水平的变化并不是使用激素治疗的指征。国际上尚缺乏激素治疗IgG4-SC的指南或共识，目前多参考自身免疫性胰腺炎的激素方案进行治疗。

（三）继发性硬化性胆管炎

继发性硬化性胆管炎（secondary sclerosing cholangitis，SSC）是一类由明确病因所致的慢性进行性胆汁淤积性疾病，其特征为慢性胆管炎症和闭塞性纤维化。

1. 病因与发病机制　SSC被认为是一类罕见疾病，常见病因是长期的胆道狭窄或梗阻、反复感染、手术损伤、胆管缺血以及一些危重疾病等。

其病理学特征与原发性硬化性胆管炎相似，均表现为胆管炎性增生性病变，胆管壁增厚纤维化，管腔狭窄，但继发性硬化性胆管炎病例病理表现个体差异性较大。

2. 诊断 拟诊为原发性硬化性胆管炎或IgG4-SC的患者均应考虑到继发因素的可能。应结合患者的病史，有无所致硬化性胆管炎的可能病因考虑，如胆道手术病史等，充分考虑SSC诊断的可能性。

3. 治疗 目前尚无有效的治疗方法。其治疗的目的主要是解除梗阻、缓解症状、改善生活质量。虽然没有明确的疗效评估，熊去氧胆酸仍是首选的治疗药物，能明显改善胆汁淤积状态。内镜治疗与肝移植手术也对其有一定帮助。

第五节 胆道蛔虫病

诊疗路径：

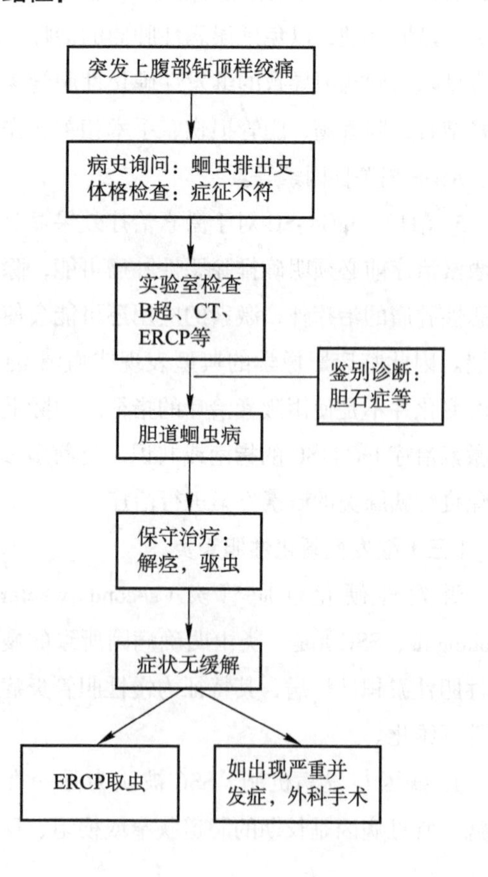

蛔虫病是消化系统最常见的寄生虫疾病。在世界范围内，蛔虫病大约影响25%的人口，每年可造成2万例死亡。在所有因蛔虫病导致的住院病例中，胆道蛔虫病占10%～19%。胆道蛔虫病好发于女性患者，尤其是怀孕期间的妇女，女性患者的患病率约为男性的3倍，患者的平均发病年龄约为35岁。胆道蛔虫病好发于热带及亚热带地区，在非洲、拉丁美洲、印度、中国及东南亚地区，胆道蛔虫病较为高发。一方面，这与温暖、潮湿的环境有利于蛔虫卵的生长有关，另一方面也与这些地区的卫生条件大多不佳有关。

（一）病因与发病机制

绝大多数的蛔虫成虫寄生在空肠中，除非聚集成团，空肠中的蛔虫一般不会导致明显症状。当空肠内的蛔虫数量过多，或者肠道内发生感染等外界环境改变时，蛔虫可能会到达十二指肠。由于蛔虫有进入狭窄入口的习性，当某些因素影响了Oddi括约肌功能时，十二指肠中的蛔虫可能会经壶腹口进入胆总管，并引起胆道蛔虫病。部分进入胆道的蛔虫会在胆道收缩痉挛的刺激下退回十二指肠，只有很少的活虫会停留在胆道中。停留在胆道内的蛔虫会释放各种多肽类物质，刺激Oddi括约肌痉挛，引起胆汁淤积。同时，由于蛔虫可能携带十二指肠内容物，在多种因素的共同作用下，最终引起胆囊炎、胰腺炎以及化脓性胆管炎，约有5%的患者甚至会发展为反复发作的化脓性胆管炎。有时，蛔虫甚至会进入肝内胆管，导致局部的坏死和脓肿。极少情况下，蛔虫会堵塞胆囊管，引起胆囊肿大。需要注意的是，胆道蛔虫病与胆道结石关系密切。一方面，蛔虫可分泌β-葡萄糖醛酸苷酶，将可溶性的结合胆红素水解成游离胆红素，最终以胆红素钙的形式沉淀下来，进而形成胆道结石。另一方面，胆道内的蛔虫尸体和蛔虫卵会刺激胆管黏膜并引起炎症反应，在炎症细胞的浸润下最终形成钙化灶，这是胆道结石形成的另一个主要机制。

（二）临床表现

胆道蛔虫病在发病前多无明显症状，患者往往突然发生上腹部剧烈的钻顶样绞痛，疼痛部位常位于剑突下方，放射至右肩胛及背部。伴随着剧烈的绞痛，患者可能出现辗转不安、恶心、呕吐等症状，有时甚至会呕吐出蛔虫。疼痛可反复发作，间歇期疼痛较轻，甚至完全缓解。若继发胆道感染，患者会出现高热、寒战等症状。当胆道梗阻持续，患者可能出现黄疸等症状。胆道蛔虫病患者体征多不明显，但发病时腹痛症状较重，这也是胆道蛔虫病的一个特点，即"症征不符"。

（三）辅助检查

诊断胆道蛔虫病首选超声检查。在超声下蛔虫表现为管状回声结构，直径3～6 mm，中心区域回声较低，管壁表现为高回声。多数情况下蛔虫与胆管长轴平行，少数情况下可能盘绕成团。同时超声下可见胆管扩张，胆囊扩张伴胆囊壁水肿，有时可能出现胆囊肿大。ERCP对于胆道蛔虫病有诊断和治疗的双重作用。ERCP下可见光滑的长线性充盈缺损，末端逐渐变细，同时可在ERCP下直接行镜下取虫。近年来MRCP在胆道蛔虫病诊断中的应用逐步增加，表现为一线性轻微高信号的管状结构，同时中心区域为低信号。此外，CT等技术在胆道蛔虫病的诊断中也有应用价值。

（四）诊断与鉴别诊断

根据患者的病史、症状、体征以及临床检查，诊断胆道蛔虫病并不困难。需要鉴别诊断的是胆石症，超声下可以将两者较好鉴别。胆道系统结石呈高回声结构，后方伴有声影，同时可随体位而发生移动。胆道蛔虫为管壁高回声，中心区域低回声的线性管状结构，且一般不随着体位变化而改变位置。

（五）治疗

胆道蛔虫病的治疗可以分为保守治疗和手术治疗。保守治疗的根本目的是在控制症状的前提下，使蛔虫麻痹并排出。当患者出现并发症时，可以选择手术治疗。

1. 保守治疗　可以选择口服硫酸镁等解痉药物缓解Oddi括约肌痉挛，根据患者的疼痛程度选择使用镇痛药物。驱虫药物一般可以选择噻嘧啶（抗虫灵）或驱蛔灵，甲苯达唑、阿苯达唑以及左旋咪唑等可以作为备选药物。同时可以选用针对肠道细菌及厌氧菌的抗生素，预防感染发生。呕吐严重的患者可行对症治疗及支持治疗。

若积极治疗后症状仍无法缓解，或者随访3周虫体仍然无法排出时，可选择ERCP镜下取虫。但是ERCP无法到达胆囊或较深部位的胆管，或者胆道结石和狭窄较为严重时，可能需要多次手术才能彻底取虫。需要注意的是，应尽量避免行括约肌切开术，因为括约肌功能丧失会增加胆道蛔虫病再次发作的概率。

2. 手术治疗　当保守治疗无效、蛔虫累及肝内胆管、胆道结石严重或者患者出现肝脓肿、化脓性胆管炎、急性重症胰腺炎等并发症时，需要行手术治疗。术中可行胆道切开探查，T管引流并处理相应并发症。需要注意的是，术中应行胆道镜探查，以确保无蛔虫残体存留。此外，部分患者可行腹腔镜下胆总管探查取虫。术后患者应服用驱虫药物，防止胆道蛔虫病复发。

第六节 胆道损伤及其处理

诊疗路径：

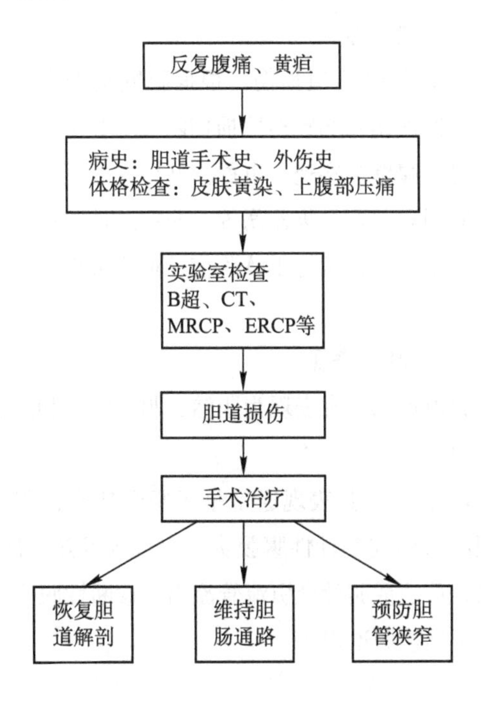

90% 以上的胆道损伤为医源性损伤，创伤性胆道损伤较为少见，并且多数情况下合并其他脏器损伤。

医源性胆道损伤多为上腹部手术的并发症，如胆囊切除术、胆总管探查术和胃切除术等，其中以胆囊切除术最常见。随着腹腔镜胆囊切除术（laparoscopic cholecystectomy，LC）的普及，胆道损伤的发生率呈上升的趋势。据报道，胆囊切除术所致胆道损伤的发生率从开腹手术时代的 0.1%～0.2% 增加至腹腔镜时代的 0.4%～0.7%。医源性胆道损伤的棘手之处不仅在于临床方面的挑战，还经常会涉及医疗纠纷的问题。

由于胆道解剖位置深，周围有其他脏器保护，因此创伤性胆道损伤的发生率低，发生时常伴有其他脏器的损伤，如门静脉、下腔静脉、肝脏、胰腺、胃及十二指肠等。因此，在处理右上腹外伤，特别是肝脏、胰腺、十二指肠等脏器损伤的患者时，应确认是否伴有胆道损伤。

（一）病因

1. 医源性胆道损伤　右上腹部的手术均有导致胆道损伤的可能，其中 80% 以上为胆囊切除术所致。高危因素包括肝门部急慢性炎症、胆道变异、术中显露不充分、不恰当的止血方式以及手术医生经验缺乏等。

2. 创伤性胆道损伤　根据腹壁是否完整可分为穿透性损伤和非穿透性损伤两类。其中穿透性损伤的患者腹壁被穿透，也称为开放性胆道损伤，常见的原因有刀伤、火器伤等；非穿透性胆道损伤指伤者腹壁完整，常见于坠落伤、重物砸伤、交通事故等。

（二）临床表现

胆道损伤通常表现为胆漏、胆管狭窄和反复发作的胆管炎。

1. 胆漏　其表现通常早于胆管狭窄，胆汁流入腹腔可引起胆汁性腹膜炎。表现为发热、腹胀、腹痛、黄疸或胆汁经引流管流出。诊断性腹穿抽出胆汁可确诊胆道损伤。

2. 胆管狭窄　其主要表现为梗阻性黄疸，表现为巩膜及全身皮肤黄染，进行性加重，尿色深黄，大便颜色浅，皮肤瘙痒；若同时伴有胆道感染，则出现寒战、发热和腹痛等。10% 的医源性胆管狭窄多在 1 周内出现症状，70% 的患者在半年内得到诊断。

3. 反复发作的胆管炎　胆囊切除术后胆管炎反复发作，表现为上腹疼痛不适、寒战、发热以及黄疸，应怀疑胆道损伤的可能。胆管损伤修复手术后吻合口狭窄病例多数可出现反复发作的胆管炎，也可继发形成肝内胆管结石。

（三）辅助检查

1. 诊断性腹腔穿刺　怀疑胆道损伤时，可采用诊断性腹腔穿刺；若抽出胆汁样液体，考虑存在胆道损伤。积液量不多或局限时，可选择 B 超引导下穿刺。

2. B 超检查　可发现腹腔内积液，损伤破口不大、胆汁漏出量不多时，表现为局限在右上腹的少量积液；若损伤破口较大，甚至横断时，腹腔内会出现大量积液。

3. 腹部 CT 检查　可了解腹腔特别是肝周有无积液，还可以排除其他病变。

4. MRCP 检查　可清楚地显示整个胆道树，可以明确胆道的连续性是否存在、胆管有无缺损。若出现胆管明显狭窄或完全闭塞时，表现为损伤近端明显扩张，远端显示不清。

5. 经皮经肝穿刺胆道造影（PTC）　能够清楚地显示胆道走行并明确损伤部位，有无胆漏，对手术有重要的参考价值。但该检查是侵入性检查，存在出血、感染、胆漏等并发症，并且有一定的失败率，需要根据病情选择是否采用。

6. 逆行胰胆管造影（ERCP）　胆管被结扎或横断时，表现为远端胆管正常，近端不显影。胆管细小缺损伴胆汁漏时，检查同时可置入鼻胆管或胆道支架减压引流。

（四）诊断

根据病史、临床表现及辅助检查等，可做出胆道损伤的诊断。诊断胆道损伤后，可根据损伤部位及损伤特点来进一步分型。

胆道损伤可分为胆囊损伤和胆管损伤。胆囊损伤进一步分为胆囊撞伤、胆囊撕脱伤、胆囊破裂和创伤性胆囊炎等；胆管损伤又分为胆管撕裂伤和胆管完全断裂伤。

胆管损伤分类对于区分损伤原因、类型以及指导治疗有重要意义。最常用的为Bismuth分型和Strasberg修订版分型。

1. Bismuth分型

1型：肝总管远端狭窄——肝总管残端长度> 2 cm；

2型：肝总管近端狭窄——肝总管残端长度<2 cm；

3型：肝门胆管狭窄，以至于没有肝总管残端，但左右肝管汇合部仍保留；

4型：肝门胆管狭窄，并影响左右肝管汇合部，至左右肝管不相通；

5型：解剖变异右区肝管狭窄或同时伴有肝总管狭窄。

2. Strasberg分型

A型：胆囊管或胆囊床小胆管胆漏；

B型：结扎部分胆管，几乎全是解剖变异右肝管；

C型：切断但没结扎解剖变异的右肝管；

D型：主要胆管边缘损伤；

E型：Bismuth分型E1–E5。

3. 其他　中华医学会外科学分会胆道外科学组于2013年制订的《胆管损伤的诊断和治疗指南》将胆管损伤分为3型4类。

Ⅰ型损伤：胰十二指肠区胆管损伤，根据损伤部位以及是否合并胰腺和十二指肠损伤分为3个亚型。Ⅰ1型，单纯远端胆管损伤；Ⅰ2型，远端胆管合并胰腺和/或十二指肠损伤；Ⅰ3型，胆胰肠结合部损伤。

Ⅱ型损伤：肝脏和胰十二指肠之间的肝外胆管损伤。根据损伤平面分为4个亚型。Ⅱ1型，左右肝管汇合部以下至十二指肠上缘；Ⅱ2型，左右肝管汇合部；Ⅱ3型，一级肝管损伤（左和/或右肝管）；Ⅱ4型，二级肝管损伤。

Ⅲ型损伤：肝内胆管损伤，指三级及以上肝管的损伤，也包括在肝实质外异位汇入肝外胆管的副肝管和变异的三级肝管损伤以及来源于胆囊床的迷走肝管损伤。

根据病变特征将胆管损伤又分为4类。a类：非破裂伤，指胆道管壁保持完整的损伤，包括胆管挫伤以及因缝扎、钛夹夹闭或其他原因造成的原发性损伤性胆管狭窄。b类：裂伤。c类：组织缺损。d类：瘢痕性狭窄，指胆管损伤后因管壁纤维化而形成的继发性胆管狭窄。

（五）治疗

1. 胆道损伤治疗的基本原则　恢复胆道正常解剖关系，尽可能保留Oddi括约肌功能；维持胆肠的正常通路；预防胆管狭窄，防治反流性胆管炎；根据损伤的时间、部位、范围和程度，制订合理的个体化治疗方案。

2. 手术时机选择　胆管损伤后修复的时机对预后起着决定性的作用。及时发现，力争早期修复。术后1～2周内发现的胆管损伤，如损伤局部无明显炎症可选择一期修复；胆管损伤合并腹腔感染、胆汁性腹膜炎以及血管损伤等复杂的情况时应延期实施确定性修复；延迟修复的手术时机可选择在局部炎症和感染得到有效控制后4～6周。

（1）术中发现胆道损伤　术中如发现有胆汁漏出、胆管断端，或探查胆总管下段时探条穿出胰腺或十二指肠壁等情况，提示发生胆管损伤。术中胆道造影有助于判断损伤的位置和类型。LC术中怀疑胆道损伤，必要时可中转开腹手术。胆道损伤即刻治疗的目标是维持胆道的通畅性，消除可能发生的胆漏、感染、胆管狭窄及反流性胆管炎等。

处理要点：请具有胆道修复经验的专科医师实施手术，如无能力处理则应及早转诊至专科医院；充分显露手术野（切口、麻醉和照明等）；用于修复重建的胆管应无瘢痕、无炎症、血供良好；根据损伤的部位、范围和类型不同，选择合理的术式。

1）胆管修补、成形术：胆管壁微小裂伤或较大胆管小于50%周径的非热损伤，可行原位修补术，酌情加或不加T管支撑。对较大胆管的缺损，也可行纵切横缝+T管支撑，还可利用邻近组织（如残留的胆囊壁、肝圆韧带、胃窦前壁和空肠壁等）修复胆管缺损+T管支撑。

2）胆管端-端吻合术：多用于胆管横断伤，为首选术式。其优点是维持了正常的胆汁流向，同时保留了Oddi括约肌的功能，可有效防止术后反流性胆管炎，是最符合人体生理的术式；不足是对端吻合术后狭窄复发率高达20%~50%。

胆道造影提示引流仅一个肝段或亚段的细小胆管时，可以直接结扎该胆管。引流范围通常大于一个肝段，受损后需要重建。损伤超过50%周径或热损伤时应将损伤的胆管切除，然后进行吻合以恢复胆道连续性。如果受损胆管距离左右肝管汇合部较远、缺损范围不大，可以行胆管-胆管端端吻合，同时留置T管，并使短壁通过并支撑吻合口，吻合满意时也可不放置T管。必要时可通过降低肝门板或Kocher切口松解十二指肠和胰头部，以确保吻合口无张力，即“松肝提肠”。

3）胆总管结扎术：极少用，仅当胆管过细、难以重建，或预计重建后极易发生吻合口狭窄时，先将胆总管结扎，待胆管继发扩张后再行手术修复。

4）胆肠吻合术：胆管-十二指肠吻合术已基本废弃，现多采用空肠-胆管吻合术。如果受损胆管范围大难以对端吻合或损伤邻近左右肝管汇合部，应该考虑胆肠吻合。此时，应将胆管远端缝扎闭合，近端清创至正常胆管处。通常切除受损胆管后行Roux-en-Y胆管空肠黏膜对黏膜吻合。应选择可吸收缝线，不建议使用Prolene缝线。空肠桥襻长度多为50~60 cm。视具体情况决定吻合口是否行T管支撑。

5）肝部分切除术：对于难以修复重建的二级及以上肝管损伤，或胆管损伤合并局限性肝脏病变难以通过其他技术手段进行治疗的患者，如未受累区域的肝脏功能代偿充分，可通过规则性肝切除术去除病变的胆管和肝脏组织。

（2）术后发现胆道损伤 约2/3的胆管损伤在术中不能及时发现，往往是术后引流管有胆汁引出，出现胆汁性腹膜炎、梗阻性黄疸或胆瘘时才被发现。污染轻、局部条件利于修复和重建者，应力求早期修复。部分患者由于腹腔污染重，不宜行胆管修补或重建，仅能行胆道外引流和腹腔引流术，待感染控制、局部炎症消退后延期修复。

术后发现胆道损伤时，可能同时伴有炎症以及胆管组织的瘢痕增生。在通过影像学检查尽可能精确地评估胆道系统和周围积液的前提下，主要遵循以下原则进行治疗。

1）引流积液，控制感染，限制炎症反应：静脉使用抗生素，经皮穿刺置管引流积液等。

2）明确胆道解剖的完整性：采用MRCP、PTC、ERCP等方法评估胆道走行和受损类型。可了解胆管是否横断、胆汁渗漏的部位，明确损伤部位是狭窄、完全不通还是结石引起的梗阻，可同时进行胆道支撑治疗。

3）手术治疗：根据胆管损伤的部位、范围和程度，选择狭窄段切除、端端吻合，或胆管-空肠吻合，重建持久的胆管-肠道连续性；如果吻合口位于左右肝管汇合处或更高时，可留置支撑管。

胆管损伤后狭窄：患者因反复炎症或多次手术，形成损伤后胆管狭窄（包括胆肠吻合口狭窄），损伤部位近侧的胆管大多扩张明显、管壁增厚，而损伤部位的纤维化、瘢痕较严重，残留的胆管会愈来愈短，甚至深埋在瘢痕组织中。高位胆管损伤性狭窄的修复手术十分困难，最困难的步骤是显露肝门部的近端胆管并整形，应由经验丰富的胆道外科医师进行。常用的方法有：①切开肝正中裂途径；②肝方叶切除途径；③左肝管横部途径。

肝移植：对造成急性肝衰竭或因处理不当造成终末期肝病的患者，可考虑肝移植。应联合胆道外科专家、肝移植专家等共同评估再次胆道重建手术的可能性。对于估计无法通过常规技术进行治疗的胆管损伤患者应尽早纳入肝移植等候名单，以降低患者在等待肝移植期间的病死率和肝移植手术后并发症的风险。

Ⅰ型胆管损伤：主要涉及胰腺段胆管和胆胰肠汇合部。及时和早期发现的胰十二指肠区胆管损伤：可一期修复或重建。单纯胆管损伤：可作Kocher切口，在直视下修复+T管引流；胆管重度破损：可选择胆总管横断和近端胆管空肠吻合术；合并十二指肠和胰腺损伤者，应同时修补肠壁和胰腺。术中胆道镜检查对发现胆管下段损伤、指导手术修复有一定价值。未能及时诊断和治疗的胰十二指肠区胆管损伤：常合并严重的腹膜后感染，处理不当则后果严重。Ⅰ期：按损伤控制性原则实施胆汁、胰液和肠液的分流以及损伤周围和腹膜后的充分引流，空肠造瘘营养支持。Ⅱ期：选择近端胆管空肠吻合术和胃空肠吻合术，恢复胆肠连续性和胃肠道连续性。

4）介入和内镜下治疗：通过胆道造影或ERCP的方法扩张狭窄段胆管后留置导管，以达到减压、减轻炎症的目的。远期效果不如手术重建，但可作为替代方案。胆管较小的非横断性损伤经B超或CT引导下穿刺置管腹腔引流和内镜置入支撑管治疗后多可治愈。

（六）预后

胆管损伤治疗的预后，取决于胆管损伤发现的时间、损伤的范围和程度、手术修复的时机，以及行修复手术医生的经验和水平等。早期发现并且在有经验的医院修复预后更好。研究表明，原术者实施修复手术的成功率仅为17%，专业的胆道外科医师进行修复手术的成功率则达94%。

目前缺乏高质量的研究对手术与介入或内镜治疗的效果进行比较。对接受手术治疗的患者进行长期随访显示多数患者术后没有出现胆漏、黄疸或胆管炎等表现。回顾性研究表明，与非手术治疗相比，手术治疗的成功率更高，病死率和并发症发生率更低。

第七节　胆 道 肿 瘤

诊疗路径：

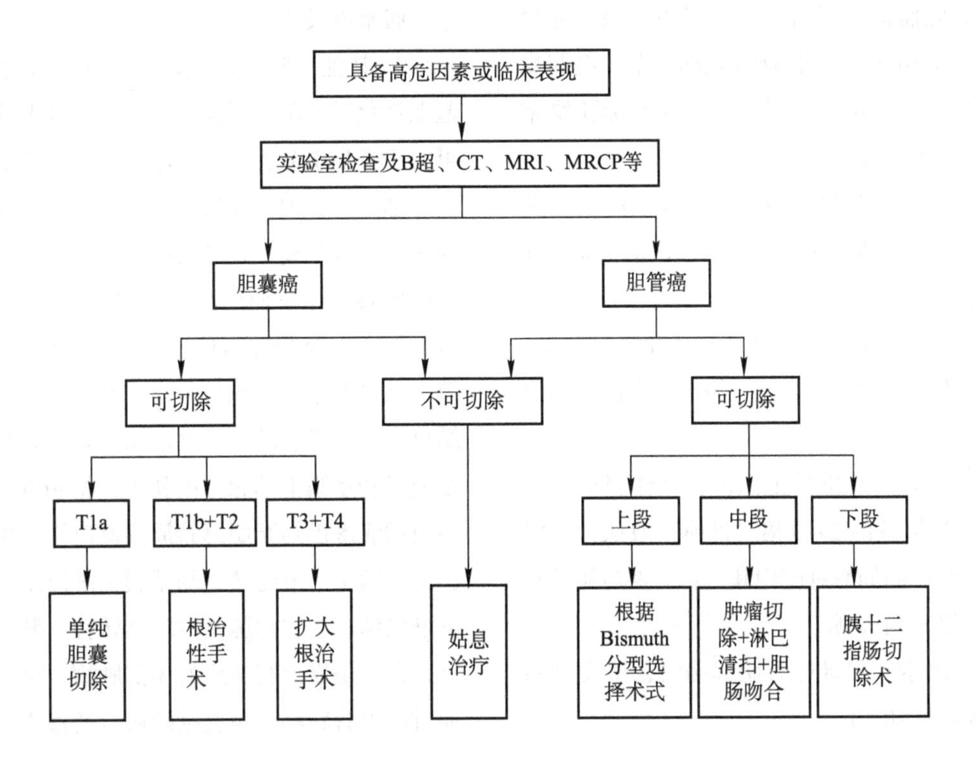

一、胆囊癌

胆囊癌（gallbladder cancer）是胆道系统最常见的恶性肿瘤，侵袭性高，预后差。胆囊癌的高发年龄为60～70岁，女性多见，发病率为男性的2～3倍。胆囊癌的发病率在不同地区之间差异大，北美洲发病率较低，南美洲、南亚和东亚的发病率较高。

（一）病因与发病机制

胆囊癌与多种遗传和环境因素有关，主要包括以下因素。

1. 胆囊结石　3/4以上的胆囊癌患者合并胆囊结石，一般认为是因为结石长期刺激黏膜，引起慢性炎症所致。胆囊结石直径>3 cm的患者，胆囊癌的风险较高。

2. 胆囊息肉　是胆囊黏膜上的赘生物，分为良性与恶性。其中良性息肉分为非肿瘤性与肿瘤性，最常见的肿瘤性息肉为腺瘤，与胆囊癌发病之间存在相关性，应尽早行预防性胆囊切除术。一般认为，几乎所有2 cm以上的息肉均为癌性病变，1 cm以上的胆囊息肉为胆囊癌的高危因素。

3. 胆囊腺肌症　国内外有许多胆囊腺肌症癌变的报道。Ootani的回顾性研究表明，节段型胆囊腺肌症的癌变率为6.4%，通常发生在环形狭窄末端的基底部黏膜区域。

4. 胰胆管系统的异常合流　胆囊癌的潜在危险因素，通常会使胰液回流到胆总管，诱导炎症和化生，导致腺癌的发生。

5. 瓷化胆囊　其特点是胆囊壁内出现钙化灶，是慢性胆囊炎的一种特殊表现，该类患者的胆囊癌风险增加。

6. 性别因素　在世界范围内，女性胆囊癌的发病率通常为男性的2～3倍。目前一般认为，雌激素导致胆汁中胆固醇过度饱和，从而参与胆结石介导的胆囊癌发病机制。

7. 遗传因素　父母患有胆囊癌时，子女罹患胆囊癌的风险增加5.1倍。

8. 其他危险因素　特定职业环境、化学物质暴露、过量摄入油炸食品及肥胖等，增加了胆囊癌的风险。

胆囊癌的发病部位多为底部和体部。病理分型包括腺癌、鳞状细胞癌、未分化癌以及混合性癌。其中腺癌占80%以上，包括乳头状癌、硬癌、黏膜癌等，乳头状癌预后稍好，生长缓慢，转移较晚。但多数胆囊癌在诊断时已出现转移，35%有淋巴结转移，40%有远处转移。

（二）临床表现

90%的胆囊癌发生在底部和体部，早期通常没有典型的特异性症状。当出现黄疸、右上腹包块和体重减轻等临床表现时，往往已属进展期或晚期。

1. 黄疸　主要出现在伴有肝十二指肠韧带淋巴结转移、肝外胆管受阻塞的患者，提示肿瘤已达晚期。部分病灶穿透胆囊浆膜，出现胆囊穿孔、腹膜炎、内瘘或胆道出血。

2. 腹部肿块　右上腹能触及质硬肿物时提示肿瘤可能进展到晚期，此时通常伴有腹胀、食欲缺乏、贫血、体重减轻等症状，甚至出现肝大、黄疸、腹水以及恶病质。

3. 其他　肿瘤侵犯幽门或十二指肠时，可引起上消化道梗阻、胃潴留。伴有慢性胆囊炎的患者可由于炎症引起腹痛、恶心呕吐和右上腹压痛等表现，部分患者因胆囊管梗阻而出现急性胆囊炎的表现等，可以早期发现和治疗，通常预后较好。胆囊癌的转移发生早而广泛，转移途径包括淋巴转移、血行转移以及腹腔内种植。其中淋巴转移最多见，第一站是肝十二指肠韧带淋巴结，其中12c组淋巴结可作为胆囊癌的前哨淋巴结；随后是腹腔干淋巴结或者肠系膜上动脉旁的胰十二指肠淋巴结。途径多由胆囊淋巴结至胆总管周围淋巴结，再向胰上淋巴结、胰头后淋巴结、肠系膜上淋巴结、肝动脉周围淋巴结、腹主动脉旁淋巴结转移。肝转移也较常见，尤其是靠近胆囊床的体部肿瘤，可直接侵犯或通过淋巴管转移。胆囊癌的血行转移主要通过直接静脉回流入肝实质，造成肝Ⅳ段转移。胆囊癌腹腔转移也比较常见。

神经浸润是胆囊癌特征性的转移方式，由于肝十二指肠韧带内的胆管与血管周围神经分布较多，清扫时需予以清除。

图 3-19-12
胆囊淋巴结引流示意图

（三）辅助检查

1. 腹部超声　当出现以下表现时应想到胆囊癌的可能：胆囊壁增厚或钙化、肿块突入胆囊腔内、肿块固定、胆囊息肉直径 > 1 cm、胆囊与肝脏之间的界线消失或者出现肝脏浸润。

2. CT 和 MRI　胆囊癌的 CT 表现为突入胆囊腔内的肿块、胆囊壁局限或弥漫性增厚或胆囊窝内的肿块。虽然 CT 分辨胆囊癌侵犯肝脏的敏感度不高，但有助于鉴别腹腔转移、肝实质转移、淋巴结转移以及血管受侵情况。MRI 鉴别胆囊良性和恶性病变的准确率更高。胆囊占位血供丰富者，胆囊癌的可能性更大（图 3-19-9）。

3. PET-CT　多数胆囊癌高摄取 FDG，PET 有助于鉴别胆囊占位的良恶性。更重要的价值在于发现其他部位的转移，以避免不必要的手术。

4. 实验室检查　常用的血清学肿瘤标本物有 CEA、CA19-9 和 CA125，其中 CA19-9 的敏感度较高，但特异度较低，诊断价值有限。

（四）诊断与鉴别诊断

胆囊结石、胆囊息肉和胆囊腺肌症等常见良性疾病与胆囊癌有相关性，应当重视这些良性疾病，以早期发现胆囊癌或癌前病变。临床上 80% 的胆囊癌患者合并胆囊结石。充满型胆囊结石、萎缩性胆囊炎或瓷化胆囊的患者可能没有任何临床症状，但癌变风险增加，应当及时处理。

得出胆囊癌的诊断后，常需进一步行病理分

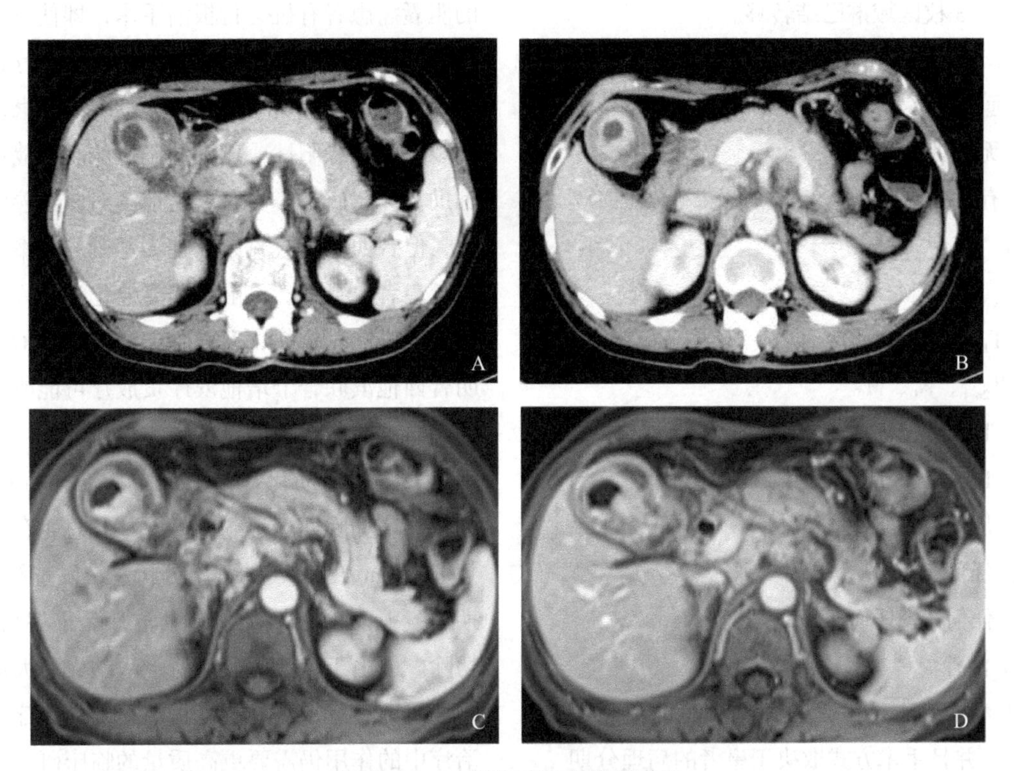

图 3-19-9　胆囊癌的影像学表现

A、B. CT：胆囊壁增厚毛糙，黏膜不均匀增厚，腔内见软组织结节，增强后呈明显强化；C、D. MRI：胆囊壁不均匀增厚，动态增强扫描呈不均匀渐进性强化，胆囊窝周围肝实质与胆囊壁分界不清

期，以指导手术治疗和预后判断。目前常用的胆囊癌分期方法为美国癌症联合委员会（AJCC）与国际抗癌联盟（UICC）联合制订的胆囊癌TNM分期。

T：原发肿瘤

T_{is}：原位癌。

T_{1a}：侵及固有层。

T_{1b}：侵及肌层。

T_{2a}：腹腔侧肿瘤侵及肌周结缔组织，未超出浆膜。

T_{2b}：肝脏侧肿瘤侵及肌周结缔组织，未进入肝。

T_3：穿透浆膜和（或）直接侵入肝和（或）一个邻近器官或结构。

T_4：侵及门静脉或肝动脉主干，或直接侵入两个或更多肝外器官或结构。

N：局部淋巴结

N_0：无区域淋巴结转移。

N_1：1～3枚区域淋巴结转移。

N_2：≥4枚区域淋巴结转移。

M：远处转移

M_0：无远处转移。

M_1：有远处转移。

分期

0：T_{is}、N_0、M_0。

Ⅰ：T_1、N_0、M_0。

Ⅱ：T_{2a-b}、N_0、M_0。

$Ⅲ_A$：T_3、N_0、M_0。

$Ⅲ_B$：T_4、N_0、M_0。

$Ⅲ_C$：任何T、N_1、M_0。

$Ⅳ_A$：任何T、N_2、M_0。

$Ⅳ_B$：任何T、任何N、M_1。

（五）治疗

1. 手术治疗　手术是目前唯一可能治愈胆囊癌的方法，并且手术方式取决于患者的病理分期。

T_{is}、T_{1a}期：常规行单纯胆囊切除术已足够。

T_{1b}期：肿瘤侵犯至胆囊肌层且没有浆膜层的阻隔，肿瘤细胞可发生肝床微转移，但通常在16 mm以内。因此，建议加做距离胆囊床2 cm以上的肝楔形切除，合并淋巴结清扫。淋巴结清扫范围目前仍存在争议，腹腔干、胰周或肠系膜上血管淋巴结阳性的患者预后差，多数专家建议清扫肝门和肝十二指肠韧带淋巴结。

T_2期及以上分期：T_2期胆囊癌细胞经静脉入肝的范围平均2～5 cm，肝切除范围至少增加到ⅣB+Ⅴ段。对于胆囊床受累、血管受累或肝外脏器受侵犯的胆囊癌，可考虑扩大肝切除范围。

对于胆囊癌晚期患者，扩大手术切除的范围收益有限，主要的治疗目标是减轻症状，可考虑肝管空肠Roux-en-Y吻合内引流术或T管引流术以解除黄疸及瘙痒，亦可通过经皮经肝穿刺胆管置管引流术和胆管支架置入术。

2. 综合治疗　包括化疗、放疗、免疫治疗及生物治疗等。

（1）辅助和姑息化疗　目前仅有20%～30%的胆囊癌患者有机会行根治手术，即使得到根治的患者5年生存率也不高。因此，不论化疗作为辅助治疗还是姑息治疗均意义重大。多数专家建议对T_2期以上、切缘阳性或淋巴结阳性的胆囊癌患者进行辅助治疗。研究表明，卡培他滨对胆囊癌疗效不显著，但吉西他滨或氟尿嘧啶为基础的方案能够明显延长患者生存期。目前，胆囊癌化疗的许多研究有了新的进展。例如，Ⅱ期临床研究SWOG S0809表明吉西他滨联合卡培他滨序贯放疗可能改善胆系恶性肿瘤术后患者的生存结局。

（2）新辅助化疗　多项单中心研究提示新辅助化疗增加晚期胆囊癌的切除率和总生存率。2019年Hakeem Abdul R的荟萃分析总结发现约1/3的晚期胆囊癌患者在接受新辅助治疗后最终可实现R0切除。但由于该荟萃分析所纳入的文章大部分为回顾性研究，且地域局限，目前新辅助治疗在胆囊癌治疗中的作用仍需要更高质量的临床研究来进一步证实。新辅助化疗的作用仍需要更多的随机对照临床研究进一步证实。但对于术后发现的意外胆囊癌，胆囊管淋巴结阳性患者可考虑二次手术之前行新辅助化疗，并鼓励参加临床试验。

（3）放疗 胆囊癌的病理类型以腺癌为主，对放疗的敏感性相对较差，辐射量受周围正常脏器所限制难以提高。近期研究显示，对某些胆囊癌患者，放疗可以延长生存期，增加手术根治率。但这些研究多为回顾性研究，病例数少，而且结果存在争议，因此需要大样本的前瞻性随机对照研究来明确放疗在胆囊癌治疗中的价值。随着放疗技术的发展，新辅助放疗或放化疗可能提高 R_0 手术切除率，术中放疗或术后放疗、放化疗可能增加局部治疗效果，姑息放疗也有可能提高晚期胆囊癌患者的生活质量。

（4）生物治疗 目前，化疗和放疗是无法切除胆囊癌患者的主要治疗手段。近些年来，包括生物免疫治疗在内的多种治疗方法有了新的进展。例如基于抗原和树突状细胞的治疗、过继免疫治疗、免疫刺激细胞因子以及免疫检查点治疗等。这些方法可以强化患者的免疫系统，对肿瘤细胞选择性更强，毒性低于传统治疗，耐受性更好。随着对免疫系统和胆道肿瘤之间相互作用研究的深入，胆囊癌的生物免疫治疗功效会逐渐改善。

（5）靶向和免疫治疗 胆囊癌具有高度异质性，其突变靶点和频率有着显著差异。目前，程序性死亡受体 1（PD-1）、EGFR 通路相关抗体等靶向治疗方案进入临床研究阶段。2018 年 NCCN 指南建议对不可切除且伴高微卫星不稳定性的胆囊癌患者可选择哌姆单抗（pembrolizumab，PD-1 的单克隆抗体）治疗。此外，国内外也有对于卡瑞利珠单抗（SHR-1210）和纳武单抗治疗胆囊癌的在研研究。KRAS 野生型胆囊癌患者，帕尼单抗联合吉西他滨和奥沙利铂的方案反应率为 45%。贝伐珠单抗联合吉西他滨和奥沙利铂治疗进展期胆道恶性肿瘤总体有效率为 69%。MEK 抑制剂司美替尼对胆囊癌也具有一定诊疗效果。

（六）预后

胆囊癌的预后取决于病理分级分期。影响生存的因素主要包括 TNM 分期、组织学分化程度。T_1 期患者有很好的预后，5 年生存率为 57.1%～100%；T_2 期患者预后与淋巴结转移有关，根治性切除术后 5 年生存率为 20%～60%；T_3 期患者的 5 年生存率低于 20%，T_4 期患者的生存时间一般在 1 年以内。胆囊癌诊断时多处于晚期，总体生 5 年存率不足 15%。

因此，胆囊癌的诊治关键在于预防。对有高危因素的患者，如胆囊结石直径 > 3 cm 者，胆囊息肉单发、直径 > 1 cm 或基底宽广者，腺瘤样息肉以及瓷化胆囊等，应积极行胆囊切除术。

图 3-19-13
胆囊癌的病理图片

图 3-19-14
PET-CT：胆囊壁增厚毛糙，腔内见糖代谢异常增高的软组织结节

拓展阅读 3-19-3
胆囊癌诊断和治疗指南（2019 版）

二、胆管癌

胆管癌是指起源于肝内胆管和肝外胆管上皮细胞的恶性肿瘤。其病因可能与肝胆管结石、寄生虫感染、胆管囊肿、原发性硬化性胆管炎等疾病有关。依据发生部位分为肝内胆管癌和肝外胆管癌。肝内胆管癌起源自肝内胆管。肝外胆管癌是指从肝门区胆管至胆总管末端的胆管癌，又可分为发生于二级胆管至胆囊管开口以上的肝门部胆管癌；胆囊管开口至壶腹部的远端胆管癌。其中肝外胆管癌发生率高，占 50%～60%，远端胆管癌占 30%～40%；而肝内胆管癌病例占比约 10%。

胆管癌约占所有消化道恶性肿瘤的 3%。在东方亚洲国家较西方常见，一般男性多于女性，约为 1.4：1。发病年龄通常为 50～70 岁。

（一）病因与发病机制

1. 胆管结石 包括肝内、外胆管结石。胆管结石与胆汁淤积、细菌感染互为因果，不断对胆管上皮造成刺激，上皮发生增生性改变，容易诱发胆管上皮细胞恶变。

2. 原发性硬化性胆管炎（PSC）是导致胆管狭窄的自身免疫性疾病，慢性炎症刺激、胆管周围增生、胆汁淤积可能是导致胆管癌的高危因素。

3. 胆管先天性畸形 包括肝内胆管囊肿（Caroli 病）、先天性肝纤维化和胆总管囊肿，其在成年期发生恶变的风险约为 5%。胆管囊肿诱发胆管癌的机制可能包括胰液反流、胆汁淤积、胆管内结石形成、细菌感染等。

4. 寄生虫感染 华支睾吸虫与胆管癌的发生密切相关。其尾蚴进入鱼体内留存发育，人通过摄食未熟或腌制的鱼类而感染，进而导致胆道上皮细胞及胆管周围的慢性炎症，如胆管上皮细胞增生、杯状细胞化生、胆管周围纤维化等，均是导致胆管癌发生的因素。

5. 其他因素 包括慢性病毒性肝炎、肝硬化、胆管内乳头状瘤、Lynch 综合征、肥胖等不良生活因素等因素。

（二）临床表现和病理组织学表现

1. 胆管癌的主要临床表现

（1）黄疸 常表现为无痛性、进行性加重的黄疸，可伴皮肤瘙痒、白陶土色大便、尿色加深。这些症状通常在肿瘤引起胆道梗阻时发生。

（2）腹痛 常表现为右上腹的持续钝痛。有时可触及肿大的胆囊。

（3）体重减轻 有 30%～50% 的患者出现体重减轻症状。

（4）发热 当胆道梗阻导致胆道感染的时候，患者会出现发热症状。

2. 胆管癌的病理组织学和临床分期

（1）大体特点

1）乳头型：约占 10%，常见于远端胆管，向胆管内呈息肉样突入。

2）结节型：表现为管腔内或腔壁小而局限的结节或节段性硬化。

3）硬化型：最常见，以胆管壁广泛增厚、管腔狭窄为特点，并向胆管周围组织弥漫浸润，常伴周围组织纤维化，有时难与硬化性胆管炎鉴别。

（2）组织类型 腺癌占 90% 以上，分化形式主要表现为胰胆管型、肠型和胃型。其中高分化腺癌较常见，低分化、未分化癌较少。其他组织类型还包括腺鳞癌、鳞状上皮癌、小细胞癌、类癌等。癌前病变可包括腺瘤、囊腺瘤、乳头状瘤、上皮内瘤变等，但较少见。

（3）扩散方式 主要包括局部浸润、淋巴转移、血行转移、腹腔播散等。肿瘤性浸润是沿胆管壁向近端、远端胆管浸润，同时突破胆管壁侵犯周围组织，如门脉、肝动脉、神经束膜、肝实质等。同时，容易常发生区域淋巴转移和血行转移。

（4）分期系统

1）解剖分期系统（Bismuth-Corlette）：主要应用于肝门部胆管癌，该系统可以较好地反映胆管受侵犯的情况。Ⅰ型：肿瘤尚未侵犯左、右肝管汇合部，左右肝管之间相通。Ⅱ型：肿瘤侵犯左、右肝管汇合部，两者之间不相通。Ⅲ型：肿瘤侵犯一侧肝管，累及右肝管者为Ⅲa 型，累及左肝管者为Ⅲb 型。Ⅳ型：双侧左、右肝管均受累。Bismuth-Corlette 分期不足之处是没有考虑肿瘤对邻近肝门、血管、肝实质的侵犯。

2）病理分期系统（AJCC、JSBS）：依据术后病理标本，美国癌症联合委员会（AJCC）提出了新的病理分期系统即 TNM 分期系统，从肿瘤侵犯深度、局部淋巴结和远处转移等方面进行分期。日本胆道外科协会（JSBS）则在此基础上进一步细化了肿瘤侵犯的程度，并制订了更为详细的分期。病理分期系统不足之处是需要术后病理标本的证实，无法在术前评估手术的可切除性并制订相应的手术方案。

3）术前临床分期系统（Gazzaniga，Blumgart）：Gazzaniga 和 Blumgart 临床分期系统是通过结合术

前的影像学资料，预测肿瘤的可切除性、R_0 切除率和术后生存率。

（三）辅助检查及诊断

1. 实验室检查 用于评估胆道的梗阻程度和肝脏一般功能状态。胆管癌患者因胆道梗阻，血胆红素、碱性磷酸酶（ALP）和γ- 谷胺酰转移酶（γ-GT）通常升高。综合其他化验指标如转氨酶、白蛋白、前白蛋白、凝血酶原时间等能够共同评估肝脏的一般功能状态。部分患者的肿瘤指标如 CA19-9、CEA 可升高。

2. 影像学检查 用于胆管癌的诊断、侵袭范围及评估肿瘤的可切除性。

（1）超声 包括经腹 B 超和内镜超声。经腹 B 超是梗阻性黄疸的首选检查，可以显示肝内外胆道扩张、梗阻部位、是否结石性梗阻；但容易受肠道气体的干扰，且无法判别肿瘤的浸润深度。内镜超声可以避免肠道气体的干扰，判断中下段胆管癌和肝门部胆管癌的浸润深度，并能评估区域淋巴结有无肿大。

（2）胆道造影 包括经皮肝穿刺胆道造影（PTC）和内镜逆行胆胰管造影（ERCP）。其中 PTC 是侵袭性检查，对肝门及肝内病变，能清楚的显示胆管树的形态、分布和阻塞部位。ERCP 则对下段胆管癌有诊断意义，有助于与十二指肠乳头肿瘤、胰头癌相鉴别。

（3）CT 与三维重建 选用 CT 增强，再通过后期三维重建，可以详细显示肝脏三维结构模型。通过该模型，在术前可以直观显示肿瘤范围、动静脉分布、胆道变异等，同时也能计算肝脏和剩余残肝体积，利于手术规划。

（4）磁共振胆胰管成像（MRI-MRCP） 是一种无创性技术，可以显示肝内胆管树、肝外胆管、肿瘤梗阻部位、侵袭范围以及肿瘤与肝实质周围血管的关系。

3. 肝功能评估 除了实验室检查和残肝体积测定，吲哚菁绿实验（ICG）常用于评估肝的摄取、处理和排泄等功能。ICG 入血后直接与血浆蛋白结合，在肝吸收，最后排泄到胆汁中。因此，通过测定血浆中 ICG 的清除率，可以反映肝脏的功能和能量储备。

（四）治疗

1. 手术治疗 胆管癌的治疗原则是争取做到根治性切除，若无条件则行姑息性治疗。

（1）胆管癌的根治性切除 是指肿瘤切除达到外科切缘阴性（R0），R0 切除包括胆管切缘无瘤，以及邻近组织和肝十二指肠韧带的边缘无瘤，但应注意保留足够的残余肝脏功能。不同部位胆管癌采用的术式不同。

1）肝内胆管癌：其手术范围详见肝癌章节，而是否需要一并清扫区域淋巴结，目前还存有争议。笔者建议常规清扫肝十二指肠韧带淋巴结，以进一步明确分期。

2）肝门部胆管癌：原则是切除受累的肝管（包括相应的肝实质），清扫区域内淋巴结和神经丛，必要时需要切除重建门静脉或者肝动脉，再根据断面的胆管选择相应的胆道重建方式。肝门部胆管癌的手术范围需要术前精准评估，从解剖层面、肝功能层面、患者年龄等生理状态层面，多维度评估，最终确定切除范围，是目前全世界外科的一项挑战。

3）远端胆管癌：大部分的远端胆管癌需要行胰十二指肠切除术，术中需要明确胆管切缘病理情况。少数患者仅需要切除中段胆管即可获得胆管阴性切缘。

（2）胆管癌的姑息治疗 对于不能切除的晚期病例可行胆道引流手术，达到减轻黄疸的目的。分为外引流和内引流两种，如经皮肝穿刺胆道置管引流（PTCD）、经内镜鼻胆管引流（ENBD）、放置内支架等。

2. 放疗和化疗 对于切缘阳性或者淋巴结阳性患者推荐化疗联合放疗。化疗一线方案推荐基于吉西他滨联合铂类或氟尿嘧啶的化疗方案。亦有报道推荐吉西他滨联合白蛋白紫杉醇为化疗方案。而对于不可切除的晚期患者，推荐采用多学科诊疗模式，对基因进行检测，明确是否存在治疗靶点或者是否适合免疫治疗。目前，靶向治疗和免疫治疗晚期胆管癌患者的临床循证依据仍在积累过程中。

（刘厚宝）

数字课程学习

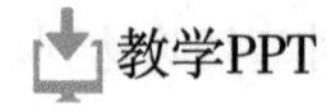

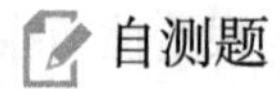

第二十章

胰腺疾病

关键词

急性胰腺炎　腹痛　淀粉酶　慢性胰腺炎

胰腺癌　壶腹部癌　梗阻性黄疸　消化道梗阻

胰腺是仅次于肝的人体第二大消化腺。依据胰腺实质细胞的功能，分为外分泌部和内分泌部。外分泌部分泌胰液，参与食物消化；内分泌部分泌胰岛素、胰高血糖素等，主要参与调节糖代谢。常见的胰腺疾病有急、慢性胰腺炎，胰腺癌与壶腹周围癌等。

第一节　急性胰腺炎

诊疗路径：

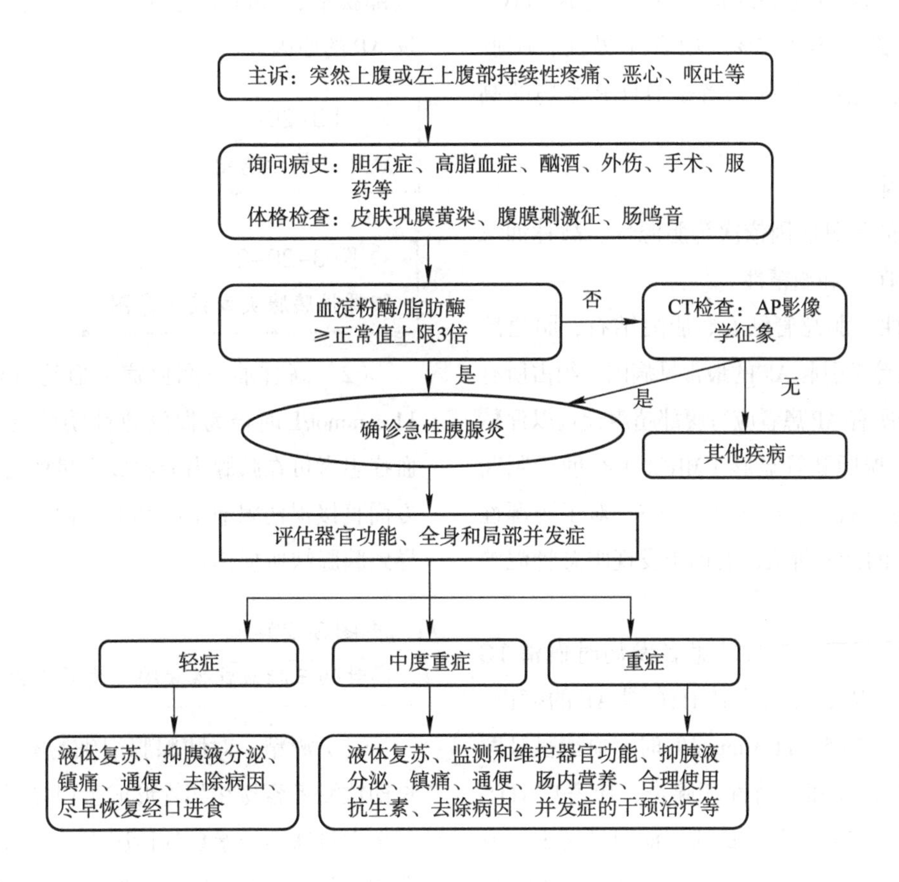

急性胰腺炎（acute pancreatitis，AP）是一种常见的消化系统疾病，它是由多种病因引发胰腺分泌的胰酶在胰腺内被激活，导致胰腺及胰周围组织自我消化，主要特征为胰腺局部炎症反应，部分可出现全身炎症反应综合征（SIRS），严重患者并发器官功能衰竭。AP发病率有升高的趋势，其总体病死率为5%～10%。胆石症、高甘油三酯血症和饮酒是我国AP三大常见原因。2012年修订版亚特兰大国际共识是当前AP诊治的新基石，它将AP病程分为早期（<1周）和后期（>1周），严重程度分为3级：轻症AP（mild acute pancreatitis，MAP）、中度重症AP（moderate severe acute pancreatitis，MSAP）、重症AP（severe acute pancreatitis，SAP），并且重新定义AP局部并发症。

（一）流行病学

急性胰腺炎在全球的发病率逐年升高，原因与肥胖和胆石症发生率上升有关。在美国，AP是胃肠病患者住院治疗的主要原因，每年因AP入院的患者数达275 000人，医疗总费用达26亿美元。AP的发病率为5/10万～30/10万，并且有证据显示其发病率仍继续上升。在我国，随着社会生活水平的提高，人群中血脂异常的患病率越来越高。相应地，高甘油三酯血症性胰腺炎（hypertriglyceridemic pancreatitis，HTGP）发病率也逐步升高，现已升为AP的第二大病因。北京地区一项多中心研究对2006—2010年发病趋势进行分析，显示HTG位居病因第二位（10.36%）。江西省一项包含3 260例患者的大样本回顾性研究显示HTG占所有病因的14.3%，2012年之后HTGP在AP病因中跃升至17.5%。中青年男性、肥胖者、饮酒嗜好者及糖尿病患者是HTGP发病的高危人群。

（二）病因

我国AP的常见病因依次为胆源性、高甘油三酯血症性（HTG）和酒精性。

1. 胆源性　胆总管结石、胆囊结石、胆道感染、胆道蛔虫等是引起AP的最常见病因，约占所有病因的60%。所有AP患者应行腹部超声检查以评估胆石症。磁共振胆胰管显影（MRCP）有助于判断胆总管或胆囊结石，超声内镜（EUS）对于胆源性胰腺炎有较高的诊断价值，有助于发现胆总管泥沙样或微小结石。

2. 高甘油三酯血症性　患者发病时血清TG浓度≥11.3 mmol/L，强力支持HTG是AP的病因。血清TG浓度为5.65～11.3 mmol/L时，血清呈乳糜状，且排外胆源性和酒精性胰腺炎，应考虑HTG是AP的病因。如果没有寻找到其他明显病因，或者发病24 h以后检测TG≥5.65 mmol/L，也应把HTG视作AP的病因

3. 酒精性　酗酒者中有5%可发生AP，偶尔少量饮酒并不能作为AP的病因，只有饮酒≥50 g/d，且饮酒年限＞5年时，方可诊断为酒精性胰腺炎。对于有慢性饮酒史的患者，酒精性胰腺炎易与其他原因引起的AP混淆，也常与胆源性、高脂血症性病因合并存在。

4. 其他少见病因　包括外伤性、ERCP术后胰腺炎（PEP）、药物性、感染性、高钙血症、肿瘤、血管病变等，无法找到病因者称为特发性胰腺炎。

（三）发病机制

1. 病理生理学

（1）胆道疾病　可用“共同通道学说”解释。胰管与胆总管汇合成共同通道开口于十二指肠壶腹部，一旦胆囊结石或肝内胆管结石排入共同通道，导致胆汁反流进入胰管即可引起胰腺炎。此外，壶腹部狭窄、Oddi括约肌痉挛或功能不全等也是引发AP的原因。

图3-20-1
胰腺结构示意图

图3-20-2
胆源性胰腺炎发病示意图

（2）高甘油三酯血症　血清甘油三酯浓度＞11.3 mmol/L时极易促发急性胰腺炎。高甘油三酯血症患者可在胰腺内分解成大量的游离脂肪酸，一方面直接损伤腺泡细胞和血管内皮细胞，另一方面导致胰腺缺血损伤。

图3-20-3
高甘油三酯血症性胰腺炎发病示意图

（3）酒精　对胰腺腺泡细胞有直接毒性作用。长期饮酒者容易在胰管形成蛋白栓子阻塞胰管；当某次大量饮酒和暴食的情况下，胰腺分泌大量含胰酶的胰液，因Oddi括约肌痉挛或胰管堵塞胰液排出不畅，可促发AP。

（4）ERCP、手术或外伤　胃、胆道等腹腔手术挤压到胰腺，或造成胰胆管压力过高。胰腺外伤使胰管破裂、胰液外溢以及外伤后血液供应不足，导致发生AP。

2. 细胞分子机制　AP发病的细胞分子涉及一系列复杂的级联事件。胰腺腺泡细胞（pancreatic acinar cell，PAC）内胰蛋白酶原的激活一直被认为是AP发病早期的中心事件。近年研究发现，PAC内持续活化的炎症信号通路在AP的发病中起关键作用，其中核因子kappaB（nuclear factor kappaB，

NF-κB）是主要的炎症信号通路，其调控的许多基因（如细胞因子、趋化因子、黏附分子等）都参与免疫细胞浸润和炎症反应。其他发现的重要事件包括氧化应激、Ca^{2+}超载、线粒体功能障碍、内质网应激、细胞自噬、溶酶体损伤和蛋白酶的释放、脂肪细胞坏死释放不饱和脂肪酸及代谢产物；损伤及坏死的PAC释放炎症介质［肿瘤坏死因子-α（tumor necrosis factor-α，TNF-α）、白介素（IL）-6、趋化因子（CXCL2）等］和损伤相关模式分子，进一步促进中性粒细胞等免疫细胞的浸润和炎症信号通路的活化，释放更多的炎症介质，导致全身炎症反应综合征（systemic inflammatory response syndrome，SIRS）及器官功能衰竭的发生。随着病情进展，肠黏膜缺血再灌注损伤、肠道屏障受损、细菌移位和内毒素血症造成第二次打击，促炎介质和抗炎介质失衡，抗炎介质释放过量，引起免疫功能降低及对感染的易感性增高，导致代偿性抗炎反应综合征（compensatory anti-inflammatory response syndrome，CARS），常继发胰腺坏死组织感染和全身性感染。

3. 病理学改变　AP分为两种类型：间质水肿性胰腺炎（interstitial edematous pancreatitis，IOP）和坏死性胰腺炎（necrotizing pancreatitis，NP）。IOP大体检查可见胰腺水肿、肿大、分叶模糊，质脆，胰腺周围有少量脂肪坏死，病变累及部分或整个胰腺。镜下可见间质水肿、充血、散在点状脂肪坏死和炎症细胞浸润，无明显胰实质坏死和出血。在增强CT上，胰腺实质相对呈均匀强化，胰周脂肪可有模糊或毛糙改变，部分有胰周液体积聚。NP大体检查可见胰腺红褐色或灰褐色，镜下可见明显出血，分叶结构消失，胰实质有较大范围的脂肪坏死，坏死灶周围有炎性细胞浸润。增强CT上，胰腺实质无强化。最常见的表现为混合性坏死（胰腺及胰周组织均有坏死）。

（四）临床表现

1. 症状　突然起病，上腹或中上腹疼痛，呈持续性，向腰背部放射，常伴恶心、呕吐，呕吐后腹痛无缓解。严重患者腹痛之后可伴发热、呼吸困难、低血压或休克、肛门停止排气排便。

2. 体征　轻症患者可有上腹压痛，严重患者有上腹或全腹腹肌紧张、压痛、反跳痛。肠鸣音减弱或消失。伴麻痹性肠梗阻者有腹部膨隆，部分胰腺坏死出血者可有脐周皮肤青紫（Cullen征），或双侧胁腹皮肤青紫（Grey-Turner征）。有腹水者可出现移动性浊音阳性。胆总管结石或十二指肠壶腹部梗阻可有黄疸。

图3-20-4
重症急性胰腺炎腹部体征

（五）辅助检查

1. 实验室检查

（1）血常规　白细胞计数增多、中性粒细胞百分比升高。

（2）C反应蛋白　组织损伤和炎症反应的标志物，48 h上升达高峰，胰腺坏死时明显升高（>150 mg/dL）。

（3）血清淀粉酶　在发病6 h后升高，48 h后下降，持续3～5天，血清淀粉酶≥正常值上限3倍可诊断为AP。

（4）血清脂肪酶　发病后24 h后开始升高，持续7～10天，对病后就诊较晚的AP患者有诊断价值，且特异性也较高。

（5）血生化指标　AST、LDH可升高，血钙降低；胆源性胰腺炎可有胆红素升高，HTGP者TG浓度明显升高。血糖浓度暂时性升高，胰腺坏死可有持久的空腹血糖浓度升高。

2. 影像学检查

（1）腹部立位片　可排外消化道穿孔、肠梗阻等急腹症，但严重的AP患者可有麻痹性肠梗阻。

（2）腹部B超　可见胰腺肿大、胰腺异常及胰周积液，能诊断胆囊结石，了解胆管情况。

（3）CT显像　对AP的诊断、鉴别诊断以及评估其严重程度有重要价值，增强CT是诊断胰腺坏死的最佳方法。对于发病后第1周内保守治疗无效时应行增强 CT；第 2~4 周增强 CT 可评估局部并发症进展；第 4 周增强 CT 可帮助制订干预方案（图 3-20-1）。

（4）磁共振成像（MRI）　能发现增强 CT 难诊断的胰周脂肪坏死，可鉴别胰腺假性囊肿和包裹性坏死，MRCP 可诊断胆管和胰管病变。对于增强 CT 检查有禁忌的患者（如造影剂过敏、孕妇等）可选用 MRI。MRI 能更好地显示胰腺组织内容物（液体和固体）和评估胰管完整性。在患者发病 4 周后，MRI 评估局部并发症优于 CT。

（5）超声内镜（EUS）　是病因不明的 AP 患者进一步寻找病因的首选检查方法。EUS 可发现胆道微小结石、胰腺占位病变，并可行细针穿刺取得胰腺病理组织。EUS 也可作为后期 AP 并发症治疗的重要工具。

（六）诊断与鉴别诊断

1. 诊断标准　有以下 3 个特点中的任意 2 个可诊断 AP：①腹痛，符合 AP 特征（急性发作的、持续性的、剧烈的上腹或中上腹痛，常放射到背部）；②血清淀粉酶（或脂肪酶）≥正常值上限 3 倍；③影像学（CT、磁共振或 B 超）检查显示胰腺肿大、渗出或坏死等胰腺炎改变。

2. 严重度分级诊断　新的分类标准将严重程度分为三级。

（1）MAP　无器官功能衰竭，也无局部或全身并发症。通常在 1~2 周内恢复。MAP 占 AP 的

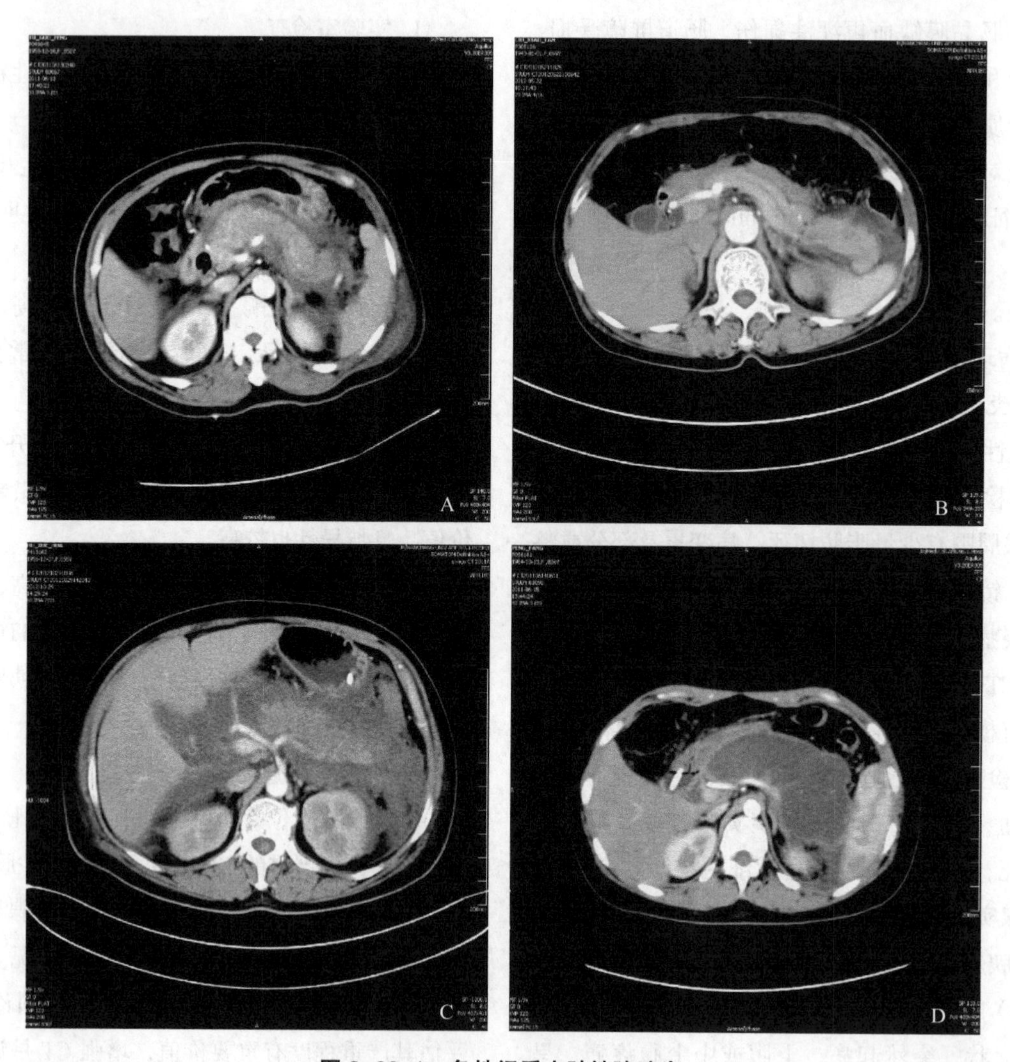

图 3-20-1　急性间质水肿性胰腺炎

A. 胰腺肿大，胰周少量渗出；B. 急性胰周液体积聚；C. 混合性坏死（胰腺坏死 + 胰周坏死）；D. 胰腺实质坏死

60%～80%，病死率极低。

（2）MSAP　存在局部并发症或全身并发症。可伴有短暂性器官功能衰竭（持续时间<48 h），MSAP占AP的10%～30%，病死率<5%。

（3）SAP　伴有持续性器官功能衰竭（持续时间>48 h）。SAP占AP的5%～10%，病死率高达30%。

3. 全身并发症诊断

（1）器官功能衰竭　目前采用改良的Marshall评分（表3-20-1）动态评估呼吸、心血管和肾脏三个系统，这三个系统中任一得分≥2分即可诊断器官功能衰竭：即氧合指数（PaO_2/FiO_2）<300可诊断急性呼吸衰竭；血清肌酐>170 μmol/L可诊断急性肾衰竭；收缩压<90 mmHg且输液后血压不升，可诊断急性循环衰竭（低容量性休克）。

（2）其他全身并发症　指既往存在的基础疾病（如冠心病或慢性阻塞性肺疾病）因患者AP而加重。

4. 局部并发症诊断　MAP无局部并发症，如出现以下并发症至少为MSAP。通常采用增强CT检查局部并发症，如果有胰腺及胰周液体积聚应描述位置（胰腺、胰周、其他）；内容物性质（液体、固体、气体）和囊壁厚度（薄、厚）。如果胰腺实质灌注受损应描述形状和范围。MRI能更好地显示胰腺组织内容物（液体和固体）和评估胰管完整性，在发病4周后MRI评估局部并发症优于CT。B超也有一定的诊断价值。修订后的亚特兰大标准将局部并发症分为：急性胰周液体积聚（acute peripancreatic fluid collection，APFC）、胰腺假性囊肿（pancreatic pseudocyst，PPC）、急性坏死性积聚（acute necrotic collection，ANC）、包裹性坏死（walled-off necrosis，WON），它们均可以是无菌性的或感染性的。

（1）急性胰周液体积聚（APFC）　指间质水肿性胰腺炎发病4周内的胰周积液，无胰周坏死，无假性囊肿的特征。增强CT诊断标准：积聚的液体密度均匀；局限在正常的胰周筋膜内；无囊壁对积液形成包裹；积液与胰腺相邻（但不是从胰腺内延伸而来）（图3-20-2）。

（2）胰腺假性囊肿（PPC）　通常出现在间质水肿性胰腺炎发病4周后，由炎性囊壁包裹胰周液体积聚而成。增强CT诊断标准：界限清楚，通常是圆形或椭圆形；液体密度均匀；没有非液体成分；有明确的囊壁完全包裹；囊肿通常需AP发病4周后成熟（图3-20-3）。

（3）急性坏死性积聚（ANC）　坏死性胰腺炎出现的包含数量不等的液体和坏死组织积聚。增强CT诊断标准：只发生在ANC；可在不同部位出现不同程度、不均匀的非液体密度影（有部分在疾病早期可呈均匀密度）；积聚周围没有壁包裹；位于

表3-20-1　改良的Marshall评分诊断器官功能衰竭

器官系统	分值				
	0	1	2	3	4
呼吸（PaO_2/FiO_2）	>400	301～400	201～300	101～200	≤101
肾*（血清肌酐，μmol/L）	≤134	134～169	170～310	311～439	>439
（血清肌酐，mg/dl）	<1.4	1.4～1.8	1.9～3.6	3.6～4.9	>4.9
心血管**（收缩压，mmHg）	>90	<90，输液有反应	<90，输液无反应	<90，pH<7.3	<90，pH<7.2

任何一个器官系统的分值≥2分即确定存在器官功能衰竭。*既往有慢性肾衰竭的患者，评分取决于在肾功能基线水平上进一步恶化的程度。在未正式校正的情况下取血清肌酐的基线为≥134 μmol/L或≥1.4 mg/dL。**无正性肌力药物支持（包括洋地黄苷类和儿茶酚胺类，如地高辛、多巴胺、去甲肾上腺素等）。

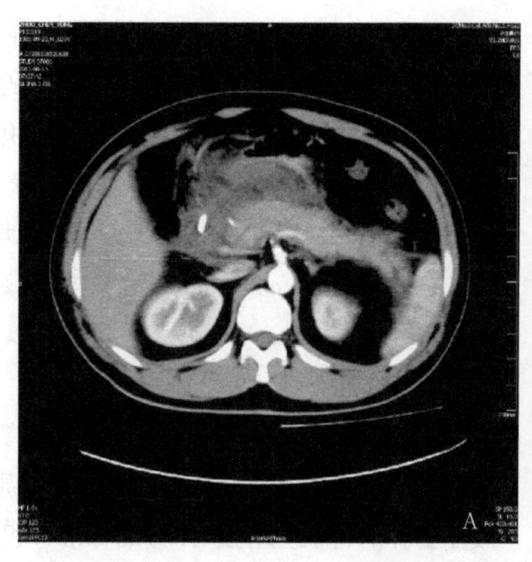
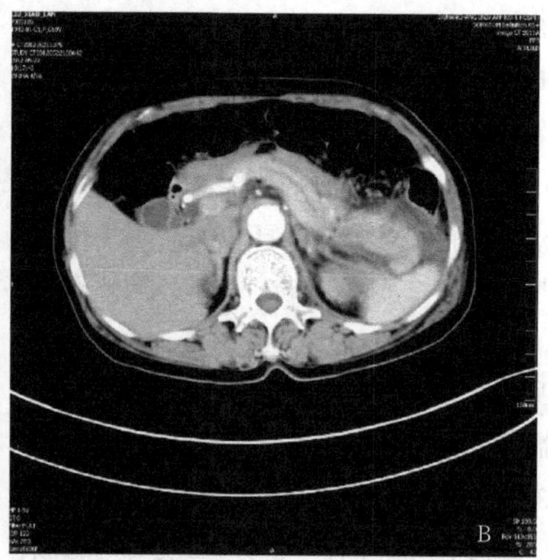

图 3-20-2 急性胰周液体积聚

A. 胰头周围见急性胰液体积聚；B. 胰尾周围见急性胰周液体积聚

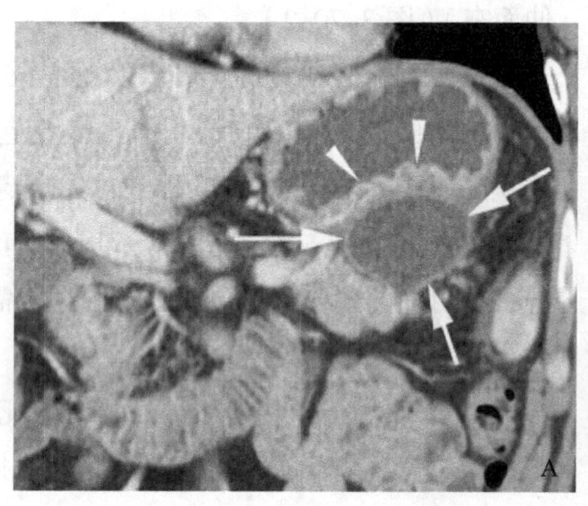
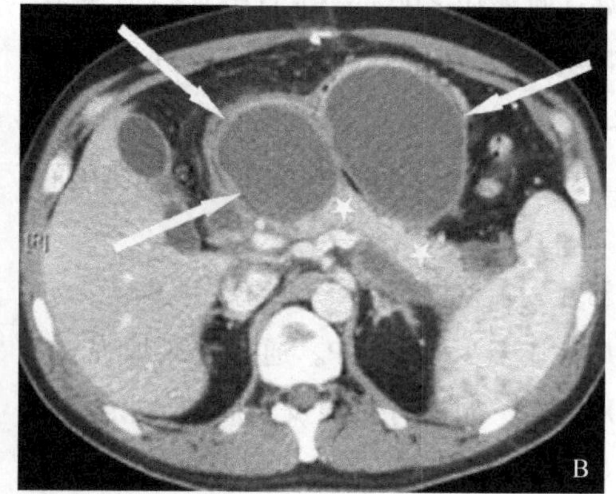

图 3-20-3 胰腺假性囊肿 CT 表现

胰腺内和（或）胰腺外（图 3-20-4）。

（4）包裹性坏死（WON） 在坏死性胰腺炎发病 4 周后，胰腺和（或）胰周坏死组织被炎性壁包裹而成。增强 CT 诊断标准：不均匀的液体和非液体密度影（有部分可表现为均匀密度），伴有大小不等的小腔形成；有明确的囊壁完全包裹；位于胰腺内和（或）胰腺外；通常需要在坏死性胰腺炎发病 4 周以后才能成熟（图 3-20-5）。

（5）感染性胰腺坏死 即胰腺坏死组织继发感染，过去称为胰腺脓肿，它包括急性胰腺坏死性积聚并感染和包裹性坏死并感染。

（6）其他并发症 胃流出道梗阻、腹腔间隔室综合征、脾静脉和门静脉血栓形成、胰源性门脉高压、结肠坏死和肠瘘。

5. AP 病程分期 AP 的发病是一个动态过程，其中有两个死亡的高峰期，即早期（early phase），指发病第 1 周内；后期（late phase）指发病 1 周后，它可以持续数周到数月。

1. 早期 临床表现为 SIRS，出现器官功能衰竭及持续时间是判定严重程度的主要指标。

2. 后期 特点是持续出现全身症状或有局部并发症。MAP 在早期阶段即可痊愈，因此只有 MSAP 和 SAP 患者才有后期阶段。

6. 鉴别诊断 AP 应与下列疾病鉴别。

（1）消化性溃疡急性穿孔 有较典型的溃疡病史，腹痛突然加剧，腹肌紧张，肝浊音消失，X 线

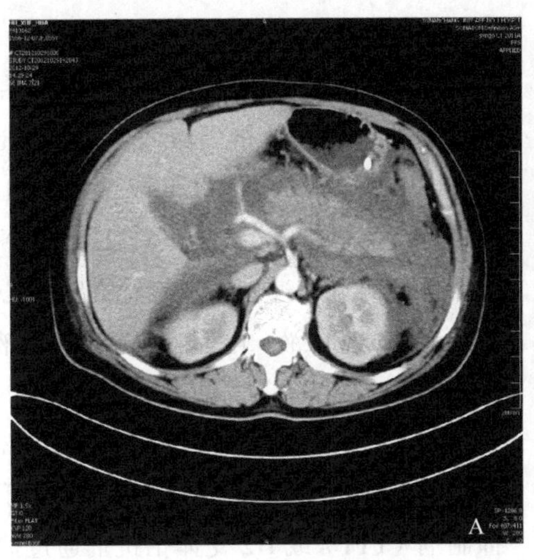
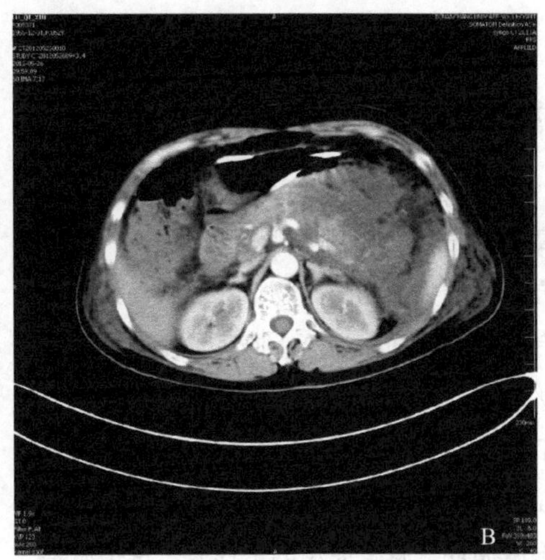

图 3-20-4 急性坏死性积聚 CT 表现

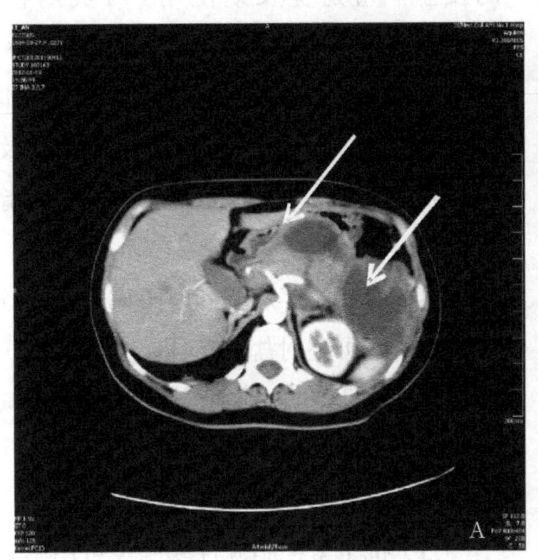
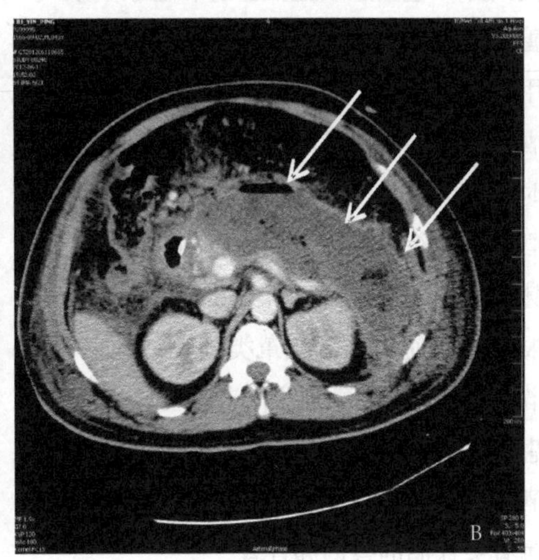

图 3-20-5 包裹性坏死增强 CT 表现

A. 包裹性坏死；B. 包裹性坏死并感染（气泡征）

透视见膈下有游离气体等，可资鉴别。

（2）胆石症和急性胆囊炎 常有胆绞痛史，疼痛位于右上腹，常放射到右肩部，Murphy 征阳性，血及尿淀粉酶轻度升高，B 超及 X 线胆道造影可明确诊断。

（3）急性机械性肠梗阻 腹痛为阵发性，腹胀，呕吐，肠鸣音亢进，有气过水声，无排气，可见肠型，腹部 X 线可见液气平面。

（4）心肌梗死 有冠心病史，突然发病，有时疼痛限于上腹部，心电图显示心肌梗死图像，血清心肌酶活性升高，血淀粉酶活性正常。

（七）治疗

1. 病因治疗

（1）胆源性胰腺炎的治疗 合并急性胆管炎患者应在 24 h 内行急诊内镜逆行胰胆管造影术（endoscopic retrograde cholangiopancreatography，ERCP），行鼻胆管引流或取石术。持续胆道梗阻患者应在 72 h 内进行 ERCP。未合并胆管炎或持续胆管阻塞的患者不应该行 ERCP。有胆囊结石的轻症胆源性胰腺炎患者在住院期间行胆囊切除术。

图 3-20-5
内镜逆行胰胆管造影术（ERCP）、乳头切开取石术

（2）高甘油三酯血症性胰腺炎的治疗　目前早期降脂方案可分为无创的药物治疗（胰岛素、肝素等）和有创的血液净化治疗（血浆置换、血液滤过等）两大类。胰岛素适用于有糖尿病血糖控制不佳的 HTGP 患者。低分子肝素（lower-molecular weight heparin，LMWH）除了促进 TG 清除外，还有改善胰腺微循环、减少促炎因子释放、保护脏器损伤的作用。但 LMWH 使用时间不宜超过 3 d。关于血液净化治疗，包括连续血液滤过和血浆置换均缺乏能改善预后的循证证据，如合并肾衰竭，可以个体化使用。

（3）酒精性胰腺炎治疗　酒精诱发的胰腺炎患者在就诊时血液酒精浓度大多已恢复正常，入院后可能出现酒精戒断综合征，表现为震颤、出汗、反射亢进，甚至癫痫大发作，可给予 B 族维生素及维生素 C，根据症状使用苯二氮䓬类药物如地西泮，剂量应逐渐减少；出现癫痫发作者，可予苯妥因钠。这些患者可能存在酒精成瘾性，康复期进行戒酒和控制酒精的摄入显得尤为重要，在入院时即给予患者家属有关饮酒的咨询和宣教。

（4）其他病因　感染及中毒性胰腺炎治疗的关键是识别导致感染中毒的病原，并针对病原治疗。药物性胰腺炎治疗的关键是识别导致胰腺炎相关的药物，并及时停止使用相关药物。对于行 ERCP 术而有并发 AP 高危因素的患者，术前非甾体抗炎药塞肛，术中放置胰管支架可降低 ERCP 术后胰腺炎的发生率。

2. MAP 治疗方案

（1）一般治疗　传统治疗要求“肠道休息”，以避免刺激胰腺，但目前证据显示早期进食预后更好。有腹痛呕吐时可短期禁食，腹痛减轻或消失、肠功能恢复（能排便）时即可进食。不以血清淀粉酶高低作为进食指征。初始即可给予低脂肪、软食或固体饮食。

（2）液体复苏　液体复苏是早期治疗的有效手段。首选乳酸林格氏液，生理盐水也可选用。开始时以 200 ~ 500 mL/h 或 5 ~ 10 mL/（kg · h）的速率液体复苏，在第 2、6、12 小时评估患者复苏情况后再调整速度。患者存在慢性心功能不全或肾衰竭时应限液、限速。注意观察输液引起的肺水肿。

（3）抑制胰酶分泌和胰酶活性　MAP 不需使用生长抑素及其类似物（奥曲肽），可用质子泵抑制剂（PPI）或 H2 受体拮抗剂通过抑制胃酸分泌而间接抑制胰酶分泌，还可以预防应激性溃疡的发生。应避免长期使用 PPI 类药物，其可导致胃肠道营养物质吸收异常、肺部感染、消化道黏膜病变、骨折等多种风险增加。如临床评估 MAP 有重症化风险，可给予生长抑素及类其似物抑制胰酶分泌，给予乌司他丁或加贝脂抑制胰酶活性。

（4）镇痛　疼痛剧烈时考虑镇痛治疗，在严密观察病情下可注射盐酸布桂嗪（强痛定）或盐酸哌替啶（度冷丁）。不推荐应用吗啡或胆碱能受体拮抗剂（如阿托品、654–2 等），因前者会收缩 Oddi 括约肌，后者则会诱发或加重肠麻痹。

（5）抗生素　胆源性胰腺炎可用第三代头孢菌素 + 甲硝唑，或喹诺酮类抗生素；其他病因不需要预防性使用抗生素。

（6）胃肠减压与通便治疗　对有明显胃潴留者应采取胃肠减压，可用甘油或生理盐水灌肠，口服生大黄水、硫酸镁或乳果糖口服液促进排便。

（7）中医治疗　可用单味中药（大黄、芒硝），中药方剂（如清胰汤）。生大黄片 50 g，用约 100 ml 80℃水浸泡 10 ~ 15 min，稍冷却后口服；通便效果不佳者每次加入 6 ~ 10 g 芒硝。根据通便情况，可间隔 2 ~ 4 h 重复服用，每天控制排便次数 2 ~ 4 次；频繁呕吐或不能耐受口服者，可行鼻胃 / 空肠管注入，给药后夹管 2 h 再减压；500 g 皮硝外敷腹部，变湿变硬即更换。

图 3-20-6
中医治疗

3. MSAP 和 SAP 的治疗方案 除了上述治疗措施，应重点监测和维护器官功能、早期营养支持治疗、预防坏死感染等并发症，发生并发症后合理干预。

（1）积极液体复苏 发病 12～24 h 内进行积极的静脉补液最有效，24 h 后液体复苏的价值不大。首选乳酸林格氏液，同时补充人血白蛋白。不建议人工胶体进行液体复苏。液体复苏速度建议 200～500 ml/h 或 5～10 ml/（kg·h）的速率液体复苏。每 6 小时评估复苏是否达标：①临床指标[心率<120 次 /min，平均动脉压 65～85 mmHg，尿量>0.5 mL/（kg·h）]；②实验室指标（入院第 1 天红细胞比容<44%、BUN 下降、血清肌酐水平正常）；③在重症监护病房中的有创检测指标[中心静脉压（CVP）8～12 mmHg，每搏输出量变异度（SVV）和胸内血容量测定（ITBV）]。

（2）营养支持 肠内营养（EN）作为 MSAP 和 SAP 患者营养支持最主要的治疗方式。EN 通过刺激肠道蠕动减少细菌移位，防止细菌过度繁殖，进而维持肠黏膜的完整性。EN 的启用时间为在 48 h 内启动。血流动力学不稳定患者过早 EN 并无益处。鼻－胃管和鼻－空肠管均可提供 EN，但注意鼻－胃管肠内营养的患者发生吸入性肺炎的风险。如果持续不耐受肠内营养或热量不足患者，则应开始肠外营养。

图 3-20-7
内镜下鼻空肠管置入术

（3）抗生素使用 无菌坏死性胰腺炎和 SAP 均不预防性使用抗生素。SAP 患者常规使用预防性抗生素并无益处。预防性应用抗生素可能会增加腹腔内真菌感染的风险。对于可疑或证实存在感染性胰腺坏死（IPN）者应用抗生素治疗，遵循降阶梯原则，应选择针对肠道来源的细菌且能够渗透胰腺组织的抗生素：碳青霉烯类、喹诺酮类、第三代头孢菌素联合甲硝唑。获得血液或引流液的细菌培养结果时应调整抗生素方案。目前没有关于 IPN 患者抗生素治疗时间的明确限定。如果所有培养物均阴性，通常会在拔除最后一根引流导管后 48 h 停用抗生素。临床、生化和影像学特征的改善可指导停用抗生素治疗。

4. 器官功能支持

（1）呼吸功能支持 SAP 常发生急性肺损伤，常用导管和面罩吸氧，如有轻度 ARDS 时可先给予高流量氧疗，动态监测血气分析结果。当进展至中度者可予以有创机械通气，原则是小潮气量（4～6 mL/L）高 PEEP 通气策略。重度 ARDS 可实施俯卧位通气。同时积极去除引起呼吸衰竭的原因，如有胸腔积液及时行胸腔穿刺引流，有腹内高压时应行胃肠减压、腹腔穿刺引流等降腹内压治疗。当患者病情好转时尽早脱机，重度 ARDS 时避免出现呼吸机相关性肺炎、气压伤等呼吸机相关并发症。

（2）肾功能支持 持续性肾脏替代疗法（CRRT）的指征是 SAP 伴急性肾衰竭，或经积极液体复苏后、持续 12 h 以上尿量≤0.5 mL/（Kg·h）。可根据病情选用合适的血液净化方式。

（3）腹内高压和腹腔间隔室综合征 SAP 患者常有腹内高压（intra-abdominal hypertension，IAH），当腹内压进一步升高时可引发腹腔间隔室综合征（abdominal compartment syndrome，ACS）。ACS 治疗应当以严密监测腹腔压力为基础，限制液体入量，降低空腔脏器容量。有腹腔积液时可行经皮穿刺引流术降低腹腔压力，胃流出道梗阻和麻痹性肠梗阻患者除了积极胃肠减压、灌肠导泻之后，可使用促肠动力药物，如红霉素、新斯的明等。极少数 ACS 患者保守治疗失败时需要手术干预。

5. 局部并发症的治疗

（1）感染性胰腺坏死 / 有症状的包裹性坏死

干预适应证：① 已确诊的 IPN。②临床疑似诊断 IPN：AP 发作数周后，经积极保守治疗仍存在持续性器官功能衰竭或持续不适，特别是形成了WON的患者。③无菌性胰腺坏死患者但存在脏器压迫症状，包括胃流出道梗阻综合征、肠梗阻或胆道梗阻以及较大的WON引起腹痛（最好在AP发作4~8周后进行干预）。

微创升阶梯式疗法是SAP合并感染性胰腺坏死（IPN）的标准治疗。微创升阶梯式疗法按入路可以分为以下两类：

1）经皮腹膜后微创升阶梯式疗法：第一步行PCD，如临床症状无明显改善，第二步外科常用5 cm的小切口通过手术卵圆钳或在肾镜、腹腔镜视频辅助下将坏死组织清除；另一种方式是将PCD的窦道扩大更换为直接1.0 cm以上的双套管，形成大的窦道后在胃镜视频辅助下进行坏死组织清创。

图3-20-8
经皮穿刺置管引流（PCD）

图3-20-9
经皮窦道内镜下坏死组织清创术

2）经胃/十二指肠微创升阶梯式疗法：第一步行超声内镜（EUS）引导下经胃/十二指肠壁对坏死组织进行穿刺，置入塑料支架或金属支架引流，如坏死组织多，感染未控制。第二步在内镜直视下通过网篮或圈套器等器械将坏死组织清除。

图3-20-10
超声内镜引导下经胃金属支架引流术

图3-20-11
经胃内镜下坏死组织清创术

微视频3-20-1
急性胰腺炎－经胃内镜下引流清创术

（2）胰腺假性囊肿（pancreatic pseudocyst，PPC）继发感染后需要引流或手术。无菌性的假性囊肿大多数可以自行吸收，少数直径>6 cm且有压迫症状等临床表现时，可考虑行微创穿刺引流或外科干预。内镜下引流术已成为PPC的首选干预方法，其治疗成功率为86%~100%，且住院时间短，费用低。然而，内镜无法经胃或十二指肠乳头引流的患者应该选择经皮引流或外科手术。置入支架引流可以改善临床预后，并降低不良事件发生率。

（3）胰源性门脉高压　MSAP和SAP后期可出现胰源性门静脉高压，发生胃底静脉曲张破裂出血先行内镜下组织胶注射等止血术，根据病情需要行脾脏切除术，脾切除可有效防止复发性胃肠道出血和缓解脾功能亢进。脾动脉栓塞术已逐渐成为一种替代方法，具有与脾切除相同的效果，但常需要多次治疗。

（4）消化道瘘　是继发于SAP并发症之一，以十二指肠瘘和结肠瘘最为常见，可能与缺血坏死、胰液渗出或感染侵蚀有关。治疗基本原则为保持消化道引流通畅，十二指肠瘘可经空肠行肠内营养，空肠瘘可行肠外营养。大部分上消化道瘘会随着时间延长而愈合。合并结肠瘘者病死率较高，需尽早行回肠造口术，以控制腹腔感染。部分患者可在内镜下使用OTSC等夹闭，或将聚乙醇酸薄片置于瘘口，可以预防肠道狭窄和穿孔，促进胃肠道瘘的愈合。

（5）胰瘘和胰管中断综合征　以保守治疗为主，包括禁食、空肠营养、生长抑素应用等措施，大多数患者经过3~6个月引流可以自愈。可采用超声内镜下经胃穿刺引流和CT/B超引导下经皮穿刺引流治疗胰瘘引起的液体积聚。胰管中断综合征（disconnected pancreatic duct syndrome，DPDS）是指胰管断裂导致胰周液体积聚（pancreatic fluid collection，PFC）或胰瘘的发生。主胰管断裂患者经胃壁置入支架以预防PFC或胰瘘复发。胰管部分破裂但未完全中断时，可通过ERCP经乳头置入胰管支架引流。少数无法行微创治疗或效果不佳者需要外科手术治疗。

（八）出院后的随访

1. 建议随访 所有MAP患者出院1、3、6个月门诊随访，MSAP和SAP随访1年以上，随访内容如下。

（1）评估内容 行血常规、肝功能、血脂、血糖、血淀粉酶，粪便常规、腹部超声、CT等，评估是否有全身并发症、局部并发症、病因（高甘油三酯血症、胆石症等）是否去除。有胰腺坏死的患者建议复查增强CT，考虑胰源性门脉高压症的患者应行门静脉血管CTV和胃镜检查。

（2）评估频率 随访2~3次后如无并发症，且病因已去除的患者无需随访评估。高甘油三酯血症患者应每月复查1~2次血脂水平。

（3）出院后饮食指导 在康复期进食仍要注意，如发现腹痛、腹胀或腹泻等消化道症状，说明胃肠对脂肪消化吸收还不能耐受，此时饮食中的脂肪、蛋白质含量还要减少，甚至暂停。胆源性胰腺炎患者，特别是有胆囊结石的患者，在切除胆囊前不得进食含油脂的食物。高甘油三酯血症的患者即使胰腺炎痊愈后，也应长期低脂肪饮食、戒酒，监测控制血脂水平。酒精性胰腺炎患者绝对禁止饮用任何酒类或含有酒精的饮料。

2. 预后评估 MAP患者预后良好，一般1周可痊愈。但应注意复发。防止复发的关键是寻找病因并去除病因。MSAP患者常因并发症（如急性胰周液体积聚或急性坏死性积聚）导致住院时间延长，但局部并发症无腹痛等症状或感染证据，不需要特殊治疗，大部分炎症在数月自行吸收，患者病死率较低。SAP患者预后较差，病死率可达30%，早期发生的器官功能衰竭和后期并发的感染性胰腺坏死是主要死因。MSAP和SAP远期可能继发糖尿病、胰腺外分泌功能不全，患者的生活质量降低。

（九）预防

针对一般人群，普及防病知识，宣传健康生活方式，避免酗酒和吸烟，过重或肥胖者需减轻体重，定期健康体检。针对有胆石症、高甘油三酯血症、酗酒、孕妇等危险人群进行监测，有胆总管结石行ERCP取石；有胆囊结石患者需切除胆囊，MAP和无胰腺坏死的MSAP患者在首次住院期间切除，有胰腺坏死的MSAP及SAP患者应推迟至胰腺炎痊愈后切除。肠道有蛔虫者，进行驱虫治疗。有高甘油三酯血症的患者，如低脂饮食、控制体重仍不能控制血脂水平，需服用降血脂药物，且定期至医院复查血脂。酗酒者应进行心理干预，彻底戒酒。孕妇是发生急性胰腺炎的高危人群，高甘油三酯血症和胆石症是常见病因，产检时应检测血脂、肝功能和肝胆B超，不应大量进食高脂食物。谨慎用药，有些药物如双氢克尿噻、硫唑嘌呤、雌激素等可诱发胰腺炎，需要在医生指导下使用。

☞典型案例 3-20-1
急性胰腺炎病例及分析

（吕农华 何文华 祝 荫）

第二节 慢性胰腺炎

诊疗路径：

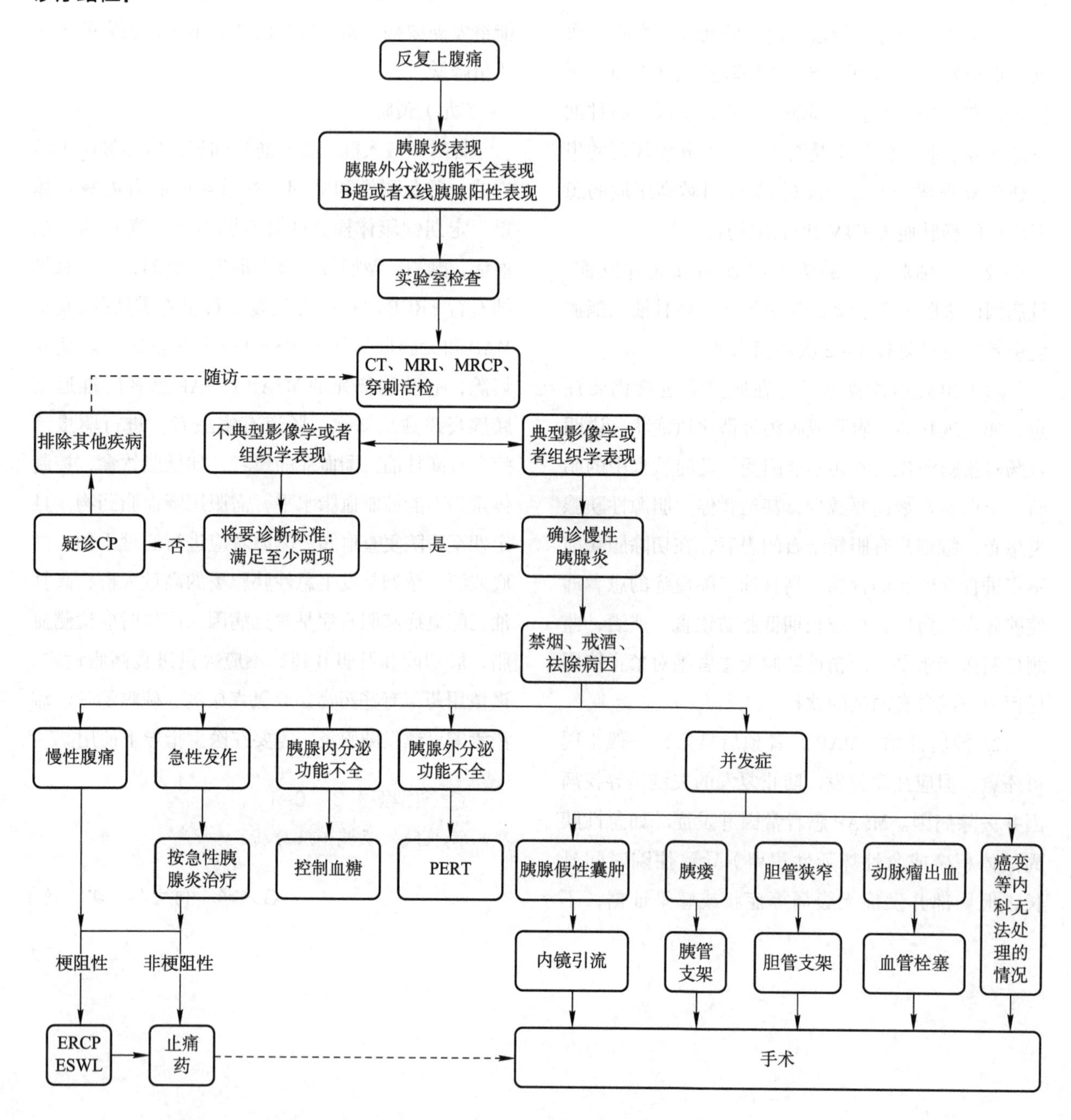

慢性胰腺炎（chronic pancreatitis，CP）是各种病因引起胰腺组织进行性慢性炎症性疾病，基本病理特征包括腺泡萎缩、破坏和间质纤维化，常伴有胰腺实质钙化、胰管扩张、胰腺假性囊肿形成，主要临床表现包括反复发作的上腹部疼痛和胰腺内、外分泌功能不全，病情迁延不愈，需终身治疗，严

重影响患者的生活质量，给社会公共医疗带来巨大负担。

（一）流行病学

流行病学调查表明慢性胰腺炎的发病率呈逐年增长的趋势，其全球的发病率为9.62/10万，病死率为0.09/10万，好发于男性，发病率约为女性的2倍。印度是全球范围内CP发病率最高的国家，达到125/10万，美国成人的发病率、患病率分别为24.7/10万、91.9/10万，日本CP的发病率、患病率分别为14/10万、52/10万。我国2003年的调查结果显示，CP的患病率约为13/10万。

（二）病因

慢性胰腺炎病因复杂，M-ANNHEIM分类系统将CP的危险因素分为饮酒（A）、吸烟（N）、营养（N）、遗传因素（H）、输出导管因素（E）、免疫因素（I）以及混杂、少见和变化的代谢因素（M）。TIGAR-O分类法将CP的病因归为毒物代谢性（toxic）、特发性（idiopathic）、遗传性（genetic）、自身免疫性（autoimmune）、复发性和重症急性胰腺炎相关性（recurrent）与梗阻性（obstructive）六大类，每类细分为若干小类，对应不同的易感因素。

毒物代谢性因素主要包括酒精和烟草，其中酗酒是CP的主要致病因素之一，在我国约占20%，而在日本与西方国家占50%~60%。如果CP患者的平均乙醇摄入量>80 g/d（男）或60 g/d（女），持续2年以上，并排除其他病因，则定义为酒精性慢性胰腺炎（alcoholic chronic pancreatitis，ACP）。吸烟被认为是CP的独立危险因素。

特发性慢性胰腺炎（idiopathic chronic pancreatitis，ICP）指排除任何已知病因的CP患者，在我国较为常见，常见的致病突变为SPINK1c.194+2T>C。基因突变是CP的重要发病因素，主要包括*PRSS1*、*PRSS2*、*SPINK1*、*CTRC*、*CASR*、*CFTR*等与胰蛋白酶途径相关的基因，在CP患者两代或以上的亲属中，存在至少2个一级亲属或至少3个二级亲属患有CP或RAP，定义为遗传性胰腺炎，其属于常染色体显性遗传，以*PRSS1*基因突变多见，而散发性慢性胰腺炎中*SPINK1*基因和*CFTR*基因较为常见。

自身免疫性胰腺炎（autoimmune pancreatitis，AIP）是一种由自身免疫异常引起的特殊类型的CP，常表现为黄疸、弥漫性或局限性胰腺肿大、胰管不规则狭窄、血清IgG4升高，类固醇治疗效果好，但复发率较高。

复发性急性胰腺炎（recurrent acute pancreatitis，RAP）是一种特殊类型的胰腺炎，指至少有2次急性胰腺炎的发作病史，且缓解期内无胰腺组织或功能的异常改变。目前认为RAP是CP发生的高危因素，约有1/3的RAP患者最终演变为CP。

梗阻性胰腺炎在临床中并非不常见，主要包括胰腺或胆管的肿瘤、Oddi括约肌功能障碍、环状胰腺及其他先天畸形、急性胰腺炎或胰腺创伤后的胰管狭窄。

（三）发病机制

目前CP的发病机制尚未完全清楚，随着研究的深入，人们认识到CP是由遗传、环境、代谢和（或）其他致病因素共同引起，关于这些因素如何导致CP的发生，目前有四大经典学说试图进行解释。

1. 毒性代谢学说　该学说认为与酒精性肝病类似，酒精能对胰腺腺泡细胞产生直接的毒性作用，改变细胞内的物质代谢，促进脂质积聚并产生脂肪变性和细胞坏死，最终引起广泛纤维化。

2. 氧化应激学说　该学说认为混合功能氧化酶（mixed function oxidase，MFO）过度活跃是胰腺疾病的根源所在，MFO在催化有害物质解毒的过程中能产生一系列活性分子，导致氧化剂与抗氧化剂的失衡，形成一种氧化应激状态，这些活性分子能通过脂质过氧化损伤胰腺细胞的细胞膜，继而出现溶酶体和酶原颗粒脆性增加并出现自溶、肥大细胞脱颗粒、血小板聚集，随之出现胰腺炎症、组织损伤和纤维化。

3. 结石-胰管梗阻学说　该学说认为酒精能

通过某种途径增加胰液的成石性，继而出现蛋白栓和胰石，结石与胰液引流不畅形成恶性循环，当梗阻发展到后期，胰腺出现萎缩和纤维化。

4. 坏死－纤维化学说 该学说认为急性胰腺炎与CP密切相关，AP反复发作引起胰腺炎症和坏死，促进胰腺导管周围区域的瘢痕形成，从而促进小导管的阻塞、胰液引流不畅，继而出现胰石，胰石引起胰管梗阻导致胰腺萎缩和纤维化。

胰腺纤维化是各种原因所致的CP的共同特征，表现为大量成纤维细胞的增生，以及富含连接组织的细胞外基质（extra-cellular matrix，ECM）在胰腺内沉积，引起腺泡萎缩、胰管狭窄或扩张、胰管结石、炎症细胞浸润等后果。在病理因素刺激下，胰腺间质中ECM大量生成，以控制炎症和恢复疾病，如果胰腺发生不可逆纤维化之前解除刺激因素，则ECM会逐渐降解，并恢复正常的胰腺结构。但当病理刺激因素持续时，ECM的合成速度远超过它的降解速度，胰腺的纤维化就会出现且逐渐加重，最终导致CP的形成。

（四）病理学

CP的基本病理表现包括胰腺实质的破坏、胰腺间质的纤维化、炎症细胞的浸润、导管扩张、囊肿形成等，不同病因导致的CP病理改变类似，但纤维化模式似乎有各自特点，ACP常表现为叶间纤维化，遗传性胰腺炎常表现为导管周围的纤维化，AIP则兼有为叶间纤维化和导管周围的纤维化，阻塞性胰腺炎则常表现为单纯小叶内纤维化。CP病理改变的严重程度主要与病程的长短有关，在疾病早期，肉眼观胰腺可无明显改变，镜下可见胰腺实质内散在的灶状脂肪坏死、间质的纤维化，分支胰管内可见结石与蛋白栓。随着疾病的进展，腺体开始肿大、硬化，出现结节状，镜下可见胰管狭窄、扩张，主胰管内可见结石与蛋白栓，导管上皮萎缩、化生，甚至消失，并可见囊肿和小脓肿的形成，纤维化可累及小叶周围，将胰腺实质分割成不规则结节状。在疾病晚期，胰管被浓缩的透明蛋白物质所堵塞，部分导管上皮明显增生形成上皮内瘤变，且疾病也可累及内分泌系统，大部分内分泌细胞减少，乃至胰岛消失，少数胰岛细胞显著增生，呈条索状或丛状。

（五）临床表现

CP的临床表现主要包括反复发作的上腹部疼痛和胰腺内、外分泌功能不全。

1. 上腹部疼痛 是CP典型表现，发生率超过60%，多数位于左、中上腹部，可伴有腰背部的放射痛，疼痛发生频率和持续时间不定，常因饮酒或高脂饮食诱发。腹痛可分为间歇性腹痛和持续性腹痛两型，前者包括AP以及间断发作的疼痛，后者表现为频繁的腹痛加重和（或）长期连续的腹痛。在疾病早期，腹痛持续时间常较短，间歇期较长，随着疾病加重，发作频率升高，持续时间延长，间歇期变短，部分患者随着胰腺外分泌功能的不断下降，腹痛症状反而减轻，甚至消失。腹痛发作时，患者可采取坐位、屈膝进行缓解，躺下时腹痛加剧，即出现特殊的胰腺体位。

2. 胰腺外分泌功能不全 胰腺是仅次于肝的人体第二大外分泌器官，兼有内分泌和外分泌功能。胰腺外分泌功能不全（pancreatic exocrine insufficiency，PEI）是指进餐后分泌至十二指肠的胰酶量不足以维持正常的食物消化，当胰腺外分泌功能丧失90%以上才会出现明显的PEI，表现为体重减轻、食欲减退、饭后腹胀、脂肪消化和吸收不良，甚至出现脂肪泻，每日排便次数增多，粪便有恶臭味，呈泡沫状且浮于水面上，镜检可见脂滴和肌纤维。若不及时治疗，可导致循环中脂溶性维生素水平降低，导致皮肤粗糙、夜盲症、出血倾向、骨质疏松症、心血管事件高发等。

3. 胰腺内分泌功能不全 即出现糖代谢障碍，包括糖耐量异常和糖尿病，约1/3的CP患者确诊时表现为显性糖尿病，约1/3的患者仅表现为糖耐量异常。目前将继发于胰腺疾病的糖尿病视为3c型糖尿病，又称为胰源性糖尿病，主要发生在CP患者。此类患者的糖尿病较少累及肾脏、视网膜和动脉，也较少出现酮症酸中毒。

体征方面，CP 患者可无任何阳性体征，急性发作时可出现 AP 的特征，出现上腹部压痛，有时可存在腹膜刺激征。如果合并巨大胰腺假性囊肿，可在上腹部扪及光滑包块，质软，无压痛，当假性囊肿或胰腺显著纤维化压迫胆总管下段，可出现皮肤、巩膜黄染，此外，巨大的假性囊肿可压迫胃肠道和门静脉，出现上消化道梗阻和门静脉高压。少数 CP 患者可出现顽固性腹水，多为非血性，且腹水的淀粉酶含量显著升高，高于血清淀粉酶。

（六）辅助检查

1. 影像学检查

（1）X 线平片检查　早期 CP 常无明显征象，中晚期 CP 患者可见局部或弥漫性胰腺钙化，局部胰腺钙化的特异性较差，可出现在胰腺癌、实性假乳头状瘤等其他胰腺疾病，而弥漫性胰腺钙化对 CP 来说具有特异性，但敏感度并不高，多在患病 20 年以后才能出现。

（2）超声检查　常作为 CP 的初筛检查，部分患者可见伴有声影的胰腺高回声病灶、胰腺大小改变、胰管形态异常、胰腺假性囊肿等，但敏感度和特异度较低，需与胰腺癌、炎性假瘤进行鉴别。

（3）CT 检查　CP 诊断的首选检查，典型表现是胰腺萎缩、钙化及胰管扩张，敏感度和特异度分别在 80% 和 90% 以上。胰腺萎缩可以局限性或完全性，可伴有脂肪替代，此时腺体密度明显下降（呈负值），弥漫性萎缩也可见于糖尿病患者，此时难以分辨因果关系，部分 CP 患者也可出现胰腺体积增大，多为弥漫性，提示伴有假性囊肿或炎性水肿，也可出现胰头局限性肿大，需与肿瘤、炎性假瘤进行鉴别。多数 CP 患者的 CT 显示不同程度的胰管扩张，扩张可累及全部胰腺，也可局限在某部，或与狭窄交替同时存在，胰管扩张的范围与阻塞部位有关。CT 是显示胰腺钙化的最优方法，平扫 CT 检查即可发现微小钙化灶，钙化可在胰腺实质或胰管内，需与胰腺周围淋巴结或脾动脉钙化鉴别，ACP 的钙化发生率约为 84%，高于其他病因者。约有 1/3 的 CP 患者合并假性囊肿，其与 AP 不同，CP 并发的囊肿主要位于胰腺内，常多发，囊壁较厚，可伴有钙化。

（4）磁共振成像（MRI）和磁共振胆管成像（MRCP）检查　常规 MRI 检查对 CP 的诊断价值与 CT 类似。与 CT 相比，MRI 扫描对胰腺钙化的显示不如 CT，但对 CP 的胰腺形态学改变更敏感，包括胰腺萎缩、胰管扩张等，且能了解胰腺纤维化的程度，能更早期地诊断 CP（图 3-20-6）。CP 合并的假性囊肿在 T_1WI 呈低信号，T_2WI 呈高信号影，MRI 对小囊肿的敏感度与特异度较 CT 高。MRCP 主要用于检查胆胰管的病变，包括胆管狭窄或扩张、主胰管扩张，根据其扩张表现来鉴别判断 CP 和胰腺癌，MRCP 还能直接显示胰腺病灶，根据其形态特征和增强后的血流动力学特点来进行诊断。MRI 检查也可用于评估胰腺的外分泌功能，在静脉注射胰泌素后行磁共振胰管成像，观察胰液在十二指肠中的充盈情况，以此判断 PEI 的严重程度。该

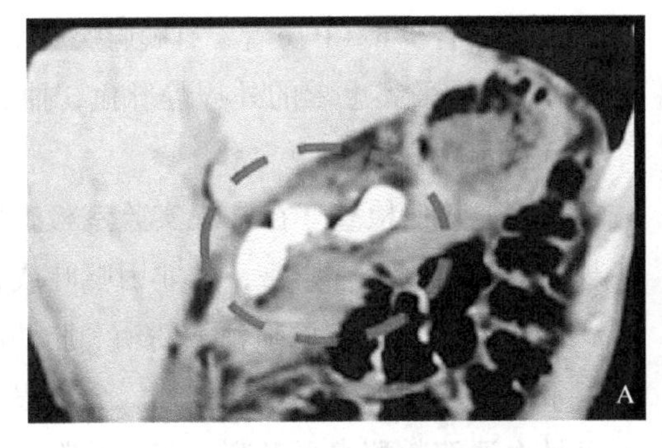

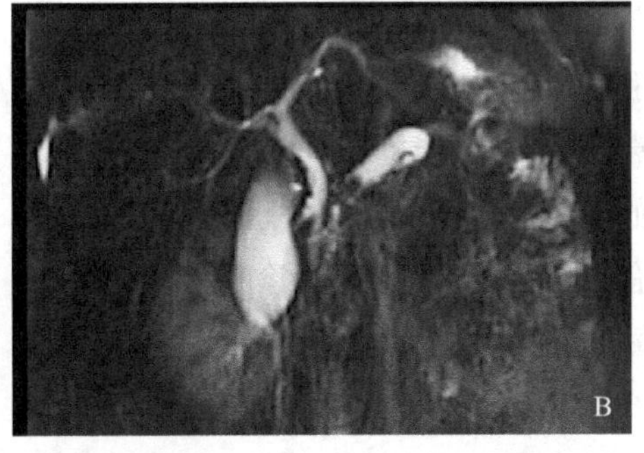

图 3-20-6　胰腺多发结石和主胰管扩张

A. 上腹部 CT 示胰腺多发结石；B. MRCP 示主胰管扩张，可见充盈缺损影

方法将形态学和功能学相结合，不仅能观察胰管形态，还能对PEI进行半定量评估，提高了PEI的早期诊断率，且侵入性小，无须行十二指肠管或内镜检查，便于CP患者治疗后的随访。

（5）超声内镜（EUS）检查 主要表现为胰腺实质和胰管异常、胰腺结石、假性囊肿，其敏感度较高，但和操作者经验明显相关。EUS显示CP患者胰腺实质内散在的点状或条状高回声，常伴有主胰管不规则扩张，可见胰腺大结石呈粗大的弧形、圆形或椭圆形致密强回声，伴有“彗星尾征”。假性囊肿多呈无回声的不规则或圆形肿物，囊壁较薄，内壁光滑，且后方伴增强效应。对于难以判别良恶性的胰腺肿块，可在EUS引导下行细针穿刺活检（FNA），用于肿块型CP与胰腺癌的鉴别诊断。

（6）内镜逆行胰胆管造影（ERCP）检查 是诊断胆胰疾病的“金标准”，通过内镜下十二指肠乳头插管注入造影剂，从而逆行显示胆、胰管。但该检查属于有创操作，单纯诊断性的ERCP逐渐被MRCP所替代，目前仅在CP诊断困难或需要治疗操作时选用。此外，ERCP还能对部分CP患者进行病因学诊断，在术中获得胰液或细胞标本用于后续的细胞学检查、肿瘤标志物分析和突变基因筛查，有助于鉴别胆管狭窄的良恶性。

（7）胰管镜检查 能直接观察胰管内病变，同时能收集胰液，进行组织学活检或细胞刷片等检查，有助于CP的早期诊断与鉴别诊断，随着国产子母镜上市，胰管镜价格明显下降，其在CP的应用会更加广泛。

2. 实验室检查

（1）胰腺内分泌功能检测 可通过检测空腹血糖、随机血糖、口服葡萄糖耐量试验、糖化血红蛋白来判断有无合并糖尿病，尚未诊断糖尿病的CP患者建议每年至少进行1次血糖筛查，必要时检查胰岛素和C肽水平。3c型糖尿病患者的血糖波动大，被认为是“脆性糖尿病”，胰岛细胞自身抗体（包括胰岛素自身抗体、抗胰岛素抗体、谷氨酸脱羧酶抗体等）均阴性，胰腺PP细胞分泌的胰多肽（pancreatic polypeptide）基线水平降低，可存在外分泌功能异常。

（2）胰腺外分泌功能检测 包括直接和间接检测法，虽临床应用多年，但研究进展缓慢，尚无统一的标准。直接检测法主要包括胰泌素试验与胰泌素－雨蛙素试验，通过静脉注射胰泌素或胰泌素＋雨蛙素来刺激胰腺分泌，经口（鼻）十二指肠管收集十二指肠液，也可用十二指肠镜收集，然后测定各物质的含量，是判断胰腺外分泌功能的“金标准”，敏感度和特异度较高，但属于侵入性检查，成本较高，临床应用受限。间接试验检测法包括粪便检测、血液检测、尿液检测与呼气试验。与直接检测相比，间接检测法具有操作简单、无创、成本低等优点，尽管敏感度和特异度较差，但临床应用更广泛，常用的主要是粪便脂肪吸收系数和粪弹性蛋白酶检测，后者采用酶联免疫黏附法检测粪便中的弹性蛋白酶水平，当每克粪便中的弹性蛋白酶＜200 μg时，可诊断为轻度PEI；若每克粪便中的弹性蛋白酶＜100 μg时，则为重度PEI。此方法在CP患者中诊断PEI的敏感度、特异度分别为94%、93%，对中重度PEI的诊断敏感度接近100%，但对于轻度PEI的灵敏度不高（63%）。^{13}C呼气试验是指受试者口服^{13}C标记的底物（如甘油三油酸酯、胆固醇辛酸盐等）后，通过光谱测定法或红外线分析法测定呼出气中含有特殊标记的CO_2含量，以此间接评估胰腺外分泌功能。

（3）基因检测 该方法主要适用于起病年龄＜20岁的青少年CP患者、有胰腺疾病家族史以及ICP患者，采集患者的外周静脉血，抽提DNA后进行基因测序分析。

（4）其他检查 在常规实验室检查中，血常规、电解质水平常正常，除非因呕吐或食物摄入严重不足。CP患者的血清淀粉酶和脂肪酶水平可正常或轻度升高，急性发作期、合并假性囊肿时可见血清淀粉酶水平升高，若合并胸腔或腹腔积液，胸、腹水的淀粉酶含量常显著升高。糖类抗原

19-9（CA19-9）是胰腺癌有临床应用价值的肿瘤标志物，但少数CP患者也可升高，多为轻度。若CA19-9持续升高应高度怀疑胰腺癌。此外，血钙、血脂、甲状旁腺功能、IgG4等检查有助于判断CP的病因，血白蛋白、血镁、脂溶性维生素水平等有助于判断营养状况。

（七）诊断与鉴别诊断

1. 诊断流程与标准

（1）诊断依据主要诊断依据 ①影像学典型表现；②组织学典型表现（表3-7-2）。次要诊断依据：①血淀粉酶水平异常；②反复发作的上腹痛；③PEI表现；④胰腺内分泌功能不全表现；⑤基因检测发现与CP相关的致病突变；⑥大量饮酒史，平均乙醇摄入量>80 g/d（男）或60 g/d（女），且持续2年以上。

（2）诊断流程 当患者出现反复胰腺炎发作或上腹痛，腹部平片或超声检查有胰腺异常，同时出现PEI表现时，应怀疑CP可能，及时进行影像学检查（CT/MRI/MRPC/EUS）和实验室检查，当出现影像学或组织学的典型表现（至少1项主要诊断依据）时，可确诊CP，若出现影像学或组织学的非典型表现（表3-20-2），同时次要诊断依据至少2个，则同样确诊CP，否则为疑诊CP。

（3）临床分期 确诊CP后，可根据有无出现胰腺功能不全分为代偿期和失代偿期，临床也可分为5期。0期，亚临床期，无临床症状；1期，无胰腺功能不全期，仅有AP发作史或反复腹痛史；2期，部分胰腺功能不全期，胰腺内分泌或外分泌功能不全；3期，完全胰腺功能不全期，同时出现胰腺内、外分泌功能不全；4期，无痛终末期，同时出现胰腺内、外分泌功能不全，且无疼痛表现。据此，选择治疗方案和预后评估。

2. 鉴别诊断 主要是肿块型CP与胰腺癌进行鉴别。10%～36%的CP患者的胰头部可出现局灶性肿块，肿块的性质判断影响了其临床治疗方法，具有重要意义。在CP背景下，临床上鉴别肿块型CP与胰腺癌非常困难，两者的临床特征、影像学表现、肿瘤标志物等类似，且两者可互为因果，需联合以下检查进行综合判断。

（1）影像学 常规影像学检查方法的鉴别诊断能力有限，故目前主要依靠组织学、细胞学和基因检测，其中EUS的鉴别价值较高，包括组织弹性成像技术与EUS-FNA，但有一定的假阴性率，正电子发射体层摄影（PET）检查的鉴别诊断价值更高，但价格昂贵，难以广泛应用。

（2）血液检测 敏感度和特异度均较低，鉴别

表3-20-2 慢性胰腺炎影像学与组织学特征

表现	影像学特征性表现	组织学特征性表现
典型表现（下列任何一项）	a. 胰管结石 b. 分布于整个胰腺的多发性钙化 c. ERCP显示主胰管不规则扩张和全胰腺散在的不同程度分支胰管不规则扩张 d. ERCP显示主胰管完全或部分狭窄（胰管结石、蛋白栓或炎性狭窄），伴上游主胰管和分支胰管不规则扩张	胰腺外分泌实质减少伴不规则纤维化，纤维化主要分布于小叶间隙，形成“硬化”样小结节改变
不典型表现（下列任何一项）	a. MRCP显示主胰管不规则扩张和全胰腺散在的不同程度分支胰管不规则扩张 b. ERCP显示全胰腺散在不同程度分支胰管扩张，或单纯主胰管不规则扩张，或伴有蛋白栓 c. CT显示主胰管全程不规则扩张伴胰腺形态不规则改变 d. 超声或EUS显示胰腺内高回声病变（考虑结石或蛋白栓），或胰管不规则扩张伴胰腺形态不规则改变	胰腺外分泌实质减少伴小叶间纤维化，或小叶内和小叶间纤维化

价值不大，指标包括CA19–9、黏蛋白1、间质金属蛋白酶7、癌胚抗原等其他肿瘤标志物。

（3）分子学诊断 诊断物质包括血液、胰液、胰腺组织或细胞，常用指标包括癌基因（*K-ras*、*Her-2*等）、抑癌基因（*p53*、*p16*等）、染色体或染色体片段丢失（LOH等），其中*K-ras*基因是胰腺癌突变率最高的基因，但目前临床上仍缺乏满意的分子标志物，需联合多个标志物进行分子学诊断。

（八）治疗

CP的治疗原则是去除病因，控制症状，改善胰腺内、外分泌功能，防治并发症，提高生活质量。由于CP的致病因素复杂性、病程迁延性、临床表现多样性、早期诊断困难性，其疗效也常不甚理想，仍然是当前面临的挑战。目前认为CP的治疗是内科、外科、消化内镜、麻醉、营养等多学科的综合治疗，建议采用药物→体外震波碎石术→内镜介入治疗→外科手术（medicine → ESWL → endotherapy → surgery，MEES）的阶梯治疗模式。

拓展阅读 3–20–1
慢性胰腺炎诊治指南（2018广州）

1. 一般治疗 患者应戒烟、绝对禁酒，调整饮食结构，避免高脂饮食和暴饮暴食，适当运动、补充脂溶性维生素与微量元素，慎用糖皮质激素、雌激素、甲基多巴等可能与发病相关的药物，在发作期间给予高热量和高蛋白饮食，必要时给予肠内、外营养支持。

2. 内科治疗

（1）胰腺外分泌功能不全治疗 外源性胰酶替代治疗（PERT）是PEI的标准治疗方法，通过进食时提供充足的胰酶制剂，以帮助营养物质的消化和吸收，减轻患者腹痛、脂肪泻等症状，改善患者的营养状况，提高生活质量，且最好在餐中服用。由于胰酶需要量与吸收消化不良之间并不呈线性相关，故推荐胰酶剂量依个体递增至最低有效剂量，效果不佳时可联合应用质子泵抑制剂、H2受体拮抗剂等抑酸药。现代化的胰酶制剂是具有肠溶包衣的超微微粒球体内的胰腺提取物，由于肠溶包衣的保护，这些酶在胃内低pH环境下不会被胃酸降解，但在十二指肠高pH环境下肠溶包衣降解，释放出胰酶帮助消化、吸收。此外，应合理进行营养支持，适当补充脂溶性维生素（主要是维生素D），症状不缓解时可考虑提高食物中链三酰甘油的百分比，不仅能提供热能，还能促进脂溶性维生素的吸收，减少脂肪泻。

（2）胰腺内分泌功能不全治疗 首先改善饮食结构和生活方式，提倡糖尿病饮食，根据糖尿病的进展程度及其他并发症的发生情况制订降糖措施，尽量选择口服降糖药，对怀疑存在胰岛素抵抗且无服药禁忌证者，首选二甲双胍进行血糖控制，其他降糖药的不良反应较多，必要时加用促胰岛素分泌药物。对于严重营养不良、症状性高血糖、口服降糖药物疗效不佳者，应选择胰岛素治疗，注射期间注意预防低血糖发作。

（3）疼痛治疗 多数轻度疼痛患者在戒酒、控制饮食后即能缓解疼痛，服用胰酶制剂、抗氧化剂（如甲硫氨酸、维生素A、维生素C、维生素E）、生长抑素及类似物、抑酸药等非镇痛药物也有一定的止痛效果；疗效不佳时选择合适的镇痛药物，应遵循WHO提出的疼痛三阶梯治疗原则进行服药。镇痛药物的选择由弱到强，尽量口服给药。初始应首先选择非甾体抗炎药（NSAIDs），推荐选择对乙酰氨基酚，其消化系统的不良反应发生率较低；效果不佳时选择弱阿片类药物，如曲马多、强痛定等，可加减NSAIDs。重度疼痛者给予强阿片类镇痛药物，如吗啡、哌替啶等。对于因胰管结石或狭窄等引起的梗阻性疼痛者，可行内镜介入治疗，解除梗阻。

3. 内镜介入治疗

（1）胰管结石的ESWL治疗 对于体积较小（直径≤5 mm）的主胰管结石，采用ERCP多能成功取出结石、完成引流。对于体积较大（直径>5 mm）或内镜取石失败的主胰管阳性结石，首选体外震波碎石术（ESWL）进行治疗。ESWL是应用冲击波发生器产生的冲击波，将高能量高压力作用于结石，从而使结石被击碎，碎石成功后再通过ERCP取出结石。ESWL+ERCP术对主胰管结石的完全清除率、主胰管引流率分别达70%、90%以上，能使多数胰管结石患者避免外科手术，对患者疼痛症状缓解与胰腺功能的保存改善有重要意义。ESWL的禁忌证包括胰腺恶性病变、胰腺脓肿、凝血功能障碍、腹腔动脉瘤、巨大肝囊肿、肾囊肿等。ESWL术后可出现局部皮肤瘀斑、血尿、高淀粉酶血症、一过性腹痛、肝功能损伤等，是冲击波引起的一过性损伤，无须特殊的医疗干预及延长住院时间。其他可见术后急性胰腺炎、出血、穿孔、感染、“石街”等，大多数患者经过内科保守治疗后痊愈。

图3-20-12
最新水囊式ESWL系统示意图

（2）主胰管狭窄　首选ERCP+胰管支架置入术，以此解除狭窄、引流胰液，术中可切开胰管括约肌、扩张胰管，反复插管失败者可考虑进行副乳头插管，术后能使疼痛缓解率达70%以上。通常选择塑料胰管支架，留置6~12个月，可视情况定期更换支架，效果不佳时可考虑置入多根塑料支架或选择全覆膜自膨式金属支架。若反复行ERCP术仍失败者，可考虑进行EUS引导下胰管引流术，但该手术的操作难度、手术风险高，仅推荐内镜介入治疗有丰富经验的单位开展。

（3）胰腺假性囊肿　CP并发胰腺假性囊肿（pancreatic pseudocysts，PPCs）的发生率为10.4%~11.9%，主要是由主胰管内的大结石继发产生。当假性囊肿持续增大、引起明显不适，或出现感染、破裂、出血等并发症时，应首选内镜介入治疗，其对无并发症的胰腺假性囊肿的治疗成功率超过70%以上，效果与外科手术相当。对位于胰头或体部、直径<6 cm的交通性假性囊肿，首选内镜下经十二指肠乳头引流，对于非交通性假性囊肿则可考虑行EUS引导下经胃十二指肠壁引流术。

（4）胆总管狭窄　CP并发胆总管狭窄的发生率约为15.8%，男性患者的发生风险高于女性，近一半患者出现黄疸、胆管炎、肝功能减退等相关症状。当胆总管狭窄合并黄疸、胆管炎或持续1个月以上的胆汁淤积时，首选行ERCP+胆管支架置入术，术中可置入多根塑料支架，效果优于单根塑料，通常留置6~12个月，可视情况定期更换支架，其长期有效率达到90%，与全覆膜自膨式金属支架的效果接近。

4. 外科手术

（1）手术指征　①保守治疗无法缓解的顽固性疼痛；②并发胆道梗阻、十二指肠梗阻、胰腺假性囊肿、胰源性门静脉高压伴出血、胰源性胸腹水、假性动脉瘤、胰瘘等，不适宜内镜介入治疗或治疗无效者；③不能排除恶性病变；④多次内镜介入治疗失败者。

（2）术式选择　关于手术治疗能否改善、延缓胰腺炎症进展以及手术时机的选择，目前尚缺乏充分的证据支持，应遵循个体化治疗原则，根据病因、胰腺与胰周脏器的病变特点（如是否有炎性肿块、胰管结石、胰管扩张、胆管梗阻等）、并发症、手术者经验等因素，选择制订合适的手术方案。目前临床上常用的手术方式主要包括胰管引流术、胰腺切除术、联合术式（胰腺切除+引流术）三类。单纯以缓解疼痛为目的的神经切断手术的短期效果较好，但远期止痛效果不理想，目前开展较少。

（3）胰管引流术　主要为胰管空肠侧侧吻合术（Partington术），适用于主胰管扩张、主胰管结石、胰头部无炎性肿块者，术中沿主胰管纵行切开，充分解除主胰管狭窄和梗阻，然后行胰管空肠Roux-en-Y侧侧吻合，如存在副胰管梗阻应同时处理；若因散在小胰管结石无法通过切开主胰管处理时，可联合切除结石所在部位的部分胰腺组织。Partington术操作简单、安全，能最大限度保留胰腺功能。

（4）胰腺切除术

1）胰十二指肠切除术　包括标准胰十二指

肠切除术（PD）和保留幽门胰十二指肠切除术（PPPD），适用于胰头部分支胰管多发性结石、胰头部炎性肿块伴胰胆管及十二指肠梗阻、不能排除恶性病变者，能解除压迫梗阻，显著缓解患者的疼痛，且疼痛的长期缓解率高。

2）中段胰腺切除术　适用于胰腺颈体部局限性炎性包块、胰头组织基本正常、胰尾部病变系胰体部炎性病变导致的梗阻性改变者，胰腺远侧断面与空肠行 Roux-en-Y 端侧吻合，近侧胰腺断端常规缝合关闭，部分病例可行空肠与两侧胰腺断端分别吻合（Ω 吻合）。

3）胰体尾切除术　包括联合脾脏切除的胰体尾切除术和保留脾脏的胰体尾切除术，适用于炎性病变、主胰管狭窄或胰管结石集中于胰体尾部的 CP。

4）全胰切除术　适用于全胰炎性改变及其他切除术式难以缓解症状者，术后需终身接受 PERT 及胰岛素治疗，故有条件的单位可同时行自体胰岛移植术。

（九）预后

CP 是一种胰腺组织结构和功能进行性损害的疾病，病因复杂、病程长、自然病程复杂。多数患者以腹痛为首发症状，之后依次出现不同程度的胰腺外分泌与内分泌功能不全；部分患者可出现胰腺假性囊肿、胆总管狭窄、消化道出血、胰源性门脉高压等并发症。各研究中心报道的慢性胰腺炎并发症发生率有较大差异，其对疾病转归的影响尚无明确结论。少数患者可进展为胰腺癌，其发生风险是正常人群的 20.22 倍。CP 患者多死于其并发症，包括严重营养不良、糖尿病、继发感染、代谢紊乱等。

（十）预防

CP 的病因主要与酒精、吸烟有关，故预防的关键在健康的生活方式，应注意少饮酒、低脂高蛋白饮食。CP 确诊后应积极给予个体化治疗，防止并发症的发生，建议进行定期随访，内容包括病史询问、体格检查、影像学检查（如腹部超声、CT、MRI/MRCP）和实验室检查（如血糖、肿瘤标志物），评估胰腺内、外分泌功能、营养状况和生活质量。对于有胰腺癌的高危因素，且难以鉴别肿块型 CP 和胰腺癌者，建议每 3 个月随访 1 次，包括影像学检查和肿瘤标志物等；若无明显异常，可适当延长随访时间。

（杜奕奇　胡良皞）

第三节 胰腺癌和壶腹部癌

一、胰腺癌

诊疗路径：

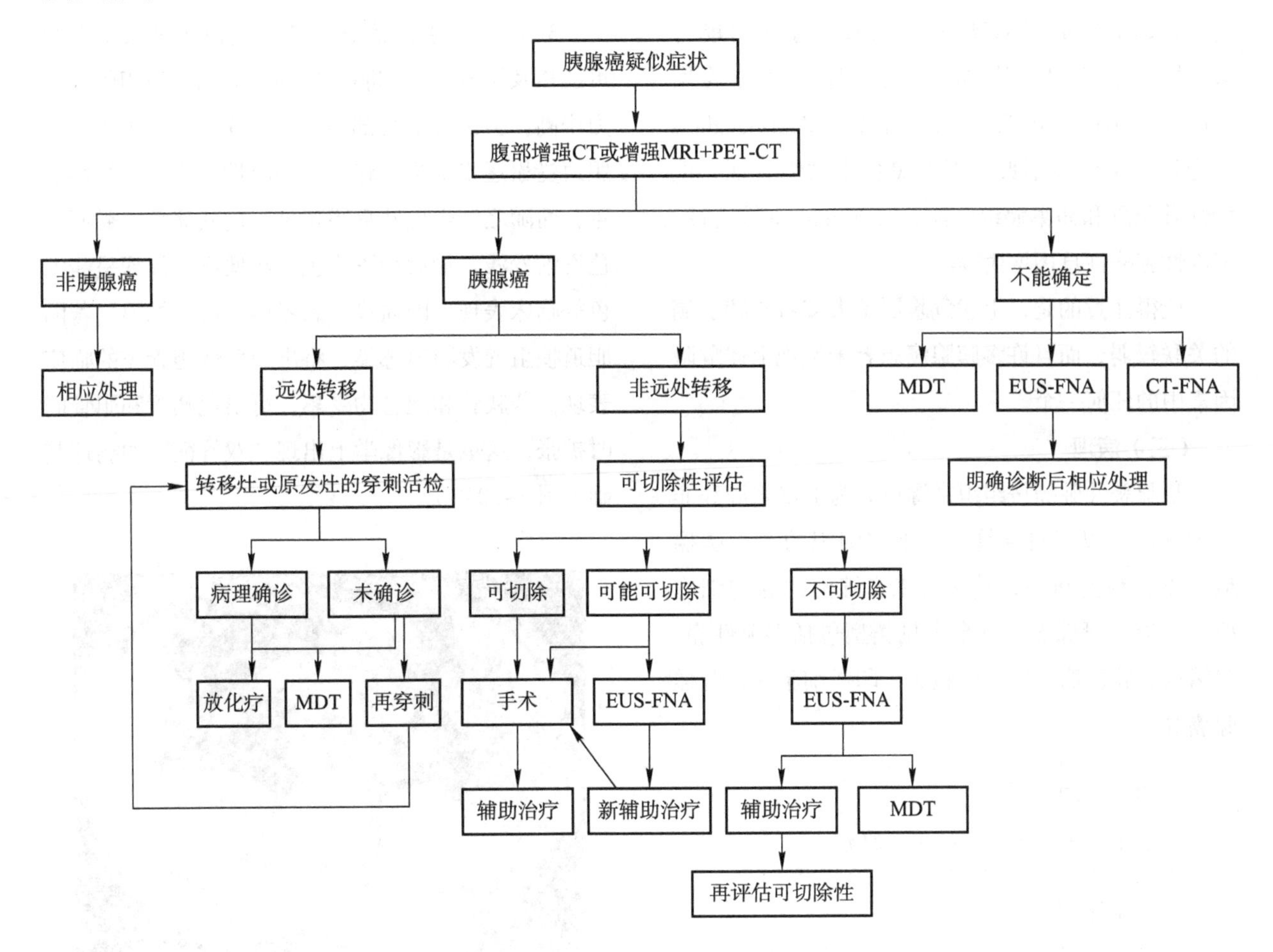

胰腺癌是来源于胰腺导管上皮的恶性肿瘤，其中 90% 为胰腺导管腺癌，其恶性程度高，预后差，症状隐匿，就诊晚，手术切除率低；5 年生存率不足 5%；好发于男性，40 岁以上多见。胰腺癌好发于胰头部，约 70% 左右，少数肿瘤为多中心生长。

（一）流行病学

胰腺癌是致死率最高的癌症之一。胰腺癌在全球的发病率和病死率分布非常不均衡，发达国家的发病率和病死率最高，男性高于女性。胰腺癌好发于老年人，40 岁之前发病率较低，45 岁之后发病率明显升高，约 90% 的胰腺癌发生在 55 岁以上人群。现在还不能充分解释胰腺癌发病率和病死率在世界各地的差异，可能与各地环境和生活方式的危险因素暴露水平不同有关，也可能与各地诊断的精确性不同有关，需要谨慎加以解读。

目前对于胰腺癌缺乏筛查手段和早期检测、有效治疗方法，因此生存率在发达国家和不发达国家差别较小。

（二）病因

目前对胰腺癌的病因了解仍不充分，但已识别出一些危险因素。例如：长期吸烟、肥胖、伴发糖尿病、慢性胰腺炎、过度饮酒、腌制食物等，有5%～10%的胰腺癌是遗传性的。如果父母、兄弟姐妹或子女患有胰腺癌，那么患胰腺癌的风险就会增加，*CDKN2A*、*BRCA1/2*、*PALB2*等基因可能与家族性胰腺癌发病密切相关。许多遗传性疾病会增加胰腺癌风险，包括Lynch综合征、Peutz-Jeghers综合征、家族性不典型多发黑色素瘤综合征、遗传性乳腺癌和卵巢癌综合征、Li-Fraumeni综合征、家族性腺瘤性息肉增生等。

值得注意的是，上述危险因素大多数与胰腺癌的关联较弱，而且许多胰腺癌患者未发现上述危险因素中的任何一个。

（三）病理

胰腺恶性肿瘤按组织来源可分为上皮来源和非上皮来源，以来自导管立方上皮细胞的导管腺癌最多见，约占90%，其次为来自腺泡的腺泡细胞癌、黏液性囊腺癌，其余少见类型包括多形性癌、腺鳞癌、胶样癌、纤毛细胞癌、印戒细胞癌、肝样腺癌等。

图3-7-13
来自导管立方上皮细胞的导管腺癌

（四）临床表现

胰腺癌早期无特异性临床症状，随着疾病的发生和发展，会逐步出现相应的临床表现，根据所在肿瘤部位的不同，以及是否累及周围器官，临床症状也不同。

1. 非特异性临床症状　可在胰腺癌早期出现，表现为上腹部不适、隐痛、钝痛、胀痛、不喜油腻、高蛋白食物、消瘦、乏力等，但这些症状极易与胃、肠、胆道、肝脏疾病的症状相混。若有肿瘤出血，根据出血量，可出现黑便、便血、呕血等不同表现，但相对少见。

2. 胰管梗阻症状　若肿瘤累及胰管，会导致胰管梗阻。在进食的刺激下，胆汁、胰液均分泌，胰管内压力增高，会导致上腹部不适症状加重。梗阻远端的胰管会代偿性扩张，若梗阻为完全性，梗阻远端的胰腺会产生萎缩及慢性胰腺炎的病理改变，由于胰管梗阻是缓慢进展的，所以急性胰腺炎少见。

3. 胆管梗阻的症状　若肿瘤位于胰头部，则可能累及胆管，早期胆道仍保持通畅，但胆管内压力增高，会出现上腹部不适，且症状逐渐加重；当胆道受累逐步加重，将出现梗阻性黄疸并进行性加重，而随之产生皮肤巩膜黄染、皮肤瘙痒、粪便颜色逐渐变浅，最后为陶土色，小便颜色加深呈酱油色等临床表现。因瘙痒，患者体表可见抓痕。若因胆道梗阻继发胆道感染，将出现急性胆管炎的临床表现。若胰管和胆管均受累，可出现胰管和胆管同时扩张，这也是影像学上出现“双管征”的病理基础（图3-20-7）。

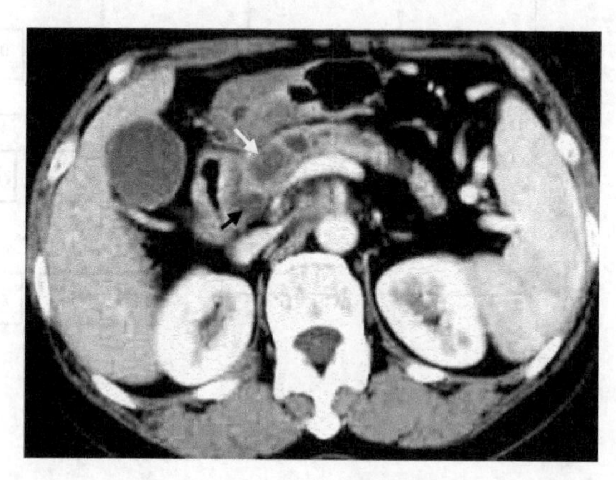

图3-20-7　双管征

黑色箭头所指扩张胆管，白色箭头所指为扩张胰管

4. 胰腺外分泌功能受累的症状　症状的严重程度与肿瘤所在部位，以及胰管的梗阻的程度密切相关。主要表现为对食物中的营养成分消化吸收障碍，有腹胀、食欲减退、腹泻等症状；严重者可出现脂肪泻。

5. 胰腺内分泌功能受累的症状　当部分胰腺萎缩，将出现胰腺内分泌功能不全的表现，主要表现为血糖升高及糖尿病，这也是为何建议初发糖尿病的患者进行腹部增强 CT 或增强 MRI 扫描的原因。

6. 消化道梗阻的症状 胰头部的肿瘤可能累及十二指肠降部，胰体尾部的肿瘤可能累及十二指肠水平部。若十二指肠受累导致狭窄，将继发出现消化道梗阻，表现为受累肠段的近端出现消化道扩张，症状为呕吐宿食、腹胀、脱水、电解质紊乱等。

7. 腹腔丛受累的症状 腹腔丛是自主神经丛，位于腹腔干和肠系膜上动脉根部周围，无论是胰腺癌腹腔干、肠系膜上动脉周围淋巴结转移或是胰腺癌直接浸润，都可出现腰背痛的症状。所以腰背痛往往提示肿瘤较晚期，可能侵犯腹腔干或肠系膜上动脉。

8. 门静脉系统受累的症状 当肿瘤累及门静脉系统，包括门静脉、脾静脉及肠系膜上静脉后，将逐步出现区域性门脉高压的表现，可表现为脾大、脾功能亢进、胃周静脉曲张、门静脉海绵样变等。其中，门静脉海绵样变会增加手术难度以及手术风险，也被认为是胰腺癌不可切除的一种表现。

9. 晚期症状 除上述症状外，根据肿瘤进展的情况可出现其他不同症状，包括腹水、恶病质、麻痹性肠梗阻等，若出现远处脏器转移，会有相应临床表现。

（五）诊断

鉴于胰腺癌早期缺乏特异性，而黄疸、十二指肠梗阻等症状均非早期症状，所以对于疑似病例或高危人群，包括 40 岁以上、有肿瘤家族史、突发糖尿病等患者，需提高警惕。

1. 体格检查 主要观察有无黄疸、左锁骨上淋巴结是否肿大、有无肝大、胆囊肿大、腹部包块等，早期胰腺癌体格检查通常无阳性发现。

2. 实验室检查 有梗阻性黄疸的患者，可有肝功能异常，表现为总胆红素和直接胆红素的升高，以及谷丙转氨酶、谷草转氨酶、γ- 谷氨酰转移酶的升高。但是缺乏特异性。肿瘤标志物种类较多，如癌胚抗原（CEA）、CA50、CA242、胰胚抗原（POA）、胰腺癌相关抗原（PCAA）等，应用最广泛的当属 CA19-9，然而该指标也有局限性，当有梗阻性黄疸或急性胆管炎时，该指标可呈现假阳性，也有约 10% 的胰腺癌患者 Lewis 抗原阴性，CA19-9 不升高。肿瘤标志物的重要价值可能在于治疗前后的对比，以及监测肿瘤的复发、转移。

3. 影像检查

（1）CT 和 MRI 检查 腹部增强 CT 或 MRI 是对于胰腺癌疑似病例首选的诊断工具。不仅可以判断肿瘤部位、大小、性质，还通过血管重建，尚可对肿瘤的可切除性进行评估，这也是术前可切除性评估的重要手段。MRI 提供的时相信息更多，有利于肿瘤的鉴别诊断，MRCP 对于胰胆管系统全貌的展示优于 CT。

（2）超声内镜检查（EUS）和超声内镜引导下细针穿刺活检术（endoscopic ultrasonography-fine needle aspiration，EUS-FNA） EUS 是目前报道的灵敏度、特异度极高的检查方式。EUS-FNA 还可以取得病理，在术前明确诊断，但 EUS-FNA 是一种有创检查手段，检查的准确性有赖于内镜医师的操作技术和经验。

（3）正电子发射断层扫描（PET） 是利用胰腺癌对于葡萄糖利用增加的特点，应用 ^{18}氟代脱氧葡萄糖作为示踪剂来显示病变的手段。其优势在于远处转移的显示和小胰癌的诊断，但 PET 价格较昂贵，有时候对于肿瘤和炎症较难鉴别。

（4）超声和超声造影 超声在胰腺疾病的诊断上具有价廉的优势，可以用于筛查；但是由于胰腺位置深，在其前方容易被胃、横结肠等含气组织所遮挡，从而在超声显像上显示不清。此外，对于胰腺癌诊断的灵敏度及特异度超声均不如腹部增强 CT 及腹部增强 MRI。超声造影技术是将超声造影剂注入血管内，使病变部位与正常组织形成显影差异，显示微细血管和组织血流灌注状况，技术原理是利用血液中微气泡在声场中产生的非线性效应和增强的背向散射，使正常组织与病变组织的血流灌注获得对比增强的动态图像。在胰腺癌的诊断中，可用作 CT 及 MRI 的补充手段。

（5）逆行性胰胆管造影（ERCP） 不仅可以观察十二指肠，而且通过注入造影剂可以使胰管及胆管显影。胰腺癌在 ERCP 的表现主要为胰管及其分支的扩张、狭窄、扭曲、充盈缺损、排空延迟、不显影等。利用 ERCP 可以收集胰液，刷取脱落细胞行细胞学检查。但该检查方法有一定的创伤，部分限制了在临床中的应用。可能会引起继发性胰腺炎或胆管炎，从而给手术增加一定的困难。

（六）治疗

1. 可切除性的评估　随着对胰腺癌的研究以及治疗研究的积累，目前将胰腺癌分为“可切除”“可能可切除”“不可切除”三类。分类方法在各共识之间存在一定差异，应用较多的是美国国立综合癌症网络的定义，“可切除”是指肿瘤与腹腔干、肝固有动脉及肠系膜上动脉之间有明确脂肪间隙，且没有明确的放射学证据证明肿瘤侵犯门静脉或肠系膜上静脉。“可能可切除”是指放射学证实肿瘤侵犯致门静脉或肠系膜上静脉扭曲、狭窄、闭塞，但静脉远端及近端正常且适合安全的切除重建或置换；肿瘤未侵犯腹腔干，肿瘤侵犯肠系膜上动脉≤180°。除外上述情况，无远处转移的局部晚期胰腺癌或远处转移胰腺癌被定义为“不可切除”。目前对于“可切除”胰腺癌首选手术治疗；对于“可能可切除”胰腺癌或者“不可切除”胰腺癌但无远处转移的病例，可先行新辅助放化疗后，再评估肿瘤的可切除性；而远处转移的胰腺癌往往以化放疗作为治疗手段。

拓展阅读 3-20-2

Borderline resectable pancreatic cancer A consensus statement by the International Study Group of Pancreatic Surgery（ISGPS）

2. 淋巴结清扫范围　标准的胰十二指肠切除术淋巴结清扫范围是 5、6、8a、12b1、12b2、12c、13a、13b、14a、14b、17a 和 17b 组淋巴结，胰体尾切除术淋巴结清扫范围为 10、11、18 组淋巴结。目前认为扩大淋巴结清扫并不能改善胰腺癌的预后。

图 3-20-14

胰十二指肠切除术淋巴结清扫范围

图 3-20-15

胰体尾切除术淋巴结清扫范围

拓展阅读 3-20-3

Definition of a standard lymphadenectomy in surgery for pancreatic ductal adenocarcinoma a consensus statement

3. 胰腺癌分期　胰腺癌分期系统较多，而美国癌症联合委员会（American Joint Committee on Cancer，AJCC）癌症分期系统是目前应用最广泛的肿瘤分期系统，2016 年，AJCC 推出了第 8 版胰腺癌 TNM 分期系统，对判断胰腺癌患者预后有一定的准确性（表 3-20-3）。

4. 辅助治疗　辅助放疗是否对延长胰腺癌患者生存期尚有争议，而化疗已经被认为是治疗胰腺癌的重要手段。化疗方案选择较多，基于吉西他滨的化疗和基于氟尿嘧啶的化疗是欧美常用的方案，而在日本可能更倾向于使用基于 S1 的方案。在新辅助治疗患者中，更倾向于使用 FOLFIRINOX（亚叶酸、5-FU、伊立替康和奥沙利铂）或吉西他滨联合白蛋白结合型紫杉醇的方案。

5. 针对胰腺癌相关症状的治疗　对于失去手术机会的胰腺癌，治疗的目的一方面是延长患者的生存期，另一方面是提高生活质量。因肿瘤会引起相关临床症状，而针对此类症状的治疗也具有重要意义。针对胰腺内外分泌功能不足的病例，可外源性补充胰酶及胰岛素；针对梗阻性黄疸病例，可放置胆道支架，也可以进行手术。常用的手术方式有以下 3 种，分别为胆囊 - 空肠吻合、胆总管 - 十二指肠吻合和胆总管 - 空肠 Roux-Y 吻合。前两种手术方式由于术后黄疸复发和胆管炎发生率较高，仅

表 3-20-3　AJCC 第 8 版胰腺癌分期系统

TNM 分期系统		分期
原发肿瘤（T）	Tx：原发肿瘤无法评估	$Ⅰ_A$：T1N0M0
	T_0：无原发肿瘤	$Ⅰ_B$：T2N0M0
	Tis：原位癌	$Ⅱ_A$：T3N0M0
	T_1：肿瘤最大直径≤2 cm	$Ⅱ_B$：T1～T3N1M0
	T_{1a}：肿瘤最大直径≤0.5 cm	Ⅲ：任何 TN2M0
	T_{1b}：肿瘤最大直径＞0.5 cm 且＜1 cm	T_4 任何 NM_0
	T_{1c}：肿瘤最大直径≥1 cm 且≤2 cm	Ⅳ：任何 T 任何 NM_1
	T_2：肿瘤最大直径＞2 cm 且≤4 cm	
	T_3：肿瘤最大直径＞4 cm	
	T_4：肿瘤不论大小，侵犯腹腔干、肠系膜上动脉、和（或）肝总动脉	
区域淋巴结（N）	N_x：淋巴结转移无法评估	
	N_0：无区域淋巴结转移	
	N_1：1～3 枚区域淋巴结转移	
	N_2：4 枚及以上区域淋巴结转移	
远处转移（M）	M_0：无远处转移	
	M_1：有远处转移	

适用于预期生存期较短的患者。针对消化道梗阻病例，可考虑行十二指肠支架置入或行胃－空肠吻合；针对腰背痛症状，可采用开腹行无水酒精腹腔神经丛封闭术，B 超或 CT 引导下经皮腹腔神经丛封闭，或 EUS 引导下腹腔神经丛封闭；也可单纯采用"三阶梯"镇痛模式进行对症治疗。

6. 多学科综合诊治（multidisciplinary team，MDTs）　胰腺癌患者的规范管理可大大改善患者的预后，为了达到这个目的，MDT 也就应运而生。目前 MDT 在国内许多胰腺外科中心已建立并良好运作。其优势在于：每个科室的优势资源可以被系统整合而进行规范治疗，根据肿瘤临床及分子生物学特点和患者体能状况制订个体化治疗方案，并贯穿诊疗全程。

☞ 拓展阅读 3-20-4
胰腺癌多学科综合治疗协作组诊疗模式专家共识

（七）预后

胰腺癌的生物学行为差，早期诊断率低，就诊时 80% 左右的病例属不可切除，患者的总体预后差，5 年生存率不足 5%。研究新型的肿瘤标志物以提高早期诊断率，以及开发新的靶向药物及化疗药物，可能是提高胰腺癌预后的关键。

二、壶腹部癌

诊疗路径：

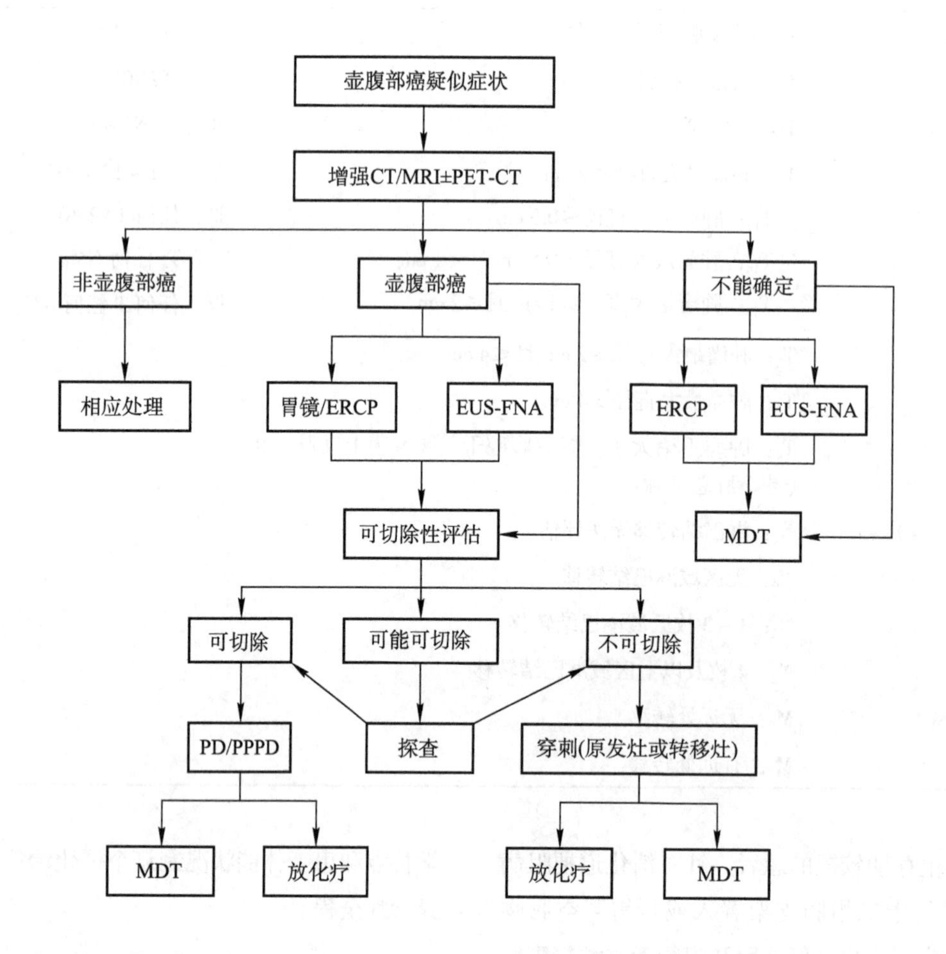

（一）概述

壶腹部癌（periampullary adenocarcinoma）是指Vater壶腹周围2 cm范围内的肿瘤，可起源于十二指肠乳头及十二指肠乳头附近的黏膜，壶腹内的黏膜，胰管及胆管十二指肠壁间部的黏膜上皮，临床上常见的是胆总管下端、Vater壶腹部和十二指肠乳头的恶性肿瘤。因其临床表现与胰头癌有很多相似之处，故统称它们为壶腹部周围癌。因临床表现相近，术前鉴别困难，手术治疗方式相同，故临床上进行统称有实际临床意义。

（二）病因

壶腹部癌的病因尚不清楚，不同肿瘤之间的高危因素也不完全相同。在某些壶腹部癌患者中存在胰液和胆汁在十二指肠壁外提前混合，这就是胰胆合流异常（pancreaticobiliary maljunction，PBM）理论，可能是壶腹部癌致病的危险因素。

（三）病理

大体形态上可呈肿块型和溃疡型，病理类型以腺癌多见，其次为乳头状癌、黏液癌。根据组织学差异，十二指肠癌多为绒毛状或管状腺癌，Vater壶腹癌可分为肠型和胰胆管型。肠型壶腹癌预后与胃肠腺癌类似，而胰胆管型壶腹癌预后与胰腺癌、胆管癌相当。

（四）临床表现

壶腹部癌与胰头癌临床表现相似，但也有其自己的临床特点。

1. 梗阻性黄疸　肿瘤生长可导致胆管阻塞，进而引起梗阻性黄疸，因为肿瘤的溃烂、坏死、脱落，胆道梗阻可部分解除，但又因肿瘤在短期内快速生长，胆管梗阻再次加重，从而导致波动性黄疸。由于梗阻性黄疸，可出现皮肤巩膜黄染、皮肤瘙痒、粪便颜色逐渐变浅，最后为陶土色，小便颜色加深呈酱油色等临床表现。

2. 消化道出血　通常表现为粪便隐血试验阳性，发生率较胰头癌高，消化道出血是由于肿瘤溃烂、坏死、脱落所致，但出血量通常较小。

3. 上腹痛和上腹胀　是由于肿瘤导致胰管和胆管梗阻引起的症状。当合并胆道感染时，可出现胆绞痛、发热、黄疸加深。

4. 其他症状　包括食欲减退、体重下降、乏力、腹泻、恶心呕吐、贫血等症状。若肿瘤晚期，可出现恶病质或转移性肿瘤的症状。

（五）诊断

壶腹部癌出现梗阻性黄疸的概率较高，通过影像学检查多数可明确诊断。所以，临床诊断的重点是定位、定性诊断以及临床分期。

1. 体格检查　主要观察有无黄疸，左锁骨上淋巴结是否肿大，有无肝大、胆囊肿大、腹部包块等。

2. 实验室检查　梗阻性黄疸的患者，可有肝功能异常，表现为总胆红素和直接胆红素的升高，以及谷丙转氨酶、谷草转氨酶、γ-谷氨酰转移酶的升高。肿瘤标志物有一定的诊断价值，CEA、CA19-9、CA242、CA50等指标升高可辅助诊断，但均缺乏特异性。

3. 腹部增强CT、MRI检查　CT和MRI可显示肿瘤大小、部位、与周围组织的关系，不仅可以实现肿瘤的定位和定性诊断，同时对于有无腹腔种植转移、肝脏转移有诊断作用，还可以评估手术的可切除性。对于肿瘤合并胰腺炎的病例，CT和MRI也有影像学改变，MRCP通过水成像技术能很好地显示扩张的胆管、胰管以及显示梗阻部位，是诊断壶腹部癌不可或缺的手段。

4. 逆行性胰胆管造影（ERCP）　作为有创检查方式，在壶腹部癌的诊断中具有优势，一方面可以直视十二指肠乳头并取活检，十二指肠癌及十二指肠乳头癌可通过该方法获得术前病理；另一方面，可以提供清晰的胰胆管影像，对于胆总管下端癌的诊断提供依据，还可以进行胆道刷检，提高术前诊断率。

5. 超声内镜检查（EUS）和超声内镜引导下细针穿刺活检术（EUS-FNA）　EUS能避免肠道气体干扰，较为准确地判断病变与周围组织的关系，评估肿瘤浸润深度和淋巴结转移情况。另外，EUS-FNA可以对未累及十二指肠黏膜的壶腹部癌提供病理学诊断依据。

6. 正电子发射断层扫描（PET）检查　同样对壶腹部癌有诊断和分期的作用。尤其对于全身的远处转移，PET有其他检查不能比拟的优势，而缺点是价格昂贵、有可能与炎症性病变相混淆。

7. 超声检查　B超可用于患者的初筛以及随访，优点是检查方便和价廉，但是该检查方法容易被肠道气体干扰，同时灵敏度较差。

（六）治疗

1. 手术治疗　目前没有针对壶腹部癌的可切除性评估的共识，在临床上沿用胰头癌的评估标准。对于可切除的壶腹部癌，手术方式应采用胰十二指肠切除术或保留幽门的胰十二指肠切除术。

2. 辅助治疗　目前尚无明确证据证明新辅助治疗可以使壶腹部癌患者获益。在术后辅助治疗中，由于肿瘤的病理类型不同，化疗方案也不相同。在临床实践中，肠型壶腹部癌多倾向于采用胃肠腺癌的化疗方案，而胰胆管型壶腹部癌则采用胰腺癌的化疗方案。

3. 晚期壶腹部癌的治疗　针对梗阻性黄疸病例，可放置胆道支架，也可以进行胆总管-空肠Roux-Y吻合。针对消化道梗阻病例，可考虑行十二指肠支架置入或行胃-空肠吻合。

（七）预后

有报道壶腹部癌的5年生存率约为36.8%，预后与壶腹部癌形态结构密切相关，肠型壶腹部癌预后相对较好。肿瘤浸润深度、有无淋巴结转移、有无远处转移、脉管浸润以及神经侵犯可能与预后相关。

典型案例 3-20-2
胰腺癌病例及分析

（楼文晖）

数字课程学习

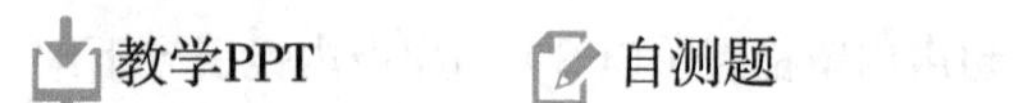
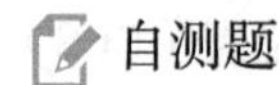
教学PPT　自测题

第二十一章

脾　病

关键词

脾损伤　　脾占位　　脾切除

脾借其周围的韧带固定于左季肋区的肋弓深部，可分为膈、脏两面，膈面平滑、凸隆，脏面凹陷，有脾动静脉、淋巴管和神经等出入，称为脾门。成年人的脾虽然是非生命必需器官，但有许多重要功能，如储血、免疫、网状内皮细胞系统、内分泌、凝血及调节门静脉压力等多种功能。

图 3-21-1
脾门

第一节　脾占位性病变

诊疗路径：

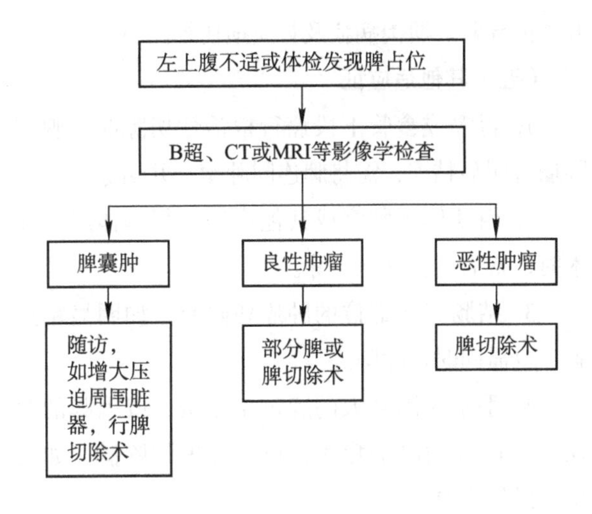

脾占位性病变临床上较少见，随着影像学技术的发展，检出率有所提高。临床上将脾占位性病变分为脾囊肿及脾肿瘤。

一、脾囊肿

脾囊肿根据囊壁有无内皮或上皮衬里，可分为真性囊肿和假性囊肿。真性囊肿有内皮或上皮衬里，如上皮样囊肿、皮样囊肿及淋巴管囊肿等。假性囊肿的囊壁仅由纤维组织构成，多由脾脏损伤后陈旧性血肿或脾梗死灶液化后形成。根据是否由寄生虫引起分为寄生虫性囊肿和非寄生虫性囊肿。超声常作为脾脏囊肿的首选检查，表现为边界清楚、内为无回声暗区的囊性占位。CT、MRI 检查对进一步了解囊肿形态、大小、周围毗邻情况更有价值（图 3-21-1）。小的非寄生虫性囊肿可进行临床观察，一般不需要治疗。逐渐增大的囊肿、压迫周围器官出现症状者原则上建议手术治疗，手术方式以脾切除术为主，部分病例可行囊肿去顶术或部分脾切除术。

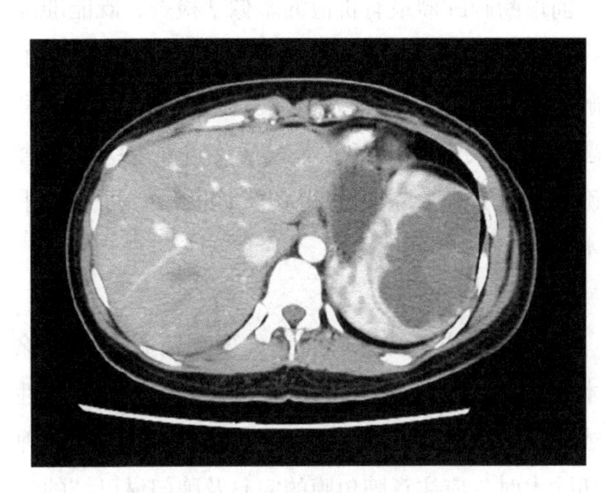

图 3-21-1　脾囊肿的 CT 表现

二、脾肿瘤

脾的良性肿瘤较为罕见，根据其组织起源，可有脂肪瘤、纤维瘤、血管瘤、淋巴管瘤或血管淋巴管错构瘤等类型。脾脏的良性肿瘤常为单发，大小不一、形态各异，多在体检或手术探查时发现，少数患者因出现肿瘤压迫症状或脾功能亢进表现就诊而发现。脾的恶性肿瘤较良性肿瘤多见，以原发性恶性淋巴瘤最为常见，其他肉瘤，如血管肉瘤、淋巴管肉瘤、神经纤维肉瘤等也有报道。脾脏转移性肿瘤临床上也非常少见。

（一）临床表现和诊断

脾肿瘤的临床表现差异很大，脾良性肿瘤可无任何症状与体征，多在其他疾病的诊治过程或健康体检时被发现。如有症状，多为脾大，伴有左上腹不适、疼痛等。脾恶性肿瘤的症状随肿瘤的性质、部位、大小而有不同表现，脾显著增大时，局部可有压迫症状、疼痛，并伴有腹胀、恶心、呕吐等消化道症状，以及消瘦乏力等全身症状。当脾肿瘤合并感染或坏死时，可出现不明原因的发热。若脾肿瘤破裂出血，可表现为突发的左上腹痛、腹腔内大出血、失血性休克等。

B超检查可作为评估脾肿瘤的首选，既可了解脾大小、肿瘤囊实性及肿瘤包膜等情况，亦可了解肿瘤内部的血供，有助于判断肿瘤的性质。CT是目前诊断脾肿瘤最有价值的影像学检查，既能准确评估肿瘤大小、形态、与周围脏器的关系，又可了解脾周围其他脏器有无病变。临床上大部分脾良恶性肿瘤的确诊，需手术探查及病理组织学检查确定。通过临床影像获得初步诊断后，可考虑手术探查。

（二）治疗

一般来说，脾脏肿瘤一经发现需行全脾切除术。对于部分肯定为良性肿瘤的患者，可行节段性或部分性脾切除。脾原发性恶性肿瘤患者在行全脾切除术时，应注意脾包膜的完整及脾门淋巴结的清扫，必要时需行联合脏器切除；脾转移性肿瘤患者若原发灶已根治性切除，无肿瘤复发与其他脏器转移的证据，可行全脾切除术。

第二节 脾切除的适应证及并发症

一、脾切除的适应证

（一）脾本身的疾病

1. 外伤性或自发性脾破裂，以及手术过程中的意外脾损伤。

2. 有症状的游走脾，或已并发脾扭转。

3. 脾的寄生虫性囊肿，或有症状的非寄生虫性囊肿。

4. 脾的原发性或继发性恶性肿瘤，有症状的良性肿瘤。

（二）脾功能亢进

1. 原发性血小板减少性紫癜。

2. 先天性溶血性贫血。

3. 原发性中性粒细胞减少症。

4. 原发性全血细胞减少症。

5. 继发性血小板减少性紫癜的部分患者。

6. 后天性溶血性贫血的部分患者。

（三）充血性脾大

Banti综合征是一种原因不明、充血性慢性进行性疾病，多见于年长儿。临床特点为慢性进行性脾脏肿大、贫血、白细胞及血小板数量减少和消化道出血为主要表现，晚期出现腹水、黄疸、肝功能障碍和肝硬化等征象。

（四）戈谢病

戈谢病（Gaucher disease）是最常见的一种常染色体隐性遗传性溶酶体贮积病，症状包括脾大、肝功能异常、肌肉病症及骨质损伤等。

（五）其他适应证

1. 胃癌或食管下段癌行根治性切除时，脾与肿瘤有明显粘连，需将脾连同肿瘤一并切除。

2. 因胰体尾肿瘤或其他病变需行胰体尾切除术时，常需将脾联合切除。

3. 结肠脾曲部位的肿瘤切除时，如明显粘连脾，也需同时切除脾。

4. 手术时因肿大的脾过于累赘，或因脾的存在影响原发病的治疗时，也可考虑切除脾（如疟疾、黑热病等）。

二、脾切除的并发症

脾切除术后除了一般腹部手术后并发症外，尤需注意以下并发症。

1. 腹腔内大出血　一般发生在术后24～48 h内。常见原因是脾窝创面严重渗血、脾蒂结扎线脱落，或术中遗漏结扎的血管出血。这种出血有时在关腹前未能及时发现，导致腹腔内出血后出现明显的血压下降，严重时可致患者因失血性休克而死亡。短时间内大量出血并出现低血压甚至休克者，需迅速再次剖腹探查止血。预防出血的发生包括术中认真操作、结扎离断血管时谨慎、术后放置引流管等。术前注意纠正可能存在的凝血障碍，术中严密止血是防止此类并发症的关键。

2. 膈下感染 常见于胰漏、脾窝积液引起的感染，甚至脓肿形成，临床表现为发热、左上腹痛、浑浊的脓性引流液。术中严格止血，避免损伤胰尾，术后放置膈下引流管，并监测引流液淀粉酶，是有效的预防措施。

3. 血栓－栓塞性并发症 如发生在肠系膜静脉、门静脉主干等，会造成严重后果。一般认为其发生与脾切除后血小板数量骤升有关，因此主张术后应用低分子肝素抗凝，当血小板计数 $>500\times10^9/L$ 时应用阿司匹林。

4. 脾切除术后凶险性感染 是脾切除术后远期易发生的一个特殊问题，由术后机体免疫功能削弱和抗感染能力下降引起。临床特点为起病隐匿，开始可能有轻度感冒样症状，发病突然，来势凶猛，骤起寒战、高热、头痛、恶心、呕吐、腹泻，甚至昏迷、休克，常并发弥散性血管内凝血。发病率不高，但病死率高，主要是婴幼儿。一般患者的致病菌为肺炎链球菌，应及早应用大剂量抗生素治疗，维护支持重要脏器功能等。故对脾损伤和某些脾脏疾病而有保留部分脾适应证者，应选用部分脾切除或部分脾动脉栓塞的治疗手段。

（于源泉 叶清煌 李江涛）

数字课程学习

教学PPT 自测题

第二十二章

腹外疝

关键词

腹外疝　腹股沟疝　股疝　腹股沟管　直疝三角

嵌顿性疝　绞窄性疝　切口疝

第一节 概 述

疝是指体内脏器或组织通过先天或后天形成的薄弱点、缺损或孔隙，离开其正常解剖部位进入另一部位。疝多发生于腹部，以腹外疝多见。

腹外疝是指由腹腔内的脏器或组织连同腹膜壁层，经由腹壁薄弱点或孔隙，向体表突出所形成。与内脏脱出的区别在于腹外疝的疝内容物位于由腹膜壁层所组成的疝囊内；与腹内疝的区别在于脏器或组织进入的部位不同，进入腹腔内的间隙囊内就定义为腹内疝。

一、病因

腹外疝的发病原因主要是腹壁强度降低和腹内压增高。前者常见的因素包括某些组织穿过腹壁的部位（腹股沟管、股管、脐环等），白线发育不良，手术切口的感染和裂开、愈合不良，老年、肥胖所致肌萎缩等；后者则包括慢性咳嗽、慢性便秘、排尿困难、腹水、妊娠、婴幼儿经常啼哭等。

腹外疝由疝囊、疝内容物和疝外被盖组织组成。疝囊是突出的壁腹膜，由疝囊体和疝囊颈（又称为疝门）组成；疝内容物指进入疝囊的脏器或组织，小肠最多，大网膜次之；疝外被盖指疝囊外的各层组织。

二、临床分类

腹外疝临床可分为易复性、难复性、嵌顿性和绞窄性疝。后两者为一个病理过程的两个阶段，临床上无法截然区分。

1. 易复性疝　疝内容物很容易回纳入腹腔的疝。

2. 难复性疝　疝内容物不能回纳或不能完全回纳入腹腔内而临床无明显症状者。疝内容物无血运障碍。

3. 嵌顿性疝　疝内容物强行扩张疝囊颈进入疝囊而被卡住的疝。往往发生于疝囊颈较小而腹内压突然增高时，疝内容物可出现血运障碍。根据状态不同，还有些特殊类型的疝如肠管壁疝（Richter疝）、Littre疝、逆行型嵌顿疝等。肠管壁疝是指嵌顿的内容物为部分肠壁，系膜侧的肠壁和系膜未进入疝囊。如嵌顿的内容物为小肠憩室则称为Littre疝。嵌顿的内容物为多个肠袢时或呈W形的一段肠袢时，嵌顿肠袢间的肠管可隐藏在腹腔内，称为逆行型嵌顿疝。

4. 绞窄性疝　被嵌顿的疝内容物如肠管不及时解除嵌顿状态，肠系膜血管受压后血流减少至完全闭塞，称为绞窄性疝。

第二节 腹股沟疝

诊疗路径：

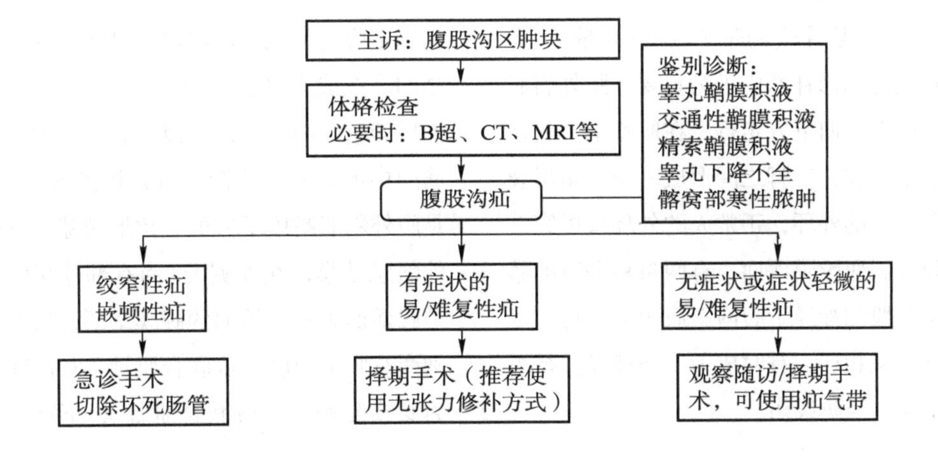

腹腔内脏器或组织在腹股沟区通过腹壁缺损突出者，称为腹股沟疝，是最常见的腹外疝。

根据疝环与腹壁下动脉的关系，腹股沟疝分为腹股沟斜疝和腹股沟直疝两种。斜疝从位于腹壁下动脉外侧的腹股沟管内环突出，向内下、向前斜行经腹股沟管，再穿出腹股沟管外环，占全部腹外疝75%～95%，或占腹股沟疝的85%～95%。直疝则从腹壁下动脉内侧的腹股沟三角区直接由后向前突出，不经内环，不进入腹股沟管。腹股沟疝发生于男性者占多数，男女发病率之比为15∶1，右侧比左侧多见。老年患者中直疝发生率有所上升，但仍以斜疝为多见。

（一）病因与发病机制

1. 腹股沟区解剖层次　腹股沟区位于髂部，呈三角形，左右各一。上界是髂前上棘到腹直肌外缘的水平连线，下界为腹股沟韧带。腹股沟区的腹壁层次与腹前壁其他部位一样，由浅及深分为7层：皮肤、浅筋膜（Camper's筋膜）、深筋膜（Scarpa筋膜）、肌肉层（腹外斜肌、腹内斜肌、腹横肌及其腱膜）、腹横筋膜、腹膜外脂肪和腹膜（壁层）。

（1）腹外斜肌　此肌在髂前上棘与脐连线水平以下，已无肌肉，进入腹股沟区移行为腱膜。此腱膜在髂前上棘到耻骨结节之间，向后向上反折，增厚成为腹股沟韧带。该韧带内侧部有一小部分纤维，继续向后向下向外反折成陷窝韧带（Gimbernat韧带），附着于耻骨梳上，边缘呈弧形。此韧带的游离内缘组成了股环的内界。陷窝韧带继续向外延续，附于耻骨疏韧带（Coper韧带）。上述各韧带在腹股沟疝修补术中极为重要。腹外斜肌腱膜的纤维自外上方向下方走行，在耻骨结节的外上方分为上、下二脚，二脚之间形成一个三角形裂隙，即为腹股沟管的外环，正常人的外环口可容一食指尖。在腹外斜肌腱膜深面，有两条呈平行的髂腹下神经和髂腹股沟神经于腹内斜肌表面走行，二者纤维可相互交叉相连，有时成为一条神经，行腹股沟疝修补术时，谨防误伤。

（2）腹内斜肌与腹横肌　在腹股沟区，腹内斜肌与腹横肌分别起自腹股沟韧带的外侧1/2与1/3，两者的肌纤维都向内下走行，下缘构成弓状，越过精索前、上方，在其内侧都折向后方，止于耻骨结节。在手术和尸体解剖中，发现腹内斜肌下缘弓多为肌肉，甚至少形成腱膜；而位于深面的腹横肌下缘多为腱膜结构，称腹横腱膜弓。此腹横腱膜弓在各类疝修补术中是修补的基本用物，有极重要的临床意义。有约5%的病例，腹横腱膜弓与腹内斜肌下缘腱膜结构在精索内后侧互相融合，形成联合肌腱或称腹股沟镰，止于耻骨结节。

（3）腹横筋膜　在腹股沟区，腹横筋膜外侧与腹股沟韧带，内侧与耻骨梳韧带相连。在腹股沟韧带中点上方约2 cm处，腹横筋膜有一卵圆状裂隙，即为腹股沟内环。精索由此通过，腹横筋膜向下将其包绕成为精索内筋膜，腹横筋膜在内环内侧增厚致密形成凹间韧带；而在腹股沟韧带内侧半，则覆盖股动静脉，并随伴至股部，形成股鞘前层。

综上所述，在腹沟内侧1/2区，腹横腱膜弓（或联合肌腱）下缘与腹股沟韧带之间，有一个极为薄弱的腹壁"空隙"区，与其他腹前壁不同，完全没有强有力的肌肉层（腹内斜肌与腹横肌）的保护，仅一层腹外斜肌的腱膜和一层菲薄的腹横筋膜，力量极为薄弱，这就构成了腹股沟区疝的解剖基础。当人立位时，该区所承受的腹内压力比平卧时约增加3倍，这就导致了该区域疝的好发。

2. 腹股沟管解剖　在正常情况下，腹股沟管为一潜在的管道，位于腹股沟韧带的内上方，大体相当于腹内斜肌、腹横肌的弓状下缘与腹股沟韧带之间。在成人管长4～5 cm，有内、外两口和上下前后四壁。内口即内环或称腹环，即上文所述腹横筋膜中的卵圆形裂隙；外口即外环，或称皮下环，是腹外斜肌腱膜下方的三角形裂隙。管的前壁是腹外斜肌腱膜，在外侧1/3尚有部分腹内斜肌；后壁是腹横筋膜及其深面的腹膜壁层，后壁内、外侧分别尚有腹横肌腱（或联合肌腱）和凹间韧带。上壁为腹横腱膜弓（或联合肌腱），下壁为腹股沟韧带和陷窝韧带。腹股沟管内男性有精索，女性有子宫圆韧带通过，还有髂腹股沟神经和生殖股神经的生殖支（图 3-22-1）。

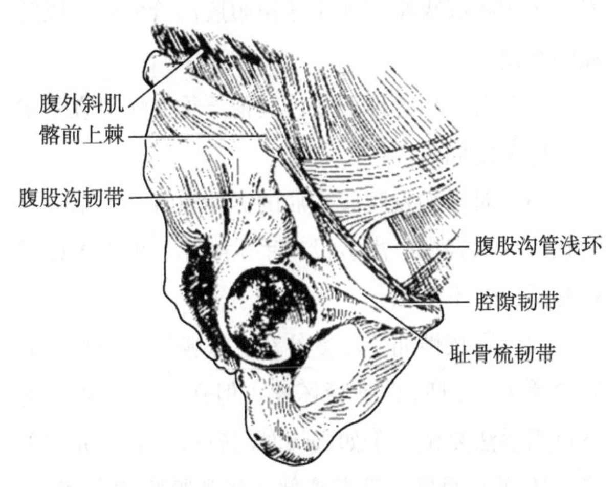

图 3-22-1　腹股沟区的韧带

3. 直疝三角　又称 Hesselbach 三角，亦称腹股沟三角。直疝三角是由腹壁下动脉构成外侧边，腹直肌外缘构成内侧边，腹股沟韧带构成底边的一个三角形区域。此处腹壁缺乏完整的腹肌覆盖，且腹横筋膜又比周围部分要薄，所以是腹壁的一个薄弱区。腹股沟直疝即在此由后向前突出，故称直疝三角。直疝三角与腹股沟管内环之间有腹壁下动脉和凹间韧带（腹横筋膜增厚而成）。

图 3-22-1
直疝三角与腹股沟管内环之间有腹壁下动脉和凹间韧带

4. 耻骨肌孔　由法国医师 Fruchaud 在 1957 年提出。人体的腹股沟部位有一个薄弱区域，其内界为腹直肌外缘，外界为髂腰肌，上界为腹横肌和腹内斜肌，下界为骨盆的骨性边缘，这个区域称为耻骨肌孔。耻骨肌孔内无肌层结构，抵挡腹腔内压力的只有腹横筋膜，当腹横筋膜薄弱时就会发生腹股沟疝。耻骨肌孔概念的提出为腹膜前修补疝提供了可靠的理论和解剖依据。

（二）临床表现

临床症状可因疝囊大小或有无并发症而异，典型表现是腹股沟区出现一可复性肿块，开始肿块较小，仅在患者站立、劳动、行走、跑步、剧咳或婴儿啼哭时出现，平卧或用手压时肿块可自行回纳，消失不见。一般无特殊不适，仅偶尔伴局部胀痛和牵涉痛。随着疾病的发展，肿块可逐渐增大，斜疝的肿块呈带蒂柄的梨形，上端狭小，下端宽大；直疝的肿块位于耻骨结节外上方，呈半球形。

检查时，患者仰卧，肿块可自行消失或用手将包块向外上方轻轻挤推，向腹腔内回纳消失。

疝块回纳后，检查者可用食指尖经阴囊皮肤沿精索向上伸入扩大的外环，嘱患者咳嗽，斜疝则指尖有冲击感，而直疝则无咳嗽冲击感。检查者用手指紧压腹股沟管内环，然后嘱患者用力咳嗽、斜疝肿块并不出现，倘若移开手指则可见肿块从腹股沟中点自外上方向内下鼓出。这种压迫内环试验可用来鉴别斜疝和直疝，后者在疝块回纳后，用手指紧压住内环嘱患者咳嗽时，疝块仍可出现。

与易复性疝相比，难复性斜疝在临床表现方面除胀痛稍重外，其主要特点是疝块不能完全回纳。滑动性斜疝则往往表现为较大而不能完全回纳的难复性疝，临床上除了肿块不能完全回纳外，尚有“消化不良”和便秘等症状。滑动性疝多见于右侧，左右发病率之比约为 1∶6。

嵌顿性疝常发生在强力劳动或排便等腹内压骤增时，通常都是斜疝。临床上常表现为疝块突然增大，并伴有明显疼痛，平卧或用手推送肿块不能使之回纳，肿块紧张发硬，且有明显触痛。嵌顿的内容物若为大网膜，局部疼痛常轻轻微；如为肠袢，不但局部疼痛明显，还可伴有阵发性腹部绞痛、恶心呕吐、腹胀便秘等机械性肠梗阻的症状。疝一旦嵌顿，自行回纳的机会较小，多数患者的症状逐步加重，如不及时处理，终将成为绞窄性疝。绞窄性疝的临床症状多较严重。肠管壁疝嵌顿时，由于局部肿块不明显，又不一定有肠梗阻表现，容易被忽略。

（三）辅助检查

可行 B 超、CT、MRI 等影像学检查，但并非必须。

（四）诊断与鉴别诊断

1. 诊断 一般根据临床症状和体格检查就可以明确诊断，B 超、CT、MRI 等影像学检查并非必须，但在诊断存疑的情况下可以采用上述检查来帮助诊断和鉴别诊断。而腹股沟斜疝与直疝的鉴别有时并不容易（表 3-22-1）。

2. 鉴别诊断

（1）睾丸鞘膜积液 完全在阴囊内，肿块上缘可触及，无蒂柄进入腹股沟管内。发病后不能回纳，透光试验检查呈阳性。肿块呈囊性弹性感，睾丸在积液之中故不能触及。而腹股沟斜疝时，可在肿块后方扪到实质感的睾丸。

（2）精索鞘膜积液 肿块位于腹股沟区睾丸上方，无回纳史，肿块较小，边缘清楚，有囊性感、牵拉睾丸时，可随之而上下移动。但无咳嗽冲击感，透光试验阳性。

（3）交通性鞘膜积液 肿块于每日起床或站立活动后慢慢出现逐渐增大，平卧和睡觉后逐渐缩小，挤压肿块体积也可缩小，透光试验阳性。

（4）睾丸下降不全 隐睾多位于腹股沟管内，肿块小，边缘清楚，用手挤压时有一种特殊的睾丸胀痛感，而患侧阴囊内则摸不到睾丸。

（5）髂窝部寒性脓肿 肿块往往较大，位置多偏于腹股沟外侧，边缘不清楚，但质软而有波动感；腰椎或骶髂关节可有结核病变。

（五）治疗原则

以手术治疗为主。根据患者的状态、疝的情况选择合适的治疗方式。

1. 非手术治疗

（1）在 1 周岁内的婴儿，一般主张可暂不手术，先用棉线束带或绷带压迫腹股沟管内环，以防疝的突出。

（2）对于年老体弱或伴其他严重疾病不宜手术者，可配用疝带。

（3）对于初发腹股沟疝的男性患者，如果没有症状或症状轻微，患者没有手术意愿，可以予以观察等待，暂不手术。

（4）嵌顿性疝手法复位法：嵌顿性疝原则上应紧急手术，以防止肠管坏死。但在下列少数情况下可用手法复位：①如嵌顿时间较短（3 ~ 5 h 内），局部压痛不明显，没有腹部压痛和腹膜刺激症状，尤其是小儿，因其疝环周围组织富于弹性，可以试行复位。②病史长的巨大疝，估计腹壁缺损较大，而疝环松弛者可行手法复位，但切忌粗暴，以免挤破肠管。回纳后，应反复严密观察 24 h，注意有无腹痛、腹肌紧张以及大便带血现象，也需注意肠梗阻现象是否得到缓解。手法复位仅是一种临时措施，须严格控制应用，即使成功后也应该建议患者尽早进行手术治疗，以防复发。

2. 手术治疗 疝的手术方式很多，但可归为传统的腹股沟疝修补术和无张力疝修补术。

（1）传统的腹股沟疝修补术 又称为组织与组织的修补，基本原则是疝囊的高位结扎、加强或修补腹股沟薄弱区域。婴幼儿的腹肌在发育中可逐渐

表 3-22-1 斜疝和直疝的鉴别

鉴别要点	斜疝	直疝
发病年龄	多见于儿童及青少年	多见于老年
突出途径	经腹股沟管突出	由直疝三角突出
疝块外形	椭圆或梨形，上部呈蒂柄状	半球形，基底较宽
回纳疝块后压住深环	疝块不再突出	疝块仍可突出
精索与疝囊的关系	精索在疝囊后方	精索在疝囊前外方
疝囊颈与腹壁下动脉的关系	疝囊颈在腹壁下动脉外侧	疝囊颈在腹壁下动脉内侧
嵌顿机会	较多	极少

强韧而使腹壁加强，故单纯疝囊高位结扎即能获得满意的疗效，一般不需行修补术。绞窄性疝因肠坏死而局部有严重感染，通常也采取单纯疝囊高位结扎，避免施行修补术，待感染控制后另做择期手术修补。各种术式均以首创者命名，方法有Ferguson法、Bassini法、Halsted法、Mc Vay法 和Shouldice法。

1）加强或修补腹股沟管前壁的方法 以Ferguson法最常用。它是在精索前方将腹内斜肌下缘和联合腱缝至腹股沟韧带上，目的是消灭腹内斜肌弓状下缘与腹股沟韧带之间的空隙。适用于腹横筋膜无显著缺损、腹股沟管后壁尚健全的患者。

2）加强或修补腹股沟管后壁的方法 常用的有4种。① Bassini法：提起精索，在其后方把腹内斜肌下缘和联合腱缝至腹股沟韧带上，置精索于腹内斜肌与腹外斜肌腱膜之间。该法临床应用最广泛。② Halsted法：与上法很相似，但把腹外斜肌腱膜也在精索后方缝合，从而把精索移至腹壁皮下层与腹外斜肌腱膜之间。③ Mc Vay法：是在精索后方把腹内斜肌下缘和联合腱缝至耻骨梳韧带上。适用于后壁薄弱的严重患者，还可用于股疝修补。④ Shouldice法：将腹横筋膜自耻骨结节处向上切开，直至内环，然后将切开的两叶予以重叠缝合，先将外下叶缝于内上叶的深面，再将内上叶的边缘缝于髂耻束上，以再造合适的内环，发挥其括约肌作用，然后按Bassini法去将腹内斜肌下缘和联合腱缝于腹股沟韧带深面。这样既加强了内环，又修补了腹股沟管薄弱的后壁，术后复发率低于其他方法。适用于较大的成人腹股沟斜疝和直疝。

（2）无张力疝修补术（tension-free hernioplasty）是指应用合成材料来修补腹股沟的薄弱区域。根据手术入路、采用器械与否可分为开放式无张力疝修补和经腹腔镜疝修补术（laparoscopic inguinal hernia repair，LIHR）。

1）开放式无张力疝修补术根据合成材料放置部位的不同可分为平片无张力疝修补（Lichtenstein手术）、充填式无张力疝修补（Rutkow手术）和全耻骨肌孔的腹膜前修补。①平片无张力疝修补（Lichtenstein手术）：使用适当大小的合成材料置于腹外斜肌腱膜下方，加强腹股沟管后壁。②充填式无张力疝修补（Rutkow手术）：使用锥形合成材料置于疝环内并加以固定，加强缺损区域，可再用一张平片置于精索后加强腹股沟管后壁。③全耻骨肌孔的腹膜前修补：基于耻骨肌孔的解剖概念，使用较大的合成材料置于腹膜前间隙，覆盖整个耻骨肌孔区域，加强腹横筋膜，有多种具体的手术方式。

2）经腹腔镜疝修补术（LIHR） 常见的有经腹膜前法（transabdominal preperitoneal prosthetic，TAPP）、完全经腹膜外法（totally extraperitonealprosthetic，TEP）和经腹腔补片植入法（intraperitoneal onlay mesh technique，IPOM）。其基本原理是使用腹腔镜器械，采用后入路的途径，使用合成材料加强缺损区域。在LIHR中，对儿童腹股沟斜疝不使用合成材料，采用腹腔镜技术，仅施行单纯的内环修补缝合，也是LIHR的一种方式。在双侧腹股沟疝以及复发疝中，经腹腔镜修补具有一定优势。

3. 嵌顿性疝和绞窄性疝的处理原则 嵌顿性疝需要紧急手术，以防止疝内容物坏死并解除伴发的肠梗阻，绞窄性疝的内容物已坏死，更需手术。术前应做好必要的准备。如有脱水和电解质紊乱，应迅速补液或输血。手术的关键在于正确判断疝内容物的生命力，然后根据病情确定处理方法。

在解除疝环压迫的前提下，肠管呈紫黑色，失去光泽和弹性，刺激后无肠管蠕动，相应肠系膜内无动脉搏动，即可判断肠坏死。如肠管无坏死，可将其回纳入腹腔，按易复性疝处理。如无法判断，可于肠系膜根部注射0.5%普鲁卡因60～80 mL，温热纱布覆盖肠段后观察变化或是将肠段暂时送入腹腔10～20 min后观察变化，肠壁转为红色，肠蠕动和系膜动脉搏动恢复，则证明肠段有活力，回纳入腹腔，按易复性疝处理。如肠管状态未见好转，或肠管确已坏死，则在患者全身情况许可的情况下，一期行肠切除吻合。如绞窄的疝内容物为大网膜，则予以切除。

手术处理需要注意：勿因侥幸心理将可疑的肠段送回腹腔；嵌顿的肠袢较多时警惕逆行性嵌顿的可能，须仔细探查肠管；绞窄性疝在内容物切除后可行传统的疝修补术。

4. 复发性腹股沟疝的处理原则 复发性腹股沟疝是指腹股沟疝修补术后再次发生的疝。按具体的情况可分为真性复发疝、假性复发疝（遗留疝和新发疝）。

真性复发疝是指在原手术部位再次发生疝，在解剖部位和类型上，与初次手术的疝相同。假性复发疝包括遗留疝和新发疝。遗留疝是指初次手术未能发现同时伴发的疝存在，新发疝是指初次手术成功修复，但若干时间后再发生疝，与初次手术的疝解剖部位不同，类型可相同或不同。

根据不同的复发情况可进行不同的相应处理。但在临床实践中，术前和术中判断属于哪一种情况存在一定的困难。对复发疝处理的要求是根据具体情况，修补相应的缺损即可，修补方式和步骤个体化处理。复发疝建议由有经验的疝专科医师进行处理。

典型案例 3-22-1
腹股沟斜疝病例及分析

拓展阅读 3-22-1
成人腹股沟疝诊断和治疗指南（2018 年版）

第三节 股 疝

诊疗路径：

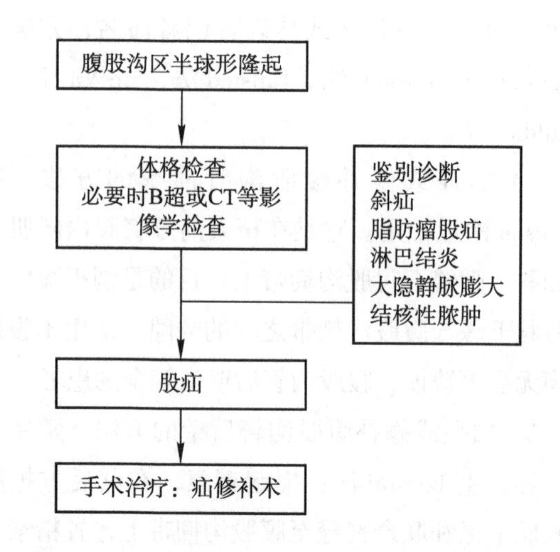

腹腔内脏器或组织通过股环、经股管向卵圆窝突出的疝称为股疝。股疝的发病率占腹外疝的 3%～5%，多见于 40 岁以上妇女。

（一）病因与发病机制

股管（femoral canal）为股鞘内侧一个潜在性间隙，长 1～2 cm。其上口为股环，通腹膜外间隙；下口为盲端，正对隐静脉裂孔。其前壁由上向下依次为腹股沟韧带、隐静脉裂孔镰状缘的上端和筛筋膜；后壁依次为耻骨梳韧带、耻骨肌及其筋膜；内侧壁依次为腔隙韧带及股鞘内侧壁；外侧壁为股静脉内侧的纤维隔。

股环呈卵圆形，其内侧界为腔隙韧带，后界为耻骨梳韧带，前界为腹股沟韧带，外侧界为股静脉内侧的纤维隔。股环是股管上通腹腔的通道，被薄层疏松结缔组织覆盖，称股环隔，上面衬有腹膜。从腹腔面观察，此处有一小凹，称股凹，位置高于管环约 1 cm。股管内除有 1～2 个腹股沟深淋巴结外，尚有脂肪组织。

股疝因腹内压增高和股环松弛引起。妇女骨盆较宽阔，股管上口相对松弛，联合肌腱及陷窝韧带薄弱缺乏弹性，加之多次妊娠和分娩所致腹内压增高，使下坠的腹腔内脏器经股环连同腹膜推入股管，自卵圆窝突出。疝内容物多为小肠和大网膜。由于股环本身较小，周围韧带均较坚韧，而股管几乎是垂直而下，出卵圆窝后折向前方构成锐角，因此股疝容易发生嵌顿和绞窄。

图 3-22-2
腹疝发生嵌顿和绞窄

（二）临床表现

易复性股疝的症状较轻，患者常不注意，尤其是肥胖者更易被疏忽和漏诊。股疝的疝块通常不大，主要表现为卵圆窝处有一半球形隆起，质地柔软，位于腹股沟韧带下方。由于囊外有丰富的脂肪组织，平卧而回纳疝内容物后，有时疝块并不完全消失。由于疝囊颈狭小，当咳嗽增加腹压时，局部咳嗽冲动感不明显，一部分患者可在久站后感到患处胀痛、下坠不适。约半数病例发生嵌顿，引起局部明显疼痛，出现急性肠梗阻症状时才来就诊。故对急性肠梗阻患者，尤其是中年妇女，应注意检查有无股疝，以免漏诊。

（三）辅助检查

可采取 B 超、CT 或 MRI 等辅助检查，但并非必须。

（四）诊断与鉴别诊断

股疝的诊断有时并不容易，特别应与下列疾病进行鉴别：

1. 腹股沟斜疝　腹股沟斜疝位于腹股沟韧带的上内方，股疝则位于腹股沟韧带的下外方，一般不难鉴别诊断。应注意的是，较大的股疝除疝块的一部分位于腹股沟韧带下方以外，一部分有可能在皮下伸展至腹股沟韧带上方。用手指探查外环是否扩大，有助于两者的鉴别。

2. 脂肪瘤　疝囊外常有一增厚的脂肪组织层，在疝内容物回纳后，局部肿块不一定完全消失。这种脂肪组织有被误诊为脂肪瘤的可能。两者的不同在于脂肪瘤的基底并不固定，活动度较大，股疝基底是固定而不能被推动的。

3. 肿大的淋巴结　嵌顿性股疝常被误诊为腹股沟区淋巴结炎。

4. 大隐静脉曲张结节样膨大　卵圆窝处结节样膨大的大隐静脉在患者站立或咳嗽时增大，平卧时消失，可能被误诊为易复性股疝。压迫股静脉近心端可使结节样膨大增大；此外，下肢其他部分同时有静脉曲张对鉴别诊断有重要意义。

5. 髂腰部结核性脓肿　脊柱或骶髂关节结核所致寒性脓肿可沿腰大肌流至腹股沟区，并表现为一肿块。这一肿块也可有咳嗽冲击感，且在患者平卧时也可暂时缩小，可与股疝相混淆。仔细检查可见这种脓肿多位于腹股沟的外侧部分、偏髂窝处，且有波动感。检查脊柱常可发现腰椎有病症。

（五）治疗原则

股疝一旦确诊，应及时手术。最常采用的是 Mc Vay 法、全耻骨肌孔的腹膜前无张力修补（开放或腹腔镜手术均可）。

第四节 其他腹外疝

诊疗路径：

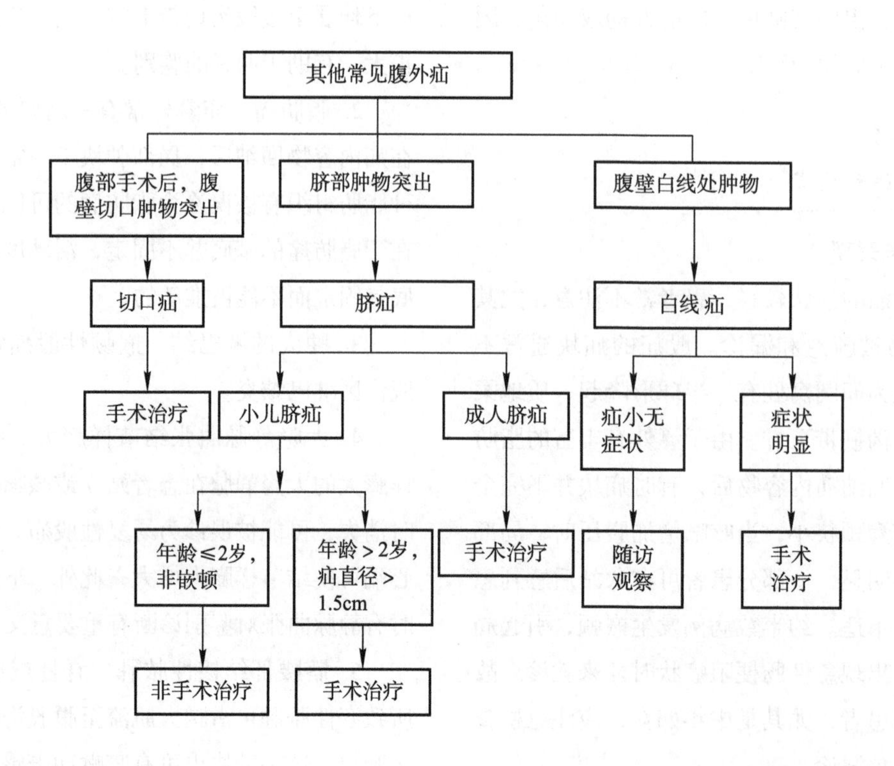

一、切口疝

腹壁切口疝是腹部手术后、腹壁起主要支持作用的肌腱膜层愈合不良而产生的腹壁疝，发生率为2.0%～11.0%，腹部大型手术后切口感染者切口疝的发生率更高。

（一）病因与发病机制

切口疝的发生包含了多种因素，可分为局部因素和全身因素两方面。

1. 局部因素 ①切口感染：是切口疝发生的主要原因，感染最终虽然可以得到控制，但腹壁的肌腱膜层因愈合不良出现薄弱缺损，之后就可能出现腹壁切口疝。②切口裂开：各种形式的切口裂开未得到及时有效处理均会直接导致切口疝的发生。③切口选择：切口位置与切口方向也与切口疝发生相关。下腹部切口的切口疝发生率高于上腹部切口，纵向切口术后切口疝发生的危险要显著高于横向切口。④缝合技术：在缝合上层次不对、对合不当、过于稀疏、嵌入其他组织、缝合腹膜时留有缺口等均可能诱发切口疝。

2. 全身因素 ①肥胖：这类患者的肌肉薄弱、腹壁松弛度弱，手术后切口易撕裂因而容易发生切口疝。②腹内压增高的慢性疾病：老年患者常存在慢性阻塞性肺病（COPD）、前列腺增生、顽固性便秘等一系列引起腹内压增高的疾病，容易发生切口裂开和愈合不良而导致切口疝的发生。③糖尿病：患者的伤口愈合能力差，切口疝发生率是正常人的5倍。④营养不良、使用肾上腺皮质激素和其他免疫抑制药物阻碍切口愈合过程，从而导致切口疝的发生。⑤胶原代谢紊乱：切口疝患者部分存在胶原代谢紊乱，直接影响切口愈合。

（二）临床表现

腹壁切口处有肿物突出是其主要症状，站立和用力时突出明显，平卧时缩小或消失。疝块较大有较多的脏器和组织突出时，可有腹部隐痛、牵拉下坠感等不适，部分患者可伴食欲减退、恶心、焦虑等。多数切口疝内容物可与腹膜外腹壁组织粘连而成为难复性疝，有时可有不完全性肠梗阻的表现。少数疝环小的患者可发生嵌顿。

体检发现切口瘢痕处肿物，多数与切口相等，亦有切口疝形成小于切口区域者。疝内容可达皮下，皮下脂肪层菲薄者可见到肠型或蠕动波。嘱患者平卧，将肿物复位，用手指伸入腹壁缺损部位，再令患者屏气可清楚地扪及疝环边缘，了解缺损的大小和边缘组织强度。

（三）辅助检查

CT等影像学检查除了可以清楚地显示腹壁切口疝缺损的位置、大小、疝内容物及其与腹内脏器的关系外，还有助于发现某些隐匿疝、多发疝和嵌顿疝。

（四）诊断与鉴别诊断

典型切口疝通过详细询问病史以及仔细的体格检查就可明确诊断，超声、CT等影像学检查可用以辅助诊断，评价切口疝缺损大小和疝内容物，为进一步制订手术方案提供参考。某些急腹症患者，体检时应该注意观察有无切口疝的嵌顿或绞窄，尤其是在伴有肠梗阻的时候。

（五）治疗原则

外科手术是治愈腹壁切口疝的唯一有效方式。诊断明确后，无手术禁忌者建议尽早进行手术，对年老体弱、有使腹腔内压力增高的慢性疾患者、癌症晚期和合并内外科急危重症者，采用非手术治疗。

1. 非手术治疗　主要治疗方法包括：保护切口疝、防止疝内容物损伤；局部使用弹力腹带或腹围包扎，防止疝块突出；处理咳嗽便秘等全身情况。

2. 手术治疗　腹壁切口疝应以手术治疗为主。

（1）时机　切口疝形成后，局部组织需要再塑型，这一过程约需6个月。为预防术后复发，切口疝的修复手术以疝发生后6个月实施为宜。因术后腹腔脏器存在炎性粘连，如果修复手术较早实施，反而容易损伤肠管。

（2）原则　①切除切口瘢痕；②显露疝环后沿其边缘清楚地解剖出腹壁各层组织；③回纳疝内容物后，在无张力或低张力的条件下修复各层腹壁组织。

（3）修补方法

1）直接缝合：疝环直径≤5 cm的较小或筋膜结实的切口疝可直接缝合。

2）自体组织移植：修补适用于疝环＞5 cm的切口疝，常用的自体组织有阔筋膜腹直肌前鞘股薄肌的自体真皮等。此修补创伤大，且又造成新的组织缺损，故已被合成材料修复所取代。

3）合成材料修补：可分为开放式和经腹腔镜的修补法，也可根据补片放置部位有不同分类。①开放式的切口疝修补是腹壁切口疝的最常见的手术修补方法。鉴于腹壁是一个多层次结构的组织，补片可以放置在腹壁的不同层次，从最外层的皮下腱膜层上（Onlay），到肌腱膜层之间（Inlay），再到肌后后鞘前/后鞘后腹膜前（Sublay），一直到腹腔内（IPOM）。Inlay的方式因其修复机制缺陷和修复效果加不佳而导致疝外科医师在临床上使用较少，其余3种方式都在临床上得到广泛的应用。针对不同分类、分期的腹壁切口疝，结合手术医师对术式的掌握程度，对具体的病例采用任一术式以达到个体化的治疗。②经腹腔镜的切口疝修补以其创伤小、恢复快、并发症少等优点在腹壁切口疝中得到广泛应用。其主流术式是IPOM。IPOM指通过使用腹腔镜器械进入腹腔，将特殊材质的合成材料覆盖住缺损区域达到修复的目的。

二、脐疝

脐疝是指腹腔内容物由脐部薄弱区突出的腹外疝。脐位于腹壁正中部，在胚胎发育过程中，是腹壁最晚闭合的部位。脐部缺少脂肪组织，使腹壁最外层的皮肤、筋膜与腹膜直接连在一起，成为全部腹壁最薄弱的部位，腹腔内容物容易从此部位突出形成脐疝。

（一）病因与发病机制

小儿脐疝发病原因是脐环闭锁不全或脐部瘢痕组织不够坚韧，当哭闹过多、咳嗽、腹泻等促使腹内压力增高时，便会导致腹腔内容物，特别是小肠，连同腹膜、腹壁皮肤一起由脐部逐渐向外顶出，形成脐疝。

成人脐疝较少见，可能与脐环处瘢痕组织变弱有关。诱因包括妊娠、慢性咳嗽、腹腔积液等。疝内容物初期为大网膜，随后还有小肠、结肠等。常因与疝囊壁发生广泛粘连，形成多房性间隙。

（二）临床表现

小儿脐疝多属易复性疝，较常见。当啼哭、站立和用劲时，脐部膨胀出包块，直径 1 ~ 2 cm，无其他症状，多呈半球形或圆柱状，肿物顶端有一小瘢痕，是为脐痕。肿物特点为可复性，即哭闹、咳嗽、直立时肿物饱满增大，而且肿物触之较坚实；小儿安静或者家长用手按压时，肿物缩小或回纳入腹腔，伴有肠鸣音。肿物缩小或还纳后，局部留有松弛皮肤皱褶。

成人脐疝多见于中年肥胖经产妇女。主要症状是脐部有半球形疝块，可回纳，伴有消化不良、腹部不适和隐痛。疝环通常较小，周围瘢痕组织较坚韧，较易发生嵌顿和绞窄。巨大的脐疝呈垂悬状。

（三）诊断

一般根据临床表现及体格检查可明确诊断。

（四）治疗原则

大多数小儿脐疝通过脐部筋膜环的逐步收缩而在 1 岁内自愈。因此，在小儿 2 岁前，除非嵌顿，可观察等待，采用非手术疗法促使自愈。如小儿满 2 周岁后，脐疝直径 > 1.5 cm 者宜手术治疗。

成人脐疝宜早手术治疗，嵌顿时紧急手术。

手术方式包括组织直接缝合和采用合成材料疝修补。脐疝疝囊应尽可能切除。

三、白线疝

白线疝是指发生于腹壁正中线处的疝，因其大多发生在脐上，又称上腹疝。

（一）病因与发病机制

斜形交叉的白线的腱纤维的存在，适应了躯体活动和腹式呼吸时的变化。而一旦其受到损伤，造成白线处的薄弱或缺损，从而形成白线疝。

早期白线疝的内容物往往是此处的腹膜外脂肪，进一步的发展后，腹腔内的组织（多为大网膜）也可以成为内容物。

（二）临床表现

典型的临床表现是腹壁白线处出现可复性肿块。早期肿块小而无症状，不易被发现。以后可因腹膜受牵拉而出现上腹疼痛以及消化不良、恶心、呕吐等非特异症状。患者平卧位体检时，常可在白线区扪及缺损的空隙。

（三）诊断

一般根据临床表现及体格检查可明确诊断。

（四）治疗原则

疝较小而无症状者可予以观察等待。症状明显者可行手术。

手术一般采用结扎疝囊颈，切除疝囊，直接缝合腹白线的缺损；也可使用人工合成材料修补缺损部位，可将人工合成材料放置于腹直肌鞘上或腹膜前间隙，加强薄弱的腹白线区域。

（董　谦）

数字课程学习

教学PPT　　自测题

第二十三章

腹部损伤

关键词

开放性损伤　闭合性损伤　肝损伤　脾损伤

胰腺损伤　十二指肠损伤　胃损伤　结直肠损伤

小肠损伤

诊疗路径：

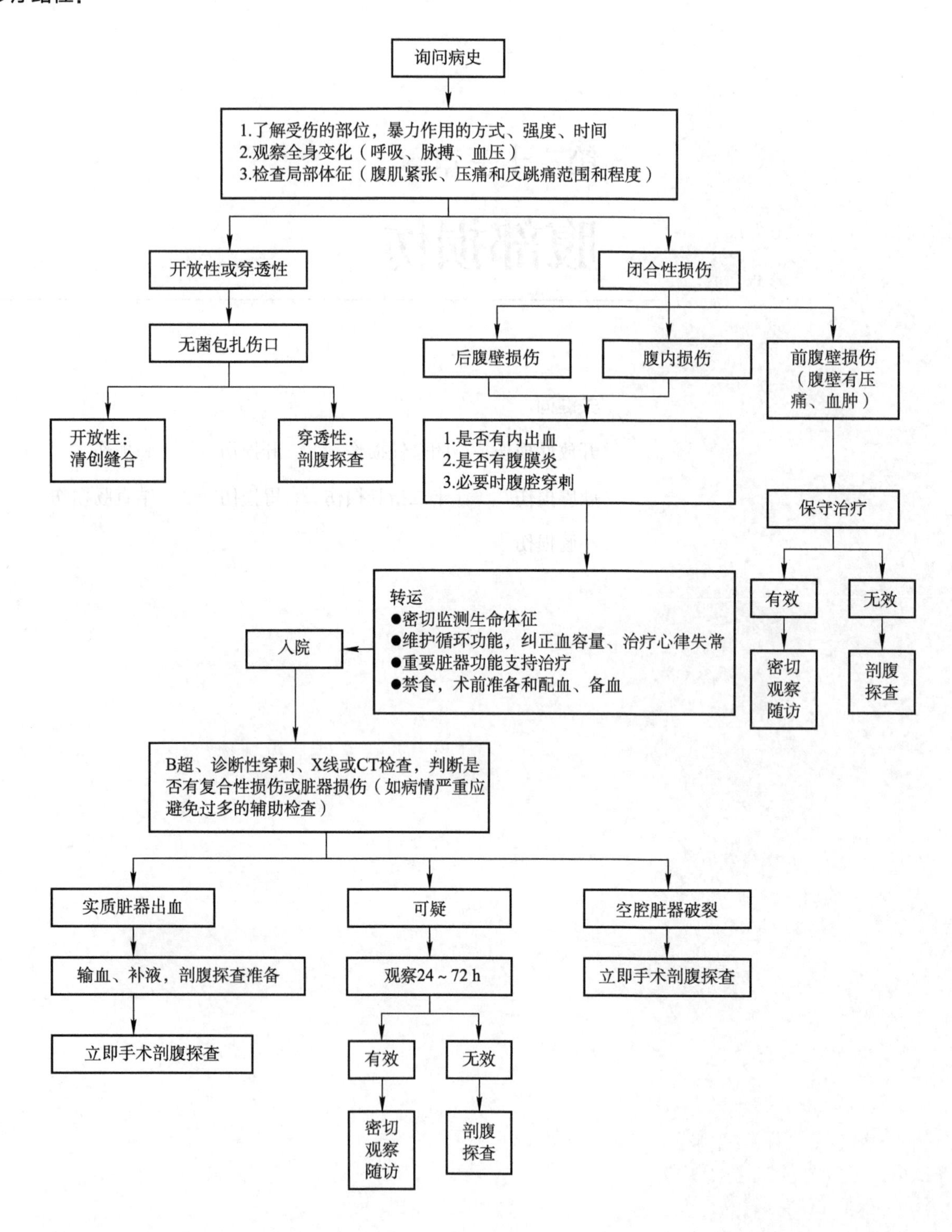

询问病史
1.了解受伤的部位，暴力作用的方式、强度、时间
2.观察全身变化（呼吸、脉搏、血压）
3.检查局部体征（腹肌紧张、压痛和反跳痛范围和程度）
开放性或穿透性
闭合性损伤
无菌包扎伤口
后腹壁损伤
腹内损伤
前腹壁损伤（腹壁有压痛、血肿）
开放性：清创缝合
穿透性：剖腹探查
1.是否有内出血
2.是否有腹膜炎
3.必要时腹腔穿刺
保守治疗
有效
无效
密切观察随访
剖腹探查
转运
●密切监测生命体征
●维护循环功能，纠正血容量、治疗心律失常
●重要脏器功能支持治疗
●禁食，术前准备和配血、备血
入院
B超、诊断性穿刺、X线或CT检查，判断是否有复合性损伤或脏器损伤（如病情严重应避免过多的辅助检查）
实质脏器出血
可疑
空腔脏器破裂
输血、补液，剖腹探查准备
观察24 ~ 72 h
立即手术剖腹探查
立即手术剖腹探查
有效
无效
密切观察随访
剖腹探查

第一节 概 述

（一）病因与发病机制

腹部损伤通常分为开放性损伤和闭合性损伤两类。开放性损伤有腹膜破损者为穿透伤，无腹膜破损者为非穿透伤。闭合性损伤多为钝性损伤，可能仅限于腹壁，也可能兼有内脏损伤。此外，各种穿刺、内镜、灌肠、刮宫、腹部手术等诊治措施可导致医源性损伤。有20%～30%的多发伤患者存在腹部损伤，损伤可累及腹部的实质性或空腔脏器，以及腹膜和膈肌等。在腹部闭合性损伤中，最常见的受损器官是脾（40%～55%）、肝（35%～45%）和小肠（5%～10%）。而在开放性损伤中，最可能累及的器官是肝（40%）、小肠（30%）、横膈（20%）和结肠（15%）。腹部损伤的临床表现和体征由于伤情的不同可以有很大差异，主要病理变化是腹腔内出血和腹膜炎。

外科医生在接诊腹部损伤患者时，必须紧急回答4个关键问题：①生命体征是否稳定？②是否有腹内脏器损伤？③损伤累及哪些器官系统？④是否需要急诊剖腹或腹腔镜探查手术？当然，对于多发伤患者，还需要和其他学科的医生联合诊治腹部以外的损伤。

（二）临床表现

根据伤情的不同，腹部损伤后的临床表现也有较大的差异。腹部闭合性损伤最常见的临床表现是急性腹痛，通常是由于腹腔内游离液体或腹膜撕裂导致的腹膜刺激引起。放射到背部或生殖器官的疼痛通常是由腹膜后器官（胰腺，肾脏）的损伤引起。疼痛强度通常与损伤严重程度无关，瘀伤和疼痛定位则可提示可能受损的器官。

肝、脾、胰、肾等实质性脏器或大血管损伤主要表现为腹腔内（或腹膜后）出血。患者面色苍白，脉搏增快、细弱，脉压变小，收缩压可下降。腹痛呈持续性，一般不剧烈，腹肌紧张、压痛和反跳痛也不如空腔脏器破裂时明显。体征最明显处通常即是损伤所在。

胃肠道、胆道等空腔脏器破裂时，主要临床表现为弥漫性腹膜炎。上消化道损伤时，漏出的胃液或胆汁造成对腹膜的强烈刺激，引起剧烈腹痛、腹肌紧张、压痛、反跳痛等典型腹膜炎表现。下消化道破裂时，漏出的消化液引起的化学性刺激较轻，腹膜炎体征出现较晚，呈渐进性，程度也较轻，但造成的细菌性污染远较上消化道破裂时严重。腹膜后十二指肠破裂的患者有时可出现后背部疼痛、睾丸疼痛、阴囊血肿和阴茎异常勃起等症状和体征。

（三）辅助检查

1. 常规腹部X线检查　凡是腹腔内脏器伤诊断已经确定，尤其是伴有休克的患者，应抓紧时间处理，不必再行X线检查以免加重病情、延误治疗。如伤情允许，有选择的X线检查还是有帮助的，特别是对于枪伤或其他穿透性损伤，腹部平片可用于检测是否存在空腔脏器穿孔并定位残留腹部的异物。腹部立位平片发现腹腔游离气体是腹部空腔脏器穿孔的证据。但有时穿透伤可将空气带入腹腔，须结合临床及其他检查结果进行鉴别。

2. 诊断性腹腔穿刺及腹腔灌洗（diagnostic peritoneal lavage，DPL）　阳性率可达90%以上，对于判断有无腹腔脏器损伤和哪类脏器损伤有很大帮助。DPL十分敏感，假阴性结果少，但有10%以上提示出血者经剖腹探查证明其实并不需要手术，因此不宜把腹腔灌洗提示出血作为剖腹的绝对指征。同时，由于DPL是有创操作且相对较为复杂，近年来已逐渐被超声或CT检查所取代。

3. 超声检查　可用于诊断肝、脾、胰、肾的损伤，能根据脏器的形状和大小提示损伤的有无、部位和程度，以及周围积血、积液情况。同时，超声检查无创、方便且廉价，是目前腹部损伤首选的诊断工具。床旁超声检查近年来已越来越多地取代有创且操作繁琐的诊断性腹腔灌洗。

4. CT检查　与腹部X线和超声检查相比，CT可提供更多有关联合脏器损伤及其严重程度的信息，可以清晰地显示腹腔内和腹膜后可能存在的积液及脏器的损伤情况。如果伤情允许，CT应作为常规的检查手段，在多发伤的患者可以联合行头颅、胸部等其他部位的CT检查。使用静脉造影剂的增强CT除了可对所有实体器官进行精确评估外，还可以评估有无出血并显示出血的部位（造影剂外渗），能进一步提高其诊断阳性率。但由于静脉造影可能掩盖少量的颅内出血，如果怀疑存在联合颅脑损伤的情况下，腹部增强CT应该在颅脑平扫CT后进行。

5. 血管造影检查　其关键优势是在诊断的同时可以进行治疗。它可以选择性地栓塞出血血管，特别是对于肝脏或腹膜后出血的患者。

6. 诊断性腹腔镜探查　腹腔镜探查必须在血流动力学稳定的患者中进行，对于临床难以决定是否需要进行剖腹探查的患者，文献报道称腹腔镜探查可减少25%无治疗作用的剖腹探查术，同时可以控制轻微实质性脏器损伤的出血，以及胃、肠或膈肌穿透性损伤的修补。由于CO_2气腹可引起高碳酸血症和抬高膈肌影响呼吸，大静脉损伤时更有发生CO_2栓塞的风险，故应选无气腹腹腔镜探查的方法。

（四）诊断与鉴别诊断

腹部损伤快速、准确地获得诊断是影响患者预后，甚至挽救生命的关键。主要是了解受伤病史和进行体检，有时伤情紧急，应与必要的治疗措施同时进行（止血、输液、抗休克、维持呼吸道通畅等）。如果患者存在意识障碍，需要向现场目击者及护送人员询问。病史采集应当详细了解受伤时间，暴力的性质、大小、方向、速度和作用部位，以及受伤后就诊的病情发展经过。对于重伤患者，先粗略地做一次全身检查以便发现对生命构成威胁的伤情（如气道阻塞、张力性气胸、外出血等）并给予及时的处理，然后再对头面部、颈部、胸部、腹部、四肢和脊柱进行全面的检查，特别需要注意腹部有无压痛、反跳痛、肌紧张等体征。

在急诊室的初步评估期间，首先必须通过超声检查判断Morrison陷凹，脾周和道格拉斯窝中是否存在腹腔游离液体，并在30 min后重复超声检查排除继发性延迟出血。胃管留置可以避免患者误吸，如果胃管中引出血液则说明存在食管或胃的损伤。留置导尿管可以检测或排除可能由于肾脏或泌尿道损伤引起的血尿，导尿管留置后还可以根据尿量指导临床补液。如果怀疑存在骨盆和会阴部受伤，则必须进行肛门、会阴及直肠的检查。临床上必须通过动态监测血红蛋白和血细胞比容来判断是否有活动性出血。在处理穿透性腹部创伤患者时，将穿透的异物留在原位是非常重要的，并且应将其固定在适当位置；早期清除异物可导致严重的出血甚至死亡。

闭合性损伤的诊断相对困难，关键在于确定是否存在腹腔内脏器的损伤，因而需要反复、仔细地检查及评估。腹肌紧张和压痛是腹腔内脏器损伤最重要的体征，但需要注意与腹壁挫伤引起的疼痛相鉴别。通常腹壁挫伤的患者在平静休息时疼痛减轻，而在做腹肌收缩运动时疼痛明显加重，病情趋势通常逐渐减轻；相反，腹腔内脏器损伤时疼痛通常与腹肌收缩关系不大，病情趋势呈进行性加重。当有下列情况时需考虑存在腹腔内脏器损伤：①早期出现休克；②有持续性腹痛，伴恶心、呕吐等消化道症状，且进行性加重；③有固定的腹部压痛点及腹肌紧张；④呕血、便血或血尿；⑤腹部出现移动性浊音。在多发伤患者中，即使患者没有明确的腹部症状，如其全身情况差却难以用腹部以外创伤解释，皆应想到腹部损伤的可能。腹部损伤患者如存在顽固性休克，通常由腹腔内脏器损伤所致。

（五）治疗

腹部损伤通常只是全身多发伤的一部分，如在交通事故中，多发伤可占全部受伤者的2/3左右，因而不应把腹部损伤作为孤立、局部的病变来处理。当存在多发伤时，必须从整体出发，全盘考虑，合理安排处理创伤的顺序，才能取得良好的疗效。在危急病例中，心肺复苏是压倒一切的任务，首先需要解除气道梗阻，其次要迅速控制明显的外出血，处理开放性气胸或张力性气胸，尽快恢复循环血容量，纠正休克。进展迅速的颅脑外伤，如硬膜外血肿也需紧急处理。除此之外，腹部损伤的救治即应放在优先处理的地位，因为腹腔内大出血可对生命构成直接威胁，消化道穿孔则会引起腹腔感染进而导致感染性休克，危及生命。开放性损伤后出现休克、腹膜炎体征、腹腔内游离气体、消化道出血或严重血尿均为急诊剖腹探查的绝对适应证。闭合性损伤存在下列情况时也需急诊手术探查：①存在明确的腹膜刺激征；②腹腔内游离气体；③腹腔穿刺或灌洗发现胆汁污染或肠内容物；④胃肠道出血；⑤持续低血压且难以用腹部以外损伤解释。其余生命体征平稳的伤员则可严密观察，必要时做腹腔穿刺、腹腔灌洗、超声、CT及其他特殊检查。在腹部损伤的患者中，约有10%起初并无明确的体征，因此在决定非手术治疗后，需要进行持续观察、动态监测。对于实质脏器破裂者，如脾损伤，除观察全身情况外，还应利用超声等检查监测病情的动态变化。观察过程中一旦患者出现病情恶化或需大量输血及使用大剂量血管活性药物维持血压，应尽快手术探查。

如果患者明确有腹腔内游离液体且血红蛋白进行性下降，在入院后即可进行急诊剖腹或腹腔镜探查手术。腹部正中切口是成人患者剖腹探查的标准入路，可以探查所有腹部象限并处理腹部损伤及腹膜后损伤。手术的主要目的是明确出血部位、控制出血以避免长时间低血容量性休克。在一些严重肝脏破裂且显著失血性休克的患者中，探查手术首先考虑肝脏填塞控制出血，条件许可的情况下可行确定性手术；反之，可在后期二次或三次手术时进行确定性处理或在患者情况稳定后进行介入治疗。

存在腹腔内出血时，进腹后应立即吸出积血，清除血凝块，迅速查明出血来源并加以控制活动性出血灶。肝、脾、肠系膜和腹膜后的胰、肾是常见的出血来源。探查的顺序可参考两点：①术前根据损伤史和体征最怀疑哪个脏器受伤就先探查哪个脏器；②凝血块集中处一般即是出血部位。若有猛烈出血，一时无法判明其来源而失血危及生命时，可用手指压迫或阻断血管，待阻断腹主动脉穿过膈肌处暂时控制出血，争得时间补充血容量后再查明原因止血。

如果没有腹腔内大出血，则应对腹腔脏器进行系统、有序的探查。探查顺序原则上应先探查肝、胰腺、脾等实质性器官，同时探查膈肌有无破损；接着从胃开始，逐段探查十二指肠球部、空回肠、结肠及其系膜；然后探查盆腔脏器，再打开胃结肠韧带显露网膜囊，探查胃后壁和胰腺。必要时还需探查后腹膜的十二指肠降部、水平部和升部以及肝外胆道。在剖腹探查时必须严格完成系统的探查，绝不能满足于找到一、二处损伤，因为很可能存在多处损伤，任何损伤的遗漏都可能导致严重的后果。

探查之后的处理要贯彻损伤控制的原则，尽可能地保存机体和器官的生理功能，以期改善远期生活质量。脏器处理完毕后应彻底清除腹腔内的异物、组织碎块、食物残渣和粪便等。用大量生理盐水冲洗腹腔，污染严重的部位要反复冲洗并洗净。是否留置引流管则根据具体情况而定。下列情况应留置引流管：肝、胆、胰、十二指肠及结肠损伤者；空腔脏器修补缝合后；有较大裸露创面持续渗出者；局部已形成脓肿者。若引流物多且污染严重（如肠瘘、胰瘘等），可留置双套管进行负压冲洗。

如果腹部严重创伤、出血，尤其是多发性损伤，患者常出现严重酸中毒、低温、凝血障碍及高分解代谢状态，此时手术时间过长、手术操作过于复杂，会加重机体的生理紊乱，故应采用损伤控制手术。损伤控制手术可分为三个阶段：①简单复苏后快速止血和控制腹腔感染；②对患者进行重症监护和复苏，纠正生理功能紊乱；③实施确定性手术，包括探查和修复、止血、血管修复、恢复胃肠道的连续性和关闭腹腔等。同时，处理复杂的腹部损伤应该量力而行。根据损伤程度以及手术医生处理经验和技术、医院的条件，需要时可请有经验的专家会诊，或者根据医院和医生的能力和技术，必要处置后转上级医院进一步诊治。

第二节 常见腹腔脏器损伤的特征及处理

一、肝损伤

（一）病因与发病机制

肝作为腹腔内最大的实体器官，往往也是腹部创伤中受损最严重的器官。基于其解剖学位置，来自胸腹部的任何外伤都可能造成肝损伤。钝性和穿透性损伤均可累及肝。

（二）临床表现

肝血供丰富，结构和功能复杂，易发生失血性休克和胆汁性腹膜炎，病死率和并发症率都较高。在第二次世界大战前，因肝创伤导致的病死率为30%～40%，在战后时期降至20%左右。肝脏钝性创伤的病死率最高可达45%，而穿透性损伤的病死率则相对较低，枪伤的病死率约为26.0%，刺伤的病死率约为3.4%。美国国家创伤数据库数据分析显示，所有肝损伤的平均病死率约为16.7%。

根据肝损伤的部位和深度可将肝损伤分为三型：Ⅰ区带为周围型，Ⅱ区带为中间型，Ⅲ区带为中央型。Ⅰ区带损伤深度不超过3 cm，伤势较轻。Ⅱ区带损伤涉及肝动脉、门静脉及胆管的二级或三级分支，需仔细止血和彻底清创处理，常可顺利恢复。Ⅲ区带损伤累及肝动脉、门静脉、肝总管或其一级分支，常有较多肝组织失活。肝静脉损伤同属Ⅲ区带损伤，临床上处理最为棘手。1994年，美国创伤外科协会（AAST）提出了肝损伤分级法（表3-23-1）。

（三）辅助检查与诊断

诊断评估应基于患者的病情考虑，在血流动力学不稳定的患者中，在保持呼吸道通畅和充分通气后应立即进行床边超声检查以排除腹腔内出血。如明确腹腔内存在出血，应立即转移到手术室进行剖腹探查术，无须进一步诊断评估。

1. 诊断性腹膜灌洗（DPL） 虽然目前价值有限，但DPL仍是评估腹部实体器官创伤的重要诊断方法。DPL非常敏感，以至于有些已经停止出血的轻微损伤也被诊断出来，因而不可将其作为剖腹或腹腔镜探查手术的绝对指征。

2. 影像学检查 如果患者血流动力学不稳定，应立即进行床边超声检查。超声检查优势在于检测腹腔中的游离液体，并且非常敏感，但无法确定出血部位，且无法对器官损伤进行分级。CT检查已成为诊断肝创伤的“金标准”，它可以准确地判断肝损伤的部位和范围，腹腔积血量及是否活动性出血（图3-23-1）。如果考虑进行非手术治疗，则必须对患者进行增强CT扫描。血管造影在肝损伤诊

表3-23-1 AAST肝损伤分级

分级		伤情
Ⅰ级	血肿	包膜下，<10%表面积
	裂伤	包膜撕裂，实质裂伤深度<1 cm
Ⅱ级	血肿	包膜下，10%～50%表面积；肝实质内血肿直径<10 cm
	裂伤	包膜撕裂，实质裂伤深度1～3 cm，长度<10 cm
Ⅲ级	血肿	包膜下，破裂的包膜或肝实质血肿表面积>50%；实质内血肿>10 cm或血肿延伸扩大深度>3 cm
	裂伤	肝实质损伤累及一个肝叶的25%～75%或1～3个Couinaud肝段
Ⅳ级	裂伤	肝实质破坏累及>75%肝叶或>3个Couinaud肝段
Ⅴ级	血管损伤	静脉损伤（肝后下腔静脉/肝静脉主支）
Ⅵ级	血管损伤	肝撕脱

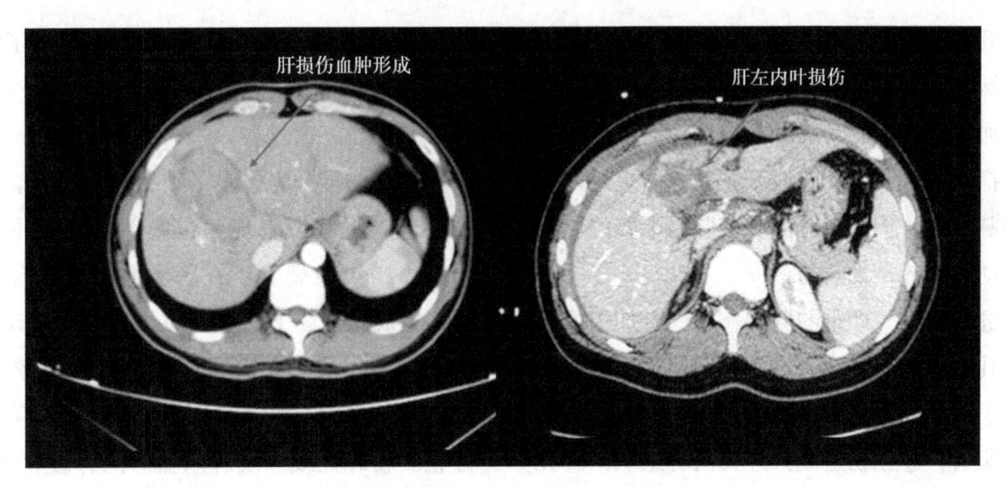

图 3-23-1 肝损伤的 CT 表现

断和治疗中的应用也越来越多。如果血管造影提示有明显的造影剂外渗，则可以通过血管介入栓塞从而避免手术治疗，但这种方法的缺点在于如果肝脏出现大部分坏死，则需要二次手术切除坏死的肝脏。在临床疑似胆漏的情况下，可以选择内镜逆行胰胆管造影术（ERCP）或磁共振胰胆管造影术（MRCP）。ERCP 的优点在于可以处理 Oddi 括约肌，必要时留置胆道支架以减轻胆道系统中的压力。MRCP 也是检测胆管损伤的一种非常有用的方法，较 ERCP 具有无创的优势，但无法实施治疗。

（四）治疗

1. 非手术治疗　随着影像学技术及监护技术的不断发展，非手术治疗在肝损伤中的地位愈加受到重视。对于血流动力学稳定的患者可采用非手术治疗。非手术治疗如发生肝脏或肝周脓肿、胆瘘、胆道出血等并发症，可采用超声或 CT 引导下穿刺引流或血管介入的方法处理而不必开腹手术。非手术治疗必须具备以下几项要求：①入院时患者神志清楚，能正确回答医生提出的问题并配合进行体格检查；②血流动力学稳定，收缩压 > 90 mmHg，脉率 < 100 次 /min；③无腹膜炎体征；④超声或 CT 确定肝脏损伤程度为Ⅰ～Ⅲ级，Ⅳ级和Ⅴ级严重肝损伤经 CT 复查确认已稳定或好转，腹腔积血无明显增加；⑤无其他内脏合并伤。非手术治疗时应动态评估患者的症状、体征和辅助检查，如经液体复苏后血流动力学仍不稳定或症状、体征加重，辅助检查报告腹腔内积血量增加，血红蛋白进行性下降等应及时手术探查治疗。

2. 手术治疗　治疗原则是彻底明确肝损伤程度、确切止血、防止胆漏、清除失活肝组织和充分引流。已明确仅有肝损伤者可采用右肋缘下切口，以便显露和处理肝脏各个部位的损伤；不能明确者仍应采用腹部正中切口，必要时切口可向各方向延长。开腹后应对伤情做出初步判断，右上腹有积血和血凝块说明可能存在肝损伤，去除血凝块后即能见到肝实质破裂情况。如肝裂伤向肝后区接近下腔静脉处，尤其是有血肿或活动性静脉出血应考虑到肝静脉损伤，这时应向后压迫肝脏抵住后腹壁暂时控制出血。探查中发现小的肝包膜下血肿可不处理；张力高的大血肿应将包膜打开，清除血肿，放置引流管；肝表面有活动性出血者可做“8”字缝合；伴有肝实质裂伤者应视情况进一步处理。常见的处理方式包括以下几种：

（1）缝合　在探明肝破裂伤情后，应进行清创。清除裂口内的血块、异物以及离断粉碎或失去活力的肝组织。清创后应对出血点和断裂的胆管逐一结扎。对于裂口不深、出血不多、创缘比较整齐的肝外伤，在清创后可将裂口直接予以缝合。如在缝合前将大网膜、止血材料等填入裂口，可提高止血效果并加强缝合线的稳固性。

（2）肝动脉结扎 难以控制的猛烈出血大多来自动脉，深在而复杂的肝裂伤经缝扎创面血管仍不能控制出血时，宜行肝动脉结扎。在控制出血的前提下，选择性结扎肝左动脉或肝右动脉能更好地保留肝脏动脉血供。但如有肝静脉或肝后下腔静脉损伤时，肝动脉结扎是无效的。

（3）肝切除术 严重的肝裂伤，缝合加引流或肝动脉结扎效果都不满意，可施行肝切除术。其适应证为：①肝组织严重碎裂；②伤及肝内主要血管和（或）胆管；③创伤造成大片失活肝组织；④无法控制的出血。

（4）纱布填塞 此法曾一度被废弃，主要原因是可引起脓毒血症、胆漏和继发性出血等并发症。但该法止血简单有效，因而可以作为损伤控制的措施，目前在肝外伤处理时又被重新予以肯定。干纱布填塞的止血效果较湿纱布好，填塞后可再进一步有计划地探查或转诊。

肝损伤合并肝静脉主干或肝后下腔静脉破裂临床上处理最为棘手，病死率高达80%。此类情况不但有极难控制的大出血，而且可能发生空气栓塞和肝碎片栓塞。如阻断肝门后出血不减和搬动肝时出血加重就应考虑本诊断。处理上多数需行全肝血流阻断，在直视下修补肝静脉和肝后下腔静脉。

除近肝边缘深度为1～2 cm的切割伤以外，所有的肝创伤须充分引流，观察有无出血和胆漏，并预防术后感染。

二、脾损伤

（一）病因与发病机制

脾血供丰富，组织脆弱，是钝性创伤中最常累及的腹腔内器官。自1892年首次报道了因脾钝性创伤而施行脾切除术后，脾切除术曾是应用最为广泛的脾损伤治疗方法。尽管早期也曾有外科医生成功地保留了脾损伤患者的脾，但Kocher在1911年表示，脾损伤需要切除脾脏器官，在有效控制出血后没有任何其他负面影响。直到1952年首次报道了儿童脾切除术后爆发性感染（overwhelming post-splenectomy infection，OPSI），自此改变了脾破裂一律切除脾的传统观念。

（二）临床表现

脾损伤可分为包膜下破裂、中央破裂和真性破裂。包膜下破裂表现为包膜下血肿，并无腹腔内出血。中央破裂发生在脾实质内，可自限，也可逐渐发展至包膜下甚至穿破包膜。真性破裂最为常见，指脾实质和包膜同时破裂。若不累及脾实质的中央区和脾门区，出血相对不多并有可能自行停止。粉碎性或累及脾门血管的脾破裂出血量大，可迅速引起失血性休克。AAST脾损伤分级标准见表3-23-2。

（三）辅助检查与诊断

超声检查是诊断脾损伤的首选方法。它不仅无创，还可以在床旁进行快捷方便地动态检查。对于经验丰富的医生，超声检查的敏感度可达89%，特异性度为97%，准确率为96%。CT可以提供更多有关脏器损伤的信息，可以评估腹腔积液、脾损伤

表3-23-2 AAST脾损伤分级

分级*	伤情	
Ⅰ级	血肿	包膜下，不继续扩大，<10%表面积
	破裂	包膜破裂，无出血，深度<1 cm
Ⅱ级	血肿	包膜下，不继续扩大，10%～50%表面积；或实质内血肿<5 cm
	破裂	包膜破裂，有活动性出血，深度1～3 cm，未累及脾小梁血管
Ⅲ级	血肿	包膜下，继续扩大，或>50%表面积；或包膜下血肿破裂伴活动出血；或实质内血肿直径>5 cm或继续扩大
	破裂	深度>3 cm或累及脾小梁血管
Ⅳ级	血肿	实质内血肿破裂伴活动出血
	破裂	累及脾段或脾门血管造成>25%脾组织无血供
Ⅴ级	破裂	脾粉碎性破裂
	血管损伤	脾门血管损伤，脾无血供

* Ⅰ级和Ⅱ级的脾损伤若不止一处，应高定Ⅰ级

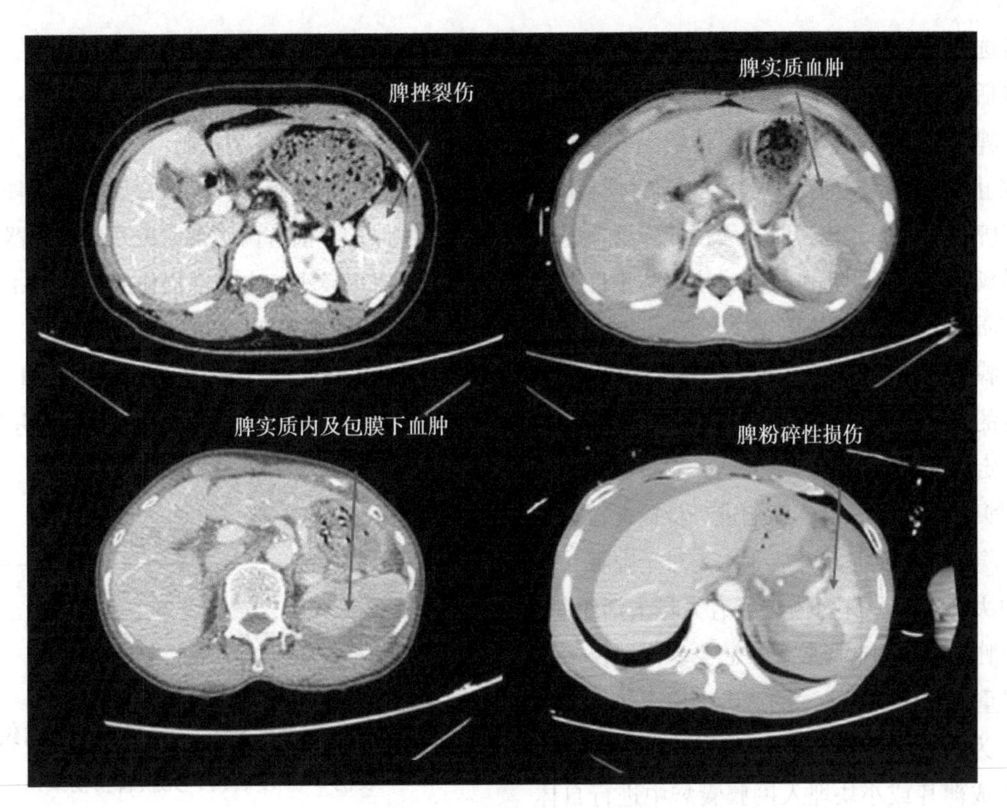

图 3-23-2 脾损伤的 CT 表现

的程度和其他腹部脏器有无合并伤（图 3-23-2）。对于血流动力学稳定的患者，建议行 CT 检查进行评估及分级。

（四）治疗

脾损伤有 3 种主要的治疗方案：非手术治疗，保留脾手术和脾切除术。在过去的 10 年中，脾损伤的治疗原则已经从所有病例的快速脾切除术转变为在不影响抢救生命的前提下尽可能地保留脾功能。

1. 非手术治疗 目前已在合适的脾损伤病例中被接受。非手术治疗儿童脾损伤的成功率约为 95%。通过选择适合的病例，非手术治疗具有输血量少、住院时间短、病死率低等多种优势。目前关于脾破裂的非手术治疗有如下适应证：①较轻的单纯性脾破裂；②生命体征和血流动力学指标较稳定，无休克或轻度休克者经快速补液后血流动力学可稳定；③脾损伤分级为Ⅰ、Ⅱ级，腹腔积血局限在脾周或估计出血量在 500 mL 以内；④神志清楚，有利于动态观察病情变化及检查腹膜炎体征；⑤不合并腹腔内其他脏器的严重损伤。选择非手术治疗的患者必须是血流动力学稳定的。血流动力学不稳定的患者如果能够在复苏过程中迅速恢复并保持稳定，也可以考虑采用非手术治疗。血流动力学稳定的患者随后应进行增强 CT 检查评估脾损伤情况，如果增强 CT 提示造影剂外渗，也可以进行高选择性的血管介入栓塞控制出血，随后再进行严密的监护治疗。

非手术治疗的关键在于对临床和实验室指标的监测，根据损伤的程度，患者一般需严格卧床休息 24 ~ 72 h。外科医生需对脾损伤患者每天至少评估 2 次，通过超声检查或 CT 检查，随时监测并评估患者的病情。如观察过程中发现继续出血或有其他脏器损伤，应立即实施手术治疗，因为有延迟性脾破裂的可能。患者出院后，也应根据实际情况安排随访超声检查或 CT 检查。

2. 手术治疗 在患者血流动力学比较稳定的

情况下可选择腹腔镜手术，反之选择开腹手术。手术方式包括：

（1）脾修补或止血术 根据具体情况可单纯缝合、凝固止血、应用生物胶或其他止血材料压迫等。由于脾实质脆弱，包膜薄且无拉伸强度，因此缝合时易撕裂，可采用止血材料衬垫，防止打结时撕裂脾实质而进一步扩大损伤。

（2）脾切除术或部分脾切除术 在患者血流动力学稳定的情况下，可采用腹腔镜手术治疗，需要在具备一定腹腔镜基础的医院开展。如腹腔镜探查术中发现腹腔内大量积血，影响进一步探查，且患者循环不稳定，应及时转开放手术。对于脾脏Ⅴ级损伤即中央部破裂、脾门撕裂或有大量失活组织、合并空腔脏器破裂引起腹腔严重感染、高龄及多发伤情况严重需迅速结束手术的患者，应直接行全脾切除术。为防止儿童术后发生 OPSI，可将 1/3 的脾组织切成薄片或小块埋入网膜囊袋中进行自体移植。

对于脾上极或下极损伤且没有累及脾门的脾外伤，可实施部分脾切除术。

脾切除术最危险的并发症是 OPSI，甚至可以在术后多年出现，病死率高达 80%。脾切除术后，应采取一些特别针对预防 OPSI 的措施，最重要的是针对肺炎球菌的主动免疫。同时，建议每年进行流感疫苗接种，如出现呼吸道感染症状时应积极使用广谱抗生素。脾切除术后的另一个并发症是血小板增多症。血小板增多症通常在短时间内消失，但它进展为慢性血小板增多症的概率高达 30%。部分患者术后需服用抗血小板药物以减少血栓形成的风险。

典型案例 3-23-1

脾破裂病例及分析

拓展阅读 3-23-1

脾脏损伤治疗方式的专家共识（2014 版）

三、胰腺损伤

（一）病因与发病机制

胰腺位于上腹部腹膜后，后方由肋骨和背侧棘突肌群保护，前方由腹部肌肉及其他脏器保护，因此损伤概率较小，占腹部损伤的 1%～2%。

（二）临床表现

胰腺损伤后总病死率高达 20%，主胰管有无损伤对预后关系极大。AAST 胰腺损伤分级标准见表 3-23-3。

表 3-23-3 AAST 胰腺损伤分级

分级	类型	描述
Ⅰ级	血肿	轻微挫伤，无胰管损伤
	裂伤	浅表裂伤，无胰管损伤
Ⅱ级	血肿	严重挫伤，无胰管损伤或组织缺失
	裂伤	重度裂伤，无胰管损伤或组织缺失
Ⅲ级	裂伤	远端（肠系膜上静脉左侧）断裂或实质损伤，伴胰管损伤
Ⅳ级	裂伤	近端（肠系膜上静脉右侧）断裂或实质损伤
Ⅴ级	裂伤	胰头大量损毁

（三）辅助检查与诊断

血清淀粉酶升高和腹腔穿刺液中的淀粉酶显著升高对诊断胰腺损伤有参考价值，但并非胰腺损伤所特有，消化道穿孔也有类似表现，且约 30% 的胰腺损伤患者并无淀粉酶升高。超声可发现胰腺回声不均和胰周的积血、积液等征象。在患者病情稳定的情况下，增强 CT 检查可用于评估胰腺损伤，可清晰地显示胰腺轮廓是否完整，有无胰周血肿、胰腺裂伤及周围有无积血积液。内镜逆行胰胆管造影术（ERCP）对判断主胰管的损伤非常有效，但在急诊条件下应用较少。磁共振胰胆管显影（MRCP）因其无创性也常用于检测主胰管的损伤。

（四）治疗

1. 非手术治疗 胰腺挫伤和轻微撕裂可以进行非手术治疗，前提是不存在需要手术修复的其他脏器损伤，并且排除了主胰管的损伤。通常可以通过临床观察、穿刺置管引流、内镜放置支架来处理。

2. 手术治疗 目的在于止血、清创、引流、切除、重建及处理合并伤等。手术中整个胰腺的暴露非常重要。首先切断胃结肠韧带以显露胰腺的腹侧及下缘，打开Kocher切口暴露胰头及胰腺钩突，随后切断肝胃韧带进一步暴露胰头及胰腺上缘，最后游离结肠脾曲和脾脏显露胰腺尾部，则可显露整个胰腺并进行处理。在充分暴露胰腺后，下一步则需要确定主胰管是否损伤。中央穿孔、横断伤及严重的挫伤，尤其是在胰腺远端，均提示主胰管的损伤，需要注意的是有时胰腺完全横断可能被胰腺包膜下的血肿所掩盖。因此，凡手术探查发现血肿，应将血肿切开，清理后进一步探查。

在手术探查中发现的主胰管完整的胰腺损伤（Ⅰ、Ⅱ级）可以通过简单的缝合及胰周引流来处理。位于肠系膜上静脉左侧的合并主胰管损伤的Ⅲ级损伤宜行远端胰腺切除术，或者胰管内放置内引流管，近端可放置在十二指肠内，引流管可吸收线固定，胰管端端吻合，胰腺对合缝合。在患者条件允许的情况下，对于胰体尾部毁损伤可实施远端胰腺切除术。为避免术后内分泌功能不全，胰腺远端切除范围尽量不超过80%。

累及主胰管的胰头部损伤处理是最为棘手的。具体应结合医院条件、手术医生的经验和技术进行处理。在不具备胰腺切除术的经验情况下，放置胰周引流后尽快转上级医院；在具备丰富胰十二指肠切除术的经验下，可以采用保留十二指肠的胰头切除术关闭近端残端，远端胰腺采用Roux-en-Y胰肠吻合；在合并十二指肠损伤情况下，可实施胰十二指肠切除术。

各类胰腺手术之后均应留置腹腔引流，以放置双套管引流为佳，术后发生胰漏，可进行24 h负压吸引和冲洗。术中空肠造瘘对于胰头部损伤的处理也是必需的，有利于术后肠内营养支持。术中是否进行胆囊造瘘、胃造瘘视情况而定。

胰腺损伤后的主要并发症为胰腺炎、胰瘘和假性囊肿形成。胰腺假性囊肿可通过内镜下穿刺并放置支架进行内引流。胰腺钝性损伤后的病死率低于10%，但并发症率很高，在一项48例胰腺钝性损伤（Ⅲ～Ⅴ级）研究中患者并发症率高达62%，尤其是治疗延误超过24 h的患者。胰腺穿透性损伤的病死率为15%～20%，多数是由于血管损伤引起的大出血所致，穿透性胰腺损伤的胰瘘率约为10%。

四、十二指肠损伤

（一）病因与发病机制

十二指肠大部分位于腹膜后，被许多其他器官保护，因此发生损伤概率很低（3%～4%）。多数十二指肠损伤由穿透性损伤引起，钝性损伤十分罕见。但在交通事故中，方向盘压迫上腹部造成十二指肠水平段碾压于脊柱上，可引起十二指肠损伤。

（二）临床表现

十二指肠损伤多见于降部和水平部（3/4以上）。十二指肠破裂后，肠内容物进入腹腔可引起强烈的腹膜炎体征，但腹膜后十二指肠破裂则无此类临床表现。

AAST十二指肠损伤分级见表3-23-4。

表3-23-4 AAST十二指肠损伤分级

分级		伤害描述
Ⅰ级	血肿	局限于十二指肠某一段
	破裂	非全层，未穿透
Ⅱ级	血肿	累及范围超过一段
	破裂	＜50%周径
Ⅲ级	破裂	十二指肠第二段；50%～75%周径
		十二指肠第1、3、4段；50%～100%周径
Ⅳ级	破裂	十二指肠第2段；＞75%周径
		累及壶腹部或胆总管远端
Ⅴ级	破裂	十二指肠胰腺结合部大部分损毁
	血管伤	十二指肠无血供

（三）辅助检查与诊断

十二指肠破裂后，肠内容物进入腹腔可引起强烈的腹膜炎体征，诊断相对比较容易，但腹膜后十二指肠破裂则无此类临床表现，诊断较为困难。如有以下情况需考虑腹膜后十二指肠损伤：①右上腹或腰部持续性疼痛且进行性加重，可向右肩及右睾丸放射；②右上腹及右腰部有明显的固定压痛；③腰部体征相对较轻而全身情况不断恶化；④呕吐血性液体；⑤血清淀粉酶升高；⑥平片检查腰大肌轮廓模糊；⑦腹膜后呈花斑状改变（积气）并逐渐扩展；⑧经胃管注入水溶性碘剂外溢；⑨ CT 显示右肾前间隙气泡更加清晰，更易发现造影剂外渗。

（四）治疗

十二指肠损伤处理的两大关键是及时诊断和及时手术探查、处理，延误诊断和处理导致腹膜后感染的后果非常严重。手术探查时如发现十二指肠附近腹膜后有血肿，组织被胆汁黄染或横结肠系膜根部有捻发音，均应高度怀疑十二指肠腹膜后破裂的可能。

十二指肠损伤手术方式很多，主要有下列几种：①十二指肠轻度破裂（Ⅰ、Ⅱ级及部分Ⅲ级）可采用单纯修补进行处理。对于一些裂口不大、边缘整齐、血供良好且无张力者，可直接行 Lembert 双层缝合。由于十二指肠内消化液流量大、压力高，并具有强腐蚀性，因而愈合能力较差，术中留置十二指肠减压管对吻合口的愈合十分重要。②十二指肠第 3、4 段严重损伤且不宜缝合修补时（部分Ⅲ级及Ⅳ级），可行损伤肠段切除端端吻合，或修建破口后与远端空肠行侧侧吻合术。若切除肠段较多，导致张力过大无法行端端吻合，则可将远端关闭，近端与空肠行端侧吻合，或将两断端同时关闭，做十二指肠空肠侧侧吻合。③十二指肠第 2 段严重损伤或同时伴有胰腺损伤（Ⅳ、Ⅴ级）时，可行十二指肠憩室化，包括胃窦切除、迷走神经离断、胃空肠吻合、十二指肠残端和胆总管造瘘。目的是旷置十二指肠，减少胰腺外分泌，保证顺利愈合。④十二指肠第 2 段严重损毁且伴壶腹部及胆总管损伤、胰头损毁无法修补的情况下，可行胰十二指肠切除术。此类手术创伤及风险极大，病死率可达 40%。对于任何一种十二指肠损伤手术都应该十分慎重，消化液充分转流或引流、腹腔预置引流管充分引流、空肠营养管预置都是基本的处理原则。

十二指肠壁内血肿是十二指肠损伤的一种特殊类型，常可引起近端高位肠梗阻。通过胃肠减压、肠外营养支持等保守治疗措施，随着血肿的吸收，大部分患者的梗阻症状可逐渐消退，如在第 7 天后临床无明显改善的患者，可复查 CT 进行评估，必要时手术处理。手术时需切开血肿外的浆膜，清除血肿，仔细探查十二指肠肠壁排除全层损伤，确切止血后缝合关闭浆膜缺损。

五、胃损伤

胃有肋弓保护，活动度较大、壁厚，钝性伤后很少受累。下胸部及上腹部的穿透性损伤常伤及胃，且多伴有肝、脾、膈肌或胰腺的损伤，吞入锐利异物亦可造成胃穿孔。胃全层破裂或胃穿孔，可在腹部立位平片中发现膈下游离气体，或在 CT 中发现腹腔内的游离气体。通常都需要手术探查和修补。如患者临床无腹膜刺激征，且无合并其他脏器损伤，可采用经鼻留置胃管减压进行保守治疗。胃损伤较小时可通过大网膜及邻近器官密封而自发愈合。保守治疗无效应及时采用手术治疗。

手术探查必须彻底，包括切开胃结肠韧带探查胃后壁及胰腺，1/3 的穿透性胃损伤病例可能存在胃前后壁的穿孔。胃壁网膜覆盖处需仔细探查，以免遗漏小的穿孔。腹腔镜手术及开放手术均可应用于胃损伤的治疗。边缘整齐的裂口，可以止血后直接缝合；边缘有挫伤或组织失活者，需修整后缝合。如存在广泛损伤，宜行胃部分切除术，一般不建议实施全胃切除术。

六、结直肠损伤

（一）结肠损伤

结肠损伤通常是由于穿透性损伤导致，且多伴有其他脏器损伤。因结肠内存在大量细菌，因此损伤后可产生严重的腹腔感染。结肠损伤的主要临床表现为细菌性腹膜炎。一部分结肠位于腹膜后，受伤后容易漏诊，常常导致严重的腹膜后感染。结肠损伤严重程度可分为以下几类：①浆膜撕裂；②单纯穿孔；③≤25% 的肠壁受损；④ > 25% 的肠壁受损；⑤肠系膜破裂出血。

在剖腹探查术中，控制出血是首位的，其次是去除腹腔污染。对于如何选择一期手术和分期手术，目前很难定出一个明确的界限。通常认为行一期手术修复需具备以下几个特点：①穿孔局限，边缘清洁；②没有挫伤和血肿；③受损肠段血供良好；④患者血流动力学稳定；⑤创伤后 6 h 内手术；⑥年龄 < 60 岁。一期手术修复的明确禁忌证是：①腹腔严重感染；②全身严重多发伤或腹腔内其他脏器合并伤，需尽快结束手术；③有重要基础疾病如肝硬化、糖尿病等。由于结肠壁较薄，且通常在穿孔周围区域肠壁也受到影响，因而直接缝合或简单切除过于危险，应在健康组织中的边缘切除受损肠段更为安全。手术中必须使用大量生理盐水冲洗腹腔，彻底清除穿孔漏出的肠内容物，并留置引流，防止腹腔脓肿形成。

结肠损伤术中是否进行预防性结肠或回肠造口术目前缺乏临床循证医学证据，结肠损伤的处理原则与小肠不同，因其有以下两个特点：①结肠肠壁较薄，血液循环较差，易积气，组织愈合能力差，创口缝合后容易破裂形成肠瘘；②结肠内粪便含有大量细菌，破裂后可造成严重腹腔感染。因此大部分患者需行肠造口术或肠外置术处理，待 3 ~ 4 个月后患者情况好转时再行瘘口回纳手术。对于右半结肠损伤，只有当裂口小、腹腔污染轻、全身情况好的患者可以考虑一期修补术。

腹腔镜手术也越来越多地被用于评估并治疗结肠损伤患者，其优势在于微创以及术后疼痛小、恢复快、住院时间短，但必须基于患者血流动力学稳定的情况下进行。

（二）直肠损伤

直肠有骨盆作为保护屏障，除严重的骨盆骨折移位刺破或撕裂肠壁外，一般很少会引起直肠损伤。经直肠性交或自行插入异物也可造成直肠破裂。直肠上段在盆底腹膜返折之上，下段在返折之下，因而损伤后临床表现有所不同。上段直肠损伤与结肠破裂基本相同，下段损伤可引起严重的直肠周围感染，而并不表现为腹膜炎，临床上容易误诊。诊断腹膜外直肠损伤需依靠直肠指检和直肠镜的结合，其准确率在 80% ~ 95%。X 线骨盆显像和盆腔 CT 有助于评估骨盆骨折及异物残留。腹膜外直肠损伤的诊断依据有：①血液从肛门排出；②会阴部、骶尾部、臀部、大腿的开放伤口有粪便溢出；③尿液中含有粪便残渣；④尿液从肛门流出。

根据损伤部位的不同，直肠损伤的治疗方式也有所不同。对于腹膜返折以上直肠损伤，如果穿孔部位修整后可直接予以缝合；若患者一般情况良好，可不做近端造口；如果上段直肠损毁严重，可切除后行肠管端端吻合，此时行保护性造口有助于吻合口的愈合。而对于腹膜返折以下直肠损伤，如损伤部位较高可打开腹膜返折进行显露及修补，伴有膀胱、尿道或阴道合并损伤的应同时进行修补；如损伤部位较低，可经会阴部骶尾骨旁入路显露直肠后间隙进行修补。手术中必须彻底清洗漏出的粪便，并留置引流管。对于腹腔、盆腔污染严重，患者高龄或营养情况差者，直肠损伤行乙状结肠造口是必需的。

七、小肠及肠系膜损伤

小肠损伤通常由穿透性损伤引起，小肠钝性损伤较少见。但在交通事故中安全带引起腹部的突然压迫可引起闭合肠环管腔内压力骤然增加，导致肠壁破裂穿孔。肠系膜损伤很少发生，通常伴随有其他脏器的损伤。小肠损伤诊断较为容易，可有腹膜炎体征；腹部立位平片可存在腹腔游离气体，但无游离气体并不能否定小肠穿孔。远端小肠破裂时，因其内容物化学刺激较小，症状体征发展较慢，可引起诊断延迟。

小肠损伤诊断明确时，即应进行手术治疗。手术时需仔细探查全小肠及肠系膜，系膜缘血肿应切开探查以免遗漏小的穿孔。手术方式以修补为主，如有以下情况则可做部分小肠切除术：①裂口较大或裂口边缘肠壁组织挫伤严重；②小肠肠管多处破裂；③肠管大部分或完全断裂；④肠管严重挫伤、血供障碍；⑤肠壁内或系膜缘存在大血肿；⑥肠系膜损伤影响肠壁血液循环。如需行肠管切除，至少应保留 100 cm 的小肠和回盲部，否则可能在术后出现短肠综合征。处理系膜损伤时要精确，避免缝扎尚未受累的血管。肠系膜处理完成后，应仔细评估相应肠管的血供。系膜裂孔应予以修补，防止内疝的形成。腹腔镜手术中如误伤小肠肠管，也可直接在腹腔镜下进行修补。

（郑海水　洪德飞）

数字课程学习

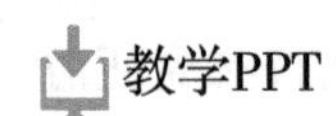

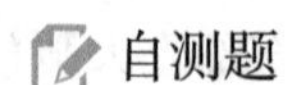

第二十四章

消化道出血

关键词

上消化道出血　不明原因消化道出血　下消化道出血

呕血　黑便　急诊胃镜

Forrest 分级　质子泵抑制剂

第一节 概 述

诊疗路径：

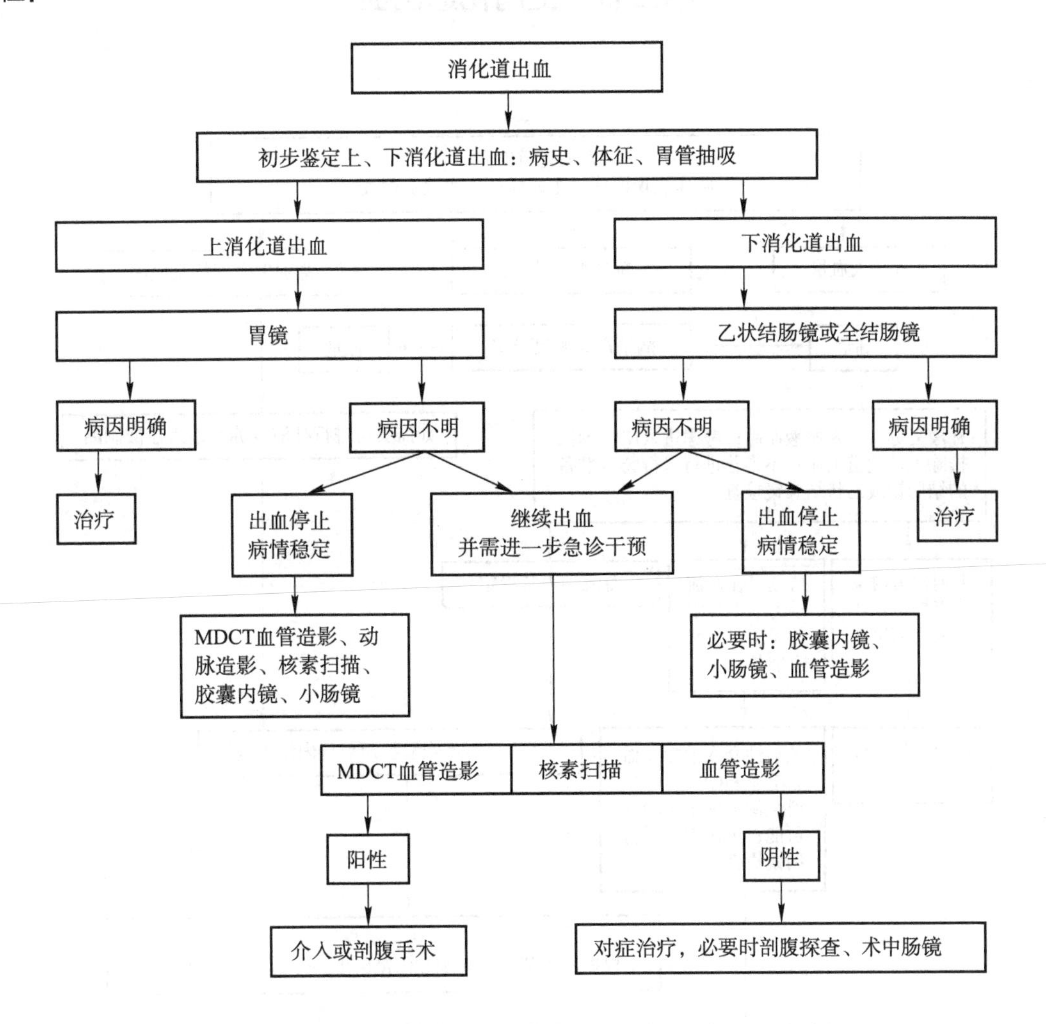

消化道出血（gastrointestinal bleeding）是指从食管到肛门之间消化道的出血，是临床常见的急重症，消化道出血相关的病死率可达5%～10%。根据部位分为上消化道出血（屈氏韧带以上的消化道出血）、中消化道出血（屈氏韧带至回盲部出血）和下消化道出血（回盲部以下的消化道出血）。根据病因可分为静脉曲张性和非静脉曲张性出血。临床上也可根据出血过程的急慢分为急性消化道出血和慢性消化道出血。

临床工作中大多数（80%～90%）急性上消化道出血是非静脉曲张性出血，其中最常见的病因包括胃十二指肠消化性溃疡（20%～50%）、胃十二指肠糜烂（8%～15%）、糜烂性食管炎（5%～15%）、食管贲门黏膜撕裂综合征（Mallory-Weiss综合征）（8%～15%）、动静脉畸形/移植动静脉内瘘（GAVE）（5%），其他原因有Dieulafoy病变、上消化道恶性肿瘤等。

根据国外的流行病学资料显示，上消化道出血的发病率为每年（40～150）/10万，而因急性下消化道出血住院的患者为每年（20～27）/10万；老年人的发病率更高，80～89岁年龄组发病率约为20～29岁年龄组的200倍。临床上大多数消化道出血患者以呕血、黑便为主要临床表现，对于急性大量出血的患者如不及时诊治，有可能危及生命。因此，熟悉并掌握消化道出血的发病机制、临床表现、规范的诊断和治疗十分重要。

第二节 上消化道出血

诊疗路径：

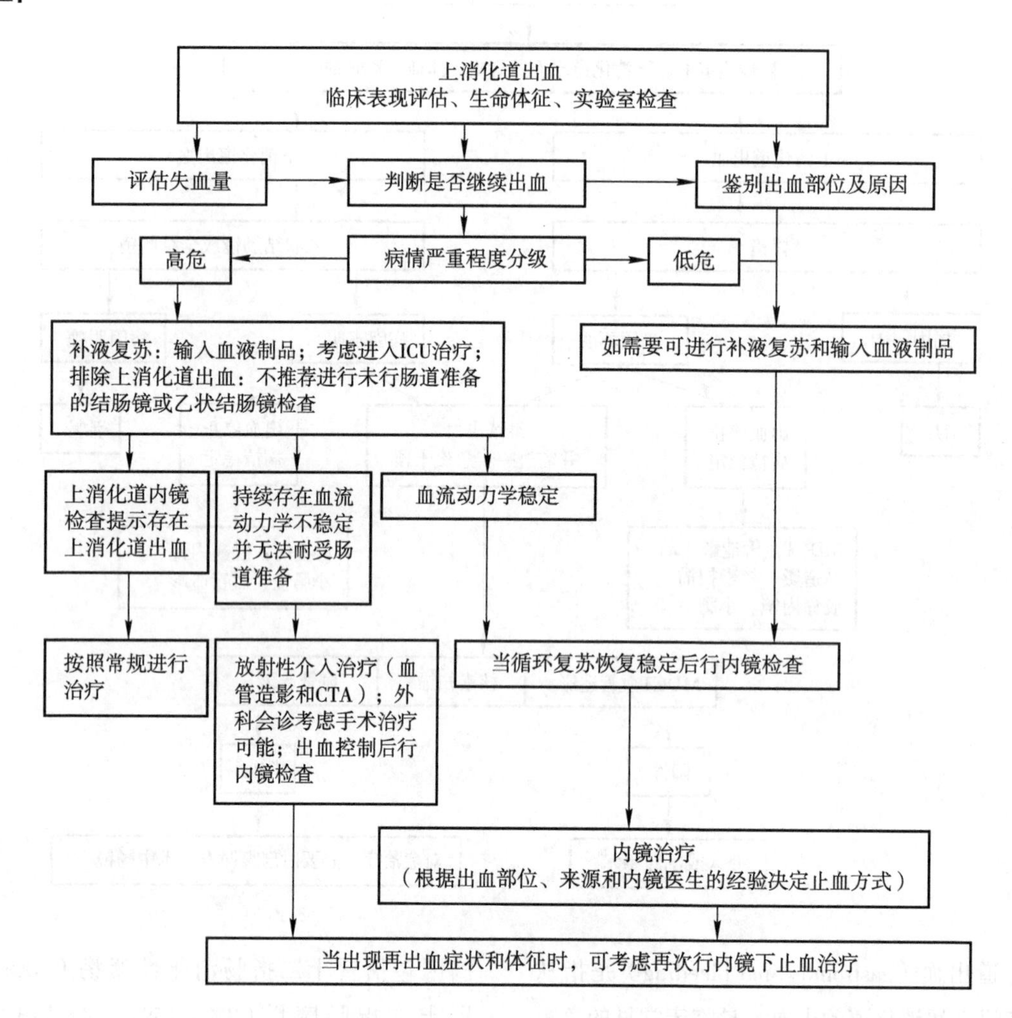

上消化道出血（upper gastrointestinal bleeding，UGIB）是指十二指肠屈氏韧带以上消化道的出血，包括食管、胃、十二指肠、胆道及胰管的出血，胃空肠吻合术后的空肠出血亦属这一范畴。临床以呕血和（或）黑粪为特点。

（一）病因

上消化道出血最常见的病因为消化性溃疡、肝硬化食管胃底静脉曲张破裂出血、上消化道肿瘤和应激性溃疡。具体病因分类如表 3-24-1 所示。

（二）发病机制

不同病因引起的上消化道出血有其各自的病理生理学机制和病理学表现，此处主要阐述最常见的上消化道出血病因——消化性溃疡。

1. 病理生理学　正常情况下，胃、十二指肠黏膜表面具有一层主要由黏液构成的覆盖膜，以防止对正常黏膜的消化作用。胃液的消化作用和黏膜

表 3-24-1　上消化道出血病因

疾病名称		病因
上消化道疾病	食管疾病	食管贲门黏膜撕裂综合征、食管炎、食管溃疡、食管癌
	胃、十二指肠疾病	消化性溃疡、急性胃黏膜损害、胃癌、胃血管病变、胃黏膜脱垂、胃术后病变、糜烂性十二指肠炎
	空肠疾病	胃肠吻合术后空肠溃疡、空肠克罗恩病、急性出血性坏死性肠炎、肠结核、克罗恩病、空肠憩室炎或溃疡、肠套叠、小肠肿瘤、胃肠息肉病、小肠血管瘤及血管畸形
门静脉高压	肝硬化	各种病因引起肝硬化
	门静脉阻塞	门静脉炎、门静脉血栓形成
上消化道邻近器官或组织疾病	胆道出血	各种病因引起胆道出血
	胰腺疾病累及十二指肠	胰腺癌、胰腺炎等累及十二指肠
	其他	动脉瘤破入上消化道
全身性疾病	血管性疾病	过敏性紫癜等
	血液病	白血病、血友病、DIC 等
	结缔组织病	结节性多动脉炎、SLE 等
	应激性溃疡	败血症、休克等引起的应激状态
	急性感染	流行性出血热等

屏障功能处于动态平衡状态，一旦这种平衡被破坏就可引起黏膜损伤而导致溃疡形成。

（1）胃酸和胃蛋白酶的作用　当消化道黏膜防御和修复功能受损伤时，胃酸在溃疡形成中起主导作用，而胃蛋白酶在高酸情况下将对损伤的消化道黏膜产生直接的消化作用。当消化道黏膜损伤后不能有效地抵抗胃酸和胃蛋白酶的侵蚀、消化作用时就会发生溃疡。

（2）*H. pylori* 感染　可能与 *H. pylori* 降低黏膜的抗酸作用、分泌大量抗原物质促进机体释放炎症介质和通过使胃窦部 pH 升高负反馈促进胃泌素分泌，进而增加胃酸分泌量而导致黏膜损伤造成溃疡有关。

（3）药物损害　长期使用 NSAIDs 类等药物可使溃疡出血等并发症的发病率成倍增加。

2. 病理学特点　胃溃疡多位于胃小弯近幽门部。溃疡通常呈圆形或椭圆形。溃疡边缘整齐，底部平坦，深浅不一。较浅者仅累及黏膜下层，较深者可深达肌层或浆膜层。

十二指肠溃疡多发生在十二指肠球部前壁或后壁，形态特点与胃溃疡类似。溃疡底部的毛细血管破裂可致少量出血，若较大血管被侵蚀破裂可致大出血。

（三）临床表现

上消化道出血的临床表现取决于出血病变的性质、出血部位、出血量和患者自身的全身状态，具体表现如下。

1. 呕血和黑便　是上消化道出血的特征性表现。上消化道大出血后均有黑便。出血部位在幽门以上者常伴有呕血。如出血量较少、速度慢亦可无呕血。反之，幽门以下出血如出血量大、速度快，可因血液反流入胃腔引起恶心、呕吐而表现为呕血。呕血多为棕黑色呈咖啡渣样，因未经胃酸充分混合即呕出，则为鲜红或有血块。黑粪呈柏油样，黏稠而发亮；当出血量大时，血液在肠内推进快，粪便可呈暗红甚至鲜红色。

2. 失血性周围循环衰竭 急性大量失血由于循环血容量迅速减少而导致周围循环衰竭。当出血量 > 1 000 mL 且速度快者，可表现为头昏、心慌、乏力，突然起立发生晕厥、肢体冷感、心率加快、血压偏低等症状，严重者呈休克状态。

3. 贫血 患者可表现为面色苍白、头晕、心悸。出血早期血细胞检测可无明显异常，一般须经 3 ~ 4 h 以上才出现贫血，出血 24 h 内网织红细胞即见增高，出血停止后逐渐降至正常。上消化道大量出血 2 ~ 5 h，白细胞计数轻至中度升高，血止后 2 ~ 3 天才恢复正常。但在肝硬化患者中，如同时合并脾功能亢进，则白细胞计数可不增高。

4. 发热 上消化道大量出血后，多数患者在 24 h 内出现低热，持续 3 ~ 5 天后降至正常，引起发热的原因尚不清楚，可能与周围循环衰竭导致体温调节中枢的功能障碍等因素有关。

5. 氮质血症 在上消化道大量出血后，由于大量血液蛋白质的消化产物在肠道被吸收，血中尿素氮浓度可暂时增高，称为肠源性氮质血症。一般于出血后数小时血尿素氮开始上升，24 ~ 48 h 可达高峰，大多不超过 14.3 mmol/L，3 ~ 4 d 后降至正常。

（四）辅助检查

1. 实验室检查 检测外周血血红蛋白、白细胞及血小板计数、网织红细胞、肝功能、肾功能、血尿素氮、凝血功能和大便隐血试验等，有助于评估患者的病情，判断治疗效果，协助病因诊断。

2. 内镜检查 胃镜检查为上消化道出血的首选诊断方法，出血后 48 h 内进行的诊断正确率高达 80% ~ 94%，可直接确定出血部位，获得病因诊断，区别出血性质（活动性出血和近期出血）。不同病因其内镜下表现也不同。

图 3-23-1
消化道出血的胃镜表现

3. 影像学检查 X 线钡剂检查主要适用于有胃镜禁忌证或拒绝进行胃镜检查者，一般主张在出血停止和病情稳定后进行。动脉造影主要适用于无法进行内镜检查或内镜检查有诊断困难的患者，此方法也是发现血管病变的唯一方法；但对于有心血管功能不稳定、有凝血功能障碍和可能引起栓塞并发症的患者不宜使用。在上述检查方法无法确诊时可采用放射性核素显像，此法为非侵入性，损伤性小，敏感度高，但对于判断出血部位作用有限。

（五）诊断和鉴别诊断

1. 诊断 上消化道出血的诊断流程分以下四步进行。

（1）确认是否为上消化道出血 根据病史和体征，结合实验室检查多能作出判断。注意与下消化道出血和呼吸系统出血相鉴别。

（2）估计出血的严重程度 粪隐血阳性提示出血量 > 5 mL/d；黑便提示出血量 50 ~ 100 mL；呕血提示胃内积血量达 250 ~ 300 mL；出血量 > 400 mL 时可出现头晕、心悸、出汗、乏力、口干等症状；出血量 > 700 mL 时上述症状明显，并出现晕厥、肢体冷感、皮肤苍白、血压下降等；出血量 > 1 000 mL 时可产生休克。

（3）判断是否继续出血 症状加重（反复呕血、呕吐物变鲜红色、黑便次数增多、肠鸣音亢进）、血压波动、红细胞计数与血细胞比容和血红蛋白持续下降等均提示患者仍处于持续出血状态，需尽快采取相应治疗。

（4）病因及部位诊断 需根据病史和体征，结合实验室检查、内镜检测和影像学检查作出判断。消化性溃疡患者常伴有长期规律性上腹疼痛史，并在饮食不当、精神疲劳等诱因下并发出血，出血后疼痛减轻，急诊或早期内镜检查即可发现溃疡出血灶。门脉高压食管静脉曲张破裂出血患者常伴有慢性肝炎、血吸虫病等病史，可出现肝掌、蜘蛛痣、腹壁静脉曲张、脾肿大、腹水等体征。急性胃黏膜病变患者常伴有服用非甾体抗炎药（NSAIDs）或严重创伤或手术等病史；当患者年龄较大（ > 50 岁）伴不明原因黑便或粪便隐血试验阳性时，应考虑消化道肿瘤。

2. 鉴别诊断

（1）呕血和咯血鉴别诊断 如表 3-24-2 所示。

表 3-24-2 呕血和咯血的特点

鉴别要点	呕血	咯血
病因	消化性溃疡、肝硬化等	肺结核、支气管扩张等
出血前症状	上腹部不适、恶心、呕吐，无痰	喉部痒感、胸闷、咳嗽等，常伴有血痰数日
出血方式	呕出，可为喷射状	咯出
出血颜色	咖啡色、棕黑色、暗红色或鲜红色	鲜红色
血中混合物	食物残渣、胃液	痰、泡沫
pH	酸性	碱性
黑便	有，柏油样、果酱样、暗红色	一般无，咽下可有

（2）上消化道出血和下消化道出血鉴别诊断 如表 3-24-3 所示。

表 3-24-3 消化道出血和下消化道出血的鉴别诊断

鉴别要点	上消化道出血	下消化道出血
既往史	多有溃疡病史、肝胆疾病史、呕血史	多有下腹部疾病史、排便异常史、便秘史、腹痛及便血史
出血先兆	上腹部闷胀，腹痛，恶心，反胃	中下腹不适或下坠感
出血方式	呕血伴柏油样便	便血，无呕血
便血特点	柏油样便，稠或成形，无血块	暗红或鲜血，稀，多不成形，大量出血时可伴有血块

（六）治疗

1. 一般治疗 通过监测血压、心率、尿量、意识状态等指标反映血液循环状态稳定性，但应考虑到患者基础疾病的影响。血细胞比容与血红蛋白是反映出血量快速、简便和可靠的指标。

2. 药物治疗

（1）抑酸剂 H2 受体阻滞剂或质子泵抑制剂（PPI）等都可将胃内 pH 提高至 6.0 以上，因为 pH > 6 时可使血小板凝聚及抑制纤维蛋白溶解，有利于止血。PPI 优于 H2 受体阻滞剂，二者使用后持续或再次出血的发生率分别为 7% 和 13%。

（2）血管加压素 常用于门脉高压患者的食管–胃底静脉曲张破裂出血。具有收缩内脏血管、减少门脉血流量的作用，能降低门脉压力 20% 左右。

（3）生长抑素 具有减少内脏血流量、降低门脉压、抑制胰高糖素等许多胃肠激素的作用，而不伴有全身血流动力学改变。对于上消化道出血，尤其是食管静脉曲张破裂出血的止血效果优于血管加压素，止血率为 80%～90%，与气囊压迫止血、硬化剂治疗等方法的疗效相仿。

3. 气囊压迫止血 是治疗食管–胃底静脉曲张破裂出血的传统方法之一，常用的是三腔双囊管。压迫止血率为 50%～80%。并发症有吸入性肺炎、食管破裂、窒息等。一般胃囊充气 180～250 mL，食管囊充气 100～150 mL，囊内压力为 40 mmHg 左右。滑轮悬挂装置加压重量为 0.5 kg 左右。食管囊每压迫 12 h 后应放气 30 min。

4. 内镜治疗 内镜下止血起效迅速，疗效确切，是治疗的首选方案。推荐对于 Forrest 分级：（Ⅰa 级，喷射样出血；Ⅰb 级，活动性出血；Ⅱa 级，血管裸露；Ⅱb 级，附着血凝块；Ⅱc 级，黑色基底；Ⅲ级，基底洁净）Ⅰa～Ⅱb 级的出血病变进行内镜下止血治疗。常用的内镜止血方法包括药物局部注射、热凝止血和机械止血。药物注射可选用 1∶10 000 肾上腺素盐水，其优点为简便可行；热凝止血包括高频电凝、氩离子凝固术、热探头、微波等方法，止血效果可靠，但需要一定的设备和技术经验；机械止血主要采用各种止血夹，适用于活动性出血，但对某些部位的病灶难以操作。

图 3-24-2
Forrest 分级

5. 手术治疗　经内科药物治疗、内镜治疗后24 h仍出血不止者；呕血或黑便，同时伴低血压的再出血患者；输血总量 > 1 600 mL仍出血不止者；出血速度过快而于内镜检查时无法看清出血病灶者可考虑剖腹探查，在术中结合内镜检查明确出血部位后进行治疗。

（七）预后评估

1. Rock评分系统　临床上多采用Rock评分系统（表3-24-4）进行急性上消化道出血患者再出血和死亡危险性评估，将患者分为高危、中危和低危人群（≥5分为高危、3~4分为中危，0~2分为低危），但此法纳入了内镜诊断内容，在疾病早期应用受限。

2. Blatchford评分（表3-24-5）　此法基于临床和实验室检查变量，无需内镜检查，适用于在疾病早期运用。

表3-24-4　Rockall评分系统

评分				
分数	0	1	2	3
年龄	< 60	60~79	> 80	—
休克	无（收缩压 > 100 mmHg，心率 < 100次/min）	心动过速（收缩压 > 100 mmHg，心率 > 100次/min）	低血压（收缩压 < 100 mmHg，心率 > 100次/min）	—
并发症	无	—	心力衰竭、缺血性心脏病	肝肾衰竭、恶性肿瘤转移
诊断	没有可辨认的病变和新近出现病灶，Mallory-Weiss综合征	溃疡等其他病变	上消化道恶性肿瘤	—
近期出血的主要征象	无或仅有黑斑	—	上消化道可见血液存留、血凝块附着、血管显露或喷血	—

表3-24-5　Blatchford评分系统

项目	检测结果	评分
收缩压（mmHg）	100~109	1
	90~99	2
	< 90	3
血尿素氮（mmol/L）	6.5~7.9	2
	8.0~9.9	3
	10.0~24.9	4
	≥25.0	6
血红蛋白（g/L）男性	120~129	1
	100~119	3
	< 100	6
女性	100~119	1
	< 100	6
其他表现	脉搏≥100次/min	1
	黑便	1
	晕厥	2
	肝脏疾病	2
	心力衰竭	2

第三节　下消化道出血

临床路径：

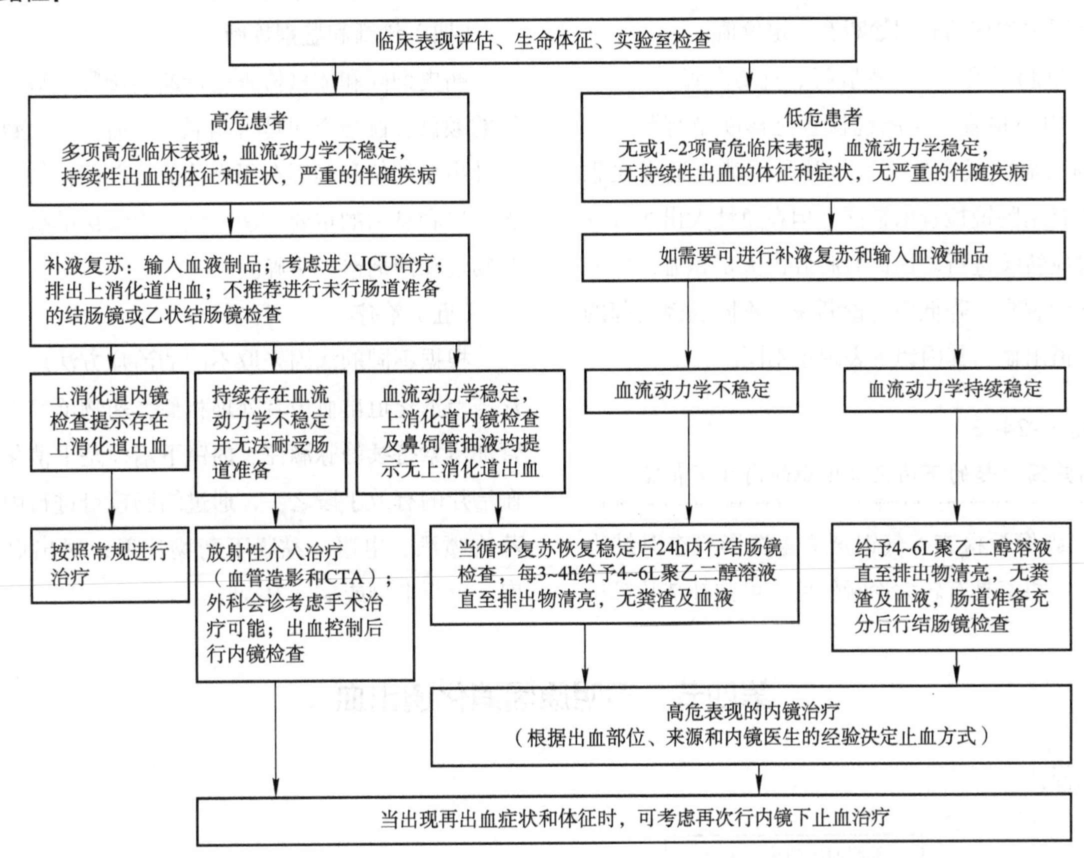

下消化道出血（lower gastrointestinal bleeding，LGIB）指回盲瓣以下的消化道出血。

（一）病因

1. 结直肠肿瘤　是下消化道出血最常见的原因，以结肠癌最为多见，其他有淋巴瘤、结直肠腺瘤、间质瘤、类癌等。

2. 结直肠息肉　息肉（也包括前述的结直肠腺瘤样息肉）出血占下消化道出血病因的1/3左右。出血原因主要为息肉表面炎症、糜烂等。

3. 感染及炎症性病变　肠道细菌、真菌、寄生虫感染均可引起出血，如伤寒、细菌性痢疾、结核、肠阿米巴病、血吸虫病等。炎症性肠病患者中约20%并发出血，其中溃疡性结肠炎更为多见。

4. 血管畸形　该病随内镜、血管造影技术普及，检出率逐渐增加。其可分为先天性血管畸形、老年人黏膜下血管退行性变所致的血管扩张、畸形和遗传性毛细血管扩张症等类型。

5. 其他病因　憩室病变、肛管疾病（痔、肛裂、肛瘘）、缺血性结肠炎、医源性出血和一些全身系统疾病引起的下消化道出血

（二）临床表现

下消化道出血的主要表现是便血，可表现为慢性隐性出血、慢性少量显性出血和急性大量出血。出血部位越低、出血量越大、出血越快，则粪便颜色越红。根据出血量的大小，患者可出现贫血甚至休克等表现。不同病因伴随的症状不同，如细菌性

痢疾、直肠炎和直肠癌可伴有里急后重的症状；传染性疾病、结直肠炎症疾病或恶性肿瘤可伴有发热。

（三）辅助检查

1. 实验室检查 血细胞检测和粪便潜血试验对病情评估和辅助病因诊断有一定价值。

2. 肛肠指检 可发现肛门、直肠疾病。

3. 内镜检查 结肠镜检查是诊断结直肠、末端回肠出血的最主要方法。凡是下消化道出血患者，均有结肠镜检查的指征，但在急性大出血合并休克时应暂缓进行。因此时肠腔内大量积血，影响结肠镜的观察，降低阳性诊断率。不同病因引起的下消化道出血，其内镜下表现也不同。

图 3-24-3
不同病因引起的下消化道出血的内镜下表现

4. 影像学检查 气钡剂双重造影检查对结直肠肿瘤、憩室具有较大诊断价值，可弥补结肠镜检查的遗漏，但在活动性出血时及其停止早期不适合进行，以免加重出血和造成再出血。

选择性腹腔动脉和肠系膜上下动脉造影对血管畸形和肿瘤等诊断存在价值。

（四）诊断和鉴别诊断

病史询问和体格检查是诊断的步骤。病史中粪便的颜色、血与粪便是否相混、便血量及次数等对估计出血部位和病因有很大价值。肛门指检是诊断直肠癌和息肉的重要方法。但多数病例的病因需要结肠镜和钡剂造影明确。

（五）治疗

根据不同的病因采取不同的治疗方法。一般治疗与上消化道出血患者处理相似，药物治疗常用血管加压素持续静脉滴注。内镜下治疗是下消化道出血治疗的有效手段之一，通过结肠镜可进行内镜下药物喷洒、电凝、黏膜下药物注射；对出血性息肉，可行电凝或氩气刀摘除。

第四节 不明原因消化道出血

诊疗路径：

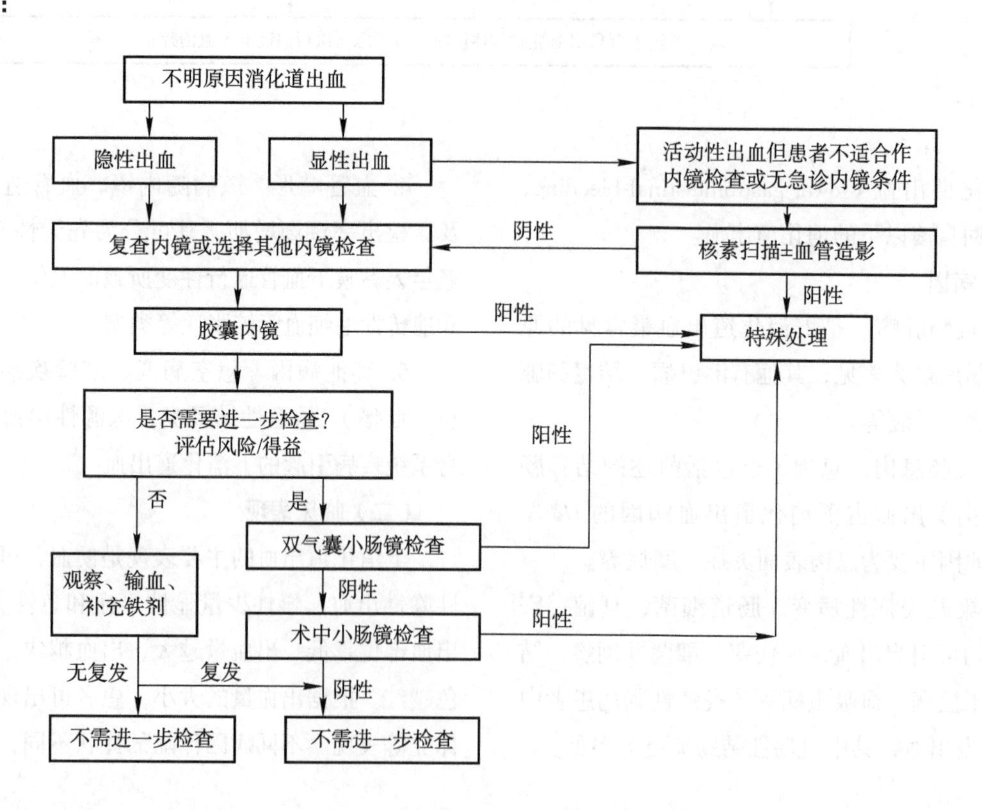

不明原因消化道出血（obscure gastrointestinal bleeding，OGBI）过去是指常规消化内镜检查（包括检查食管至十二指肠降段的上消化道内镜与肛门直肠至回盲瓣的结肠镜）和X线小肠钡剂检查（口服钡剂或钡剂灌肠造影）或小肠CT检查不能明确病因的持续或反复发作的出血。但近年来，随着胶囊内镜、小肠镜及影像学小肠成像技术的出现、运用和推广，大多数患者的出血原因可被明确诊断。因此，越来越多的学者倾向于采用更明确的定义，2015年《美国胃肠病学杂志》刊出的美国胃肠病学院（ACG）制订的临床指南中指出将“小肠出血（small bowel bleeding，SBB）”来取代此前定义不够明晰的“不明原因消化道出血（OGIB）”。“不明原因消化道出血”仅用于定义经消化道全程检查等仍然无法定位出血部位的病例，可能包括小肠以外来源的出血。本节仅论述小肠出血相关内容。

小肠出血具体分为：显性小肠出血，指患者存在黑便或便血，同时检出小肠出血病灶；隐性小肠出血，指患者存在缺铁贫血，有或无粪便隐血阳性，同时检出小肠出血病灶。

（一）病因分类

最为常见的小肠出血原因是血管病变，其他引起出血的病变包括小肠肿瘤、Meckel憩室、憩室病、炎症性肠病、药物相关性溃疡、放射性肠炎、感染和乳糜泻等。罕见的原因还包括主动脉－小肠瘘、子宫内膜异位和肠系膜缺血等。

1. 血管病变　胃肠道血管畸形是导致小肠出血的主要原因，包括小动脉、毛细血管及小静脉的复合扩张。

2. 小肠肿瘤　是小肠出血的次要原因，恶性肿瘤比良性肿瘤更为多见。腺瘤和脂肪瘤是最为常见的小肠良性肿瘤。小肠恶性肿瘤中腺癌最常见，腺癌出血率很高。除腺癌外，其他小肠恶性肿瘤中类癌最为常见，但并发出血者少见。

3. Meckel憩室　是一种位于回盲瓣40～100 m内发生于肠系膜对侧缘的真性憩室。异位胃黏膜是该处最常见的异位组织，可形成溃疡并是引起肠道出血的原因。

4. 炎症性肠病　以小肠克罗恩病最常见，出血通常不严重，严重出血见于4%～10%的回肠炎患者。

5. 其他　其他需注意的病变包括乳糜泻和肠道寄生虫，尤其是钩虫病，其可出现于缺铁性贫血患者中，而乳糜泻患者可能还存在大便隐血阳性。

（二）临床表现

多数消化道出血表现为呕血和便血等显性出血形式，也有部分表现为反复出现的缺铁性贫血和粪潜血阳性等隐性出血形式。反复持续出血可出现休克等循环系统表现，长期少量出血可表现为血常规检查贫血等表现。不同病因引起的不明原因消化道出血临床表现各有其特点，如胃肠道血管畸形引起的消化道出血，大部分患者可在发病过程中自行止血，少部分表现为反复便血或长期缺铁性贫血，极少部分患者在疾病过程中出现急性大出血，严重可致其死亡；原发性小肠肿瘤引起的消化道出血症状不典型，不易被发现，可伴有腹部肿块和肠道梗阻等症状；消化道憩室引起的消化道出血较少见，可伴有消化道出血和消化道梗阻等症状。

（三）辅助检查

1. 实验室检查　血常规检查和大便潜血试验有助于评估患者病情，协助病因诊断。

2. 内镜检查

（1）常规内镜　包括上消化道内镜和结肠镜检查，用于不明原因消化道出血的初步检查。

（2）胶囊内镜　是目前诊断小肠出血的主要方法。但胶囊内镜可能无法通过狭窄或梗阻处而滞留在肠道，因此可疑狭窄或梗阻者禁用。

（3）双气囊小肠镜　与胶囊内镜在小肠出血的诊断中互补，且可在检查过程中进行活检和治疗，胶囊内镜发现可疑病灶或有胶囊内镜禁忌证的患者可采用。

3. 影像学检查

（1）CT/MRI小肠检查　适用于不能耐受内镜

检查、内镜不能通过或作为初步筛查手段。

（2）核素扫描 核素扫描常用于急诊血管造影前的筛选，腔内血液仅为 5 ml 的情况下即可获得阳性结果。虽然该方法能发现小肠出血部位，但无法对病灶准确定位。

（3）血管造影 适用于活动性出血患者进行诊断定位。此外，血管造影具有直接进行血管栓塞治疗的优点，但该方法为有创且存在辐射暴露的缺点。

拓展阅读 3-24-1

消化道出血放射学评估及策略（PPT 由上海交通大学医学院附属仁济医院放射科程杰军提供）

4. 外科手术检查 对反复检查未能明确原因的消化道大出血患者常会考虑对其实施剖腹探查术。

（四）诊断和鉴别诊断

根据患者病史、症状和体征，结合诊断工具和检查手段包括各种 X 线检查、内镜、核素扫描和血管造影等对患者作出诊断。当消化道出血患者表现为缺血性贫血和大便隐血阳性时则小肠内镜检查最为合适，而对活动性消化道出血伴鲜红血便者则选择血管造影更合适。

（五）治疗

不明原因消化道出血的治疗最重要的是针对病因治疗。一般治疗与上消化道出血患者处理相似，药物治疗常用血管加压素持续静脉滴注，选择性血管造影时血管内直接注射效果更好。通过小肠镜可进行内镜下药物喷洒、电凝、黏膜下药物注射。对出血性息肉，可行电凝或氩气刀摘除。

典型病例 3-24-1

消化道出血病例及分析

（陈萦晅 王震华 张 尧）

数字课程学习

教学PPT　　自测题

第二十五章

急性腹膜炎

关键词

急性腹膜炎　原发性腹膜炎　继发性腹膜炎　腹腔脓肿

第一节 概 述

腹膜分为相互连续的壁腹膜和脏腹膜两部分。壁腹膜贴附于腹壁、横膈脏面和盆壁的内面；脏腹膜覆盖于内脏表面，构成内脏的浆膜层。脏腹膜将内脏器官悬垂或固定于膈肌、腹后壁或盆腔壁，形成网膜、肠系膜及韧带等解剖结构。

急性腹膜炎（acute peritonitis）是常见的外科急腹症，其病理基础是腹膜壁层和（或）脏层因各种原因受到刺激或损害发生急性炎性反应，多由细菌感染、化学刺激或物理损伤所引起。大多数为继发性腹膜炎，源于腹腔的脏器感染、坏死穿孔、外伤等。其典型腹部体征为腹膜炎三联征——腹部压痛、腹肌紧张和反跳痛，主要症状则包括腹痛、恶心、呕吐、发热等，严重时可致血压下降和全身中毒性反应，如未能及时治疗可死于感染性休克。部分患者可并发盆腔脓肿、肠间脓肿、膈下脓肿及粘连性肠梗阻等并发症。

急性腹膜炎可以从以下不同的角度进行分类：

1. 按病因　可分为细菌性腹膜炎和非细菌性腹膜炎。前者的主要致病菌是胃肠道内的常驻菌群，如大肠埃希菌等；后者常见于胃、十二指肠急性穿孔、急性胰腺炎等引起的胃液、肠液、胰液等漏入腹腔刺激腹膜而引起，也称为化学性腹膜炎。但如病变持续不愈，则2～3日后亦多继发细菌感染而与细菌性腹膜炎无异。

2. 按临床经过　可分为急性、亚急性和慢性三类。

3. 按炎症的范围　可分为弥漫性腹膜炎和局限性腹膜炎。

4. 按发病机制　可分为继发性腹膜炎和原发性腹膜炎。腹膜炎中绝大多数为继发性腹膜炎。原发性腹膜炎少见，其腹腔内原无病变，病菌由腹外病灶经血行或淋巴播散而感染腹膜，多见于免疫功能低下的肝硬化、肾病综合征及婴幼儿病例中。

第二节 急性弥漫性腹膜炎

诊疗路径：

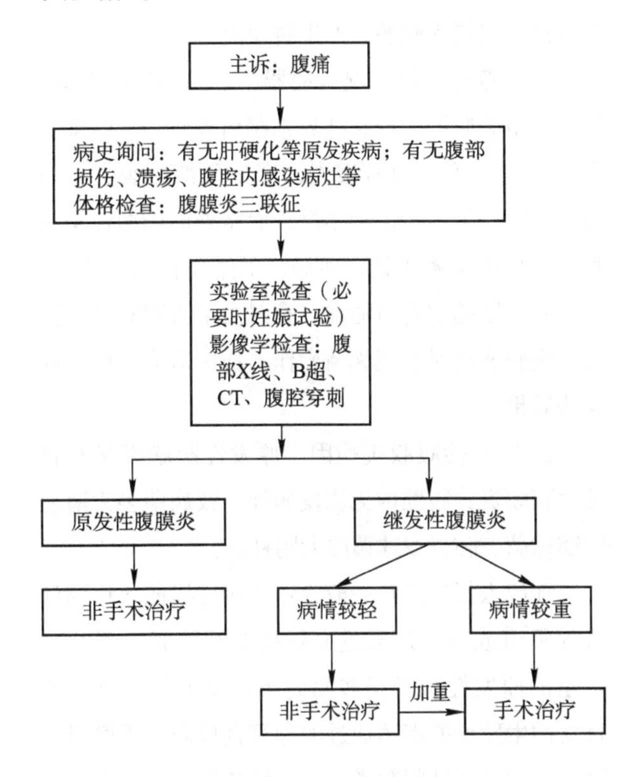

急性化脓性腹膜炎累及整个腹腔称为急性弥漫性腹膜炎，临床上主要分为原发性腹膜炎和继发性腹膜炎。

（一）病因与发病机制

1. 继发性腹膜炎病因

（1）腹内脏器的急性穿孔与破裂　是急性继发性腹膜炎最常见的原因。空腔脏器穿孔往往因炎性、溃疡或肿瘤性病变进展而突然发生，例如急性阑尾炎、憩室炎、消化性溃疡、急性胆囊炎、炎症性肠病、阿米巴肠病、胃肠肿瘤等疾病穿孔而导致急性腹膜炎。实质脏器例如肝、脾，也可因脓肿或癌肿而发生破裂。常见的细菌为革兰氏阴性杆菌，如大肠杆菌等。

（2）腹内脏器急性感染的扩散　例如急性阑尾炎、胆囊炎、胰腺炎、憩室炎、女性生殖系统感染（如盆腔炎、输卵管炎）等，可蔓延至腹膜引起急性炎症。

（3）急性肠梗阻 肠套叠、肠扭转、嵌顿性疝、肠系膜血管栓塞或血栓形成等引起绞窄性肠梗阻后，因肠壁损伤，失去正常的屏障作用，肠内细菌可经肠壁侵入腹腔，产生腹膜炎。

（4）腹部外科情况 利器、子弹穿通腹壁时，可穿破空腔脏器，或将外界细菌引入腹腔，腹部闭合伤有时也可使内脏破裂，产生急性腹膜炎。腹部手术时，可由于消毒不严，而将外面细菌带至腹腔；也可因手术不慎，使局部的感染扩散，或胃、肠、胆、胰的吻合口溢漏，有时由于腹腔穿刺放液或作腹膜透析时忽视无菌操作，均可造成急性腹膜炎的后果。

2. 原发性腹膜炎病因 原发性腹膜炎又称自发性腹膜炎，腹腔内无原发病灶。致病菌多为溶血性链球菌、肺炎双球菌或大肠杆菌。

细菌入侵的途径一般为：①血行播散，致病菌从呼吸道或感染灶通过血行播散至腹膜，婴儿和儿童的原发性腹膜炎多属此类；②上行感染，来自女性生殖道的细菌通过输卵管直接向上扩散至腹膜腔，如淋病性腹膜炎；③直接扩散，泌尿系感染时，细菌可通过腹膜层直接扩散至腹膜腔；④透壁性感染，在特殊情况下，如肝硬化腹水、肾病、猩红热或营养不良等机体抵抗力降低时，肠腔内细菌即可通过肠壁进入腹腔，引起腹膜炎。

3. 腹膜炎发病机制 急性腹膜炎的病理变化常因感染的来源和方式、病原菌的毒力和数量、患者的免疫力不同而有明显的差异。

感染一旦进入腹腔，腹膜立即出现炎症反应，表现为充血、水肿、渗液。渗液中的纤维蛋白可促使肠袢、大网膜和其他内脏在腹膜炎症区黏着，限制炎症的扩展。但如果未能及时去除感染病灶、修补穿孔内脏或进行腹腔引流，或由于细菌毒力过强、数量过多，或由于患者免疫功能低下则感染扩散形成弥漫性腹膜炎。

腹膜炎形成后，腹腔渗液中大量的细菌与毒素经腹膜吸收、循淋巴管进入血液中，产生感染性休克的一系列症状。

在腹膜炎初期，肠蠕动增加，不久减弱，发展为肠麻痹。肠麻痹发生后肠道分泌增加，吸收减少，肠腔内大量积气、积液。肠壁、腹膜、肠系膜水肿并有大量炎性渗出物进入腹腔，造成大量的水、电解质、蛋白质丢失，使血容量锐减，造成低血容量性休克。有人估计弥漫性腹膜炎患者 24 h 内的体液丢失量可多达 4～6 L。

在血容量降低和细菌毒素的共同作用下，肾上腺皮质分泌大量儿茶酚胺，导致心率加快、血管收缩。抗利尿激素与醛固酮的分泌增加则导致水钠潴留，由于水潴留更超过钠的潴留，引起低钠血症。细胞外液的减少和酸中毒使心排出量降低，心脏收缩功能减退。而腹胀、膈肌上抬又使患者通气量降低，呼吸急促，导致组织低氧血症。在低血容量、低心排出量及抗利尿激素与醛固酮增加的共同作用下，肾小球滤过率降低，尿量减少。由于代谢率增高而组织灌流不足、组织缺氧代谢，产生高乳酸血症。上述原因皆可导致水、电解质、酸碱平衡的紊乱和心、肺、肾等重要器官功能的损害，若无有效治疗可致患者死亡。

腹膜炎经治疗后炎症可逐步吸收，渗出的纤维蛋白可以机化，引起腹膜、肠袢、网膜之间的粘连，从而可能导致机械性肠梗阻。

（二）临床表现

急性腹膜炎的主要临床表现有腹痛、腹部压痛、腹肌紧张和反跳痛，常伴有恶心、呕吐、腹胀、发热、低血压、心动过速、气急等中毒现象。因本病大多为腹腔内某一疾病的并发症，故起病前后常有原发病症状。

1. 临床症状

（1）腹痛 是最主要、最常见的症状，多数突然发生，持续存在，迅速扩展，其性质取决于腹膜炎的种类（化学性或细菌性），炎症扩散的范围和患者的反应。胃、十二指肠、胆囊等器官急性穿孔引起弥漫性腹膜炎时，消化液刺激腹膜，则骤然产生强烈的全腹疼痛，甚至产生所谓腹膜休克。少数病例在发生细菌继发感染之前，可因腹膜渗出大量液体，稀释刺激物，而出现腹痛和腹膜刺激征暂时缓解的病情好转假象；当继发细菌感染后，则腹痛再度加剧。细菌感染引起的腹膜炎一般先有原发病灶（如阑尾炎、胆囊炎等）的局部疼痛，穿孔时腹痛可稍有缓和，呈胀痛或钝痛，随后疼痛就逐渐加重并从病灶区域向全腹扩散。腹痛的程度因人而异，有些患者主诉异常剧烈的持续性疼痛，另一些仅述钝痛或不适感。

（2）恶心、呕吐　由于腹膜受到刺激，引起反射性恶心、呕吐，呕吐物为胃内容物，有时带有胆汁。后期由于麻痹性肠梗阻，呕吐变为持续性而无恶心，吐出物可为伴有胆汁的消化液，甚至棕褐色粪样内容物。

（3）其他症状　主要包括发热、脉搏加快，口渴、少尿或无尿等休克表现，以及腹胀、肛门排气减少或停止排气排便。在空腔脏器急性穿孔产生腹膜炎时，由于腹膜刺激或毒血症，休克表现常见，此时体温多低于正常或接近正常；当休克表现改善而腹膜炎继续发展时，体温逐渐增高。若原发病为急性感染（如急性阑尾炎和急性胆囊炎），在发生急性腹膜炎时，体温常比原有的更高。在急性弥漫性腹膜炎病例，由于腹膜渗出大量液体，腹膜及肠壁高度充血、水肿，麻痹的肠腔积聚大量液体，加上呕吐失水等因素，有效循环血容量及血钾总量显著减少。此外，由于肾血流量减少，毒血症加重，心、肾及周围血管功能减退，患者常有低血压及休克表现，脉搏细数或不能扪及，也可有口渴、少尿或无尿、腹胀、无肛门排气。有时有频繁的呃逆，其原因可能是炎症已波及膈肌。

2. 体征　因腹痛严重，患者多有痛苦表情，且咳嗽、呼吸、改变体位时均可造成腹痛加剧，患者多取强迫体位，双下肢屈曲。

腹部检查可发现典型的腹膜炎三联征：腹部压痛、腹肌紧张和反跳痛。在局限性腹膜炎，三者局限于腹部的一处；而在弥漫性腹膜炎，则遍及全腹，并可见到腹式呼吸变浅，腹壁反射消失，肠鸣音减弱或消失。压痛和反跳痛几乎始终存在，而腹肌紧张程度则随患者全身情况不同而不一致。一般在消化性溃疡急性穿孔，腹壁肌肉呈木板样强直；而在极度衰弱例如肠伤寒穿孔或毒血症晚期病例，腹肌痉挛或强直征象可很轻微或缺如。腹腔内有多量渗出液时，可查出移动性浊音。胃肠穿破致气体游离于腹腔时，55%～60%病例的肝浊音区缩小或消失。当炎症局限、形成局限性脓肿或炎性肿块且近腹壁时，可能扪及边缘不清的肿块。在盆腔的肿块或脓肿有时可通过直肠指诊扪及。

当腹膜炎造成休克后，患者可出现精神抑郁、全身厥冷、面色灰白、皮肤干燥、眼球及两颊内陷等体征。

（三）诊断和鉴别诊断

1. 诊断　根据典型的症状与体征，白细胞计数及分类，腹部X线片、超声、CT等影像学检查，急性腹膜炎的诊断一般不难。

腹腔穿刺是一项简单、易行、经济的检查方法，如能获得腹腔内液体，单凭肉眼一般便能判断是否有腹膜炎及哪一类腹膜炎，结合显微镜检、细菌涂片和必要的生化检验（如淀粉酶测定），诊断价值更高。结核性腹膜炎为草绿色透明腹水；胃十二指肠急性穿孔时抽出液呈黄色、浑浊、含胆汁、无臭气；饱食后穿孔时可含食物残渣；急性重症胰腺炎时抽出液为血性，胰淀粉酶含量高；急性阑尾炎穿孔时抽出液为稀脓性略带臭味；绞窄性肠梗阻抽出液为血性、臭味重；若抽出不凝血则考虑为腹腔内实质性脏器损伤，否则需排除是否刺入器官或血管。

对于继发性腹膜炎，应确定其原发病变的部位，以考虑进一步的治疗，但在腹膜炎征象明显时有时不易确定。一般而言当腹部X线检查显示膈下游离气体时提示为胃肠穿孔，腹部CT扫描较腹部X线能提供更多信息，除了显示腹腔游离气体，还可提示腹腔积液、消化道憩室、腹腔炎性渗出、消化道肿瘤、胆囊结石、肝内外胆管扩张情况，在临床上已广泛应用于急腹症的诊断。怀疑胃肠穿孔的患者在胃肠减压和初步治疗后症状毫无好转，应考虑到胆囊穿孔可能。女性患者宜多考虑输卵管炎、卵巢炎，老年患者应考虑结肠癌或憩室穿孔的可能性。

2. 鉴别诊断　原发性腹膜炎的症状、体征与继发性腹膜炎相似，实验室检查结果亦多相同，但只能采取非手术疗法则与继发性腹膜炎迥异，故应注意鉴别。原发性腹膜炎与继发性腹膜炎的鉴别要点如下。

（1）原发性腹膜炎主要见于肝硬化腹水、肾病综合征等免疫功能减退的患者及婴幼儿，尤其是10岁以下的女童。而继发性腹膜炎则大多无此类局限。

（2）发生于肝硬化腹水者的原发性腹膜炎起病较缓，腹部体征中的“腹膜炎三联征”往往不甚明显。发生于婴幼儿的原发性腹膜炎起病较急，“腹膜炎三联征”亦多不及继发性腹膜炎明显。

（3）腹腔内有无原发感染病灶是原发性腹膜炎与继发性腹膜炎区别的关键。X线检查如发现膈下游离气体则是继发性腹膜炎的证据。CT扫描可提供更多有用信息，已被广泛应用于临床实践。

（4）腹腔穿刺后取腹水或腹腔渗液做细菌涂片和培养检查。原发性腹膜炎都为单一细菌感染，而继发性腹膜炎几乎皆是混合性细菌感染。

关于腹膜炎与其他疾病的鉴别，其中胸膜炎、肺炎等可引起发热、上腹痛；急性心肌梗死可有剧烈上腹痛；急性胰腺炎、肾周围脓肿甚至带状疱疹等亦皆可以发热、腹痛。但根据病史、体征及相应的检查，不难鉴别。

（四）治疗

1. 非手术治疗　对病情较轻，或病程较长超过24 h，且腹部体征已减轻或有减轻趋势者，或伴有心肺等脏器疾患而禁忌手术者，可行非手术治疗。非手术治疗也可作为手术前的准备工作。

（1）体位　一般采取前倾30°～45°的半卧位，以利炎性渗出物流向盆腔，减轻中毒症状，有利于局限和引流，且可促使腹内脏器下移，腹肌松弛，减轻因腹胀压迫膈肌而影响呼吸和循环。若患者休克严重，则取平卧位或头、躯干和下肢各抬高约20°的体位。

（2）禁食并行胃肠减压。

（3）纠正体液、电解质及酸碱平衡的失调　应给予充分的输液，务使每日尿量保持在1 500 mL左右，或每小时尿量30～50 mL，若能根据中心静脉压测定结果考虑输液量最好。此外，应及时根据血气分析测定结果调整补液类型和电解质补充，并纠正酸碱失衡。

（4）抗生素　为急性腹膜炎最重要的治疗手段之一。继发性腹膜炎多为需氧菌与厌氧菌的混合感染，故宜采用广谱抗生素或使用抗生素联合用药治疗。一般来说第三代头孢菌素足以杀死大肠埃希菌而无耐药性，应根据病原菌类型和药敏试验结果选用抗生素。需要强调的是，抗生素不能替代手术治疗。

（5）补充热量和营养支持　急性腹膜炎的代谢率约为正常人的140%，每日需要热量达12 550～16 740 kJ（3 000～4 000 kcal）。在静脉输入脂肪乳剂及葡萄糖补充热量的同时应补充白蛋白、氨基酸等，以改善患者的全身情况及增强免疫力。对长期不能进食的患者应考虑营养支持治疗。在肠道有部分功能的患者中首选肠内营养，结合补充性肠外营养，如肠道完全不能耐受或无功能的患者可以考虑完全肠外营养。

（6）镇静、止痛、吸氧　剧烈疼痛或烦躁不安者，如诊断已经明确，可酌用哌替啶类止痛药物。诊断不清或要进行观察时，暂不用止痛剂，以免掩盖病情。

2. 手术治疗　继发性腹膜炎绝大多数需要手术治疗。

（1）手术适应证　①经上述非手术治疗6～8 h后（一般不超过12 h），腹膜炎症及体征不缓解反而加重者；②腹腔内原发病严重，如胃肠道或胆囊坏死穿孔、绞窄性肠梗阻、腹腔内脏器损伤破裂，以及胃肠手术后短期内吻合口漏所致的腹膜炎；

③腹腔内炎症较重，有大量积液，出现严重的肠麻痹或中毒症状，尤其是有休克表现者；④腹膜炎病因不明，无局限趋势者。

（2）手术处理原则 ①明确病因，处理原发病如缝合胃肠之穿孔，切除坏疽穿孔的阑尾、胆囊等病灶；②彻底清理腹腔，吸净腹腔内的脓液及液体，清除食物残渣、粪便、异物等，可用甲硝唑及生理盐水灌洗腹腔至清洁，关腹前是否腹腔内应有抗生素，尚有争议；③充分引流，防止发生腹腔脓肿，严重的感染要放 2 根以上引流管并做腹腔冲洗。

（3）术后处理 禁食、胃肠减压、补液、应用抗生素和营养支持治疗，保证引流管通畅。

（4）腹腔镜探查 在急性腹膜炎的手术方式选择上，除传统的剖腹探查术之外，还可以选择腹腔镜探查术。腹腔镜具有清洗腹腔彻底、创伤小、恢复快、并发症少等优点，不但能明确诊断，避免因诊断不明而导致的病情延误，而且还可以指导开腹切口的选择或完成一些外科治疗，对于部分急性腹膜炎患者是一个安全有效的选择。

典型案例 3-25-1
急性腹膜炎病例及分析

第三节 腹腔脓肿

诊疗路径：

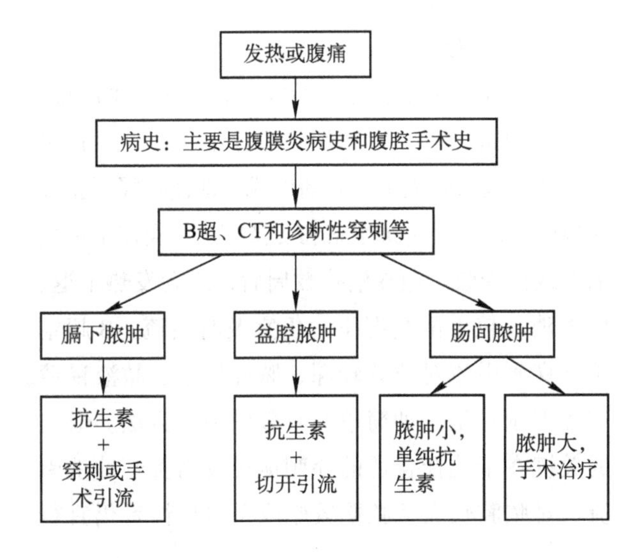

脓液在腹腔内积聚，由肠管、内脏、网膜或肠系膜等粘连包围，与游离腹腔隔离，形成腹腔脓肿。腹腔脓肿可分为膈下脓肿、盆腔脓肿和肠间脓肿一般均继发于急性腹膜炎或腹腔内手术，原发性感染少见。

（一）病因和发病机制

1. 膈下脓肿 凡是脓液积聚在横膈下的任何一处均称为膈下脓肿。膈下脓肿是腹腔内脓肿最为重要的一种，是腹膜炎的严重并发症。感染一旦在膈下形成脓肿，都必须通过引流治疗。

膈下腹膜淋巴网丰富，故感染易于引向膈下，膈下脓肿可以因体内任何部位的感染而继发。大部分为腹腔脓性感染的并发症，常见于急性阑尾炎穿孔、十二指肠溃疡穿孔以及肝胆等的急性炎症，这些常并发右膈下感染。腹膜外的膈下脓肿多来自肝脓肿的破入，据统计 25%～30% 的膈下感染会发展成为脓肿，余者多可自行消散，这是由于腹腔上部之腹膜具有强大的抵抗力。引起脓肿的病原菌多数来自胃肠道，其中大肠杆菌、厌氧菌的感染约占 40%，链球菌的感染占 40%，葡萄球菌的感染约占 20%。多数是混合性感染。

2. 盆腔脓肿 盆腔位于腹膜最低部位，腹腔内炎性渗出物易积于此间，为腹腔内感染最常见的并发症。

3. 肠间脓肿 脓液被包围在肠管，肠系膜与网膜之间，可形成单个或多个大小不等的脓肿。由于脓肿周围有较广泛之粘连，常伴发不同程度的粘连型肠梗阻；如脓肿穿入肠管或膀胱，则形成内瘘，脓液即随大、小便排出。

（二）临床表现

1. 膈下脓肿 诊断一般比较困难，因为本病是继发感染，常被原发病灶症状所掩盖。原发灶经过治疗病情好转，数日后又出现持续发烧、乏力、上腹部疼痛症状，应考虑有无膈下感染。

（1）毒血症 早期为细菌性毒血症的表现，即在康复过程中突然发生间歇或弛张型高烧，有时是寒战、高热、食欲减退、脉率快或弱而无力乃至血压下降。

（2）疼痛 上腹痛，在深呼吸和转动体位时加重，有持续性钝痛向肩背部放散，脓肿大时可有胀痛气急、咳嗽或呃逆。

（3）膈下和季肋区有叩击痛、压痛，若脓肿表浅时该处皮肤有可凹性水肿。

（4）患侧的呼吸动度变小，肋间隙不如健侧明显。

（5）肝浊音界升高。

（6）约 25％的病例脓腔中含有气体，可叩击出 4 层不同的音响区，最下层为肝浊音或脓腔的浊音，上层为气体鼓音，再上层为反应性胸腔积液或萎缩肺的浊音，最上层为肺清音。

（7）患侧肺底部呼吸音减弱或消失。

（8）白细胞计数升高及中性粒细胞比例增加。

2. 盆腔脓肿 在腹膜炎过程中，或盆腔手术后，弛张发热不退，或下降后又复升高，并出现直肠和膀胱刺激征，应想到盆腔脓肿形成。表现为下腹部坠胀不适、里急后重、便意频数、粪便带有黏液；尿频、尿急，甚至排尿困难。直肠指检可发现肛管括约肌松弛，直肠前壁膨隆、触痛。

3. 肠间脓肿 表现为低热，腹部隐痛。较大的脓肿可扪及痛性包块，并可伴有全身中毒症状。因炎症所致的肠粘连，有时可出现肠鸣、腹痛、腹胀等不完全性肠梗阻症状。

（三）辅助检查

1. X 线检查 患者取立位，从前后和侧位摄片，可发现病侧的横膈运动消失或减弱，示有膈下感染，但不一定积脓；还可发现病侧横膈抬高，和肋膈角消失，肺野模糊，表示有反应性胸腔积液或肺实质变化，可以看到膈下有气液面，约 10％的膈下脓肿有产气菌的感染，及胃、十二指肠穿孔气体，左膈下脓肿可见胃受压移位。

2. B 超检查 可明确显示脓腔的大小、部位及深度，又可在 B 超引导下做穿刺抽脓或将穿刺点标于体表做诊断性穿刺。

3. CT 检查 可行定性定位诊断。

4. 诊断性穿刺 穿刺的确可以使炎症沿针道播散，如穿刺经肋膈角可以致胸腔感染，所以有些外科医生宁愿行探查性切开。笔者认为在病情重而诊断又不肯定时，可在 X 线、B 超或 CT 定位引导下穿刺，若抽出脓汁则可置管引流，如脓液稠厚或脓腔分隔置管引流不畅，可考虑手术切开引流。脓液应送细菌学检验。实际上膈下脓肿存在时，其肋膈角大部已有粘连，故穿刺引起脓胸的机会不大。

（四）诊断

1. 膈下脓肿 除临床表现外，常需通过辅助检查技术予以确诊。最常选用 B 超检查，诊断正确率可达 90% 左右。上腹部 X 线片和胃肠钡餐检查有助于确定脓肿的部位。因 10% ~ 25% 的脓腔内含有气体，故可见气液平面。其他的 X 线征象有：胃肠道移位、外来压迹，横膈抬高和肋膈角模糊，反应性胸腔积液等。CT 扫描的诊断正确率在 90% 以上，且能确定脓肿的部位、范围以及与毗邻脏器的关系。B 超引导下行诊断性穿刺是膈下脓肿最简便的诊断方法。必要时，尚可置管引流。

2. 盆腔脓肿 已婚妇女尚可经阴道做盆腔检查，以鉴别为盆腔炎性肿块还是脓肿。盆腔 B 超检查有助诊断。排空膀胱后经直肠或阴道后穹隆穿刺抽到脓液便可确诊。

3. 肠间脓肿 腹部 X 线片可发现肠壁间距增宽及局部肠道积气。B 超尤其是 CT 扫描可确定脓肿的部位及范围。

（五）治疗

1. 膈下脓肿的治疗 治疗腹膜炎时取半卧位，合理选用抗生素，胃脾切除后仔细止血、放置引流，能有效预防膈下脓肿的形成。即使在膈下脓肿形成的早期，通过抗生素和支持疗法，炎症也可能消退或被吸收。但在治疗数周后，患者发热不退、体力消耗较大的情况下，仍宜及时引流。B 超定位下穿刺引流对位置较深、脓腔较小、脓液稀薄的膈下脓肿是一种简单而有效的治疗方法。成功的关键在于选择合适的穿刺途径及需置管冲洗引流。对脓腔较大、脓壁较厚或呈多房性者仍宜行手术引流。

（1）经腹前壁途径　该方法最常用。沿肋缘下做斜切口，逐层切开，见腹膜后将之推开，可引流右肝上、左肝上间隙的脓肿。因脓肿周围大多有粘连，故亦可切开腹膜后引流右肝下、左肝下间隙脓肿。脓腔切开后，吸尽脓液，放置硅胶管或双套管引流。

（2）经后腰部途径　沿第12肋做切口，显露并切除第12肋，于第1腰椎平面横行切开肋骨床。注意不可顺肋骨床切开，以免损伤胸膜。肋骨床切开后即进入腹膜后，将肾脏向下推开，可引流右肝下、左膈下靠后和腹膜外间隙的膈下脓肿。

（3）经胸壁切口途径　应分两期进行。第一期在胸侧壁第8或第9肋处作切口，切除部分肋骨，直达胸膜外，用碘仿纱条填塞伤口，使胸膜和膈肌形成粘连，5～7日后再行二期手术。经原切口穿过粘连的胸膜和膈肌先行穿刺，吸出脓液后，沿穿刺针头方向切开胸膜和膈肌，放置引流管。适用于引流肝右上间隙高位脓肿。

2. 盆腔脓肿的治疗　经直肠前壁或阴道后穹隆切开，放置软硅胶管引流，术后3～4日拔除导管。继续应用抗生素、热水坐浴、会阴部理疗等治疗措施，促使炎症消退、吸收。

3. 肠间脓肿的治疗　多发性小脓肿经抗生素治疗常可自行吸收。较大的脓肿则需剖腹手术，吸尽脓液，清除脓壁，并用大量盐水或抗生素溶液冲洗，通常不需放置引流管。

（张　波）

数字课程学习

教学PPT　　自测题

参考文献

[1] 丁文龙，刘学政. 系统解剖学 [M]. 9版. 北京：人民卫生出版社，2018.

[2] Stangring S. Gray's anatomy：The anatomical basis of clinical practice [M]. 41th ed. Philadephia：Elsevier，2015.

[3] Netter F H. Atlas of human anatomy [M]. 7th ed. Philadephia：Elsevier，2017.

[4] Rogers K. The human body-the digestive system [M]. New York：Britannica educational publishing，2011.

[5] 周春燕，药立波. 生物化学与分子生物学 [M]. 9版. 北京：人民卫生出版社，2018.

[6] Murray R K. 哈珀图解生物化学 [M]. 27版. 北京：科学出版社，2010.

[7] Murray P R，Rosenthal K S，Pfaller M A. Medical microbiology [M]. 9th ed. Louis：Mosby，2020.

[8] 郭晓奎，潘卫. 病原生物学 [M]. 3版. 北京：科学出版社，2021.

[9] International High Resolution Manometry Working Group. The Chicago classification of esophageal motility disorders，v3.0 [J]. Neurogastroenterol Motil，2015，27（2）：160–174.

[10] Gyawali C P，Kahrilas P J，Savarino E，et al. Modern diagnosis of GERD：the Lyon Consensus [J]. Gut，2018，67（7）：1351–1362.

[11] 万学红，卢雪峰. 诊断学 [M]. 9版. 北京：人民卫生出版社，2018.

[12] 杨建勇，陈伟. 介入放射学理论与实践 [M]. 3版. 北京：科学出版社，2014.

[13] 杨仁杰，李文华，张靖，等. 临床急症介入治疗学 [M]. 北京：人民卫生出版社，2017.

[14] Expert Panels on Vascular Imaging and Gastrointestinal Imaging. ACR appropriateness criteria® nonvariceal upper gastrointestinal bleeding [J]. J Am Coll Radiol，2017，14（5S）：S177–188.

[15] Strate L L，Gralnek I M. ACG clinical guideline：management of patients with acute lower gastrointestinal bleeding [J]. Am J Gastroenterol，2016，111（4）：459–474.

[16] 周康荣，严福华，曾蒙苏. 腹部CT诊断学 [M]. 上海：复旦大学出版社，2011.

[17] 徐克，龚启勇，韩萍. 医学影像学 [M]. 8版. 北京：人民卫生出版社，2013.

[18] Mark F，Lawrence S F，Lawrence J B. Sleisenger and Fordtran's gastrointestinal and liver disease [M]. 10th ed. Philadephia：Elsevier，2016.

[19] 中华医学会消化内镜学分会小肠镜和胶囊内镜学组. 中国小肠镜临床应用指南 [J]. 中华消化内镜杂志，2018，35：693–702.

[20] 中华医学会消化病学分会. 2014年中国胃食管反流病专家共识意见 [J]. 胃肠病学，2015，20（03）：155–168.

[21] Stavropoulos S N，Friedel D，Modayil R，et al. Diagnosis and management of esophageal achalasia [J]. BMJ，2016，13：354：i2785.

[22] 中华医学会消化内镜学分会，中国抗癌协会肿瘤内镜专业委员会. 中国早期食管癌筛查及内镜治疗专家共识意见（2014，北京）[J]. 胃肠病学，2015，20（4）：220–240.

[23] 中华医学会消化病学分会. 中国慢性胃炎共识意见 [J]. 中华消化杂志，2017，22：670–687.

[24] 中华消化杂志编委会. 消化性溃疡诊断与治疗规范（2016年，西安）[J]. 中华消化杂志，2016，36（8）：508–513.

[25] 国家消化系统疾病临床医学研究中心，中华医学会消化内镜学分会，中华医学会健康管理学分会，等 . 中国早期胃癌筛查流程专家共识意见（草案）(2017 上海)[J]. 胃肠病学，2018，23（2）：92–97.

[26] 陈旻湖 . 中国功能性消化不良专家共识意见（2015，上海）[J]. 中华消化杂志，2016，36（4）：217–229.

[27] 吴孟超，吴在德，吴肇汉 . 外科学 [M] . 9 版 . 北京：人民卫生出版社，2018.

[28] 中华医学会消化病学分会炎症性肠病学组 . 炎症性肠病诊断与治疗的共识意见（2018 年 · 北京）[J] . 中华消化杂志，2018，38（5）：292–311.

[29] Shenoy S. Primary small-bowel malignancy：update in tumor biology，markers，and management strategies [J] . J Gastrointest Cancer，2014，45（4）：421–430.

[30] Arasaradnam R P，Brown S，Forbes A，et al. Guidelines for the investigation of chronic diarrhoea in adults：British Society of Gastroenterology，3rd edition. GUT，2018，67（8）：1380– 1399.

[31] 陈孝平，汪建平，赵继宗 . 外科学 [M] . 9 版 . 北京：人民卫生出版社 . 2018.

[32] Benson A B，Venook A P，Al–Hawary M M，et al. Anal Carcinoma，Version 2. 2018，NCCN Clinical Practice Guidelines in Oncology [J] . J Natl Compr Canc Netw，2018，16（7）：852–871.

[33] 中华医学会感染病学分会，中华医学会肝病学分会 . 慢性乙型肝炎防治指南（2019 年版）[J] . 临床肝胆病杂志，2019，35（12）：2648–2669.

[34] European Association for the Study of the Liver. EASL Clinical Practice Guidelines：Autoimmune hepatitis [J] . J Hepatol，2015，63（4）：971–1004.

[35] European Association for the Study of the Liver. Electronic address：easloffice@easloffice. eu；Clinical Practice Guideline Panel：Chair：；Panel members；EASL Governing Board representative：. EASL Clinical Practice Guidelines：Drug–induced liver injury [J] . J Hepatol，2019，70（6）：1222–1261.

[36] 葛均波，徐永健 . 内科学 [M] . 8 版 . 北京：人民卫生出版社，2013.

[37] Braunwald. 哈里森内科学 [M] . 北京：人民卫生出版社，2003.

[38] 池肇春 . 实用临床肝病学 [M] . 北京：人民军医出版社，2015.

[39] Goldman L，Schafer A I. Goldman–Cecil medicine [M] . Saunders：Elsevier，2016.

[40] 中华医学会肝病学分会 . 肝硬化腹水及相关并发症的诊疗指南（2017，北京）[J]. 实用肝脏病杂志，2018(1)：1–17.

[41] 夏强 . 中国儿童肝移植临床诊疗指南（2015 版）[J] . 临床肝胆病杂志，2016，32（07）：1235–1244.

[42] 中国医师协会胰腺病学专业委员会 . 中国急性胰腺炎多学科诊治（MDT）共识意见（草案）[J] . 中华医学杂志 2015，95（38）：3103–3108.

[43] 中国医师协会胰腺病专业委会员慢性胰腺炎专委会 . 慢性胰腺炎诊治指南（2018）[J] . 中华胰腺病杂志，2018，18（5）：289–296.

[44] 萧树东，江绍基 . 胃肠病学 [M] . 上海：上海科学技术出版社，2001.

[45] Kathryn O，Georgina C，East J E，et al. Diagnosis and management of acute lower gastrointestinal bleeding：guidelines from the British Society of Gastroenterology [J]. Gut，2019，68（5）：776–789.

[46] Strate L L，Gralnek I M. ACG clinical guideline：management of patients with acute lower gastrointestinal bleeding [J] . Am J Gastroenterol，2016，111：459–474.

[47] Di Saverio S，Podda M，De Simone B，et al. Diagnosis and treatment of acute appendicitis：2020 Update of the WSES

jerusalem guidelines［J］. World J Emerg Surg，2020，15（1）：27.

［48］杜舟，韩少良，贾曾荣，等. 原发性阑尾肿瘤的临床病理特点与外科治疗［J］. 中华普通外科杂志，2014，29（8）：617-619.

［49］杨媛，孙超，高伟，等. 胆道闭锁诊断及治疗指南（2018 版）［J］. 临床肝胆病杂志，2019（11）：2435-2440.

［50］中华医学会外科学分会胆道外科学组. 胆管扩张症诊断与治疗指南（2017 版）［J］. 中华消化外科杂志，2017（16）：8.

［51］Kim H J，Kim J S，Joo M K，et al. Hepatolithiasis and intrahepatic cholangiocarcinoma：a review［J］. World J Gastroenterol，2015，21（48）：13418-13431.

［52］Shah O J，Zargar S A，Robbani I. Biliary ascariasis：a review［J］. World J Surg，2006，30（8）：1500-1506.

［53］Kapila V，Tuma F. Physiology，Spleen. In：StatPearls［Internet］［M］. Treasure Island（FL）：StatPearls Publishing，2020.

［54］马颂章. 疝外科学［M］. 5 版. 北京：人民卫生出版社，2003.

［55］Bedayat A，Hassani C，Chiang J，et al. Abdominal wall and pelvic hernias：classic and unusual hernias and their mimics［J］. Clin Imaging，2020，64：57-66.

［56］Pastorino A，Alshuqayfi A A. Strangulated Hernia. In：StatPearls［Internet］［M］. Treasure Island（FL）：StatPearls Publishing，2020.

［57］Bashir M M，Abu-Zidan F M. Damage control surgery for abdominal trauma（review）［J］. Eur J Surg，2003，Suppl. 588：8-13.

［58］O'Rourke M C，Burns B. Blunt Abdominal Trauma. In：StatPearls［Internet］［M］. Treasure Island（FL）：StatPearls Publishing，2020.

［59］Waheed A，Burns B. Penetrating Abdominal Trauma. In：StatPearls［Internet］［M］. Treasure Island（FL）：StatPearls Publishing，2020.

［60］黎沾良. 急性弥漫性腹膜炎的诊断思路［J］. 中国实用外科杂志，2009，29（6）：459-460.

［61］Ross JT，Matthay MA，Harris HW. Secondary Peritonitis：Principles of Diagnosis and Intervention［J］. BMJ. 2018，361：k1407.

［62］Fiore M，Di Franco S，Alfieri A，et al. Spontaneous Bacterial Peritonitis Caused by Gram-negative Bacteria：An Update of Epidemiology and Antimicrobial Treatments［J］. Expert Rev Gastroenterol Hepatol，2019，13（7）：683-692.